JN458037

안경사 국가고시 지침서 시리즈

안경조제 및 가공

성덕용, 양승필 저

도서출판 대학서림

머리말

Preface

‘안경사 국가고시지침서 시리즈’를 통해 국민의 안보건 향상을 위한 ‘안경사’를 목표로 하는 예비안경사의 재학 중 학습역량을 강화하고, 국가고시를 준비하는 수험자의 국가고시 준비용 학습지침서 역할을 할 수 있기를 희망합니다.

한국보건의료인국가시험원에서 제시한 안경사 국가고시는 시광학 이론, 시광학 응용 및 시광학 실무로 구분되지만, 안경사를 준비하는 대학에서의 교육과정과 수험자 입장에서는 출제기준으로 제시된 시험과목 보다는 교과목에 해당하는 ‘분야’를 기준으로 학습하는 것이 일반적입니다.

따라서 본 지침서에서는 ‘분야’에 해당하는 교과목(안경조제 및 가공)까지는 국가시험원에서 제시한 분류를 준수하였으며, 안경조제 및 가공 전체를 12개 영역과 세부영역으로 재분류하여 지침서를 구성하였습니다.

【 안경조제 및 가공 분야 학습 로드맵 】

선수교과(기초)	⇨	선수교과(응용)	⇨	본 교과
물리광학		안경재료학		안경조제 및 가공
기하광학		상품지식		
안경광학		굴절검사		
		양 안 시		
		안광학기기		

‘안경조제 및 가공 분야 학습 로드맵’에서 제시된 선수교과와 후수교과의 학습에 포함된 논리와 문제를 포괄적으로 구성하여 국가시험에 대비할 수 있도록 하였습니다.

본서의 본문은 학습의 선후관계를 고려하여 영역별로 정리되어 있으나, 국가시험에서는 교과서에서의 학습순서와 관계없이 문항번호가 정해지며, 더구나 시험지의 유형이 A형과 B형으로 구분되어 문항순서가 랜덤하게 구성됩니다.

현재까지 출제되는 국가시험에서의 문제유형은 암기형, 해석형 및 해결형으로 구분되어 각각의 유형에 따른 A형과 R형 문제로 국한되어 있으며, 교육학적인 측면에서 의료관계법규를 제외한 전체 교과목에서 부정형 문제를 배제하고 전체 문제가 긍정형으로 구성되어 있습니다.

따라서 본서의 문제 구성에 있어서도 국가시험의 형태인 긍정형 문제만으로 구성하여 국가고시 문제형태를 준수하였습니다.

12개로 분류된 영역별 필수적인 학습사항에 대한 '학습목표'를 제시하고, 학습목표를 기준으로 국가고시의 핵심사항을 정리하였으며, 출제 가능한 모든 문제형태를 수록하고자 노력하였습니다. 각각의 영역별로 '개념정립 및 익힘문제'를 두어 제시된 학습목표를 달성할 수 있도록 하였으며, 후반부에서는 5회의 모의고사를 통해 각 단위별 학습을 총정리함으로 국가고시를 준비하는 학습자에게 실질적인 도움을 주고자 하였습니다.

본 지침서는 다음과 같은 사항을 고려하여 개발되었습니다.

1. 가능한 모든 형태의 문제 수록

- 문제 적응을 통한 개념 정립
- 문제 적응을 통한 원리 파악
- 다양한 문제 적응을 통한 규칙성 발견
- 객관식 문제 적응력 향상

2. 국가고시 출제 수준 및 문제 유형 고려

- 이론 교과목의 특성을 고려한 암기형 및 해석형 문제 위주 개발
- A형 문제형태 준수(K형 문제 배제)
- 매력적인 답가지(문항과 유관성 있는 답가지) 구성
- 긍정형 질문 형태의 문항줄기 작성(부정형 문제 배제)
- 문항줄기와 답가지의 형태 단순화

3. 본 지침서를 통한 기대효과

- 자기주도학습 지침서
- 대학 교육과정 이수자의 학습지침서
- 국가고시 수험자의 학습지침서

분명한 학습목표, 학습목표에 근거한 핵심내용 정리 및 실전 문제가 포함되어 구성된 본 지침서는 단순한 문제집의 개념이 아닌 국가시험을 준비하는 예비안경사의 자기주도학습 및 국가고시의 학습지침서로 활용될 수 있기를 기대합니다.

차 례

Contents

안경조제 및 가공

Contents

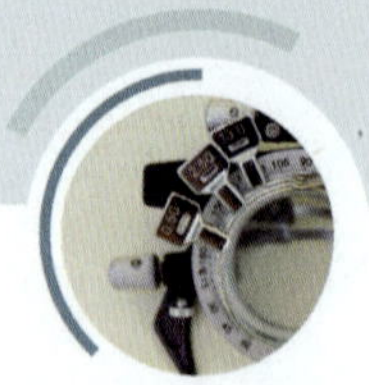

제1장 안경의 조제 및 가공

학습목표	(1) 광학적 요소, 해부학적 요소 및 미적 요소를 구분할 수 있다. (2) 광학적 요소, 해부학적 요소 및 미적 요소의 각 요소별 정의를 설명할 수 있다. (3) 안경의 조제가공 순서를 설명할 수 있다.

1. 조제 및 가공의 3요소

(1) 광학적 요소

① 조제가공 P.D.(Pupillary Distance) : 조제가공 될(또는 조제가공된) 좌우 안경렌즈의 광학중심점 사이의 직선거리

② 조제가공 Oh(Optical Height) : 안경테의 하부림에서 조제가공 될(또는 조제가공된) 안경렌즈 광학중점까지의 수직거리(높이)

③ 경사각(Pantoscopic Angle : P.A.)

(a) 안경테를 측면에서 관측할 때 안경테 삽입부 테두리 선이 수직선과 이루는 각

(b) 원용안경 : 10 ~ 15°, 근용안경 : 15 ~ 25°

(c) 역할 : 주시선과 안경렌즈 후면인 (-)면이 수직으로 교차하여 사광선에 의한 비점수차 제거 또는 최소화

④ 정점간거리(Vertex Distance : V.D.)

(a) 각막의 정점에서 안경렌즈 상측정점까지의 거리

(b) 우리나라 기준 : 각막 정점에서 전방 12mm에 안경렌즈 후면(상측)정점이 위치

⑤ 안면각 또는 앞수평면휨각(Face Form Angle : F.F.A.)

(a) 안경테의 상부에서 관측 시 좌우 안경테의 렌즈 삽입부 상부 림 돌출부의 접선이 이루는 각

(b) 표준상태 : 180°, 뒷 쏠림 : 180° 이상, 앞 쏠림 : 180° 이하

(c) 안정감 있는 원용안경 : 뒷 쏠림 3 ~ 4°(184°)

(d) 안정감 있는 근용안경 : 뒷 쏠림 10°(170°)

⑥ 굴절률(Refractive Index) : 진공이 아닌 매질에서의 빛의 속도에 대한 진공에서 빛의 속도에 대한 비율로써 매질에 따른 빛의 소요시간의 변화를 거리로 나타낸 것

$$\text{굴절률}(n) = \frac{\text{진공 중에서의 빛의 속도}(c)}{\text{매질 속에서의 빛의 속도}(v)}$$

⑦ 렌즈 삽입부 크기(Eye Size)

(a) 박싱시스템(Boxing System) : 렌즈 삽입부에 들어갈 렌즈의 가장자리 상하, 좌우에서 가장 돌출된 네 점의 접선이 만드는 직사각형의 좌우 수평길이

(b) 데이텀라인시스템(Datum Line System) : 안경테를 수평으로 위치시켜 상하 돌출부 수평선 높이의 이등분선과 렌즈의 가장자리 홈선과 만나는 교점 간 좌우 거리

(c) 상공련 시스템 : 렌즈 삽입부의 면적중심점을 설계 기준점으로 설정하는 방법

⑧ 기본 커브(Base Curve)

(a) 안경테를 수직 상방에서 볼 때 안경렌즈의 곡률과 안경테 림의 곡률 일치 정도

(b) 기본 커브 불일치 : 안경테에서 렌즈 이탈, 또는 렌즈와 안경테 사이에 힘이 작용하여 왜곡이나 복굴절 발생

(c) 렌즈의 커브에 안경테의 커브를 맞춤

(2) 해부학적 요소

- 안경 착용자에게 광학적요소를 충족한 편안한 안경이 되기 위한 요소
- 좁은 의미의 피팅

① 코받침부

(a) 코받침이 닿는 피팅 포인트 : 근육이 없는(혈관과 신경을 압박하지 않는) 눈살근(비근근)과 코근(비익근) 사이

(b) 코능각(코받침능각) : 콧등에서 코 날개 끝을 잇는 직선의 기울기 → 25° ~ 30°

(c) 콧등 돌출각(코받침 경사각) : 측면에서 볼 때 미간의 연직선과 콧등 능선이 이루는 각 → 10° ~ 15°

(d) 코 옆퍼짐각(코받침 옆퍼짐각) : 정면에서 볼 때 미간의 연직선과 한쪽 코 날개 아래 끝을 잇는 직선이 이루는 각 → 20°

② 안경테 다리부(귀받침)의 피팅 포인트 : 뒷통수근(후두근)과 위귀바퀴근(상이개근) 사이 유양돌기 함몰부

(3) 미적 요소

① 미적요소의 균형 요소

(a) 외관이 보기 좋고 자연스러울 것

(b) 경사각의 균형

(c) 귀바퀴 부분 꺾임 위치

(d) 다리벌림각 균형

(e) 전면의 좌우 수평상태 균형

(f) 좌우 정점간거리 균형

(g) 좌우 렌즈의 뒤틀림이 없을 것

(h) 귀바퀴부분 꺽임 위치 균형

② 영업적인 측면

(a) 미적요소는 안경원의 영업적인 측면에서 가장 큰 비중을 차지

(b) 안경테의 크기를 결정하는데 중요한 요소로 얼굴의 형태, 안구의 크기, 동공간 거리, 광대뼈의 돌출 유무 등을 고려하여 안경테를 추천

(c) 안경테 및 선글라스 선택 시 동양인과 서양인으로 구분하여 얼굴 형태에 맞는 안경테 디자인을 추천

(d) 안경테는 얼굴에 직접 접촉하기 때문에 착용자의 피부와 트러블이 없고 심미감이 높은 안경테 추천

(e) 비중이 가벼우면서 안경테로써 역할을 할 수 있는 강도와 경도 그리고 탄성에 대한 재료학적 특성이 따른 심미감

(f) 땀이나 이물질 등에 쉽게 부식되지 않는 내마모성과 내식성에 대한 안경테 표면처리에 따른 심미감

③ 토탈패션으로 접근

(a) 안경테는 광학적, 기능적, 패션적 요소의 결합인 토탈패션

(b) 안경테는 광학적 요구와 착용상의 기능, 쾌적감은 물론 심미적 요구와 패션적 기능을 만족

ⓐ 안경테와 얼굴

가. 눈썹이 진한 사람 : 눈썹 아래선에 안경을 평행하게 맞춤

나. 진한 색의 플라스틱테, 컴비네이션테 : 동공선에 안경테의 좌우 수평 맞춤

다. 안경테 전면의 좌우폭 : 얼굴 폭과 같거나 약간 좁은 안경테

라. 강한 굴절력의 안경렌즈 : 렌즈 삽입부가 작은 안경테

ⓑ 안경테 림의 모양에 따른 안경테 선택

가. 원형 : 놀람, 기분 좋음, 소박하고 순진한 느낌

나. 타원형 : 여유로움, 겸손함, 성숙성, 장난기 있는 분위기

다. 폭스형

- 양귀쪽에서 위로 치켜든 형상 ⇨ 역동적, 용감한 느낌, 악한 인상
- 양귀쪽에서 아래로 내려온 형상 ⇨ 부드러움, 고움, 유연함, 슬픈 인상

라. 메탈테 : 냉정한 인상, 은색 계통은 젊음, 날카로움, 쾌활함, 노란색 계열은 무거움, 충실함, 원숙함

마. 플라스틱테 : 부드럽고 따뜻함

ⓒ 얼굴형에 어울리는 안경테

가. 타원형 얼굴 : 모든 형태의 안경테

나. 둥근형 얼굴 : 얼굴 크기에 비해 큰 안경테, 굵고 진한 색의 림

다. 각진형 얼굴 : 얼굴보다 약간 크고 전면부 귀방향의 엔드피스가 눈에 띄는 둥근형태의 안경테

라. 세모꼴형 얼굴 : 가늘고 수평방향 림에 엑센트가 있고 테와 렌즈 삽입부의 림 모양이 부드럽고 둥근 형태의 안경테

2. 조제 및 가공의 흐름

1. 예비과정-기본(Main)피팅 후 설계점 결정(Preliminary Step)
↓
2. 렌즈 인점찍기(Centering)
↓
3. 테의 형판 만들기(Pattern Making)
↓
4. 형판에 설계점 만들기(Lay Out)
↓
5. 자르기와 다듬기(Cutting & Trimming)
↓
6. 가장자리갈기와 산각 세우기(Edging & Beveling, Mounting)
↓
7. 렌즈끼우기(Insertation)
↓
8. 확인검사와 수정하기(Verifing & Correction)
↓
9. 가공 후 피팅(After Fitting)
↓
10. 사용법 설명(Usage)

1차 개념정립 및 익힘문제

1-1. 조제가공의 해부학적 요소는?

① 코능각 ② 기본커브 ③ 정점간거리
④ 경사각 ⑤ 조제가공P.D.

1-2. '안경테를 측면에서 관측할 때 안경테 삽입부 테두리 선이 수직선과 이루는 각'에 해당하는 조제가공의 광학적 요소는?

① 코능각 ② 안면각 ③ 정점간거리
④ 경사각 ⑤ 조제가공P.D.

1-3. 조제가공의 미적 요소에 대한 내용으로 옳은 것은?

① 안경렌즈의 굴절률이 일정할 것
② 외관이 보기 좋고 자연스러울 것
③ 안경렌즈의 곡률과 안경테 림의 곡률이 일치할 것
④ 근육이 없는 눈살근과 코근 사이에 코받침이 위치할 것
⑤ 좁은 의미의 피팅요소를 만족하는 편안한 안경이 되게 할 것

1-4. '좁은 의미의 피팅'을 의미하는 조제가공의 요소는?

① 광학적 요소 ② 해부학적 요소 ③ 생리학적 요소
④ 미적 요소 ⑤ 심리학적 요소

1-5. 얼굴모양이나 안경테 림의 형태에 따른 안경테의 선택은 조제가공의 3요소 중 어느 요소에 해당하는가?

① 광학적 요소 ② 해부학적 요소 ③ 생리학적 요소
④ 미적 요소 ⑤ 심리학적 요소

1-6. 코받침부나 안경테 다리부의 피팅은 조제가공의 3요소 중 어느 요소에 해당하는가?

① 광학적 요소 ② 해부학적 요소 ③ 생리학적 요소
④ 미적 요소 ⑤ 심리학적 요소

1-7. 굴절률(Refractive Index)은 조제가공의 3요소 중 어느 요소에 해당하는가?

① 광학적 요소 ② 해부학적 요소 ③ 생리학적 요소
④ 미적 요소 ⑤ 심리학적 요소

1-8. 기본 커브(Base Curve)는 조제가공의 3요소 중 어느 요소에 해당하는가?

① 광학적 요소 ② 해부학적 요소 ③ 생리학적 요소
④ 미적 요소 ⑤ 심리학적 요소

1-9. 안경의 조제가공 순서로 옳은 것은?

① 기본피팅 → 설계점 결정 → 렌즈 인점찍기 → 형판만들기 → 자르기와 다듬기 → 렌즈 끼우기
② 기본피팅 → 설계점 결정 → 형판만들기 → 렌즈 인점찍기 → 자르기와 다듬기 → 렌즈 끼우기
③ 설계점 결정 → 형판만들기 → 렌즈 인점찍기 → 자르기와 다듬기 → 렌즈 끼우기 → 기본피팅
④ 설계점 결정 → 렌즈 인점찍기 → 형판만들기 → 자르기와 다듬기 → 렌즈 끼우기 → 기본피팅
⑤ 설계점 결정 → 자르기와 다듬기 → 렌즈 인점찍기 → 형판만들기 → 렌즈 끼우기 → 기본피팅

1-10. 다음의 보기 중 조제가공의 단계에서 가장 마지막 단계에서 실시해야할 과정은?

보기
렌즈 끼우기, 형판만들기, 기본피팅, 설계점 결정, 렌즈 인점찍기

① 렌즈 끼우기　② 형판만들기　③ 기본피팅
④ 설계점 결정　⑤ 렌즈 인점찍기

제2장 예비과정

학습목표	(1) 안경처방서의 명기사항, 약속사항 및 부차적 명기사항을 나열할 수 있다. (2) 안경처방서의 약호와 검사표기의 약호를 설명할 수 있다. (3) 안경의 표기법과 목적거리에 따른 용도를 구분할 수 있다. (4) 프리즘을 정의하고 방향에 따라 표기할 수 있다. (5) 이중초점렌즈 및 삼중초점렌즈의 영역별 굴절력을 계산할 수 있다. (6) 안경렌즈의 처방을 안경처방서의 표기법에 따라 나타낼 수 있다. (7) 타보(T.A.B.O.)식 방향각과 구만국식 방향각을 비교하여 설명할 수 있다. (8) P.D.를 종류별로 구분하여 설명할 수 있다. (9) 주시거리에 따른 P.D.와 편위량을 계산할 수 있다. (10) 프리즘 처방 유무에 따른 측정Oh에 대한 조제가공Oh를 설정할 수 있다. (11) 이중초점렌즈, 삼중초점렌즈 및 누진다초점렌즈의 조제가공Oh 결정방법을 설명할 수 있다. (12) 안경렌즈의 광학중심점 이외의 시점을 주시할 때 발생되는 프리즘 영향을 설명하고 계산할 수 있다. (13) 안경렌즈의 조제가공 시 P.D.와 Oh가 잘못되었을 때 눈에 미치는 프리즘 영향을 설명하고 계산할 수 있다. (14) 안경렌즈의 조제가공 시 P.D.와 Oh가 잘못되었을 때 발생되는 사위를 판별할 수 있다. (15) 각각의 방법에 따른 필요렌즈 최소직경을 구할 수 있다. (16) 무편심렌즈의 최소직경을 계산할 수 있다.

1. 안경처방서 읽기
   (1) 명기사항
   (2) 약속사항
   (3) 부차적 명기사항
   (4) 안경처방서 약호
   (5) 구체적인 검사 표기와 약호
   (6) 안경의 용도 표기
   (7) P.D.(Pupillary Distance)
   (8) 구면굴절력(Spherical Power)
   (9) 실린더렌즈(Cylinder Lens)의 축과 굴절력
   (10) 굴절력 단위(Diopter)
   (11) 프리즘(Prism) 굴절력과 방향
   (12) 오른쪽 눈과 왼쪽 눈의 표기
   (13) 가입도(Addition)

2-2 처방서의 기타 표기
(1) 정점간거리(V.D., Vertex Distance)
(2) 처방 렌즈의 표기순서와 연결기호
(3) 평면렌즈, 차폐렌즈 그리고 두께조정의 표기
(4) 방사선시표(Sunburst Line Chart)

2-3 P.D.(Pupillary Distance)
(1) 단안기준P.D.(Monocular P.D. : M.P.D.)
(2) 양안기준P.D.(Binocular P.D. : B.P.D.)
(3) 원용단안P.D.(Monocular Distance P.D. : D.M.P.D.)
(4) 근용단안P.D.(Monocular Near P.D. : N.M.P.D.)
(5) 원용양안P.D.(Binocular Distance P.D. : D.B.P.D.)
(6) 근용양안P.D.(Binocular Near P.D. : N.B.P.D.)
(7) 기준P.D.(원용P.D.)
(8) 측정P.D.
(9) 조가P.D.
(10) 동공중심간P.D.(해부학적P.D.)
(11) 조준선P.D.(생리학적P.D.)
(12) 주시거리P.D.
(13) 설계점P.D.
(14) 프레임P.D.(Frame P.D. : F.P.D.)
(15) 2중초점렌즈의 원용/근용P.D.
(16) 3중초점렌즈에서의 P.D.
(17) 누진렌즈의 P.D.
(18) 단안 주시거리P.D.

2.4 광학중심점 높이(Oh)와 설계점 높이(Oh)
(1) 광학중심점 높이(Oh)
(2) 설계점 높이(Oh)
(3) 설계점 높이(Oh)의 2가지 정의
(4) 설계점 높이(Oh)의 측정 방법
(5) 프리즘처방이 없을 때의 설계점 높이(Oh)
(6) 프리즘처방이 있을 때의 설계점 높이(Oh)
(7) 이중초점렌즈의 조제가공Oh(Seg 높이)
(8) 삼중초점렌즈의 조제가공Oh(Seg 높이)
(9) 누진다초점렌즈의 조제가공Oh
(10) 프리즘 처방렌즈에서 설계점 P.D.와 조가 P.D. 및 설계점 Oh와 조가 Oh

2.5 조제 및 가공 렌즈의 최소직경 구하기
(1) 필요렌즈 최소직경
(2) 필요렌즈 최소직경 구하기

1. 안경처방서 읽기

(1) 명기사항

분 류	내 용	약 호
굴절력	상측정점굴절력	$D_V{}'$
	토릭렌즈 양주경선 굴절력	$D_S{}'$, $D_W{}'$
	프리즘굴절력	Δ
	가입도	Add
방 향	토릭렌즈 양주경선 방향	Ax
	프리즘의 기저방향	Base
용 도	원용, 중간거리용, 근용	원용/중간거리용/근용
거 리	동공간 거리	P.D.
	정점간 거리	VD

(2) 약속사항

내 용	약 호
필요렌즈 최소직경	∅
광학중심점 높이	Oh
경사각	P.A.

(3) 부차적 명기사항

내 용
응대내용
우위안(우세안)
착용안경 Data, 시력
가림검사(C.T.)결과, 폭주근점(N.P.C.)
타각적 굴절검사 값
양안/단안 개방검사값, 조절검사 후 값, 적응검사 후 최종값
원거리/근거리 안위검사 결과, 융합력검사 결과
조절래그/최대조절력/상대조절력

(4) 안경처방서 약호

내 용	약 호
구면렌즈 굴절력	S, Sph
실린더(원주)렌즈 굴절력	C, Cyl
교정 실린더렌즈 축경선	Ax, Axis
동공간거리	P.D.
프리즘 굴절력	Δ
평면렌즈	P, PL, Plano, Plane
차폐렌즈	Occ(Occuluder)
프리즘 기저방향	Base
근용 가입도	Add, ADD

(5) 구체적인 검사 표기와 약호

내 용	약 호	영문내용
교대가림검사	A.C.T.	Alternate Cover Test
조절근점	N.P.A.	Near Point of Accommodation
조절래그	Ac Lag	Accommodation Lag
폭주근점	N.P.C.	Near Point of Convergence
우세안(우위안)	D.E.	Dominate Eye
시력	V, V.A.	Visual Acuity
원거리 우안 시력	F.R.V.	Far Right Vision
원거리 좌안 시력	F.L.V.	Far Left Vision
근거리 우안 시력	N.R.V.	Near Right Vision
근거리 좌안 시력	N.L.V.	Near Left Vision
양성상대조절	P.R.A.	Positive Relative Accommodation
음성상대조절	N.R.A.	Negative Relative Accommodation
양성상대폭주	P.R.C.	Positive Relative Convergence
음성상대폭주	N.R.C.	Negative Relative Convergence
양안 P.D.	B.P.D.	Binocular P.D.
단안 P.D.	M.P.D.	Monocular P.D.
원용 양안 P.D.	D.B.P.D.	Distance Binocular P.D.
원용 단안 P.D.	D.M.P.D.	Distance Monocular P.D.
근용 양안 P.D.	N.B.P.D.	Near Binocular P.D.
근용 단안 P.D.	N.M.P.D.	Near Monocular P.D.
우안	O.D., R, RE	Oculus Dexter
좌안	O.S., L, LE	Oculus Sinister
양안	O.U.	Oculus Uterque

(6) 안경의 용도 표기

용 도	목적거리	표 기 법	용　　도
원 용	3 ~ 5m	For Dist., For Distance, 원용	• 비정시(근시, 원시, 난시) 교정안경용 • 도수 Sunglass
중 간 거리용	0.5 ~ 1m	For 1m	• 원용과 근용 사이의 작업거리용 • 특수직업용(음악가, 항법사, 의사 등)
근 용	30 ~ 50cm	For Reading, For 33cm, 근용	• 독서용 • 1m 이내 작업자용

(7) P.D.(Pupillary Distance)

→ P21의 (2.3 P.D. 참조)

(8) 구면굴절력(Spherical Power)

내　　용	표 기 법	최 소 단 위
구면렌즈 상측정점굴절력	S, Sph, SPH	±0.25D

(9) 실린더렌즈(Cylinder Lens)의 축과 굴절력

내　　용	표 기 법	최 소 단 위
실린더렌즈 굴절력	C, Cyl	±0.25D

내　용	표기범위	표 기 법			최소단위
실린더렌즈 축	0° ~ 180°	Axis, Ax, A, 축	90°	Vert., V, ↑	1°
			180°	Hor., H, →	

(10) 굴절력 단위(Diopter)

내　　용	표 기 법	최 소 단 위
구면렌즈 상측정점굴절력	S(　　)D	±0.25D
실린더렌즈 상측정점굴절력	C(　　)D	±0.25D

(11) 프리즘(Prism) 굴절력과 방향

정 의	• 프리즘 제1면에 입사하는 입사광선의 연장선과 프리즘 제1, 2면을 통과하여 굴절된 굴절광선이 이루는 꺾임각(편향각, 편위각)의 크기 • 입사점을 시점으로 하고 프리즘 후방 1m 스크린에 광선이 부딪히는 점을 종점으로 할 때, 종점의 직선 편위거리를 cm로 나타낸 값

프리즘 굴절력	단 위
Prism Diopter (⊿)	$1(\Delta) = 1(ctrad) = 0.01(rad) \fallingdotseq 0.573^\circ$

방 향	표기범위	표 기 법			최소단위
기저방향	0° ~ 360°	상방향	기저상방	B.U.(Base Up)	1°
		하방향	기저하방	B.D.(Base Down)	
		코방향	기저내방	B.I.(Base In)	
		귀방향	기저외방	B.O.(Base Out)	

(12) 오른쪽 눈과 왼쪽 눈의 표기

	내 용	약 호	영 문 내 용
안경처방서 사용 표기	우 안	O.D., R, RE	Oculus Dexter
	좌 안	O.S., L, LE	Oculus Sinister
	양 안	O.U.	Oculus Uterque

(13) 가입도(Addition)

표기법	영문내용	정 의
Add, ADD	Addition	근용안경의 근용부 굴절력을 결정하기 위해 원용부 굴절력에 추가해야 할 구면 굴절력

2중초점렌즈 및 3중초점렌즈의 근용부 굴절력	근용부 굴절력 = 원용부 굴절력 + 가입도
3중초점렌즈의 중간부 굴절력	$\text{중간부 굴절력} = \text{원용부 굴절력} + \dfrac{\text{가입도}}{2}$ $= \text{근용부 굴절력} - \dfrac{\text{가입도}}{2}$ $= \dfrac{\text{원용부 굴절력} + \text{근용부 굴절력}}{2}$

2. 처방서의 기타 표기

(1) 정점간거리(V.D., Vertex Distance)

① 정의 : 안경렌즈의 상측정점에서 각막정점까지의 거리

② 동양인 안경의 기준 정점간거리 : −12mm

③ 처방서 표기의 명기사항

(2) 처방 렌즈의 표기순서와 연결기호

구면굴절력	조합기호	실린더굴절력	실린더렌즈 축경선	프리즘 굴절력	기저방향
S	◯	C	Ax	Δ	Base
S−0.50D	◯	C−0.50D	Ax90°	2Δ	B.I.
S−0.50D ◯ C−0.50D, Ax90°, 2Δ, B.I.					

(3) 평면렌즈, 차폐렌즈 그리고 두께조정의 표기

① 평면렌즈 : S0.00D, S Plano, S Plane

② 차폐렌즈 : Occ

③ 좌우 무게 균형 : Blance

(4) 방사선시표(Sunburst Line Chart)

① 타보(T.A.B.O.)식 방향각 표기[1)]

(a) 검사자가 피검사자를 바라보는 입장에서 좌안과 우안의 우측을 0도, 좌측을 180도로 측정

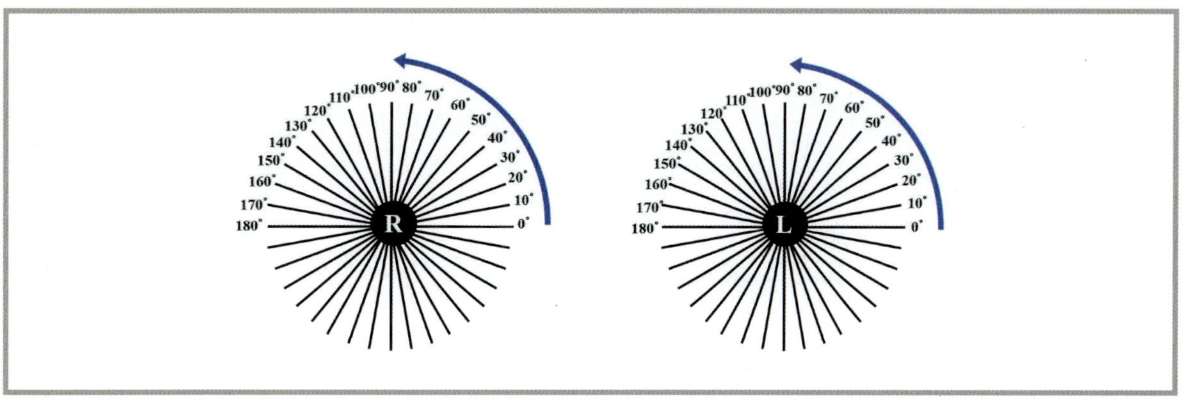

1) 안경사국가고시지침서시리즈 안경광학 151쪽 참조

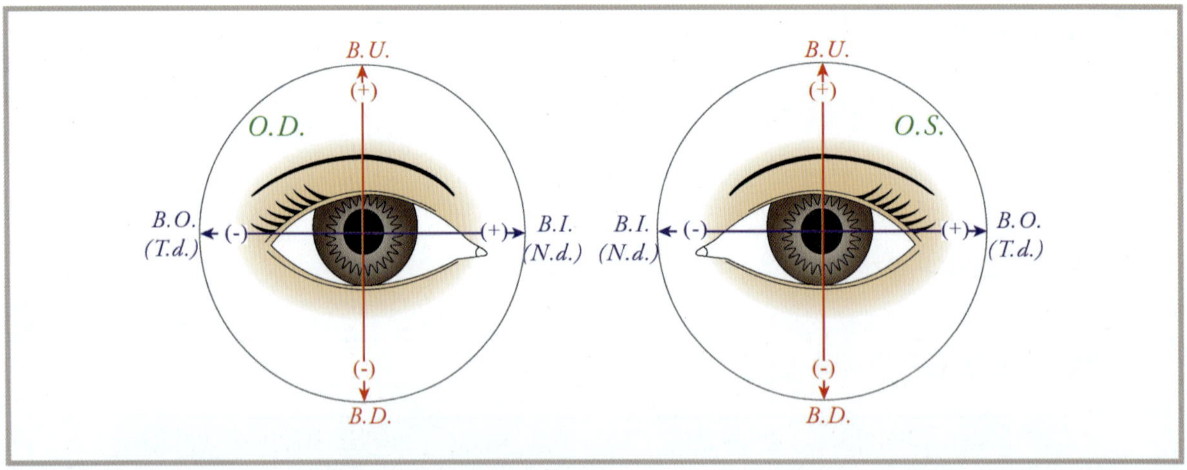

수평/수직	타보방향각	우안(O.D.)	좌안(O.S.)	부 호
수평	0°	N.d. (B.I.)	T.d (B.O.)	(+)
	180°	T.d (B.O.)	N.d. (B.I.)	(−)
수직	90°	B.U.	B.U.	(+)
	270°	B.D.	B.D.	(−)

② 구만국식 방향각 표기

(a) 검사자가 피검사자를 바라보는 입장에서 좌안과 우안 모두 피검사자의 코 쪽은 0도, 귀 쪽은 180도로 측정

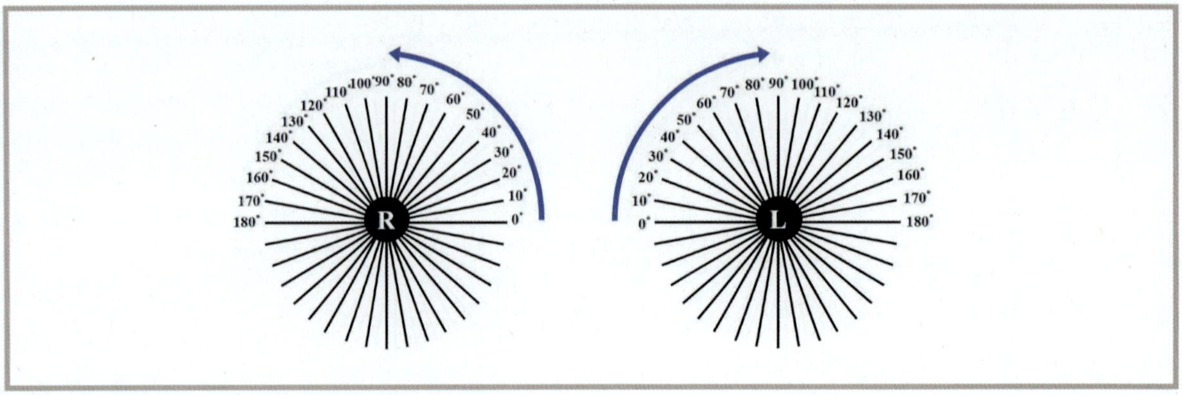

3. P.D.(Pupillary Distance)

(1) 단안기준P.D.(Monocular P.D. : M.P.D.) : 좌우 동공중심선을 잇는 수평선이 만나는 코부위 정중앙을 측정 기준점으로 한 좌우 동공중심까지의 수평길이

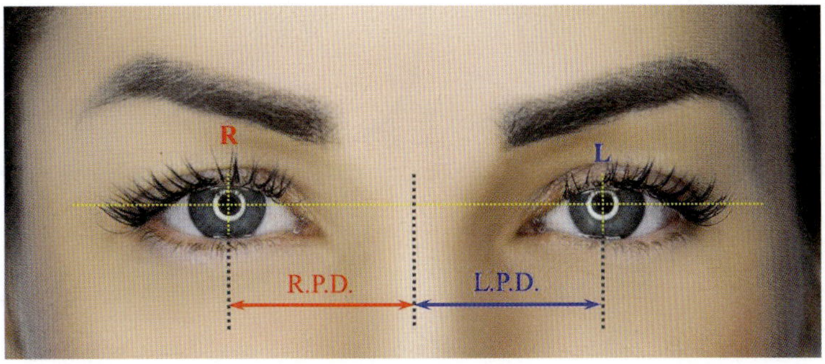

(2) 양안기준P.D.(Binocular P.D. : B.P.D.) : 두 눈의 동공중심점 사이의 수평길이

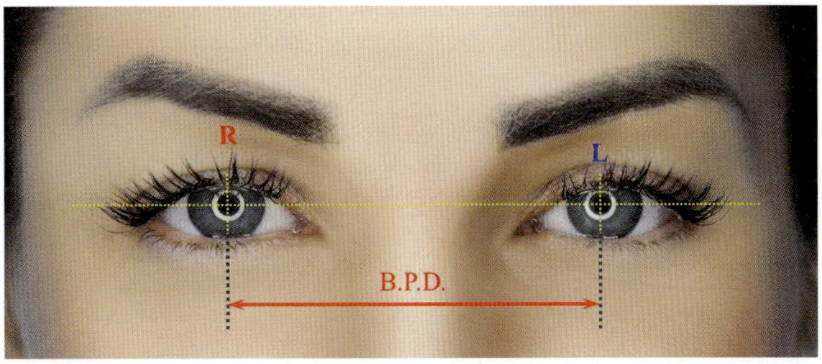

(3) 원용단안P.D.(Monocular Distance P.D. : D.M.P.D.)

① 눈 : 원거리(전방 5 ~ 6m 이상)를 볼 때 인중선을 기준으로 좌안(또는 우안)의 동공중심선까지의 수평거리(D.R.P.D., D.L.P.D.)

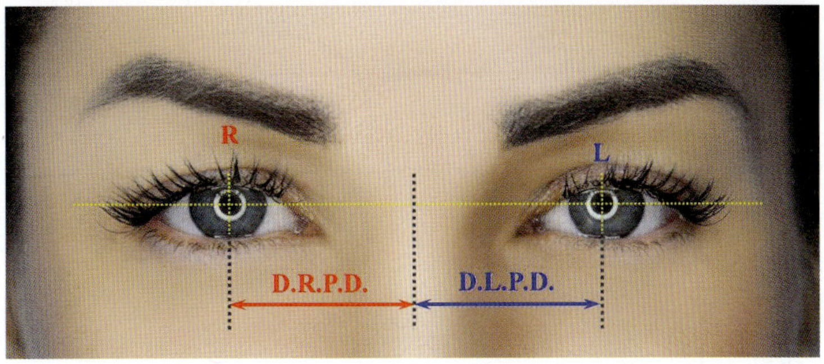

② 렌즈 : 원거리(전방 5 ~ 6m 이상)를 볼 때 인중선을 기준으로 좌안(또는 우안)의 설계점까지의 수평거리(D.R.P.D., D.L.P.D.)

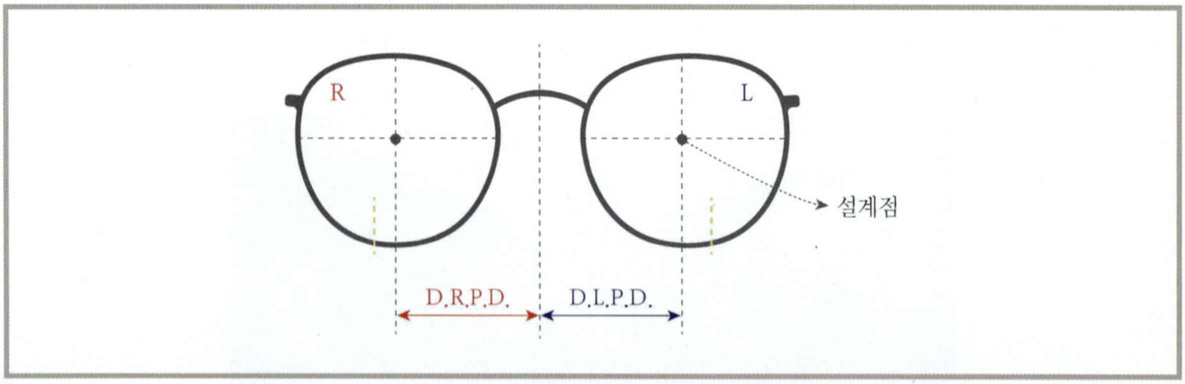

(4) 근용단안P.D.(Monocular Near P.D. : N.M.P.D.)

① 눈 : 근거리를 볼 때 인중선을 기준으로 좌안(또는 우안)의 동공중심선까지의 수평거리(N.R.P.D., N.L.P.D.)

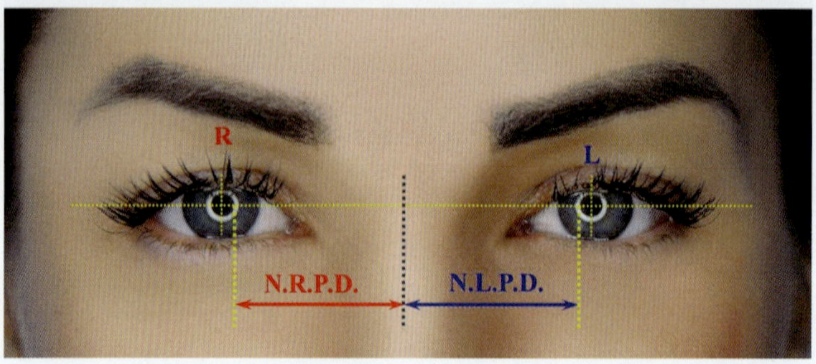

② 렌즈 : 근거리를 볼 때 인중선을 기준으로 좌안(또는 우안)의 설계점까지의 수평거리(N.R.P.D., N.L.P.D.)

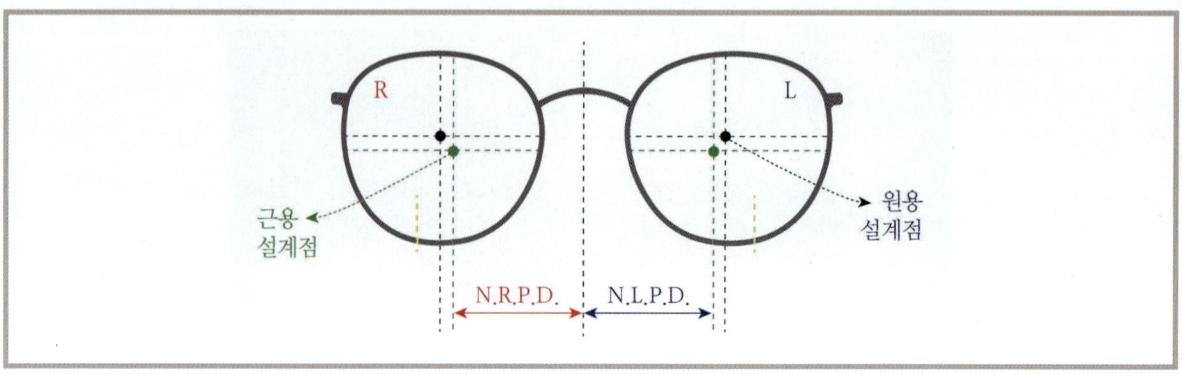

(5) 원용양안P.D.(Binocular Distance P.D. : D.B.P.D.)

① 눈 : 원거리를 볼 때 좌우안의 동공중심선까지의 수평거리

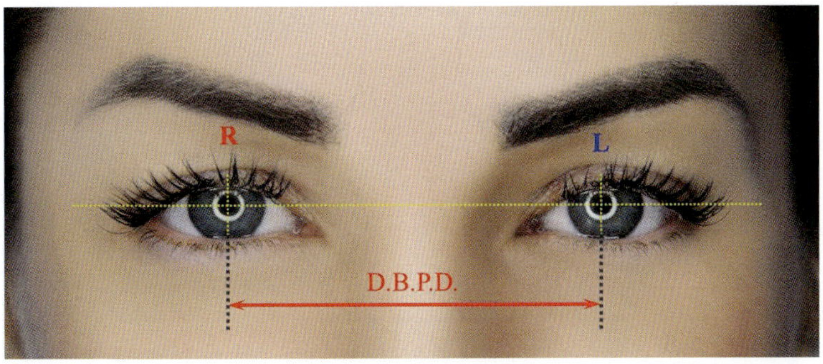

② 렌즈 : 원거리를 볼 때 좌우안의 설계점까지의 수평거리

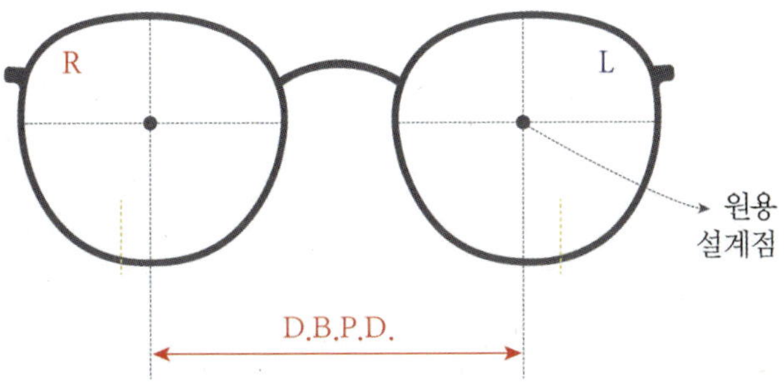

(6) 근용양안P.D.(Binocular Near P.D. : N.B.P.D.)

① 눈 : 근거리를 볼 때 좌우안의 동공중심선까지의 수평거리

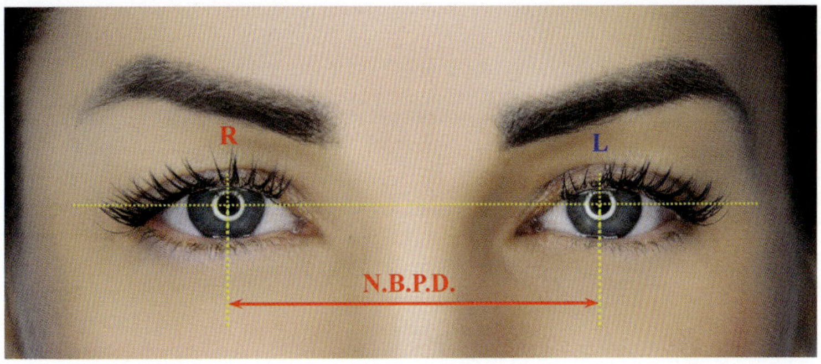

② 렌즈 : 근거리를 볼 때 좌우안의 설계점까지의 수평거리

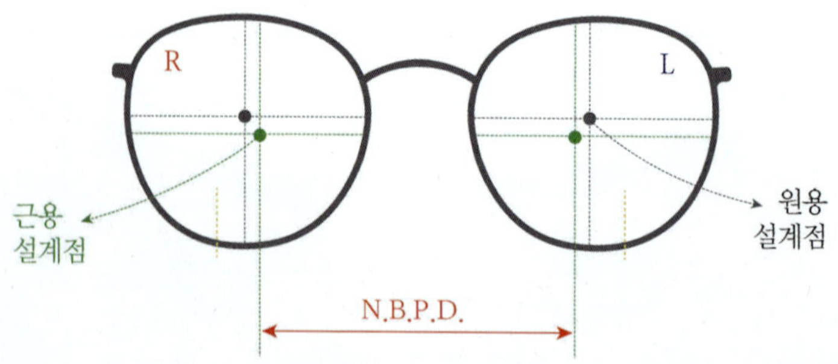

(7) 기준P.D.(원용P.D.)

① 원론적 정의 : 좌우안의 안구회전점 사이의 수평거리 → 안구회전점 측정 불가

② 실무(임상)적 정의 : 좌우안이 직전방 무한대를 보고 있을 때 좌우안의 시선(조준선)이 평행한 상태에서 좌우 동공간 수평거리

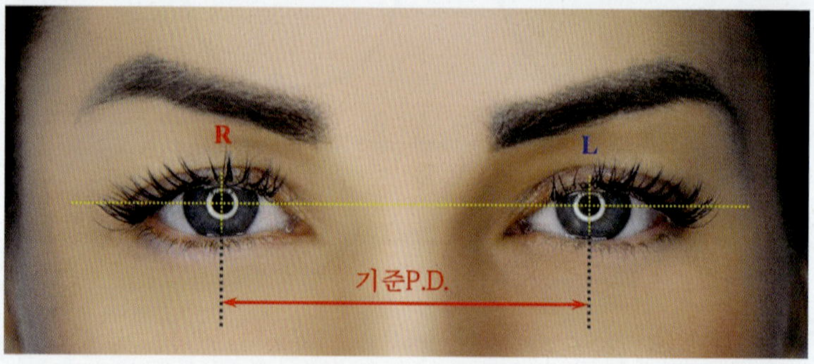

(8) 측정P.D. : 안경자, 동공거리계, 설계차트, AR, 사진촬영법 등을 사용해 측정한 눈, 안경렌즈 및 안경테 등의 P.D.

(9) 조가P.D. : 조제가공될 좌우 안경렌즈의 설계점 사이의 직선거리

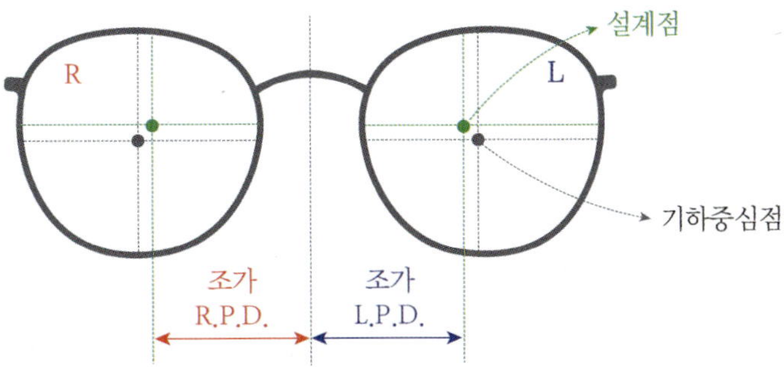

(10) **동공중심간P.D.(해부학적P.D.)** : 좌우 시선이 정중전면 주시 시 좌우안의 동공중심을 측정점으로 한 동공간거리(안구회전점 사이의 거리)

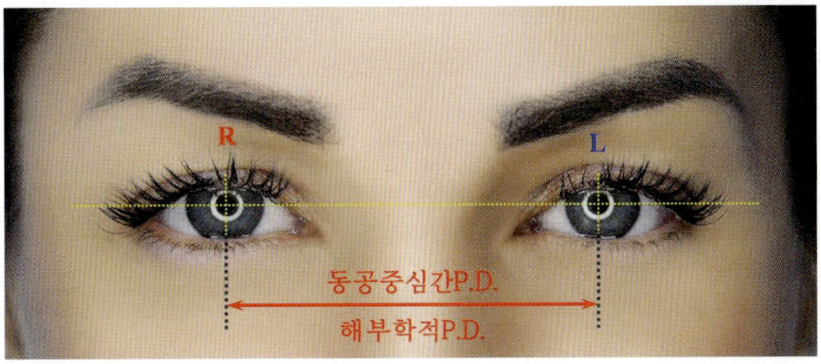

(11) 조준선P.D.(생리학적P.D.)

① 좌우 시선이 정중전면 주시 시 좌우안의 주시선이 지나는 각막반사상(눈의 조준선)까지의 거리

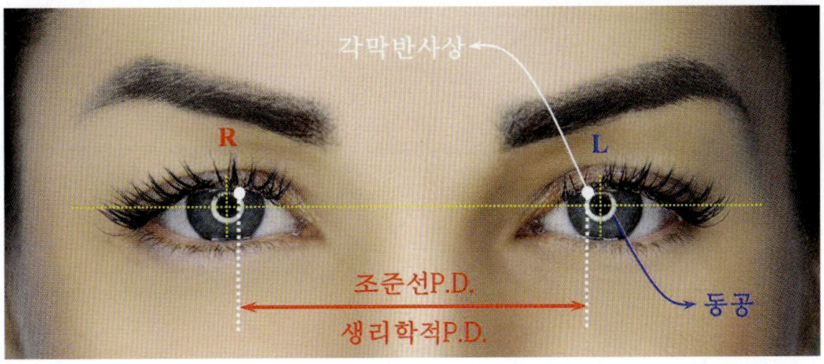

② P.D.의 크기 비교

기준P.D. 〉 동공중심선P.D.(해부학적P.D.) 〉 조준선P.D.(생리학적P.D.)

(12) 주시거리P.D.

① 정의 : 근거리와 원거리 사이의 중간거리에 있는 주시점을 볼 때 좌우 동공중심간 거리

② 주시점까지의 거리에 따른 보정이 필요

(13) 설계점P.D. : 프리즘처방에서 처방서에 쓰여진 원용P.D./근용P.D.(좌우 동공중점 사이의 거리)

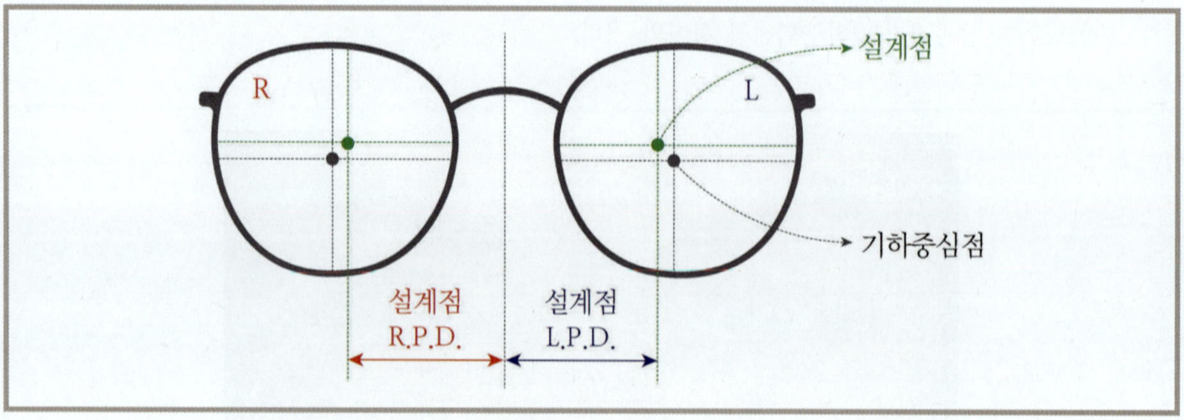

(14) 프레임P.D.(Frame P.D. : F.P.D.) : 안경테 좌우 렌즈삽입부의 기하학적 중심점을 잇는 수평 길이

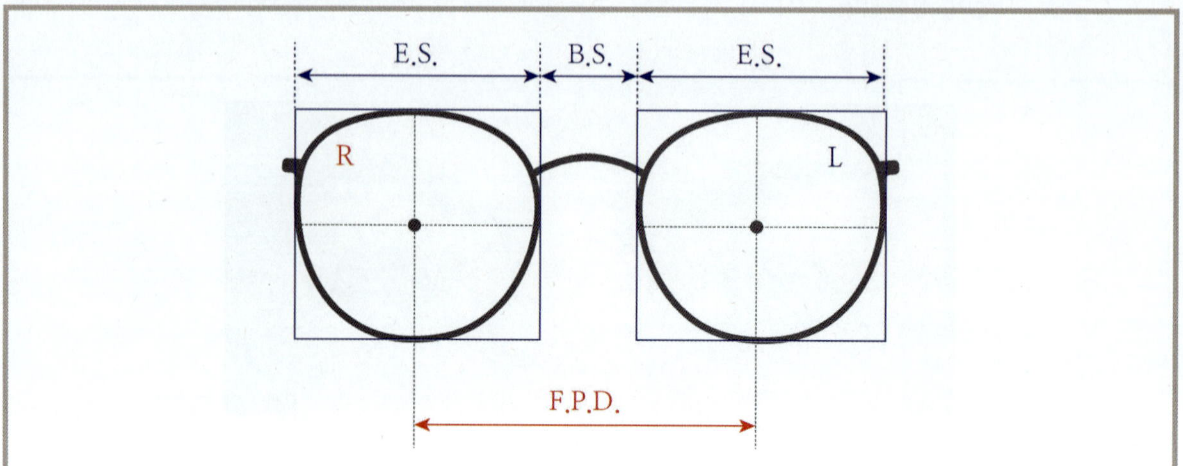

$$F.P.D. = E.S. + B.S.$$

(E.S. : Eye Size, B.S. : Bridge Size)

(15) 2중초점렌즈의 원용/근용P.D.

① 원용 양안P.D. : 좌우안의 각막반사상 사이의 수평거리

② 근용 양안P.D. : 좌우안의 자렌즈 상부경계선 중앙점 사이의 수평거리

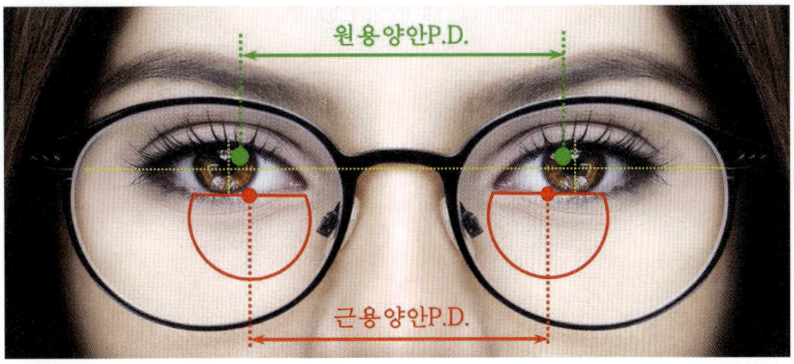

(16) 3중초점렌즈에서의 P.D.

① 원용 양안P.D. : 좌우안의 각막반사상 사이의 수평거리

② 근용 양안P.D. : 좌우안의 중간부 상부경계선 중앙점 사이의 수평거리

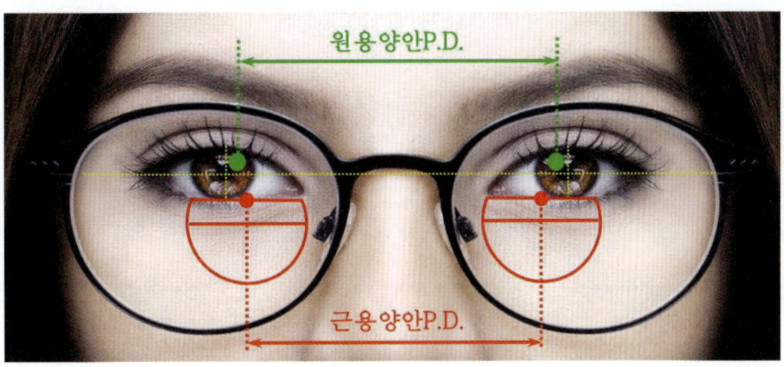

(17) 누진렌즈의 P.D.

① 원용 양안P.D. : 좌우안의 Eye Point 사이의 수평거리

② 근용 양안P.D. : 좌우안의 근용부 참조원 중앙점 사이의 수평거리

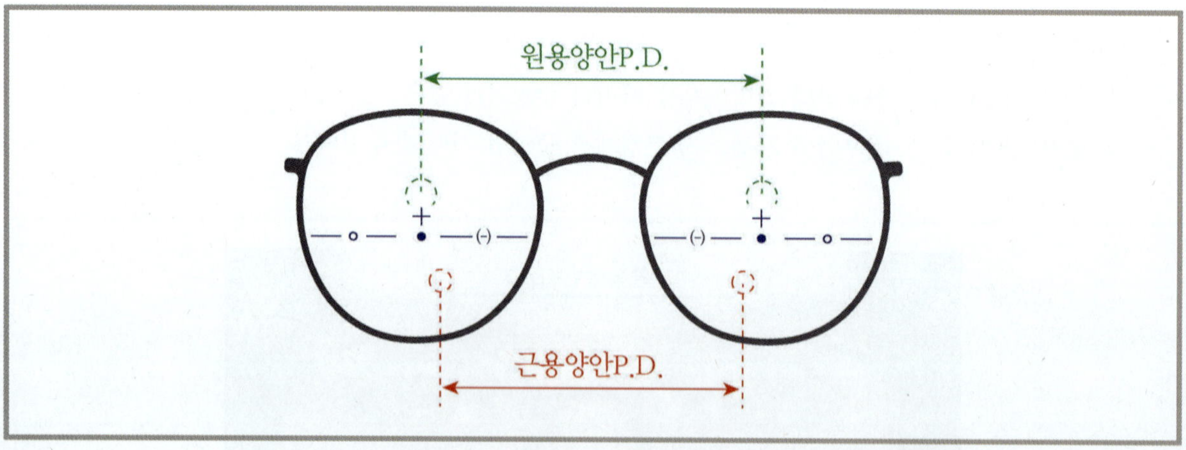

(18) 단안 주시거리P.D.(정점간거리 12mm, 안구회전점에서 각막정점까지의 거리 13mm 기준)

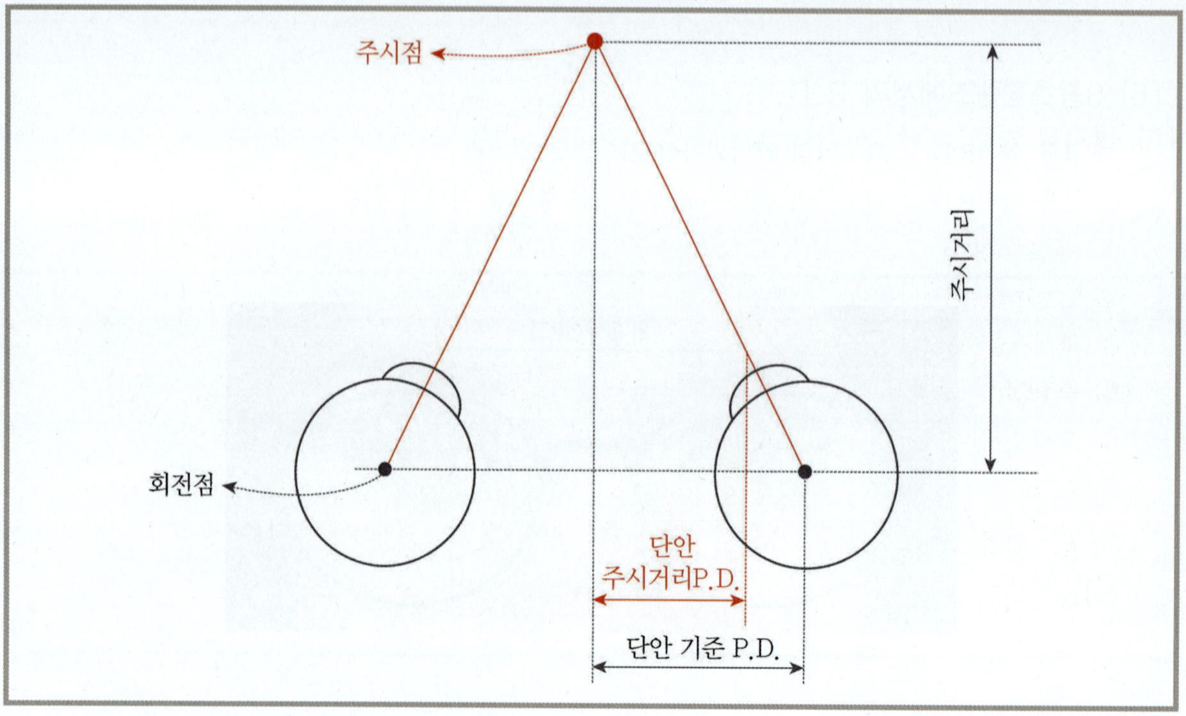

① 주시거리(d)가 짧아지면 조절과 폭주의 작용으로 P.D.는 짧아짐

② 단안 주시거리P.D. : 일정한 주시거리(d)를 볼 때 조절과 폭주의 작용으로 짧아진 동공중심간 거리

$$\text{단안 주시거리}P.D. = \text{단안 기준}P.D. \times \frac{(d-12)}{(d+13)} \quad (\text{단위 : mm})$$

③ 편위량 = 측정기준P.D. — 주시거리P.D.

$$\text{편위량} = \text{측정 기준}P.D. \times \frac{25}{(d+13)} \quad (\text{단위 : mm})$$

④ 편위방향 : 주시거리 짧아짐 → 눈모음(폭주) 발생 → P.D. 짧아짐 → 코방향

4. 광학중심점 높이(Oh)와 설계점 높이(Oh)

(1) 광학중심점 높이(Oh)

① 정의 : 수직방향 안경테 아래 가장자리에서 광학중심점까지의 수직거리(높이)

② 조제가공 Oh의 기준점

(2) 설계점 높이(Oh)

① 정의 : 수직방향 안경테 아래 가장자리에서 설계점까지의 수직거리(높이)

② 광학적 요소의 핵심사항

③ 안경처방의 약속사항

④ 조제가공 설계점의 수직방향 Data

⑤ 측정Oh의 기준점

(3) 설계점 높이(Oh)의 2가지 정의

① A : 안경테 하부림의 가장 낮은 홈에서 각막반사상까지의 수직거리

② B : 안경테 하부림의 동공중심 아래 홈에서 각막반사상까지의 수직거리

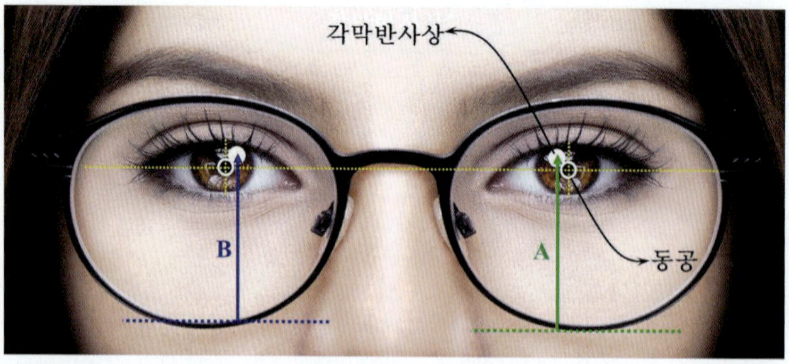

(4) 설계점 높이(Oh)의 측정 방법

① 인점에 의한 방법

② 삽입스케일 이용법

③ 안경자에 의한 방법

④ 사진촬영법

(5) 프리즘처방이 없을 때의 설계점 높이(Oh)

① 설계점 = 광학중심점

② 측정Oh = 조가Oh

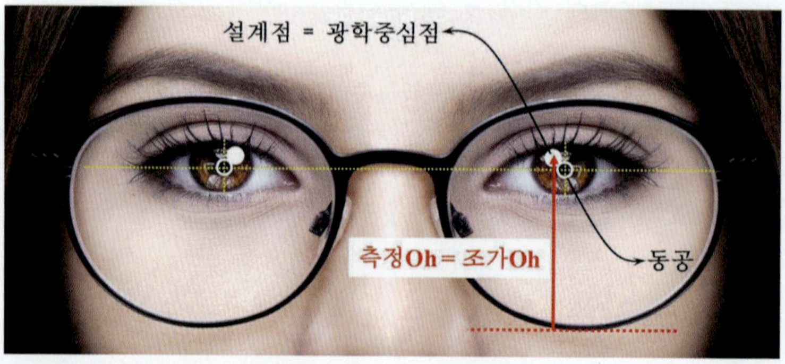

(6) 프리즘처방이 있을 때의 설계점 높이(Oh)

① (+)렌즈의 B.U. 처방인 경우 : 측정Oh 〈 조가Oh

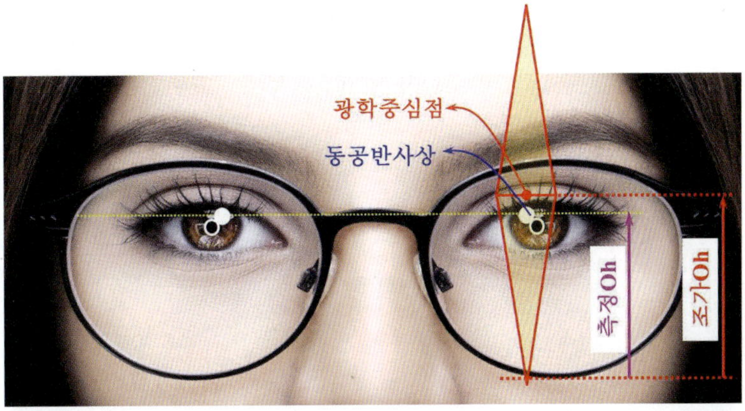

② (+)렌즈의 B.D. 처방인 경우 : 측정Oh 〉 조가Oh

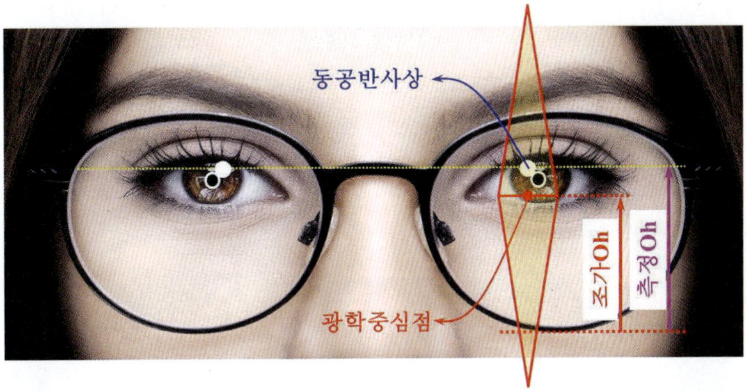

③ (−)렌즈의 B.U. 처방인 경우 : 측정Oh 〉 조가Oh

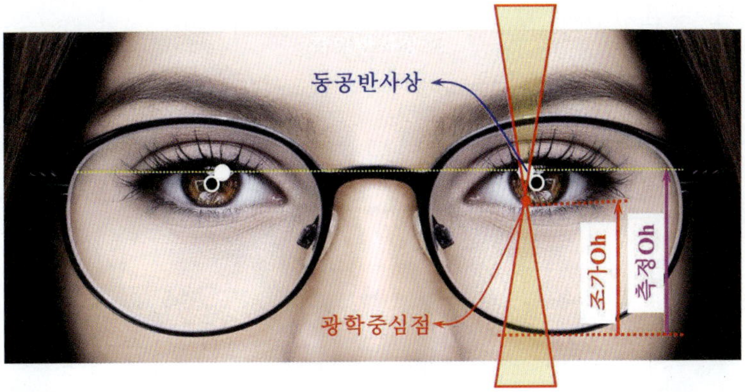

④ (−)렌즈의 B.D. 처방인 경우 : 측정Oh 〈 조가Oh

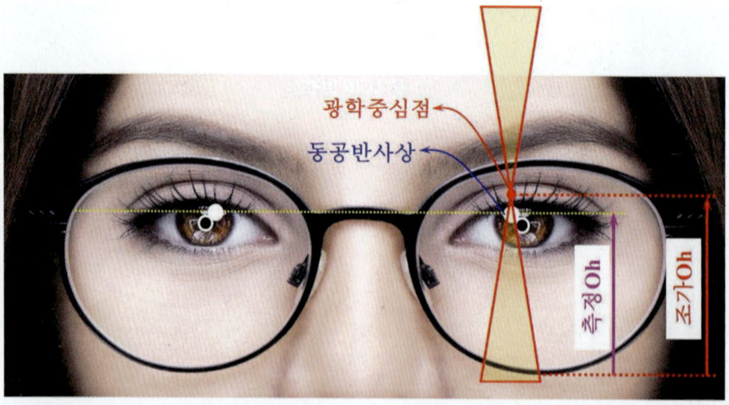

(7) 이중초점렌즈의 조제가공Oh(Seg 높이) : 안경테 하부림의 가장 낮은 홈점(동공중심 직하방 안경테림의 홈점)에서 아래눈꺼풀(하안검) 또는 동공하부 가장자리(하부동공연)까지의 수직거리

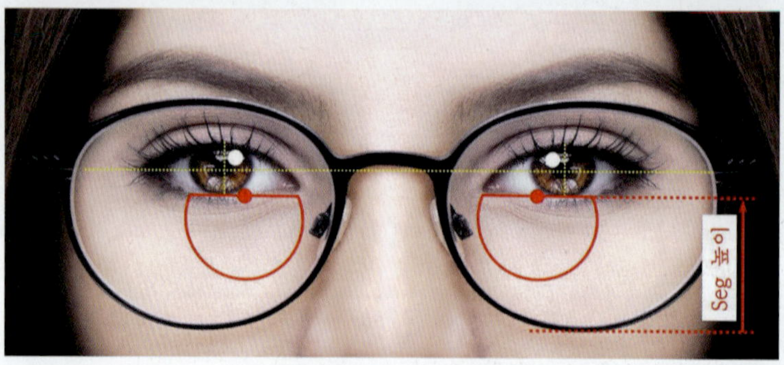

(8) 삼중초점렌즈의 조제가공Oh(Seg 높이) : 안경테 하부림의 가장 낮은 홈점(동공중심 직하방 안경테림의 홈점)에서 아래눈꺼풀 또는 동공하부 가장자리(하부동공연)까지의 수직거리

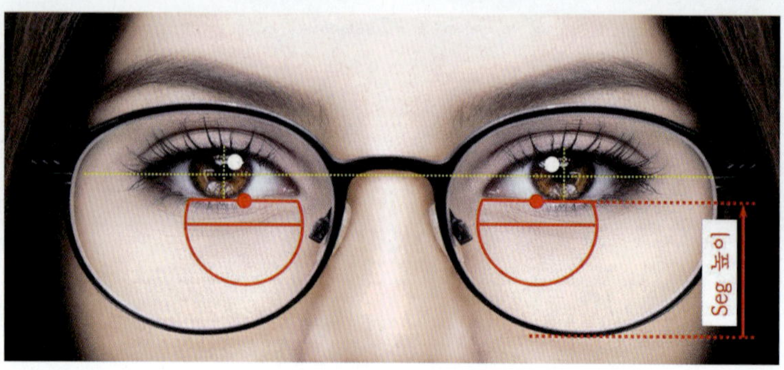

(9) 누진다초점렌즈의 조제가공Oh : 안경테 하부림의 가장 낮은 홈점(동공중심 직하방 안경테림의 홈점)에서 동공중심의 각막반사상(Eye Point = Fitting Cross = 원용 조제가공 기준점)까지의 수직거리

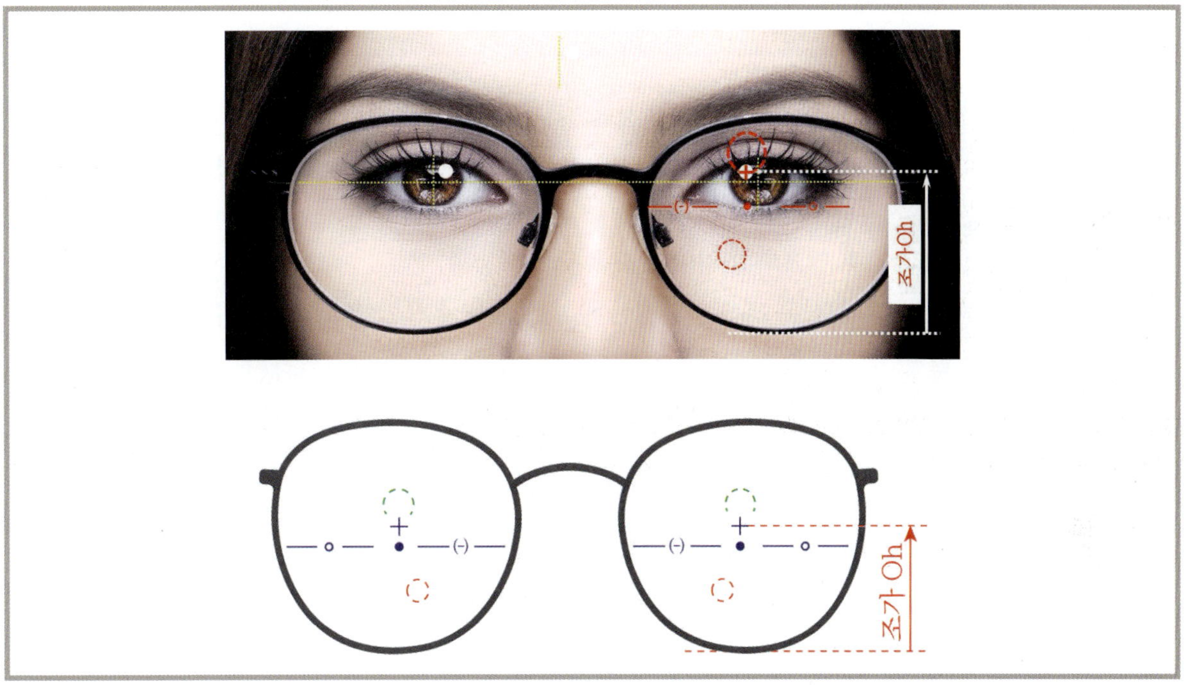

(10) 프리즘 처방렌즈에서 설계점 P.D.와 조가 P.D. 및 설계점 Oh와 조가 Oh

① 안경렌즈 굴절력행렬식

$$[D] = \begin{bmatrix} D_{xx} & D_{xy} \\ D_{xy} & D_{yy} \end{bmatrix} = \begin{bmatrix} S + C\sin^2\theta & -C\sin\theta\cos\theta \\ -C\sin\theta\cos\theta & S + C\cos^2\theta \end{bmatrix}$$

② 안경렌즈의 광학중심점 이외의 시점을 주시할 때 발생되는 프리즘 영향(눈의 이동)[2)]

(a) 프리즘량 : 시점 위치(거리)와 경선 굴절력에 따른 프리즘 굴절력

(b) 방향 : 시점 기준 렌즈의 기저(Base)방향

ⓐ x축(수평) 방향 성분 : 폭주와 개산에 따른 운동성 융합에 영향

ⓑ y축(수직) 방향 성분 : 수직방향 운동성 융합에 영향

2) 안경사국가고시지침서시리즈 안경광학 179쪽 참조

(c) 눈의 이동에 대한 프렌티스 공식

$$P(\Delta) = -[D]\vec{r} = -\begin{bmatrix} D_{xx} & D_{xy} \\ D_{xy} & D_{yy} \end{bmatrix}\begin{bmatrix} \overrightarrow{r_x} \\ \overrightarrow{r_y} \end{bmatrix}$$

($\vec{r}$: 시점의 위치벡터, $[D]$: 굴절력 행렬식)

③ 안경렌즈의 조제가공 시 P.D.와 Oh가 잘못되었을 때 눈에 미치는 프리즘 영향(렌즈의 이동)[3)]

(a) 프리즘량 : 잘못된 P.D. 및 Oh와 경선 굴절력에 따른 프리즘 굴절력

(b) 방향 : 시점 기준 렌즈의 기저(Base)방향

ⓐ x축(수평) 방향 성분 : 폭주와 개산에 따른 운동성 융합력에 영향을 주며, 수평방향 안위 이상을 유발시킬 수 있음

ⓑ y축(수직) 방향 성분 : 수직방향 운동성 융합력에 영향을 주며, 수직방향 안위 이상을 유발시킬 수 있음

(c) 렌즈의 이동에 대한 벡터형 프렌티스 공식

$$P(\Delta) = [D]\vec{d} = \begin{bmatrix} D_{xx} & D_{xy} \\ D_{xy} & D_{yy} \end{bmatrix}\begin{bmatrix} \overrightarrow{d_{PD}} \\ \overrightarrow{d_{oh}} \end{bmatrix}$$

($\vec{d}$: 잘못 조제가공된 P.D.와 Oh의 위치벡터, $[D]$: 굴절력 행렬식)

④ 토릭렌즈의 안위 보정을 위한 인위적인 P.D.와 Oh 조정량(편심량) : d

$$d = \frac{1}{S(S+C)}\begin{bmatrix} D_{yy} & -D_{xy} \\ -D_{yx} & D_{xx} \end{bmatrix}\vec{P}$$

⑤ 구면렌즈(C=0)의 안위 보정을 위한 인위적인 P.D.와 Oh 조정량(편심량) : d

$$d = \frac{1}{S^2}\begin{bmatrix} S & 0 \\ 0 & S \end{bmatrix}\vec{P}$$

⑥ 스칼라형 프렌티스 공식

$$P(\Delta) = Dh$$

(D : 시선이 통과하는 경선의 굴절력, h : 광학중심점에서 시점까지의 거리(cm))

⑦ 안경렌즈의 조제가공 시 P.D.와 Oh가 잘못되었을 때 발생되는 사위(유발사위)

3) 안경사국가고시지침서시리즈 안경광학 179쪽 참조

(a) P.D. 오류에 의한 B.O. 처방되는 경우

ⓐ 근시교정용 (−)렌즈의 P.D.가 짧아진 경우 : 프리즘 B.O. → 폭주부담 → 외사위 유발

ⓑ 원시교정용 (+)렌즈의 P.D.가 길어진 경우 : 프리즘 B.O. → 폭주부담 → 외사위 유발

(b) P.D. 오류에 의한 B.I. 처방되는 경우

ⓐ 근시교정용 (−)렌즈의 P.D.가 길어진 경우 : 프리즘 B.I. → 개산부담 → 내사위 유발

ⓑ 원시교정용 (+)렌즈의 P.D.가 짧아진 경우 : 프리즘 B.I. → 개산부담 → 내사위 유발

(c) Oh 오류에 의한 B.U. 처방되는 경우

ⓐ 근시교정용 (−)렌즈의 Oh가 낮아진 경우 : 프리즘 B.U. → 안구의 하전부담 → 상사위 유발

ⓑ 원시교정용 (+)렌즈의 Oh가 높아진 경우 : 프리즘 B.U. → 안구의 하전부담 → 상사위 유발

(d) Oh 오류에 의한 B.D. 처방되는 경우

ⓐ 근시교정용 (−)렌즈의 Oh가 높아진 경우 : 프리즘 B.D. → 안구의 상전부담 → 하사위 유발

ⓑ 원시교정용 (+)렌즈의 Oh가 낮아진 경우 : 프리즘 B.D. → 안구의 상전부담 → 하사위 유발

5. 조제 및 가공 렌즈의 최소직경 구하기

(1) 필요렌즈 최소직경

① 필요성 : 고객의 P.D.와 Oh에 맞추어 렌즈를 가공했을 때 안경렌즈가 안경테의 렌즈삽입부 보다 작지 않도록 확인하기 위함

② 무편심렌즈와 편심렌즈

(a) 무편심렌즈 : 렌즈의 광학중심점이 렌즈의 기하학적 중심에 위치한 렌즈

(b) 편심렌즈 : 렌즈의 광학중심점이 렌즈의 기하학적 중심에서 일정한 거리만큼 치우쳐 있는 렌즈

③ 안경렌즈가 안경테의 렌즈삽입부 보다 작아지는 원인

(a) 안경테의 삽입부가 지나치게 큰 안경테를 선택할 때

(b) 측정P.D.와 안경테P.D.의 차이가 클 때

(c) 안경렌즈의 직경이 작을 때 → 특히 안경렌즈 직경이 작은 (+)렌즈에서 많이 발생

④ 안경렌즈가 안경테의 렌즈삽입부 보다 작아졌을 때의 대책

(a) 안경테의 삽입부가 작은 안경테로 교체

(b) 직경이 큰 안경렌즈 사용

(c) 측정P.D.와 안경테P.D.의 차이가 크지 않은 안경테 선택

(d) 필요렌즈 최소직경을 구해 편심렌즈를 주문하여 사용

⑤ 편심렌즈를 적용할 때의 장점과 단점

(a) 렌즈의 두께가 얇아짐

(b) 렌즈의 무게가 가벼워짐

(c) 렌즈의 단가가 높아짐
(d) 주문에 따른 제작 기간이 길어짐

(2) 필요렌즈 최소직경 구하기

① 설계 및 검사차트(Box-O-Graph) 이용법

(a) 설계 및 검사차트(Box-O-Graph)

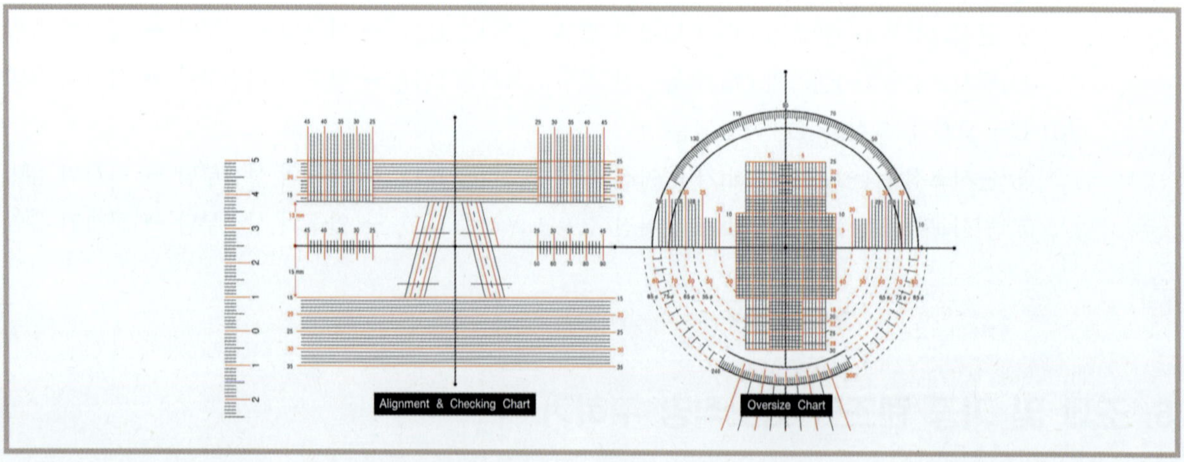

ⓐ 눈금 및 점검 차트(Alignment & Checking Chart) : 조제가공된 안경의 조제가공P.D.와 Oh의 확인과 점검용

ⓑ 렌즈직경 선정 차트(Oversize Chart) : 렌즈의 최소직경 구하기용

(b) 인점에 의한 방법(Dotting Methhod)

ⓐ 형판 또는 더미렌즈(Dummy Lens)의 설계점과 렌즈직경 선정차트(Oversize Chart)의 중앙점과 일치시킨다.

ⓑ 수평인점과 차트의 가로선을 이용하여 수평을 유지한다.

ⓒ 중앙 인점에서 가장 멀리 있는 형판(더미렌즈)의 가장자리보다는 큰 직경눈금선 수치 중 가장 작은 값을 읽어 무편심 최소렌즈직경을 구한다.

(c) P.D.와 Oh에 의한 방법(Dotting Methhod)

ⓐ 안경테의 오른쪽 렌즈삽입부를 좌우(수평)로 움직여 렌즈직경 선정차트(Oversize Chart)의 왼쪽에 수직으로 그려진 P.D.눈금선에 안경테의 브리지 정중앙을 측정된 우안 단안 P.D. 수치 눈금과 일치시킨다.

ⓑ 안경테의 왼쪽 렌즈삽입부를 좌우(수평)로 움직여 렌즈직경 선정차트(Oversize Chart)의 오른쪽에 수직으로 그려진 P.D.눈금선에 안경테의 브리지 정중앙을 측정된 좌안 단안P.D. 수치 눈금과 일치시킨다.

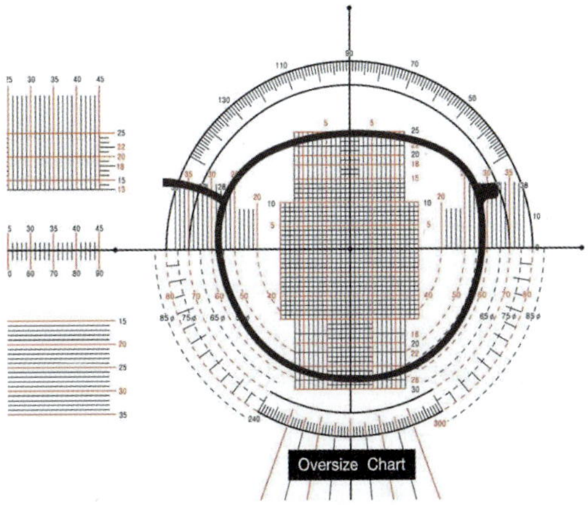

ⓒ 안경테의 렌즈삽입부를 상하(수직)로 움직여 렌즈직경 선정차트(Oversize Chart)의 아래쪽에 수평으로 그려진 Oh눈금선과 기준점 직하방 하부림의 홈점(또는 안경테의 가장 낮은 홈점)과의 일치점이 측정Oh가 되게 조정한다.

ⓓ 안경테의 렌즈 삽입부보다 큰 직경눈금선 중 최소값을 찾아 무편심렌즈의 최소직경으로 결정한다.

② 계산에 의해 무편심렌즈 최소직경을 구하는 방법

(a) 편심렌즈 직경의 표기법

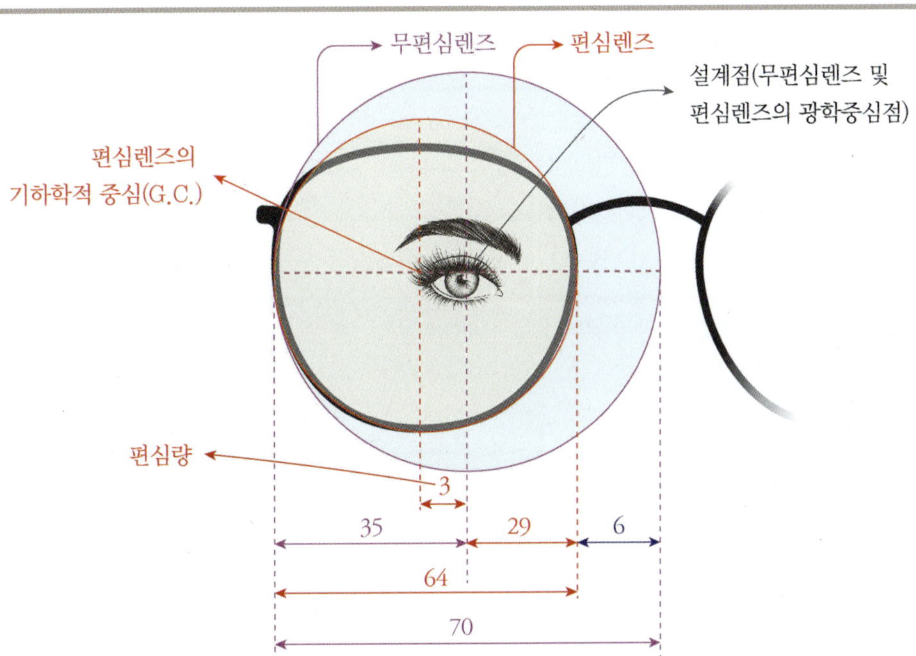

$$편심렌즈 직경 / 무편심렌즈 직경 = A / B = 64 / 70$$

ⓐ 무편심렌즈 직경 : 70mm

ⓑ 편심렌즈 직경 : 64mm

ⓒ 최소편심량 $= \dfrac{\text{무편심렌즈 직경} - \text{편심렌즈 직경}}{2} = \dfrac{70 - 64}{2} = 3(mm)$

(b) E.S.(Eye Size)를 이용한 무편심렌즈의 직경

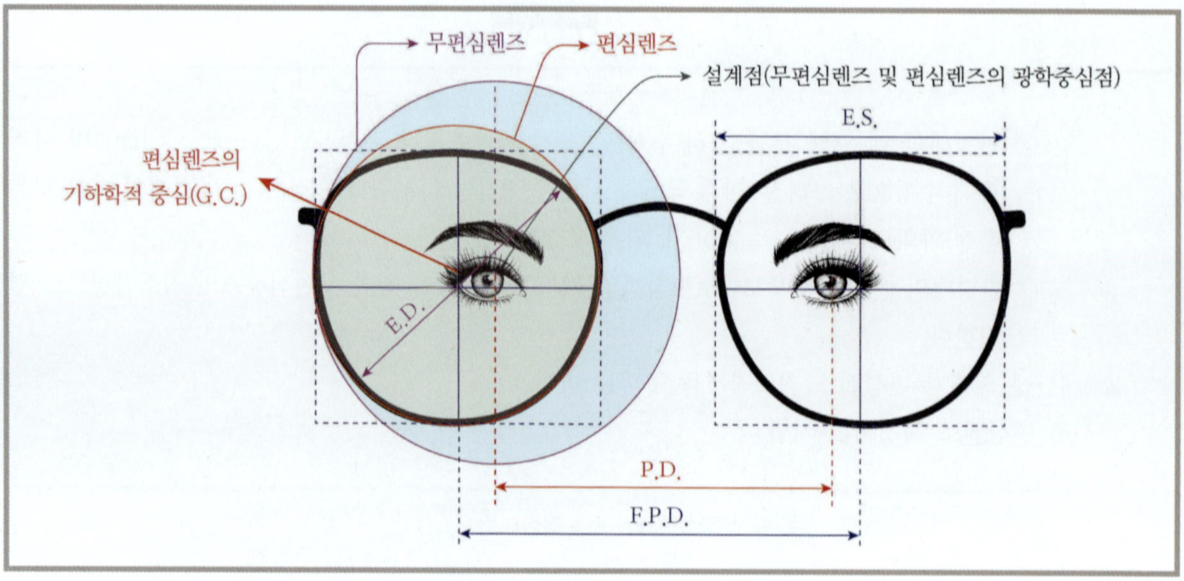

ⓐ F.P.D.(Frame P.D.) = D.B.C.(Distance Between Center) = 안경테 P.D.

$$F.P.D.(D.B.C.) = E.S. + B.S.$$

(E.S. : Eye Size, B.S. : Bridge Size)

ⓑ 무편심렌즈 직경

$$무편심렌즈 직경 = (F.P.D. - P.D.) + E.S.(E.D.)$$

(E.S. : 박싱시스템에 의한 렌즈 삽입부의 돌출부 수평 길이)

ⓒ 폭스형이나 계란형과 같은 안경테에서는 E.S.값을 사용할 때 필요렌즈 최소직경보다 직경이 작아짐 → 렌즈삽입부보다 렌즈의 직경이 작아짐

ⓓ 모든 형태의 안경테에 적용하기 위해서는 E.S.값이 아닌 렌즈삽입부 최장길이(E.D., Effective Diameter)를 사용해야 함

ⓔ 삽입부 최대길이(E.D.) : 안경테 림(Rim)의 홈 깊이 1mm를 더하여 계산함

(c) 무편심 렌즈의 최소직경 : 가장자리갈기(Edging & Beveling) 여유분(2mm)을 고려하지 않을 때

무편심 렌즈의 최소직경 = (F.P.D. − P.D.) + E.D.

(d) 무편심 렌즈의 최소직경 : 가장자리갈기(Edging & Beveling) 여유분(2mm)을 고려할 때

무편심 렌즈의 최소직경 = (F.P.D. − P.D.) + E.D. + 2mm

1차 개념정립 및 익힘문제

2-1. 안경처방서의 약속사항으로 옳은 것은?

① 동공간 거리 ② 경사각 ③ 상측정점굴절력
④ 우위안 ⑤ 정점간거리

2-2. 안경처방서에서 원용 안경의 용도 표기법으로 옳은 것은?

① For Dist. ② For Reading ③ For 33cm
④ For 1m ⑤ For Sinister

2-3. 프리즘(Prism) 굴절력과 방향에 대한 설명으로 옳은 것은?

① 1(Δ)는 1(Rad)를 의미한다.
② 프리즘의 방향표기 범위는 0° ~ 360° 이다.
③ 프리즘의 방향표기의 최소단위는 0.5° 이다.
④ 프리즘의 기저방향이 코방향일 때 B.O.으로 표기한다.
⑤ 입사점으로부터 1m 떨어진 스크린에서의 편위량을 미터(m) 단위로 나타낸 값이다.

2-4. 정점간거리(V.D., Vertex Distance)에 대한 설명으로 옳은 것은?

① 처방서 표기의 약속사항이다.
② 조제가공의 3요소 중 해부학적 요소이다.
③ 동양인 안경의 기준 정점간거리는 10mm이다.
④ 안경렌즈 상측주점에서 각막정점까지의 거리이다.
⑤ 안경렌즈 상측정점에서 각막정점까지의 거리이다.

2-5. 우안의 상방향 표기는?

① B.O. ② B.I. ③ B.D. ④ B.U. ⑤ N.d.

2-6. 타보(T.A.B.O.)식 방향각 표기에 대한 설명으로 옳은 것은?

① 좌우안의 0°는 (−)이다.
② 좌우안의 0°는 B.O.이다.
③ 좌우안의 180°는 B.O.이다.
④ 우안의 귀방향(T.d.)은 180°이다.
⑤ 좌안의 0°는 B.I.이고, 우안의 0°는 B.O.이다.

2-7. 다음 그림과 같은 방사선시표의 인접한 분절선이 이루는 각도는 몇 도(°)인가?

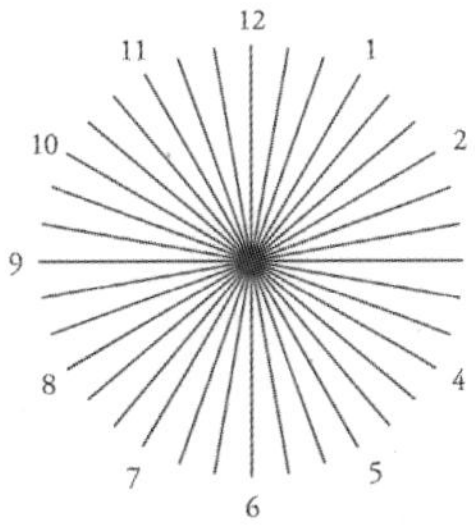

① 5 ② 10 ③ 15
④ 20 ⑤ 30

2-8. 생리학적P.D., 해부학적P.D. 및 기준P.D.의 크기 순서로 옳은 것은?

① 생리학적P.D. 〉 해부학적P.D. 〉 기준P.D.
② 해부학적P.D. 〉 생리학적P.D. 〉 기준P.D.
③ 기준P.D. 〉 생리학적P.D. 〉 해부학적P.D.
④ 기준P.D. 〉 해부학적P.D. 〉 생리학적P.D.
⑤ 해부학적P.D. 〉 기준P.D. 〉 생리학적P.D.

2-9. 누진렌즈의 원용양안P.D.에 대한 설명으로 옳은 것은?

① 좌우안의 Eye Point 사이의 수평거리
② 좌우안의 각막반사상 사이의 수평거리
③ 좌우안의 근용부 참조원 중앙점 사이의 수평거리
④ 좌우안의 자렌즈 상부경계선 중앙점 사이의 수평거리
⑤ 좌우안의 중간부 상부경계선 중앙점 사이의 수평거리

2-10. 측정Oh보다 조제가공Oh를 작게 안경렌즈를 가공해야 하는 경우는?

① (+)렌즈의 B.U. 처방인 경우 ② (+)렌즈의 B.O. 처방인 경우
③ (−)렌즈의 B.I. 처방인 경우 ④ (−)렌즈의 B.U. 처방인 경우
⑤ 프리즘처방이 없을 때

2-11. 다음 그림과 같은 설계 및 검사차트(Box-O-Graph)에 의한 무편심렌즈의 최소직경은?

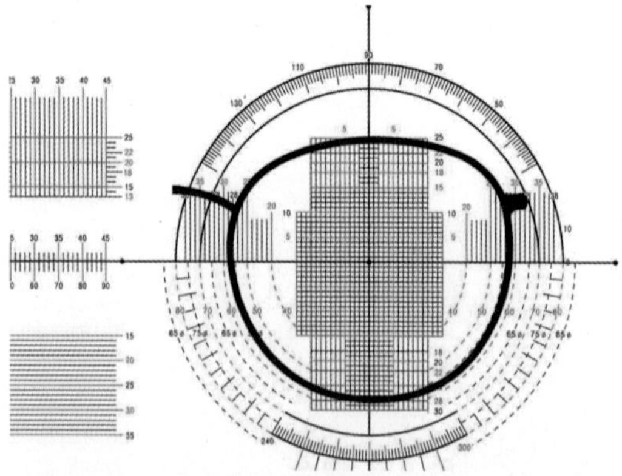

① 50mm ② 55mm
③ 60mm ④ 65mm
⑤ 70mm

2-12. 보기와 같은 안경을 조제가공할 경우 무편심렌즈의 최소직경은?

보기
- 측정P.D. : 64mm
- 안경테 크기 : 56ㅁ18 140
- 가장자리갈기 여유분 : 2mm
- 설계점 위치 : 상하 림(Rim)의 2등분선
- 안경테 모양 : 완전한 원형

① 62mm ② 64mm
③ 66mm ④ 68mm
⑤ 70mm

2-13. 보기와 같은 안경을 조제가공할 경우 편심렌즈의 직경이 최소가 되기 위한 편심량은?

보기
- 측정P.D. : 64mm
- 편심렌즈 직경 : 65mm
- 안경테 크기 : 56ㅁ18 140
- 렌즈 삽입부 최장 길이 : 60mm(홈 깊이 포함)

① 1mm ② 1.5mm
③ 2mm ④ 2.5mm
⑤ 3mm

2-14. S+10.00D인 렌즈에서 시점이 광학중심점에서 우측 2mm일 때 발생되는 프리즘 굴절력은?

① 0.5Δ
② 1.0Δ
③ 1.5Δ
④ 2.0Δ
⑤ 2.5Δ

2-15. O.D.:S+2.00D ⌒ C−3.00D,Ax90°인 토릭렌즈의 광학중심점에서 아래 5mm 지점을 통해 주시할 때 발생되는 프리즘 영향은?

① 0.5Δ,B.D.
② 0.5Δ,B.U.
③ 1.0Δ,B.D.
④ 1.0Δ,B.U.
⑤ 0.0Δ

2-16. O.D.:S+5.00D인 안경렌즈를 동공중심에서 코방향 4mm, 아래로 2mm 편심된 상태로 착용했을 때 눈에 미치는 프리즘 굴절력의 크기와 방향은?

① 2Δ,B.I. ⌒ 1Δ,B.D.
② 2Δ,B.I. ⌒ 1Δ,B.U.
③ 2Δ,B.O. ⌒ 1Δ,B.D.
④ 2Δ,B.O. ⌒ 1Δ,B.U.
⑤ 1Δ,B.O. ⌒ 2Δ,B.D.

2-17. O.D.:S+5.00D인 안경을 편심가공하여 1Δ,B.O. ⌒ 2Δ,B.U.의 효과를 얻기 위해 동공중심에서 편위시킬 광학중심점의 위치는?

① 코방향 2mm, 아래로 4mm
② 코방향 2mm, 위로 4mm
③ 귀방향 2mm, 아래로 4mm
④ 귀방향 2mm, 위로 4mm
⑤ 코방향 4mm, 아래로 2mm

2-18. 보기와 같은 안경처방에서 근용부 굴절력은?

> 보 기
> • 원용부 : O.D. S−2.00D
> • 가입도 : O.D. S+2.00D

① −2.00D
② −1.00D
③ 0.00D
④ +1.00D
⑤ +2.00D

2-19. 처방이 S−4.00D ⌒ C−1.00D, Ax 180°, Add 4.00D인 이중초점렌즈에서 근용부 굴절력은?

① S+1.00D ⌒ C−1.00D, Ax 180°
② C−1.00D, Ax 180°
③ S−1.00D ⌒ C−1.00D, Ax 180°
④ S−2.00D ⌒ C−1.00D, Ax 90°
⑤ S+1.00D ⌒ C+1.00D, Ax 180°

2-20. 조제가공 시 광학중심점 높이(Oh)가 잘못되어도 수직방향 융합력에 영향을 받지 않는 처방은?

① S−1.00D ⌒ C−1.00D,Ax180°
② S+2.00D ⌒ C−2.00D,Ax90°
③ S−2.00D ⌒ C+2.00D,Ax180°
④ C−2.00D,Ax180°
⑤ C−1.00D,Ax180° ⌒ C+1.00D,Ax90°

2-21. O.U. : C−2.00D,Ax90°인 원용안경 처방에서 좌우안의 주시선이 모두 오른쪽 1cm 지점을 지날 때 양안시에 미치는 프리즘 굴절력의 크기와 방향은?

① 2Δ,B.I.
② 2Δ,B.O.
③ 4Δ,B.I.
④ 4Δ,B.O.
⑤ 0Δ

2차 개념정립 및 익힘문제

2-22. 안경처방서의 명기사항으로 옳은 것은?

① 광학중심점 높이　② 경사각　③ 필요렌즈 최소직경
④ 우위안　⑤ 가입도

2-23. 안경처방서의 굴절력 표기에서 S-3.00D가 의미하는 굴절력은?

① 물측주점 굴절력　② 상측주점 굴절력　③ 물측정점 굴절력
④ 상측정점 굴절력　⑤ 상측절점 굴절력

2-24. 안경처방서에서 프리즘의 기저(Base)가 귀방향일 때 프리즘의 방향표기법은?

① B.I.　② B.O.　③ B.U.
④ Ax90°　⑤ Ax180°

2-25. 굴절검사 결과가 보기와 같을 때 올바른 처방표기는?

보기	
• 구면굴절력 : −3.00D,	• 실린더굴절력 : −2.00D,
• 프리즘굴절력 : 1Δ	• 실린더렌즈 축정선 방향 : 90°
• 프리즘의 기저방향 : 코방향	

① S−2.00D ⊂⊃ C−3.00D, Ax90°, 1Δ, B.I.
② S−2.00D ⊂⊃ C−3.00D, Ax90°, 1Δ, B.O.
③ S−3.00D ⊂⊃ C−2.00D, Ax90°, 1Δ, B.O.
④ S−3.00D ⊂⊃ C−2.00D, Ax90°, 1Δ, B.I.
⑤ S−2.00D ⊂⊃ C−1.00D, Ax90°, 1Δ, B.I.

2-26. 좌안의 상방향 표기는?

① B.O.　② B.I.　③ B.D.　④ B.U.　⑤ N.d.

2-27. 구만국식 방향각 표기에 대한 설명으로 옳은 것은?

① 좌우안의 0°는 B.O.이다.
② 좌우안의 180°는 B.O.이다.
③ 좌우안의 0°는 귀방향이다.
④ 우안의 귀방향(T.d.)은 0°이다.
⑤ 좌안의 0°는 B.O.이고, 우안의 0°는 B.I.이다.

2-28. '두 눈의 동공중심점 사이의 수평 길이'에 해당하는 P.D.는?

① 생리학적P.D.　② 프레임P.D.　③ 조준선P.D.
④ 단안기준P.D.　⑤ 양안기준P.D.

2-29. 2중초점렌즈의 원용양안P.D.에 대한 설명으로 옳은 것은?

① 좌우안의 Eye Point 사이의 수평거리
② 좌우안의 각막반사상 사이의 수평거리
③ 좌우안의 근용부 참조원 중앙점 사이의 수평거리
④ 좌우안의 자렌즈 상부경계선 중앙점 사이의 수평거리
⑤ 좌우안의 중간부 상부경계선 중앙점 사이의 수평거리

2-30. 주시거리가 d일 때 단안주시거리P.D.를 구하는 식으로 옳은 것은?(단, 정점간거리는 12mm이고, 안구회전점에서 각막정점까지의 거리는 13mm이다.)

① 단안 주시거리$P.D.$ = 단안 기준$P.D.$ $\times \dfrac{(d+12)}{(d+13)}$
② 단안 주시거리$P.D.$ = 단안 기준$P.D.$ $\times \dfrac{(d+13)}{(d-12)}$
③ 단안 주시거리$P.D.$ = 단안 기준$P.D.$ $\times \dfrac{(d-12)}{(d-13)}$
④ 단안 주시거리$P.D.$ = 단안 기준$P.D.$ $\times \dfrac{(d-13)}{(d+12)}$
⑤ 단안 주시거리$P.D.$ = 단안 기준$P.D.$ $\times \dfrac{(d-12)}{(d+13)}$

2-31. 측정Oh보다 조제가공Oh를 작게 안경렌즈를 가공해야 하는 경우는?

① (+)렌즈의 B.D. 처방인 경우
② (+)렌즈의 B.O. 처방인 경우
③ (−)렌즈의 B.I. 처방인 경우
④ (−)렌즈의 B.D. 처방인 경우
⑤ 프리즘처방이 없을 때

2-32. 무편심렌즈의 직경이 70mm이고, 편심렌즈의 직경이 62mm일 때, 편심렌즈의 직경표시법으로 옳은 것은?

① 70 ㅁ 62
② 70 − 62
③ 70 / 62
④ 62 / 70
⑤ 62 × 70

2-33. 보기와 같은 안경을 조제가공할 경우 필요한 안경렌즈 직경은?

보기
- 측정P.D. : 64mm
- 안경테 크기 : 56ㅁ18 140
- 가장자리갈기 여유분 : 고려하지 않음
- 설계점 위치 : 상하 림(Rim)의 2등분선
- 안경테 모양 : 완전한 원형

① 무편심렌즈 68mm
② 1mm 편심한 직경 66mm 렌즈
③ 1.5mm 편심한 직경 63mm 렌즈
④ 2mm 편심한 직경 60mm 렌즈
⑤ 3mm 편심한 직경 58mm 렌즈

2-34. 보기와 같은 안경을 조제가공할 경우 우안의 필요렌즈 최소직경은?

> 보기
> • 조가R.P.D. : 34mm
> • 조가L.P.D. : 38mm
> • 안경테 크기 : 56□18 140
> • 안경테 모양 : 완전한 원형

① 56mm
② 58mm
③ 59mm
④ 60mm
⑤ 62mm

2-35. O.D.:S−10.00D와 O.S.:S+5.00D인 처방의 원용안경에서 주시점이 광학중심점 아래 2mm일 때 양안시에 미치는 프리즘 영향은?

① 1.0Δ
② 1.5Δ
③ 2.0Δ
④ 2.5Δ
⑤ 3.0Δ

2-36. O.D.:S+2.00D ⌒ C−3.00D,Ax90°인 토릭렌즈의 광학중심점에서 오른쪽 5mm 지점을 통해 주시할 때 발생되는 프리즘 영향은?

① 0.5Δ,B.I.
② 0.5Δ,B.O.
③ 1.0Δ,B.I.
④ 1.0Δ,B.O.
⑤ 0.0Δ

2-37. O.D.:S+1.00D ⌒ C−3.00D,Ax90°인 안경렌즈를 동공중심에서 코방향 5mm, 아래로 2mm 편심된 상태로 착용했을 때 눈에 미치는 프리즘 굴절력의 크기와 방향은?

① 1Δ,B.O. ⌒ 0.2Δ,B.D.
② 1Δ,B.O. ⌒ 0.2Δ,B.U.
③ 1Δ,B.I. ⌒ 0.2Δ,B.D.
④ 1Δ,B.I. ⌒ 0.2Δ,B.U.
⑤ 0.2Δ,B.I. ⌒ 0.1Δ,B.D.

2-38. 보기와 같은 안경을 조제가공할 경우 조제가공Oh는?

> 보기
> • 안경처방 : O.D. S−2.00D, 1Δ,B.U.
> • 안경테 경사각 : 15°
> • 경사각 0°자세에서 측정한 광학중심점 높이(Oh) : 25mm

① 20mm
② 22mm
③ 25mm
④ 27mm
⑤ 30mm

2-39. 보기와 같은 안경처방에서 근용부 굴절력은?

> 보 기
> • 원용부 : O.D. S−4.00D
> • 가입도 : O.D. S+2.00D

① −2.00D
② −1.00D
③ 0.00D
④ +1.00D
⑤ +2.00D

2-40. 보기와 같은 안경처방에서 원용부 굴절력은?

> 보 기
> • For Reading : S+3.00D ⌒ C−4.00D, Ax 90°
> • Add : 2.00D

① S−1.00D ⌒ C−4.00D, Ax 90°
② S−1.00D ⌒ C−4.00D, Ax 180°
③ S+1.00D ⌒ C−4.00D, Ax 180°
④ S−3.00D ⌒ C+4.00D, Ax 90°
⑤ S−3.00D ⌒ C+4.00D, Ax 180°

2-41. 보기와 같은 조건을 만족하는 처방은?

> 보 기
> • 90° 경선의 굴절력 : −1.50D
> • 180° 경선의 굴절력 : +1.25D
> • 좌우안 각각에 프리즘 굴절력이 2Δ인 기저외방 처방

① O.U. : S−1.50D ⌒ C+1.25D,Ax90°, 2.0Δ,B.O.
② O.U. : S−1.50D ⌒ C+1.25D,Ax180°, 2.0Δ,B.I.
③ O.U. : S+1.25D ⌒ C−2.75D,Ax90°, 2.0Δ,B.O.
④ O.U. : S+1.25D ⌒ C−2.75D,Ax180°, 2.0Δ,B.O.
⑤ O.U. : S−1.50D ⌒ C+2.75D,Ax180°, 2.0Δ,B.I.

2-42. 보기와 같이 조제가공P.D.가 잘못되었을 때 발생되는 유발사위는?

> 보 기
> • 처방 : O.U. : S−5.00D
> • 원용 양안기준P.D. = 60mm, 측정Oh = 24mm
> • 조제가공 양안P.D. = 64mm, 조제가공Oh = 24mm

① 1Δ, 외사위
② 1Δ, 내사위
③ 2Δ, 외사위
④ 2Δ, 내사위
⑤ 0Δ, 유발사위 없음

3차 개념정립 및 익힘문제

2-43. 안경처방서 표기에서 차폐렌즈의 약호로 옳은 것은?

① Occ ② P ③ Δ ④ Base ⑤ Ax

2-44. 안경처방서의 굴절력 표기에서 구면렌즈 굴절력 표기는?

① S ② C ③ Ax ④ Hor ⑤ Vert.

2-45. 안경처방서에서 왼쪽 눈의 표기법은?

① O.U. ② O.D. ③ O.S. ④ Occ ⑤ D.E.

2-46. 좌우 안경렌즈의 두께 차에 의해 발생되는 좌우 렌즈의 무게 균형에 대한 표기법은?

① S0.00D ② S Plano ③ S Plane
④ Occ ⑤ Blance

2-47. 양안의 코방향 2Δ의 올바른 표기는?

① O.S. : 2Δ, B.I. ② O.S. : 2Δ, B.O. ③ O.U. : 2Δ, B.I.
④ O.D. : 2Δ, B.O. ⑤ O.D. : 2Δ, B.I.

2-48. 타보(T.A.B.O.)식 방향각 표기에 대한 설명으로 옳은 것은?

① 좌우안의 0°는 (+)이다.
② 우안의 90°는 B.D.이다.
③ 좌안의 90°는 B.D.이다.
④ 우안의 귀방향은 (+)이다.
⑤ 좌안의 귀방향은 (−)이다.

2-49. '좌우 시선이 정중전면 주시 시 좌우안의 주시선이 지나는 각막반사상까지의 거리'에 해당하는 P.D.는?

① 조준선P.D. ② 프레임P.D. ③ 해부학적P.D.
④ 단안기준P.D. ⑤ 양안기준P.D.

2-50. 2중초점렌즈의 근용양안P.D.에 대한 설명으로 옳은 것은?

① 좌우안의 Eye Point 사이의 수평거리
② 좌우안의 각막반사상 사이의 수평거리
③ 좌우안의 근용부 참조원 중앙점 사이의 수평거리
④ 좌우안의 자렌즈 상부경계선 중앙점 사이의 수평거리
⑤ 좌우안의 중간부 상부경계선 중앙점 사이의 수평거리

2-51. 단안기준P.D.가 30mm인 사람이 눈 앞 50cm 지점을 주시하기 위한 안경의 단안기준P.D.를 기준으로 한 조제가공P.D.의 편위량과 방향은?(단, 정점간거리는 12mm이고, 안구회전점에서 각막정점까지의 거리는 13mm이다.)

① 귀쪽 1.5mm ② 귀쪽 1.0mm ③ 귀쪽 0.5mm
④ 코쪽 1.0mm ⑤ 코쪽 1.5mm

2-52. 이중초점렌즈의 조제가공Oh에 대한 설명으로 옳은 것은?

① 안경테 상부림의 가장 낮은 홈점에서 위눈꺼풀까지의 수직거리
② 안경테 상부림의 가장 낮은 홈점에서 동공상부 가장자리까지의 수직거리
③ 안경테 하부림의 가장 낮은 홈점에서 동공하부 가장자리까지의 수직거리
④ 안경테 상부림의 가장 낮은 홈점에서 동공하부 가장자리까지의 수직거리
⑤ 안경테 하부림의 가장 낮은 홈점에서 동공중심의 각막반사상까지의 수직거리

2-53. 무편심렌즈의 직경이 70mm이고, 편심렌즈의 직경이 62mm일 때, 편심렌즈의 광학중심점에서 편심렌즈 기하중심점까지의 최소편심량은?

① 0mm ② 2mm ③ 4mm
④ 6mm ⑤ 8mm

2-54. 보기와 같은 안경을 조제가공할 경우 1mm 편심한 편심렌즈의 직경은?

보 기
• 측정P.D. : 64mm • 안경테 크기 : 56ㅁ18 140 • 가장자리갈기 여유분 : 2mm 고려 • 설계점 위치 : 상하 림(Rim)의 2등분선 • 안경테 모양 : 완전한 원형

① 62mm ② 64mm
③ 66mm ④ 68mm
⑤ 70mm

2-55. 보기와 같은 안경을 조제가공할 경우 좌안과 우안에 동일한 직경인 렌즈를 적용하기 위한 필요렌즈 최소직경은?

보 기
• 조가R.P.D. : 34mm • 조가L.P.D. : 38mm • 안경테 크기 : 56ㅁ18 140 • 안경테 모양 : 완전한 원형

① 56mm ② 58mm
③ 59mm ④ 60mm
⑤ 62mm

2-56. O.D.:S−10.00D와 O.S.:S−5.00D인 처방의 원용안경에서 주시점이 광학중심점 아래 2mm일 때 양안시에 미치는 프리즘 영향은?

① 1.0Δ ② 1.5Δ
③ 2.0Δ ④ 2.5Δ
⑤ 3.0Δ

2-57. O.D.:S+1.00D ⌒ C−2.00D,Ax45°인 토릭렌즈의 광학중심점에서 오른쪽 5mm 지점을 통해 주시할 때 발생되는 프리즘 영향은?

① 0.5Δ,B.D. ② 0.5Δ,B.U.
③ 1.0Δ,B.D. ④ 1.0Δ,B.U.
⑤ 0.0Δ

2-58. O.D.:S+1.00D ⌒ C−2.00D,Ax45°인 안경렌즈를 동공중심에서 코방향 2mm, 아래로 2mm 편심된 상태로 착용했을 때 눈에 미치는 프리즘 굴절력의 크기와 방향은?

① 0.2Δ,B.O. ⌒ 0.2Δ,B.U. ② 0.2Δ,B.O. ⌒ 0.2Δ,B.D.
③ 0.2Δ,B.I. ⌒ 0.2Δ,B.U. ④ 0.2Δ,B.I. ⌒ 0.2Δ,B.D.
⑤ 0.0Δ

2-59. 보기와 같은 안경을 조제가공할 경우 조제가공Oh는?

보기
- 안경처방 : O.D. S+2.00D, 1Δ,B.U.
- 안경테 경사각 : 10°
- 경사각 0°자세에서 측정한 광학중심점 높이(Oh) : 25mm

① 20mm ② 22mm
③ 25mm ④ 27mm
⑤ 30mm

2-60. 보기와 같은 안경처방에서 가입도(Add)는?

보기
- 원용부 : S−1.00D ⌒ C−1.00D,Ax90°
- 근용부 : S+2.00D ⌒ C−1.00D,Ax90°

① 0.00D ② +1.00D
③ +1.50D ④ +2.00D
⑤ +3.00D

2-61. 보기와 같은 경우 양안에 처방된 프리즘은?

> 보기
> • For Dist. : O.U. S-5.00D
> • 측정기준 양안 P.D. : 63mm
> • 조제가공 P.D. : 68mm

① 1.25Δ,B.O.
② 1.25Δ,B.I.
③ 2.50Δ,B.O.
④ 2.50Δ,B.I.
⑤ 2.00Δ,B.O.

2-62. 보기와 같은 처방에서 좌안의 조제가공P.D.(조가R.P.D.)는?

> 보기
> • O.D. : S+2.00D ⌒ C-1.00D,Ax180°, 0.6Δ,B.I.
> • O.S. : S-2.50D ⌒ C-1.00D,Ax180°, 0.5Δ,B.I.
> • 좌안 기준P.D.(L.P.D.) = 33mm, 우안 기준P.D.(R.P.D.) = 33mm

① 30mm
② 32mm
③ 33mm
④ 35mm
⑤ 36mm

2-63. 보기와 같이 조제가공P.D.가 잘못되었을 때 발생되는 유발사위는?

> 보기
> • 처방 : O.U. : S+5.00D
> • 원용 양안기준P.D. = 60mm, 측정Oh = 24mm
> • 조제가공 양안P.D. = 64mm, 조제가공Oh = 24mm

① 1Δ, 외사위
② 1Δ, 내사위
③ 2Δ, 외사위
④ 2Δ, 내사위
⑤ 0Δ, 유발사위 없음

4차 개념정립 및 익힘문제

2-64. 안경처방서 검사표기에서 시력의 약호로 옳은 것은?

① D.E. ② V.A. ③ A.C.T. ④ M.P.D. ⑤ N.P.C.

2-65. 안경처방서의 굴절력 표기에서 실린더렌즈 굴절력 표기는?

① S ② Add ③ C ④ Hor. ⑤ Vert.

2-66. 이중초점렌즈의 근용부 굴절력을 구하는 식으로 옳은 것은?

① 근용부 굴절력 = 원용부 굴절력 − 가입도

② 근용부 굴절력 = 원용부 굴절력 + 가입도

③ 근용부 굴절력 = 원용부 굴절력 + $\frac{\text{가입도}}{2}$

④ 근용부 굴절력 = 근용부 굴절력 − $\frac{\text{가입도}}{2}$

⑤ 근용부 굴절력 = $\frac{\text{원용부 굴절력} + \text{근용부 굴절력}}{2}$

2-67. 좌안의 귀방향 표기는?

① B.O. ② B.I. ③ B.D. ④ B.U. ⑤ N.d.

2-68. T.A.B.O. 방향각이 (+)인 것은?

① 우안의 코방향 ② 좌안의 코방향 ③ 우안의 B.O. ④ 좌안의 B.I. ⑤ 좌안의 180° 방향

2-69. 방사선시표의 분절선이 1시간 간격일 때 인접한 분절선이 이루는 각도는 몇 도(°)인가?

① 5 ② 10 ③ 15 ④ 20 ⑤ 30

2-70. '좌우 시선이 정중전면 주시 시 좌우안의 동공중심을 측정점으로 한 동공간거리'에 해당하는 P.D.는?

① 조준선P.D. ② 프레임P.D. ③ 동공중심간P.D. ④ 단안기준P.D. ⑤ 양안기준P.D.

2-71. 3중초점렌즈의 원용양안P.D.에 대한 설명으로 옳은 것은?

① 좌우안의 Eye Point 사이의 수평거리
② 좌우안의 각막반사상 사이의 수평거리
③ 좌우안의 근용부 참조원 중앙점 사이의 수평거리
④ 좌우안의 자렌즈 상부경계선 중앙점 사이의 수평거리
⑤ 좌우안의 중간부 상부경계선 중앙점 사이의 수평거리

2-72. 조제가공의 설계점 높이(Oh)를 측정하는 방법으로 옳은 것은?

① 자동굴절력계에 의한 방법
② 렌즈미터에 의한 방법
③ 검영기에 의한 방법
④ 삽입스케일에 의한 방법
⑤ 축출기에 의한 방법

2-73. 삼중초점렌즈의 조제가공Oh에 대한 설명으로 옳은 것은?

① 안경테 상부림의 가장 낮은 홈점에서 위눈꺼풀까지의 수직거리
② 안경테 상부림의 가장 낮은 홈점에서 동공상부 가장자리까지의 수직거리
③ 안경테 하부림의 가장 낮은 홈점에서 동공하부 가장자리까지의 수직거리
④ 안경테 상부림의 가장 낮은 홈점에서 동공하부 가장자리까지의 수직거리
⑤ 안경테 하부림의 가장 낮은 홈점에서 동공중심의 각막반사상까지의 수직거리

2-74. 편심렌즈의 직경이 62mm이고, 편심렌즈의 최소편심량이 2mm일 때, 무편심렌즈의 직경은?

① 60mm
② 62mm
③ 64mm
④ 66mm
⑤ 68mm

2-75. 보기와 같은 안경을 조제가공할 경우 2mm 편심한 편심렌즈의 직경은?

보 기
• 측정P.D. : 64mm • 안경테 크기 : 56□18 140 • 가장자리갈기 여유분 : 2mm 고려 • 설계점 위치 : 상하 림(Rim)의 2등분선 • 안경테 모양 : 완전한 원형

① 62mm
② 64mm
③ 66mm
④ 68mm
⑤ 70mm

2-76. O.S. : S+5.00D인 렌즈에서 시점이 광학중심점에서 상방 2mm일 때 발생되는 프리즘 영향은?

① 1Δ,B.D.
② 1Δ,B.U.
③ 2Δ,B.D.
④ 2Δ,B.U.
⑤ 1Δ,B.I. ⌒ 1Δ,B.U.

2-77. S−1.00D ◯ C−1.00D,Ax180°인 토릭렌즈의 광학중심점에서 아래로 5mm 지점을 통해 주시할 때 발생되는 프리즘 영향은?

① 1.0Δ,B.U.
② 2.0Δ,B.U.
③ 1.0Δ,B.D.
④ 2.0Δ,B.D.
⑤ 0.0Δ

2-78. O.D.:S+5.00D로 조제된 안경에서 주시선이 렌즈의 광학중심점으로부터 코방향 4mm, 아래로 2mm 지점을 통과할 때 수평 및 수직방향 프리즘 영향은?

① 2Δ,B.I. ◯ 1Δ,B.D.
② 2Δ,B.I. ◯ 1Δ,B.U.
③ 2Δ,B.O. ◯ 1Δ,B.D.
④ 2Δ,B.O. ◯ 1Δ,B.U.
⑤ 1Δ,B.O. ◯ 2Δ,B.D.

2-79. O.D.:S−3.00D ◯ C−2.00D,Ax90°인 안경의 조제가공P.D.가 2mm 짧게 조제되었을 때 눈에 미치는 프리즘 영향은?

① 1Δ,B.I.
② 1Δ,B.O.
③ 2Δ,B.I.
④ 2Δ,B.O.
⑤ 0Δ

2-80. 보기와 같은 안경을 조제가공할 경우 조제가공Oh는?

보기
• 안경처방 : O.D.:S−2.00D ◯ C−2.00D,Ax90°, 2Δ,B.O. • 경사각 0°자세에서 측정한 광학중심점 높이(Oh) : 25mm

① 20mm
② 22mm
③ 25mm
④ 27mm
⑤ 30mm

2-81. 보기와 같은 안경처방에서 가입도(Add)는?

보기
• For Dist. : S−1.00D ◯ C−1.00D, Ax 90° • For Reading : S+1.00D ◯ C+1.00D, Ax 180°

① 0.00D
② +1.00D
③ +1.50D
④ +2.00D
⑤ +3.00D

2-82. 보기와 같은 경우 (　　) 안에 들어갈 프리즘 처방은?

> 보기
> • For Dist. : O.U. S-5.00D, (　　Δ),(　　)
> • 측정기준 양안 P.D. : 63mm
> • 조제가공 P.D. : 68mm

① 1.25Δ,B.O.　　② 1.25Δ,B.I.
③ 2.50Δ,B.O.　　④ 2.50Δ,B.I.
⑤ 2.00Δ,B.O.

2-83. O.D. : S-1.00D ⌒ C-1.00D,Ax90°, 1.0Δ,B.I.로 처방하기 위해 렌즈를 편심시키는 경우 렌즈의 광학중심점에서 인점까지의 거리와 방향은?

① 귀쪽 2.5mm　　② 코쪽 2.5mm
③ 귀쪽 5.0mm　　④ 코쪽 5.0mm
⑤ 0mm

2-84. 보기와 같이 조제가공P.D.가 잘못되었을 때 발생되는 유발사위는?

> 보기
> • 처방 : O.U. : S-4.00D ⌒ C-2.00D,Ax45°
> • 원용 양안기준P.D. = 60mm, 측정Oh = 24mm
> • 조제가공 양안P.D. = 64mm, 조제가공Oh = 24mm

① 1Δ, 외사위　　② 1Δ, 내사위
③ 2Δ, 외사위　　④ 2Δ, 내사위
⑤ 0Δ, 유발사위 없음

5차 개념정립 및 익힘문제

2-85. 안경처방서에서 중간거리용 안경의 용도 표기법으로 옳은 것은?

① For Dist. ② For Reading ③ For 33cm
④ For 1m ⑤ For 5m

2-86. 안경처방서의 굴절력 표기에서 실린더렌즈의 축 표기는?

① S ② Add ③ C
④ Hor. ⑤ SHP

2-87. 삼중초점렌즈의 중간부 굴절력을 구하는 식으로 옳은 것은?

① 중간부 굴절력 = 원용부 굴절력 − 가입도
② 중간부 굴절력 = 원용부 굴절력 + 가입도
③ 중간부 굴절력 = 원용부 굴절력 $-\dfrac{\text{가입도}}{2}$
④ 중간부 굴절력 = 근용부 굴절력 $+\dfrac{\text{가입도}}{2}$
⑤ 중간부 굴절력 $=\dfrac{\text{원용부 굴절력} + \text{근용부 굴절력}}{2}$

2-88. 우안의 귀방향 표기는?

① B.O. ② B.I. ③ B.D. ④ B.U. ⑤ N.d.

2-89. T.A.B.O. 방향각에 대한 설명으로 옳은 것은?

① 좌우안의 0°방향은 (−)이다. ② 좌우안의 90°방향은 (−)이다.
③ 좌우안의 코방향은 0°이다. ④ 좌우안의 귀방향은 0°이다.
⑤ 좌우안의 귀방향은 부호가 반대이다.

2-90. 방사선시표의 분절선이 30분 간격일 때 인접한 분절선이 이루는 각도는 몇 도(°)인가?

① 5 ② 10 ③ 15
④ 20 ⑤ 30

2-91. '프리즘처방에서 처방서에 쓰여진 원용P.D. 또는 근용P.D'에 해당하는 P.D.는?

① 조준선P.D. ② 생리학적P.D. ③ 동공중심간P.D.
④ 해부학적P.D. ⑤ 설계점P.D.

2-92. 3중초점렌즈의 근용양안P.D.에 대한 설명으로 옳은 것은?

① 좌우안의 Eye Point 사이의 수평거리
② 좌우안의 각막반사상 사이의 수평거리
③ 좌우안의 근용부 참조원 중앙점 사이의 수평거리
④ 좌우안의 자렌즈 상부경계선 중앙점 사이의 수평거리
⑤ 좌우안의 중간부 상부경계선 중앙점 사이의 수평거리

2-93. 측정Oh보다 조제가공Oh를 크게 안경렌즈를 가공해야 하는 경우는?

① (+)렌즈의 B.U. 처방인 경우
② (+)렌즈의 B.O. 처방인 경우
③ (−)렌즈의 B.I. 처방인 경우
④ (−)렌즈의 B.U. 처방인 경우
⑤ 프리즘처방이 없을 때

2-94. 누진다초점렌즈의 조제가공Oh에 대한 설명으로 옳은 것은?

① 안경테 상부림의 가장 낮은 홈점에서 위눈꺼풀까지의 수직거리
② 안경테 상부림의 가장 낮은 홈점에서 동공상부 가장자리까지의 수직거리
③ 안경테 하부림의 가장 낮은 홈점에서 동공하부 가장자리까지의 수직거리
④ 안경테 상부림의 가장 낮은 홈점에서 동공하부 가장자리까지의 수직거리
⑤ 안경테 하부림의 가장 낮은 홈점에서 동공중심의 각막반사상까지의 수직거리

2-95. 안경테의 렌즈 삽입부 크기가 60mm이고, 연결부 길이가 18mm일 때 안경테P.D.(F.P.D.)는?

① 18mm
② 42mm
③ 60mm
④ 69mm
⑤ 78mm

2-96. 보기와 같은 안경을 조제가공할 경우 필요한 렌즈의 최소직경은?

보기
• 측정P.D. : 64mm • 안경테 크기 : 56ㅁ18 140 • 가장자리갈기 여유분 : 2mm 고려 • 설계점 위치 : 상하 림(Rim)의 2등분선 • 안경테 모양 : 완전한 원형

① 직경 70mm인 무편심렌즈
② 직경 66mm인 무편심렌즈
③ 직경 68mm인 1mm 편심한 렌즈
④ 직경 65mm인 1.5mm 편심한 렌즈
⑤ 직경 62mm인 2mm 편심한 렌즈

2-97. O.D. : S−5.00D인 렌즈에서 시점이 광학중심점에서 하방 2mm일 때 발생되는 프리즘 영향은?

① 1Δ,B.D.
② 1Δ,B.U.
③ 2Δ,B.D.
④ 2Δ,B.U.
⑤ 1Δ,B.I.

2-98. O.D.:S−1.00D ⌒ C−1.00D,Ax180°인 토릭렌즈의 광학중심점에서 좌측 5mm 지점을 통해 주시할 때 발생되는 프리즘 영향은?

① 0.5Δ,B.O.
② 0.5Δ,B.I.
③ 1.0Δ,B.O.
④ 1.0Δ,B.I.
⑤ 0.0Δ

2-99. 원용안경 O.U.:S−2.00D ⌒ C−2.00D,Ax180°의 광학중심점에서 좌우 양시선이 모두 왼쪽 5mm 지점을 지날 때 양안시에 미치는 프리즘 굴절력의 크기와 방향은?

① 0Δ
② 1Δ,B.I.
③ 1Δ,B.O.
④ 2Δ,B.I.
⑤ 2Δ,B.O.

2-100. O.D.:S−5.00D인 안경을 편심가공하여 1Δ,B.O. ⌒ 2Δ,B.U.의 효과를 얻기 위해 동공중심에서 편위시킬 광학중심점의 위치는?

① 코방향 2mm, 아래로 4mm
② 코방향 2mm, 위로 4mm
③ 귀방향 2mm, 아래로 4mm
④ 귀방향 2mm, 위로 4mm
⑤ 코방향 4mm, 아래로 2mm

2-101. 보기와 같은 안경처방에서 가입도(Add)는?

보기
- For Dist. : O.D. S−2.00D
- For Reading : O.D. S+1.00D

① 1.00D
② 1.50D
③ 2.00D
④ 2.50D
⑤ 3.00D

2-102. 처방이 S−1.00D ⌒ C−1.00D, Ax 180°, Add 2.00D인 이중초점렌즈에서 근용부 굴절력은?

① S+1.00D ⌒ C−1.00D, Ax 180°
② C−1.00D, Ax 90°
③ S−1.00D ⌒ C−1.00D, Ax 180°
④ S−2.00D ⌒ C−1.00D, Ax 90°
⑤ S+1.00D ⌒ C+1.00D, Ax 180°

2-103. 보기와 같은 경우 (　　) 안에 들어갈 프리즘 처방은?

보기
- For Dist. : O.D. S−5.00D, (　　Δ),(　　)
- 측정기준 양안 P.D. : 63mm
- 조제가공 P.D. : 68mm

① 1.25Δ,B.O.
② 1.25Δ,B.I.
③ 2.50Δ,B.O.
④ 2.50Δ,B.I.
⑤ 2.00Δ,B.O.

2-104. O.U. : C-2.00D,Ax90°인 원용안경 처방에서 좌우안의 주시선이 모두 코쪽 1cm 지점을 지날 때 양안 시에 미치는 프리즘 굴절력의 크기와 방향은?

① 2Δ,B.I.
② 2Δ,B.O.
③ 4Δ,B.I.
④ 4Δ,B.O.
⑤ 0Δ

제3장 안경테 피팅(Fitting)

학습목표	(1) 조제가공의 3요소에 따른 피팅조건을 설명할 수 있다. (2) 정점간거리(V.D.) 변화에 따른 교정상태를 설명할 수 있다. (3) 정점간거리(V.D.) 변화에 따른 교정렌즈 굴절력을 계산할 수 있다. (4) 설계점 설정을 위한 피팅(Fitting) 순서를 설명할 수 있다. (5) 안경테 각 부분의 명칭과 기능을 설명할 수 있다. (6) 연결부(Bridge)의 형태에 따른 안경테의 종류를 설명할 수 있다. (7) 귀부분(Endpiece)의 구조를 설명하고, 형태에 따라 분류할 수 있다. (8) 안경다리(Temple)의 형태에 따른 안경테 종류를 설명할 수 있다. (9) 포인트테(Point Frame)의 구조와 기능을 설명할 수 있다. (10) 피팅(Fitting) 공구의 종류에 따른 명칭과 용도를 설명할 수 있다. (11) 안경테 계측방법에 따른 특징을 서로 비교하여 설명할 수 있다. (12) 코부분의 각각의 기울기에 대응하는 코받침(Nose Pad) 부분의 기울기를 비교하여 설명할 수 있다. (13) 각각의 경우에 대한 안경다리(Temple)의 피팅(Fitting)상태를 설명할 수 있다. (14) 안경테 각 부분의 불균형 상태의 원인에 따른 조치사항을 설명할 수 있다.

4. 안경테 크기의 표시 규약(안경테의 계측방법)
   (1) 박싱시스템(Boxing System)
   (2) 데이텀라인 시스템(Datum Line System)
   (3) 상공련시스템
   (4) 계측방법에 따른 안경테 각 부분의 크기(보스톤형 안경테 기준)
5. 피팅(Fitting)의 기본
   (1) 코받침(Nose Pad)의 피팅(Fitting)
   (2) 다리(Temple)의 피팅(Fitting)
6. 표준상태 피팅(Truing, Standard Alignment)
   (1) 유리알 히터(가열기, Heater) 사용 시 주의사항
   (2) 전면 수평균형상태(Horizontal Alignment of Front) 불균형
   (3) 측면에서 좌우 높낮이 불균형
   (4) 클링그스형 코받침(Clings Type Nose Pad) 불균형
   (5) 전면 돌출상태(Front Point Touch Check) 불균형
   (6) 금속테의 8자형과 X자형 뒤틀림(8 Twistin & X-ing Error)
   (7) 연결부(Bridge)의 뒤틀림
   (8) 안면각(Face Form Alignment)
   (9) 좌우 안경다리의 평행성(Temple Paralle)
   (10) 다리경사각(Vertical Angle of Temple)
   (11) 다리접은각(Temple Fold Angle)
   (12) 안경테의 각 부분에 따른 피팅(Fitting) 순서
7. 기본피팅(Main Fitting) = 전피팅(Prefitting) = 예비피팅
   (1) 기본피팅의 목적과 안경테의 피팅요소
   (2) 다리벌림각(Temple Spread)
   (3) 다리경사각(Vertical Angle of Temple)
   (4) 코받침(Nose Pad)
   (5) 다리의 귀받침부(Earpiece, Morden, Temple Tip)
8. 가공 후 피팅(After Fitting)과 사용 중 피팅(Maintenance Fitting)
   (1) 가공 후 피팅과 사용 중 피팅
   (2) 다리벌림각(Temple Spread)
   (3) 경사각(Pantoscopic Angle)
   (4) 코받침(Nose Pad)의 불균형에 의한 눌림자국
   (5) 다리의 귀받침부(Earpiece, Morden, Temple Tip)

1. 피팅의 역할 및 피팅의 3요소

(1) 피팅(Fitting)의 역할

① 광학적 성능이 최대인 위치에 안경을 고정시키고 그 상태를 유지시킴

② 안경렌즈의 설계점 위치를 유지하면서 접촉부에 압박감이 없게 함 → 가장 쾌적한 상태로 안경착용상태 유지

(2) 조제가공의 3요소를 구현하기 위한 피팅의 요소

① 광학적 요소와 관련된 피팅 요소 : 광학적 성능을 최적화하기 위한 착용 안경의 정점간거리(V.D.), 경사각(P.A.), 다리벌림각, 동공간거리(P.D.), 광학중심점 높이(Oh) 등의 조정

② 해부학적 요소와 관련된 피팅 요소 : 안경테와 얼굴의 접촉부위의 접촉상태와 관련된 코받침의 코능선부 압박감이나 안경테 다리부에 의한 귀바퀴 접촉상태 조정

③ 미적 요소와 관련된 피팅 요소 : 얼굴의 형태, 안구의 크기, 동공간 거리, 광대뼈의 돌출 유무 등을 포함한 안경착용 시의 외관에 영향을 미치는 경사각, 꺾임부 위치, 다리벌림각, 전면 수평상태, 정점간거리 균형 등의 조정

2. 각 요소(조제가공의 3요소)에 따른 피팅조건

(1) 광학적 요소의 피팅

① 조제가공P.D.와 광학중심점 높이(Oh) 조정 : P.D.와 Oh의 잘못에 의한 프리즘 영향이 발생하지 않게 함 → 원활한 양안시가 가능하게 함

② 경사각(P.A.)의 조정 : 눈의 조준선이 안경렌즈의 (−)면(후면)에 수직으로 지나게 함 → 회전점조건을 만족 → 비점수차의 최소화

③ 정점간거리(V.D.)의 조정 : 정점간거리 변화에 의한 광학적 요소의 변화가 발생하지 않게 함 → 교정굴절력, 시야 및 상배율 변동 최소화

④ 다리벌림각의 조정 : 얼굴의 측면 압박감, 안경이 앞쪽으로 돌출되는 현상, 귀받침부가 귀바퀴를 앞쪽으로 당김 등이 발생하지 않게 함 → 다리벌림각에 따른 좌우 정점간거리 변화에 의한 교정굴절력, 시야 및 상배율 변동 최소화

⑤ P.D.의 조정 : 조제가공P.D.의 변화가 발생하지 않게 함 → P.D.의 변화에 따른 수평방향 안위에 미치는 영향을 최소화

⑥ Oh의 조정 : Oh의 변화가 발생하지 않게 함 → Oh의 변화에 따른 수직방향 안위에 미치는 영향을 최소화

(2) 해부학적 요소의 피팅

① 코받침(Nose Pad)의 조정 : 코의 능선부에 코받침 전체면이 균일하게 접촉하게 함 → 코의 능선부에 미치는 압력이 분산되어 균일하게 작용 → 접촉부 압박감 최소화

② 귀바퀴받침부(Earpiece, Modern, Temple Tip)의 조정 : 귀바퀴받침부가 귀바퀴에 균일하게 접촉하게 함 → 귀바퀴에 압박감 및 안경의 흘러내림 방지

③ 해부학적 요소의 피팅 포인트

(a) 피팅포인트 : 근육과 혈관이 없는 안경테와 접촉하는 얼굴 부위

(b) 코받침(Nose Pad)의 피팅포인트 : 눈살근(비근근)과 코근(비익근) 사이의 근육이 없는 부위

(c) 귀바퀴받침부(Earpiece, Modern, Temple Tip)의 피팅 포인트 : 위 귀바퀴근과 아래 귀바퀴근 사이의 유양돌기 부위의 약간 함몰된 곳

(3) 미적 요소의 피팅

① 안경테의 경사각(P.A.)의 조정 : 안경의 용도에 따른 경사각 조정 및 안경테 하부림과 광대뼈의 접촉여부 등에 대한 미관을 고려한 조정 → 안경테 림(Rim)과 귀부분(Endpiece)이 이루는 각도 조정

② 귀바퀴부분의 꺾임위치의 조정 : 귀바퀴부분 꺾임위치의 길고 짧음에 따른 안경테 다리의 수평상태에 대한 미적측면에서의 조정 → 귀바퀴받침(Temple Tip)의 꺾임위치 조정

③ 다리벌림각의 조정 : 위쪽과 정면에서 볼 때 다리벌림각의 정도 및 좌우 다리벌림각의 균형상태 조정 → 귀부분(Endpiece)의 꺾임각 또는 안경테다리(Temple)의 수평곡률 조정

④ 전면 수평상태 조정 : 정면에서 볼 때 눈썹을 기준으로 한 안경테 상부림의 평행상태 조정 → 정면에서 볼 때 귀부분(Endpiece) 또는 안경테다리(Temple)의 상하방향 높이 조정

⑤ 좌우 정점간거리(V.D.)의 조정 : 좌우안의 정점간거리 동시 조정 또는 좌우 균형상태 조정 → 코받침지지(Pad Arm)의 휨 상태 또는 좌우 다리벌림각 균형상태 조정

⑥ 렌즈 삽입부의 8자형 뒤틀림 조정 : 안경테 림(Rim)의 뒤틀림 방향의 반대방향으로 조정 → 고정용 플라이어(Plier)로 연결부(Bridge)의 림(Rim) 부분을 잡고 뒤틀린 부분을 조정

⑦ 렌즈 삽입부의 X자형 뒤틀림 조정 : 옆에서 관찰할 때 렌즈삽입부의 X자형 뒤틀림의 조정 → 상대적으로 강도가 낮은 림(Rim)의 변형을 방지하기 위해 고정용 플라이어(Plier) 2개로 연결부(Bridge)만 잡고 뒤틀린 부분을 조정

(4) 정점간거리(V.D.) 변화에 따른 교정렌즈 굴절력[4)]

① 정점간거리(V.D.) 변화에 따른 교정렌즈 굴절력

4) 안경사국가고시지침서시리즈 안경광학 73쪽 참조

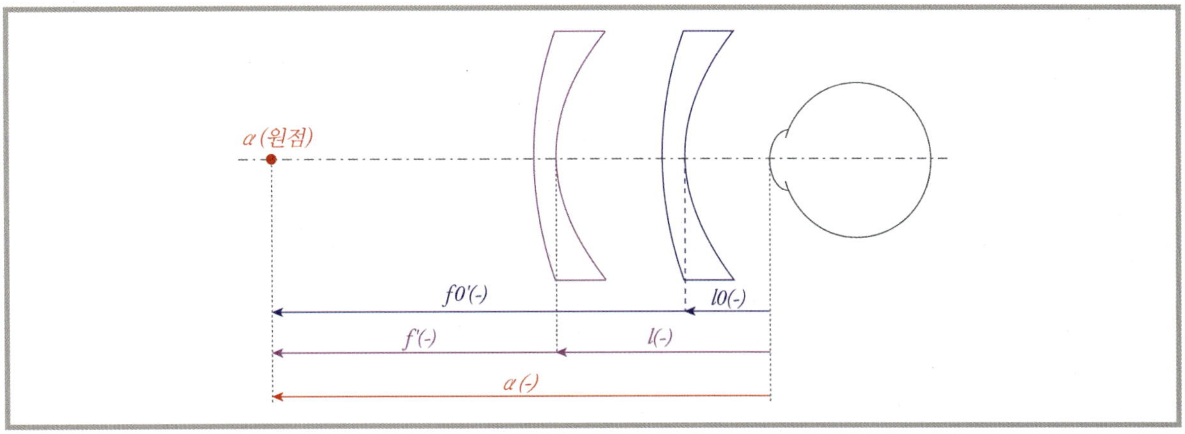

$$D' = \frac{D_0'}{1-(l-l_0)D_0'}$$

(l_0 : 초기 정점간거리, l : 변화된 정점간거리, D_0' : l_0일 때 렌즈 굴절력,
D' : l_0에서 l로 정점간거리 변화 시 교정렌즈 굴절력)

(a) 정점간거리(V.D.)가 길어졌을 때

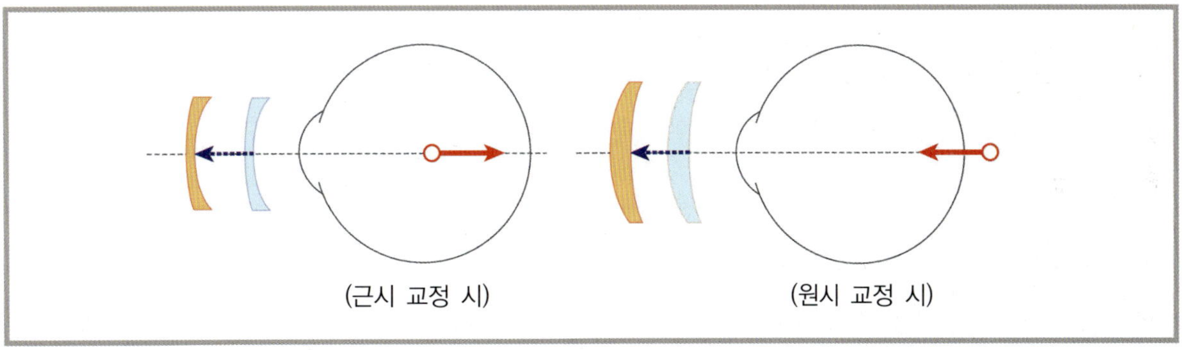

ⓐ 근시 → 저교정
ⓑ 원시 → 과교정
ⓒ 근시 → 근시화
ⓓ 원시 → 근시화
ⓔ 근시 → (—)렌즈 부가
ⓕ 원시 → (—)렌즈 부가
ⓖ 근시 → 더 강한 (—)렌즈 필요
ⓗ 원시 → 더 약한 (+)렌즈 필요
ⓘ 근시 → | 안경렌즈 굴절력 | 〉| 콘텍트렌즈 굴절력 |
ⓙ 원시 → 안경렌즈 굴절력 〈 콘텍트렌즈 굴절력

(b) 정점간거리(V.D.)가 짧아졌을 때

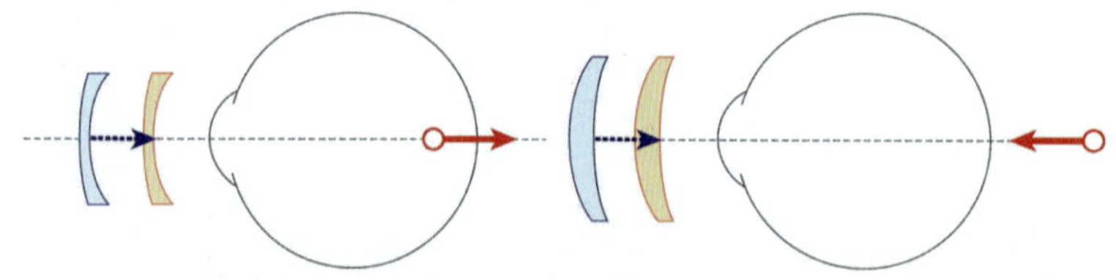

ⓐ 근시 → 과교정
ⓑ 원시 → 저교정
ⓒ 근시 → 원시화
ⓓ 원시 → 원시화
ⓔ 근시 → (+)렌즈 부가
ⓕ 원시 → (+)렌즈 부가
ⓖ 근시 → 더 약한 (—)렌즈 필요
ⓗ 원시 → 더 강한 (+)렌즈 필요
ⓘ 근시 → | 안경렌즈 굴절력 | 〉| 콘텍트렌즈 굴절력 |
ⓙ 원시 → 안경렌즈 굴절력〈 콘텍트렌즈 굴절력

(5) 설계점 설정을 위한 피팅(Fitting) 순서

표준상태피팅 (Standard Alignment)	• 입고된 안경테를 진열장에 진열하기 위한 초기의 피팅 • 안경테의 좌우 불균형 조정을 통한 대칭성 확보, 뒤틀림의 조정 등 안경테 전반에 대한 표준상태 조정
↓	
기본피팅 (Main Fitting)	• 기본피팅 = 전피팅(Pre-fitting) = 예비피팅 • 렌즈 가공 전단계의 피팅 • 안경테의 각 요소를 조정하여 안경을 착용한 고객의 얼굴에 맞게 조정 • 설계점 설정을 위한 가장 중요한 피팅 단계 • 개인맞춤안경, 기능성안경 및 다초점안경 설계의 기준인 피팅
↓	
미세부분조정	• 기본피팅 후 안경 착용상태에서 안경테의 각 요소 및 접촉부의 상태 등을 미세조정하는 단계 • 정면 관측 시 코받침의 접촉상태, 측면 관측 시 귀바퀴 및 옆머리부의 접촉(감촉)상태 등의 미세조정
↓	
응용피팅	• 각 요소별 피팅을 응용한 안경테 전체에 대한 종합적인 피팅단계
↓	
자각피팅	• 완성된 안경의 착용상태에서 고객의 자각증상의 불편함을 해소시키기 위한 조정단계 • 피팅의 완성단계
↓	
사용 중 피팅	• 완성된 피팅상태에서 사용에 의해 발생된 안경테 각 요소의 변형을 조정하는 단계

3. 안경테 각 부분의 이름과 종류 및 피팅기구

(1) 재질에 따른 안경테의 분류

① 플라스틱테(Plastic Frame) : 안경테의 전면부와 다리부가 모두 플라스틱으로 제작된 안경테
② 금속테(Metal Frame) : 안경테의 전면부와 다리부가 모두 금속(Metal)으로 제작된 안경테
③ 복합재질테(Combination Frame) : 플라스틱과 금속을 부분적으로 혼합하여 제작된 안경테

(2) 안경테 각 부분의 명칭(금속안경테 기준)

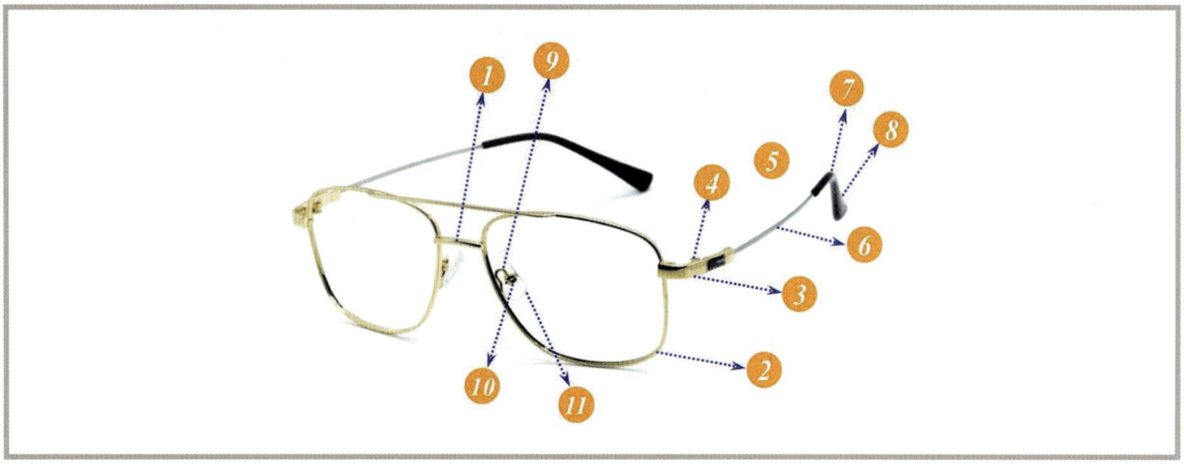

① 연결부(Bridge) : 안경테 중심에 위치하여 좌우 렌즈삽입부(Rim)를 연결
② 렌즈삽입부(Rim) : 안경렌즈를 파지하고, 파지한 상태를 유지
③ 귀부분(Endpiece) : 렌즈삽입부(Rim)와 안경다리(Temple)의 연결하기 위해 렌즈삽입부의 귀방향 끝단에 위치
④ 경첩(Hinge) : 렌즈삽입부(Rim)와 안경다리(Temple)의 연결, 안경다리가 접힐 수 있게 함
⑤ 안경다리(Temple) : 안경다리부 전체에 대한 통칭
⑥ 다리몸대(Shaft) : 안경다리부의 귀바퀴받침을 제외한 실질적인 안경다리
⑦ 꺾임부(Bend) : 귀바퀴까지의 거리에 맞게 안경다리가 꺾어지는 곳
⑧ 귀바퀴받침(Modern, Temple Tip) : 꺾임부(Bend)의 다리몸대(Shaft)를 둘러싸기 위한 플라스틱(또는 고무)
⑨ 코받침지지(Pad Arm) : 렌즈삽입부(Rim)와 코받침(Nose Pad)를 연결, 일정한 정점간거리(VD) 유지 및 코부분 피팅의 중요한 요소
⑩ 코받침상자(Clings Box) : 코받침지지(Pad Arm)와 코받침(Nose Pad)을 연결
⑪ 코받침(Nose Pad) : 코받침지지(Pad Arm)와 코부분 피팅 포인트를 연결, 얼굴 전면부에서 안경테와 직접 접촉

(3) 연결부(Bridge)의 형태에 따른 분류

① 플라스틱 안경테의 연결부(Bridge) 형태

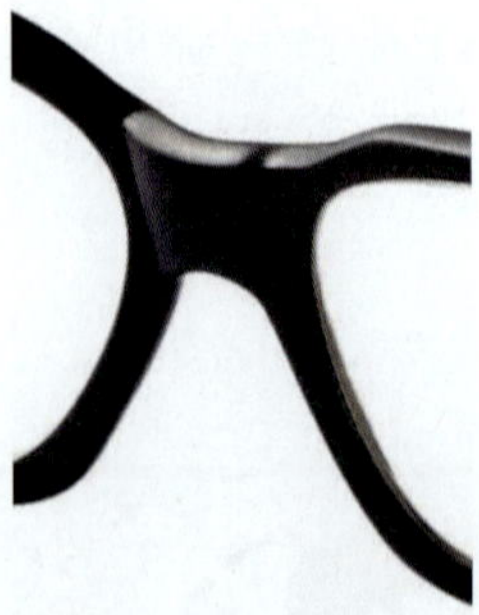

(a) 안 장 형

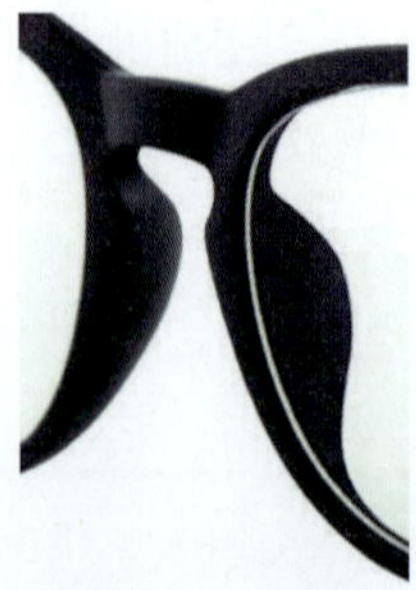

(b) 반 안 장 형

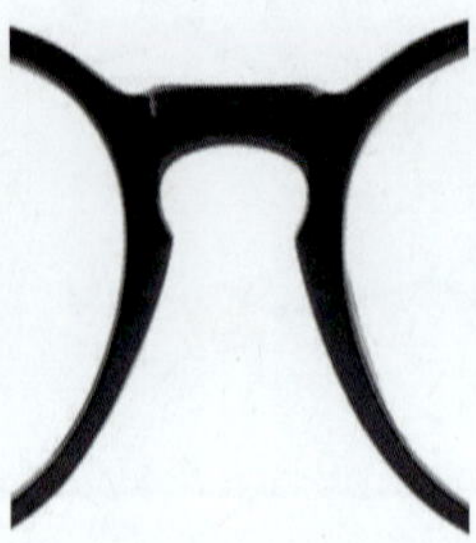

(c) 열쇠구멍형

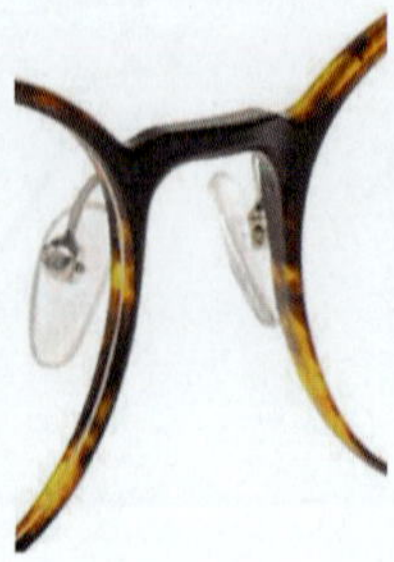

(d) 코받침지지 부착형

(a) 안장형(Saddle Type) : 코받침이 없어 렌즈삽입부(Rim)가 얼굴에 직접 접촉, 가장 오래된 형태

(b) 반안장형(Semisaddle Type) : 코받침이 렌즈삽입부(Rim)에 고정형으로 부착, 가장 많이 사용되는 형태

(c) 열쇠구멍형(Keyhole Type) : 연결부(Bridge)와 렌즈삽입부(Rim)의 연결부가 열쇠구멍 모양인 형태

(d) 코받침지지 부착형(Clings Type) : 금속테와 같이 코받침지지가 있는 형태

② 금속 안경테의 연결부(Bridge) 형태

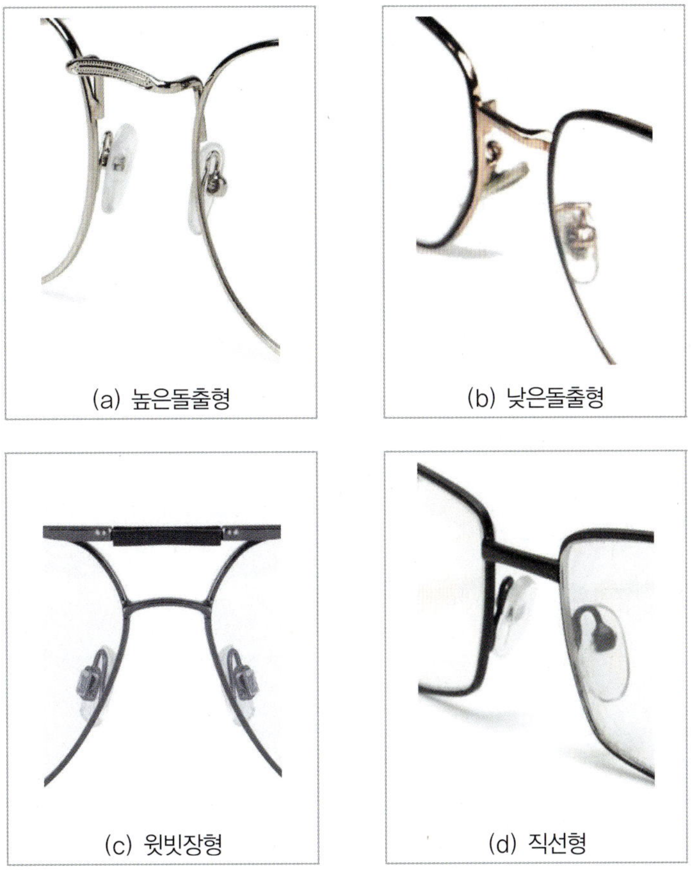

(a) 높은돌출형 (b) 낮은돌출형

(c) 웟빗장형 (d) 직선형

(a) 높은 돌출형(High Crest Bridge) : 'ㄷ'자 형태로 앞쪽 방향으로 돌출이 심한 형태

(b) 낮은 돌출형(Low Crest Bridge) : 앞쪽 방향으로 돌출의 정도가 심하지 않은 형태, 가장 일반적인 형태

(c) 웟빗장형(Bar Type 또는 Two Bridge Type) : 렌즈삽입부(Rim) 위쪽에 연결부가 추가되어 연결부가 2개인 형태

(d) 직선형(Flush Type) : 앞쪽 방향으로 돌출이 전혀 없이 평면인 형태

(e) 2중 안전형(Twin Compotable Type) : 코능선 전체를 덮을 수 있도록 금속 연결부에 플라스틱 연결부를 추가한 형태, 주로 소아용 안경테에 적용

(4) 귀부분(Endpiece)의 구조 및 형태에 따른 분류

① 귀부분(Endpiece)부의 구조(금속테)

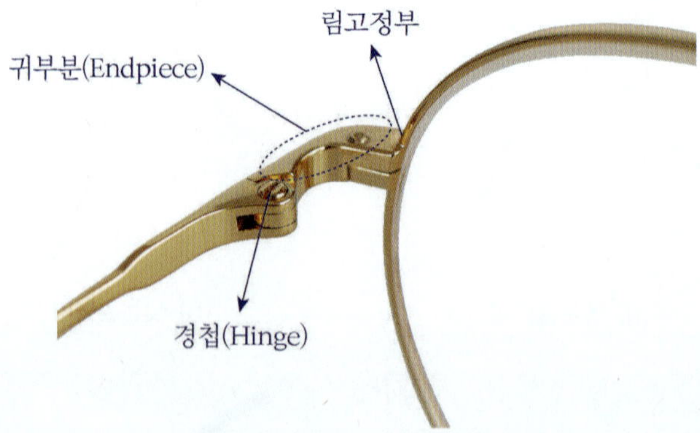

② 귀부분(Endpiece)의 구조 및 형태에 따른 분류

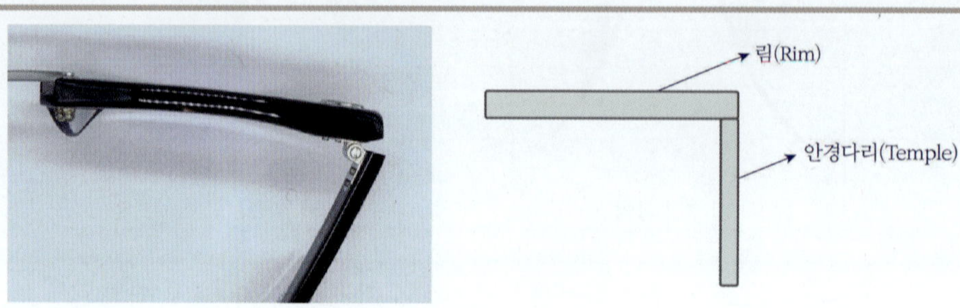

(a) 버트형(Butt Type)

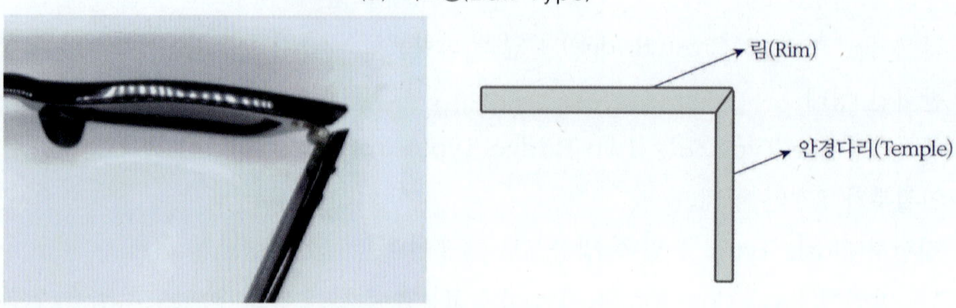

(b) 연귀형(Mitre Type)

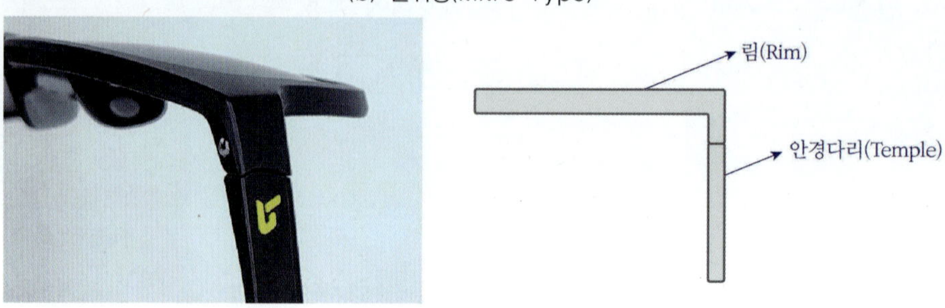

(c) 평행형(Turn-Back Type)

(a) 버트형(Butt Type) : 경첩(또는 안경다리)를 폈을 때, 안경다리의 전면부쪽 끝부분과 만나는 귀부분(Endpiece) 또는 렌즈삽입부(Rim)가 이루는 각이 90°(직각)인 형태

(b) 연귀형(Mitre Type) : 경첩(또는 안경다리)를 폈을 때, 안경다리의 전면부쪽 끝부분과 만나는 귀부분(Endpiece)이 이루는 각이 45°인 형태

(c) 평행형(Turn Type) : 경첩(또는 안경다리)를 폈을 때, 안경다리의 전면부쪽 끝부분과 만나는 귀부분(Endpiece)이 이루는 각이 180°(평행)인 형태

(5) 안경다리(Temple)의 형태에 따른 분류

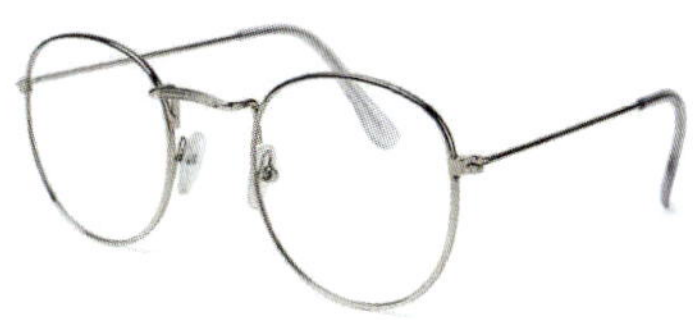

(a) 반걸개식(Skull Temple)

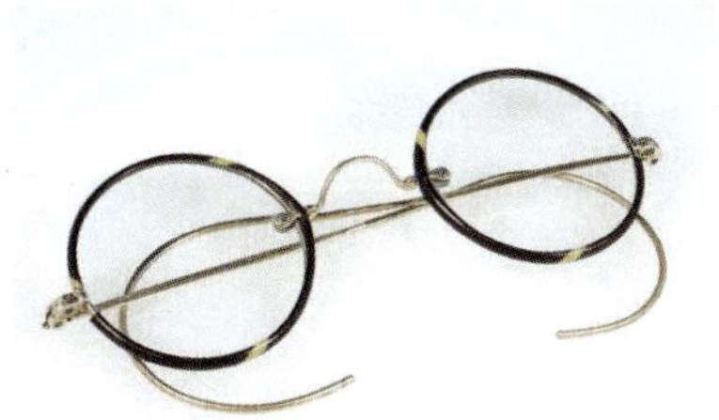

(b) 케이블식(Cable Temple)

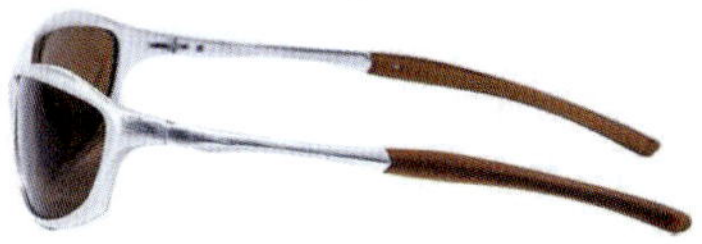

(c) 곧은다리식(Straight-Back Temple)

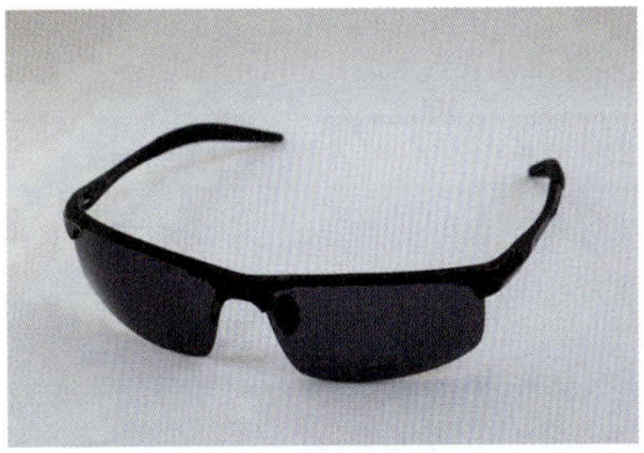

(d) 변형 곧은다리식(Convertable Temple)

① 반걸개식(Skull Temple) : 꺾임부에서 귀바퀴 뒤쪽 두개골의 능선을 따라 절반 정도가 접촉되는 형태, 가장 일반적인 형태

② 케이블식(Cable Temple) : 꺾임부에서 귀바퀴 뒤쪽 두개골의 능선을 따라 귀바퀴 전체가 접촉되는 형태, 소아용이나 운동선수용에 주로 적용

③ 곧은다리식(Straight-Back Temple) : 꺾임부가 없이 안경자리 전체가 직선형인 형태, 안경다리에 의한 측면 압력에 의해 고정, 선글라스나 고글 등에 주로 적용

④ 변형 곧은다리식(Convertable Temple) : 꺾임부를 펴서 곧은다리식으로 사용할 수도 있고, 꺾임부를 구부려 반걸개식으로도 사용할 수 있는 곧은다리식과 반걸개식의 절충형

(6) 포인트테(Point Frame, 일명 '무테')

① 포인트테(Point Frame)의 구조와 기능

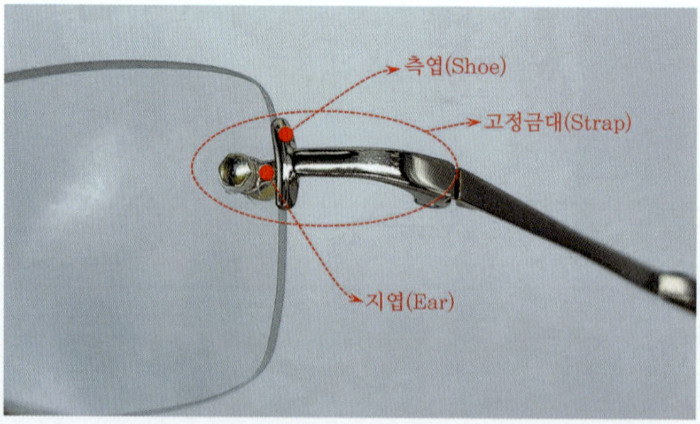

(a) 렌즈삽입부(Rim)가 없는 안경테

(b) 렌즈의 고정 : 렌즈에 구멍을 뚫어 귀부분(Endpiece)에 해당하는 고정금대(Strap)를 부착하여 고정

(c) 고정금대(Strap)

ⓐ 측엽(Shoe) : 렌즈의 절삭된 부분인 측면 가장자리에 밀착되는 부분

ⓑ 지엽(Ear, Tongue) : 측엽에서 렌즈의 나사구멍까지 연결된 부분

② 포인트테(Point Frame)의 종류

(a) 원포인트테(One Point Frame) : 한쪽 렌즈를 기준으로 코방향에 1개의 구멍을 뚫어 렌즈를 고정시키는 형태

(b) 투포인트테(Two Point Frame) : 한쪽 렌즈를 기준으로 코방향과 귀방향에 각각 1개의 구멍을 뚫어 렌즈를 고정시키는 형태

(c) 쓰리포인트테(Three Point Frame) : 일반적으로는 한쪽 렌즈를 기준으로 코방향에 1개, 귀방향에 2개의 구멍을 뚫어 렌즈를 고정시키는 형태

(7) 피팅(Fitting) 기구와 부속품[5]

① 일반 플라이어

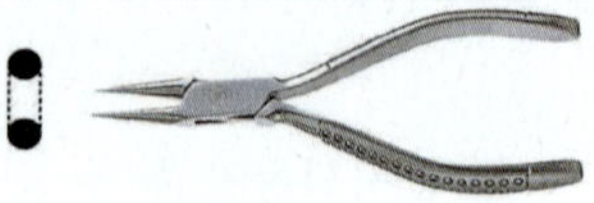
(a)

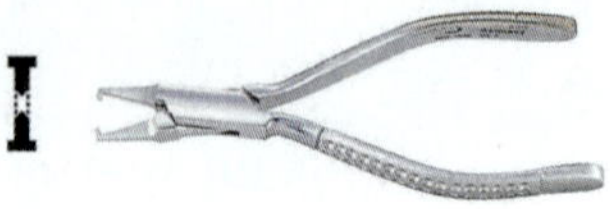
(b)

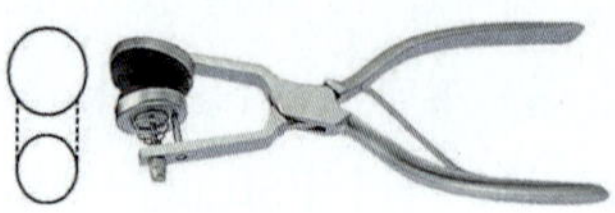
(c)

5) 안경조제 및 가공(증보판) 77~80쪽 참조

(a) 다용도 플라이어(원형마루) : 접촉부의 점접촉에 의해 접촉면적을 최소화한 다목적용 플라이어

(b) 렌즈크기 맞춤용 플라이어(가시미) : 금속안경테에 안경렌즈를 끼워넣은 후 상하로 분리된 귀부분(Endpiece)의 나사홈을 눌러 렌즈삽입부(Rim)와 렌즈의 크기가 맞는지 확인하기 위해 사용하는 플라이어 ➞ 귀부분(Endpiece)의 나사가 제거된 상태에서 사용

(c) 렌즈 회전용 플라이어(축집게) : 안경렌즈를 끼워 넣은 후 축(Ax)이나 프리즘방향이 맞지 않을 때 렌즈를 제거하지 않고 조정하기 위해 렌즈 접촉부에 고무 또는 실리콘을 부착시킨 플라이어 ➞ 렌즈면에 흠이 생길 수 있으므로 렌즈 전후면에 테이프를 붙인 상태에서 조정하는 등의 조치가 요구됨

② 다리벌림각(Temple Spread) 조정용 플라이어

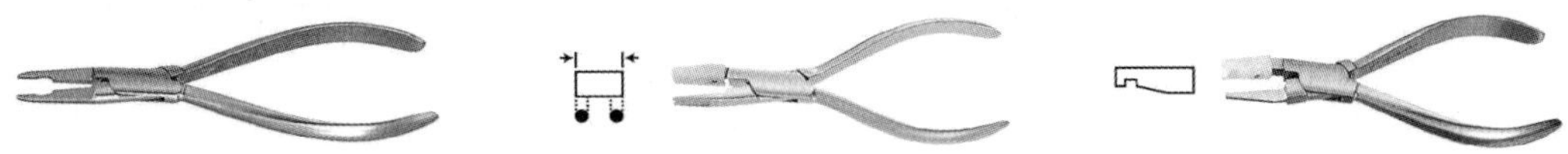

(a) (b) (c)

(a) 귀부분(Endpiece) 고정용 플라이어(힌지잡이) : 귀부분의 꺾임상태나 다리벌림각 조정을 위한 귀부분을 고정하기 위해 양쪽면에 홈이 있는 플라이어

(b) 경첩(Hinge) 고정용 플라이어(투무테) : 안경다리(Temple)가 접어지지 않은 상태로 경첩을 고정하기 위해 한쪽면에 패드가 부착된 플라이어

(c) 귀부분(Endpiece) 고정용 플라이어(무테장석) : 귀부분의 꺾임상태나 다리벌림각 조정을 위한 귀부분을 고정하기 위해 한쪽면 패드에 홈이 있는 플라이어

③ 경사각(Pantoscope Angle) 조정용 플라이어

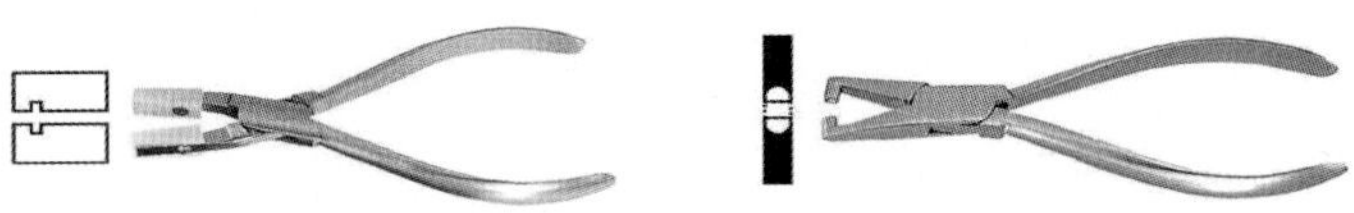

(a) (b)

(a) 금속테용 : 집게부에 각진 홈이 파인 플라스틱을 덧붙여 제작한 경사각을 조정하기 위한 양쪽면에 패드가 부착된 플라이어

(b) 플라스틱테용 : 집게부에 곡면 홈이 파인 경사각을 조정하기 위한 플라이어

④ 코받침(Nose Pad) 및 코받침지지(Pad Arm) 조정용 플라이어

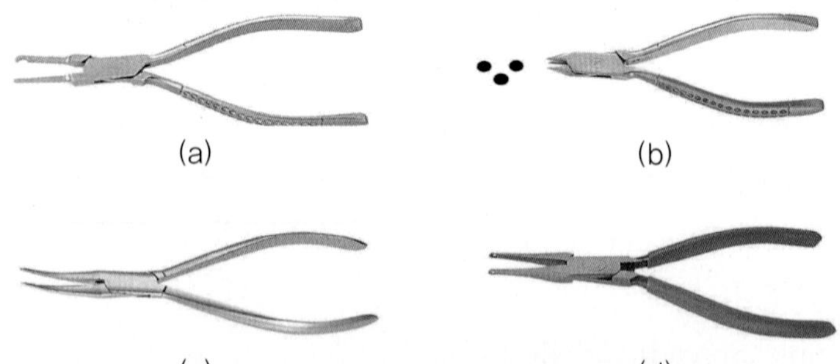

(a) (b) (c) (d)

(a) 코집게 : 코받침과 코받침박스를 동시에 잡고 코받침을 조정하기 위한 플라이어 → 실리콘(Silicon)이나 에어(Air)코받침인 경우 코받침이 손상될 수 있으므로 코나사집게를 사용하여 피팅

(b) 삼바리 : 코집게나 코나사집게를 사용하여 피팅할 경우 코받침지지의 용접부에 강한 힘이 작용하여 파손될 우려가 있으므로 코받침지지의 접촉부에만 힘이 전달되어 조정하기 위한 플라이어

(c) 휜마루 : 코받침지지와 렌즈면 사이가 좁아 공구의 접근성이 좋지 않기 때문에 휘어진 형태의 마루 끝부분을 얇게 하여 코받침지지를 잡고 조정하기 위한 플라이어

(d) 코나사집게 : 실리콘(Silicon)이나 에어(Air)코받침인 경우 코받침이 손상될 수 있으므로 코받침박스의 코받침나사를 잡고 조정하기 위한 플라이어

⑤ 연결부(Bridge) 휨 조정 플라이어

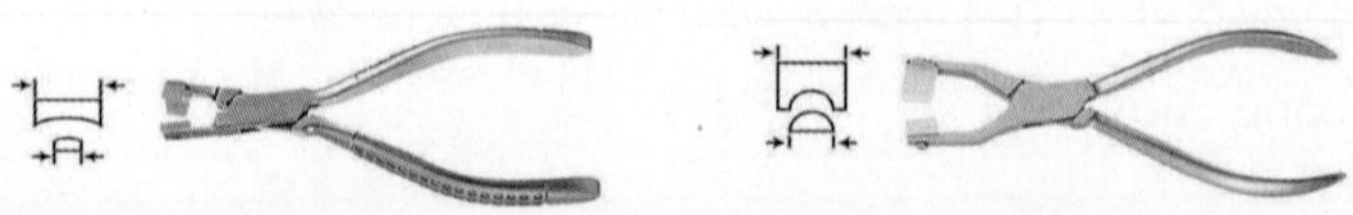

(a) (b)

(a) 브리지-A : 패드 상하면의 곡률 차이가 큰 투패드형 브리지 휨 조정 플라이어 → 꺾임각이 급격히 변하기 때문에 주의를 요함

(b) 브리지-B : 패드 상하면의 곡률 차이가 작은 투패드형 브리지 휨 조정 플라이어

⑥ 림 커브(Rim Curve) 조정 플라이어

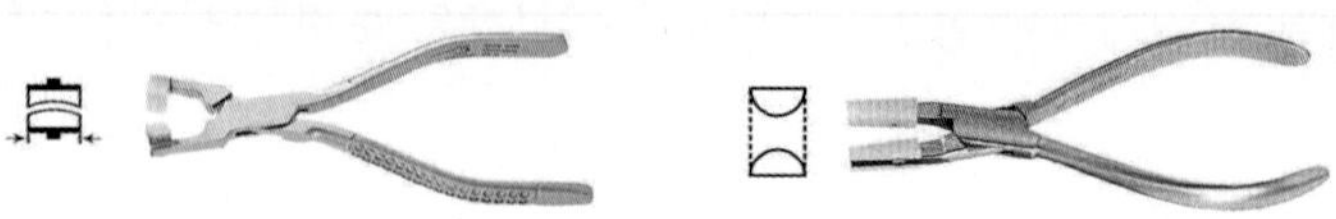

(a) (b)

(a) 커브-A : 상하의 패드가 동일한 곡률인 오목면과 볼록면의 조합으로 구성된 림커브 조정용 플라이어

(b) 커브-B : 상하의 패드가 동일한 곡률인 볼록면과 볼록면의 조합으로 구성되어 점접촉에 의한 림커브 세부조정용 플라이어

⑦ 포인트테(Point Frame) 전용 플라이어

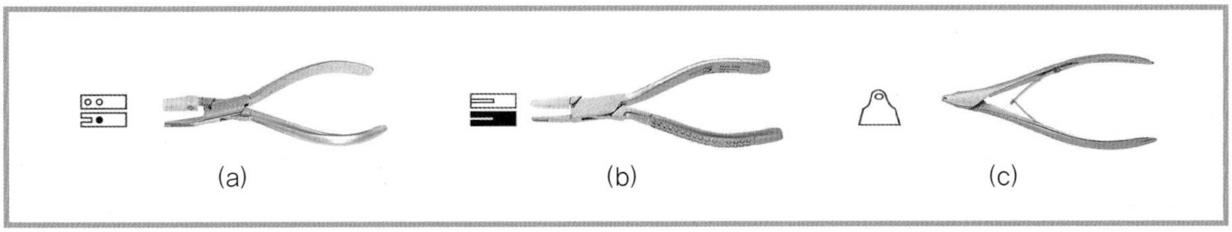

(a), (b) 지엽나사 고정용 : 포인트테의 렌즈에 패드의 압력이 전달되지 않고 지엽의 나사부에만 압력이 가해져 렌즈에 무리한 힘이 가해지지 않은 상태에서 지엽을 조정하기 위한 플라이어

(c) 무테나사 절단기 : 안경테에 사용되는 소형 나사를 절단할 때 사용하는 절단용 공구

4. 안경테 크기의 표시 규약(안경테의 계측방법)

(1) 박싱시스템(Boxing System)

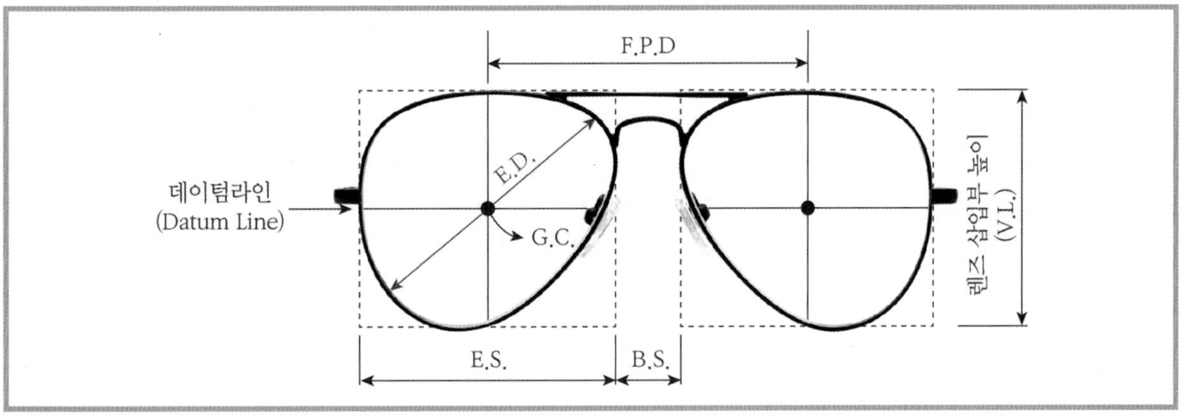

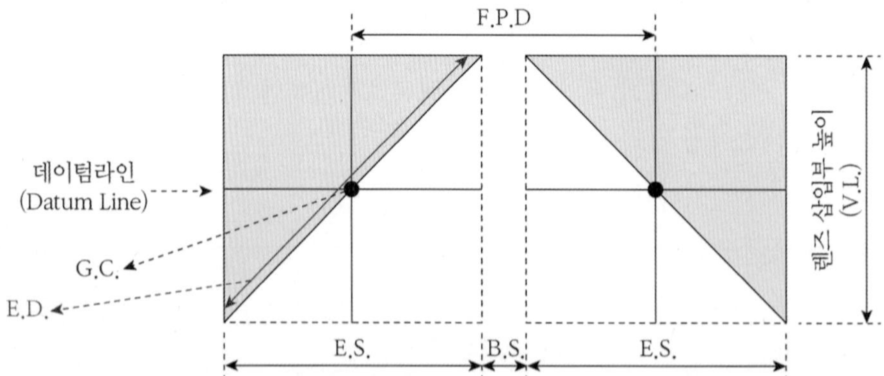

① 독일, 미국, 우리나라 등에서 사용하는 I.S.O. 국제규격, 가장 합리적

② 삽입부 크기(E.S., Eye Size) : 렌즈 삽입부의 상하좌우 최고 돌출부에서 수평 및 수직방향 접선에 의해 만들어진 직사각형(또는 정사각형)의 가로 길이

③ 안경테 P.D.(D.B.C., F.P.D.) : 박싱시스템으로 측정한 좌우 렌즈 삽입부 중심 사이의 수평거리

④ 연결부 크기(B.S., Bridge Size) : 좌우 렌즈 삽입부 홈 사이의 최단 거리

⑤ 다리(Temple)의 길이 : 다리(Temple)를 일직선으로 곧게 폈을 때 다리 경첩(Hinge)나사 구멍의 중심에서 귀받침부(Temple Tip) 끝까지의 거리

⑥ 표기 예 : 52 ㅁ 16 140 (A ㅁ B C)

(a) A : 삽입부 크기(E.S., Eye Size) = 52mm

(b) B : 연결부 크기(B.S., Bridge Size) = 16mm

(c) C : 다리(Temple)의 길이 = 140mm

(2) 데이텀라인 시스템(Datum Line System)

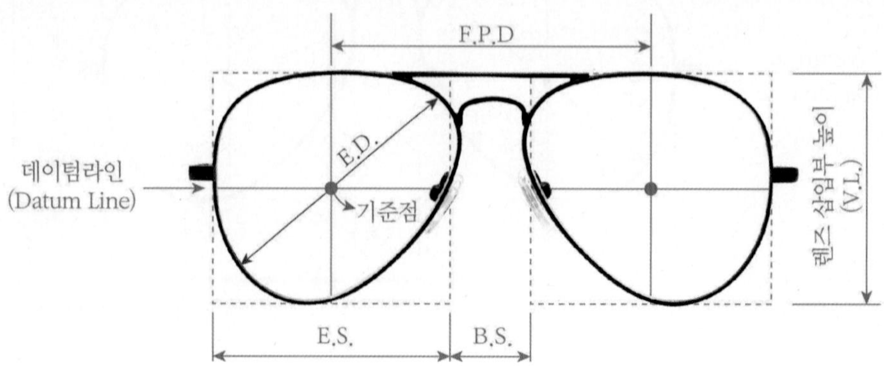

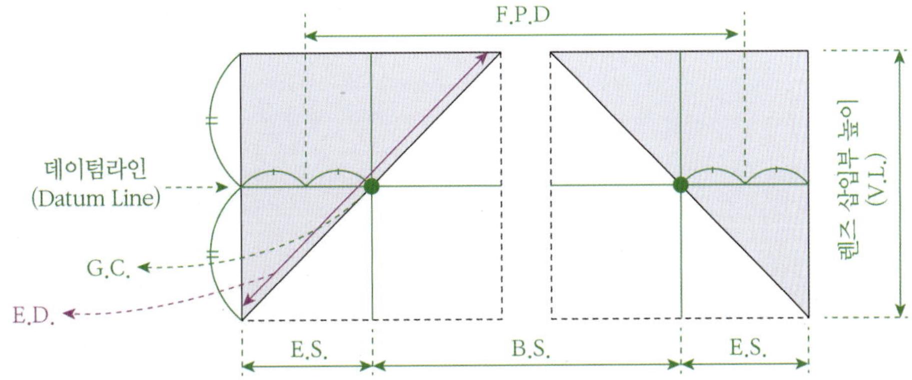

① 영국, 프랑스 등 등에서 사용하는 규격, 가장 오래됨

② 삽입부 크기(E.S., Eye Size) : 렌즈 삽입부의 상하 최고 돌출부에서 수평 접선을 긋고, 상하의 수평 접선 높이의 2등분선인 Datum Line과 안경테 림(Rim)과의 좌우 교점간 거리

③ 안경테 P.D.(D.B.C., F.P.D.) : 데이텀라인 시스템으로 측정한 좌우 렌즈 삽입부 중심 사이의 수평거리

④ 연결부 크기(Bridge Size) : 수평접선(Datum Line)의 2등분선과 렌즈 가장자리 좌우 교점 중 코방향 교점 사이의 거리

⑤ 다리(Temple)의 길이 : 다리(Temple)를 일직선으로 곧게 폈을 때 다리 경첩(Hinge)나사 구멍의 중심에서 귀받침부(Temple Tip) 끝까지의 거리

⑥ 표기 예 : 52/16 140 (A/B C), 52×16 140 (A×B C)

(a) A : 삽입부 크기(E.S., Eye Size) = 52mm

(b) B : 연결부 크기(B.S., Bridge Size) = 16mm

(c) C : 다리(Temple)의 길이 = 140mm

(3) 상공련시스템

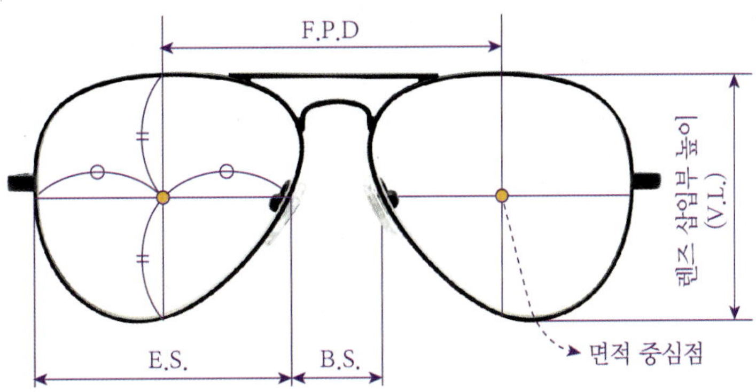

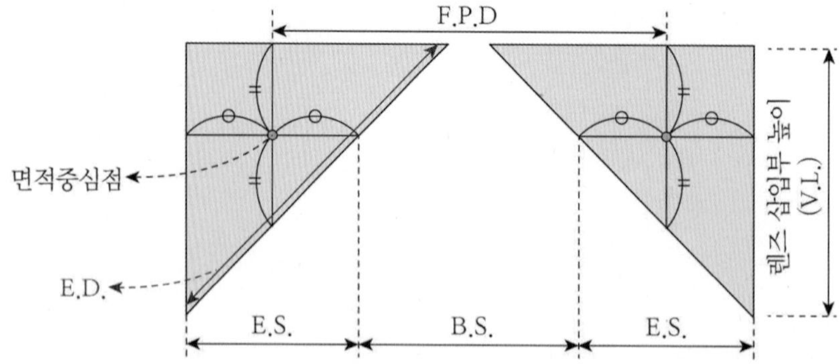

① 일본에서 사용하는 규격, 안경테의 기준점이 실질적인 삽입부 면적 중심점에 위치하도록 하는 시스템

② 삽입부 크기(E.S., Eye Size) : 안경테의 기준점(면적 중심점)을 지나는 수평선과 렌즈 가장자리의 교점 사이의 수평거리

③ 안경테 P.D.(D.B.C., F.P.D.) : 상공련시스템으로 측정한 좌우 렌즈 삽입부 중심 사이의 수평거리

④ 연결부 크기(Bridge Size) : 안경테의 수평 기준선과 렌즈 가장자리의 교점 중 좌우 렌즈의 코쪽 교점 사이의 거리

⑤ 다리(Temple)의 길이 : 다리(Temple)를 일직선으로 곧게 폈을 때 다리 경첩(Hinge)나사 구멍의 중심에서 귀받침부(Temple Tip) 끝까지의 거리

⑥ 표기 예 : 52-16 140 (A-B C)

(a) A : 삽입부 크기(E.S., Eye Size) = 52mm

(b) B : 연결부 크기(B.S., Bridge Size) = 16mm

(c) C : 다리(Temple)의 길이 = 140mm

(4) 계측방법에 따른 안경테 각 부분의 크기(보스톤형 안경테 기준)

① 삽입부 크기(E.S.) : 박싱시스템 〉 데이텀라인시스템

② F.P.D. 크기 : 데이텀라인시스템 〉 상공련시스템 〉 박싱시스템

F.P.D.(D.B.C.) = E.S. + B.S.

※ 안경테 P.D. : D.B.C.(Distance Between Center) 또는 F.P.D.(Frame P.D.)

③ 연결부 크기(B.S.) : 데이텀라인시스템 〉 박싱시스템

④ 계측방법에 관계없이 렌즈 삽입부 크기(E.S.)와 연결부 크기(B.S.)가 같은 안경테

(a) 원형 중 정원형(Circle Type), 오벌형(Oval Type)

(b) 사각형 중 스퀘어형(Square Type)

(c) 다각형 중 육각형(Hexagon Type), 팔각형(Oxtagon Type)

⑤ 형태가 동일한 안경테에서 박싱시스템과 데이텀라인시스템의 측정값

(a) 측정값이 다른 것 : 삽입부 크기(E.S.), 연결부 크기(B.S.), 안경테P.D.(F.P.D.), 기준점 위치

(b) 측정값이 같은 것 : 다리길이, 귀부분(Endpiece) 크기, 상하 크기(수직간 높이), 전면부 전체의 좌우 크기

5. 피팅(Fitting)의 기본

(1) 코받침(Nose Pad)의 피팅(Fitting)

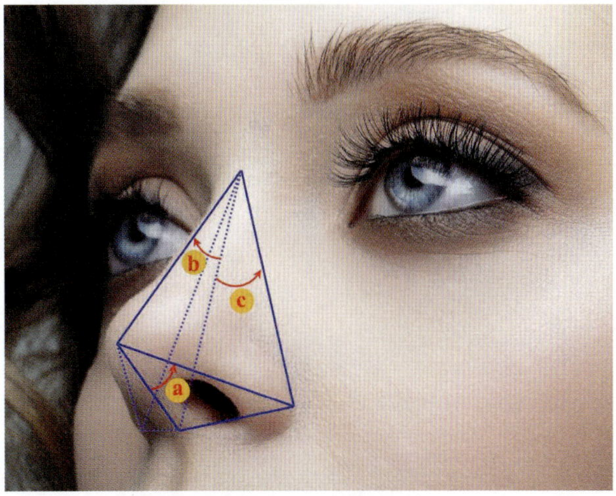

① 코부위의 기울기

(a) 코능각(Splay, Tranvers Angle) : 코를 위 또는 아래에서 봤을 때 코의 중심부 축선(가장 돌출부에서 얼굴면까지를 잇는 선)이 코의 능선과 이루는 각

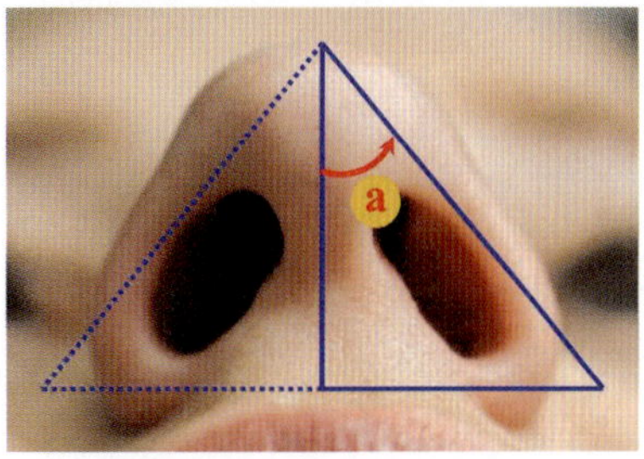

(b) 콧등돌출각(Crest Angle) : 코를 옆에서 봤을 때 얼굴면과 일치하는 연직선이 코의 능선과 이루는 각

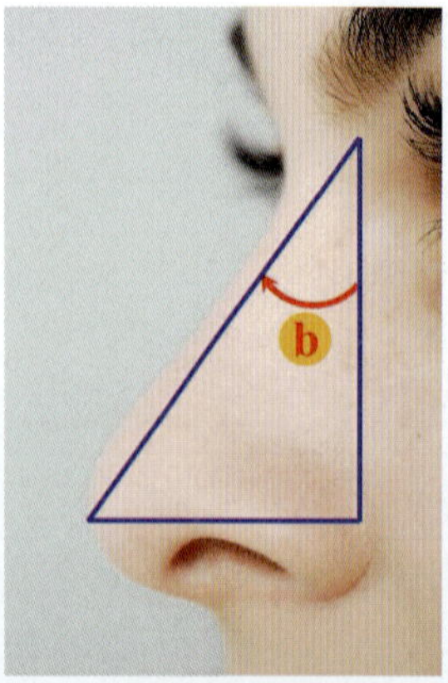

(c) 코옆퍼짐각(Frontal Angle) : 코를 정면에서 봤을 때 양미간의 중앙점에서 세운 연직선과 양미간의 중앙점에서 한쪽 코날개의 아래쪽 끝을 연결한 직선가 이루는 각

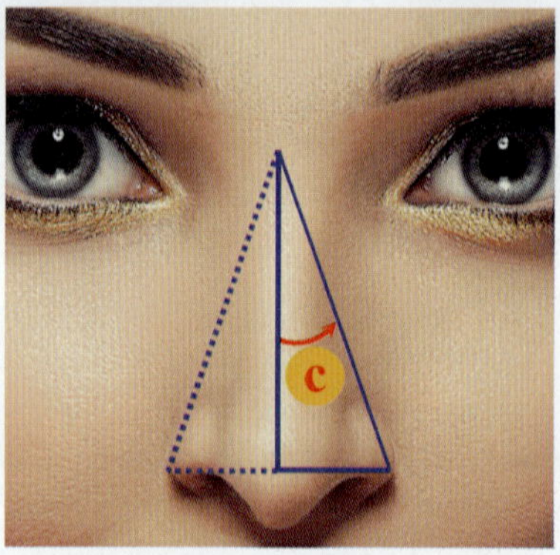

② 코부분의 기울기에 대응하는 코받침(Nose Pad) 부분의 기울기

(a) 코받침능각(Splay, Tranvers Angle of Pad) : 코능각(Splay, Tranvers Angle)에 대응하는 코받침(Nose Pad)의 각 → 25° ~ 30°

(b) 코받침경사각(Vertical Angle of Pad) : 콧등돌출각(Crest Angle)에 대응하는 코받침(Nose Pad)의 각 → 10° ~ 15°

(c) 코받침옆퍼짐각(Front Angle of Pad) : 코옆퍼짐각(Frontal Angle)에 대응하는 코받침(Nose Pad)의 각 → 평균 20°

코 부분	코받침 부분	기울기
코능각 (Splay, Tranvers Angle)	코받침능각 (Splay, Tranvers Angle of Pad)	25° ~ 30°
콧등돌출각 (Crest Angle)	코받침경사각 (Vertical Angle of Pad)	10° ~ 15°
코옆퍼짐각 (Frontal Angle)	코받침옆퍼짐각 (Front Angle of Pad)	평균 20°

③ 코받침옆퍼짐각(Front Angle of Pad)이 맞지 않을 때

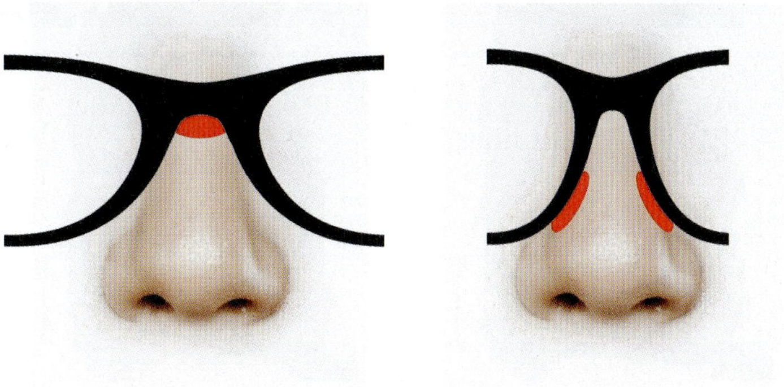

(a) (b)

(a) 코받침옆퍼짐각이 클 때 : 상부 콧마루에만 접촉되어 하중이 집중됨

(b) 코받침옆퍼짐각이 작을 때 : 하부 능선부위에만 접촉되어 하중이 집중됨

④ 고정된 코받침의 코받침능각 조정 방법

(a) 코받침능각이 좁을 때 : 가열기로 가열 후 능각을 넓힘, 줄이나 버퍼로 능각을 넓힘

(b) 코받침능각이 넓을 때 : 코받침에 덧붙임패드 부착

⑤ 외관상 이상적인 코받침의 위치

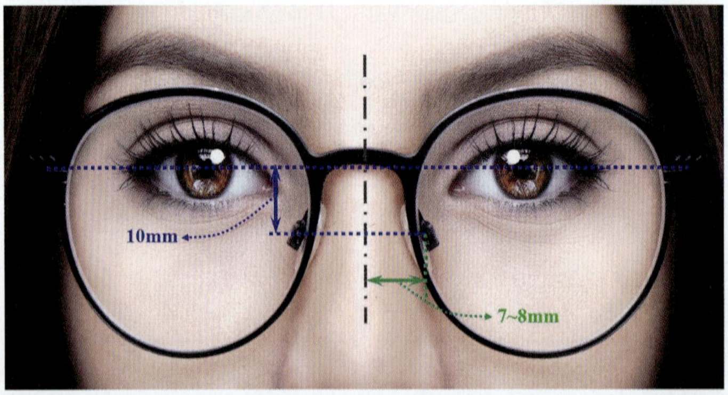

(a) 수평방향 위치 : 코받침상자(Clings Box)의 중앙부가 콧마루 중앙선에서 좌우 약 7mm인 지점에 위치

(b) 수직방향 위치 : 코받침상자(Clings Box)의 중앙부가 좌우 동공중심을 연결한 수평선 아래 약 10mm인 지점에 위치

⑥ 다리벌림각의 차이에 따른 코받침에 작용하는 압력

(a) 오른쪽 다리벌림각이 클 때(왼쪽 다리벌림각이 작을 때)

ⓐ 오른쪽 코받침이 코의 능선부를 강하게 압박

ⓑ 오른쪽 안경렌즈가 눈쪽으로 가까워짐 → 오른쪽 정점간거리 짧아짐

ⓒ 왼쪽 귀바퀴받침부가 왼쪽 귀바퀴를 앞으로 당김

(b) 오른쪽 다리벌림각이 작을 때(왼쪽 다리벌림각이 클 때)

ⓐ 왼쪽 코받침이 코의 능선부를 강하게 압박

ⓑ 왼쪽 안경렌즈가 눈쪽으로 가까워짐 → 왼쪽 정점간거리 짧아짐

ⓒ 오른쪽 귀바퀴받침부가 오른쪽 귀바퀴를 앞으로 당김

⑦ 이상적인 코받침(Nose Pad)의 구조와 접촉조건

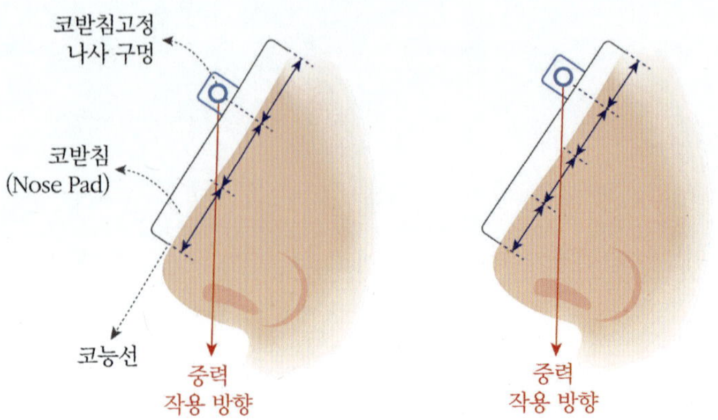

(a) 안정적인 코받침 접촉 조건

ⓐ 코받침면 전체가 코의 능선부에 균일하게 접촉된 상태 → 코받침면에 작용하는 압력이 능선부 전체에 분산된 상태

ⓑ 피팅 포인트 중 가장 평평한 곳 → 접촉부 기울기가 완만한 곳 → 코능각이 큰 곳

(b) 코받침 고정나사의 이상적인 위치 : 코받침 전체 길이의 위쪽 1/3 또는 1/4 지점

(c) 코받침 고정나사가 코받침 중앙에 위치하면 코받침에 작용하는 압력이 중력에 의해 하부에 집중되어 좋지 않음

(2) 다리(Temple)의 피팅(Fitting)

① 이상적인 안경테 다리(Temple)의 피팅상태

(a) 안경을 벗었을 때 : 안경테 다리의 양쪽이 균일하게 안쪽으로 휘어진 상태 → 궁형인 상태

(b) 안경을 썼을 때

ⓐ 안경테 다리의 양쪽이 평행하게 직선인 상태

ⓑ 안경테 다리가 관자놀이부에 닿을듯 말듯한 상태 → 안경테 다리와 관자놀이 사이에 얇은 종이를 끼울 정도

② 안경다리가 관자놀이를 압박할 경우 : 압력에 의해 귀부분(Endpiece)이 앞쪽으로 밀림 → 정점간거리 길어짐 → 안경테가 하부로 흘러내림

③ 꺾임부가 귀바퀴 보다 앞쪽에 위치해 다리본대가 짧을 경우 : 안경테가 뒤쪽으로 당겨짐 → 정점간거리 짧아짐 → 안경테가 위로 올라감

6. 표준상태 피팅(Truing, Standard Alignment)

(1) 유리알 히터(가열기, Heater) 사용 시 주의사항

① 안경테를 가열하기 전에 유리알의 온도가 균일해지도록 충분히 저어준다.

② 가열기의 바닥에 닿지 않도록 안경테를 경사지게 넣지 않는다.

③ 정지된 상태에서 가열되지 않도록 안경테를 움직이면서 가열한다.

④ 플라스틱인 알갱이가 안경테에 부착되거나 박히지 않도록 활석가루를 넣어 사용한다.

⑤ 부분가열을 할 때에는 가열부에만 알갱이가 덮히도록 한다.

(2) 전면 수평균형상태(Horizontal Alignment of Front) 불균형

① 전면 수평균형상태의 점검

(a) 더미렌즈(Dummy Lens)에 의한 방법 : 더미렌즈에 수평선을 그어 좌우 렌즈삽입부의 수평상태 점검

(b) 렌즈미터의 수평인점에 의한 방법 : 렌즈미터로 인점한 후 안경자를 귀부분(Endpiece), 연결부 또는 용접부에 대고 수평인점의 좌우 수평상태 점검

(c) 설계차트(Box-O-Graph)에 의한 방법 : 설계차트의 수평선에 연결부나 귀부분(Endpiece)을 대고 정면 직상방에서 관찰하여 수평상태 점검

② 전면 수평균형상태 불균형의 원인

(a) 렌즈 끼워넣기의 잘못 : 렌즈가 회전된 상태로 끼워져 렌즈삽입부 높낮이가 달라지는 경우

(b) 연결부의 휨

(3) 측면에서 좌우 높낮이 불균형

① 상태 : 다리경사각이나 코받침에 이상이 없으나 측면 관측 시 안경다리의 높낮이가 다름

② 조정 : 뒤틀린 쪽의 귀부분(Endpiece)을 조정

(4) 클링그스형 코받침(Clings Type Nose Pad) 불균형

① 점검시점 : 안경테 전면(Front)의 표준상태점검과 수정이 완료된 후

② 점검 및 확인 사항 : 코받침의 높낮이, 전후 돌출상태, 코받침 간격, 각 방향에서의 코받침 기울기 등에 대한 좌우 대칭성 점검

③ 조정 시 주의사항

(a) 코받침지지의 용접부에 무리한 힘이 가해지지 않도록 용접부를 플라이어로 고정한 상태에서 조정한다.

(b) 코받침지지를 조정할 경우 굽히고 펴는 횟수가 많으면 부러질 염려가 있으므로 굽혔다 펴는 횟수를 최소화한다.

(c) 코받침지지 조정용 플라이어 사용 시 플라이어를 당기거나 밀지 말고 회전방향의 힘만 가해지도록 한다. → 코받침지지의 용접부에 힘이 가해지지 않도록 한다.

④ 위에서 볼 때 코받침과 코받침지지 불균형의 형태

(a) 코받침지지의 길이가 다름

(b) 코받침지지의 위치가 다름

(c) 코받침지지의 기울기가 다름 → 코받침능각과 코받침경사각 오류

⑤ 정면에서 볼 때 코받침과 코받침지지 불균형의 형태

(a) 높이가 다름 → 코받침지지의 오류

(b) 각도가 다름 → 코받침옆퍼짐각 오류

⑥ 코받침지지의 길이가 다를 때의 수정 방법

(a) 코받침지지 조정용 플라이어로 용접부(림부)에 가까운 제1커브 조정

(b) 코받침지지 조정용 플라이어로 중간부인 제2커브 조정

(c) 코받침 조정용 플라이어로 코받침부에 인접한 커브 조정

(d) 코받침 조정용 플라이어로 코받침 각도 조정

(5) 전면 돌출상태(Front Point Touch Check) 불균형

① 점검시점 : 안경테 전면(Front)의 수평균형상태의 점검과 수정이 완료된 후

② 점검 및 확인 사항 : 안경테의 위쪽에서 관찰할 때 렌즈삽입부의 돌출여부

③ 전면 돌출상태 불균형 점검 방법

(a) 막대형 형광등 반사상 검사 : 막대형 형광등의 반사상이 좌우 더미렌즈에 일직선으로 보이는지 검사

(b) 안경자에 의한 방법(4개접점검사, Four-Point Touch Check)

ⓐ 안경테 안쪽에 안경자를 대고 좌우 귀부분(Endpiece)과 좌우 연결부(Bridge)의 4개 점이 안경자와 닿는지 검사 ➙ 안면각(Face Form) 180° 상태인 안경의 돌출상태 검사

ⓑ 안경테 안쪽에 안경자를 댔을 때 좌우 귀부분(Endpiece)은 안경자와 닿지만, 좌우 연결부(Bridge)가 닿지 않으면 좌우 연결부와 안경자의 간격이 같은지 검사 ➙ 안면각(Face Form) 180° 이상인 뒤쏠림 상태인 안경의 돌출상태 검사

(6) 금속테의 8자형과 X자형 뒤틀림(8 Twistin & X-ing Error)

① X자형 뒤틀림

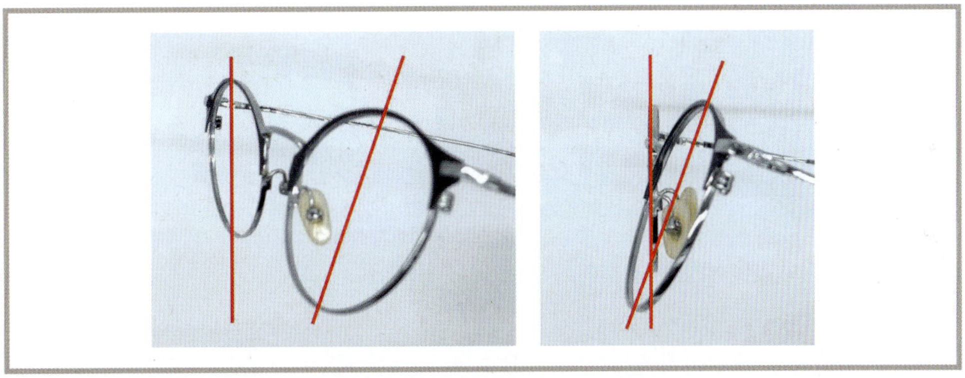

(a) 원인 : 연결부(Bridge)의 뒤틀림

(b) 형태 : 안경테를 옆에서 볼 때 렌즈삽입부가 X자형으로 뒤틀림

(c) 조정 : 고정용 플라이어(Plier) 2개로 연결부(Bridge)만 잡고 뒤틀린 부분을 조정 ➙ 상대적으로 강도가 낮은 림(Rim)의 변형을 방지하기 위해

② 8자형 뒤틀림

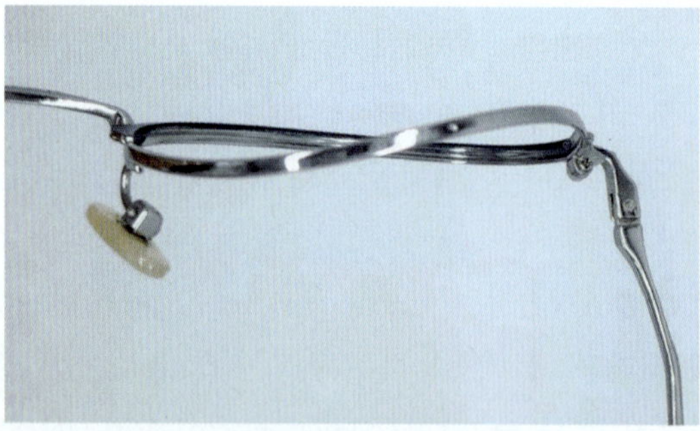

(a) 원인 : 안경테 림(Rim)의 뒤틀림

(b) 형태 : 렌즈삽입부가 8자형으로 뒤틀림

(c) 조정 : 안경테 림(Rim)의 뒤틀림 방향의 반대방향으로 조정

(7) 연결부(Bridge)의 뒤틀림

① 점검방법 : 안경테 전면이 앞쪽을 향하게 하고, 안경테의 직상방에서 관찰

② 연결부가 뒤틀리게 보이는 원인에 따른 조정

(a) 연결부 뒤틀림 → 연결부 조정

(b) 한쪽 렌즈삽입부 뒤틀림 → 안경테 림(Rim) 조정

(c) 연결부와 렌즈삽입부 모두 뒤틀림 → 연결부 조정 후 림(Rim) 조정

③ 연결부 뒤틀림에 따른 안경테의 변화와 착용감

(a) 정점간거리(V.D.)가 변함

(b) 경사각(P.A.)이 변함

(c) 귀바퀴와 코받침 접촉부 압박감

④ 연결부 뒤틀림을 조정하지 않고 다른 요소를 조정할 경우의 조정 오류

(a) 연결부를 조정하지 않고 코받침만 조정할 경우 : 좌우 정점간거리가 일치하지 않음

(b) 연결부를 조정하지 않고 정점간거리만 조정할 경우 : 한쪽 코받침은 접촉되지 않고, 반대쪽 코받침이 접촉부를 강하게 압박

(8) 안면각(Face Form Alignment)

① 안면각의 정의와 조정 목적

(a) 정의 : 안경테의 직상방에서 볼 때 좌우 렌즈삽입부 상부 림(Rim)의 가장 돌출된 곳의 접선이 이루는 각

(b) 조정의 목적 : 양안의 조준선이 안경렌즈 후면과 수직인 상태를 만듦 → 안면각과 경사각 동시 조정 → 비점수차의 최소화

② 안면각의 구분

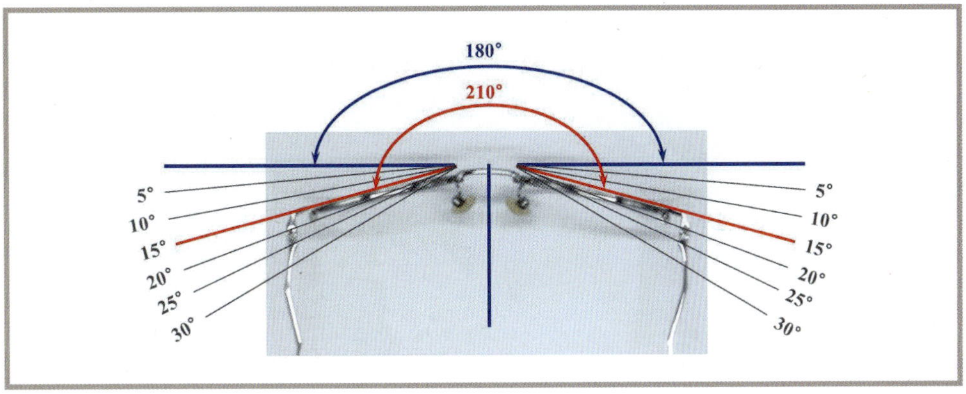

(a) 정상 앞면각 : 180°

(b) 뒷쏠림 : 180° 초과

(c) 앞쏠림 : 180° 미만

③ 미적 요소와 광학적 요소를 고려한 안면각

(a) 광학적 요소를 고려한 안면각 : 약간의 앞쏠림(180° 미만) → 안정감(미적 요소)이 떨어짐

(b) 안경렌즈 굴절력이 큰 경우 : 광학적 요소를 중시할 경우 약간의 앞쏠림으로 피팅

(c) 안경렌즈 굴절력이 작은 경우 : 미적 요소(안정감)를 중시할 경우 수평상태 또는 약간의 뒷쏠림으로 피팅

ⓐ 원용안경일 때 : 뒷쏠림 약 3 ~ 4° → 안면각 약 183° ~ 184°

ⓑ 근용안경일 때 : 뒷쏠림 약 10° → 안면각 약 190°

(9) 좌우 안경다리의 평행성(Temple Paralle)

① 표준상태의 다리벌림각 : 90° ~ 95°

② 다리벌림각이 클 때

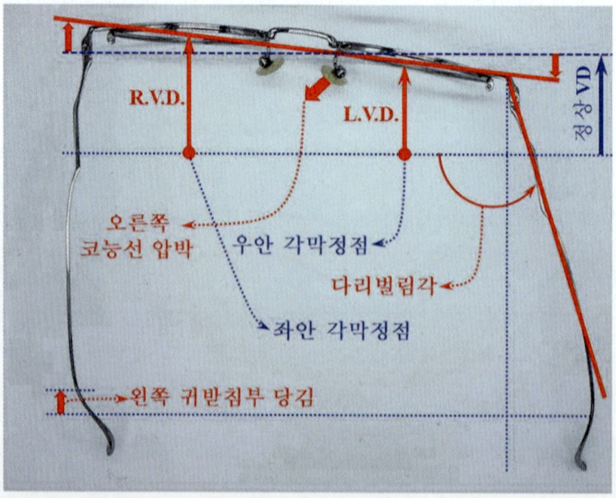

(a) 다리벌림각이 큰 쪽의 정점간거리(V.D.) 짧아짐 ➞ 다리벌림각이 작은 쪽의 렌즈삽입부가 앞으로 돌출

(b) 다리벌림각이 큰 쪽의 코받침부가 코능선을 강하게 압박 ➞ 다리벌림각이 작은 쪽의 코받침부가 코능선에 닿지 않고 뜰 수 있음

(c) 다리벌림각이 작은 쪽의 다리가 앞으로 쏠려 귀받침부을 앞으로 당김

(d) 다리벌림각이 지나치게 작으면 다리부가 귀받침부가 위쪽으로 떠오름

③ 포인트테의 다림벌림각 조정 : 고정금대의 지엽을 플라이어로 고정한 상태에서 다른 플라이어를 이용해 다리벌림각 조정 ➞ 포인트테의 나사 구멍부에 힘이 가해져 렌즈가 파손되는 것을 방지

④ 플라스틱테의 다림벌림각 조정

(a) 귀부분(Endpiece)를 부분 가열한 후 조정

(b) 가열부에 금속의 경첩(Hinge)나 장식이 있으면 조정 후 빠르게 냉각시킴 ➞ 플라스틱에 비해 금속부 온도가 높아 변형이나 이탈을 방지

(c) 렌즈삽입부의 림(Rim)커브보다 렌즈의 커브가 클 경우 다리벌림각은 좁아짐 ➞ 귀부분(Endpiece) 조정에 한계가 있을 때는 귀부분과 첩촉되는 다리 끝부분을 줄로 갈아서 다리벌림각을 넓히기도 함

(10) 다리경사각(Vertical Angle of Temple)

① 다리경사각의 정의와 조정시점

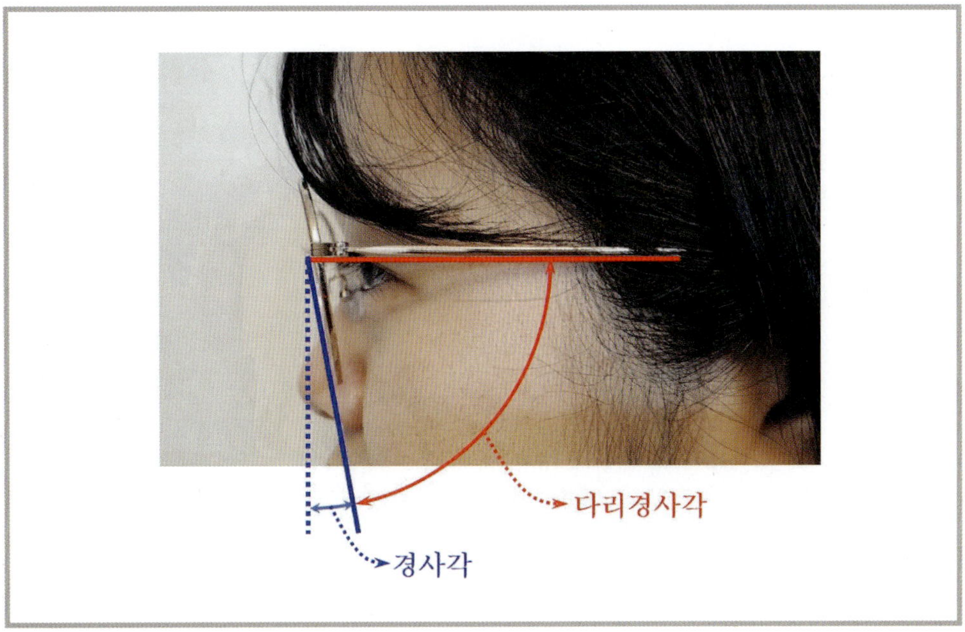

(a) 정의 : 렌즈삽입부 림(Rim)과 안경테 다리(Temple)가 이루는 각

(b) 경사각(P.A.)와 다리경사각은 반비례 : 다리경사각이 커지면 경사각(P.A.)은 작아짐

(c) 조정시점 : 표준상태점검과 조정이 끝난 이후

② 귀부분(Endpiece)의 위치에 따른 다리경사각

(a) 귀부분이 측면 림(Rim)의 위쪽 끝단일 때 : 75° ~ 80°

(b) 귀부분이 측면 림(Rim)의 위쪽 1/3일 때 : 80° ~ 85°

(c) 귀부분이 측면 림(Rim)의 중앙일 때 : 85° ~ 90°

(d) 귀부분이 측면 림(Rim)의 중앙보다 아래일 때 : 90° 이상

③ 정면관측 시 좌우 렌즈삽입부의 기울어짐에 따른 다리 높낮이 불균형의 조정

(a) 오른쪽의 렌즈삽입부가 높은 경우 : 오른쪽 다리경사각이 작음 → 오른쪽 다리경사각을 크게 조정 → 오른쪽 다리를 위쪽으로 높임

(b) 렌즈삽입부를 올리려는 쪽의 다리를 올리고(다리경사각을 크게 하고), 내리려는 쪽의 다리를 내림(다리경사각을 줄임)

④ 좌우 다리경사각의 평행상태 확인 및 조정

(a) 렌즈삽입부의 상부 림(Rim)과 다리본대를 평평한 면에 놓고 좌우 다리부를 눌렀을 때 다리본대가 지면에서 뜨는지 확인

(b) 지면에서 뜬쪽의 다리경사각이 작음 → 다리경사각을 키움 → 다리부나 귀부분(Endpiece)를 위쪽으로 올림

(11) 다리접은각(Temple Fold Angle)

① 다리접은각(Temple Fold Angle) : 다리를 접었을 때 다리의 교차점의 위쪽에서 이루는 각

② 다리접은각의 구분

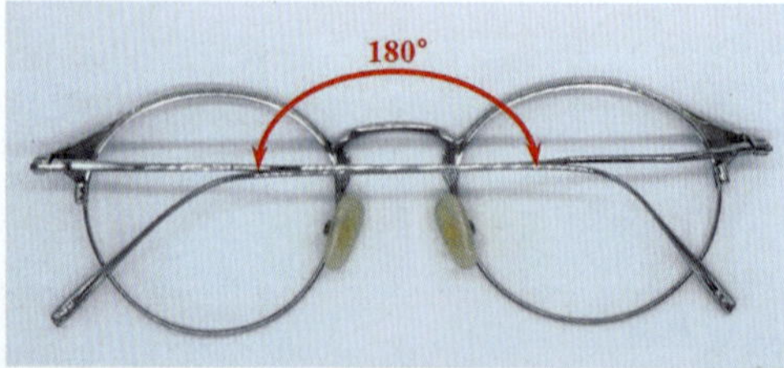

(a) 정상상태

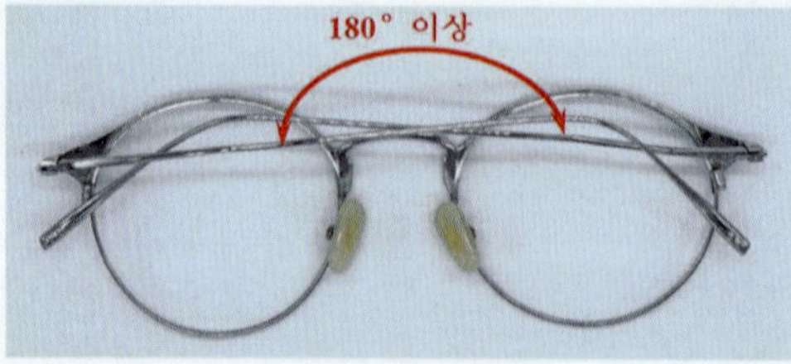

(b) 상방교차

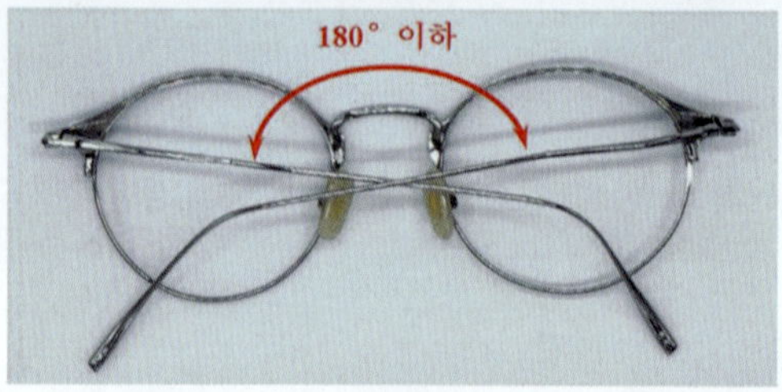

(c) 하방교차

(a) 정상상태 : 180°

(b) 상방교차 : 180° 초과 → 다리경사각이 큰 경우

(c) 하방교차 : 180° 미만 → 다리경사각이 작은 경우

③ 귀부분(Endpiece)의 뒤틀림에 의한 다리접은 상태

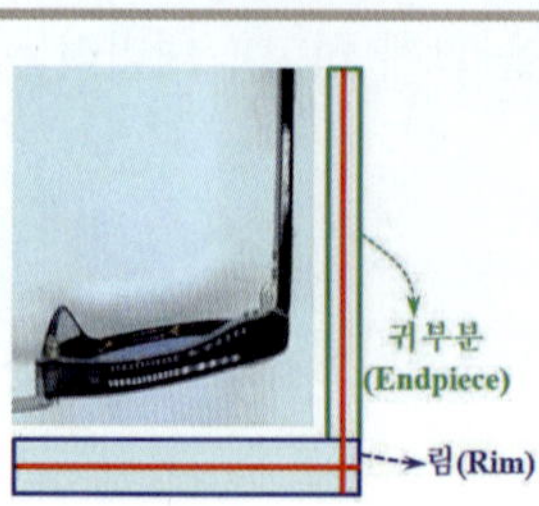

(a)

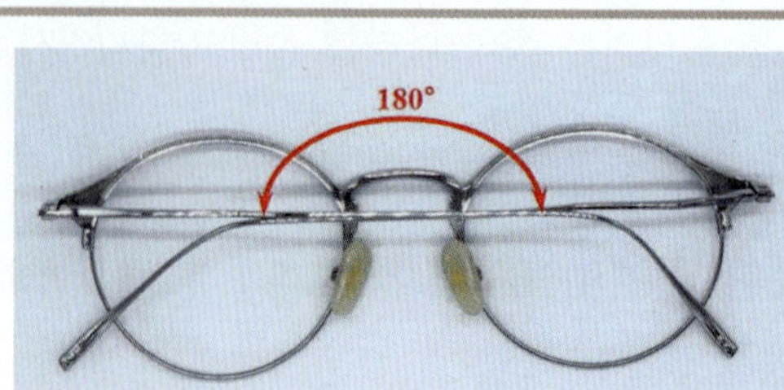

(a) 정상상태

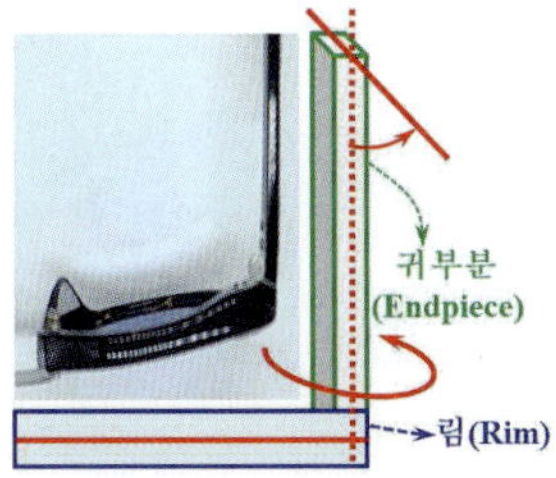

(b)

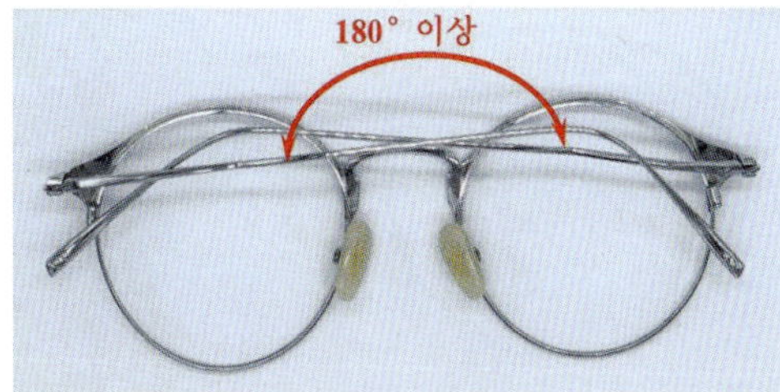

(b 상방교차

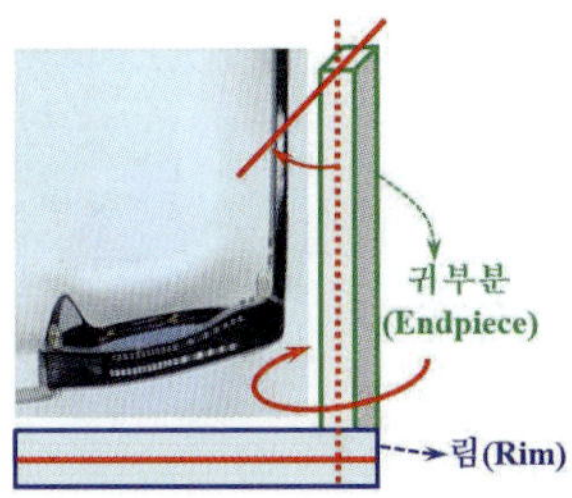

(c)

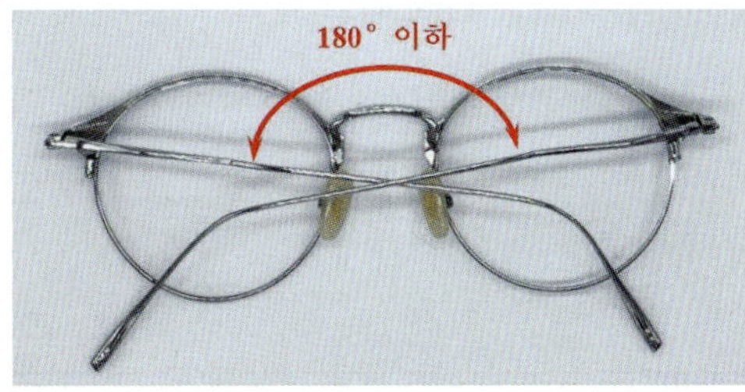

(c) 하방교차

(a) 귀부분의 뒤틀림이 없는 경우 : 정상상태

(b) 귀부분이 귀방향(바깥쪽)으로 뒤틀린 경우 : 상방교차가 나타남

(c) 귀부분이 코방향(안쪽)으로 뒤틀린 경우 : 하방교차가 나타남

④ 렌즈 가공상태에 따른 다리접은 상태

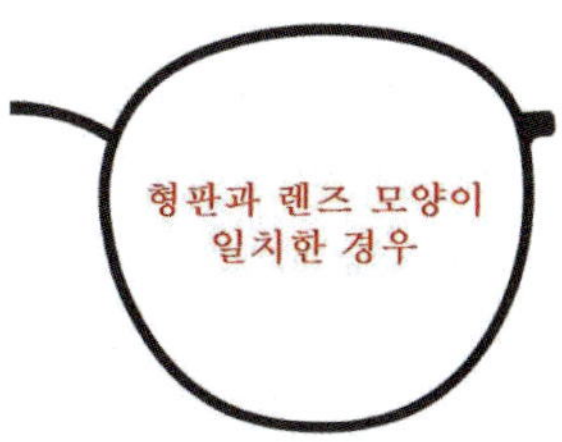

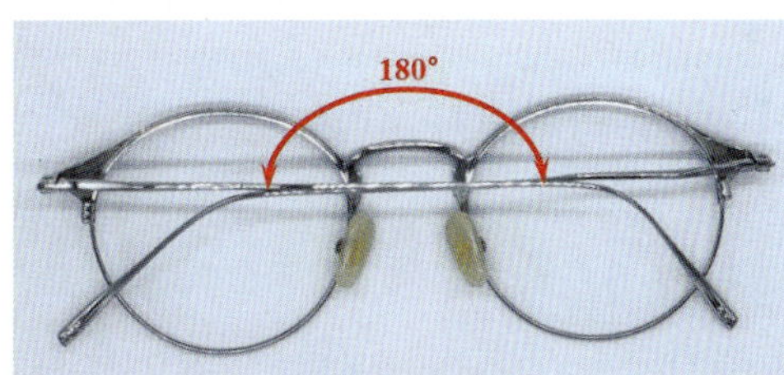

(a) 정상상태

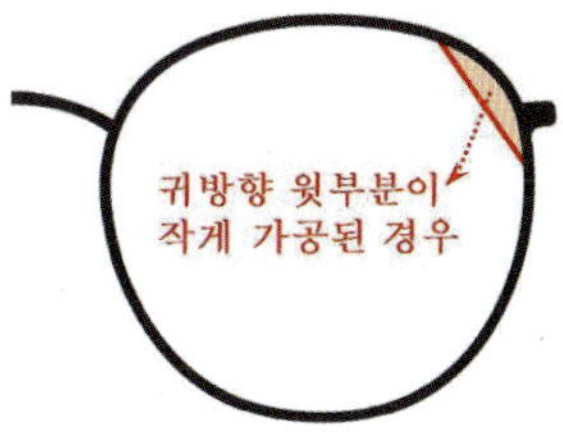

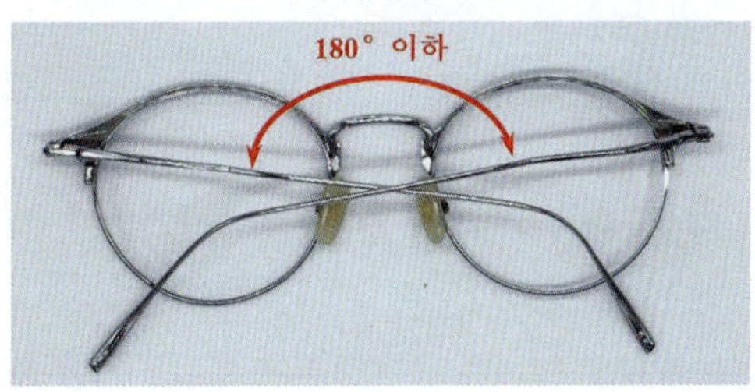

(b) 하방교차

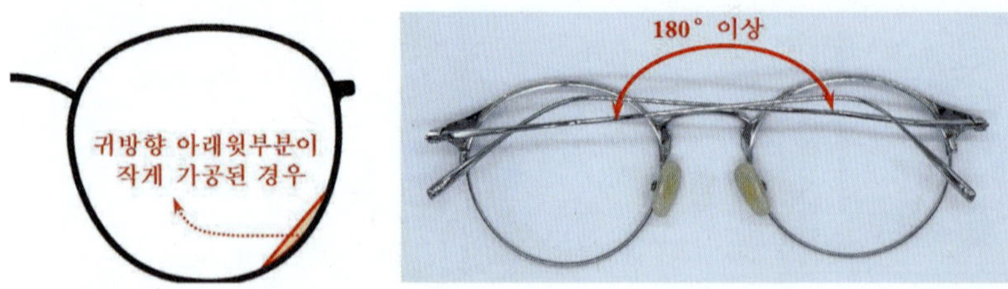

(c) 상방교차

(a) 형판과 렌즈 모양이 일치한 경우 : 정상상태

(b) 렌즈의 귀방향 위쪽이 작게 가공된 경우 : 하방교차가 나타남

(c) 렌즈의 귀방향 아래쪽이 작게 가공된 경우 : 상방교차가 나타남

(12) 안경테의 각 부분에 따른 피팅(Fitting) 순서

연결부(Bridge) → 렌즈삽입부(Rim) → 귀부분(Endpiece) → 다리부(Temple)

7. 기본피팅(Main Fitting) = 전피팅(Prefitting) = 예비피팅

(1) 기본피팅의 목적과 안경테의 피팅요소

① 표준상태점검이 완료된 안경테의 더미렌즈나 투명형판에 설계점(M.R.P.)을 인점하기 위해 고객의 얼굴에 맞게 조정하는 것

② 기본피팅의 조정요소 : 다리벌림각, 다리경사각, 경사각, 좌우 코받침의 접촉상태, 전체적인 안경테의 평행성과 대칭성

③ 기본피팅의 조정 제외 요소 : 연결부(Bridge)는 조정하지 않음

(2) 다리벌림각(Temple Spread)

① 다리벌림각이 작아 안경다리가 관자놀이를 압박할 경우 : 압력에 의해 귀부분(Endpiece)이 앞쪽으로 밀림 → 정점간거리 길어짐 → 안경테가 하부로 흘러내림

② 꺾임부가 귀바퀴 보다 앞쪽에 위치해 다리본대가 짧을 경우 : 안경테가 뒤쪽으로 당겨짐 → 정점간거리 짧아짐 → 안경테가 위로 올라감

③ 오른쪽 다리벌림각이 클 때(왼쪽 다리벌림각이 작을 때)

(a) 오른쪽 코받침이 코의 능선부를 강하게 압박

(b) 오른쪽 안경렌즈가 눈쪽으로 가까워짐 → 오른쪽 정점간거리 짧아짐

(c) 왼쪽 귀바퀴받침부가 왼쪽 귀바퀴를 앞으로 당김

④ 오른쪽 다리벌림각이 작을 때(왼쪽 다리벌림각이 클 때)

(a) 왼쪽 코받침이 코의 능선부를 강하게 압박

(b) 왼쪽 안경렌즈가 눈쪽으로 가까워짐 → 왼쪽 정점간거리 짧아짐

(c) 오른쪽 귀바퀴받침부가 오른쪽 귀바퀴를 앞으로 당김

⑤ 다리벌림각과 코받침 이외의 요인에 의한 정점간거리 변화 : 표준상태점검과 수정이 완료된 안경테의 본대 길이는 같지만 얼굴 전면에서 좌우 귀바퀴의 거리가 다르면 귀바퀴까지의 거리가 긴 쪽의 정점간거리가 짧아짐

(3) 다리경사각(Vertical Angle of Temple)

① 경사각(P.A.)와 다리경사각은 반비례 → 다리경사각이 커지면 경사각(P.A.)은 작아짐

② 정면관측 시 좌우 렌즈삽입부의 기울어짐에 따른 다리 높낮이 불균형의 조정

(a) 표준상태점검과 수정이 완료된 안경테인 경우에도 고객의 대부분은 좌우 귀 높이가 달라 정면에서 볼 때 안경테의 수평이 맞지 않음 → 좌우 다리경사각의 평행상태를 확인하는 과정에서 다리본대를 평평한 면에 놓고 좌우 다리부를 눌렀을 때 귀 높이가 낮은 쪽의 다리본대가 지면에 닿지 않고 뜸

(b) 오른쪽의 렌즈삽입부가 높은 경우 : 오른쪽 다리경사각이 작음 → 오른쪽 다리경사각을 크게 조정 → 오른쪽 다리를 위쪽으로 높임

(c) 렌즈삽입부를 올리려는 쪽의 다리를 올리고, 내리려는 쪽의 다리를 내림

③ 다리경사각에 의한 광학중심점 높이 미세조정 : 광학중심점 높이를 높이고자 하는 쪽의 다리경사각을 작게 → 다리를 아래쪽으로 내림

④ 안경테 하부림이 뺨에 닿는 경우

(a) 원인 : 코받침지지가 눌림, 경사각이 큼, 다리경사각이 작음

(b) 조정방법 : 경사각을 작게 하거나, 다리경사각을 크게 조정

⑤ 귀받침부(Earpiece)의 꺾임위치 조정은 다리경사각을 조정한 후에 실시 : 경사각을 조정하면 귀바퀴까지의 거리가 변함

(4) 코받침(Nose Pad)

① 안경테 전면부 피팅의 마지막 요소

② 코받침의 조정요소 : 코받침의 상하 위치, 코받침의 좌우 간격, 코받침능각, 코받침경사각, 코받침 옆펴짐각

③ 안경테 전면부를 올리기 위한 코받침 조정방법

(a) 양쪽 코받침을 내림

(b) 코받침 폭을 좁힘

④ 정점간거리를 짧게 하기 위한 코받침 조정방법

(a) 좌우 코받침간격을 넓힘

(b) 코받침지지를 눌러 림(Rim)쪽이 가깝게 함

⑤ 코받침 간격이 넓어지면 → 정점간거리 짧아짐 → 코받침능각은 커져야 함

⑥ 정점간거리가 교정 굴절력이 큰 안경과 굴절부등시용 안경에 미치는 영향

→ 정점간거리가 짧으면 색수차와 부등사위는 감소하고, 시야는 넓어짐

(5) 다리의 귀받침부(Earpiece, Morden, Temple Tip)

① 기본피팅의 마지막 피팅단계

② 귀받침부(Earpiece) 피팅

(a) 꺾임위치가 귀바퀴의 피팅 포인트에 정확히 닿도록 한다.

(b) 귀받침부를 일자로 펴서 안경을 착용시키고 전체적인 피팅상태를 확인한다.

(c) 퀴바퀴의 피팅 포인트를 기준으로 귀바퀴 뒷부분의 형태에 맞추어 약간의 간격을 두고 구부린다.

8. 가공 후 피팅(After Fitting)과 사용 중 피팅(Maintenance Fitting)

(1) 가공 후 피팅과 사용 중 피팅

① 가공 후 피팅 : 가공 전의 기본피팅(Maim Fitting)으로 되돌리는 미세조정

② 사용 중 피팅 : 고객이 사용 중에 발생한 뒤틀림의 조정

(2) 다리벌림각(Temple Spread)

① 다리벌림각 변화

(a) 사용 중 피팅에서 발생빈도가 가장 많음

(b) 한 손으로 안경을 쓰고 벗을 때 반대쪽의 다리벌림각이 커지는 경우가 가장 흔하게 발생 → 사용 중 피팅

(c) 외부로부터 안경테에 필요이상의 힘이 가해질 때 발생 → 사용 중 피팅

② 한 손(오른손)으로 안경을 쓰고 벗을 때 안경테의 변화

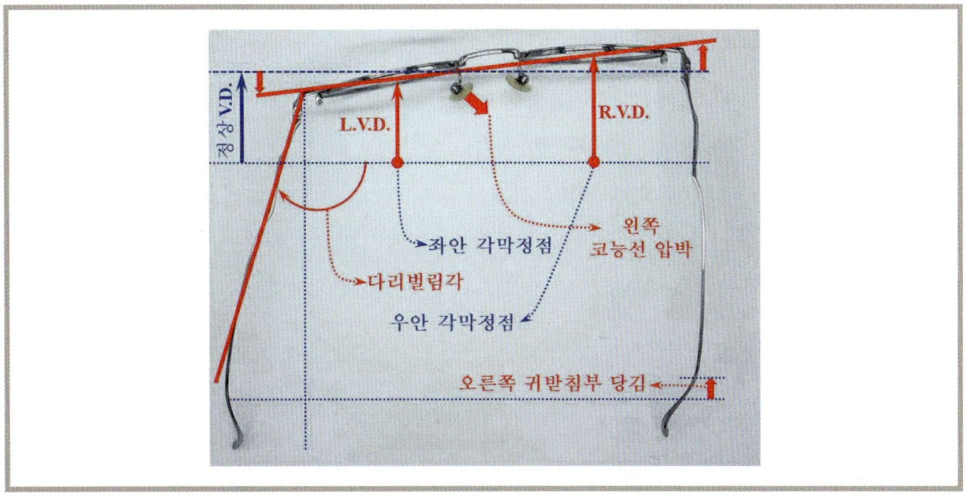

(a) 왼쪽의 다리벌림각이 커짐

(b) 오른쪽의 안경테 전면이 앞쪽으로 돌출

(c) 오른쪽 정점간거리 길어짐

(d) 왼쪽 코받침이 코능선부를 압박

(e) 오른쪽 귀바퀴받침부가 오른쪽 귀바퀴를 앞으로 당김

③ 렌즈삽입부의 림커브 보다 렌즈의 커브가 크면 → 안면각이 커짐(뒷쏠림, 안면각 180° 초과) → 다리벌림각 작아짐 → 안경다리(Temple)가 관자놀이를 압박

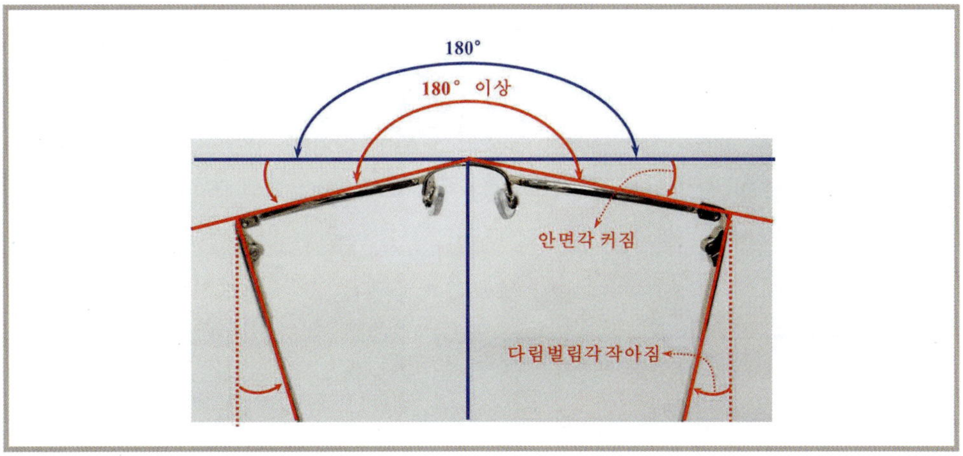

④ 다리벌림각의 이상적인 피팅상태

(a) 관자놀이에서 귀바퀴 윗부분까지의 안경다리 안쪽에 얇은 종이가 통과할 수 있는 간격을 유지한 상태

(b) 귀받침이 귀바퀴에 가볍게 접촉하는 상태

(3) 경사각(Pantoscopic Angle)

① 경사각 : 안경테의 귀방향 측면 림(Rim)과 연직선(수직선)이 이루는 각 → 수직방향 회전점조건의 요소

② 경사각 조정 목적 : 눈의 회전점 조건을 만족시키기 위해 조준선이 안경렌즈 후면의 설계점과 수직을 이루도록 조정 → 비점수차의 최소화

③ 안경의 사용에 따른 경사각의 변화의 발생빈도는 적음

④ 귀부분(Endpiece)의 변형에 의한 변화

(a) 귀부분이 두꺼울 경우 강한 힘이 필요하며, 조정하기 힘들뿐만 아니라 파손의 위험이 있음

(b) 경첩(Hinge)부가 변형되는 경우가 많음 → 경첩은 상대적으로 얇기 때문에 조정에 따른 파손 위험이 큼

(4) 코받침(Nose Pad)의 불균형에 의한 눌림자국

① 코받침간격에 따른 코받침 눌림자국

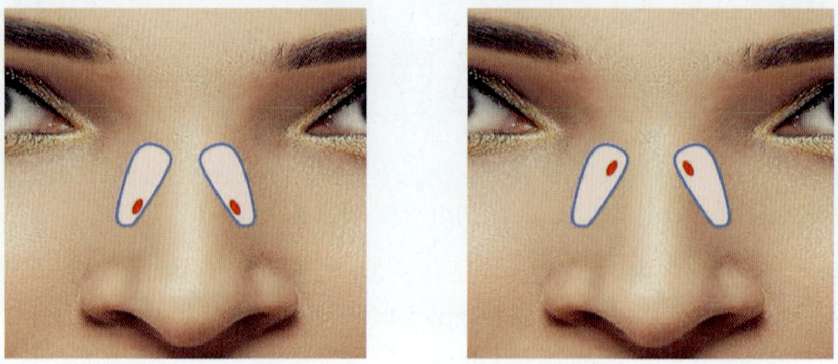

(a) 코받침 간격이 좁을 때 (b) 코받침 간격이 넓을 때

(a) 코받침간격이 좁을 때 : 코받침 아래쪽 눌림자국

(b) 코받침간격이 넓을 때 : 코받침 안쪽의 위쪽 눌림자국

② 코받침능각에 따른 코받침 눌림자국

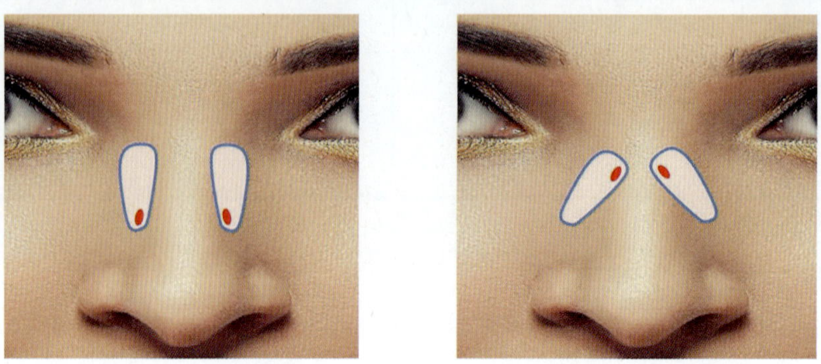

(a) 코받침능각이 작을 때 (b) 코받침능각이 클 때

(a) 코받침능각이 작을 때 : 코받침 아래쪽 눌림자국

(b) 코받침능각이 클 때 : 코받침 위쪽의 안쪽 눌림자국

③ 코받침옆퍼짐각에 따른 코받침 눌림자국

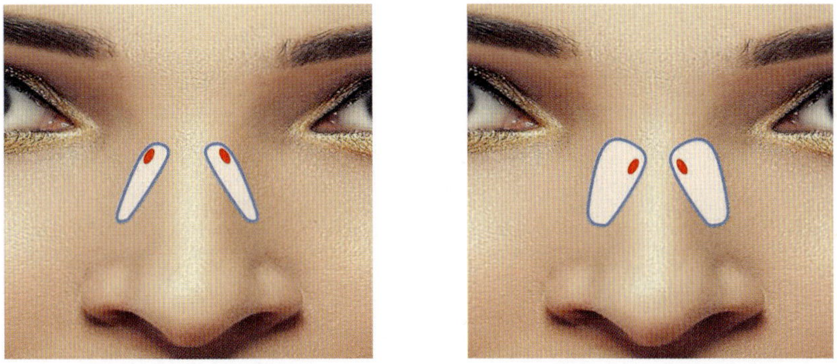

(a) 코받침옆퍼짐각이 작을 때 (b) 코받침옆퍼짐각이 클 때

(a) 코받침옆퍼짐각이 작을 때 : 코받침 위쪽의 바깥쪽 눌림자국

(b) 코받침옆퍼짐각이 클 때 : 코받침 위쪽의 안쪽 눌림자국

④ 코받침경사각에 따른 코받침 눌림자국

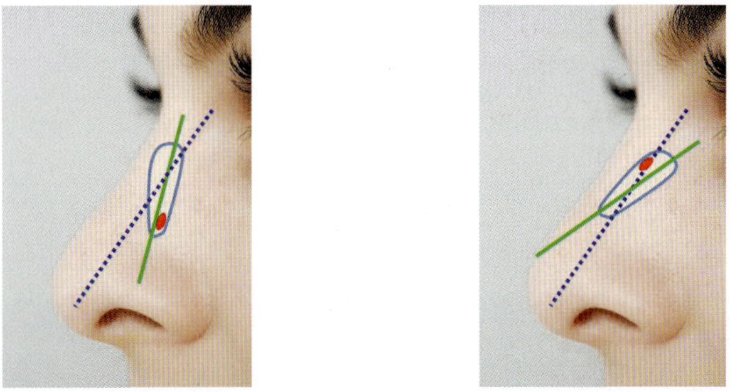

(a) 코받침경사각이 작을 때 (b) 코받침경사각이 클 때

(a) 코받침경사각이 작을 때 : 코받침 아래쪽 눌림자국

(b) 코받침경사각이 클 때 : 코받침 위쪽 눌림자국

(5) 다리의 귀받침부(Earpiece, Morden, Temple Tip)

① 안경을 쓰고 벗는 횟수가 많을수록 귀받침부 접촉력이 약해짐 : 다리벌림각 커짐 → 안경이 아래로 흘러내림 → 귀받침부(Earpiece) 수정 시 다리벌림각도 동시에 수정

② 접촉력이 약해지는 원인

(a) 꺾임위치가 길수록 약해짐

(b) 꺾임각의 크기가 클수록 약해짐

(c) 안경을 쓰고 벗는 횟수가 많을수록 약해짐

1차 개념정립 및 익힘문제

3-1. 안경테 피팅(Fitting)의 목적에 대한 설명으로 옳은 것은?

① 설계점의 위치 변화가 쉽게 하기 위함이다.
② 안경테 접촉부의 압박감을 높이기 위함이다.
③ 안경을 고정시킨 상태를 유지시키기 위함이다.
④ 혈관이 있는 부위에 안경테를 접촉시키기 위함이다.
⑤ 근육이 많은 부위에 안경테를 접촉시키기 위함이다.

3-2. 회전점조건에 따른 비점수차에 영향을 미치는 피팅의 광학적요소는?

① 동공간거리(P.D.)
② 광학중심점 높이(Oh)
③ 경사각(P.A.)
④ 정점간거리(V.D.)
⑤ 다리벌림각

3-3. 근시 또는 원시인 사람이 콘텍트렌즈와 동일한 굴절력으로 조제가공한 안경을 착용하고 있을 때 옳은 것은?

① 근시는 과교정 상태이다.
② 원시는 저교정 상태이다.
③ 원시는 원시화된 상태이다.
④ 근시는 원시화된 상태이다.
⑤ 근시는 더 강한 굴절력의 (−)렌즈가 필요하다.

3-4. 정점간거리 10mm에서 −10.00D로 완전교정되는 안경을 정점간거리 20mm의 안경으로 교정하려고 한다. 이 때 안경렌즈의 교정 굴절력은?

① −11.00D
② −10.25D
③ −10.00D
④ −9.75D
⑤ −9.00D

3-5. 최적의 안경 상태를 유지하기 위한 피팅(Fitting)의 순서에서 가장 먼저 행해지는 피팅은?

① 기본피팅
② 표준상태피팅
③ 응용피팅
④ 미세부분조정
⑤ 자각피팅

3-6. 다음과 같은 금속 안경테에서 얼굴 전면부에서 얼굴과 직접 접촉되는 안경테 요소는?

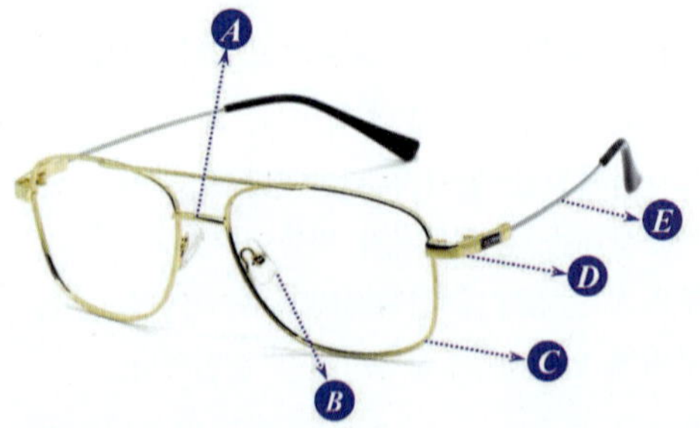

① A ② B
③ C ④ D
⑤ E

3-7. 플라스틱 안경테에서 코받침이 없어 렌즈삽입부(Rim)가 얼굴에 직접 접촉되는 연결부(Bridge) 형태는?

① 안장형(Saddle Type) ② 반안장형(Semisaddle Type)
③ 열쇠구멍형(Keyhole Type) ④ 코받침지지 부착형(Clings Type)
⑤ 높은 돌출형(High Crest Bridge)

3-8. 경첩이나 안경다리를 폈을 때, 안경다리의 전면부쪽 끝부분과 만나는 귀부분(Endpiece) 또는 렌즈삽입부(Rim)가 이루는 각이 90°(직각)인 귀부분(Endpiece)의 형태는?

① 버트형(Butt Type) ② 연귀형(Mitre Type)
③ 평행형(Turn Type) ④ 나선형(Screw Type)
⑤ 안장형(Saddle Type)

3-9. 다음과 같은 포인트테(Point Frame)의 구조에서 고정금대(Strap)에 해당하는 부분은?

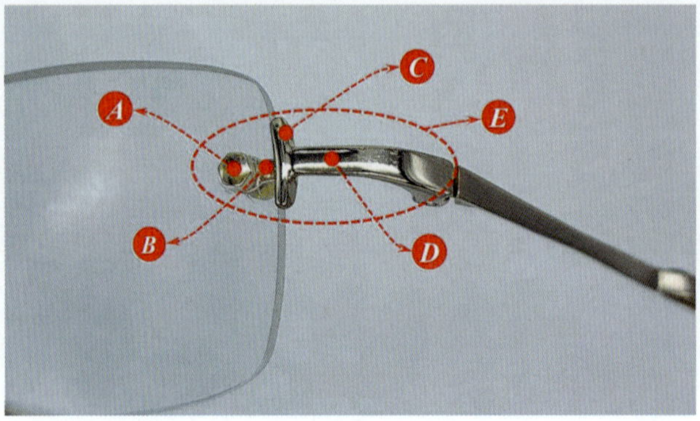

① A ② B
③ C ④ D
⑤ E

3-10. 귀부분의 꺾임상태나 다리벌림각 조정을 위한 귀부분을 고정하기 위해 사용하는 피팅(Fitting)공구는?

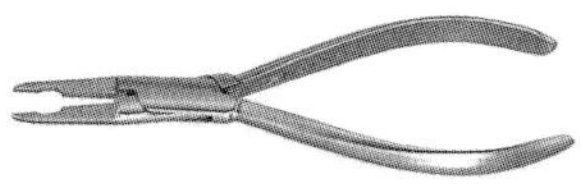

①

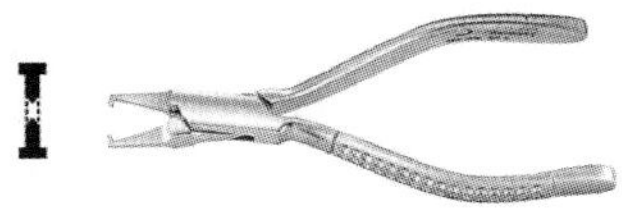

②

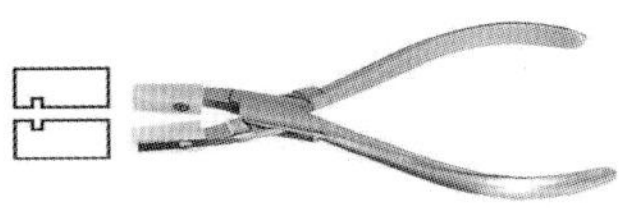

③

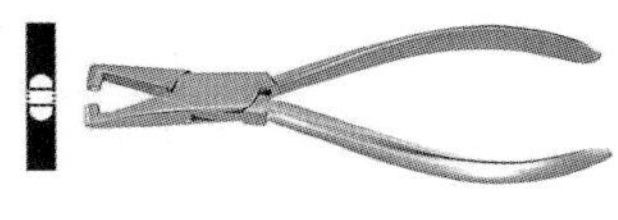

④

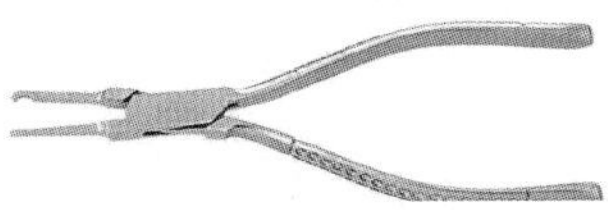

⑤

3-11. 안경테에 사용되는 소형 나사를 절단할 때 사용하는 절단용 공구는?

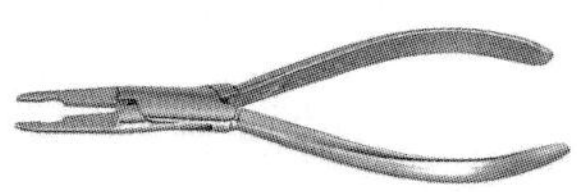

①

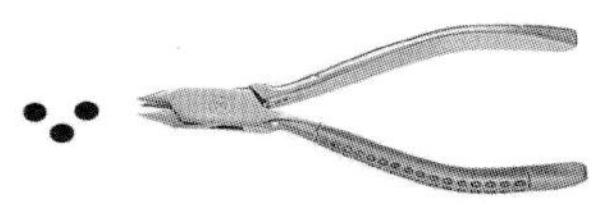

②

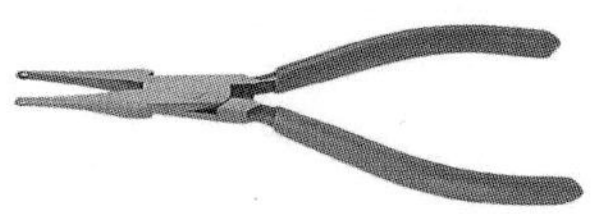

③

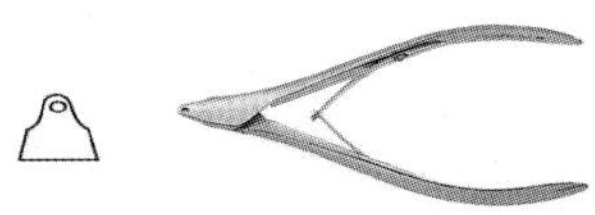

④

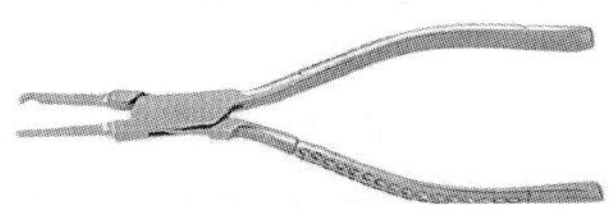

⑤

3-12. 다음 피팅(Fitting)공구의 용도는?

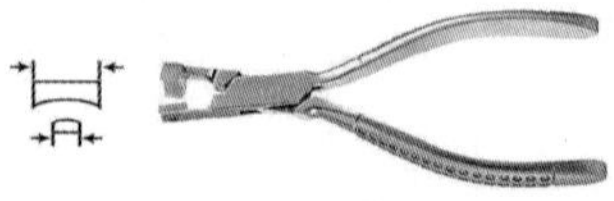

① 다리벌림각(Temple Spread) 조정용
② 경사각(Pantoscope Angle) 조정용
③ 코받침(Nose Pad) 조정용
④ 연결부(Bridge) 휨 조정용
⑤ 림 커브(Rim Curve) 조정용

3-13. 박싱시스템(Boxing System)에 의한 안경테 계측방법에서 삽입부 크기(E.S., Eye Size)에 대한 설명으로 옳은 것은?

① 좌우 렌즈 삽입부 홈 사이의 최단 거리
② 수평접선의 2등분선과 렌즈 가장자리 좌우 교점 중 코방향 교점 사이의 거리
③ 렌즈 삽입부의 상하좌우 최고 돌출부에서 수평 및 수직방향 접선에 의해 만들어진 사각형의 가로 길이
④ 렌즈 삽입부의 상하 최고 돌출부에서 수평 접선을 긋고, 상하의 수평 접선 높이의 2등분선과 안경테 림(Rim)과의 좌우 교점간 거리
⑤ 다리(Temple)를 일직선으로 곧게 폈을 때 다리 경첩(Hinge)나사 구멍의 중심에서 귀받침부(Temple Tip) 끝까지의 거리

3-14. '52 □ 18 140'로 표기된 안경테의 브리지 사이즈(Bridge Size)는 몇 mm인가?

① 18 ② 35 ③ 52 ④ 70 ⑤ 140

3-15. 박싱시스템(Boxing System), 데이텀라인시스템(Datum Line System) 및 상공련시스템으로 측정한 안경테 P.D.(F.P.D.)의 크기 순서로 옳은 것은?(단, 안경테의 렌즈 삽입부는 보스톤형이다.)

① 데이텀라인시스템 〉 상공련시스템 〉 박싱시스템
② 데이텀라인시스템 〉 박싱시스템 〉 상공련시스템
③ 박싱시스템 〉 상공련시스템 〉 데이텀라인시스템
④ 박싱시스템 〉 데이텀라인시스템 〉 상공련시스템
⑤ 상공련시스템 〉 박싱시스템 〉 데이텀라인시스템

3-16. 코를 위 또는 아래에서 봤을 때 코의 중심부 축선이 코의 능선과 이루는 각에 해당하는 코 부위의 각은?

① 코능각
② 콧등돌출각
③ 코옆펴짐각
④ 코받침경사각
⑤ 코받침옆펴짐각

3-17. 플라스틱 안경테의 코 부분 피팅에 대한 설명으로 옳은 것은?

① 코받침옆펴짐각이 크면 한 쪽 코능선부에 자국이 남는다.
② 코받침능각이 좁으면 코받침에 덧붙임패드를 부착하여 조정한다.
③ 코받침옆펴짐각이 크면 상부 콧마루에만 접촉되어 하중이 집중된다.
④ 코받침옆펴짐각이 작으면 상부 능선부위에만 접촉되어 하중이 집중된다.
⑤ 오른쪽 다리벌림각이 크면 왼쪽 코받침이 코의 능선부를 강하게 압박한다.

3-18. 안경테 안쪽에 안경자를 대고 좌우 귀부분(Endpiece)과 좌우 연결부(Bridge)의 4개 점이 안경자와 닿는지 검사하는 안경테의 불균형 상태는?

① X자형 뒤틀림 ② 8자형 뒤틀림
③ 전면 돌출상태 불균형 ④ 전면 수평균형상태 불균형
⑤ 클링그스형 코받침 불균형

3-19. 왼쪽 다리벌림각이 작을 때 안경테의 불균형상태에 대한 설명으로 옳은 것은?

① 왼쪽의 정점간거리(V.D.) 길어진다.
② 오른쪽의 렌즈삽입부가 앞으로 돌출된다.
③ 오른쪽의 코받침부가 코능선에 닿지 않고 뜬다.
④ 오른쪽의 다리부가 귀받침부가 위쪽으로 떠오른다.
⑤ 오른쪽의 다리가 앞으로 쏠려 귀받침부을 앞으로 당긴다.

3-20. 오른쪽 다리벌림각(Temple Spread)이 작을 때 나타나는 안경테의 불균형에 대한 설명으로 옳은 것은?

① 오른쪽의 정점간거리(V.D.)가 짧아진다.
② 왼쪽의 귀부분(Endpiece)이 앞쪽으로 밀린다.
③ 귀바퀴받침부가 왼쪽 귀바퀴를 앞으로 당긴다.
④ 왼쪽의 안경다리(Temple)가 관자놀이를 압박한다.
⑤ 왼쪽 코받침(Nose Pad)이 코의 능선부를 강하게 압박한다.

3-21. 렌즈삽입부의 림(Rim)커브 보다 렌즈의 커브가 클 때 안경테 불균형에 대한 설명으로 옳은 것은?

① 안면각이 작아진다.
② 다리벌림각이 커진다.
③ 안면각은 180° 미만이 된다.
④ 안경테는 앞쏠림상태가 된다.
⑤ 안경다리가 관자놀이를 압박한다.

3-22. 안경다리의 귀받침부(Temple Tip)의 피팅(Fitting)상태에 대한 설명으로 옳은 것은?

① 기본피팅에서 가장 먼저 실시하는 피팅단계이다.
② 꺾임각의 크기가 클수록 귀받침부 접촉력은 커진다.
③ 귀받침부의 꺾임위치가 길수록 귀받침부 접촉력은 커진다.
④ 안경을 쓰고 벗는 횟수가 많을수록 귀받침부 접촉력은 약해진다.
⑤ 귀받침부의 꺾임위치 조정은 다리경사각의 조정한 전에 실시한다.

2차 개념정립 및 익힘문제

3-23. 설계점의 수평방향 위치를 조정하기 위한 피팅의 광학적 요소는?

① 동공간거리(P.D.)
② 광학중심점 높이(Oh)
③ 경사각(P.A.)
④ 정점간거리(V.D.)
⑤ 다리벌림각

3-24. 안경테 귀바퀴받침부(Earpiece)의 피팅포인트?

① 눈살근과 눈썹주름근 사이
② 눈살근과 눈둘레근 사이
③ 눈살근과 코근 사이
④ 눈둘레근과 코근 사이
⑤ 유양돌기 부위의 약간 함몰된 곳

3-25. 근시 또는 원시인 사람이 안경렌즈와 동일한 굴절력인 콘텍트렌즈를 착용하고 있을 때 옳은 것은?

① 근시는 저교정 상태이다.
② 원시는 과교정 상태이다.
③ 원시는 원시화된 상태이다.
④ 근시는 근시화된 상태이다.
⑤ 근시는 더 강한 굴절력의 (−)렌즈가 필요하다.

3-26. 정점간 거리 10mm에서 +10.00D로 완전교정되는 안경을 정점간 거리 20mm의 안경으로 교정하려고 한다. 이 때 안경렌즈의 교정 굴절력은?

① +9.00D
② +9.75D
③ +10.00D
④ +10.25D
⑤ +11.00D

3-27. 최적의 안경 상태를 유지하기 위한 피팅(Fitting)의 순서에서 가장 나중에 행해지는 피팅은?

① 기본피팅
② 표준상태피팅
③ 응용피팅
④ 미세부분조정
⑤ 자각피팅

3-28. 금속 안경테에서 안경렌즈를 파지하고, 파지한 상태를 유지하기 위한 안경테 요소는?

① 연결부(Bridge)
② 코받침(Nose Pad)
③ 렌즈삽입부(Rim)
④ 귀부분(Endpiece)
⑤ 다리몸대(Shaft)

3-29. 플라스틱 안경테에서 연결부(Bridge)와 렌즈삽입부(Rim)의 연결부가 열쇠구멍 모양인 연결부(Bridge) 형태는?

① 안장형(Saddle Type)　② 반안장형(Semisaddle Type)
③ 열쇠구멍형(Keyhole Type)　④ 코받침지지 부착형(Clings Type)
⑤ 높은 돌출형(High Crest Bridge)

3-30. 경첩(또는 안경다리)를 폈을 때, 안경다리의 전면부쪽 끝부분과 만나는 귀부분(Endpiece)이 이루는 각이 45°인 귀부분(Endpiece)의 형태는?

① 버트형(Butt Type)　② 연귀형(Mitre Type)
③ 평행형(Turn Type)　④ 나선형(Screw Type)
⑤ 안장형(Saddle Type)

3-31. 포인트테(Point Frame)에서 렌즈의 절삭된 부분인 측면 가장자리에 밀착되는 부분은?

① 측엽(Shoe)　② 지엽(Ear, Tongue)
③ 너트(Nut)　④ 와셔(Washer)
⑤ 나사(Screw)

3-32. 금속테용 경사각(Pantoscope Angle) 조정용 피팅(Fitting)공구는?

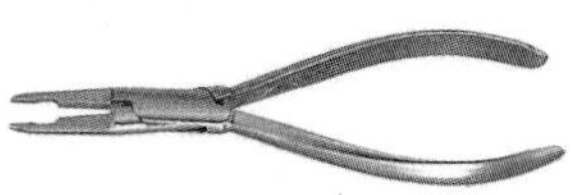
①

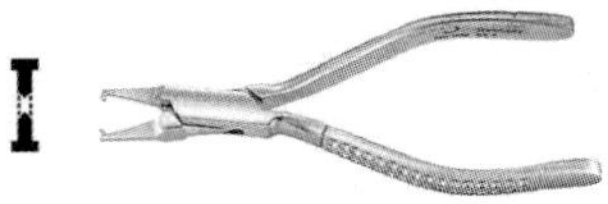
②

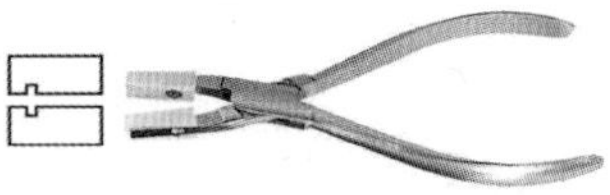
③

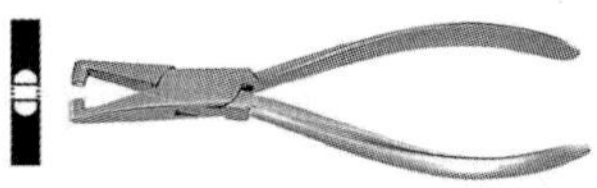
④

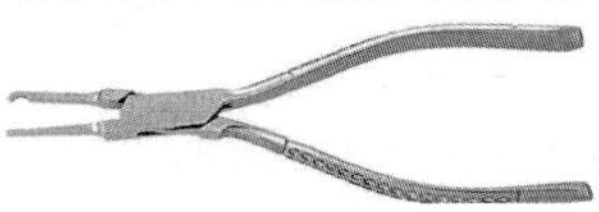
⑤

3-33. 포인트테의 렌즈에 패드의 압력이 전달되지 않고 지엽의 나사부에만 압력이 가해져 렌즈에 무리한 힘이 가해지지 않은 상태에서 지엽을 조정하기 위한 피팅(Fitting)공구는?

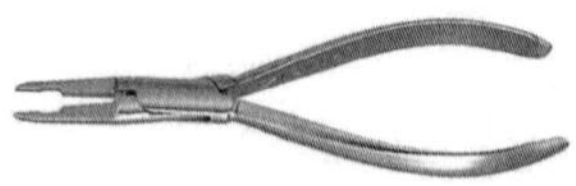

①

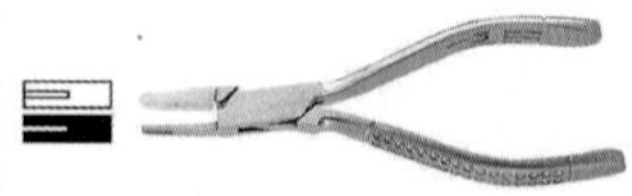

②

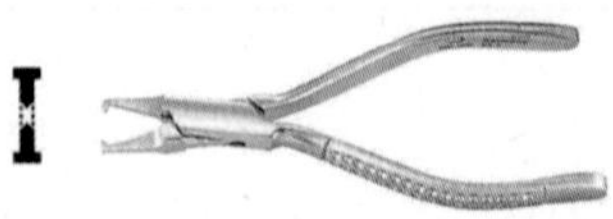

③

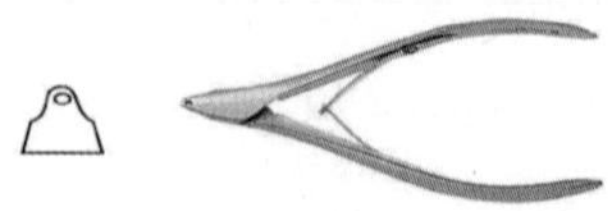

④

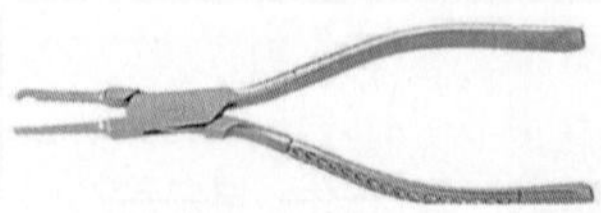

⑤

3-34. 다음 피팅(Fitting)공구의 용도는?

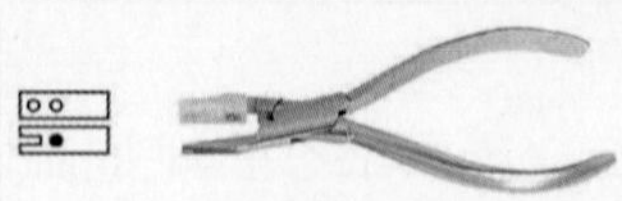

① 포인트테 지엽나사 고정용
② 포인트테 측엽 조정용
③ 코받침(Nose Pad) 조정용
④ 무테 나사 절단용
⑤ 림 커브(Rim Curve) 조정용

3-35. 박싱시스템(Boxing System)에 의한 안경테 계측방법에서 연결부 크기(B.S.)에 대한 설명으로 옳은 것은?

① 좌우 렌즈 삽입부 홈 사이의 최단 거리
② 수평접선의 2등분선과 렌즈 가장자리 좌우 교점 중 코방향 교점 사이의 거리
③ 렌즈 삽입부의 상하좌우 최고 돌출부에서 수평 및 수직방향 접선에 의해 만들어진 사각형의 가로 길이
④ 렌즈 삽입부의 상하 최고 돌출부에서 수평 접선을 긋고, 상하의 수평 접선 높이의 2등분선과 안경테 림(Rim)과의 좌우 교점간 거리
⑤ 다리(Temple)를 일직선으로 곧게 폈을 때 다리 경첩(Hinge)나사 구멍의 중심에서 귀받침부(Temple Tip) 끝까지의 거리

3-36. '52 □ 18 140'로 표기된 안경테의 삽입부 크기(E.S.)는 몇 mm인가?

① 18 ② 35 ③ 52 ④ 70 ⑤ 140

3-37. 계측방법에 관계없이 렌즈 삽입부 크기(E.S.)와 연결부 크기(B.S.)가 같은 안경테의 형태는?

① 폭스형(Fox Type)
② 스퀘어형(Square Type)
③ 보스톤형(Boston Type)
④ 레이밴형(Ray-Ban Type)
⑤ 웰링턴형(Wellington Type)

3-38. 코를 정면에서 봤을 때 양미간의 중앙점에서 세운 연직선과 양미간의 중앙점에서 한쪽 코날개의 아래쪽 끝을 연결한 직선가 이루는 각에 해당하는 코 부위의 각은?

① 코능각
② 콧등돌출각
③ 코옆퍼짐각
④ 코받침경사각
⑤ 코받침옆퍼짐각

3-39. 왼쪽에 비해 오른쪽 다리벌림각이 클 때의 안경테 불균형에 대한 설명으로 옳은 것은?

① 오른쪽 경사각이 커진다.
② 오른쪽 다리경사각이 커진다.
③ 왼쪽의 정점간거리가 짧아진다.
④ 오른쪽 코받침이 코의 능선부를 압박한다.
⑤ 오른쪽 귀받침부가 오른쪽 귀바퀴를 앞으로 당긴다.

3-40. 연결부(Bridge)의 뒤틀림이 원인이 되어 안경테를 옆에서 볼 때 왼쪽과 오른쪽의 렌즈삽입부가 뒤틀린 안경테의 불균형 상태는?

① X자형 뒤틀림
② 8자형 뒤틀림
③ 전면 돌출상태 불균형
④ 전면 수평균형상태 불균형
⑤ 클링그스형 코받침 불균형

3-41. 안경테의 다리경사각에 대한 설명으로 옳은 것은?

① 경사각(P.A.)이 클수록 다리경사각은 커진다.
② 안경테의 귀방향 측면 림(Rim)과 수직선이 이루는 각이다.
③ 오른쪽 다리경사각이 작으면 정면 관측 시 오른쪽 렌즈삽입부 높이가 낮아진다.
④ 귀부분(Endpiece)의 위치가 측면 림(Rim)의 위쪽에 위치할수록 다리경사각은 커진다.
⑤ 정면 관측 시 오른쪽 렌즈삽입부 높이가 높으면 오른쪽 다리경사각을 크게 조정한다.

3-42. 표준상태점검과 수정이 완료된 안경테의 본대 길이는 같지만 얼굴 전면에서 오른쪽 귀바퀴의 거리가 더 길 때 안경테의 불균형에 대한 설명으로 옳은 것은?

① 안경테가 아래로 흘러내린다.
② 오른쪽 경사각(P.A.)이 커진다.
③ 오른쪽의 정점간거리(V.D.)가 짧아진다.
④ 오른쪽의 귀부분(Endpiece)이 앞쪽으로 밀린다.
⑤ 왼쪽 코받침(Nose Pad)이 코의 능선부를 압박한다.

3-43. 안경렌즈의 수직방향 회전점조건을 만족하여 비점수차를 최소화하기 위해 조정되어야 할 안경테 피팅(Fitting)요소는?

① 경사각
② 다리벌림각
③ 다리경사각
④ 앞수평면휨각
⑤ 정점간거리

3-44. 동일한 형태의 안경테에서 박싱시스템과 데이텀라인시스템의 측정값이 동일한 요소는?

① 삽입부 크기(E.S.)
② 연결부 크기(B.S.)
③ 기준점 위치
④ 안경테P.D.(F.P.D.)
⑤ 다리길이

3차 개념정립 및 익힘문제

3-45. 설계점의 수직방향 위치를 조정하기 위한 피팅의 광학적 요소는?

① 동공간거리(P.D.)
② 광학중심점 높이(Oh)
③ 경사각(P.A.)
④ 정점간거리(V.D.)
⑤ 다리벌림각

3-46. 안경테 림(Rim)과 귀부분(Endpiece)이 이루는 각도의 조정을 통해 조정하고자 하는 피팅요소는?

① 경사각(P.A.)
② 귀바퀴부분의 꺾임위치
③ 다리벌림각
④ 전면 수평상태
⑤ 정점간거리(V.D.)

3-47. 정점간거리 12mm일 때 완전교정된 안경을 정점간거리가 14mm로 착용하고 있을 때 옳은 것은?

① 근시는 과교정 상태이다.
② 원시는 저교정 상태이다.
③ 원시는 원시화된 상태이다.
④ 근시는 원시화된 상태이다.
⑤ 근시는 더 강한 굴절력의 (−)렌즈가 필요하다.

3-48. 정점간 거리 10mm에서 +10.00D로 완전교정되는 안경을 착용한 사람의 콘택트렌즈 처방은?

① +9.00D
② +9.75D
③ +10.00D
④ +10.25D
⑤ +11.00D

3-49. 최적의 안경 상태를 유지하기 위한 피팅(Fitting)의 순서에서 예비피팅에 해당하는 피팅은?

① 기본피팅
② 표준상태피팅
③ 응용피팅
④ 미세부분조정
⑤ 자각피팅

3-50. 금속 안경테에서 안경테 중심에 위치하여 좌우 렌즈삽입부(Rim)를 연결하기 위한 안경테요소는?

① 연결부(Bridge)
② 코받침(Nose Pad)
③ 경첩(Hinge)
④ 귀부분(Endpiece)
⑤ 다리몸대(Shaft)

3-51. 금속 안경테에서 윗빗장형(Bar Type)인 연결부(Bridge) 형태는?

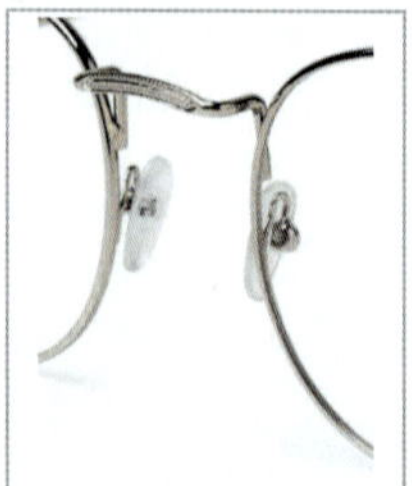
①

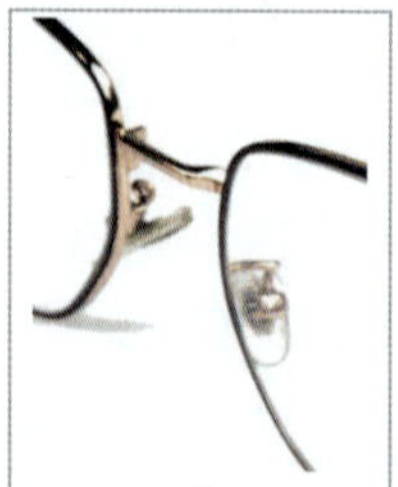
②

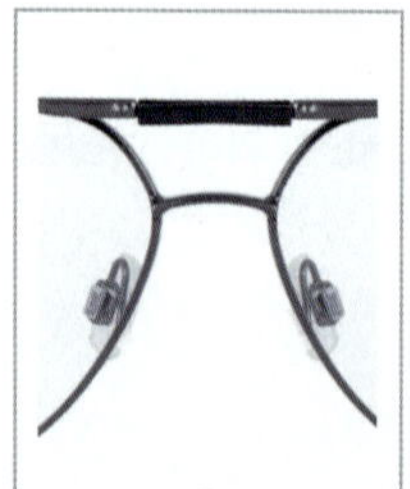
③

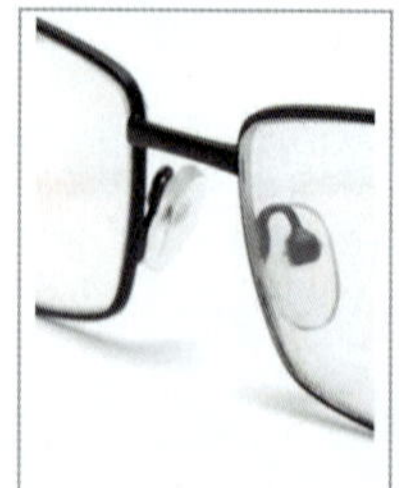
④

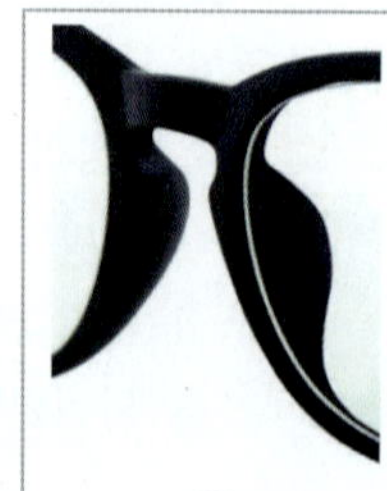
⑤

3-52. 경첩 또는 안경다리를 폈을 때, 안경다리의 전면부쪽 끝부분과 만나는 귀부분(Endpiece)이 이루는 각이 180°인 귀부분(Endpiece)의 형태는?

① 버트형(Butt Type)
② 연귀형(Mitre Type)
③ 평행형(Turn Type)
④ 나선형(Screw Type)
⑤ 안장형(Saddle Type)

3-53. 투포인트테(Two Point Frame)에서 안경테에 렌즈를 고정하기 위해 좌우 안경렌즈 전체에 뚫린 구멍의 갯수는?

① 2개
② 3개
③ 4개
④ 5개
⑤ 6개

3-54. 플라스틱테용 경사각(Pantoscope Angle) 조정용 피팅(Fitting)공구는?

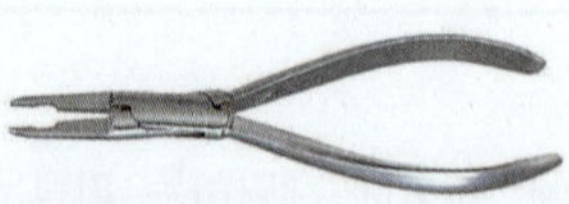
①

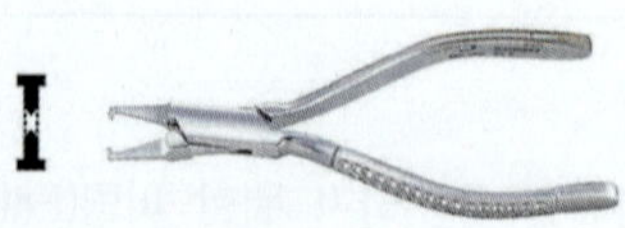
②

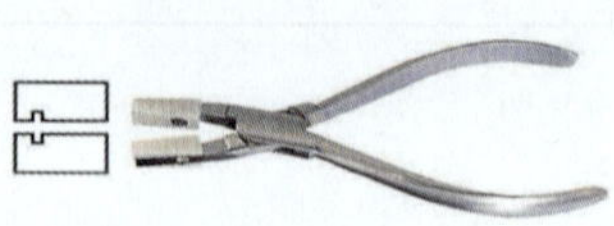
③

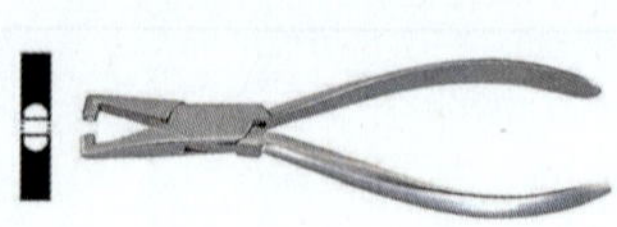
④

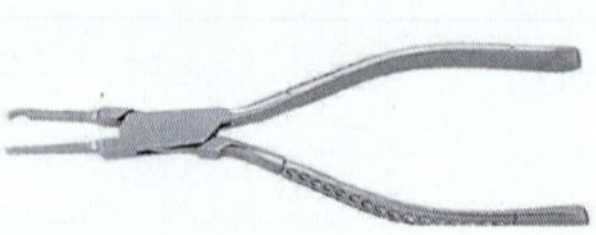
⑤

3-55. 다음 피팅(Fitting)공구의 용도는?

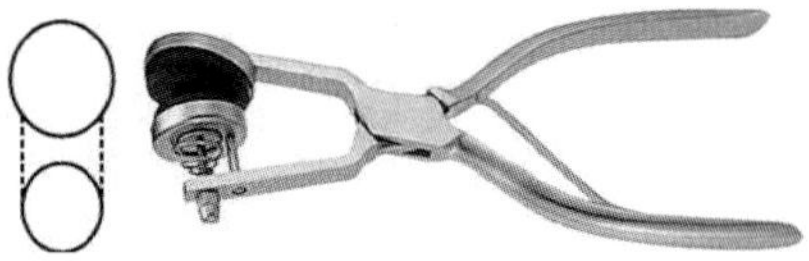

① 다리벌림각(Temple Spread) 조정용
② 경사각(Pantoscope Angle) 조정용
③ 코받침(Nose Pad) 조정용
④ 연결부(Bridge) 휨 조정용
⑤ 렌즈 회전용

3-56. 다음 피팅(Fitting)공구의 용도는?

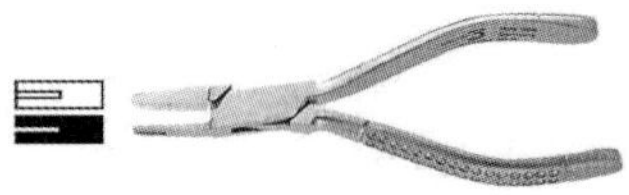

① 포인트테 지엽나사 고정용
② 포인트테 측엽 조정용
③ 코받침(Nose Pad) 조정용
④ 무테 나사 절단용
⑤ 림 커브(Rim Curve) 조정용

3-57. 데이텀라인 시스템(Datum Line System)에 의한 안경테 계측방법에서 연결부 크기(B.S.)에 대한 설명으로 옳은 것은?

① 좌우 렌즈 삽입부 홈 사이의 최단 거리
② 수평접선의 2등분선과 렌즈 가장자리 좌우 교점 중 코방향 교점 사이의 거리
③ 렌즈 삽입부의 상하좌우 최고 돌출부에서 수평 및 수직방향 접선에 의해 만들어진 사각형의 가로 길이
④ 렌즈 삽입부의 상하 최고 돌출부에서 수평 접선을 긋고, 상하의 수평 접선 높이의 2등분선과 안경테 림(Rim)과의 좌우 교점간 거리
⑤ 다리(Temple)를 일직선으로 곧게 폈을 때 다리 경첩(Hinge)나사 구멍의 중심에서 귀받침부(Temple Tip) 끝까지의 거리

3-58. 삽입부 크기(E.S.)가 52mm이고, 브리지 사이즈(B.S.)가 18mm인 안경테의 박싱시스템(Boxing System)에 의한 표기법으로 옳은 것은?

① 52/18 ② 52_18 ③ 52−18 ④ 52×18 ⑤ 52□18

3-59. 다음 그림에서 박싱시스템(Boxing System)에 의한 삽입부 크기(E.S.)는?

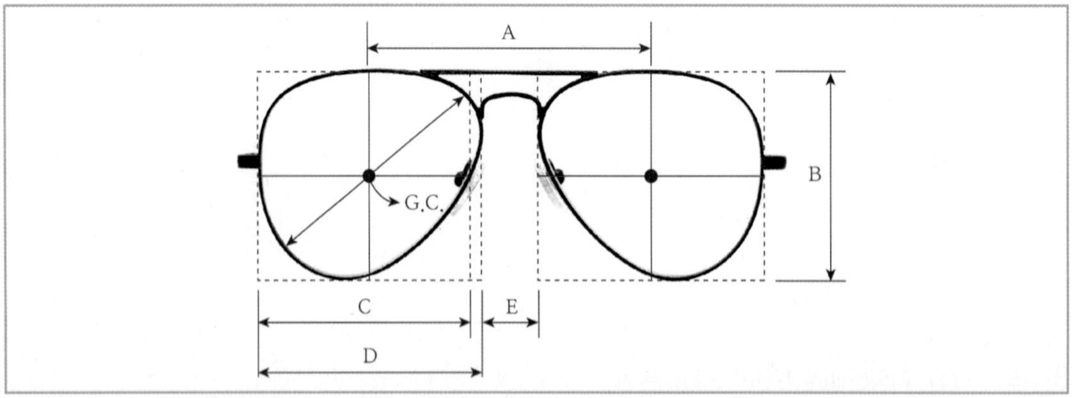

① A　② B　③ C　④ D　⑤ E

3-60. 코능각(Splay)에 대응하는 코받침(Nose Pad) 부위의 각은?

① 콧등돌출각
② 코받침능각
③ 코옆퍼짐각
④ 코받침경사각
⑤ 코받침옆퍼짐각

3-61. 안경다리(Temple)의 피팅(Fitting)에 대한 설명으로 옳은 것은?

① 안경다리가 관자놀이를 압박할 경우 귀부분이 뒤쪽으로 당겨진다.
② 안경다리가 관자놀이를 압박할 경우 안경테가 뒤쪽으로 당겨진다.
③ 안경을 벗었을 때 이상적인 피팅상태는 안경다리의 양쪽이 평행하게 직선인 상태이다.
④ 안경을 썼을 때 이상적인 피팅상태는 다리의 양쪽이 균일하게 안쪽으로 휘어진 궁형인 상태이다.
⑤ 안경을 썼을 때 이상적인 피팅상태는 안경테 다리와 관자놀이 사이에 얇은 종이를 끼울 정도이다.

3-62. 안경테 림(Rim)의 뒤틀림이 원인이 되어 렌즈삽입부가 뒤틀린 안경테의 불균형 상태는?

① X자형 뒤틀림
② 8자형 뒤틀림
③ 전면 돌출상태 불균형
④ 전면 수평균형상태 불균형
⑤ 클링그스형 코받침 불균형

3-63. 안경테의 피팅(Fitting)에서 다리접은각(Temple Fold Angle)에 대한 설명으로 옳은 것은?

① 다리경사각이 클 경우 하방교차된다.
② 다리접은각이 180° 미만인 경우를 상방교차라 한다.
③ 다리를 접었을 때 다리의 교차점의 아래쪽에서 이루는 각이다.
④ 렌즈삽입부의 귀방향 위쪽이 작게 가공된 경우 하방교차 된다.
⑤ 귀부분(Endpiece)이 귀방향인 바깥쪽으로 뒤틀린 경우 하방교차 된다.

3-64. 안경테의 왼쪽은 정상이나, 오른쪽 하부림만 뺨에 닿는 원인과 조치사항으로 옳은 것은?

① 오른쪽 경사각이 작다.
② 왼쪽의 경사각을 줄인다.
③ 오른쪽 다리경사각이 작다.
④ 왼쪽 코받침지지가 눌려 있다.
⑤ 왼쪽의 다리경사각을 크게 한다.

3-65. 다음 그림과 같이 코받침 아래쪽에 눌림자국을 발생시키는 코받침의 불균형은?

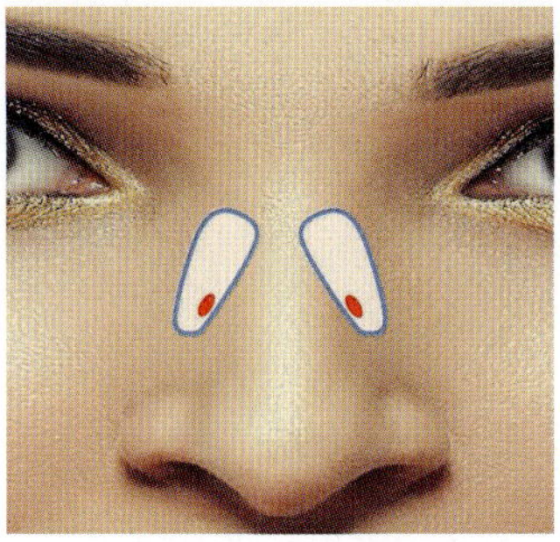

① 코받침간격이 좁을 때
② 코받침간격이 넓을 때
③ 코받침능각이 클 때
④ 코받침옆퍼짐각이 작을 때
⑤ 코받침옆퍼짐각이 클 때

3-66. 동일한 형태의 안경테에서 박싱시스템과 데이텀라인시스템의 측정값이 다른 요소는?

① 다리길이
② 귀부분(Endpiece) 크기
③ 안경테 상하 크기
④ 안경테P.D.(F.P.D.)
⑤ 전면부 전체의 좌우 크기

4차 개념정립 및 익힘문제

3-67. 얼굴의 측면 압박감, 안경이 앞쪽으로 돌출되는 현상, 귀받침부가 귀바퀴를 앞쪽으로 당김 등이 발생하지 않게 위한 피팅의 광학적요소는?

① 동공간거리(P.D.)
② 광학중심점 높이(Oh)
③ 경사각(P.A.)
④ 정점간거리(V.D.)
⑤ 다리벌림각

3-68. 안경테다리(Temple)의 상하방향 높이 조정을 통해 조정하고자 하는 피팅요소는?

① 경사각(P.A.)
② 귀바퀴부분의 꺾임위치
③ 다리벌림각
④ 전면 수평상태
⑤ 정점간거리(V.D.)

3-69. 정점간거리 14mm일 때 완전교정된 안경을 정점간거리가 12mm로 착용하고 있을 때 옳은 것은?

① 근시는 저교정 상태이다.
② 원시는 과교정 상태이다.
③ 원시는 원시화된 상태이다.
④ 근시는 근시화된 상태이다.
⑤ 근시는 더 강한 굴절력의 (-)렌즈가 필요하다.

3-70. 정점간 거리 10mm에서 완전교정처방이 +10.00D인 안경을 정점간거리 20mm에서 착용할 때의 가입효과는?

① +0.50D
② +1.00D
③ +1.50D
④ +2.00D
⑤ +2.50D

3-71. 완성된 안경의 착용상태에서 고객의 불편함을 해소시키기 위한 조정단계에 해당하는 피팅은?

① 기본피팅
② 표준상태피팅
③ 응용피팅
④ 미세부분조정
⑤ 자각피팅

3-72. 금속 안경테에서 코받침지지(Pad Arm)와 코받침(Nose Pad)을 연결하기 위한 안경테요소는?

① 연결부(Bridge)
② 코받침상자(Clings Box)
③ 경첩(Hinge)
④ 귀부분(Endpiece)
⑤ 다리몸대(Shaft)

3-73. 금속 안경테에서 'ㄷ'자 형태로 앞쪽 방향으로 돌출이 심한 형태인 연결부(Bridge) 형태는?

① 높은 돌출형(High Crest Bridge)
② 낮은 돌출형(Low Crest Bridge)
③ 윗빗장형(Two Bridge Type)
④ 직선형(Flush Type)
⑤ 2중 안전형(Twin Compotable Type)

3-74. 꺾임부에서 귀바퀴 뒤쪽 두개골의 능선을 따라 절반 정도가 접촉되는 형태로 가장 일반적인 안경다리(Temple)의 형태는?

① 반걸개식(Skull Temple)
② 케이블식(Cable Temple)
③ 곧은다리식(Straight-Back Temple)
④ 나선식(Screw Temple)
⑤ 변형 곧은다리식(Convertable Temple)

3-75. 투포인트테(Two Point Frame)에서 안경테에 렌즈를 고정하기 위해 한쪽 안경렌즈에 뚫린 구멍의 갯수는?

① 2개
② 3개
③ 4개
④ 5개
⑤ 6개

3-76. 코받침과 코받침박스를 동시에 잡고 코받침을 조정하기 위한 피팅(Fitting)공구는?

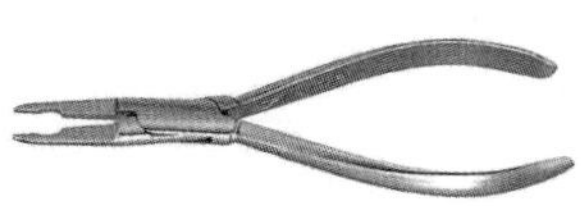
①

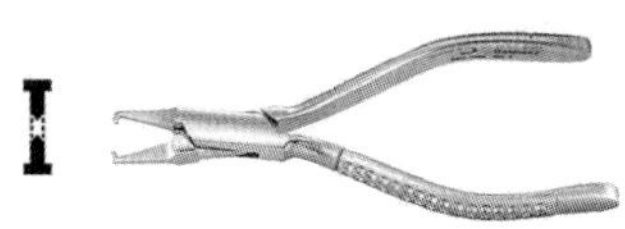
②

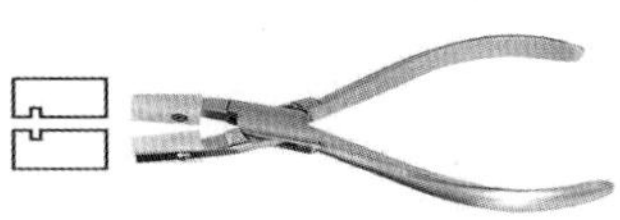
③

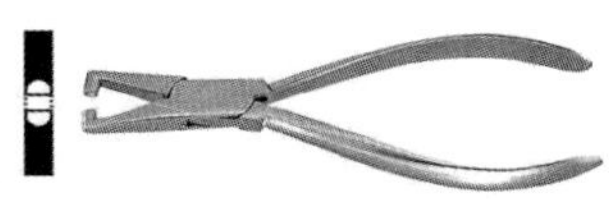
④

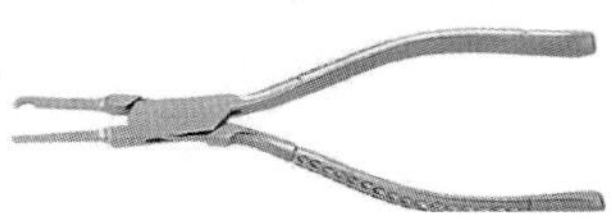
⑤

3-77. 다음 피팅(Fitting)공구의 용도는?

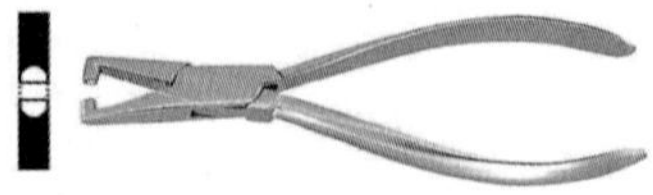

① 다리벌림각(Temple Spread) 조정용　② 경사각(Pantoscope Angle) 조정용
③ 코받침(Nose Pad) 조정용　④ 연결부(Bridge) 휨 조정용
⑤ 림 커브(Rim Curve) 조정용

3-78. 국제표준화기구(I.S.O.)의 국제규격인 계측방법으로 우리나라에서 사용하고 있는 안경테 계측방법은?

① 박싱시스템　② 상공련시스템
③ 데이텀라인시스템　④ 사진촬영법
⑤ 컴퓨터계측시스템

3-79. 데이텀라인 시스템(Datum Line System)에 의한 안경테 계측방법에서 삽입부 크기(E.S.)에 대한 설명으로 옳은 것은?

① 좌우 렌즈 삽입부 홈 사이의 최단 거리
② 수평접선의 2등분선과 렌즈 가장자리 좌우 교점 중 코방향 교점 사이의 거리
③ 렌즈 삽입부의 상하좌우 최고 돌출부에서 수평 및 수직방향 접선에 의해 만들어진 사각형의 가로 길이
④ 렌즈 삽입부의 상하 최고 돌출부에서 수평 접선을 긋고, 상하의 수평 접선 높이의 2등분선과 안경테 림(Rim)과의 좌우 교점간 거리
⑤ 다리(Temple)를 일직선으로 곧게 폈을 때 다리 경첩(Hinge)나사 구멍의 중심에서 귀받침부(Temple Tip) 끝까지의 거리

3-80. 삽입부 크기(E.S.)가 52mm이고, 브리지 사이즈(B.S.)가 18mm인 안경테의 데이텀라인 시스템(Datum Line System)에 의한 표기법으로 옳은 것은?

① 52=18　② 52_18　③ 52−18　④ 52×18　⑤ 52□18

3-81. 다음 그림에서 데이텀라인 시스템(Datum Line System)에 의한 삽입부 크기(E.S.)는?

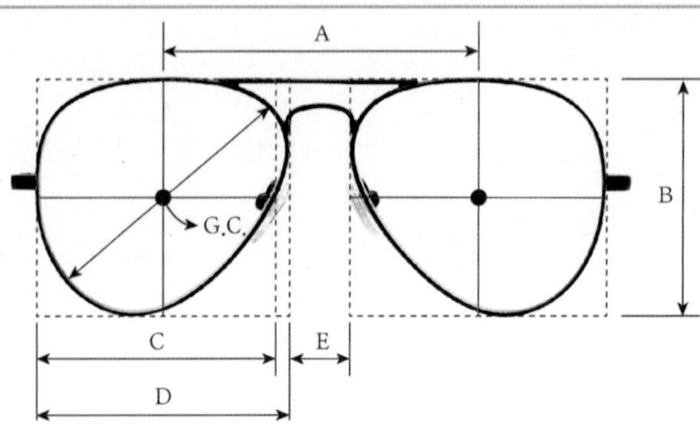

① A　② B　③ C　④ D　⑤ E

3-82. 코옆퍼짐각(Frontal Angle)에 대응하는 코받침(Nose Pad) 부위의 각은?

① 코능각
② 코받침능각
③ 콧등돌출각
④ 코받침경사각
⑤ 코받침옆퍼짐각

3-83. 유리알 히터(가열기) 사용 시 주의사항에 대한 설명으로 옳은 것은?

① 안경테를 경사지게 넣어 가열한다.
② 안경테가 움직이지 않도록 정지된 상태에서 가열한다.
③ 부분가열을 할 때에는 안경테 전체에 알갱이가 덮히도록 한다.
④ 알갱이가 안경테에 부착되거나 박히지 않도록 활석가루를 넣어 사용한다.
⑤ 유리알의 온도가 균일해지도록 안경테를 가열하기 전에는 알갱이를 저어주지 않아야 한다.

3-84. 클링그스형 코받침(Clings Type Nose Pad)의 불균형상태 조정에 대한 설명으로 옳은 것은?

① 코받침지지의 용접부에만 힘이 가해지도록 한다.
② 코받침지지를 조정할 경우에는 굽혔다 펴는 횟수를 최대화한다.
③ 안경테 전면의 표준상태점검과 수정이 완료되기 전 단계에서 실시한다.
④ 코받침 옆퍼짐각에 오류가 발생하면 정면에서볼 때 코받침의 높이가 달라진다.
⑤ 코받침지지 조정용 플라이어 사용 시 플라이어를 당기거나 밀지 말고 회전방향의 힘만 가해지도록 한다.

3-85. 안경테의 피팅(Fitting)에서 다리접은각(Temple Fold Angle)에 대한 설명으로 옳은 것은?

① 다리경사각이 클 경우 상방교차된다.
② 다리접은각이 180°를 초과한 경우를 하방교차라 한다.
③ 다리를 접었을 때 다리의 교차점의 아래쪽에서 이루는 각이다.
④ 렌즈삽입부의 귀방향 아래쪽이 작게 가공된 경우 하방교차 된다.
⑤ 귀부분(Endpiece)이 코방향인 안쪽으로 뒤틀린 경우 상방교차 된다.

3-86. 코받침(Nose Pad)의 피팅(Fitting)에 대한 설명으로 옳은 것은?

① 양쪽 코받침 간격을 넓히면 시야는 넓어진다.
② 양쪽 코받침 간격을 넓히면 정점간거리는 길어진다.
③ 양쪽 코받침의 폭을 좁히면 안경테의 전면부가 아래쪽으로 내려간다.
④ 양쪽 코받침을 아래로 내리면 안경테의 전면부가 아래쪽으로 내려간다.
⑤ 양쪽 코받침지지를 눌러 림(Rim)쪽에 가깝게 하면 정점간거리는 길어진다.

3-87. 다음 그림과 같이 코받침 아래쪽에 눌림자국을 발생시키는 코받침의 불균형은?

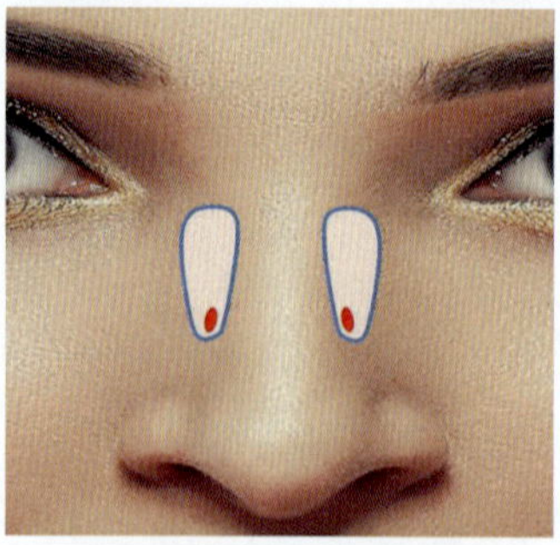

① 코받침능각이 클 때
② 코받침능각이 작을 때
③ 코받침간격이 넓을 때
④ 코받침옆퍼짐각이 작을 때
⑤ 코받침옆퍼짐각이 클 때

5차 개념정립 및 익힘문제

3-88. 안경렌즈의 교정굴절력, 시야 및 상배율 변동을 최소화 위한 피팅의 광학적 요소는?

① 동공간거리(P.D.)
② 광학중심점 높이(Oh)
③ 경사각(P.A.)
④ 정점간거리(V.D.)
⑤ 렌즈삽입부

3-89. 코받침지지(Pad Arm)의 휨 상태 조정을 통해 조정하고자 하는 피팅요소는?

① 경사각(P.A.)
② 귀바퀴부분의 꺾임위치
③ 다리벌림각
④ 전면 수평상태
⑤ 정점간거리(V.D.)

3-90. 근시인 사람이 안경렌즈와 동일한 굴절력인 콘택트렌즈를 착용하고 있을 때 옳은 것은?

① 과교정 상태이다.
② 근시화된 상태이다.
③ (−)렌즈를 추가해야 한다.
④ 더 강한 굴절력의 (−)렌즈가 필요하다.
⑤ 콘텍트렌즈 보다 굴절력의 절대값이 더 작은 안경렌즈가 필요하다.

3-91. 정점간거리가 짧아질 때, 근시와 원시의 완전교정 굴절력의 변화가 옳은 조합은?

① 근시 : 감소, 원시 : 감소
② 근시 : 증가, 원시 : 증가
③ 근시 : 감소, 원시 : 증가
④ 근시 : 증가, 원시 : 감소
⑤ 근시 : 감소, 원시 : 변화 없음

3-92. 다음과 같은 금속 안경테에서 귀부분(Endpiece)애 해당하는 것은?

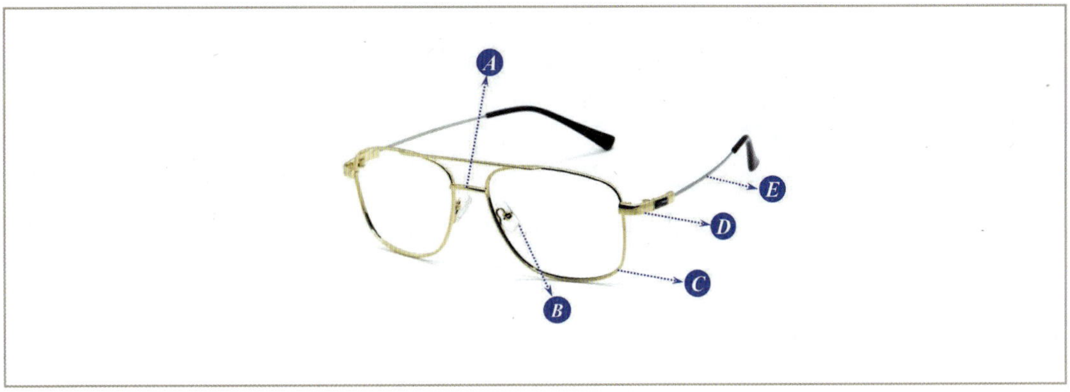

① A
② B
③ C
④ D
⑤ E

3-93. 플라스틱 안경테에서 반안장형(Semisaddle Type)인 연결부(Bridge) 형태는?

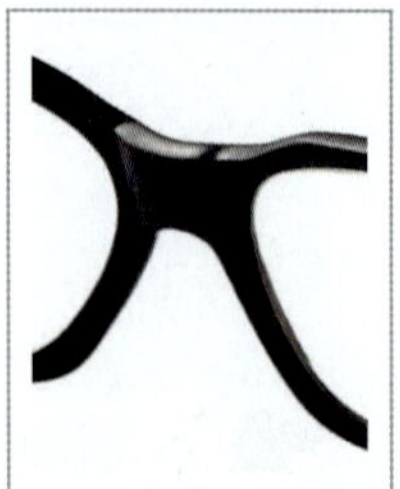
①

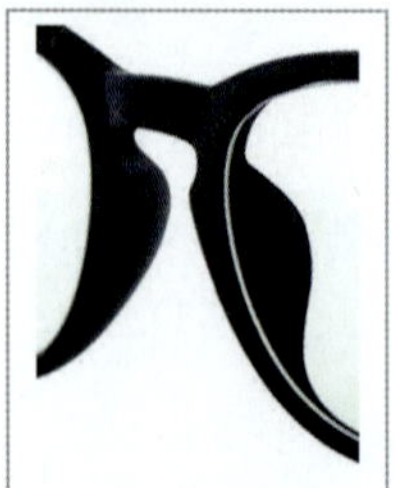
②

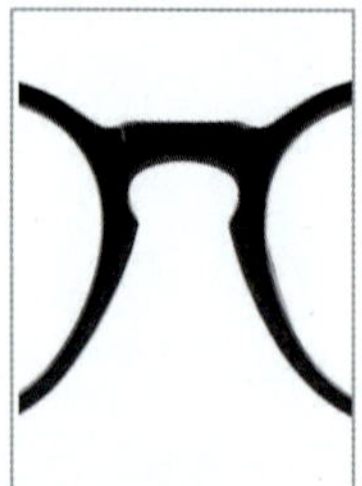
③

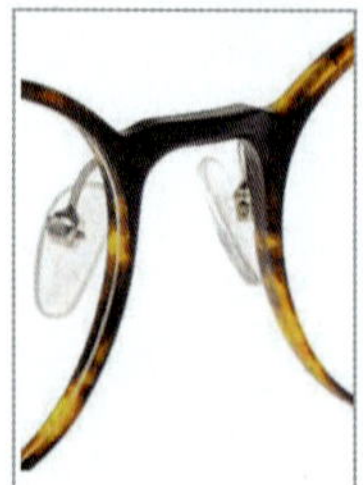
④

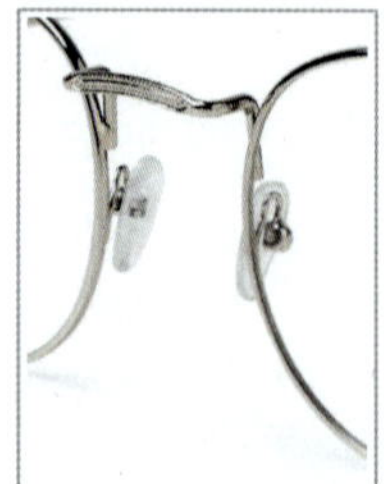
⑤

3-94. 금속 안경테에서 렌즈삽입부(Rim) 위쪽에 연결부가 추가되어 연결부가 2개인 형태인 연결부(Bridge) 형태는?

① 높은 돌출형(High Crest Bridge)
② 낮은 돌출형(Low Crest Bridge)
③ 윗빗장형(Bar Type)
④ 직선형(Flush Type)
⑤ 2중 안전형(Twin Compotable Type)

3-95. 꺾임부가 없이 안경자리 전체가 직선형인 형태, 안경다리에 의한 측면 압력에 의해 안경을 고정시키는 안경다리(Temple)의 형태는?

① 반걸개식(Skull Temple)
② 케이블식(Cable Temple)
③ 곧은다리식(Straight-Back Temple)
④ 나선식(Screw Temple)
⑤ 변형 곧은다리식(Convertable Temple)

3-96. 쓰리포인트테(Three Point Frame)에서 안경테에 렌즈를 고정하기 위해 좌우 안경렌즈 전체에 뚫린 구멍의 갯수는?

① 2개
② 3개
③ 4개
④ 5개
⑤ 6개

3-97. 코집게나 코나사집게를 사용하여 피팅할 경우 코받침지지의 용접부에 강한 힘이 작용하여 파손될 우려가 있으므로 코받침지지의 접촉부에만 힘이 전달되어 조정하기 위한 피팅(Fitting)공구는?

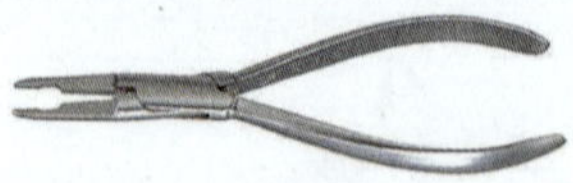
①

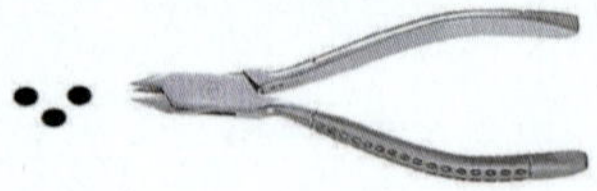
②

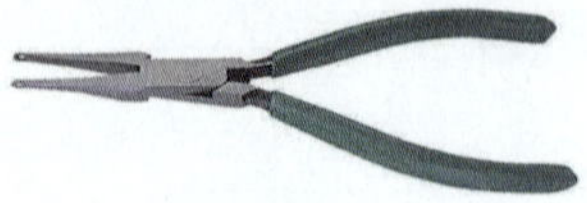
③

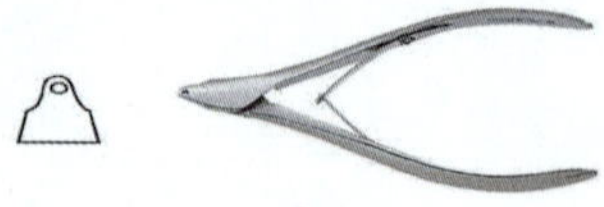
④

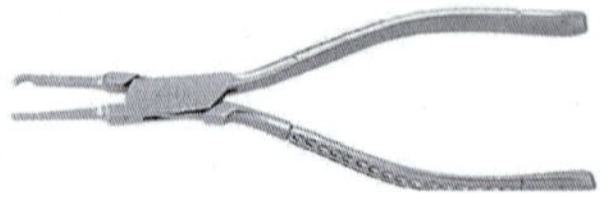
⑤

3-98. 다음 피팅(Fitting)공구의 용도는?

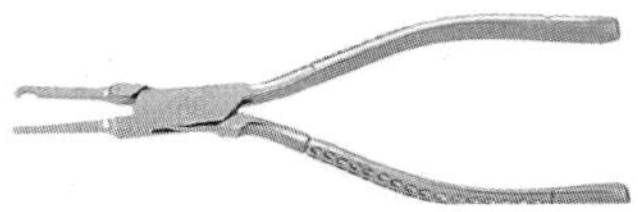

① 다리벌림각(Temple Spread) 조정용
② 경사각(Pantoscope Angle) 조정용
③ 코받침(Nose Pad) 조정용
④ 연결부(Bridge) 휨 조정용
⑤ 림 커브(Rim Curve) 조정용

3-99. 가장 오래 계측방법으로 영국, 프랑스 등에서 사용하는 사용하고 있는 안경테 계측방법은?

① 박싱시스템
② 상공련시스템
③ 데이텀라인시스템
④ 사진촬영법
⑤ 컴퓨터계측시스템

3-100. '52 (　) 18 140'로 표기된 안경테에서 (　)에 들어갈 박싱시스템(Boxing System)의 기호는?

① × ② / ③ – ④ □ ⑤ ○

3-101. '52 □ 18 140'로 표기된 안경테에서 안경테 PD(Frame PD)는 몇 mm인가?

① 18 ② 35 ③ 52 ④ 70 ⑤ 140

3-102. 다음 그림에서 박싱시스템(Boxing System)에 의한 연결부 크기(B.S.)는?

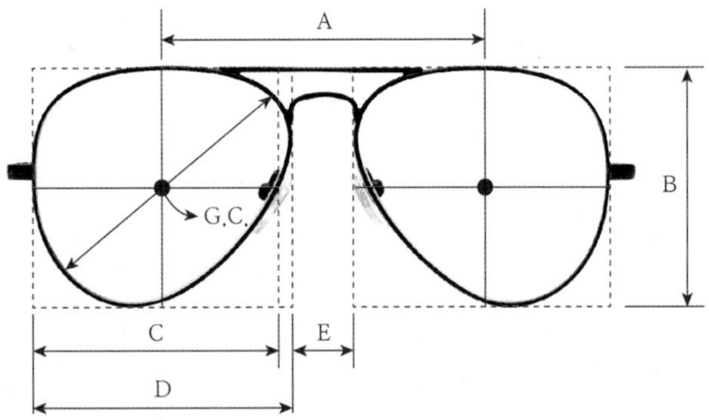

① A ② B ③ C ④ D ⑤ E

3-103. 다음 그림에서 코능각(Splay)과 평균 기울기로 옳은 조합은?

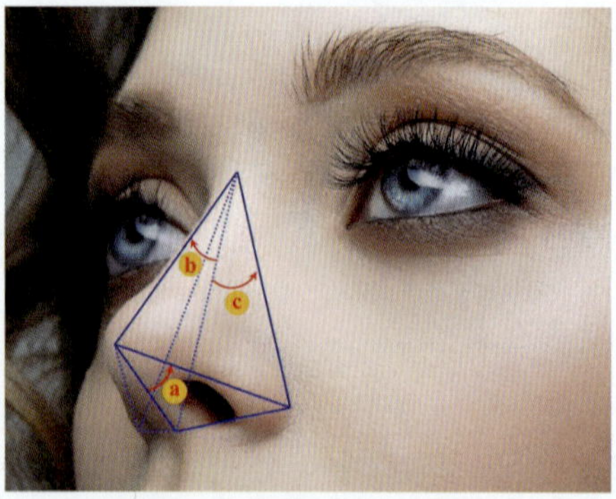

① a : 25° ~ 30°
② b : 25° ~ 30°
③ b : 10° ~ 15°
④ c : 25° ~ 30°
⑤ c : 20°

3-104. 안경테를 정면에서 관찰할 때 렌즈가 회전된 상태로 끼워져 렌즈삽입부 높낮이가 달라지거나 연결부의 휨이 원인인 안경테의 불균형 상태는?

① X자형 뒤틀림
② 8자형 뒤틀림
③ 전면 돌출상태 불균형
④ 전면 수평균형상태 불균형
⑤ 클링그스형 코받침 불균형

3-105. 다음 그림에서 안면각(Face Form Alignment)은?

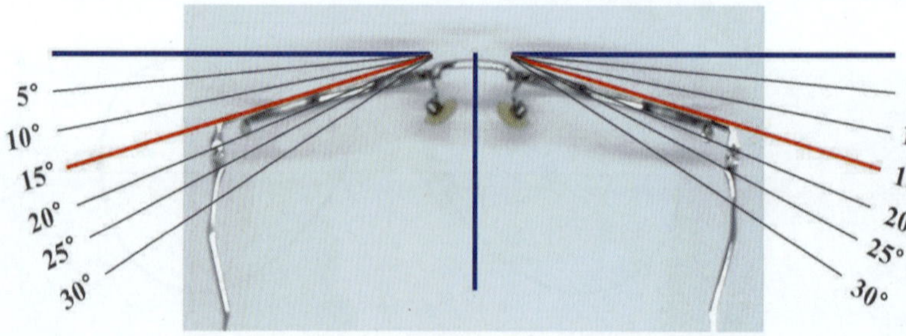

① 15° ② 30° ③ 150° ④ 195° ⑤ 210°

3-106. 안경테 피팅(Fitting) 중 기본피팅에서 제외되는 부분은?

① 귀부분(Endpiece)
② 연결부(Bridge)
③ 코받침(Nose Pad)
④ 다리경사각(Vertical Angle of Temple)
⑤ 다리벌림각(Temple Spread)

3-107. 안경테 피팅(Fitting) 중 기본피팅(Main Fitting)의 마지막 단계에 해당하는 안경테 피팅요소는?

① 연결부(Bridge)
② 다리벌림각(Temple Spread)
③ 코받침(Nose Pad)
④ 다리경사각(Vertical Angle of Temple)
⑤ 다리의 귀받침부(Temple Tip)

3-108. 다음 그림과 같이 코받침 위쪽의 안쪽에 눌림자국을 발생시키는 코받침의 불균형은?

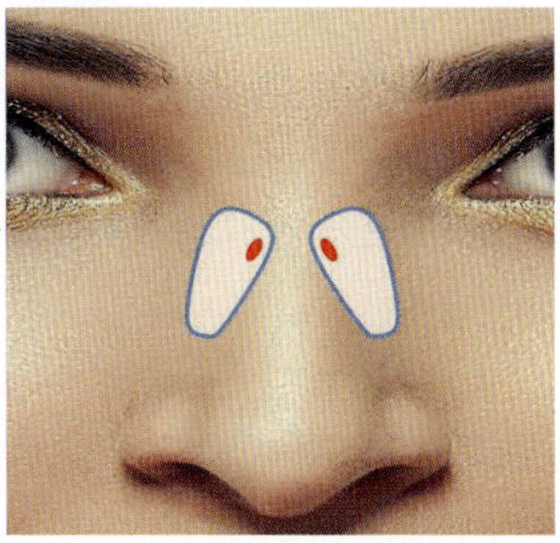

① 코받침간격이 좁을 때
② 코받침능각이 작을 때
③ 코받침경사각이 작을 때
④ 코받침옆퍼짐각이 작을 때
⑤ 코받침옆퍼짐각이 클 때

6차 개념정립 및 익힘문제

3-109. 수직방향 안위에 영향을 미치는 피팅의 광학적 요소는?

① 동공간거리(P.D.)
② 광학중심점 높이(Oh)
③ 경사각(P.A.)
④ 정점간거리(V.D.)
⑤ 다리벌림각

3-110. 정점간거리 변화에 따른 교정렌즈 굴절력에 관한 내용으로 옳은 것은?

① 근시교정용 (−)렌즈에서 정점간거리가 길어지면 원시화 된다.
② 원시교정용 (+)렌즈에서 정점간거리가 길어지면 원시화 된다.
③ 근시교정용 (−)렌즈에서 정점간거리가 길어지면 과교정 상태이다.
④ 원시교정용 (+)렌즈에서 정점간거리가 길어지면 저교정 상태이다.
⑤ 근시교정용 (−)렌즈에서 안경렌즈 보다 더 작은 굴절력의 콘텍트렌즈가 필요하다.

3-111. 원시인 사람이 콘텍트렌즈와 동일한 굴절력으로 조제가공한 안경을 착용하고 있을 때 옳은 것은?

① 저교정 상태이다.
② 원시화된 상태이다.
③ (+)렌즈를 추가해야 한다.
④ 더 약한 굴절력의 (+)렌즈가 필요하다.
⑤ 콘텍트렌즈 보다 굴절력이 더 큰 안경렌즈가 필요하다.

3-112. 최적의 안경 상태를 유지하기 위한 피팅(Fitting)의 순서로 옳은 것은?

① 기본피팅 → 미세부분조정 → 표준상태 피팅 → 자각피팅 → 응용피팅
② 기본피팅 → 표준상태 피팅 → 미세부분조정 → 자각피팅 → 응용피팅
③ 자각피팅 → 표준상태 피팅 → 기본피팅 → 미세부분조정 → 응용피팅
④ 표준상태 피팅 → 기본피팅 → 응용피팅 → 자각피팅 → 미세부분조정
⑤ 표준상태 피팅 → 기본피팅 → 미세부분조정 → 응용피팅 → 자각피팅

3-113. 다음과 같은 금속 안경테에서 연결부(Bridge)에 해당하는 것은?

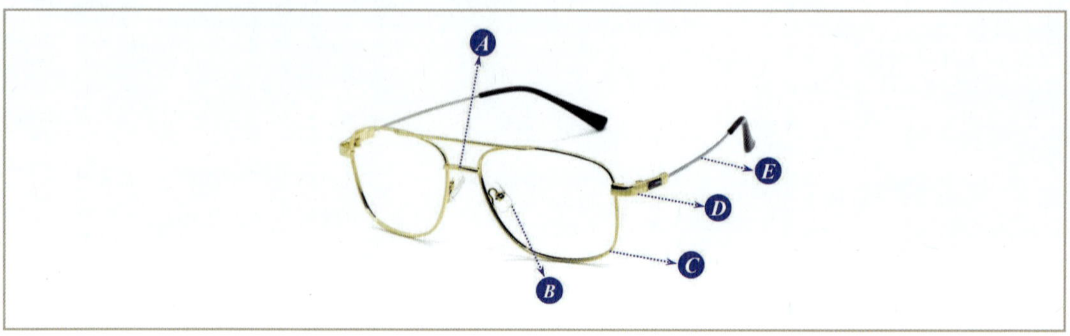

① A
② B
③ C
④ D
⑤ E

3-114. 플라스틱 안경테에서 열쇠구멍형(Keyhole Type)인 연결부(Bridge) 형태는?

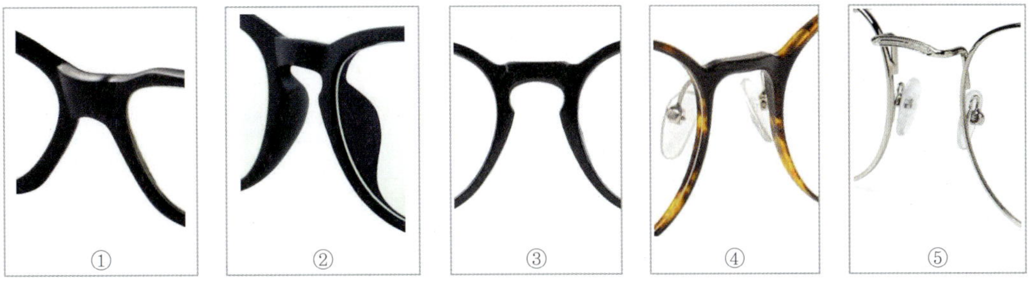

3-115. 코능선 전체를 덮을 수 있도록 금속 연결부에 플라스틱 연결부를 추가한 형태로 주로 소아용 안경테에 적용되는 연결부(Bridge) 형태는?

① 높은 돌출형(High Crest Bridge)
② 낮은 돌출형(Low Crest Bridge)
③ 윗빗장형(Bar Type)
④ 직선형(Flush Type)
⑤ 2중 안전형(Twin Compotable Type)

3-116. 다음과 같은 포인트테(Point Frame)의 구조에서 측엽(Shoe)에 해당하는 부분은?

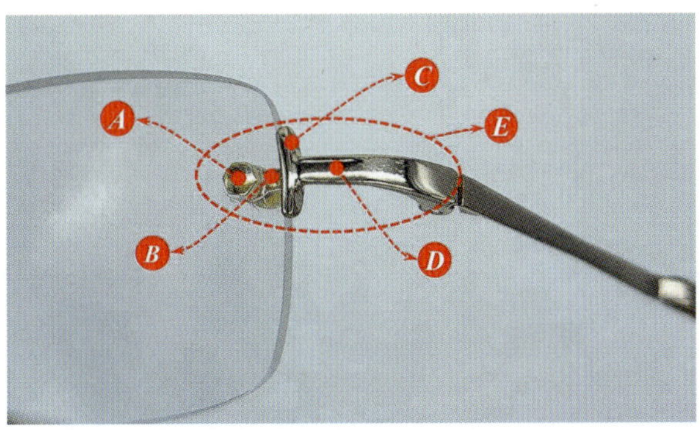

① A
② B
③ C
④ D
⑤ E

3-117. 안경렌즈를 끼워 넣은 후 축(Ax)이나 프리즘 방향이 맞지 않을 때 렌즈를 제거하지 않고 조정하기 위한 피팅(Fitting)공구는?

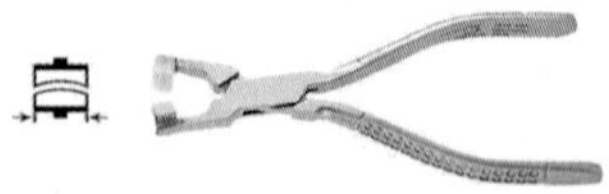
①

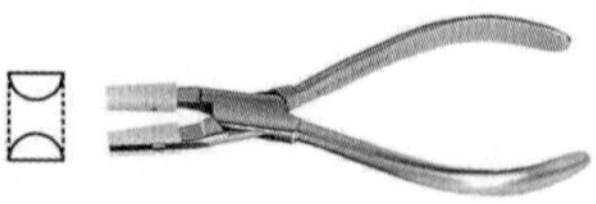
②

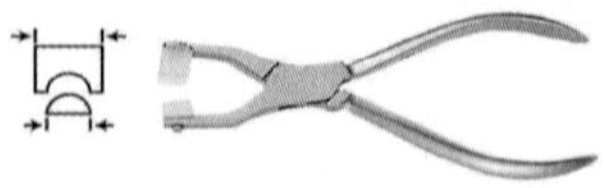
③

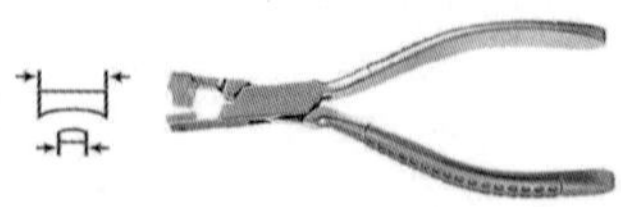
④

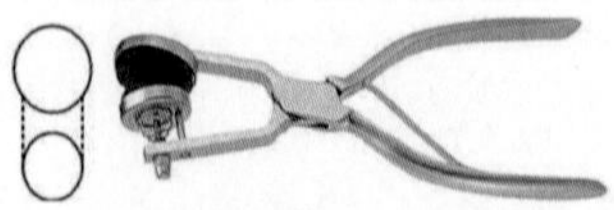
⑤

3-118. 실리콘(Silicon)이나 에어(Air)코받침인 경우 코받침이 손상될 수 있으므로 코받침박스의 코받침나사를 잡고 조정하기 위한 피팅(Fitting)공구는?

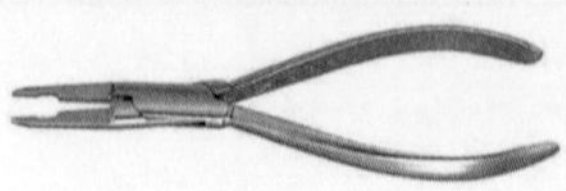
①

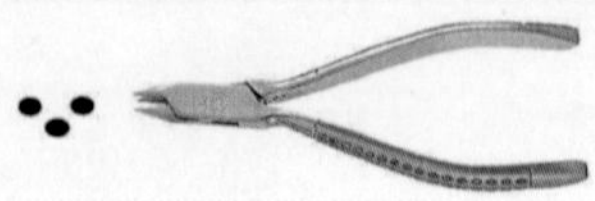
②

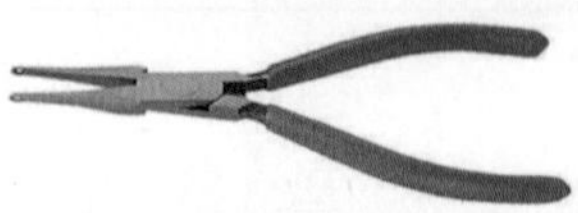
③

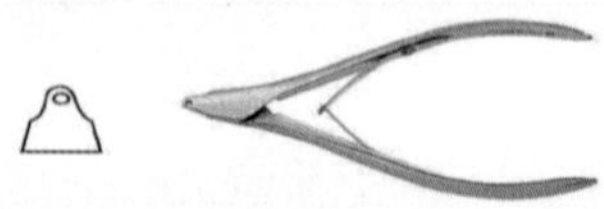
④

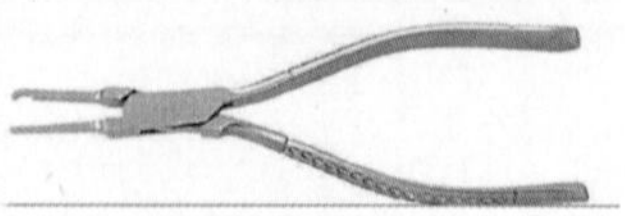
⑤

3-119. 다음 피팅(Fitting)공구의 용도는?

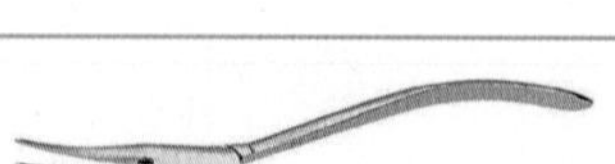

① 다리벌림각(Temple Spread) 조정용
② 경사각(Pantoscope Angle) 조정용
③ 코받침(Nose Pad) 조정용
④ 연결부(Bridge) 휨 조정용
⑤ 림 커브(Rim Curve) 조정용

3-120. 일본에서 사용하는 방법으로 안경테의 기준점이 실질적인 삽입부 면적 중심점에 위치하도록 하는 안경테 계측방법은?

① 박싱시스템
② 상공련시스템
③ 데이텀라인시스템
④ 사진촬영법
⑤ 컴퓨터계측시스템

3-121. '52 (　) 18 140'로 표기된 안경테에서 (　)에 들어갈 상공련시스템의 기호는?

① ×　② /　③ -　④ □　⑤ ○

3-122. 박싱시스템(Boxing System)과 데이텀라인시스템(Datum Line System)으로 측정한 안경테의 연결부 크기(B.S.), 삽입부 크기(E.S.) 및 안경테 P.D.(F.P.D.)에 대한 설명으로 옳은 것은?(단, 안경테의 렌즈 삽입부는 보스톤형이다.)

① 계측방법에 관계 없이 안경테 P.D.(F.P.D.)는 같다.
② 박싱시스템으로 측정한 안경테 P.D.(F.P.D.)가 더 크다.
③ 데이텀라인시스템으로 측정한 연결부 크기(B.S.)가 더 크다.
④ 데이텀라인시스템으로 측정한 삽입부 크기(E.S.)가 더 크다.
⑤ 계측방법에 관계 없이 렌즈 삽입부 크기(E.S.)와 연결부 크기(B.S.)는 같다.

3-123. 다음 그림에서 박싱시스템(Boxing System)에 의한 안경테 P.D.(F.P.D.)는?

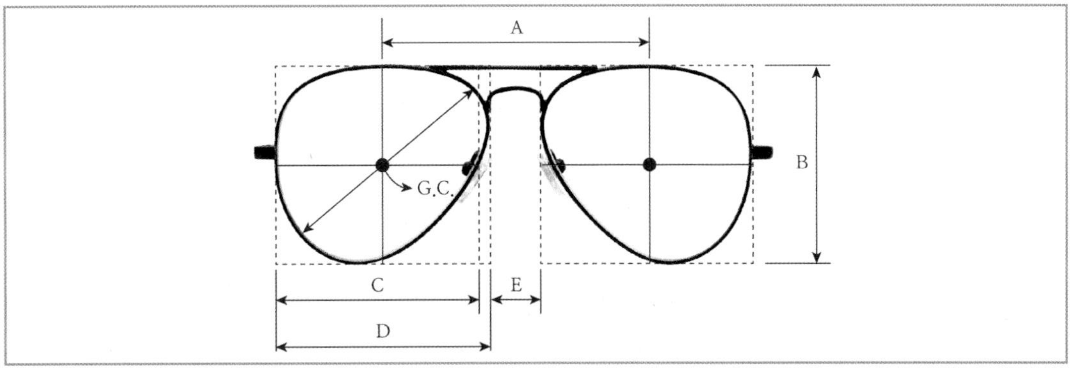

① A　② B　③ C　④ D　⑤ E

3-124. 다음 그림에서 코옆퍼짐각(Frontal Angle)과 평균 기울기로 옳은 조합은?

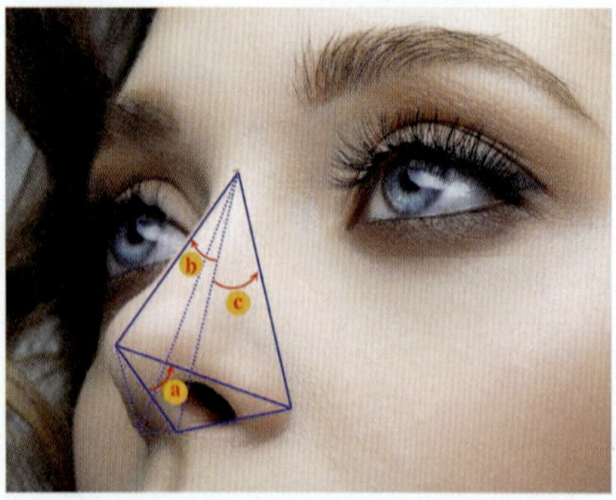

① a : 25° ~ 30°
② b : 25° ~ 30°
③ b : 10° ~ 15°
④ c : 25° ~ 30°
⑤ c : 20°

3-125. 막대형 형광등의 반사상이 좌우 더미렌즈에 일직선으로 보이는지 검사하는 안경테의 불균형 상태는?

① X자형 뒤틀림
② 8자형 뒤틀림
③ 전면 돌출상태 불균형
④ 전면 수평균형상태 불균형
⑤ 클링그스형 코받침 불균형

3-126. 안면각(Face Form Alignment)에 대한 설명으로 옳은 것은?

① 안면각이 180°를 초과한 상태를 앞쏠림이라 한다.
② 안면각의 조정은 구면수차를 최소화하기 위함이다.
③ 정상 안면각 0°를 기준으로 앞쏠림과 뒷쏠림을 구분한다.
④ 미적요소를 중시하는 굴절력이 작은 원용안경일 경우의 안면각은 약 190°로 조정한다.
⑤ 안경테 직상방에서 볼 때 귀부분(Endpiece)이 연결부(Bridge) 보다 앞으로 돌출된 상태를 앞쏠림이라 한다.

3-127. 오른쪽 다리벌림각(Temple Spread)이 클 때 나타나는 안경테의 불균형에 대한 설명으로 옳은 것은?

① 오른쪽의 정점간거리(V.D.)가 길어진다.
② 오른쪽의 귀부분(Endpiece)이 앞쪽으로 밀린다.
③ 귀바퀴받침부가 오른쪽 귀바퀴를 앞으로 당긴다.
④ 왼쪽의 안경다리(Temple)가 관자놀이를 압박한다.
⑤ 왼쪽 코받침(Nose Pad)이 코의 능선부를 강하게 압박한다.

3-128. 오른손만으로 안경을 쓰고 벗을 때의 안경테 불균형에 대한 설명으로 옳은 것은?

① 오른쪽 정점간거리 짧아진다.
② 왼쪽의 다리벌림각이 작아진다.
③ 오른쪽 코받침이 코능선부를 압박한다.
④ 오른쪽의 안경테 전면이 앞쪽으로 돌출된다.
⑤ 왼쪽 귀바퀴받침부가 왼쪽 귀바퀴를 앞으로 당긴다.

3-129. 다음 그림과 같이 코받침 아래쪽에 눌림자국을 발생시키는 코받침의 불균형은?

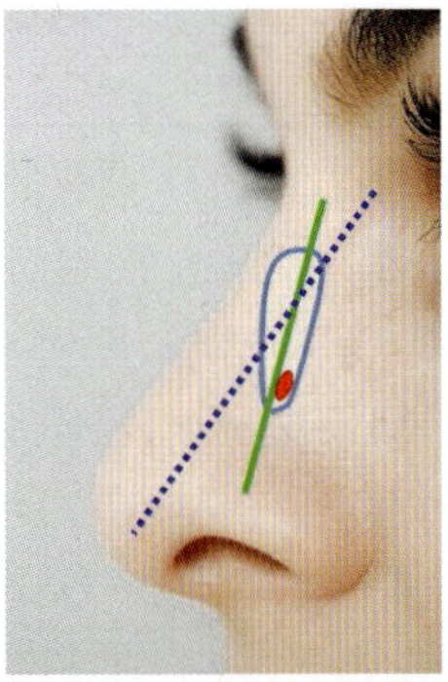

① 코받침간격이 넓을 때　② 코받침능각이 클 때
③ 코받침경사각이 작을 때　④ 코받침경사각이 클 때
⑤ 코받침옆퍼짐각이 클 때

제4장 P.D.와 Oh 측정

학습목표	(1) 안경자를 사용한 각각의 P.D.측정방법을 설명할 수 있다. (2) 사시안에 대한 P.D.측정방법을 설명할 수 있다. (3) 인점에 의한 P.D.측정방법을 설명할 수 있다. (4) P.D.미터의 구조와 기능을 설명할 수 있다. (5) 일상적인 자세와 경사각 0°자세에 따른 Oh측정을 비교하여 설명할 수 있다. (6) 안경테 경사각에 따른 Oh 보정거리를 계산할 수 있다. (7) 안경테의 경사각과 회전점조건의 관계를 설명할 수 있다. (8) 안경테 경사각의 변화에 따라 나타나는 현상을 설명할 수 있다.

1. 안경자 사용법(Using P.D. Ruler)
   (1) 안경자(Ruler)로 조준선P.D.(생리학적P.D.)의 측정
   (2) 안경자(Ruler)로 동공중심선P.D.(해부학적P.D.)의 측정
   (3) 기준 P.D.와 원용 P.D. 차이의 정도
   (4) 근용 P.D.와 주시거리 P.D.의 측정
   (5) 사사안의 P.D. 측정
2. 인점에 의한 방법(Dotting P.D. Method)
   (1) 인점에 의한 설계점(M.R.P.) 설정의 장점
   (2) 인점에 의한 설계점(M.R.P.) 설정 시 주의사항
   (3) 설계점 인점 방법
3. P.D. 미터 사용법(Using P.D. Meter)
   (1) P.D.미터의 구조와 기능
   (2) P.D.미터를 이용한 측정 순서
4. 기준 Oh(기준 광학중심점 높이) 측정
   (1) 원용안경의 기준 Oh 측정
   (2) 경사각(PA, Pantoscopic Angle)

1. 안경자 사용법(Using P.D. Ruler)

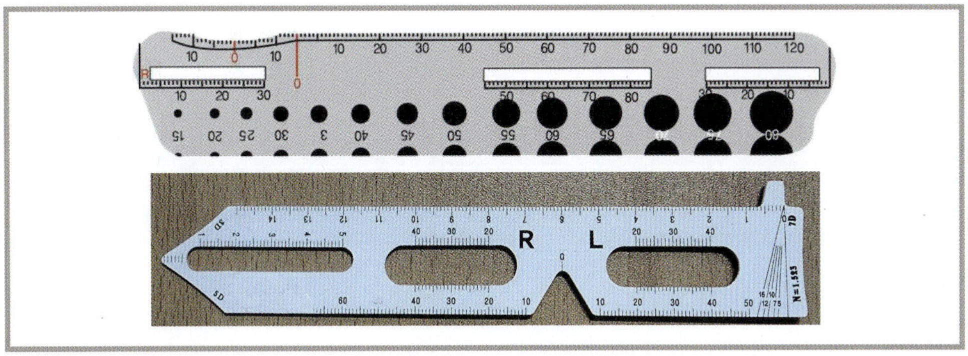

(1) 안경자(Ruler)로 조준선P.D.(생리학적P.D.)의 측정

① 단안P.D.(M.P.D.) 측정

(a) 피검사자가 검사자 전방 50cm에 위치하게 하고, 평행하게 마주 본다.

(b) 피검사자의 콧등중앙선에 안경자의 중앙기준점(0점)을 댄다.

(c) 트랜스일루미네이터를 피검사자의 우안 직전방에서 비추고 중앙기준점에서 피검사자 우안의 각막반사상까지의 거리를 검사자의 좌안으로 관찰하여 우안의 단안P.D.(R.P.D.)를 측정한다.

(d) 트랜스일루미네이터를 피검사자의 좌안 직전방에서 비추고 중앙기준점에서 피검사자 좌안의 각막반사상까지의 거리를 검사자의 우안으로 관찰하여 좌안의 단안P.D.(L.P.D.)를 측정한다.

(e) 주시방향에 따른 시차를 없애기 위해 우안을 측정할 때는 검사자의 우안을 감고 좌안으로 관찰하여 측정한다.

(f) 주시방향에 따른 시차를 없애기 위해 좌안을 측정할 때는 검사자의 좌안을 감고 우안으로 관찰하여 측정한다.

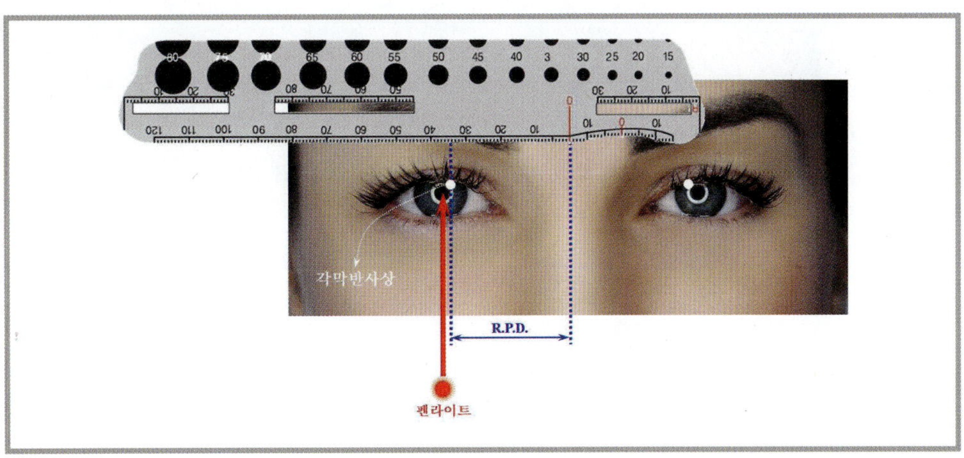

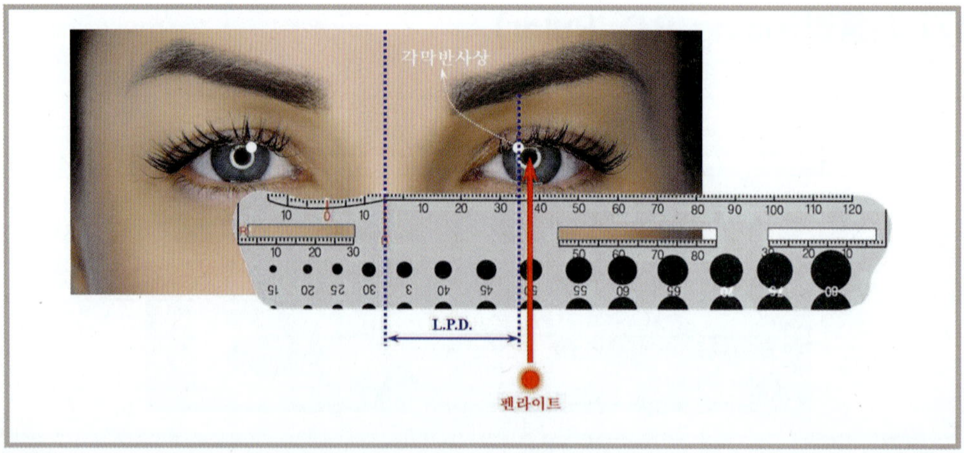

② 양안P.D.(B.P.D.) 측정

(a) 피검사자가 검사자 전방 50cm에 위치하게 하고, 평행하게 마주 본다.

(b) 피검사자의 우안 직전방에서 트랜스일루미네이터를 비추고, 우안의 각막반사상에 안경자의 0점을 일치시킨다.

(c) 피검사자의 좌안 직전방에서 트랜스일루미네이터를 비추고, 우안의 각막반사상(안경자의 0점)에서 좌안의 각막반사상까지의 거리를 측정한다.

(d) 주시방향에 따른 시차를 없애기 위해 우안을 측정할 때는 검사자의 우안을 감고 좌안으로 관찰하여 측정한다.

(e) 주시방향에 따른 시차를 없애기 위해 좌안을 측정할 때는 검사자의 좌안을 감고 우안으로 관찰하여 측정한다.

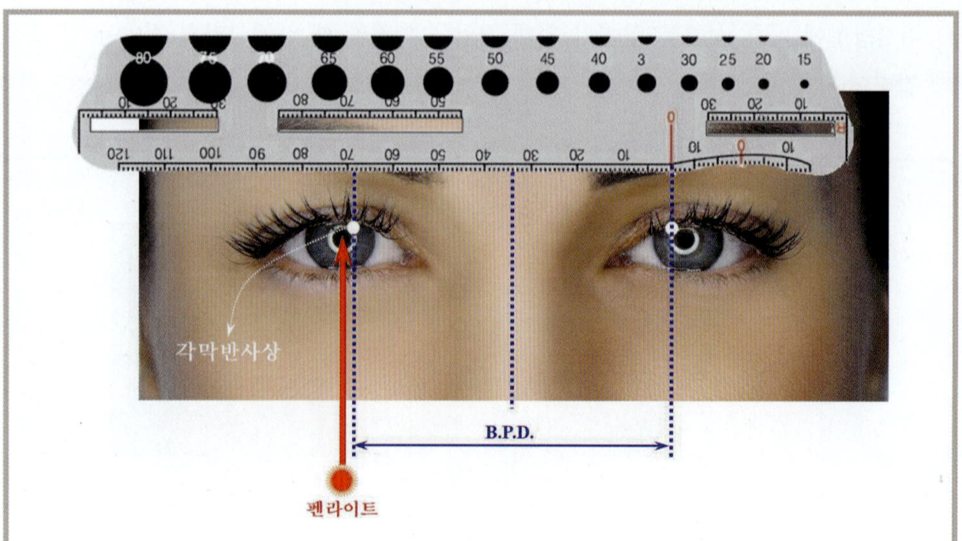

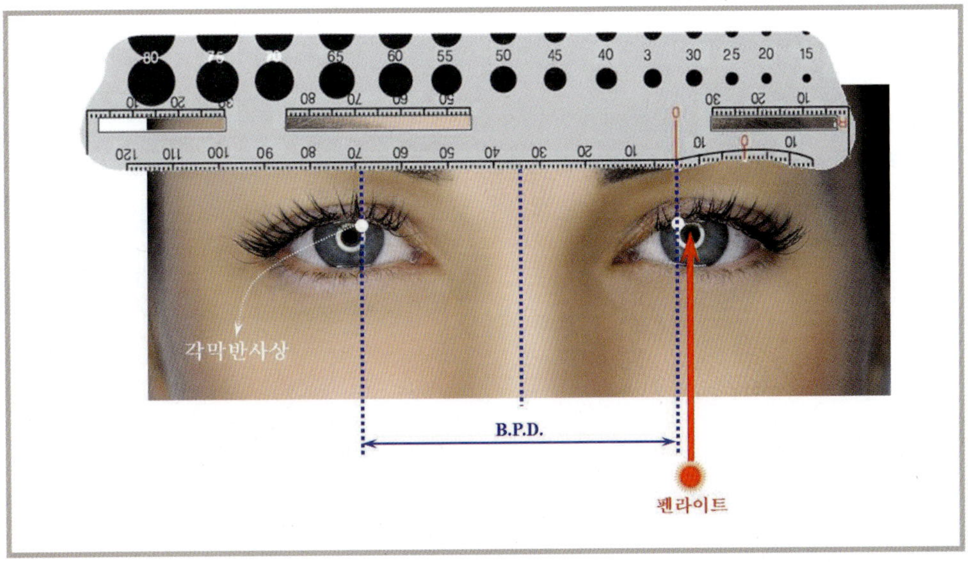

(2) 안경자(Ruler)로 동공중심선P.D.(해부학적P.D.)의 측정

① 단안P.D.(M.P.D.) 측정

(a) 피검사자가 검사자 전방 50cm에 위치하게 하고, 평행하게 마주 본다.

(b) 피검사자의 콧등중앙선에 안경자의 중앙기준점(0점)을 댄다.

(c) 피검사자의 우안으로 직전방의 검사자 좌안을 보게 한다.

(d) 중앙기준점에서 피검사자 우안의 동공중심까지의 거리를 검사자의 좌안으로 관찰하여 우안의 단안P.D.를 측정한다.

(e) 피검사자의 좌안으로 직전방의 검사자 우안을 보게 한다.

(f) 중앙기준점에서 피검사자 좌안의 동공중심까지의 거리를 검사자의 우안으로 관찰하여 우안의 단안P.D.를 측정한다.

(g) 주시방향에 따른 시차를 없애기 위해 우안을 측정할 때는 검사자의 우안을 감고 좌안으로 관찰하여 측정한다.

(h) 주시방향에 따른 시차를 없애기 위해 좌안을 측정할 때는 검사자의 좌안을 감고 우안으로 관찰하여 측정한다.

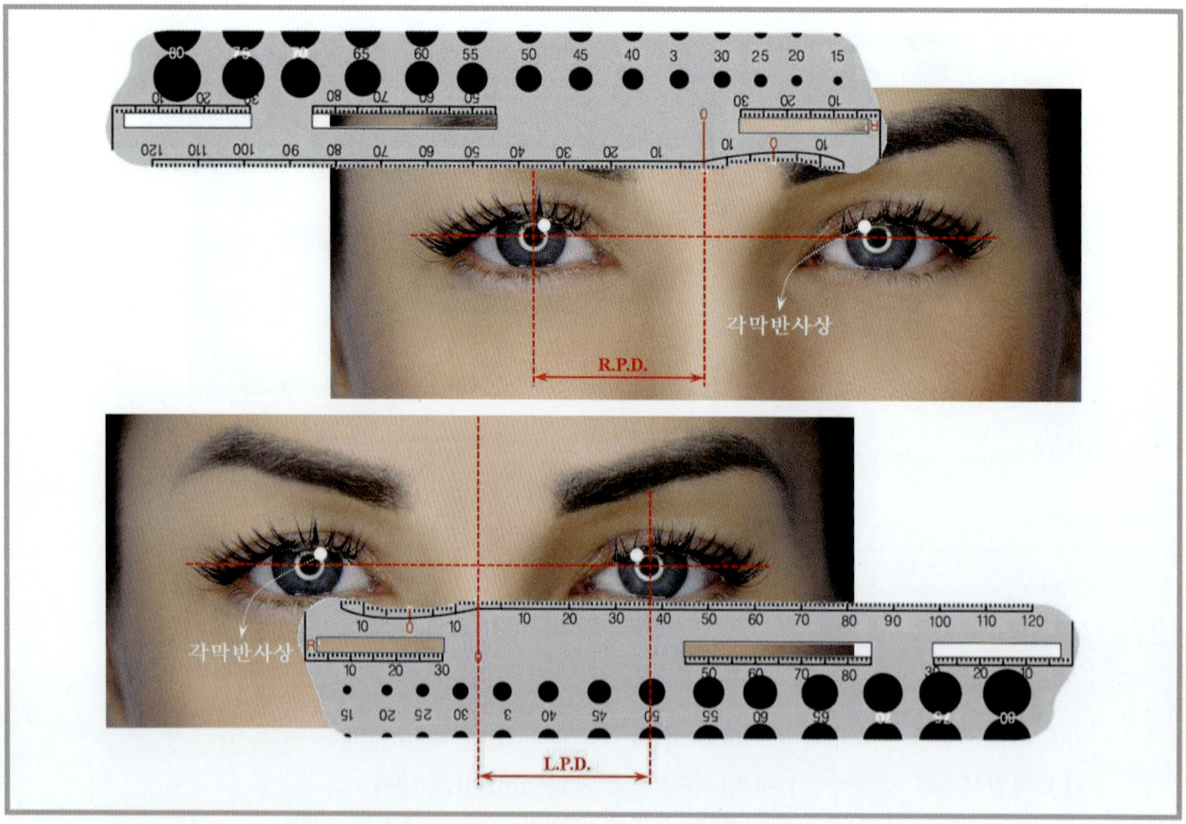

② 양안P.D.(B.P.D.) 측정

(a) 피검사자가 검사자 전방 50cm에 위치하게 하고, 평행하게 마주 본다.

(b) 피검사자의 우안으로 직전방의 검사자 좌안을 보게 한다.

(c) 우안의 동공중심에 안경자의 0점을 일치시킨다.

(c) 피검사자의 좌안으로 직전방의 검사자 우안을 보게 한다.

(d) 우안의 동공중심(안경자의 0점)에서 피검사자 좌안의 동공중심까지 거리를 검사자의 우안으로 관찰하여 양안P.D.를 측정한다.

(e) 주시방향에 따른 시차를 없애기 위해 우안을 측정할 때는 검사자의 우안을 감고 좌안으로 관찰하여 측정한다.

(f) 주시방향에 따른 시차를 없애기 위해 좌안을 측정할 때는 검사자의 좌안을 감고 우안으로 관찰하여 측정한다.

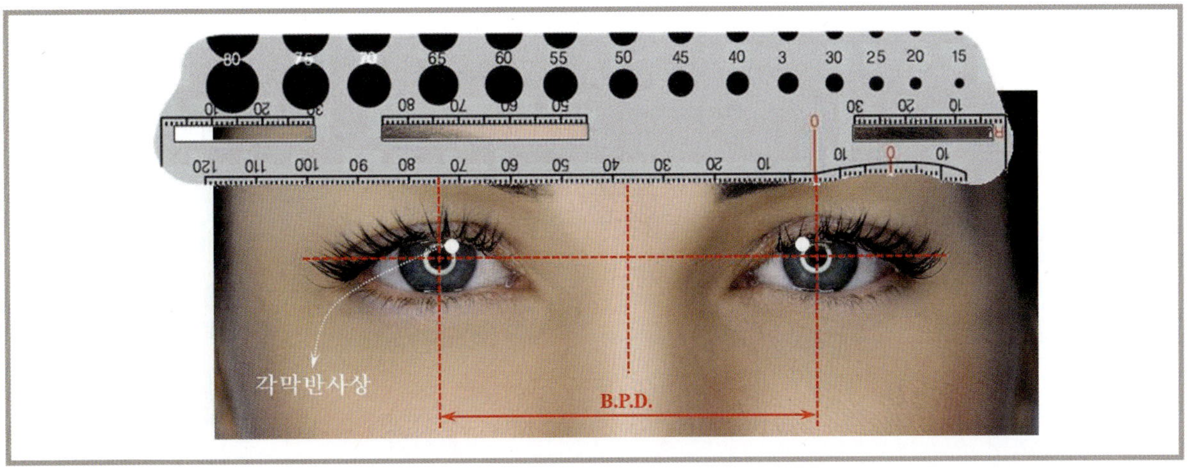

(3) 기준 P.D.와 원용 P.D. 차이의 정도

① 주시거리 5m일 때 원용 양안P.D. : 기준P.D.보다 약 0.3mm 짧음 → 기준P.D.를 원용P.D.로 사용해도 됨

② 원시 교정용 (+)렌즈의 원용P.D. : 기준P.D.를 적용

③ 근시 교정용 (−)렌즈의 원용P.D. : 기준P.D.보다 0.5 ~ 1mm 작게 적용 → P.D.가 커짐에 따라 발생하는 B.I.의 프리즘 영향에 의한 개산부담을 받기 않게 하기 위함

(4) 근용 P.D.와 주시거리 P.D.의 측정

① 피검사자가 검사자 전방 작업거리에 위치하게 하고, 평행하게 마주 본다.

② 안경자를 피검사자의 각막정점에서 12mm 앞쪽에 위치시다.

② 피검사자에게 검사자의 코 또는 콧등에 위치한 볼펜 끝 또는 트랜스일루미네이터 불빛을 주시하도록 한다.

③ 좌우안의 동공중심 또는 각막반사상까지의 거리를 측정한다.

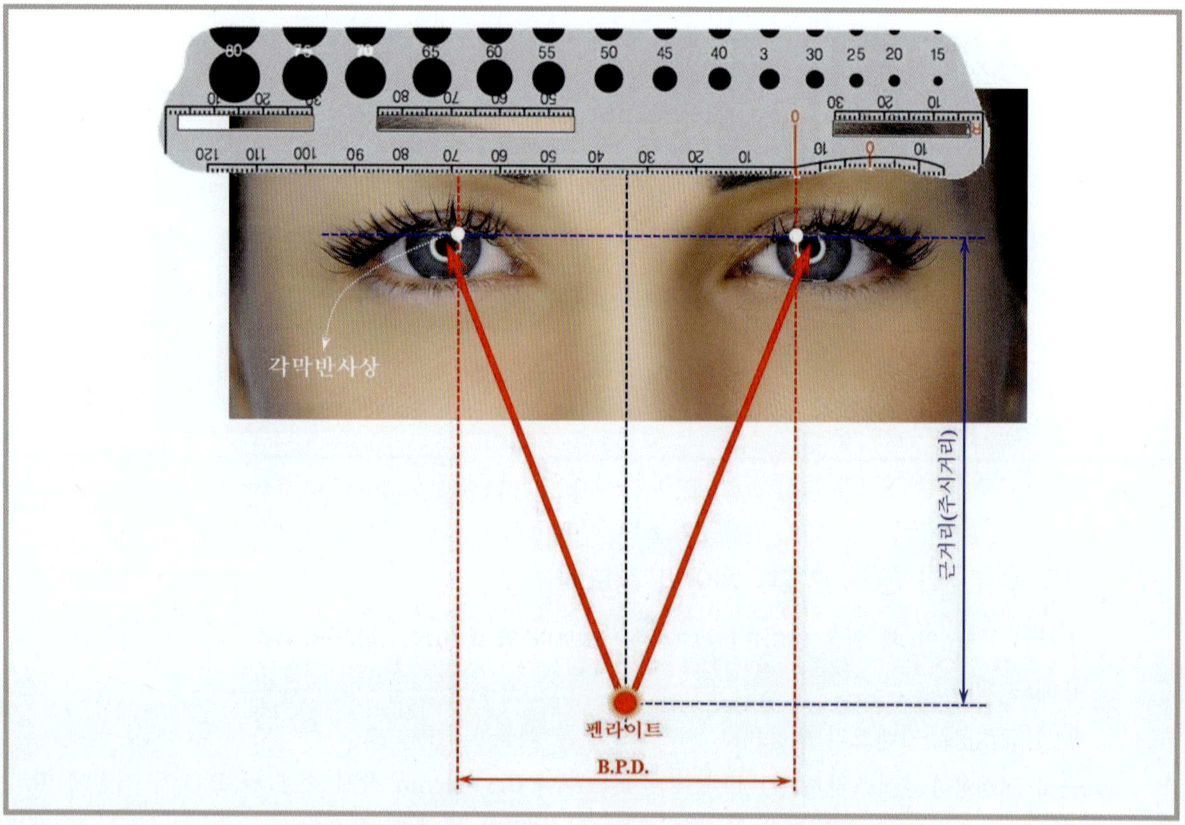

(5) 사사안의 P.D. 측정

① 우안 측정 : 피검사자의 좌안을 가리고 측정

② 좌안 측정 : 피검사자의 우안을 가리고 측정

③ P.D.미터를 사용할 경우에는 가리개를 이용하여 좌안이나 우안을 가리고 측정한다.

④ 마비사시의 P.D. 측정

(a) 마비사시 : 안구가 고정되어 움직이지 않음 → 정상안을 가리면 볼 수 없음

(b) P.D. 측정방법 : 좌안의 외안각에서 우안의 내안각(또는 좌안의 내안각에서 우안의 외안각) 사이의 거리를 측정

4.2 인점에 의한 방법(Dotting P.D. Method)

(1) 인점에 의한 설계점(M.R.P.) 설정의 장점

① 투명형판 또는 더미렌즈에 직접 인점하기 때문에 시간이 절약됨

② 광학중심점을 인점하므로 P.D.와 Oh가 동시에 결정됨

③ 인점이 설계점이 되기 때문에 자르기와 다듬기의 오차가 작음

(2) 인점에 의한 설계점(M.R.P.) 설정 시 주의사항

① 기본피팅(Main Fitting)이 정확해야 한다.
② 고객의 머리자세와 눈 높이가 바르게 유지되어야 한다.
③ 펜라이트(Penlight)는 정확한 위치에 고정되고 유지되어야 한다.

(3) 설계점 인점 방법

① 투명형판 또는 더미렌즈를 안경테에 끼워 넣고 렌즈미터에 의해 인점하고 고객에게 안경을 씌운다.
② 목적거리에 맞는 머리자세를 취하게 하고, 펜라이트(Penlight)를 비춰 각막반사상의 약 1 ~ 2mm 아래에 가설계점(Premajor Reference Point)을 인점한다.

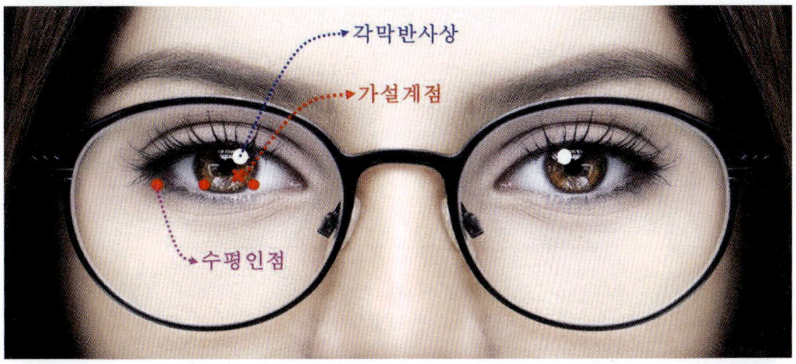

③ 기준 약 2mm 간격으로 가설계점의 직상방과 아래쪽의 좌우에 삼각보조점을 찍는다.

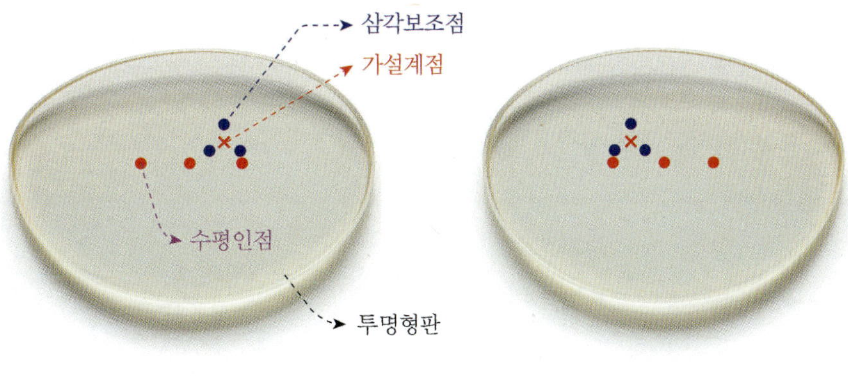

④ 고객의 턱을 올리게 하여 경사각 0°자세를 취하게 한다.

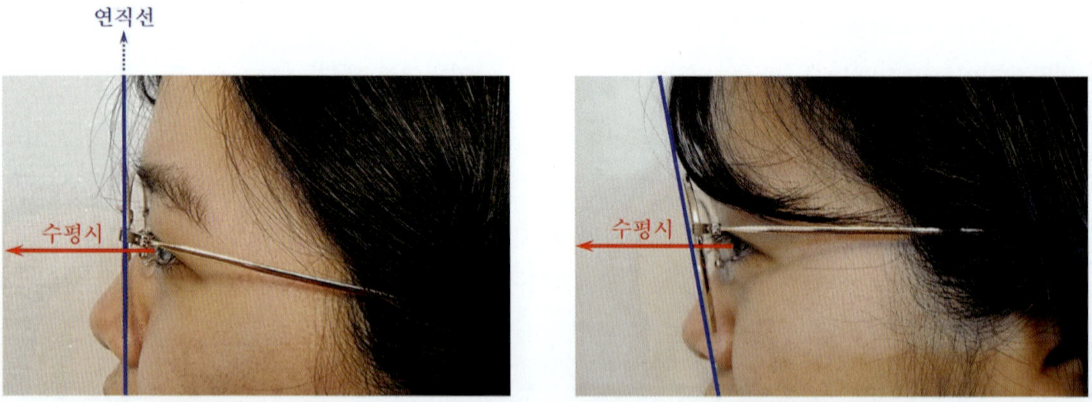

(경사각 0° 자세) (일상적인 머리자세)

⑤ 경사각 0°자세에서 펜라이트(Penlight)를 비춰 삼각보조점과 가설계점을 기준으로 한 각막반사상(동공중심)의 위치를 파악하여 진설계점을 설정한다.

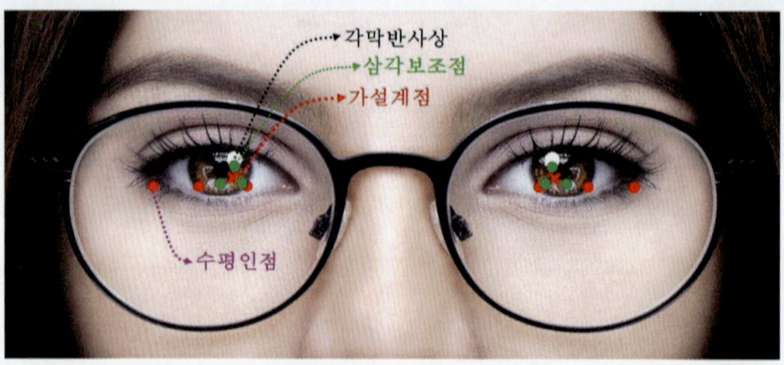

⑥ 투명형판 또는 더미렌즈에 설정된 진설계점을 마킹한다. → 위쪽 삼각보조점 바로 위쪽

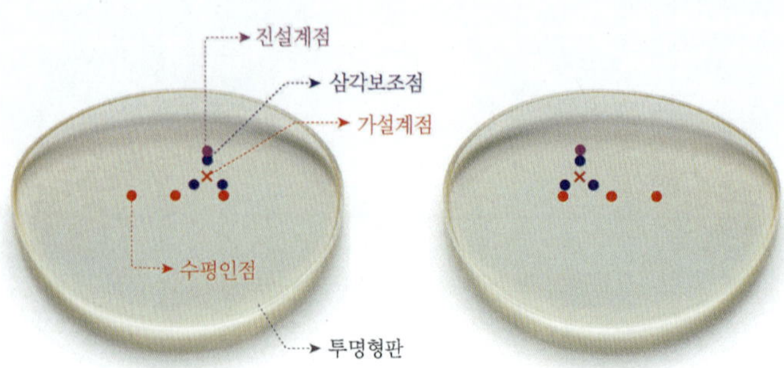

⑦ 안경자나 설계차트를 사용하여 기준P.D.와 광학중심점 높이(Oh)를 구한다.

3. P.D. 미터 사용법(Using P.D. Meter)

(1) P.D.미터의 구조와 기능

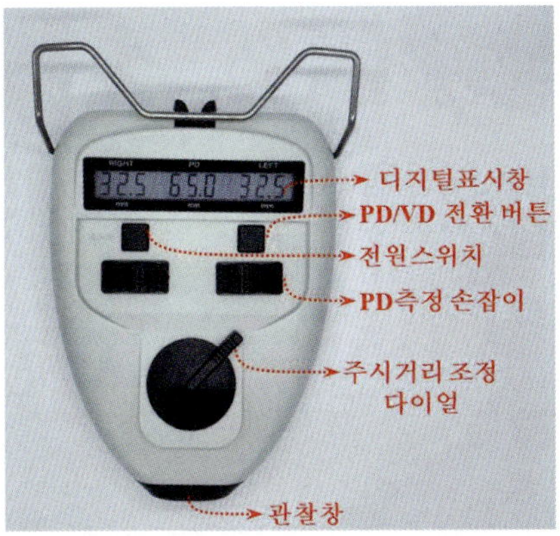

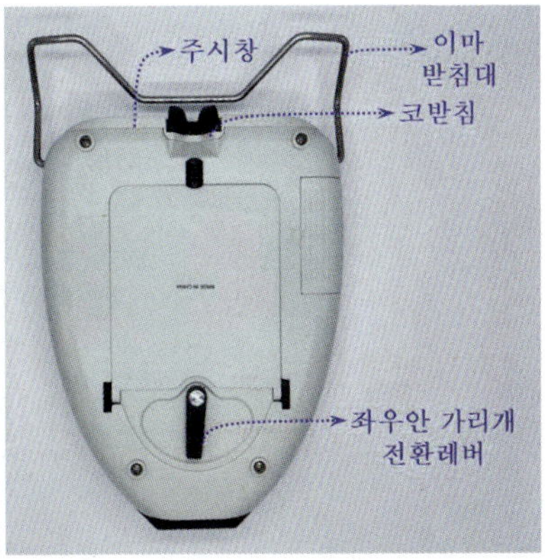

① 이마받침대 : 피검사자의 이마를 밀착시켜 고정하는 부분

② 디지털 표시창 : 양안P.D. 및 좌우 각각의 단안P.D. 표시창

③ 전원스위치 : P.D.미터의 전원을 켜고 끄는 스위치

④ P.D.측정 손잡이 : 좌우안 P.D.를 측정하기 위해 내부의 수직지표선을 이동시키기 위한 외부의 슬라이딩 손잡이

⑤ 주시거리조정 다이얼 : 목적거리별 P.D.측정을 위해 목적거리를 설정하는 다이얼

⑥ 관찰창 : 검사자가 각막반사상과 수직지표선을 관찰하기 위한 창

⑦ 노안보정기 : 측정자가 노안일 때 수직지표선의 관찰이 용이하도록 조정하는 레버

⑧ 가리개 전환레버 : 사위나 사시의 P.D.측정 시 좌안가림, 우안가림 및 양안개방을 선택할 수 있도록 P.D.미터 하부에 배치된 전환 레버

⑨ 코받침 : 이마받침대와 함께 피검사자의 코를 밀착시켜 눈의 위치를 일정하게 고정하고 고정된 상태를 유지하기 위한 부분

⑩ 주시창 : 피검사자가 주시점의 광원을 주시하기 위한 창

(2) P.D.미터를 이용한 측정 순서(T사 기준)

① 주시거리 조정다이얼을 돌려 측정하고자 하는 주시거리 수치에 맞춘다.

② 측정목적(우안가림, 좌안가림 또는 양안개방)에 맞춰 가리개전환레버를 설정한다.

③ 전원스위치를 눌러 전원을 켠다.

④ 평행을 유지하면서 P.D.미터기를 양손으로 잡고, 이마받침대와 코받침을 고객의 이마와 코의 중앙부에 가볍게 밀착시킨다.

⑤ 고객에서 주시창을 통해 보이는 초록색 점을 주시하도록 한다.

⑥ 관찰창을 통해 보이는 고객의 좌안과 우안의 각막반사상의 중심에 수직지표선이 일치하도록 측정 손잡이를 조절한다.
⑦ 검사자가 노안일 경우에는 노안보정기 레버를 이용해 수직지표선이 가장 선명한 상태로 조정한다.
⑧ P.D.미터기를 떼고 디지털표시창의 P.D.를 확인하고 기록한다.

4. 기준 Oh(기준 광학중심점 높이) 측정

(1) 원용안경의 기준 Oh 측정

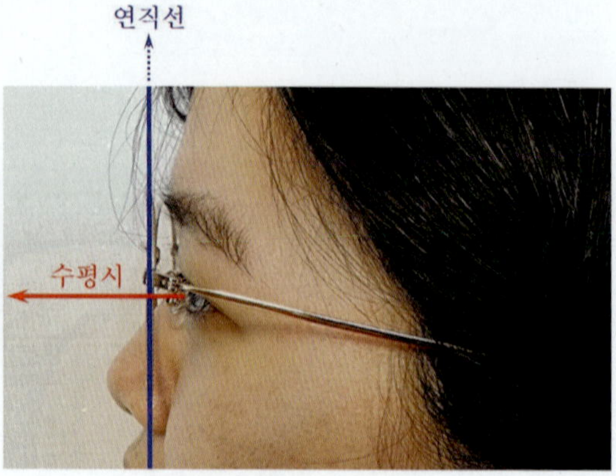

(경사각 0° 자세)

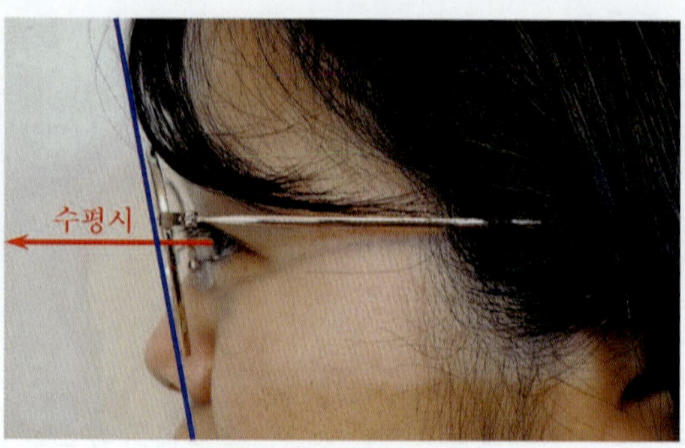

(일상적인 머리자세)

① 일상적인 자세(상용시선) 기준
  (a) 일상적인 자세(상용시선)의 조준선 : 수평방향에서 약 5° 아래쪽인 전방 5 ~ 6m 아래 → Oh의 보정 필요
  (b) 주시거리가 가까울수록 경사각 커짐 → Oh의 보정량 커짐
  (c) 경사각(θ)에 따른 Oh 보정거리(d)

$$d = 25\sin\theta \fallingdotseq 0.44\theta$$

(d) 경사각이 1° 변하면 경사각 보정거리는 0.44mm 아래로 내림
(e) 일상적인 자세(상용시선) 기준 조제가공Oh

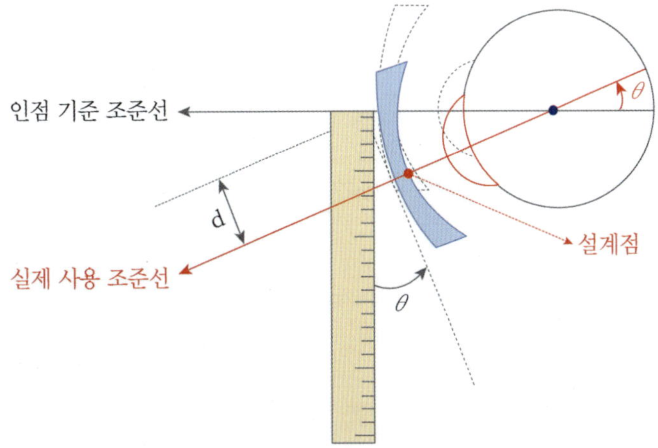

조제가공 Oh = 일상자세기준 Oh − 보정거리(d)

(f) 근용안경의 기준 Oh 측정 : 개인별 고개 숙임 정도에 따른 조준선 방향 차이가 큼 → 수식 적용이 어려움 → 거울검사법(Mirror Table Test) 이용

② 경사각 0°자세(상방시) 기준

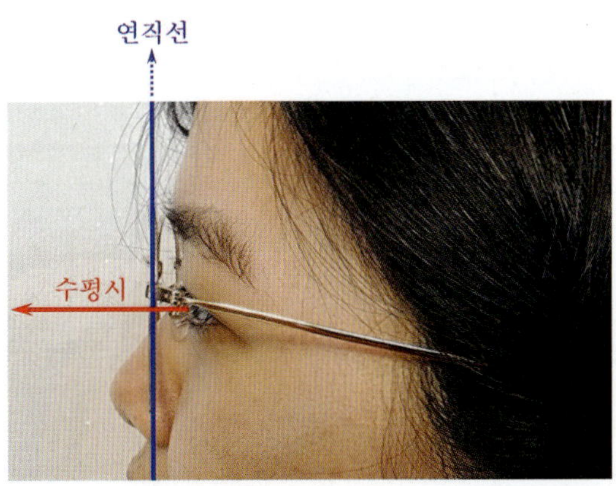

(경사각 0° 자세)

(a) 턱을 앞으로 내밀어 안경렌즈(안경테 림)가 수직(경사각 0°)인 상태에서 인점을 찍어 Oh를 측정하는 방법

(b) 실제 사용하는 조준선과 Oh 일치 → Oh의 보정이 필요 없음

조제가공 Oh = 경사각0°자세기준 Oh

(2) 경사각(PA, Pantoscopic Angle)

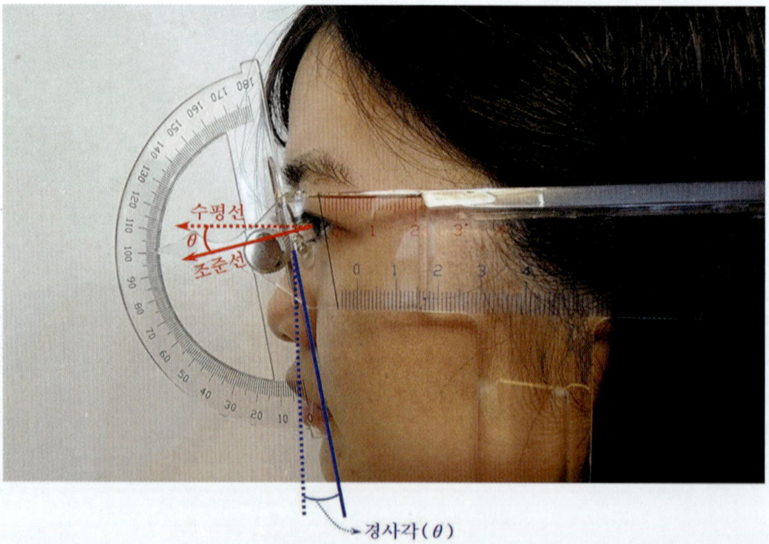

① 경사각 : 안경테의 귀방향 측면 림(Rim)과 연직선(수직선)이 이루는 각 → 수직방향 회전점조건의 요소

② 경사각 조정 목적 : 눈의 회전점 조건을 만족시키기 위해 조준선이 안경렌즈 후면의 설계점과 수직을 이루도록 조정 → 비점수차의 최소화

③ 회전점 조건 : 눈의 조준선이 렌즈의 설계점을 수직으로 통과하기 위한 광학적 요소의 기본조건

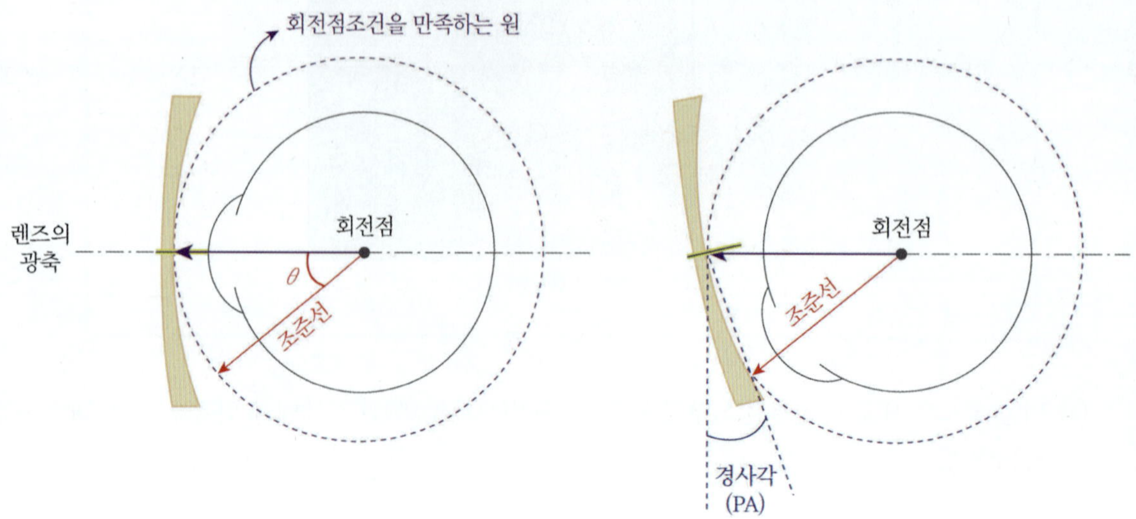

④ 신장(y)과 주시거리(s)에 따른 경사각(θ)

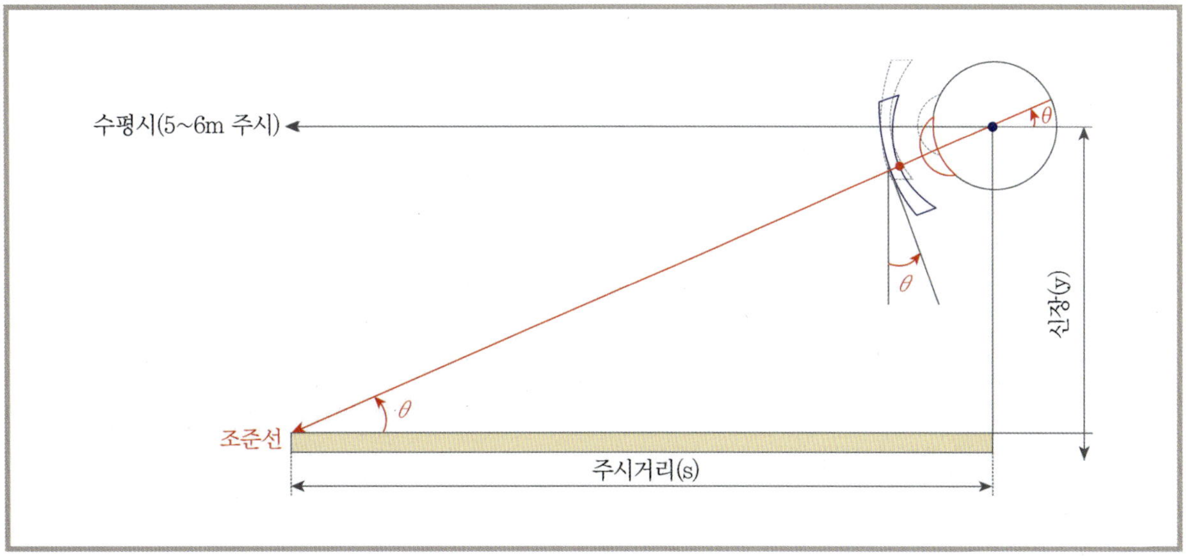

$$\tan\theta = \frac{\text{지면에서 눈까지의 높이(신장)}}{\text{주시거리}} = \frac{y}{s}$$

(a) 키(신장)와 경사각은 비례 → 키(신장)가 클수록 경사각은 커야함

(b) 주시거리와 경사각은 반비례 → 주시거리가 가까울수록 경사각은 커야함

⑤ 눈의 조준선과 렌즈의 광축이 이루는 각(i)에 따른 비점수차(C)

$$C = D'\sin^2\theta \quad (D'\text{: 안경 렌즈 굴절력})$$

⑥ 일반적인 원용안경의 경사각 : 10° ~ 15°

⑦ 일반적인 근용안경의 경사각 : 15° ~ 20°

⑧ 경사각이 클 때 물체의 형태(정사각형 기준) 변화

(a) 근시용 (−)렌즈 : 좌우로 긴 직사각형

(b) 원시용 (+)렌즈 : 상하로 긴 직사각형

⑨ 경사각의 변화에 따른 안구운동량 변화

(a) 경사각이 클 경우 : 근용부 정점간거리(V.D.) 짧아짐 → 눈 회전량(안구운동량) 증가

(b) 경사각이 작을 경우 : 근용부 정점간거리(V.D.) 길어짐 → 눈 회전량(안구운동량) 감소

⑩ 용도에 따른 경사각의 크기 : 원용안경＜ 중간거리용 안경＜ 근용안경

⑪ 피팅(Fitting) 시 경사각이 커지면 광학중심점 높이(Oh)가 낮아짐

1차 개념정립 및 익힘문제

4-1. 안경자(Ruler)를 이용한 조준선P.D.의 측정방법 중 단안P.D.(M.P.D.)를 측정하는 방법으로 옳은 것은?

① 검사자의 우안으로 관찰하여 우안의 단안P.D.를 측정한다.
② 주시방향에 따른 시차를 없애기 위해 우안을 측정할 때는 검사자의 좌안을 감고 좌안으로 관찰하여 측정한다.
③ 트랜스일루미네이터를 피검사자의 좌안 직전방에서 비추고 중앙기준점에서 피검사자 좌안의 동공중심까지의 거리를 측정한다.
④ 트랜스일루미네이터를 피검사자의 우안 직전방에서 비추고 중앙기준점에서 피검사자 우안의 각막반사상까지의 거리를 측정한다.
⑤ 피검사자의 좌안 직전방에서 트랜스일루미네이터를 비추고, 우안의 각막반사상(안경자의 0점)에서 좌안의 각막반사상까지의 거리를 측정한다.

4-2. 안경자(Ruler)를 이용한 동공중선P.D.의 측정방법 중 단안P.D.(M.P.D.)를 측정하는 방법으로 옳은 것은?

① 검사자의 우안으로 관찰하여 우안의 단안P.D.를 측정한다.
② 주시방향에 따른 시차를 없애기 위해 우안을 측정할 때는 검사자의 좌안을 감고 좌안으로 관찰하여 측정한다.
③ 우안의 동공중심(안경자의 0점)에서 피검사자 좌안의 동공중심까지 거리를 검사자의 우안으로 관찰하여 양안P.D.를 측정한다.
④ 트랜스일루미네이터를 피검사자의 우안 직전방에서 비추고 중앙기준점에서 피검사자 우안의 각막반사상까지의 거리를 측정한다.
⑤ 피검사자의 좌안 직전방에서 트랜스일루미네이터를 비추고, 우안의 각막반사상(안경자의 0점)에서 좌안의 각막반사상까지의 거리를 측정한다.

4-3. 조준선P.D.에 해당하는 P.D.는?

① 해부학적P.D. ② 생리학적P.D.
③ 조제가공P.D. ④ 설계점P.D.
⑤ 동공중심선P.D.

4-4. 인점에 의한 P.D.측정 방법(Dotting P.D. Method)에 대한 설명으로 옳은 것은?

① P.D.와 Oh가 동시에 결정된다.
② 인점과 설계점이 일치하지 않는다.
③ 다른 P.D.측정방법에 비해 시간이 오래 걸린다.
④ 표준상태피팅(Standard Alignment)이 정확해야 한다.
⑤ 일상적인 머리자세인 평상자세인 상태에서 인점한다.

4-5. 일상적인 머리자세 기준 원용안경의 기준 Oh 측정에 대한 설명으로 옳은 것은?

① 실제 사용하는 조준선과 Oh가 일치한다.
② 주시거리가 가까울수록 경사각은 작아진다.
③ 턱을 앞으로 내밀어 안경렌즈가 수직인 상태이다.
④ 수평방향에서 전방 5 ~ 6m 위쪽를 주시하는 자세이다.
⑤ 경사각이 1° 변하면 경사각 보정거리를 0.44mm 아래로 내려야 한다.

4-6. 경사각 0°자세 기준에서 측정한 원용안경의 Oh가 24mm이고, 경사각이 10° 인 안경을 착용할 때 조제가공Oh는?

① 19.6mm ② 20.4mm
③ 22.0mm ④ 24.0mm
⑤ 28.4mm

4-7. 동공간거리(P.D.)와 광학중심점 높이(Oh)를 동시에 측정 가능한 방법은?

① 렌즈미터에 의한 방법 ② 자동굴절력계(AR)에 의한 방법
③ PD미터에 의한 방법 ④ 인점에 의한 방법
⑤ 포롭터에 의한 방법

4-8. 보기와 같은 조건일 때 조제가공Oh는?

보 기	• 처방 : O.D. S+2.00D, 1.0Δ,B.D. • 안경테 경사각 : 10° • 일상자세 기준으로 측정한 Oh : 27mm

① 17.6mm ② 22.6mm
③ 27.6mm ④ 31.4mm
⑤ 32.0mm

4-9. 보기와 같은 조건일 때 조제가공Oh는?

보 기	• 처방 : O.D. S−1.00D ◯ C−1.00D,Ax180°, 1.0Δ,B.U. • 안경테 경사각 : 10° • 일상자세 기준으로 측정한 Oh : 27mm

① 17.6mm ② 22.6mm
③ 27.6mm ④ 31.4mm
⑤ 32.0mm

4-10. 안경의 용도에 따른 경사각의 순서로으로 옳은 것은?

① 근용안경 〈 중간거리용 안경 〈 원용안경
② 근용안경 〈 원용안경 〈 중간거리용 안경
③ 중간거리용 안경 〈 원용안경 〈 근용안경
④ 원용안경 〈 중간거리용 안경 〈 근용안경
⑤ 원용안경 〈 근용안경 〈 중간거리용 안경

4-11. 근용안경의 경사각이 원용안경의 경사각보다 커야하는 이유는?

① 조절에 따른 폭주
② 폭주에 따른 조절
③ 조절에 따른 동공수축
④ 회전점조건의 만족
⑤ 페츠발조건의 만족

2차 개념정립 및 익힘문제

4-12. 안경자(Ruler)를 이용한 조준선P.D.의 측정방법 중 양안P.D.(B.P.D.)를 측정하는 방법으로 옳은 것은?

① 검사자의 우안으로 관찰하여 우안의 단안P.D.를 측정한다.
② 주시방향에 따른 시차를 없애기 위해 우안을 측정할 때는 검사자의 좌안을 감고 좌안으로 관찰하여 측정한다.
③ 트랜스일루미네이터를 피검사자의 좌안 직전방에서 비추고 중앙기준점에서 피검사자 좌안의 동공중심까지의 거리를 측정한다.
④ 트랜스일루미네이터를 피검사자의 우안 직전방에서 비추고 중앙기준점에서 피검사자 우안의 각막반사상까지의 거리를 측정한다.
⑤ 피검사자의 좌안 직전방에서 트랜스일루미네이터를 비추고, 우안의 각막반사상(안경자의 0점)에서 좌안의 각막반사상까지의 거리를 측정한다.

4-13. 좌우안의 동공중심 사이의 거리에 해당하는 P.D.는?

① 생리학적P.D.
② 해부학적P.D.
③ 조제가공P.D.
④ 설계점P.D.
⑤ 조준선P.D.

4-14. 안경자(Ruler)를 이용한 근용P.D.를 측정하는 방법으로 옳은 것은?

① 검사자의 우안으로 관찰하여 우안의 P.D.를 측정한다.
② 우안의 동공중심(안경자의 0점)에서 피검사자 좌안의 동공중심까지 거리를 검사자의 우안으로 관찰하여 양안P.D.를 측정한다.
③ 피검사자에게 검사자의 콧등에 위치한 트랜스일루미네이터 불빛을 주시하게하고 좌우안의 각막반사상까지의 거리를 측정한다.
④ 트랜스일루미네이터를 피검사자의 우안 직전방에서 비추고 중앙기준점에서 피검사자 우안의 각막반사상까지의 거리를 측정한다.
⑤ 피검사자의 좌안 직전방에서 트랜스일루미네이터를 비추고, 우안의 각막반사상(안경자의 0점)에서 좌안의 각막반사상까지의 거리를 측정한다.

4-15. 인점에 의한 설계점을 설정하는 순서로 옳은 것은?

① 경사각 0°자세 → 가설계점 설정 → 삼각보조점 설정 → 진설계점 설정 → 수평인점
② 경사각 0°자세 → 수평인점 → 삼각보조점 설정 → 가설계점 설정 → 진설계점 설정
③ 삼각보조점 설정 → 수평인점 → 경사각 0°자세 → 가설계점 설정 → 진설계점 설정
④ 삼각보조점 설정 → 가설계점 설정 → 수평인점 → 경사각 0°자세 → 진설계점 설정
⑤ 수평인점 → 가설계점 설정 → 삼각보조점 설정 → 경사각 0°자세 → 진설계점 설정

4-16. 일상자세에서 측정한 Oh를 기준으로 경사각이 θ인 원용안경을 착용할 때 조제가공Oh를 결정하기 위한 보정거리(d)를 구하는 식으로 옳은 것은?

① $d = 25\cos\theta$　　② $d = 0.25\theta$
③ $d = 0.44\sin\theta$　　④ $d = 0.44\cos\theta$
⑤ $d = 0.44\theta$

4-17. 인점에 의한 설계점을 설정하는 단계에서 가장 먼저 해야 하는 것은?

① 가설계점 설정　　② 가설계점 설정
③ 수평인점　　④ 경사각 0°자세
⑤ 진설계점 설정

4-18. 다음 사진과 같은 방법으로 측정된 P.D. Ⓐ는?

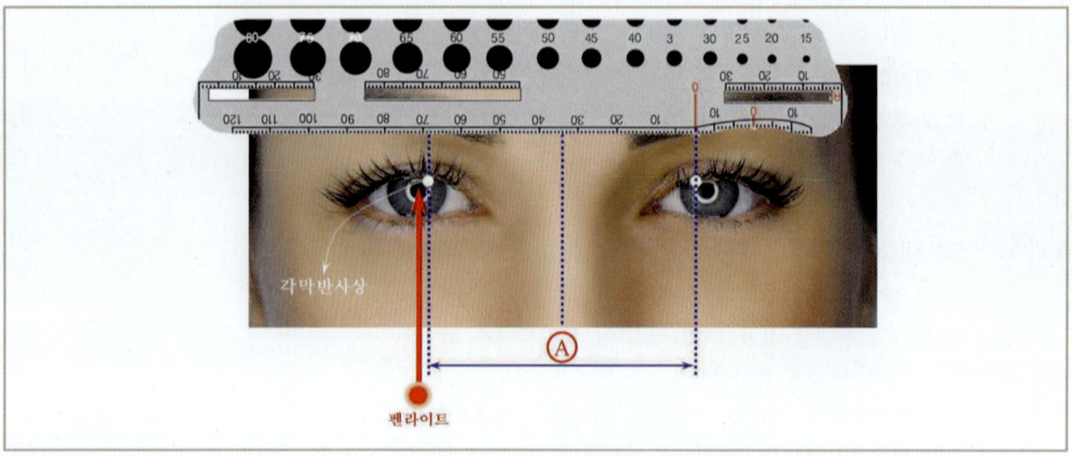

① 해부학적P.D.　　② 생리학적P.D.
③ 조제가공P.D.　　④ 설계점P.D.
⑤ 동공중심선P.D.

4-19. 보기와 같은 조건일 때 조제가공Oh는?

> **보기**
> • 처방 : O.D. S+2.00D, 1.0Δ,B.U.
> • 안경테 경사각 : 10°
> • 일상자세 기준으로 측정한 Oh : 27mm

① 17.6mm　　② 22.6mm
③ 27.6mm　　④ 31.4mm
⑤ 32.0mm

4-20. 보기와 같은 조건일 때 조제가공Oh는?

> 보기
> • 처방 : O.D. S+1.00D ⌒ C+1.00D,Ax180°, 1.0Δ,B.U.
> • 안경테 경사각 : 10°
> • 일상자세 기준으로 측정한 Oh : 27mm

① 17.6mm
② 22.6mm
③ 27.6mm
④ 31.4mm
⑤ 32.0mm

4-21. 경사각이 큰 안경을 착용하고 정사각형의 물체를 볼 때 좌우로 긴 직사각형의 물체로 보이는 처방은?

① S+2.00D
② S−2.00D
③ C+1.00D,Ax90°
④ S+1.00D ⌒ C+1.00D,Ax180°
⑤ S+1.00D ⌒ C+1.00D,Ax90°

4-22. 경사각에 대한 설명으로 옳은 것은?

① 주시거리가 길수록 경사각은 커야한다.
② 키가 작은 사람일수록 경사각은 커야한다.
③ 경사각이 클수록 광학중심점 높이(Oh)는 높아진다.
④ 경사각이 클수록 근용부 정점간거리(V.D.)는 길어진다.
⑤ 경사각이 작을수록 근거리를 주시할 때 안구의 회전량은 감소한다.

3차 개념정립 및 익힘문제

4-23. 안경자(Ruler)를 이용한 동공중간P.D.의 측정방법 중 단안P.D.(M.P.D.)를 측정하는 방법으로 옳은 것은?

① 검사자의 우안으로 관찰하여 우안의 단안P.D.를 측정한다.
② 주시방향에 따른 시차를 없애기 위해 우안을 측정할 때는 검사자의 좌안을 감고 좌안으로 관찰하여 측정한다.
③ 트랜스일루미네이터를 피검사자의 좌안 직전방에서 비추고 중앙기준점에서 피검사자 좌안의 동공중심까지의 거리를 측정한다.
④ 트랜스일루미네이터를 피검사자의 우안 직전방에서 비추고 중앙기준점에서 피검사자 우안의 각막반사상까지의 거리를 측정한다.
⑤ 피검사자의 좌안 직전방에서 트랜스일루미네이터를 비추고, 우안의 각막반사상(안경자의 0점)에서 좌안의 각막반사상까지의 거리를 측정한다.

4-24. 동공중심간P.D.에 해당하는 P.D.는?

① 생리학적P.D.
② 해부학적P.D.
③ 조제가공P.D.
④ 설계점P.D.
⑤ 조준선P.D.

4-25. 동공간거리(P.D.)를 측정하는 방법으로 옳은 것은?

① 근용P.D.를 측정할 경우 피검사자의 얼굴에 안경자를 밀착시켜 측정한다.
② 우안의 P.D.를 측정할 경우 피검사자가 검사자의 우안을 보게 하고 측정한다.
③ 주시거리P.D.를 측정할 경우 검사자는 주시거리만큼 떨어진 위치에서 측정한다.
④ 사시안에 대해 P.D.미터를 이용하여 측정할 경우 양안의 개방상태에서 측정한다.
⑤ 사시안의 오른쪽 눈의 단안P.D.를 측정할 경우 피검사자의 왼쪽 눈을 가리고 측정한다.

4-26. 다음의 P.D.미터 그림에서 주시거리P.D. 측정을 위해 목적거리를 설정하기 위한 것은?

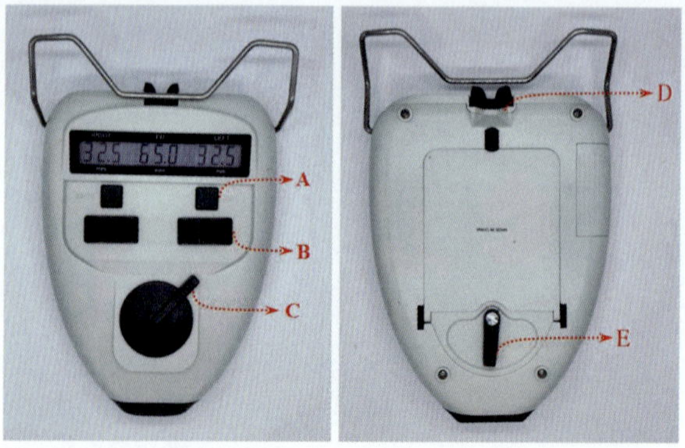

① A ② B ③ C ④ D ⑤ E

4-27. 일상자세에서 측정한 원용안경의 Oh가 24mm이고, 경사각이 θ인 안경을 착용할 때 조제가공Oh를 결정하기 위한 보정거리(d)가 2mm일 때 조제가공Oh는?

① 20mm
② 22mm
③ 24mm
④ 26mm
⑤ 28mm

4-28. PD미터에 의한 P.D.측정 시 가리개 전환레버를 필수적으로 사용해야 하는 경우는?

① 원시안의 P.D.측정
② 근시안의 P.D.측정
③ 난시안의 P.D.측정
④ 노안의 근용 P.D.측정
⑤ 사시안의 P.D.측정

4-29. 다음 사진과 같은 방법으로 측정된 P.D. Ⓐ는?

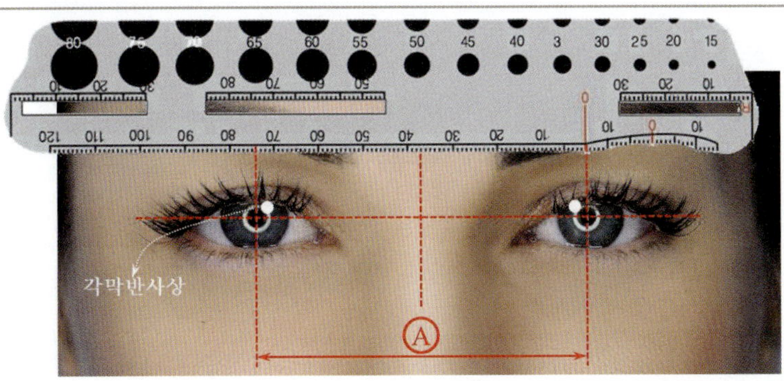

① 생리학적P.D.
② 해부학적P.D.
③ 조제가공P.D.
④ 설계점P.D.
⑤ 조준선P.D.

4-30. 보기와 같은 조건일 때 조제가공Oh는?

보기
• 처방 : O.D. S−2.00D, 1.0Δ,B.U. • 안경테 경사각 : 10° • 일상자세 기준으로 측정한 Oh : 27mm

① 17.6mm
② 22.6mm
③ 27.6mm
④ 31.4mm
⑤ 32.0mm

4-31. 경사각에 대한 설명으로 옳은 것은?

① 경사각이 클수록 비점수차는 감소한다.
② 경사각이 클수록 광학중심점 높이(Oh)는 높아진다.
③ 근용안경의 경사각은 원용안경의 경사각보다 작아야 한다.
④ 경사각이 클수록 근거리를 주시할 때 안구 회전량은 작아진다.
⑤ (−)렌즈의 경사각이 크면 정사각형의 물체는 좌우로 긴 직사각형의 형태로 보인다.

4-32. 안경의 경사각에 가장 큰 영향을 받는 수차는?

① 색수차
② 구면수차
③ 비점수차
④ 왜곡수차
⑤ 상면만곡수차

제5장 형판만들기

학습목표	(1) 수동형판과 자동형판의 형태와 특징을 비교하여 설명할 수 있다. (2) 수동형판과 자동형판을 만드는 방법을 설명할 수 있다. (3) 정시계측방법과 간이속결식에 의한 형판의 설계점을 설정하는 방법을 설명할 수 있다. (4) 단안과 양안의 설계점 이동량을 계산할 수 있다. (5) 보관용형판의 기입사항을 나열할 수 있다.

1. 형판만들기(Pattern Making)
   (1) 수동형판과 자동형판
   (2) 자동형판 만들기
   (3) 수동형판 만들기
2. 설계점(M.R.P. : Major Reference Point) 설정
   (1) 수평인점 찍기
   (2) 기준점 설정
   (3) 설계점 설정(설계방법)
   (4) 보관용 형판

1. 형판 만들기(Pattern Making)

(1) 수동형판과 자동형판

① 수동형판

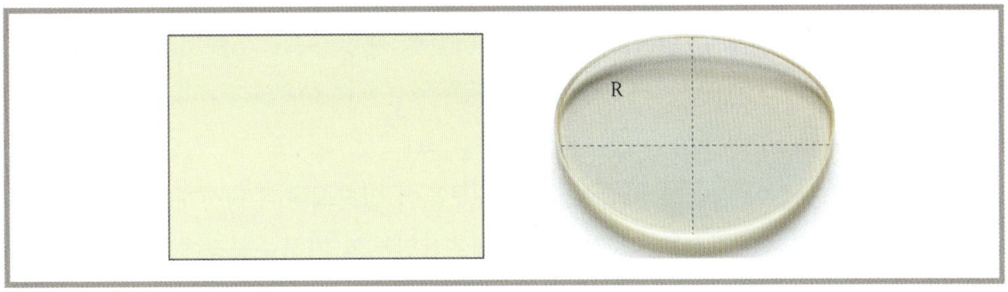

(a) 두께 1mm 정도의 직사각형 플라스틱 판재

(b) 형판에 구멍이 뚫려져 있지 않음

② 자동형판

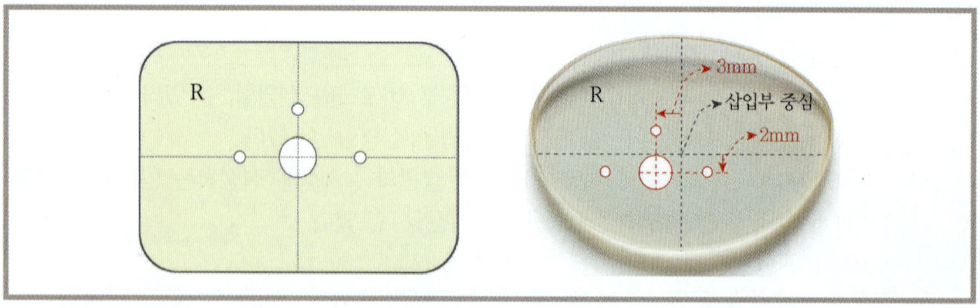

(a) 두께 1 ~ 1.5mm 정도의 라운드형 플라스틱 판재

(b) 자동취형기를 이용하여 형판을 가공하고, 자동옥습기를 이용하여 렌즈를 가공하기 위한 형판

(c) 수평기준선과 수직기준선이 마킹되어 있음

(d) 수평기준선과 수직기준선의 교차점의 중심에 형판고정핀을 끼울 수 있는 큰 원형구멍이 뚫려 있음

(e) 큰 원형구멍의 위쪽과 좌우에 축핀을 끼울 수 있는 작은 구멍이 뚫려 있음

(f) 형판고정핀을 끼울 수 있는 큰 구멍의 위치 : 렌즈삽입부 중앙에서 귀방향 3mm, 아래로 2mm인 위치에 편심됨 → 인점에 의한 설계점 설정 시 동공중심이 구멍부에 위치하게 되면 인점할 수 없기 때문

③ 자동취형기의 종류

(a) 수직누름 고정형 : 수직방향에서 눌러 안경테를 고정하는 방식

(b) 수평누름 고정형 : 수평방향에서 안경테 림(Rim)을 눌러 안경테를 고정하는 방식

(2) 자동형판 만들기 : 자동취형기에 의한 형판제작 방법

① 형판의 세팅

(a) 박싱시스템 계측에 의한 설계점 설정일 경우 : 형판고정핀을 끼우기 위한 큰 구멍부가 수직기준선과 수평기준선의 교점(렌즈삽입부의 기하중심점)에 오도록 세팅

(b) 인점 계측에 의한 설계점 설정일 경우 : 형판고정핀을 끼우기 위한 큰 구멍부를 기하중심점에서 귀방향 3mm, 아래로 2mm인 위치에 편심되도록 세팅

② 안경테의 세팅 : 설계기준판에 안경테의 전면이 향하도록 세팅

③ 자동취형기에 의한 형판가공 순서

(a) 설계기준판에 안경테의 전면이 향하도록 올려 놓는다.

(b) 테상부 수평 받침대에 안경테 좌우 림(Rim)의 윗부분이 밀착되어 수평상태를 유지하도록 한다.

(c-1) 인점 계측에 의한 설계점 설정일 경우에는 렌즈삽입부의 기하중심점에서 귀방향 3mm, 아래로 2mm인 위치에 형판고정핀을 끼우기 위한 큰 구멍부가 위치하도록 세팅

(c-2) 박싱시스템 계측에 의한 설계점 설정일 경우에는 형판고정핀을 끼우기 위한 큰 구멍부가 설계기준판의 중앙기준점에 오도록 세팅

(d-1) 수직누름고정형일 경우에는 테고정봉을 이용하여 연결부와 귀부분(Endpiece)의 상부를 눌러 고정시키고, 테고정집게로 하부림을 고정한다.

(d-2) 수평누름고정형일 경우에는 테고정봉을 이용하여 연결부와 귀부분(Endpiece)의 상부를 눌러 고정시키고, 테고정집게로 하부림을 고정한다.

(e) 테상부 수평 받침대에 안경테 좌우 림(Rim)의 윗부분을 밀착시키고 고정봉을 이용하여 하부림을 고정한다.

(f) 형판의 R 또는 L 표시가 귀부분 위쪽에 오도록 형판고정핀에 형판을 끼운다.

(g) 안내핀을 안경테 림(Rim)의 홈선에 맞추고 렌즈삽입부 형태를 읽어 형판을 절단한다.

(h) 형판을 분리시켜 안경테에 끼워 넣고, 형판의 크기와 수평상태를 점검하여 줄로 수정하고 가장자리를 매끄럽게 다듬는다.

(i) 형판을 안경테에 끼워 넣고 고객에게 착용시킨 후 설계점을 인점한다.

(3) 수동형판 만들기

① 형판의 중심점을 기준으로 수직선과 수평선을 그어 교차점을 기준점으로 설정한다.

② 형판 위에 안경테의 전면부가 형판을 향하도록 올려놓는다.

③ 송곳이나 펜을 형판면에 수직인 상태를 유지하면서 안경테 림(Rim)의 안쪽으로 밀착시켜 형판의 테두리선을 그린다. 렌즈삽입부의 코쪽과 귀쪽은 형판면에서 올라와 있으므로 귀부분과 코부분이 지면에 닿는 상태에서 그린다.

④ 렌즈삽입부 홈깊이 약 0.5mm를 고려하여 형판을 절단한다.

⑤ 형판의 귀부분 위쪽에 R 또는 L을 표기하여 좌우형판이 바뀌지 않도록 주의한다.

⑥ 형판의 크기와 수평상태를 점검하여 줄로 수정하고 가장자리를 매끄럽게 다듬는다.

⑥ 형판을 안경테에 끼워 넣고 고객에게 착용시킨 후 설계점을 인점한다.

2. 설계점(M.R.P. : Major Reference Point) 설정

(1) 수평인점 찍기

① 안경테에 형판을 끼워 넣고 형판의 대략적인 중앙부에 인점한다.

② 수평인점은 조제가공의 수평을 유지하기 위한 기준이며 설계점은 아니다.

(2) 기준점 설정

① 박싱시스템에 의한 수직기준선과 수평기준선의 교점을 구해 기준점을 설정한다.

(3) 설계점 설정(설계방법)

① 정식계측에 의한 방법 : 좌우안 각각의 형판 제작

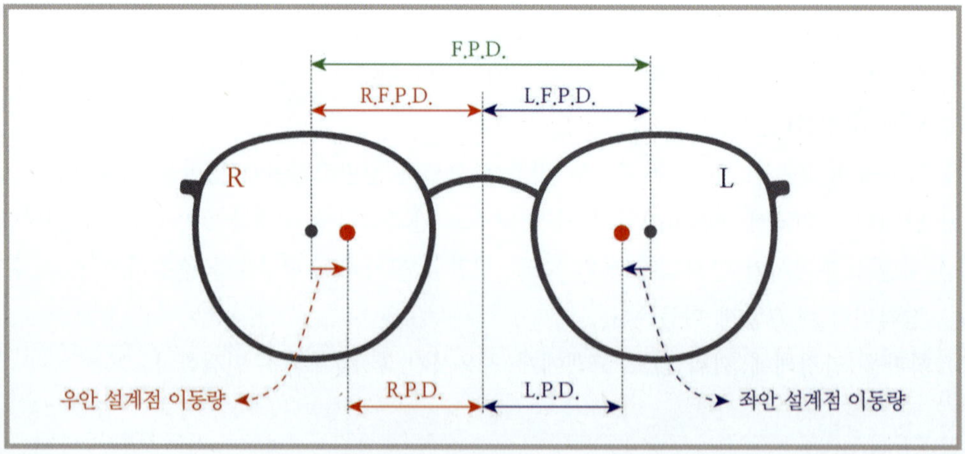

(a) 양안 설계점 이동량(편위량)

양안 설계점 이동량(편위량) = F.P.D. − 양안P.D.

(b) 단안 설계점 이동량(편위량)

$$\text{단안 설계점 이동량(편위량)} = \frac{F.P.D.}{2} - \text{단안}P.D.$$

(c) 이동량의 부호

ⓐ 기준점을 기준으로 설계점이 코방향일 때 : (+)값

ⓑ 기준점을 기준으로 설계점이 귀방향일 때 : (−)값

(d) 수직방향 이동량(편위량)

수직방향 이동량(편위량) = 하부림에서 기준점까지 높이 − 측정Oh

② 간이속결식에 의한 방법 : 좌안과 우안 중 하나의 형판만 제작

(a) 작업시간 단축을 위해 형판의 기하학적 중심점을 무시하고 임의로 인접한 수평인점의 중앙점을 간이기준점으로 설정한다.

(b) 간이기준점에서 임의의 수직선을 긋는다.

(c) 좌우의 간이기준점 사이의 거리를 측정하여 간이F.P.D.를 기록한다.

(d) 간이F.P.D.를 기준으로 편위량을 구하여 설계점을 설정한다.

(e) 간이속결식에 의한 설계 시 소수점 이하의 수치 처리법

ⓐ 원용안경일 경우 : 개산을 강요하는 B.I.을 만들지 말 것

➞ 근시일 경우 소수점이하 버림(66.4mm → 66mm)

➞ 원시일 경우 소수점이하 올림(66.4mm → 67mm)

ⓑ 근용안경일 경우 : 폭주을 강요하는 B.O.을 만들지 말 것

(4) 보관용 형판

① 보관용 형판 : 동일한 안경테를 사용하기 위해 렌즈만 교체할 경우 형판을 다시 만들지 않고 재사용하기 위해 보관하는 형판

② 보관용 형판의 기입사항 : 제조사명(메이커명), 상품명, 상품번호, 안경테P.D.(F.P.D.), 삽입부 크기(E.S.), 연결부 크기(B.S.)

③ 보관용 형판에 기입되지 않는 항목 : 설계점 ➞ 렌즈가 바뀌면 설계점은 변동될 수 있음

1차 개념정립 및 익힘문제

5-1. 수동형판에 대한 설명으로 옳은 것은?

① 형판에 구멍이 뚫려져 있지 않다.

② 자동취형기를 이용하여 형판을 가공한다.

③ 수평기준선과 수직기준선이 마킹되어 있다.

④ 수평기준선과 수직기준선의 교차점의 중심에 구멍이 뚫려 있다.

⑤ 고정핀을 끼울 수 있는 큰 구멍의 위치는 형판 중앙에서 편심되어 있다.

5-2. 자동형판에서 형판의 고정핀을 끼울 수 있는 구멍의 위치로 옳은 것는?

①
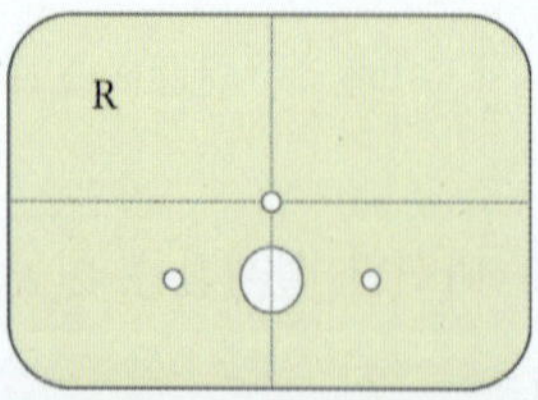

②
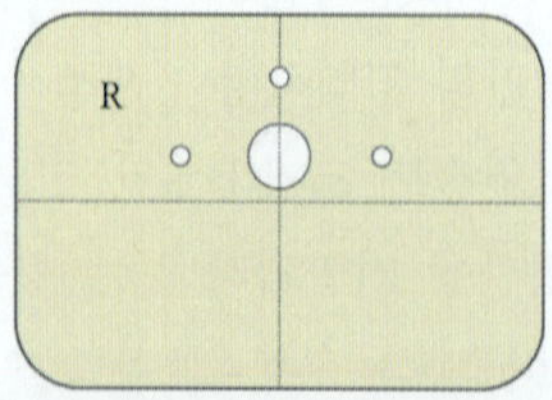

③
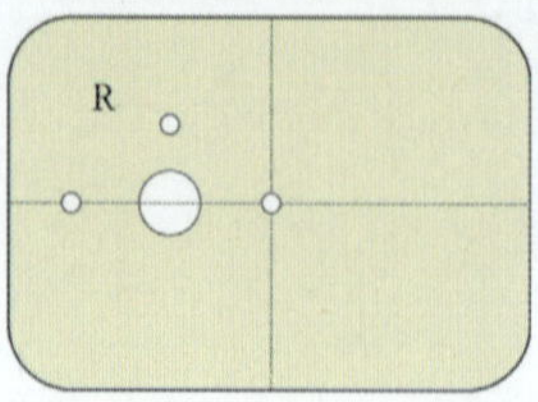

④
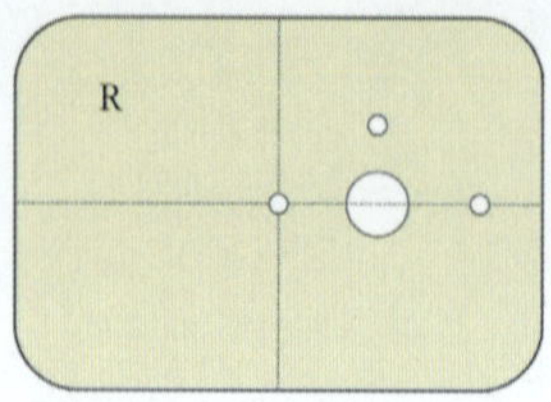

⑤
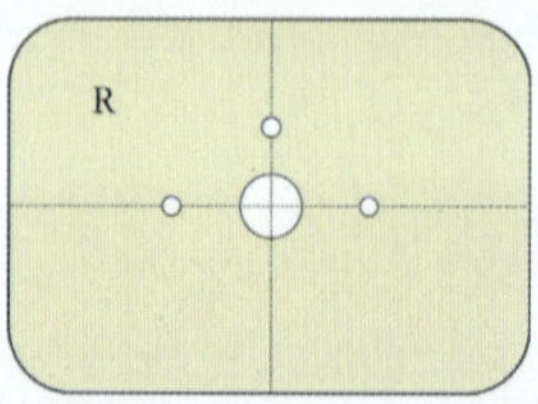

5-3. 자동취형기에 의한 자동형판 제작에 대한 설명으로 옳은 것은?

① 설계기준판에 안경테의 후면이 향하도록 세팅한다.

② 형판의 좌우표시(R, L)가 코부분에 오도록록 세팅한다.

③ 테상부수평 받침대에 안경테 좌우 림(Rim)의 아래부분이 밀착되어 수평상태를 유지하도록 한다.

④ 설계점을 인점한 후 형판을 안경테에 끼워 넣고 고객에게 착용시킨다.

⑤ 인점 계측에 의한 설계점 설정일 경우 렌즈삽입부의 기하중심점에서 귀방향 3mm, 아래로 2mm인 위치에 형판고정핀을 끼울기 위한 큰 구멍부가 위치하도록 세팅한다.

5-4. 보관용 형판에 기입되지 않아도 되는 항목은?

① 연결부 크기(B.S.)

② 설계점

③ 상품번호

④ 삽입부 크기(E.S.)

⑤ 안경테P.D.(F.P.D.)

5-5. 양안P.D.가 68mm인 사람의 안경테 삽입부 크기(E.S.)가 54mm이고, 연결부 크기(B.S.)가 18mm일 때 수평기준점에서 안경렌즈의 양안 편위량은?

① 2mm ② 3mm
③ 4mm ④ 5mm
⑤ 6mm

5-6. 양안P.D.가 68mm인 사람의 안경테가 '54 □ 18 140' 일 때 수평기준점에서 오른쪽 안경렌즈의 편위량과 방향은?

① 코방향 2mm ② 귀방향 2mm
③ 코방향 3mm ④ 귀방향 3mm
⑤ 코방향 4mm

5-7. L.P.D.가 37mm이고, R.P.D.가 39mm인 사람의 안경테가 '54 □ 18 140' 일 때 수평기준점에서 오른쪽 안경렌즈의 편위량과 방향은?

① 코방향 2mm ② 귀방향 2mm
③ 코방향 3mm ④ 귀방향 3mm
⑤ 0mm

5-8. 다음 그림과 같이 설계차트의 원형그래프(Oversize Chart)에 설계점이 인점되었다면 좌안의 조제가공 P.D.는?(단, F.P.D.는 70mm이다.)

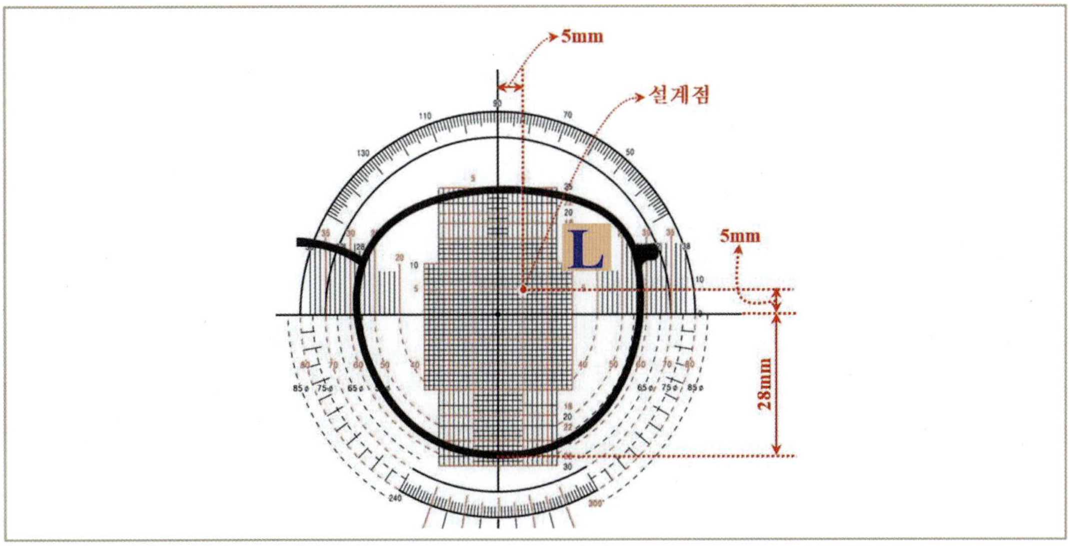

① 30mm ② 35mm
③ 38mm ④ 40mm
⑤ 43mm

5-9. 보기와 같은 조건일 때 우안의 조제가공Oh는?

보기
- R.P.D. : 34mm
- 안경테 크기 : 56 ㅁ 16 140
- 안경테 경사각 10°에서 측정한 Oh : 20mm

① 15.6mm
② 17.8mm
③ 20.0mm
④ 22.0mm
⑤ 24.4mm

5-10. 보기와 같은 조건일 때 좌안의 수직기준점에서 설계점까지 위치는?

보기
- R.P.D. : 35mm
- L.P.D. : 38mm
- 안경테 크기 : 54 ㅁ 18 140
- 안경테 경사각 0°자세에서 측정한 Oh : 26mm
- 안경테 경사각 : 15°

① 코방향 1mm
② 귀방향 1mm
③ 코방향 2mm
④ 귀방향 2mm
⑤ 0mm

2차 개념정립 및 익힘문제

5-11. 자동형판에서 렌즈삽입부 중앙을 기준으로 형판의 고정핀을 끼울 수 있는 큰 구멍의 위치는?

① 동공중심　　② 귀방향 3mm
③ 위쪽 2mm　　④ 렌즈 삽입부 중앙
⑤ 렌즈삽입부 중앙 직상방

5-12. 자동형판에서 렌즈삽입부 중앙을 기준으로 형판의 고정핀을 끼울 수 있는 큰 구멍의 위치로 옳은 것은?

①
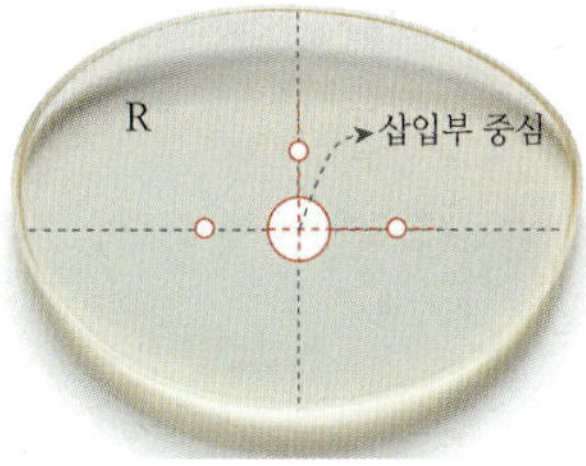

②
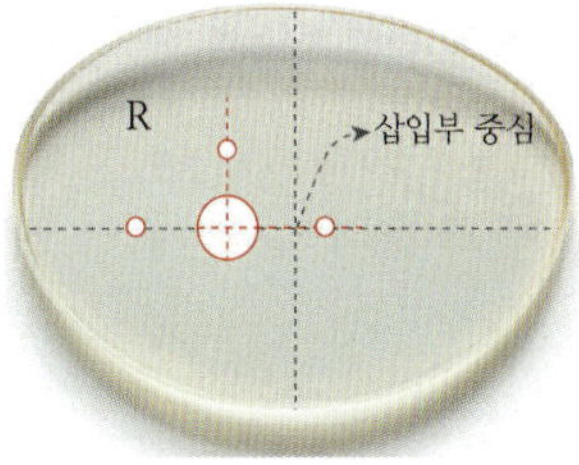

③
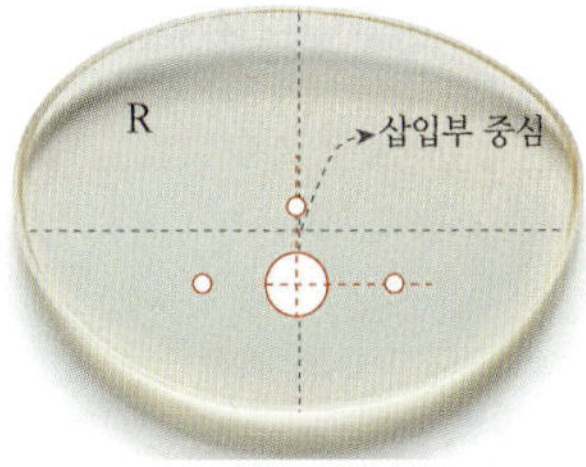

④
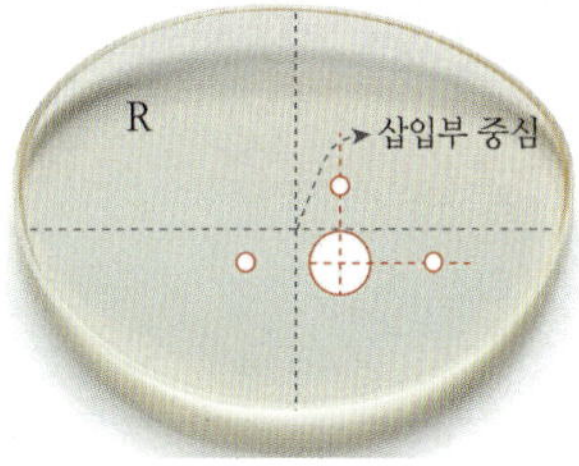

⑤
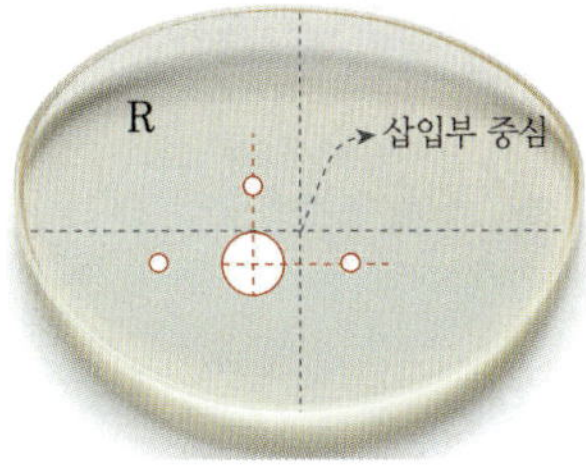

5-13. 형판의 설계점 설정에 대한 설명으로 옳은 것은?

① 형판에 마킹한 수평인점을 설계점으로 설정한다.
② 기준점을 기준으로 설계점이 귀방향일 때를 (+)값으로 한다.
③ 정식계측에 의해 설계점을 설정할 경우에는 좌우안 중 하나의 형판만 제작한다.
④ 박싱시스템에 의한 수직기준선과 수평기준선의 교점을 구해 설계점을 설정한다.
⑤ 간이속결식에 의해 원용안경의 설계점을 설정할 경우에는 B.I. 프리즘이 되지 않도록 한다.

5-14. 안경테P.D.(F.P.D.)가 70mm이고, 양안P.D.가 65mm일 때 수평기준점에서 양안의 설계점 이동량은?

① 2mm　　② 3mm
③ 4mm　　④ 5mm
⑤ 6mm

5-15. 양안P.D.가 68mm인 사람의 안경테가 '54 □ 20 140' 일 때 좌우 안경렌즈 각각의 편위량과 방향은?

① 코방향 2mm　　② 귀방향 2mm
③ 코방향 3mm　　④ 귀방향 3mm
⑤ 코방향 4mm

5-16. L.P.D.가 34mm이고, R.P.D.가 36mm인 사람의 안경테가 '54 ㅁ 18 140' 일 때 수평기준점에서 왼쪽 안경렌즈의 편위량과 방향은?

① 코방향 2mm　　② 귀방향 2mm
③ 코방향 3mm　　④ 귀방향 3mm
⑤ 코방향 4mm

5-17. 다음 그림과 같이 설계차트의 원형그래프(Oversize Chart)에 설계점이 인점되었다면 좌안의 조제가공 P.D.는?(단, F.P.D.는 70mm이다.)

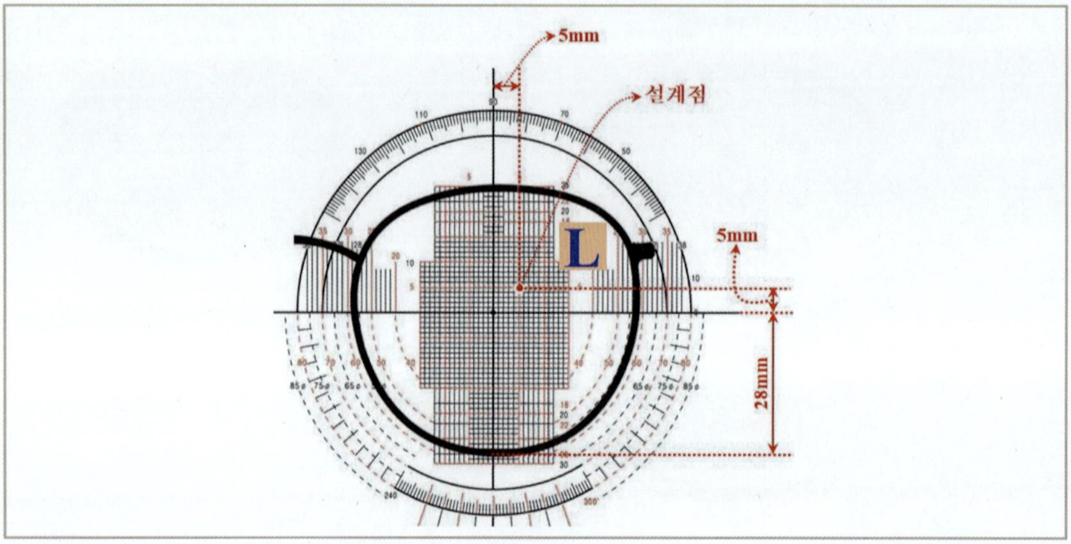

① 30mm　　② 35mm
③ 38mm　　④ 40mm
⑤ 43mm

5-18. 보기와 같은 조건일 때 우안의 수평기준점에서 설계점까지 위치는?

보기
• R.P.D. : 34mm • 안경테 크기 : 56 ㅁ 16 140 • 안경테 경사각 10°에서 측정한 Oh : 20mm

① 코방향 2mm　　② 귀방향 2mm
③ 코방향 4mm　　④ 귀방향 4mm
⑤ 0mm

5-19. 보기와 같은 조건일 때 좌안의 수평기준점에서 설계점까지 위치는?

> 보기
> • R.P.D. : 35mm
> • L.P.D. : 38mm
> • 안경테 크기 : 54 ㅁ 18 140
> • 안경테 경사각 0°자세에서 측정한 Oh : 26mm
> • 안경테 경사각 : 15°

① 코방향 1mm
② 귀방향 1mm
③ 코방향 2mm
④ 귀방향 2mm
⑤ 0mm

5-20. 보기와 같은 조건일 때 우안의 조제가공Oh는?

> 보기
> • R.P.D. : 35mm
> • L.P.D. : 38mm
> • 안경테 크기 : 54 ㅁ 18 140
> • 안경테 경사각 0°자세에서 측정한 Oh : 26mm
> • 안경테 경사각 : 15°

① 24mm
② 25mm
③ 26mm
④ 27mm
⑤ 28mm

3차 개념정립 및 익힘문제

5-21. 자동형판에서 렌즈삽입부 중앙을 기준으로 형판의 고정핀을 끼울 수 있는 큰 구멍의 위치는?

① 동공중심
② 코방향 3mm
③ 아래쪽 2mm
④ 렌즈 삽입부 중앙
⑤ 렌즈삽입부 중앙 직상방

5-22. 자동취형기에 의한 자동형판 제작에 대한 설명으로 옳은 것은?

① 설계기준판에 안경테의 후면이 향하도록 세팅한다.
② 형판의 좌우표시(R, L)가 코부분에 오도록 세팅한다.
③ 박싱시스템에 의해 설계점을 설정한 경우 형판고정핀이 렌즈삽입부의 기하중심점에 오도록 세팅한다.
④ 인점에 의해 설계점을 설정한 경우 형판고정핀이 렌즈삽입부의 기하중심점에서 위쪽 2mm에 편심되도록 세팅한다.
⑤ 인점에 의해 설계점을 설정한 경우 형판고정핀이 렌즈삽입부의 기하중심점에서 코방향 3mm에 편심되도록 세팅한다.

5-23. 보관용 형판에 기입되지 않아도 되는 항목은?

① 제조사명
② 상품명
③ 상품번호
④ 설계점
⑤ 안경테P.D.(F.P.D.)

5-24. 안경테P.D.(F.P.D.)가 70mm이고, 양안P.D.가 65mm일 때 수평기준점에서 안경렌즈의 양안 편위량은?

① 2mm
② 3mm
③ 4mm
④ 5mm
⑤ 6mm

5-25. 양안P.D.가 74mm인 사람의 안경테가 '52 □ 18 140' 일 때 수평기준점에서 좌우 안경렌즈 각각의 편위량과 방향은?

① 코방향 2mm
② 귀방향 2mm
③ 코방향 3mm
④ 귀방향 3mm
⑤ 코방향 4mm

5-26. L.P.D.가 34mm이고, R.P.D.가 36mm인 사람의 안경테가 '54 □ 18 140' 일 때 수평기준점에서 오른쪽 안경렌즈의 편위량과 방향은?

① 코방향 2mm
② 귀방향 2mm
③ 코방향 3mm
④ 귀방향 3mm
⑤ 0mm

5-27. 다음 그림과 같이 설계차트의 원형그래프(Oversize Chart)에 설계점이 인접되었다면 좌안의 조제가공 Oh는?(단, F.P.D.는 70mm이다.)

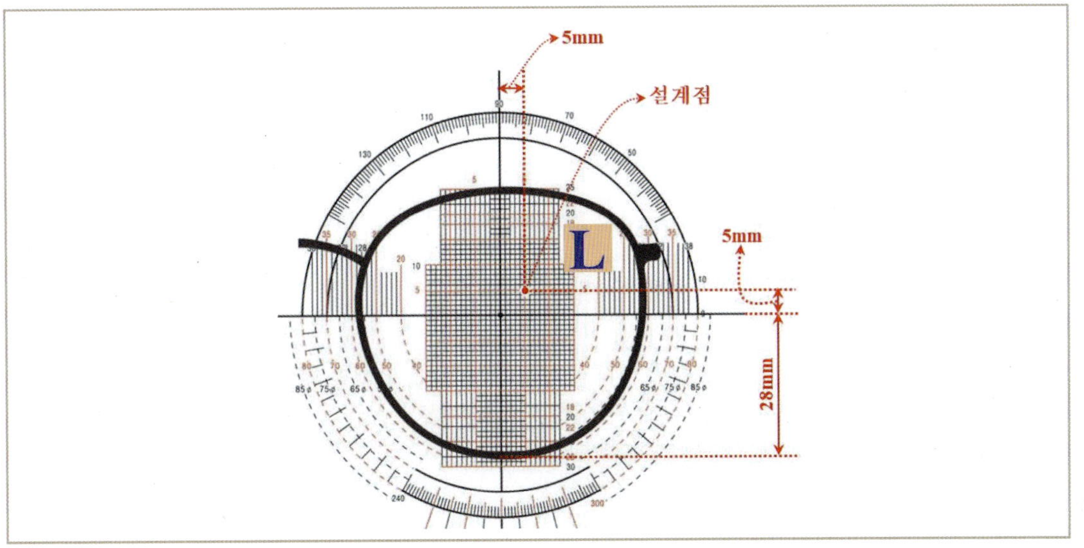

① 23mm
② 28mm
③ 33mm
④ 38mm
⑤ 40mm

5-28. 보기와 같은 조건일 때 우안의 수직기준점에서 설계점까지 위치는?

보기
• R.P.D. : 34mm • 안경테 크기 : 56 ㅁ 16 140 • 안경테 경사각 10°에서 측정한 Oh : 20mm

① 위쪽 2.2mm
② 아래쪽 2.2mm
③ 위쪽 4.4mm
④ 아래쪽 4.4mm
⑤ 0mm

5-29. 보기와 같은 조건일 때 우안의 수직기준점에서 설계점까지 위치는?

보기
• R.P.D. : 35mm • L.P.D. : 38mm • 안경테 크기 : 54 □ 18 140 • 안경테 경사각 0°자세에서 측정한 Oh : 26mm • 안경테 경사각 : 15°

① 코방향 1mm
② 귀방향 1mm
③ 코방향 2mm
④ 귀방향 2mm
⑤ 0mm

5-30. 보기와 같은 조건일 때 좌안의 조제가공Oh는?

보기
• R.P.D. : 35mm • L.P.D. : 38mm • 안경테 크기 : 54 □ 18 140 • 안경테 경사각 0°자세에서 측정한 Oh : 26mm • 안경테 경사각 : 15°

① 24mm
② 25mm
③ 26mm
④ 27mm
⑤ 28mm

제6장 렌즈미터 사용법(Lensometry)

학습목표	(1) 렌즈미터(Lensmeter)의 용도를 설명할 수 있다. (2) 망원경식 렌즈미터에서 각 부분의 명칭과 용도를 설명할 수 있다. (3) 망원경식 렌즈미터에서 측정렌즈에 따른 타겟의 위치 변화를 설명할 수 있다. (4) 측정조건에 따른 렌즈미터 내부 광선속의 변화를 설명할 수 있다. (5) 망원경식 렌즈미터를 기준으로 외부 각 부분의 명칭과 용도를 설명할 수 있다. (6) 망원경식과 투영식 렌즈미터의 특징을 비교하여 설명할 수 있다. (7) 렌즈미터 사용 전 필수 점검사항에 따른 조치사항을 설명할 수 있다. (8) 망원경식 렌즈미터에서 시도조정에 따른 렌즈미터의 구조변화를 설명할 수 있다. (9) 망원경식 렌즈미터를 이용한 렌즈의 굴절력 측정방법을 설명할 수 있다. (10) 토릭렌즈의 표기전환 방법을 설명할 수 있다. (11) 망원경식 렌즈미터를 이용한 토릭렌즈의 굴절력과 축방향 결정방법을 설명할 수 있다. (12) 렌즈미터를 이용한 프리즘 굴절력과 베이스방향 결정방법을 설명할 수 있다. (13) 프리즘 컴펜세이터가 부착된 렌즈미터에서 프리즘 굴절력과 베이스방향 결정방법을 설명할 수 있다. (14) 렌즈미터를 이용한 하드 및 소프트 콘택트렌즈의 굴절력 측정방법을 설명할 수 있다. (15) 중화법을 이용한 렌즈의 굴절력과 광학중심점 측정방법을 설명할 수 있다. (16) 다초점렌즈의 굴절력 측정방법을 설명할 수 있다. (17) 수동식 렌즈미터와 자동렌즈미터의 장단점을 비교하여 설명할 수 있다.

1. 개요와 명칭
   (1) 렌즈미터(정점굴절력계, Lensmeter)의 용도
   (2) 망원경식 렌즈미터(정점굴절력계, Lensmeter)의 광학적 구성
   (3) 망원경식 렌즈미터에서 측정렌즈에 따른 타겟의 위치 변화
   (4) 망원경식 렌즈미터(정점굴절력계, Lensmeter)의 외부 구성
   (5) 망원경식과 투영식 렌즈미터의 특성 비교
   (6) 망원경식 렌즈미터의 타겟(Target) 형태에 따른 분류
   (7) 망원경식 렌즈미터의 디옵터 눈금 위치에 따른 분류
2. 측정준비(Preparation for Measurement) : 렌즈미터 사용 전 필수 점검사항
   (1) 타겟상의 위치 확인(Positioning of Target)
   (2) 0 디옵터 눈금지표 정위치 확인
   (3) 인점핀의 평행성과 중앙핀의 위치 확인
   (4) 테 및 렌즈 받침대의 평행도 확인
3. 망원경식 렌즈미터의 시도조정(Visual Adjusting)
   (1) 망원경식 렌즈미터에서 시도조정의 목적과 주의사항

(2) 시도조정 순서

(3) 시도조정환의 회전방향에 따른 조절개입과 눈의 상태

4. 측정 기본사항과 인점 작업

(1) 렌즈의 세팅 방향

(2) 렌즈에 따른 코로나 타겟상

(3) 가장 선명한 타겟 상태 조정 : (-)구면렌즈 굴절력 측정인 경우

(4) 접안렌즈가 대물렌즈 방향으로 이동되었을 때의 변화

(5) 구면렌즈의 굴절력 측정과 광학중심점 인점

5. 토릭렌즈(Toric Lens)에서 양주경선 굴절력과 위치 표시

(1) 토릭렌즈의 표기방법

(2) 기준주경선에 따른 S(□)⁀C(□),Ax□ 표기

(3) 토릭렌즈의 표기전환(S+C ⇄ S-C ⇄ C · C)

(4) 토릭렌즈 양주경선과 렌즈미터에 의한 초선의 관계

(5) 토릭렌즈 양주경선에 의한 렌즈미터의 선명초선과 S-C, S+C, C · C 표기

6. 토릭렌즈(Toric Lens) 측정의 실제

(1) 조제가공을 위한 원주 및 토릭렌즈의 굴절력과 기준경선방향 확인 및 인점찍기

(2) 난시교정용 토릭렌즈가 끼워져 있는 안경의 양주경선 굴절력과 축 확인 및 인점작업을 통한 사용 중인 안경의 P.D.와 Oh 확인

(3) 토릭렌즈의 축(Ax)을 제외한 구면굴절력(S)과 실린더굴절력(C)만을 측정

7. 프리즘처방의 프리즘 굴절력(Δ) 확인과 베이스 방향 결정

(1) 렌즈미터에 의한 프리즘 측정이 필요한 경우

(2) 렌즈미터 스크린 상에서 프리즘 굴절력과 방향

(3) 프리즘 처방된 안경을 조제가공하기 위해 인점할 때

(4) 프리즘 처방하여 조제가공된 안경의 프리즘 굴절력과 방향을 알고자 할 때

(5) 렌즈미터 사전 점검 시 스크린 중앙에서 타겟이 벗어나 있는 렌즈미터를 수리하지 않고 타겟을 스크린 중앙에 위치시켜 인점하였을 때의 인점 위치와 프리즘 영향

(6) 프리즘 컴펜세이터(Prism Compensator)

(7) 하드 및 소프트 콘택트렌즈 측정

8. 중화법(Neutralization)

(1) 중화법을 이용하는 이유와 목적

(2) 중화법을 이용한 안경렌즈 굴절력과 광학중심점 측정

9. 다초점렌즈(Multifocal Lens)의 굴절력 측정

(1) 단초점렌즈의 굴절력 측정

(2) 이중초점렌즈의 굴절력 측정

(3) 삼중초점렌즈의 굴절력 측정

(4) 누진렌즈의 굴절력 측정

10. 자동렌즈미터(Autolensmeter)
   (1) 자동렌즈미터의 개요
   (2) 명칭과 주요 버튼 기능

11. 렌즈미터(Lensmeter) 사용 시 주의할 점
   (1) 측정 전 사전검사
   (2) 렌즈미터 사용 시 주의할 점
   (3) 렌즈미터의 활용

1. 개요와 명칭

(1) 렌즈미터(정점굴절력계, Lensmeter)의 용도

① 안경렌즈(구면, 원주, 토릭렌즈) 및 콘택트렌즈의 상측정점굴절력 측정
② 안경렌즈(구면, 원주, 토릭렌즈)의 광학중심점 인점
③ 원주렌즈 및 토릭렌즈의 양주경선 굴절력 및 주경선 방향(축방향) 측정
④ 프리즘 굴절력 측정 및 기저(Base)방향 결정
⑤ 다초점렌즈의 가입도 측정
⑥ 콘택트렌즈의 물측정점굴절력 측정

(2) 망원경식 렌즈미터(정점굴절력계, Lensmeter)의 광학적 구성

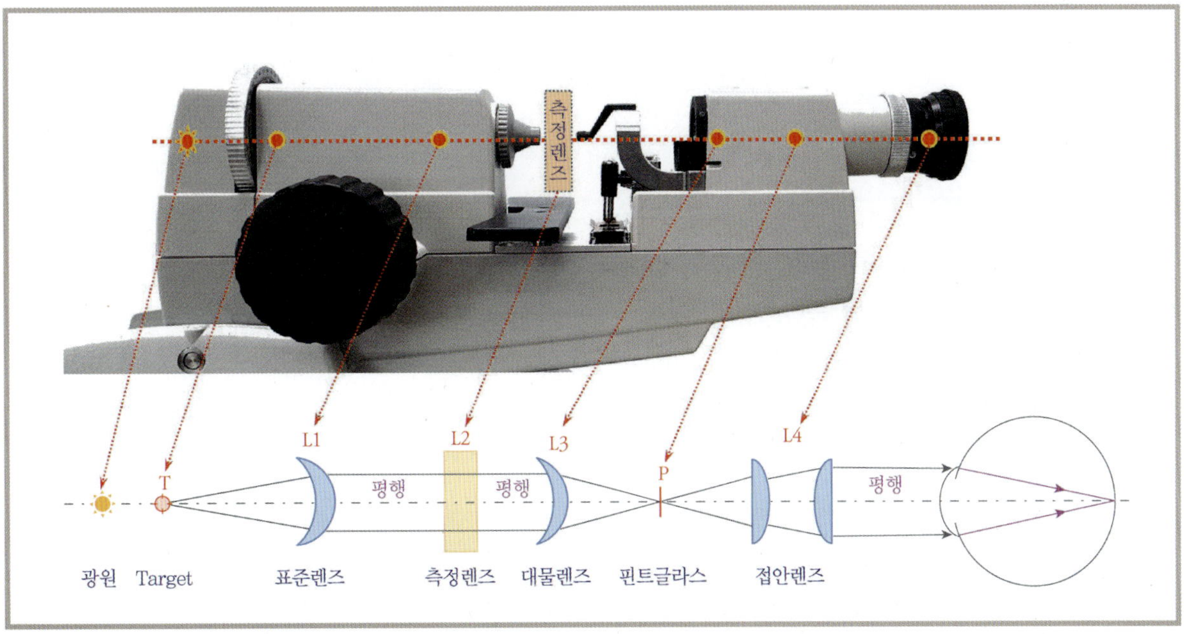

① 조명계 : 광원(램프)

② 타겟(T, Target) : 선명한 타겟상으로부터 경선별 굴절력과 주경선의 방향 및 프리즘 굴절력과 기저방향을 측정하는 역할

③ 콜리메이터부(L_1, 표준렌즈부) : 망원경부에 입사하는 광선속을 평행광선으로 만듦

④ 망원경부($L_3 \sim L_4$) : 평행광선속을 핀트글라스에 결상시키고, 입사광선과 출사광선을 평행광선속으로 만듦

⑤ 접안렌즈부(L_4) : 조절력 배제와 시도조절을 통한 선명한 타겟(Target)상을 형성하고, 측정의 정밀도를 높임

⑥ 핀트글라스(P, 내부 스크린)의 구성

(a) 전원이 꺼진 상태에서도 관찰 가능한 것

ⓐ 실린더 축방향 눈금 : 0° ~ 180° 또는 0° ~ 360°

ⓑ 기준 주경선 및 프리즘 디옵터선 : 0 ~ 6Δ(프리즘컴펜세이터 사용 시 22Δ까지 가능)

(b) 전원이 켜진 상태에서만 관찰 가능한 것

ⓐ 디옵터눈금창 및 디옵터 눈금(굴절력) : 0 ~ ±25(D)

ⓑ 타겟(Target)

ⓒ 프리즘 굴절력(Δ) 및 기저방향(Base)

ⓓ 원주렌즈 축방향(Ax)

(3) 망원경식 렌즈미터에서 측정렌즈에 따른 타겟의 위치 변화

① 측정렌즈가 없을 때

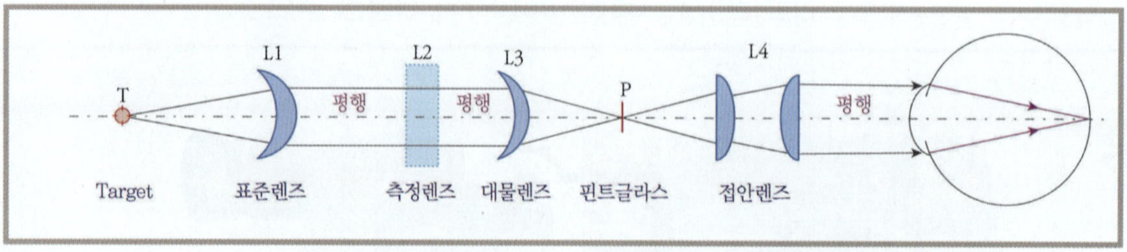

(a) 타겟(T, Target)

ⓐ 표준렌즈(L_1)의 물측초점에 위치 : 표준렌즈(D´=+25D)에서 광원쪽(아래쪽) 4cm

ⓑ 굴절력 표시창의 굴절력이 0.00D일 때 가장 선명한 타겟상

ⓒ 선명한 타겟상으로부터 경선별 굴절력과 주경선의 방향 및 프리즘 굴절력과 기저방향을 측정하는 역할

(b) 표준렌즈(L_1, Standard Lens)

ⓐ 일반적인 표준렌즈 굴절력 : D´=+25D

ⓑ 표준렌즈에 발산광선속이 입사

ⓒ 표준렌즈에서 출사되는 광선 : 평행광

ⓓ 역할 : 입사하는 발산(구면파)광선속을 평행(평면파)광선속으로 만들어 대물렌즈(L_3)에 평행광이 입사되도록 함 → 시준기(Collimator) 기능

(c) 대물렌즈(L_3, Objective Lens)

ⓐ 망원경계를 구성하는 렌즈 중 물체 쪽에 위치한 (+)굴절력인 렌즈

ⓑ 대물렌즈에 입사하는 광선속 : 어떠한 경우에도 평행광선속이 되어야 함 → 대물렌즈의 상측초평면상에 위치한 핀트글라스(P)가 선명한 스크린 형성

ⓒ 대물렌즈에서 출사하는 광선속 : 수렴광선속

(d) 핀트글라스(P, Pint Glass)

ⓐ 위치 : 대물렌즈의 상측초점, 접안렌즈군의 물측초점

ⓑ 핀트글라스에 입사하는 광선속 : 수렴광선속

ⓒ 핀트글라스에서 출사하는 광선속 : 발산광선속

ⓓ 핀트글라스에 포함된 선 및 눈금 : 실린더 축방향 눈금, 기준주경선, 프리즘 디옵터선 → 렌즈미터의 0점 조정 및 시도조절의 기준으로 활용됨

(e) 접안렌즈(L_4, Ocular Lens)군

ⓐ 기능 : 상의 확대, 관찰범위 결정 및 시도조절

ⓑ 위치 : 렌즈미터의 가장 위쪽(눈쪽)에 위치한 렌즈

ⓒ 접안렌즈군에 입사하는 광선속 : 발산광선속

ⓓ 접안렌즈군에서 출사하는 광선속 : 평행광선속

ⓔ 렌즈미터를 구성하는 렌즈 중 유일하게 회전과 전후 이동이 가능

② 측정렌즈가 (+)렌즈일 때

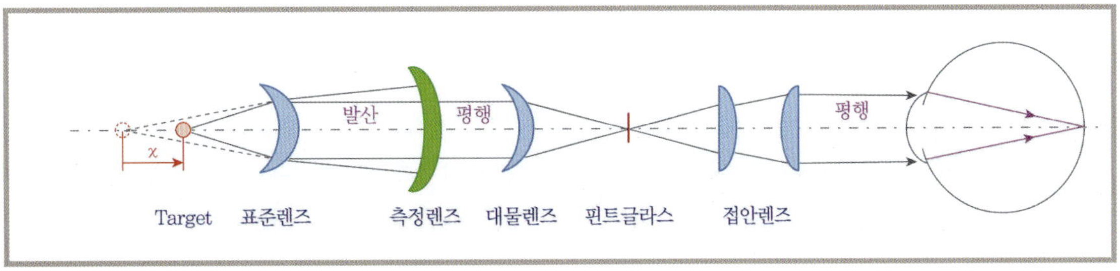

(a) 타겟(T, Target)

ⓐ 표준렌즈(L_1)의 물측초점에서 표준렌즈쪽(위쪽)으로 이동 : 표준렌즈에 더 가까워짐 → 물체버전스 증가

ⓑ 굴절력 표시창의 굴절력이 0.00D일 때 가장 선명한 타겟상이 흐려짐

ⓒ 타겟의 이동거리(x)만큼의 측정핸들을 돌려 가장 선명한 타겟상을 만듦 → 굴절력창의 수치를 읽어 렌즈의 굴절력 측정 → 타겟의 이동거리(x)가 1.6mm 이동하면 1.00D의 굴절력 변화 발생

(b) 표준렌즈(L_1, Standard Lens)

ⓐ 표준렌즈에 입사하는 광선속 : 발산광선속

ⓑ 표준렌즈에서 출사되는 광선 : 발산광선속

ⓒ 역할 : 입사하는 발산(구면파)광선속을 표준렌즈와 (+)인 측정렌즈에 의해 평행(평면파)광선속으로 만들어 대물렌즈(L_3)에 평행광이 입사되도록 함 ➡ 시준기(Collimator) 기능

(c) 대물렌즈(L_3) 이후에는 ①의 '측정렌즈가 없을 때'와 동일하게 진행됨

③ 측정렌즈가 (−)렌즈일 때

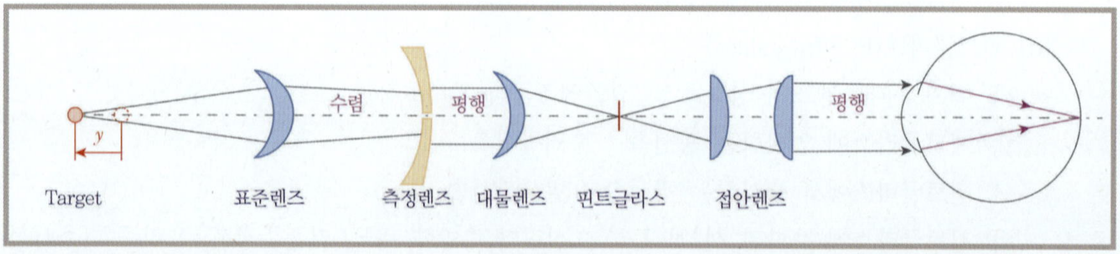

(a) 타겟(T, Target)

ⓐ 표준렌즈(L_1)의 물측초점에서 광원쪽(아래쪽)으로 이동 : 표준렌즈에 더 멀어짐 ➡ 물체버전스 감소

ⓑ 굴절력 표시창의 굴절력이 0.00D일 때 가장 선명한 타겟상이 흐려짐

ⓒ 타겟의 이동거리(y)만큼의 측정핸들을 돌려 가장 선명한 타겟상을 만듦 ➡ 굴절력창의 수치를 읽어 렌즈의 굴절력 측정 ➡ 타겟의 이동거리(y)가 1.6mm 이동하면 1.00D의 굴절력 변화 발생

(b) 표준렌즈(L_1, Standard Lens)

ⓐ 표준렌즈에 입사하는 광선속 : 발산광선속

ⓑ 표준렌즈에서 출사되는 광선 : 수렴광선속

ⓒ 역할 : 입사하는 발산(구면파)광선속을 표준렌즈와 (−)인 측정렌즈에 의해 평행(평면파)광선속으로 만들어 대물렌즈(L_3)에 평행광이 입사되도록 함 ➡ 시준기(Collimator) 기능

(c) 대물렌즈(L_3) 이후에는 ①의 '측정렌즈가 없을 때'와 동일하게 진행됨

(4) 망원경식 렌즈미터(정점굴절력계, Lensmeter)의 외부 구성

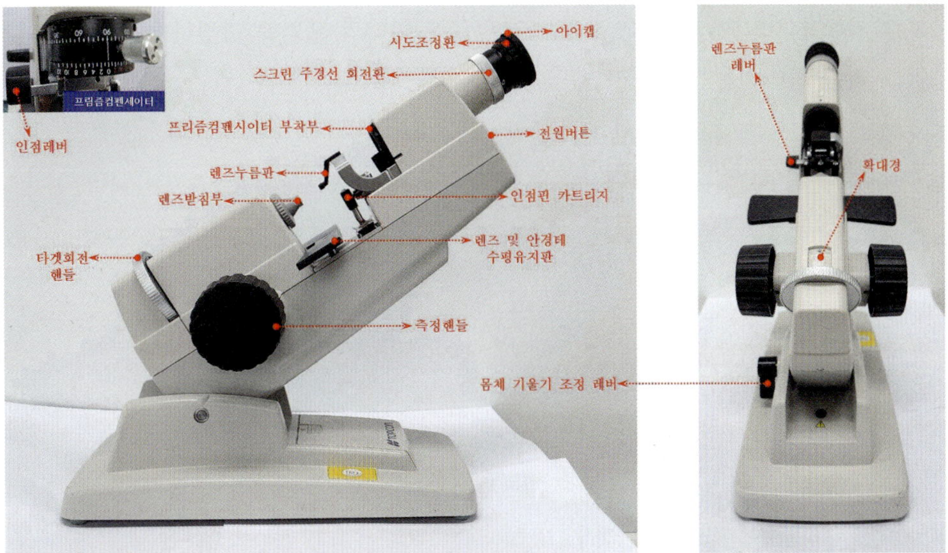

① 아이캡(Eye Cap) : 외부로부터 유입되는 빛 차단

② 시도조정환(Visual Adjusting Ring) : 조절력의 배제 및 비정시안에 대한 선명한 타겟을 제공함으로 측정 오차의 최소화

③ 주경선 회전환(Protracing Ring) : 회전 가능한 기준선에 의해 정확한 토릭렌즈의 축(Ax)과 프리즘 기저방향(Base) 측정에 이용

④ 전원스위치(On/Off Switch) : 코로나타겟이나 크로스라인타겟의 점멸 기능

⑤ 렌즈누름판 (Lens Holder) : 측정할 렌즈을 원하는 위치에 고정

⑥ 렌즈누름판 레버(Lens Holder Lever) : 렌즈누름판 조정용 레버

⑦ 렌즈 및 테 수평유지판 (Lens & Frame Table) : 안경 및 렌즈의 수평유지판

⑧ 렌즈 및 테 수평유지판 상하조정레버(Lens & Frame Table Adjusting Lever) : 렌즈 및 테 수평유지판의 조정 레버

⑨ 인점카트리지와 레버(Spotting Pin & Lever) : 인점핀에 잉크를 제공하는 잉크카트리지와 렌즈에 인점하기 위한 레버

⑩ 렌즈받침부(Lens Support) : 렌즈누름판과 함께 렌즈가 수직방향으로 지지(고정)되게 하기 위한 받침부

⑪ 측정핸들(Power Wheel) : 타겟의 위치를 조정하여 렌즈의 굴절력을 측정하기 위한 원형 핸들

⑫ 몸체 기울기 조정레버(Tilt Locking Lever) : 측정자의 신장과 측정목적에 맞게 몸체의 기울기를 조정하고 고정하는 레버

⑬ 크로스라인타겟 회전핸들(Axis Wheel) : 조제가공을 위한 토릭렌즈의 축을 조정하여 인점하거나, 조제가공된 토릭렌즈의 축을 측정하기 위해 타겟을 회전시키기 위한 핸들

⑭ 프리즘 컴펜세이터(Prism Compensator) : 렌즈미터의 프리즘 측정한계인 5 ~ 6Δ(기본옵션) 이상의 프리즘량을 이용할 필요가 있을 때 부가적으로 부착할 수 있는 보완 프리즘

(5) 망원경식과 투영식 렌즈미터의 특성 비교

항　목	망원경식	투영식
시도조절 필요성	필요	불필요
관찰가능 인원	1인	다수
안경착용자의 불편정도	불편함	편리함
가 격	저가	고가
구 조	간단함	복잡함
상대적인 크기	작음	큼
조절력의 영향	있음	없음
광량에 적을 때 타겟상	밝음	어두움
이동의 편의성	편리함	불편함

(6) 망원경식 렌즈미터의 타겟(Target) 형태에 따른 분류

① 코로나 타겟(Corona Target)식

(a) 타겟형태 : 점원모양

(b) 방향성 : 없음 → 축의 정확도 낮음

(c) 조작은 간단하지만 굴절력이 약한 토릭렌즈에 대한 정밀도 낮음

② 크로스라인 타겟(Cross-line Target)식

(a) 타겟형태 : 주경선이 직교하는 십자선 모양

(b) 방향성 : 있음 → 축의 정확도 높음

(c) 타겟의 회전조작이 번거롭지만 정밀도와 정확도가 높음

③ 혼합식 = 코로나 타겟식 + 크로스라인 타겟식

(7) 망원경식 렌즈미터의 디옵터눈금 위치에 따른 분류

① 내부눈금식 : 디옵터 눈금창과 디옵터 수치가 내부의 스크린에 위치

② 외부눈금식 : 디옵터 눈금과 디옵터 수치가 측정핸들에 각인되어 있어 눈금이 마모될 수 있으며 시차에 의한 읽음 오차가 발생할 수 있음

2. 측정준비(Preparation for Measurement) : 렌즈미터 사용 전 필수 점검사항

(1) 타겟상의 위치 확인(Positioning of Target)

① 프리즘 컴펜세이터가 부착된 렌즈미터일 경우 : 프리즘 눈금이 0°와 일치하는 지 확인

② 스크린의 십자선의 중심과 타겟의 중앙이 일치하는지 확인 → 프리즘 눈금이 0°와 불일치한 만큼 타겟이 스크린의 중앙에서 편위됨

(2) 0 디옵터 눈금지표 정위치 확인

① 타겟이 가장 선명한 상태가 되도록 측정핸들을 조정

② 가장 선명한 타겟 상태에서 제로눈금(0디옵터)과 일치도 확인

③ 선명한 타겟과 0디옵터 눈금 불일치할 때

(a) 불일치 정도만큼을 측정치에서 더하거나 빼줌 → 측정치의 보정

(b) 렌즈미터의 수리 또는 교체

(3) 인점핀의 평행성과 중앙핀의 위치 확인

① 인점핀의 평행 확인

(a) 상하가 평행인 유리판(또는 안경자)를 렌즈 및 테 수평유지판에 밀착시킴

(b) 유리판에 인점한 세 개의 점이 수평선과 평행인지 확인

(c) 세 개의 인점 중 수평에서 벗어난 점이 있으면 인점핀은 평행하지 않음 → 난시축의 오차 발생

(d) 세 개의 인점이 일정한 방향으로 기울어져 있으면 렌즈 및 테의 수평유지판 기울기가 맞지 않음

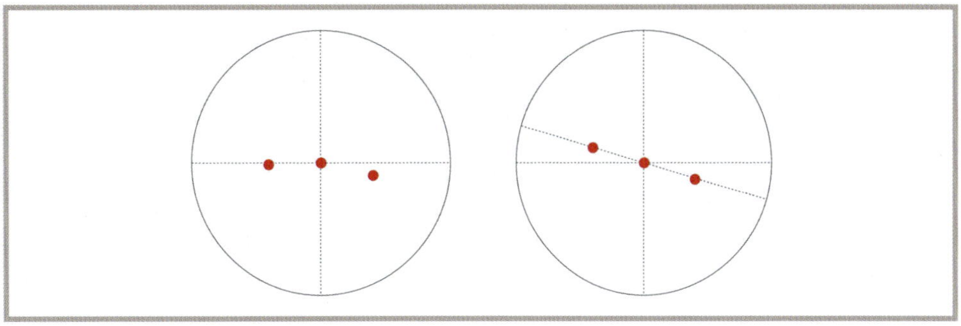

② 중앙인점핀의 위치 및 편위도 확인

(a) 중앙인점 : 동공중심과 일치되어야 할 형판의 설계점

(b) 중앙핀의 위치 확인 : 구면렌즈를 회전시켜 가며 인점하였을 때 각각의 중앙인점이 동일한 위치에 찍히면 정상임

(c) 인점의 편위도 확인

ⓐ 편위도가 정상일 때 : 토릭렌즈의 축방향으로 맞추어 인점한 후 렌즈를 180° 회전시켜 인점하였을 때 3개의 점이 동일한 위치에 중첩되어 찍힘

ⓑ 수평편위가 있을 때 : 토릭렌즈의 축방향으로 맞추어 인점한 후 렌즈를 180° 회전시켜 인점하였을 때 6개의 점이 동일한 수평선 위에 찍힘

ⓒ 수직편위가 있을 때 : 토릭렌즈의 축방향으로 맞추어 인점한 후 렌즈를 180° 회전시켜 인점하였을 때 3개의 점이 각각 수평을 유지한 상태에서 상하로 찍힘

ⓓ 회전편위가 있을 때 : 토릭렌즈의 축방향으로 맞추어 인점한 후 렌즈를 180° 회전시켜 인점하였을 때 중앙인점은 중첩되어 하나로 찍히나 나머지 2개의 점이 각각 상하로 기울어져 5개의 점으로 나타남

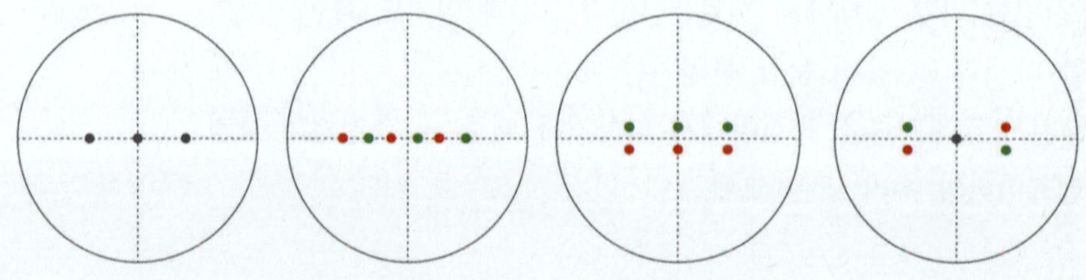

(a) (b) (c) (d)

(4) 테 및 렌즈 받침대의 평행도 확인

① 상하가 평행인(직사각형인) 투명 유리판(또는 플라스틱판)를 렌즈 및 테 수평유지판에 밀착켜 인점함

② 유리판을 180° 회전시켜 인점하고 3개 인점의 수평상태 확인

③ 수평상태에서 벗어나면 받침대 좌우의 고정나사의 조임상태 확인

④ 받침대 좌우의 고정나사의 조임상태가 정상이면 수리 의뢰

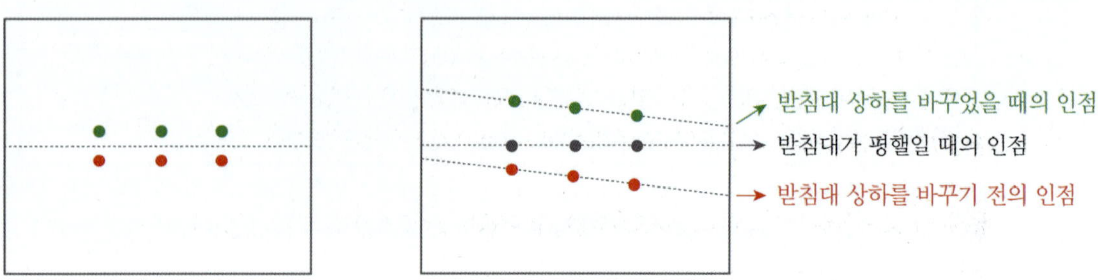

(a) 받침대가 평행일 때

(b) 측정자 기준 받침대 오른쪽이 올라갔을 때

3. 망원경식 렌즈미터의 시도조정(Visual Adjusting)

(1) 망원경식 렌즈미터에서 시도조정의 목적과 주의사항

① 타겟의 선명상 확인 시 조절개입에 따른 측정오차의 발생을 방지
② 근시안이나 원시안인 측정자(안경사) : 선명한 타겟에 해당하는 정확한 위치(굴절력) 판단
③ 난시안인 측정자(안경사) : 완전교정된 안경을 착용한 상태일 것

(2) 시도조정 순서

① 몸체기울기 조정레버를 이용하여 렌즈미터를 측정자의 측정자세에 적합한 기울기로 맞춘다.
② 측정자가 안경을 착용하고 있지 않으면 아이캡(Eyecap)을 접지 않은 상태에서 측정하고, 안경을 착용하고 있으면 아이캡(Eyecap)을 접은 상태에서 측정한다.
③ 전원스위치가 꺼진 상태(Off)를 유지한다.
④ 시도조정환을 반시계방향(왼쪽)으로 최대한 돌려 스크린의 선과 눈금이 흐려 보이게 한다. → 접안렌즈가 측정자방향(위쪽)으로 올라옴 → 운무상태가 되어 근시화 됨 → 조절력 개입을 최소화하기 위함
⑤ 시도조정환을 시계방향(오른쪽)으로 돌려 스크린의 선과 눈금이 선명해지면 시도조정환의 회전을 멈춘다.
⑥ 사용할 때마다의 시도조정의 불편함을 해소하기 위해서는 개인의 시도조절 위치인 기준지표점(•)이 일치하는 눈금선을 기억해 두거나 표시해 둔다.

(3) 시도조정환의 회전방향에 따른 조절개입과 눈의 상태

① 시도조정환을 시계방향(오른쪽)으로 회전 → 접안렌즈가 측정자의 눈 반대방향(아래쪽)으로 내려옴 → 접안렌즈에서 눈으로 입사하는 광선이 발산 → 눈은 원시상태가 됨 → 원시상태 만큼의 조절개입 상태 → 개입된 조절력만큼의 측정치 오차가 발생

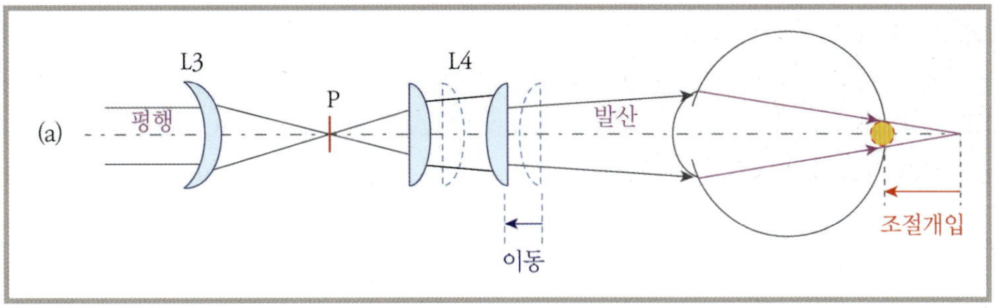

② 시도조정환을 반시계방향(왼쪽)으로 회전 → 접안렌즈가 측정자의 눈 방향(위쪽)으로 올라옴 → 접안렌즈에서 눈으로 입사하는 광선이 수렴 → 눈은 근시(운무)상태가 됨 → 조절개입 배제 상태

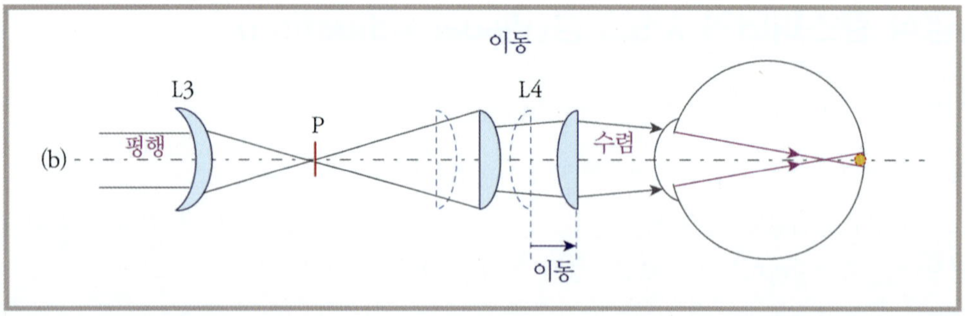

③ 운무상태에서 시도조정환을 시계방향(오른쪽)으로 회전하여 처음으로 내부눈금이 선명하게 보인 상태 → 접안렌즈에서 눈으로 입사하는 광선이 평행 → 눈은 정시상태가 됨 → 시도조정 완료 상태

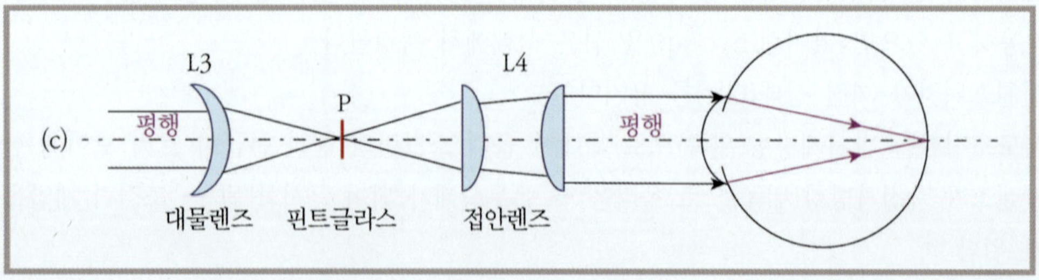

4. 측정 기본사항과 인점 작업

(1) 렌즈의 세팅 방향

① 일반적인 렌즈 : 렌즈의 후면인 (−)면을 렌즈받침부에 닿게 함 → (−)면 측정 → 렌즈의 상측정점굴절력(Dv´) 측정

② 융착형 이중초점렌즈의 가입도 측정 : 렌즈의 전면인 (+)면을 렌즈받침부에 닿게 함 → (+)면 측정 → 렌즈의 물측정점굴절력(Dv) 측정

③ 안경렌즈는 메니스커스 형태로 제작됨 → 상측정점굴절력과 물측정점굴절력의 차이가 발생 → 렌즈 세팅 방향이 잘못되면 측정된 굴절력의 차이가 발생

(2) 렌즈에 따른 코로나 타겟상

① 구면렌즈 : 코로나상이 점원의 형태를 유지

② 토릭렌즈 : 코로나상이 특정한 방향으로 늘어진 원통형의 선상으로 나타남

(3) 가장 선명한 타겟상태 조정 : (−)구면렌즈 굴절력 측정인 경우

① 렌즈미터 측정 전 점검 완료상태

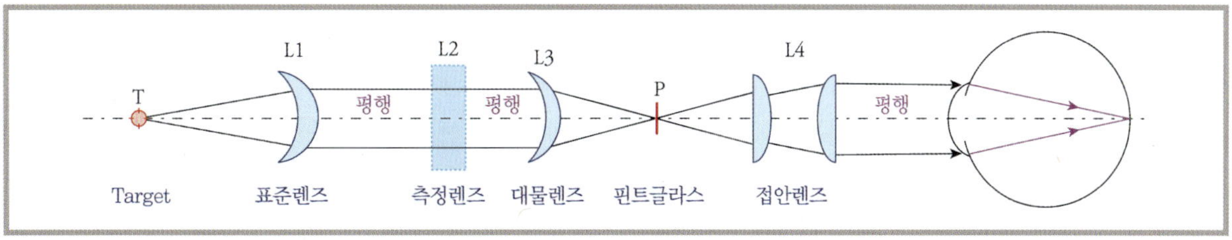

② 전원스위치를 누름 : 켜진 상태(On)

③ 측정렌즈를 렌즈받침대에 올려 놓고 렌즈의 광학중심점(타겟의 중심)과 스크린 중앙점을 일치시킴

④ 렌즈누름판을 이용해 렌즈받침대에 고정 ➞ 렌즈가 기울어지면 비점수차와 굴절력의 측정 오차가 발생

⑤ 선명한 타겟상태 조정 순서

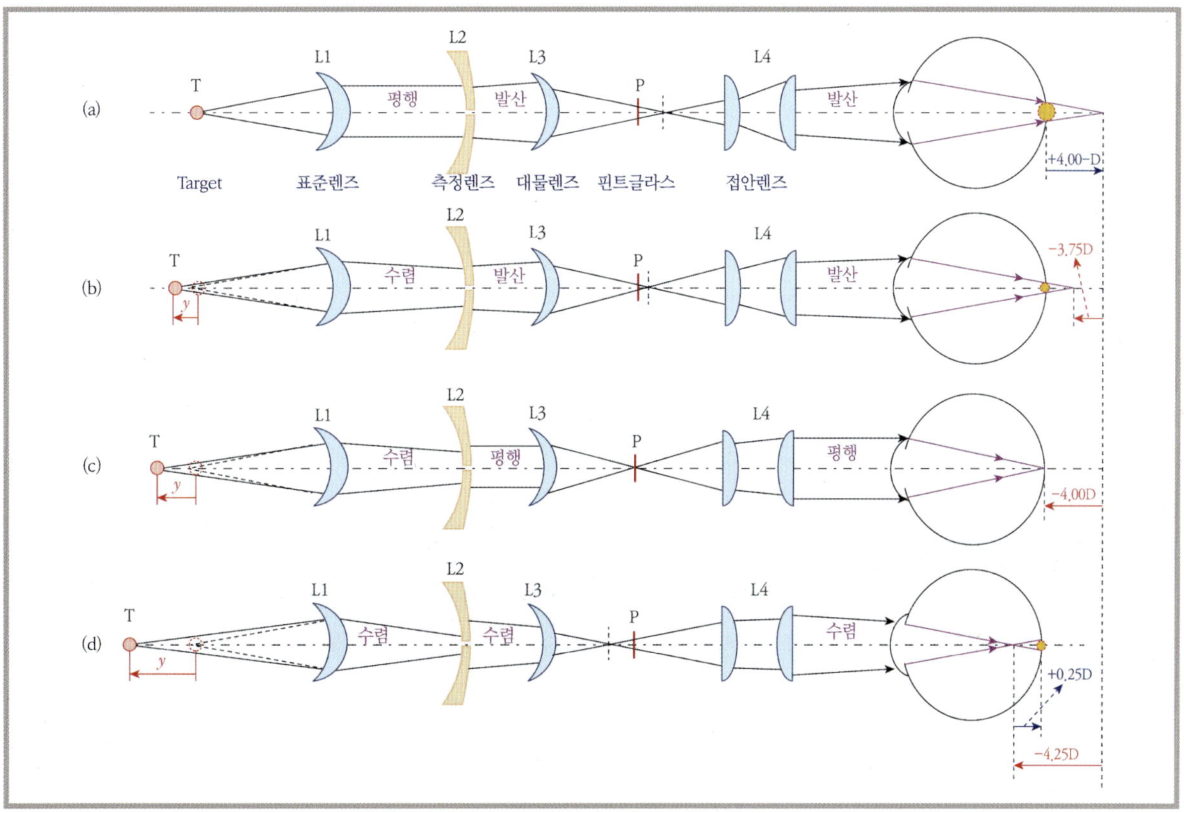

(a) (−)렌즈(S−4.00D) 삽입 : 버전스 변화로 타겟이 흐려짐

ⓐ 대물렌즈에 입사되는 광선 : (−)렌즈의 영향으로 평행광선속이 발산광선속으로 바뀜

ⓑ 대물렌즈에서 출사되는 광선 : 핀트글라스에 맺혔던 초점이 핀트글라스 후방으로 이동

ⓒ 접안렌즈에 입사되는 광선 : (−)인 발산버전스가 커짐

ⓓ 접안렌즈에서 출사되는 광선 : 평행광선속이 발산광선속으로 바뀜
ⓔ 망막중심와에 맺혔던 초점이 망막 후방으로 이동 → 타겟이 흐려짐

(b) 타겟이 선명할 때까지 측정핸들을 광원쪽(아래쪽)인 (−)방향으로 돌림
ⓐ 표준렌즈에 입사되는 광선 : (−)인 발산광선속의 버전스가 작아짐
ⓑ 표준렌즈에서 출사되는 광선 : 평행광선속이 수렴광선속으로 바뀜
ⓒ 대물렌즈에 입사되는 광선 : (−)인 발산광선속의 버전스가 작아짐
ⓓ 대물렌즈에서 출사되는 광선 : 초점이 핀트글라스 후방에서 핀트글라스쪽으로 가까워짐
ⓔ 접안렌즈에 입사되는 광선 : (−)인 발산버전스가 작아짐
ⓕ 접안렌즈에서 출사되는 광선 : (−)인 발산광선속의 버전스가 작아짐
ⓖ 망막중심와 후방에 있던 초점이 망막쪽으로 더 가깝게 이동 → 타겟의 선명도가 향상되거나 선명해짐
ⓗ 눈의 조절력이 개입되어 선명하다고 판단될 수 있음 → 개입된 조절력만큼 측정치의 오차가 발생

(c) 가장 선명하다고 판단된 위치에서 측정핸들을 광원쪽(아래쪽)인 (−)방향으로 더 돌림
ⓐ 표준렌즈에 입사되는 광선 : (−)인 발산광선속의 버전스가 작아짐
ⓑ 표준렌즈에서 출사되는 광선 : 수렴광선속의 버전스가 더 커짐
ⓒ 대물렌즈에 입사되는 광선 : 평행광선속이 수렴광선속으로 바뀜
ⓓ 대물렌즈에서 출사되는 광선 : 핀트글라스에 대물렌즈의 상측초점이 맺힘
ⓔ 접안렌즈에 입사되는 광선 : (−)인 발산버전스가 작아짐
ⓕ 접안렌즈에서 출사되는 광선 : 발산광선속이 평행광선속으로 바뀜
ⓖ 망막중심와 후방에 있던 초점이 망막으로 이동 → 타겟의 선명도가 향상되거나 향상의 정도를 느낄 수 없음
ⓗ 눈의 조절력이 개입여부를 판단하기 어려움

(d) 측정핸들을 광원쪽(아래쪽)인 (−)방향으로 더 돌려 상이 흐려졌을 때 측정핸들을 반대방향인 (+)방향으로 조정하여 선명상을 찾음
ⓐ 표준렌즈에 입사되는 광선 : (−)인 발산광선속의 버전스가 작아짐
ⓑ 표준렌즈에서 출사되는 광선 : 수렴광선속의 버전스가 더 커짐
ⓒ 대물렌즈에 입사되는 광선 : 발산광선속이 평행광선속으로 바뀜
ⓓ 대물렌즈에서 출사되는 광선 : 수렴광선속의 버전스가 더 커짐 → 핀트글라스에 맺혔던 초점이 핀트글라스 전방으로 이동
ⓔ 접안렌즈에 입사되는 광선 : (−)인 발산버전스가 작아짐
ⓕ 접안렌즈에서 출사되는 광선 : 평행광선속이 수렴광선속으로 바뀜
ⓖ 망막중심에 있던 초점이 망막 전방으로 이동 → 운무상태인 근시화됨 → 타겟이 흐려짐 → 조절력의 개입을 차단
ⓗ 측정핸들을 반대방향인 (+)방향으로 조정하여 가장 선명한 상을 찾음

(4) 접안렌즈가 대물렌즈 방향으로 이동되었을 때의 변화

① 아이피스(Eyepiece) : 시계방향으로 회전된 결과

② 아이캡(Eyecap) : 내려감 → 눈에서 멀어짐

③ 눈의 상태 : 원시화 → 조절 개입

④ (−)렌즈 측정 시 : 더 강한 (−)굴절력으로 측정됨

⑤ (+)렌즈 측정 시 : 더 약한 (+)굴절력으로 측정됨

(5) 구면렌즈의 굴절력 측정과 광학중심점 인점

① 몸체기울기 조정레버를 이용하여 측정하고자 하는 각도로 몸체의 기울기를 조정한다.

② 렌즈누름판이 내려와 있으면 렌즈누름판 레버를 이용하여 렌즈누름판을 올린다.

③ 안경렌즈의 가장자리를 엄지와 검지로 쥐고 렌즈받침부 쪽으로 밀면서 렌즈 및 테 수평유지판에 닿게 하여 대략적인 렌즈의 중앙부가 렌즈받침부에 오도록 한다.

④ 스크린의 타겟상이 흐린상태에서 측정핸들을 돌려 핀홀코로나 타겟과 크로스라인 타겟상이 선명해지도록 조정한다.

⑤ 렌즈의 위치를 조정하여 핀홀코로나 타겟과 크로스라인 타겟상이 스크린의 중앙에 오도록 조정한다.

⑥ 렌즈누름판 레버를 이용하여 렌즈를 렌즈받침부에 고정한다.

⑦ 인점카트리지 레버를 이용하여 렌즈에 인점하고 렌즈의 굴절력을 확인한다.

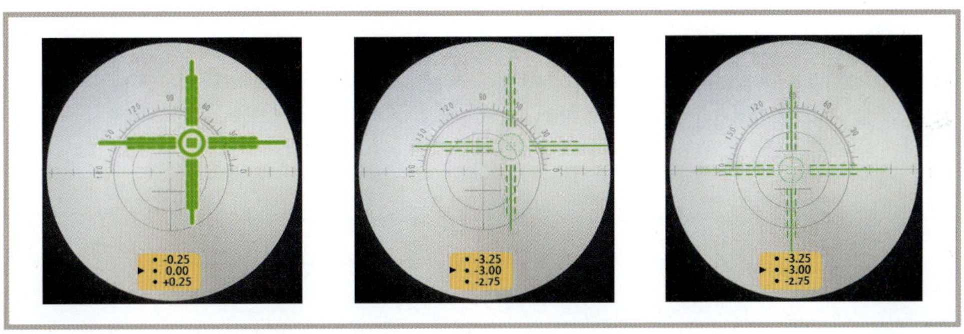

5. 토릭렌즈(Toric Lens)에서 양주경선 굴절력과 위치 표시[6)]

(1) 토릭렌즈의 표기방법

① S−C 표기

② S+C 표기

③ C·C 표기

6) 안경사국가고시지침서시리즈 안경광학 81쪽 참조

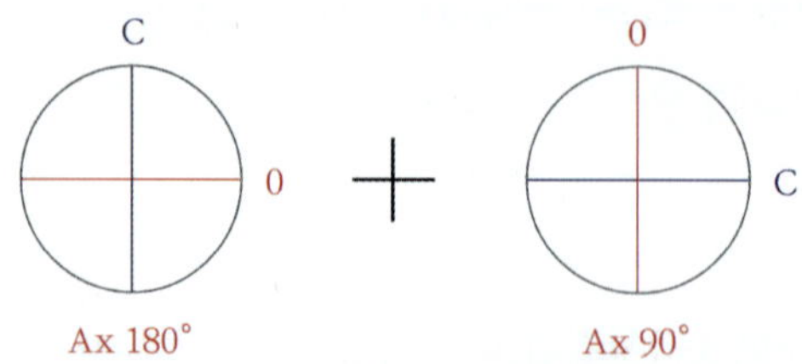

$C(□), Ax180° ⊂ C(□), Ax90°$

④ 굴절력 행렬식

$$[D] = \begin{bmatrix} D_{xx} & D_{xy} \\ D_{yx} & D_{yy} \end{bmatrix} = \begin{bmatrix} S + C\sin^2\theta & -C\sin\theta\cos\theta \\ -C\sin\theta\cos\theta & S + C\cos^2\theta \end{bmatrix}$$

(2) 기준주경선에 따른 S(□)⊂C(□),Ax□ 표기

① 기준주경선을 90°로 설정할 때

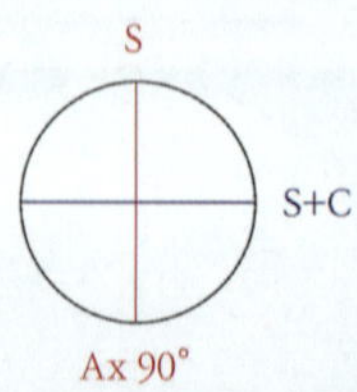

$S(□) ⊂ C(□), Ax90°$

② 기준주경선이 180°로 설정할 때

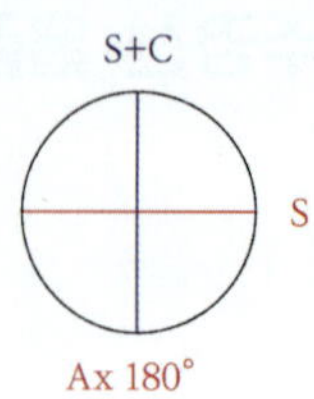

$S(□) ⊂ C(□), Ax180°$

(3) 토릭렌즈의 표기전환(S+C ⇄ S−C ⇄ C·C)

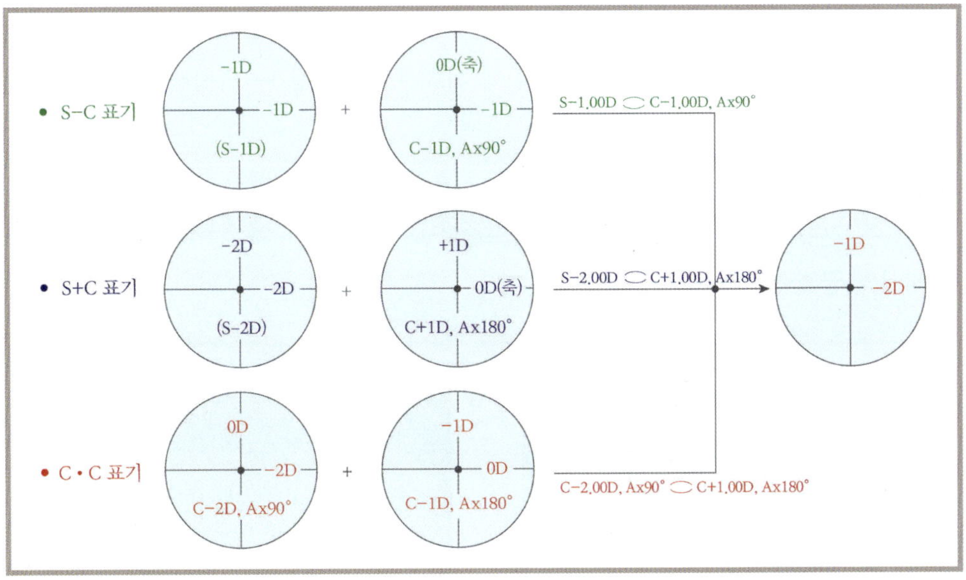

① 기준주경선을 90°로 설정할 때

(a) 90° : Ax90° → 기준주경선(S) → S−1.00D⊂C(□),Ax90°

(b) 180° : S + C = −2.00D → −1.00D + C = −2.00D → C = −1.00D

(c) 양주경선의 굴절력이 (−)인 경우 굴절력의 절대값이 작은 경선을 기준경선으로 취하면 S−C 표기가 됨

(d) 양주경선의 굴절력이 (+)인 경우 굴절력이 큰 경선을 기준경선으로 취하면 S−C표기가 됨

② 기준주경선을 180°로 설정할 때

(a) 180° : Ax180° → 기준주경선(S) → S−2.00D⊂C(□),Ax180°

(b) 90° : S + C = −1.00D → −2.00D + C = −1.00D → C = +1.00D

(c) 양주경선의 굴절력이 (−)인 경우 굴절력의 절대값이 큰 경선을 기준경선으로 취하면 S+C표기가 됨

(d) 양주경선의 굴절력이 (+)인 경우 굴절력이 작은 경선을 기준경선으로 취하면 S+C표기가 됨

③ 실린더렌즈와 실린더렌즈의 조합으로 나타낼 때(C • C표기)

(a) 실린더렌즈 굴절력(C) : 양주경선 중 한 경선의 굴절력

(b) 실린더렌즈의 축경선(Ax) : 굴절력이 0인 경선 → 렌즈의 두께 변화가 없는 경선

(b) Ax = 해당 경선의 타보방향각 ± 90°

(4) 토릭렌즈 양주경선과 렌즈미터에 의한 초선의 관계

① 토릭렌즈 양주경선 A와 B에 의해 형성되는 초선 a와 b는 각각 수직(90°)

② 주경선 A와 초선 b의 방향 일치, 주경선 B와 초선 a의 방향 일치

③ 렌즈미터에서는 초선 a의 선명상으로부터 주경선 A의 굴절력 측정

④ 경선이 (+)굴절력이면 렌즈의 후방(측정자쪽)에 실초선으로 결상 ➞ 측정핸들을 측정자방향(위쪽)으로 조정하여 선명초선을 만듦

⑤ 경선이 (−)굴절력이면 렌즈의 전방(광원쪽)에 허초선으로 결상 ➞ 측정핸들을 광원방향(아래쪽)으로 조정하여 선명초선을 만듦

(5) 토릭렌즈 양주경선에 의한 렌즈미터의 선명초선과 S−C, S+C, C•C 표기

① 양주경선의 굴절력이 모두 (−)일 때

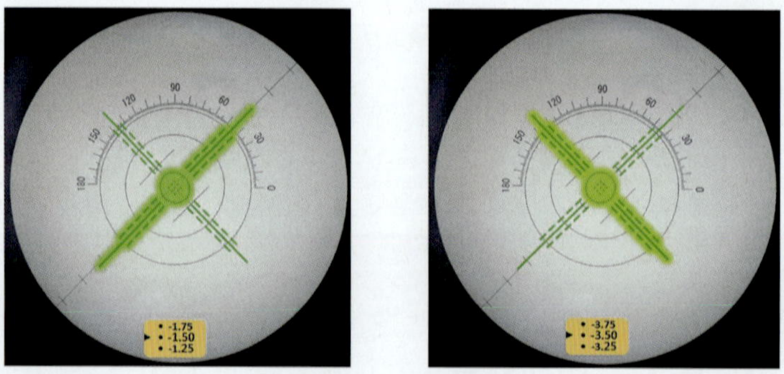

(A) C−1.50D.Ax135°　　(B) C−3.50D.Ax45°

(a) 선명초선 각각의 조합으로 나타내는 C•C 표기

C−1.50D,Ax135°⌒C−3.50D,Ax45°

(b) 절대값이 작은 (−)굴절력에서 절대값이 큰 (−)굴절력으로 나타내는 마이너스 실린더 표기(S−C) : (A) → (B) ➞ (−)실린더굴절력 증가

S-1.50D⌒C-2.00D,Ax45°

(c) 절대값이 큰 (−)굴절력에서 절대값이 작은 (−)굴절력으로 나타내는 플러스 실린더 표기(S+C) : (B) → (A) ➞ (+)실린더굴절력 증가

S-3.50D⌒C+2.00D,Ax135°

② 양주경선의 굴절력이 모두 (+)일 때

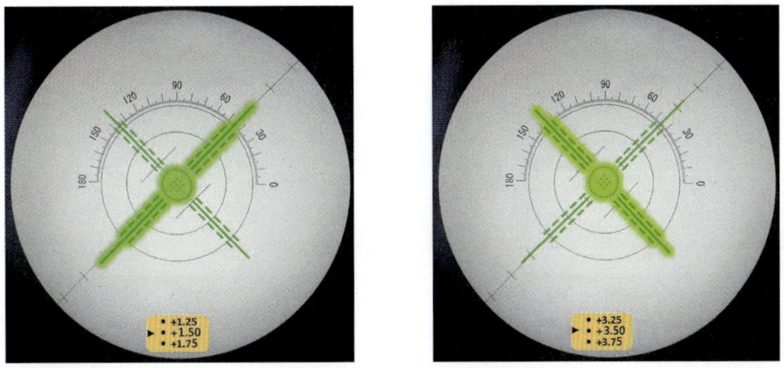

(A) C+1.50D.Ax135°　　(B) C+3.50D.Ax45°

(a) 선명초선 각각의 조합으로 나타내는 C・C 표기

C+1.50D,Ax135°⊂C+3.50D,Ax45°

(b) 작은 (+)굴절력에서 큰 (+)굴절력으로 나타내는 플러스 실린더 표기(S+C) : (A) → (B) ➞ (+)실린더굴절력 증가

S+1.50D⊂C+2.00D,Ax45°

(c) 큰 (+)굴절력에서 작은 (+)굴절력으로 나타내는 마이너스 실린더 표기(S−C) : (B) → (A) ➞ (−)실린더굴절력 증가

S+3.50D⊂C−2.00D,Ax135°

6. 토릭렌즈(Toric Lens) 측정의 실제

(1) 조제가공을 위한 원주 및 토릭렌즈(S−1.50D⊂C−2.00D,Ax45°)의 굴절력과 기준 경선방향 확인 및 인점찍기

① 스크린주경선회전환을 돌려 주경선을 기준경선 방향값인 45°에 맞춘다.

② 크로스라인타겟회전핸들을 돌려 45° 눈금에 맞춘다.

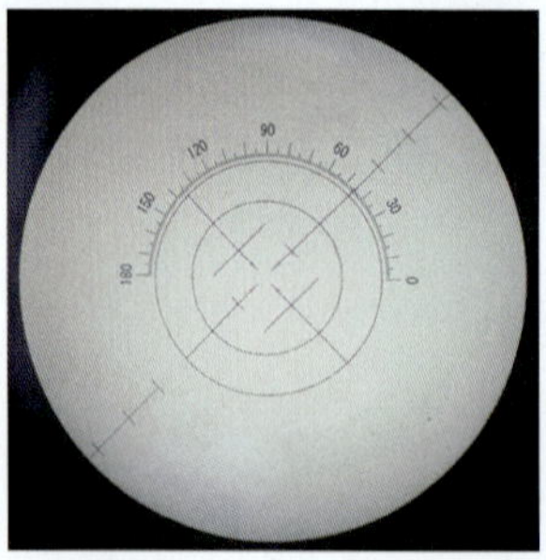

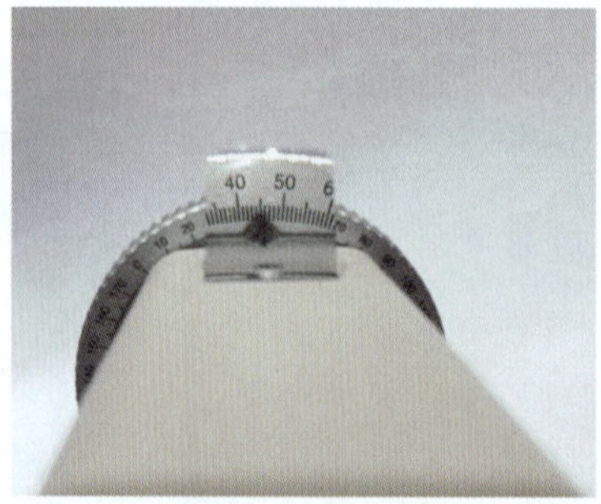

③ 렌즈미터의 전원을 켠다.

④ 측정렌즈의 가장 얇은 부분이 대략 45°가 되게 삽입하고, 렌즈 가장자리를 렌즈 및 테 수평유지판에 올려놓은 상태에서 렌즈의 중앙부를 렌즈받침부에 밀착시키고 타겟의 선명한 정도를 확인한다.

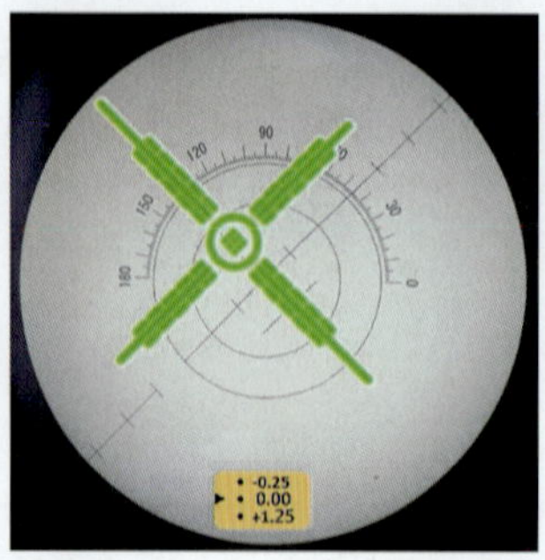

⑤ 측정렌즈를 회전시키면서 135° 초선이 가장 선명한 상태(또는 코로나 타겟이 선명한 초선방향으로 가장 선명한 상태)가 되도록 측정핸들을 광원쪽으로 회전시켜 기준주경선의 굴절력 -1.50D를 확인한다.

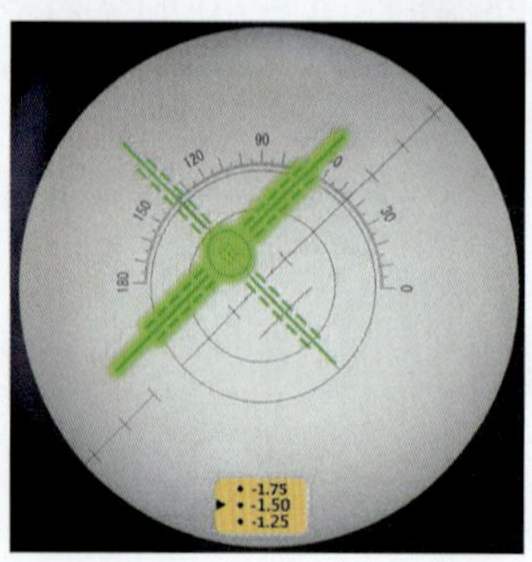

-1.50D.Ax135°

⑥ 45° 초선이 가장 선명한 상태(또는 코로나 타겟이 선명한 초선방향으로 가장 선명한 상태)가 되도록 측정핸들을 광원쪽으로 추가 회전시켜 기준주경선의 굴절력 −3.50D를 확인한다. ➞ 코로나 타겟의 선명한 선방향이 직각인 반대방향(90°)으로 바뀐다.

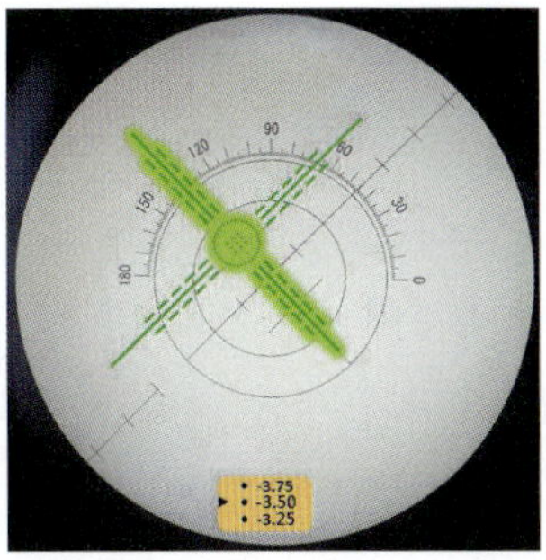

−3.50D.Ax45°

⑦ 측정렌즈를 이동하여 45°의 선명한 타겟상과 스크린주경선을 일치시키고, 타겟이 스크린의 정중앙에 위치하도록 한다.

(a) (−)렌즈는 렌즈의 이동방향과 타겟의 이동방향이 반대 ➞ 역행

(b) (+)렌즈는 렌즈의 이동방향과 타겟의 이동방향이 동일 ➞ 동행

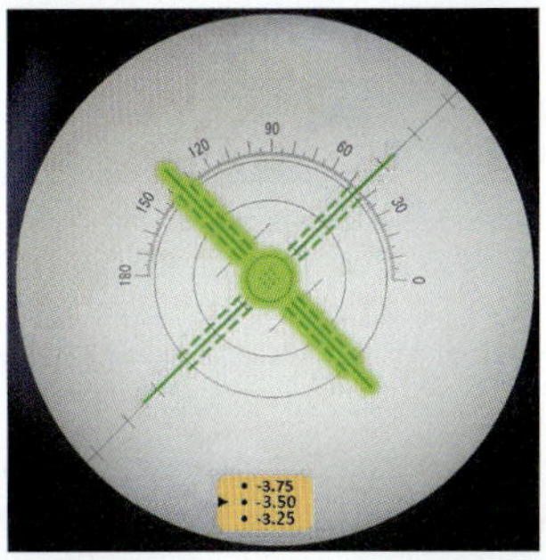

⑧ 스크린주경선과 축을 정확하게 일치시키고, 측정렌즈가 스크린의 정중앙에 위치하도록 미세조정한다.

⑨ 렌즈누름판으로 측정렌즈를 고정시킨 상태에서 45° 방향 초선이 선명상일 때의 굴절력 −1.50D와 135° 방향 초선이 선명상일 때의 굴절력 −3.50D를 확인한 후 인점레버를 이용해 인점한다.

⑩ 실린더굴절력(C)은 양주경선의 굴절력 차이며, (−1.50D)에서 (−3.50D)까지 (−)방향으로 2.00D 변화되었으므로 실린더굴절력은 C−2.00D이다. 기준주경선(S)은 최초의 선명초선일 때의 굴절력(S−1.50D)이며, 축(Ax)은 두 번째 선명초선 방향인 45°가 된다.

S−1.50D⌒C−2.00D,Ax45°

(2) 난시교정용 토릭렌즈(S−1.50D⌒C−2.00D,Ax45°)가 끼워져 있는 안경의 양주경선 굴절력과 축 확인 및 인점작업을 통한 사용 중인 안경의 P.D.와 Oh 확인

① 렌즈미터의 전원을 켠다.

② 안경테의 다리부가 광원쪽으로 향하도록 하고, 안경테 양쪽 하부림을 렌즈 및 테 수평유지판에 닿게 하여 (−)면의 중앙부가 렌즈받침부에 수직으로 밀착되도록 한다. → 프리즘 처방이 없는 렌즈는 삽입방향이 다르더라도 관계없으나 프리즘 처방인 렌즈는 삽입방향에 따라 기저(Base)방향이 바뀔 수 있으니 주의가 필요함

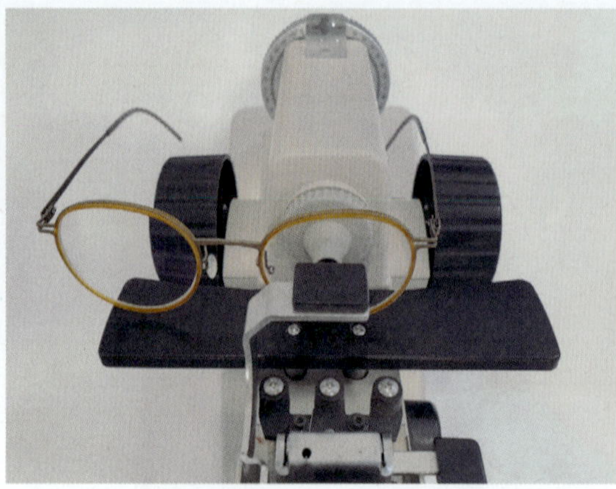

③ 측정핸들을 돌려 2개의 선명한 타겟상을 찾아 양주경선의 굴절력 (A)와 (B)를 확인한다.

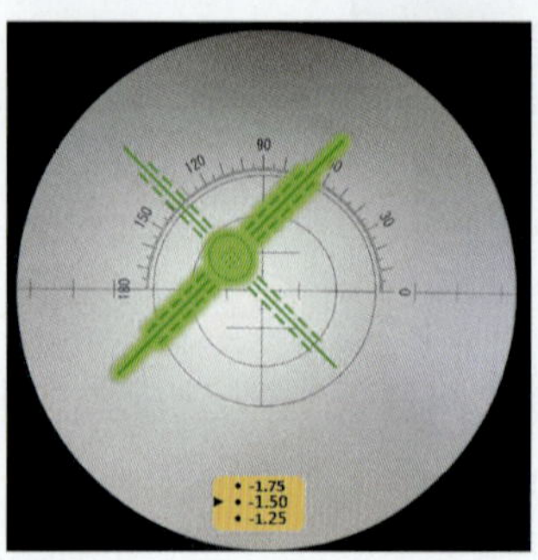

(A) −1.50D

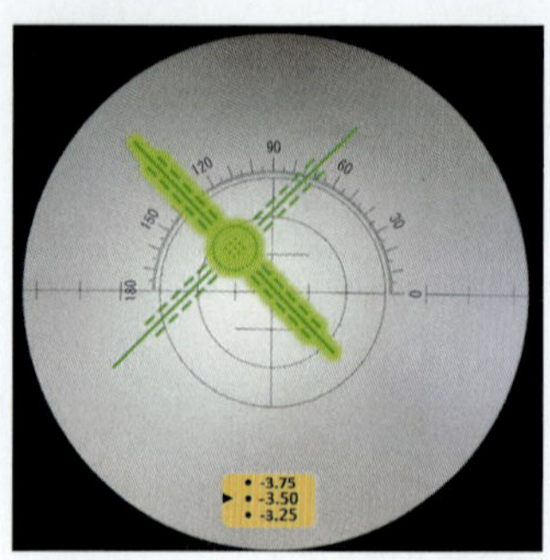

(B) −3.50D

④ 안경테의 위치를 조정하여 타겟상을 스크린의 정중앙에 위치시킨다.

⑤ 크로스라인타겟회전환을 돌려 (A)와 (B)의 45°와 135° 방향 타겟상을 가장 선명한 상태로 조정한다.

⑥ 스크린주경선회전환을 돌려 2번째 선명초선의 중심선과 일치시켜 각도눈금 수치를 읽고 Ax값을 결정한다.

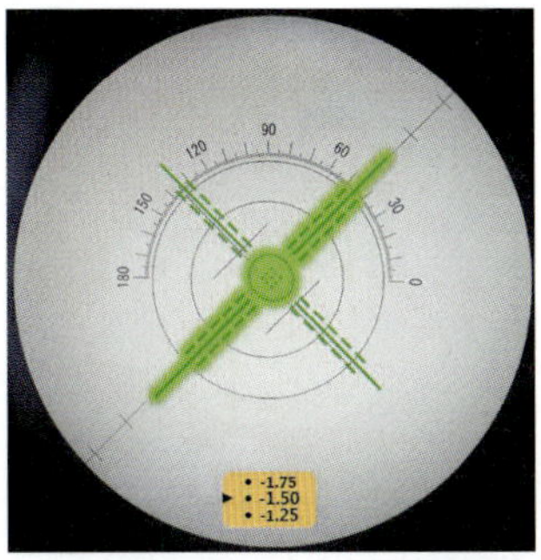

(A) −1.50D.Ax135°

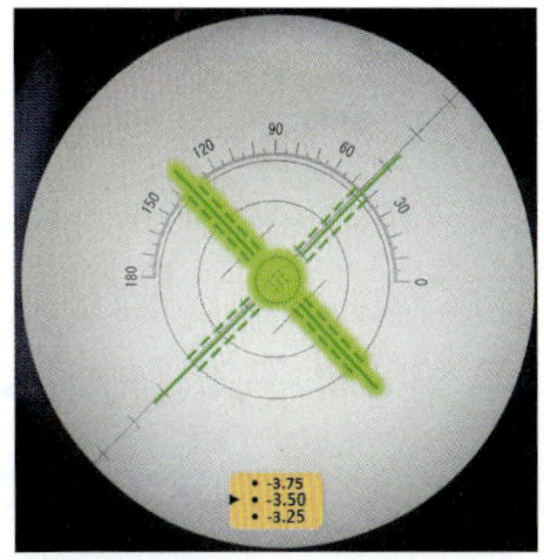

(B) −3.50D.Ax45°

⑦ 렌즈누름판으로 측정렌즈를 고정시킨 상태에서 45° 방향 초선이 선명상일 때의 굴절력 −1.50D와 135° 방향 초선이 선명상일 때의 굴절력 −3.50D를 확인한 후 측정렌즈의 토릭렌즈 표기법으로 기록한다.

S−1.50D◯C−2.00D,Ax45°

⑧ 인점레버를 이용해 인점한 후 설계차트(Box−O−Graph)나 안경자를 이용하여 기존안경의 P.D.와 Oh를 측정한다.

(3) 토릭렌즈의 축(Ax)을 제외한 구면굴절력(S)과 실린더굴절력(C)만을 측정

① 렌즈미터의 전원을 켠다.

② 측정렌즈를 대략적인 스크린 중앙에 위치시키고 렌즈누름판 레버를 이용해 렌즈를 고정한다.

③ 토릭렌즈의 굴절력 측정방법에 의해 축 맞춤을 제외한 양주경선의 굴절력을 측정한다.

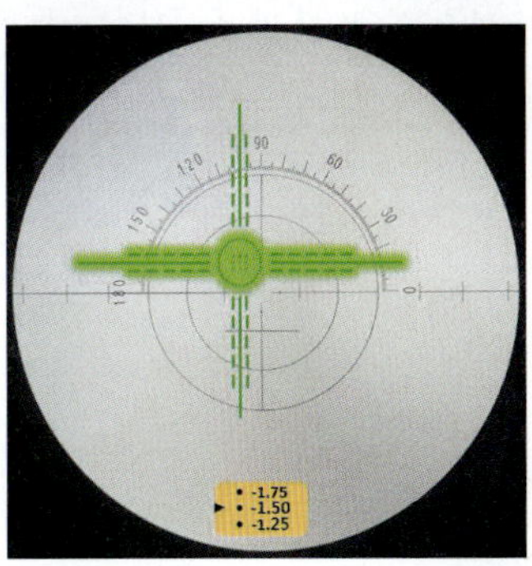

(A) C−1.50D

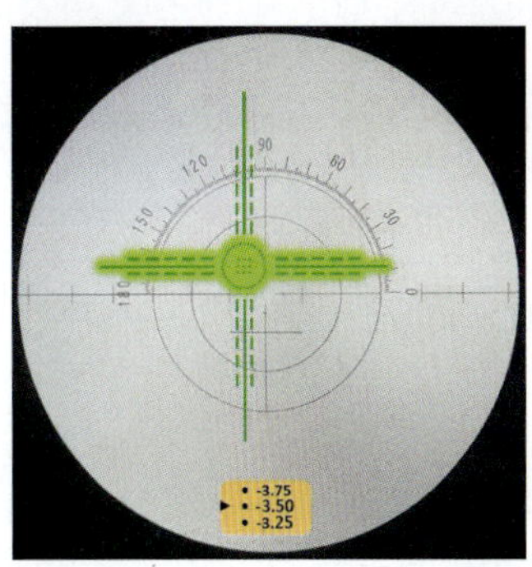

(B) C−3.50D

6.7 프리즘처방의 프리즘 굴절력(Δ) 확인과 베이스방향 결정

(1) 렌즈미터에 의한 프리즘 측정이 필요한 경우

① 프리즘 처방에 따른 조제가공할 안경렌즈에 인점이 요구될 때

② 조제가공된 안경렌즈의 프리즘 처방을 확인하고자 할 때

③ 잘못 조제가공된 안경렌즈에 의한 프리즘 영향을 알고자 할 때

(2) 렌즈미터 스크린 상에서 프리즘 굴절력과 방향

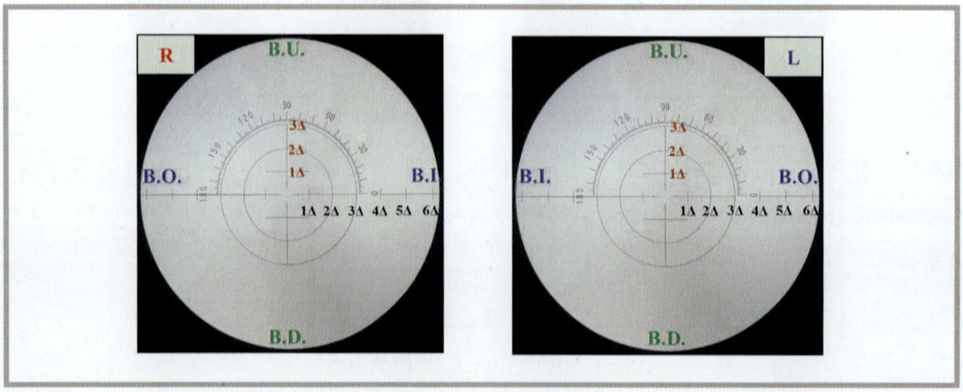

① 측정렌즈의 삽입 방향

(a) 기울기 가변형 망원경식 렌즈미터 : 측정렌즈의 안경테 하부림 방향이 렌즈미터의 렌즈받침대에 닿는 방으로 삽입

(b) 몸체 수직고정형 망원식 렌즈미터 : 측정렌즈의 안경테 상부림 방향이 렌즈미터의 렌즈받침대에 닿는 방으로 삽입

(c) (a)와 (b)의 원인 : 동일한 렌즈미터 구조에서 측정 방향만 180° 바뀜

(d) 렌즈의 삽입방향이 반대일 경우

ⓐ 프리즘처방이 없는 렌즈 : 측정렌즈의 굴절력이나 난시 축 측정에 영향 없음 → 난시의 축은 180° 표기이기 때문에 렌즈나 안경테의 삽입방향이 반대가 되더라도 동일한 결과가 됨

ⓑ 프리즘처방이 있는 렌즈 : 측정렌즈의 굴절력, 난시 축 및 프리즘 굴절력의 측정값은 동일하나 프리즘의 방향이 반대가가 되어 주의가 필요함 → 프리즘의 방향각은 360° 표기이기 때문에 렌즈나 안경테의 삽입방향이 반대가 되면 180°의 오차가 발생 → B.I.과 B.O.(또는 B.U.과 B.D.)이 반대로 측정됨

② 프리즘 굴절력과 방향

(a) 프리즘 굴절력(Δ)

ⓐ 타겟의 중심이 스크린 중앙점에서 편위된 정도

ⓑ 스크린의 중앙에서 스크린기준주경선에 포함된 프리즘디옵터눈금선(또는 동심원)과 타겟 중심과의 교차점까지 거리

(b) 프리즘 방향 표현

ⓐ 타겟의 중심이 스크린 중앙점에서 편위된 방향각(0° ~ 360°)으로 나타내는 방법

ⓑ 프리즘방향을 수직(B.U. 또는 B.D.)과 수평(B.O. 또는 B.I.)으로 나누어 나타내는 방법

(3) 프리즘 처방된 안경을 조제가공하기 위해 인점할 때

① 동공중심에서 S−2.00D⊂2Δ,Base90°의 프리즘 영향을 받는 안경

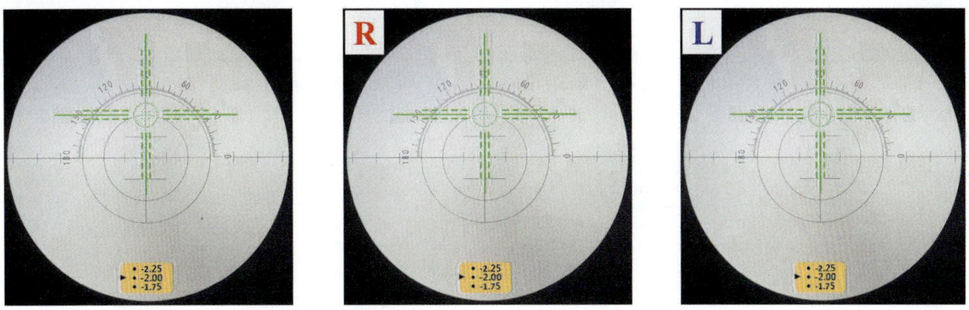

S−2.00D⊂2Δ.Base90° O.D.:S−2.00D⊂2Δ.B.U. O.S.:S−2.00D⊂2Δ.B.U.

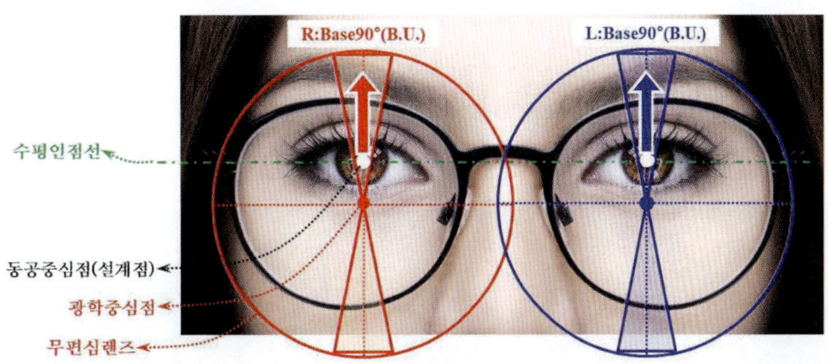

② 동공중심에서 S-2.00D⊂2Δ,Base270°의 프리즘 영향을 받는 안경

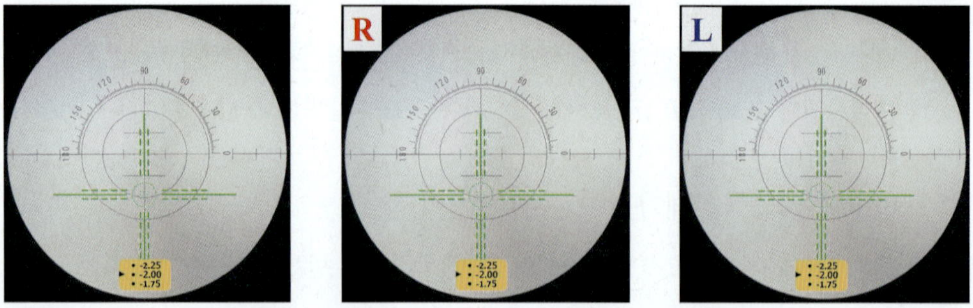

S-2.00D⊂2Δ.Base270° O.D.:S-2.00D⊂2Δ.B.D. O.S.:S-2.00D⊂2Δ.B.D.

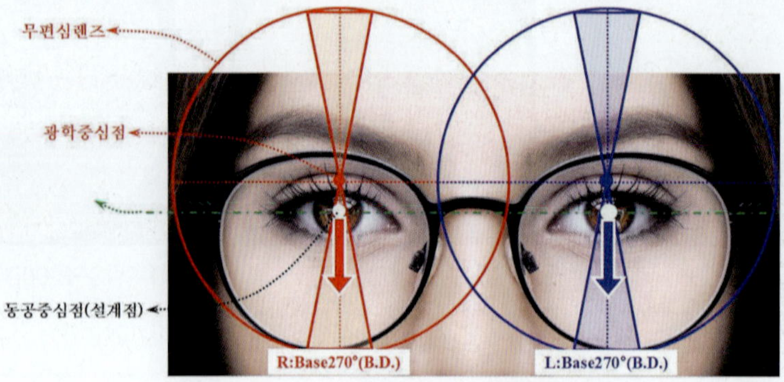

③ 동공중심에서 S-2.00D⊂2Δ,Base0°의 프리즘 영향을 받는 안경

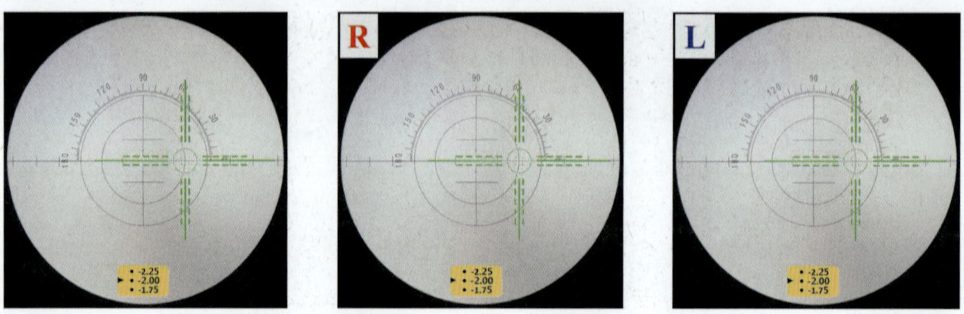

S-2.00D⊂2Δ.Base0° O.D.:S-2.00D⊂2Δ.B.I. O.S.:S-2.00D⊂2Δ.B.O.

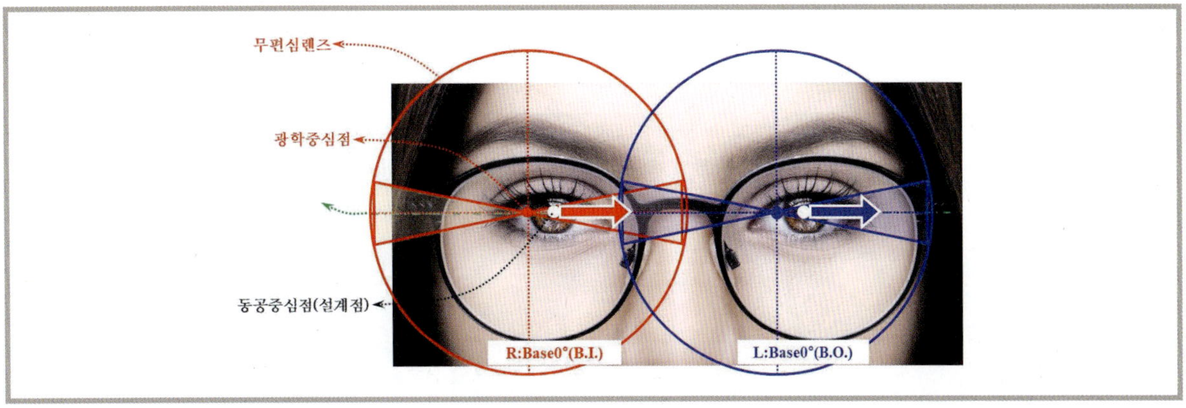

④ 동공중심에서 S-2.00D⌒2Δ,Base180°의 프리즘 영향을 받는 안경

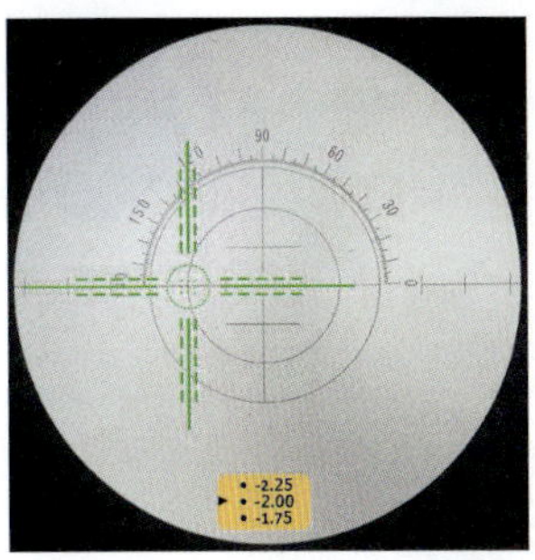

S-2.00D⌒2Δ.Base0°

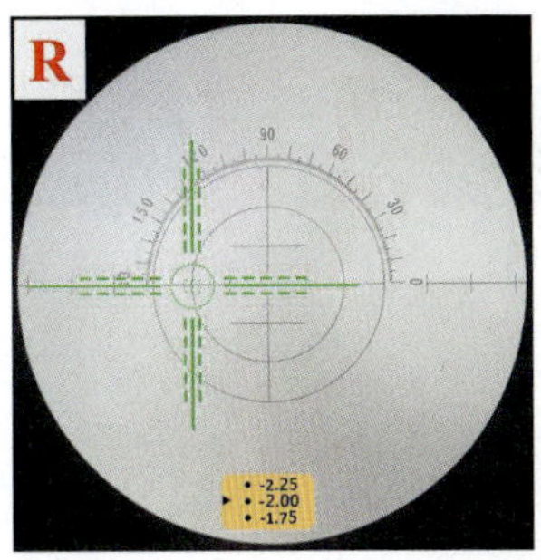

O.D.:S-2.00D⌒2Δ.B.O.

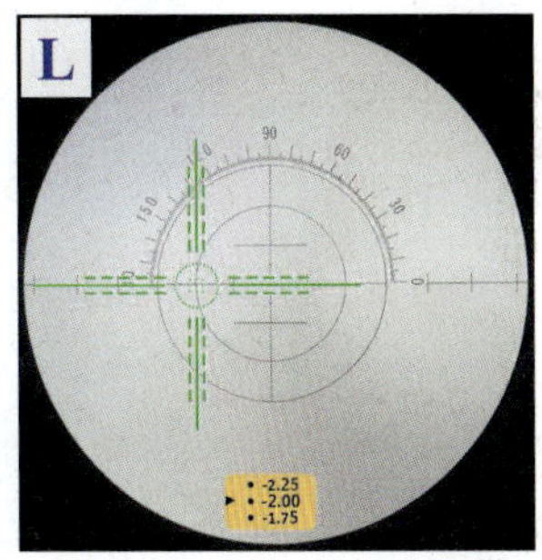

O.S.:S-2.00D⌒2Δ.B.I.

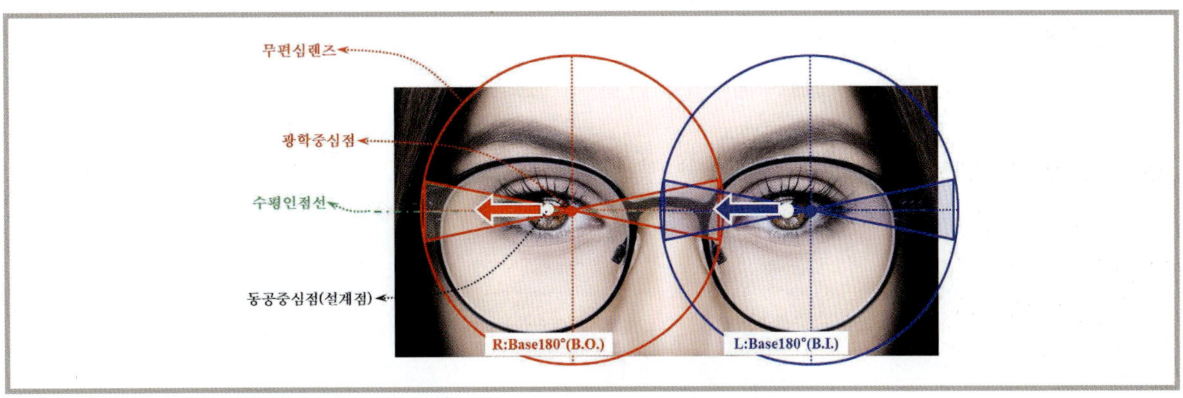

⑤ 동공중심에서 S-2.00D⊂⊃2Δ,Base225°의 프리즘 영향을 받는 안경

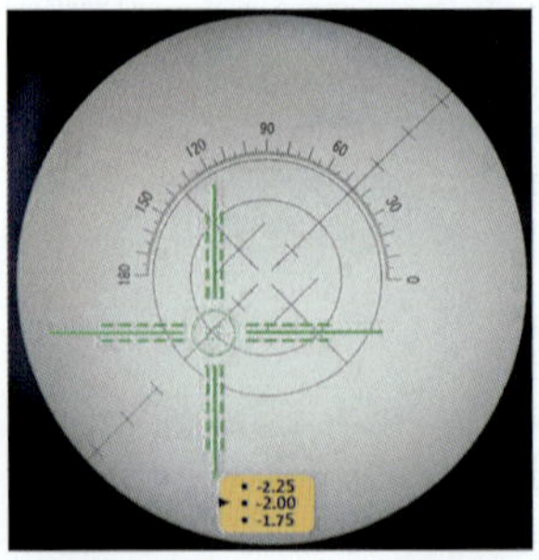

S-2.00D⊂⊃2Δ,Base225°

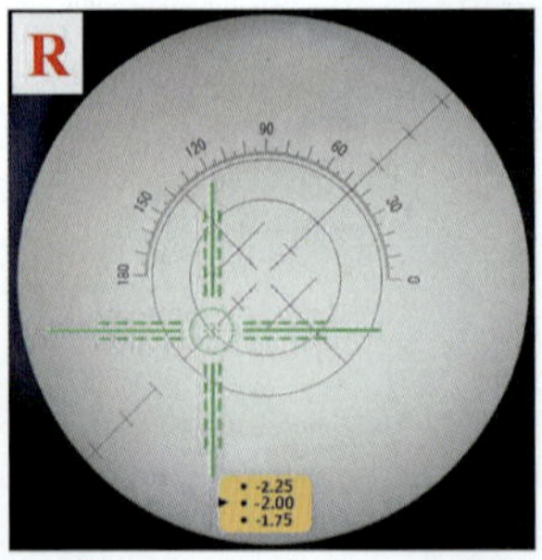

O.D.:S-2.00D⊂⊃2Δ,Base225°

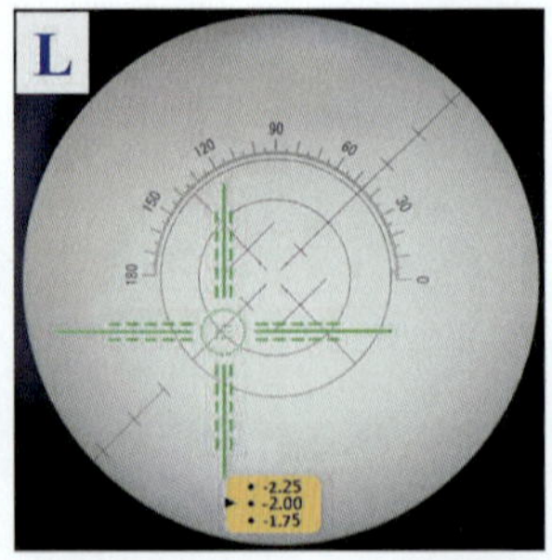

O.S.:S-2.00D⊂⊃2Δ,Base225°

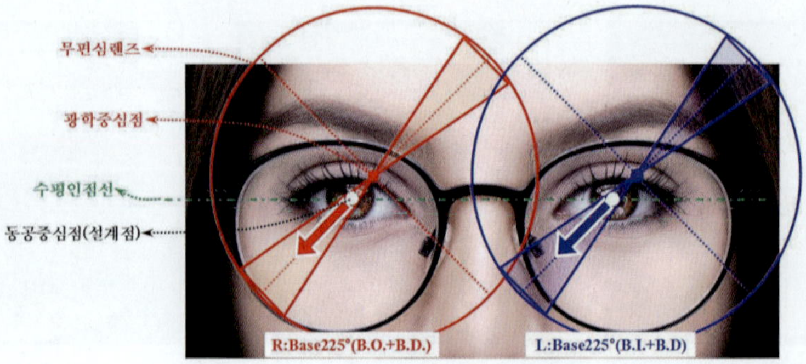

(4) 프리즘 처방하여 조제가공된 안경의 프리즘 굴절력과 방향을 알고자 할 때(몸체 기울기 가변형 망원경식 렌즈미터 기준)

① 경사각 0° 자세의 안경착용 상태에서 각막반사상에 인점한다.

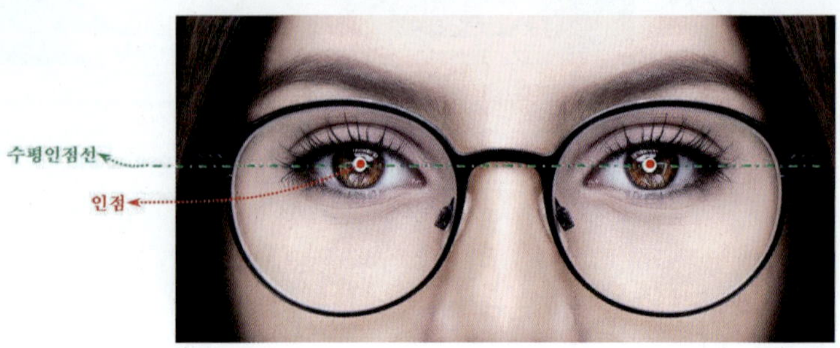

② 안경테의 하부림이 렌즈 및 테 수평유지판에 닿게 하고, 인점이 렌즈받침부의 중앙에 위치하도록 조정 한 후 렌즈누름판으로 안경을 고정한다.(몸체 수직고정형 망원식 렌즈미터에서는 안경테의 상부림이 렌즈 및 테 수평유지판에 닿게 한다.)

③ 토릭렌즈(또는 구면렌즈) 측정방법에 의해 타겟을 선명하게 조정하여 구면굴절력(S), 실린더굴절력(C) 및 축(Ax)을 맞춘다.

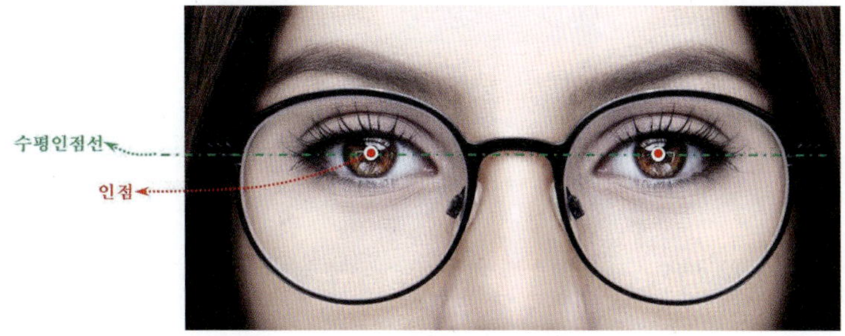

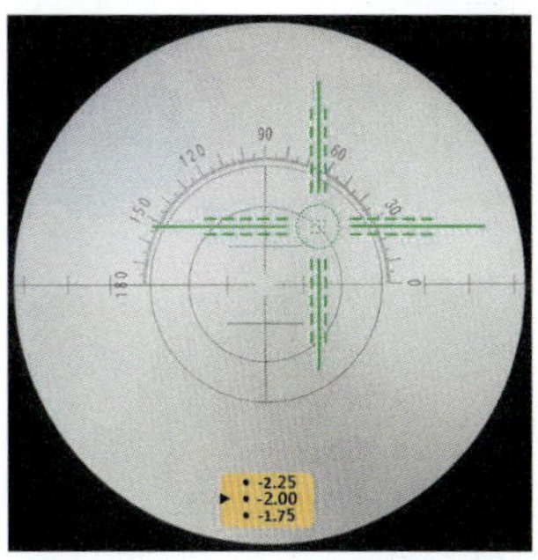

④ 스크린주경선회전환을 돌려 스크린주경선이 타겟의 중앙과 일치하도록 조정한 후 프리즘눈금선에서 프리즘굴절력(Δ)을 측정하고 스크린주경선이 가리키는 프리즘 기저방향(Base)을 측정한다.

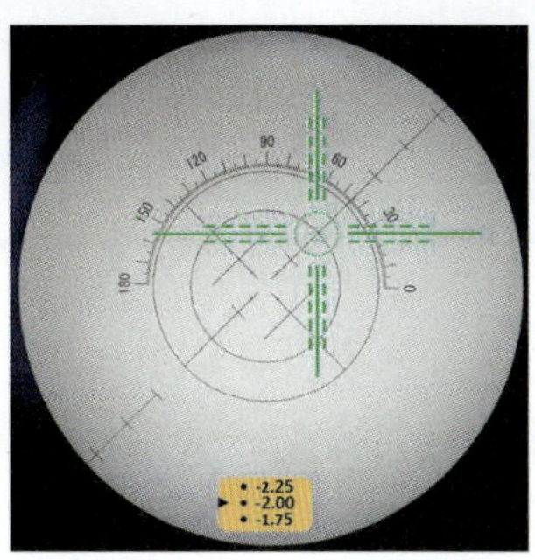

$S-2.00D \frown 2\Delta, Base 45^\circ$

(5) 렌즈미터 사전 점검 시 스크린 중앙에서 타겟이 벗어나 있는 렌즈미터를 수리하지 않고 타겟을 스크린 중앙에 위치시켜 인점하였을 때의 인점 위치와 프리즘 영향

① 타겟이 스크린 중앙에서 직상방에 위치한 경우

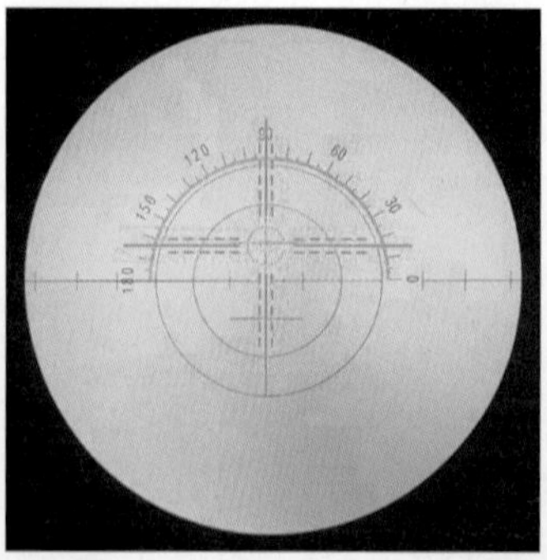

(a) (−)렌즈인 경우 : 렌즈의 이동방향과 타겟의 이동방향이 반대 → 역행 → 타겟을 중앙으로 이동시키기 위해 렌즈를 위로 올려야 함 → 렌즈의 아래쪽에 인점이 찍힘 → B.D 프리즘 영향을 받음

(b) (+)렌즈인 경우 : 렌즈의 이동방향과 타겟의 이동방향이 같음 → 동행 → 타겟을 중앙으로 이동시키기 위해 렌즈를 아래로 내려야 함 → 렌즈의 위쪽에 인점이 찍힘 → B.D 프리즘 영향을 받음

② 타겟이 스크린 중앙에서 직하방에 위치한 경우

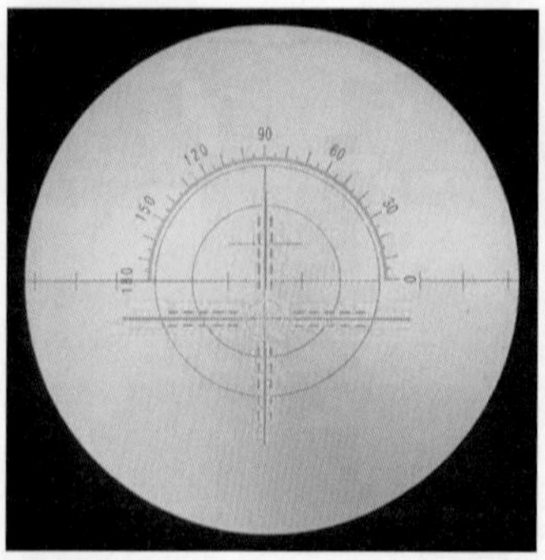

(a) (−)렌즈인 경우 : 렌즈의 이동방향과 타겟의 이동방향이 반대 → 역행 → 타겟을 중앙으로 이동시키기 위해 렌즈를 아래로 내려야 함 → 렌즈의 위쪽에 인점이 찍힘 → B.U. 프리즘 영향을 받음

(b) (+)렌즈인 경우 : 렌즈의 이동방향과 타겟의 이동방향이 같음 → 동행 → 타겟을 중앙으로 이동시키기 위해 렌즈를 위로 올려야 함 → 렌즈의 아래쪽에 인점이 찍힘 → B.U. 프리즘 영향을 받음

③ 타겟이 스크린 중앙에서 180°방향에 위치한 경우

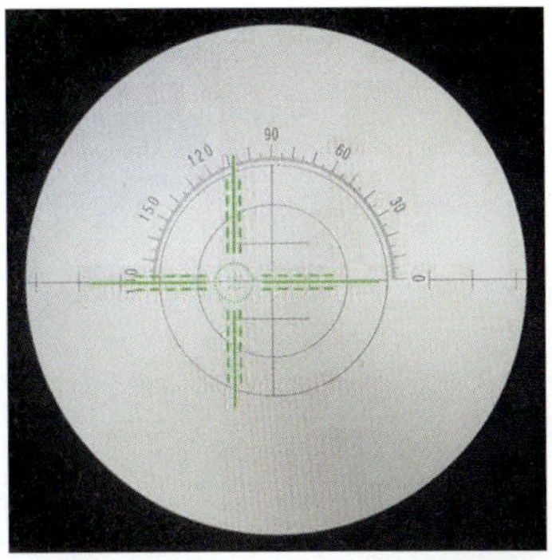

(a) (−)렌즈인 경우 : 렌즈의 이동방향과 타겟의 이동방향이 반대 → 역행 → 타겟을 중앙으로 이동시키기 위해 렌즈를 180°방향(왼쪽)으로 이동시켜야 함 → 렌즈의 오른쪽에 인점이 찍힘 → Base 0°의 프리즘 영향을 받음

(b) (+)렌즈인 경우 : 렌즈의 이동방향과 타겟의 이동방향이 같음 → 동행 → 타겟을 중앙으로 이동시키기 위해 렌즈를 0°방향(오른쪽)으로 이동시켜야 함 → 렌즈의 왼쪽에 인점이 찍힘 → Base 0°의 프리즘 영향을 받음

④ 타겟이 스크린 중앙에서 0°방향에 위치한 경우

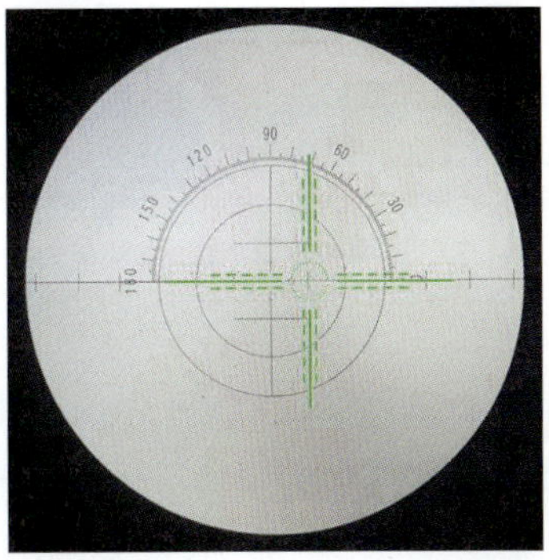

(a) (−)렌즈인 경우 : 렌즈의 이동방향과 타겟의 이동방향이 반대 → 역행 → 타겟을 중앙으로 이동시키기 위해 렌즈를 0°방향(오른쪽)으로 이동시켜야 함 → 렌즈의 왼쪽에 인점이 찍힘 → Base 180°의 프리즘 영향을 받음

(b) (+)렌즈인 경우 : 렌즈의 이동방향과 타겟의 이동방향이 같음 → 동행 → 타겟을 중앙으로 이동시키기 위해 렌즈를 180°방향(왼쪽)으로 이동시켜야 함 → 렌즈의 오른쪽에 인점이 찍힘 → Base 180°의 프리즘 영향을 받음

(6) 프리즘 컴펜세이터(Prism Compensator)

① 프리즘 굴절력 측정한계 및 범위

(a) 프리즘 컴펜세이터가 부착되지 않은 렌즈미터의 프리즘 굴절력 측정한계 : 5 ~ 6Δ → 측정한계를 벗어나면 타겟이 스크린의 시야에서 벗어나 보이지 않음

(b) 프리즘 컴펜세이터가 부착 시 렌즈미터의 프리즘 굴절력 측정범위 : 0 ~ 22Δ

② 프리즘 컴펜세이터의 설치 및 확인사항

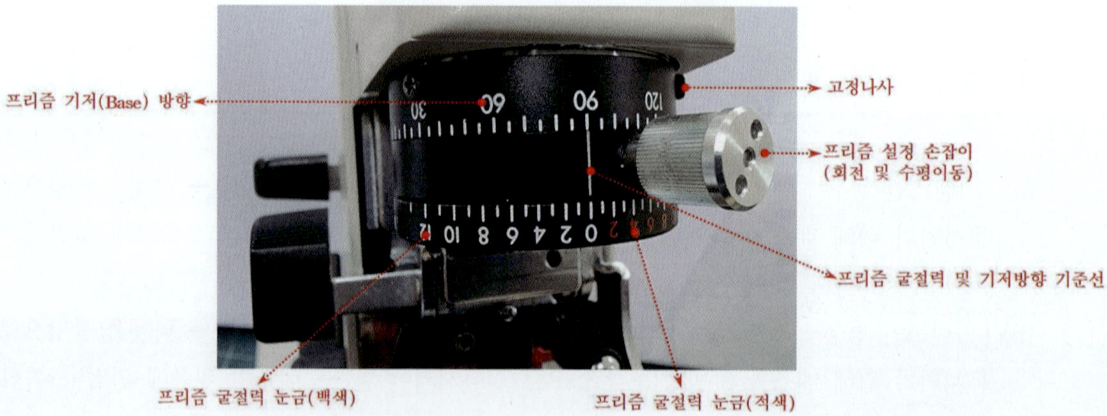

(a) 렌즈고정누름판을 내리고, 망원경부 끝에 위치한 3개의 고정나사로 부착한다.

(b) 프리즘설정손잡이(Prism Knob)를 조정하여 0프리즘디옵터 눈금과 베이스방향 눈금인 90°를 기준지표선과 일치시킨다.

(c) 전원을 켜고 스크린 중앙에 선명한 타겟상이 위치하는지 확인한다.

(d) 스크린주경선회전환을 돌려 스크린주경선 및 프리즘디옵터눈금선을 90°인 수직이 되게 조정한다.

(e) 프리즘설정손잡이를 수평방향으로 돌지지 않고 제자리에서 회전시켜 타겟상이 설정된 스크린주경선과 평행하게 움직이는지 확인한다.

③ 프리즘설정 손잡이의 기능

(a) 제자리에서 수평이동 없이 회전 : 프리즘 굴절력(Δ)의 변화

(b) 수평방향(좌우)으로 이동 : 프리즘의 지저방향(Base)인 방향각의 변화

④ 프리즘 굴절력(Δ)과 기저방향(Base) 측정치 읽는법

(a) 눈금의 적색숫자에서 일치할 때

ⓐ 프리즘 굴절력(Δ) : 아래쪽 적색의 수치 → 10Δ

ⓑ 프리즘 기저방향(Base) : 위쪽 눈금에 새겨진 수치 → 40°

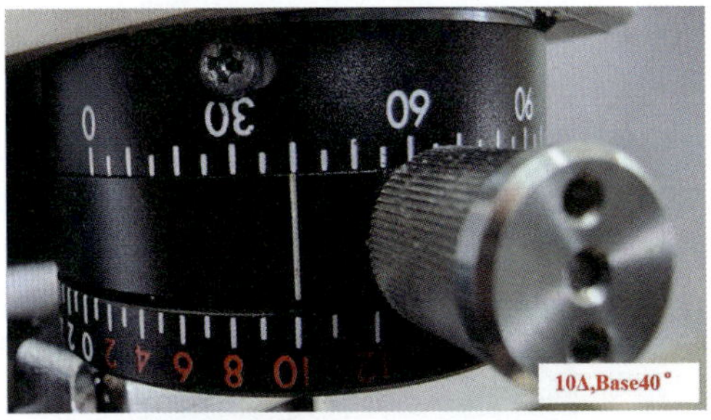

(b) 눈금의 백색숫자에서 일치할 때

ⓐ 프리즘 굴절력(Δ) : 아래쪽 백색의 수치 → 10Δ

ⓑ 프리즘 기저방향(Base) : 위쪽 눈금에 새겨진 수치 + 180° → 40° + 180° = 220°

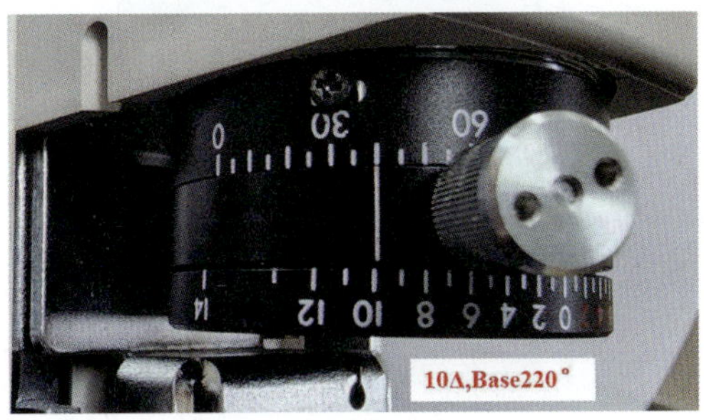

⑤ 프리즘 컴펜세이터를 사용한 측정방법

(a) 스크린에 타겟의 가장자리 흐린상이 보일 때까지 측정핸들을 돌린다.

(b) 프리즘 설정손잡이를 좌우로 돌려 기저방향 눈금을 0°나 90°에 맞춘다.

(c) 프리즘 설정손잡이를 제자리에서 회전시켜 타겟상을 스크린 중앙부로 이동시킨다.

(d) 측정핸들을 돌려 굴절력을 확인한다.

(e) 프리즘 컴펜세이터의 기준지표선과 일치하는 눈금을 읽어 프리즘 굴절력과 기저방향을 측정한다.

⑥ 프리즘 굴절력이 15Δ 이상일 때 측정방법

(a) 프리즘 굴절력이 15Δ 이상이면 스크린 중앙으로 타겟을 이동시킬 수 없음 → 프리즘 설정손잡이를 제자리에서 회전시켜 프리즘 굴절력 숫자 15를 기준 지표선과 일치시킨다.

(b) 프리즘 설정손잡이를 좌우로 돌려 스크린에서 일정방향으로 회전하는 타겟상을 확인하여 타겟이 스크린 중심에 가장 가까운 곳에 위치하도록 한다.

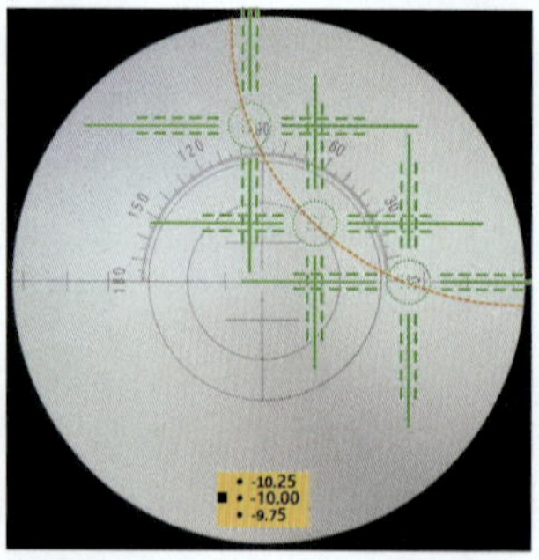

(c) 측정핸들을 돌려 가장 선명한 타겟상으로부터 정확한 상측정점굴절력을 측정한다.

(d) 스크린주경선 회전환을 돌려 기준주경선 및 프리즘 디옵터선이 타겟의 중앙을 관통하도록 한다.

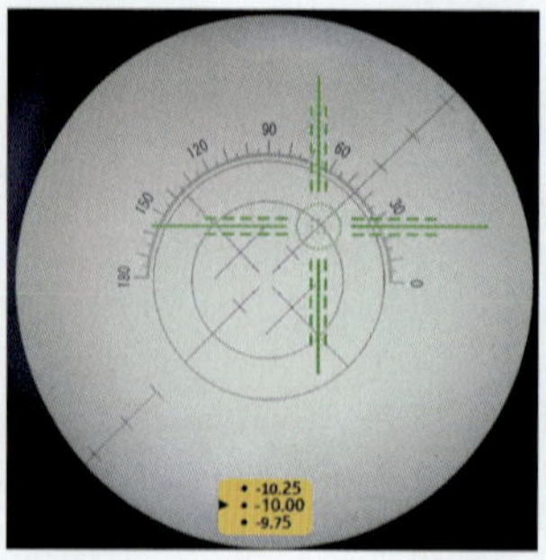

(e) 타겟의 중앙과 프리즘 디옵터선이 일치하는 점의 프리즘 굴절력을 측정하고, 실린더 축방향눈금과 프리즘 디옵터선이 일치하는 곳에서 프리즘 기저방향을 읽는다.

S-10.00D ⌒ 17 Δ,Base45°

(f) (e)의 상태에서 렌즈에 인점한다.

(7) 하드 및 소프트 콘택트렌즈 측정

① 모든 콘택트렌즈는 인점할 수 없음

② 렌즈의 수분을 완전히 제거한 상태에서 측정 → 수분에 의한 측정오차 배제

③ 굴절력만 측정 가능

④ 렌즈의 (+)면이 렌즈받침대에 닿도록 거치하여 측정 → 렌즈의 두께가 얇아 물측정점굴절력과 상측정점굴절력의 차가 작음

⑤ 소프트 콘택트렌즈의 타겟상은 흐리게 나타남

⑥ 렌즈미터의 몸체 기울기는 수직 → 렌즈받침부는 지면과 평행을 유지 → 직경이 작은 콘택트렌즈의 거치가 가능

⑦ 구멍이 작은 렌즈받침부(콘택트렌즈 받침부)로 교체 → 직경이 작은 콘택트렌즈의 거치가 가능

8. 중화법(Neutralization)

(1) 중화법을 이용하는 이유와 목적

① 이유 : 렌즈미터를 사용할 수 없을 때 시험렌즈 세트를 이용하여 미지의 렌즈에 대한 대략적인 정보를 얻기 위함

② 목적

(a) 굴절력이 아주 약한 렌즈가 (+)렌즈인지 (−)렌즈인지 확인

(b) 렌즈의 굴절력 확인

(c) 대략적인 광학중심점의 위치 확인 및 인점

(d) 토릭렌즈의 양주경선의 위치 확인 및 인점

(2) 중화법을 이용한 안경렌즈 굴절력과 광학중심점 측정

① 굴절력이 아주 약한 렌즈가 (+)렌즈인지 (−)렌즈인지 확인하는 방법

(a) 눈 앞에 대상렌즈를 대고 서서히 움직였을 때, 렌즈의 이동방향과 렌즈를 통해 보이는 물체의 겉보기상의 이동 방향이 동일한 방향(동행)인지 반대방향(역행)인지 확인하는 방법

(b) 동행인 경우 : 이동방향으로 광학중심점 이동 → 동행 : 렌즈의 이동방향(광학중심점)과 겉보기상의 이동방향이 동일 → 렌즈를 통한 겉보기상은 항상 프리즘의 꼭지방향 → 꼭지가 광학중심점인 렌즈 → (−)렌즈

(c) 역행인 경우 : 이동방향으로 광학중심점 이동 → 역행 : 렌즈의 이동방향(광학중심점)과 겉보기상의 이동방향이 반대 → 렌즈를 통한 겉보기상은 항상 프리즘의 꼭지방향 → 꼭지가 렌즈의 가장자리인 렌즈 → (+)렌즈

(d) 겉보기상의 움직임이 없음 : 무도수(평면)렌즈

(e) 중화법과 비교할 때 렌즈미터에서 렌즈의 종류에 따른 상의 이동방향이 서로 다른 이유 : 렌즈미터의 망원경부 핀트글라스 위치(대물렌즈의 상측초점)에서 상의 역전현상 발생 → 상하와 좌우의 상이 서로 바뀜

② 렌즈의 굴절력 확인하는 방법

(a) 원리

ⓐ 2매 렌즈가 밀착되어있을 때 합성렌즈의 굴절력(D′)

$$D' = D_1' + D_2'$$

(D′ : 중첩된 렌즈의 합성굴절력, D_1′ : 시험렌즈 굴절력, D_2′ : 측정렌즈 굴절력)

ⓑ 시험렌즈의 부호와 측정렌즈의 부호는 반대

ⓒ 합성렌즈의 부호는 시험렌즈와 측정렌즈 굴절력의 절대값 중 큰 쪽의 부호가 됨

(b) ①에서 (+)렌즈가 확인되었을 때(S+1.00D인 경우)

ⓐ (−)인 시험렌즈를 측정렌즈와 겹쳐 렌즈의 이동에 대한 겉보기상의 움직임이 있는지 확인

ⓑ 동행(D′ 〈 0)이면 시험렌즈의 굴절력이 더 큰 경우(S−1.25D 이상)이므로 (−)인 시험렌즈의 도수를 낮춤

ⓒ 역행(D′ 〉 0)이면 시험렌즈의 굴절력이 더 작은 경우(S−0.75D 이하)이므로 (−)인 시험렌즈의 도수를 높임

ⓓ 겉보기상이 움직이지 않으면(D′ = 0) 측정렌즈의 굴절력(S+1.00D)은 시험렌즈의 굴절력(S−1.00D)은 같으나 부호만 반대인 렌즈임

(c) ①에서 (−)렌즈가 확인되었을 때(S−1.00D인 경우)

ⓐ (+)인 시험렌즈를 측정렌즈와 겹쳐 렌즈의 이동에 대한 겉보기상의 움직임이 있는지 확인

ⓑ 동행(D′ 〈 0)이면 시험렌즈의 굴절력이 더 작은 경우(S+0.75D 이하)이므로 (+)인 시험렌즈의 도수를 높임

ⓒ 역행(D′ 〉 0)이면 시험렌즈의 굴절력이 더 큰 경우(S+1.25D 이상)이므로 (+)인 시험렌즈의 도수를 낮춤

ⓓ 겉보기상이 움직이지 않으면(D′ = 0) 측정렌즈의 굴절력(S−1.00D)은 시험렌즈의 굴절력(S+1.00D)은 같으나 부호만 반대인 렌즈임

③ 대략적인 광학중심점의 위치를 확인하는 방법

(a) (−)렌즈에 의한 상의 형태와 광학중심점 인점

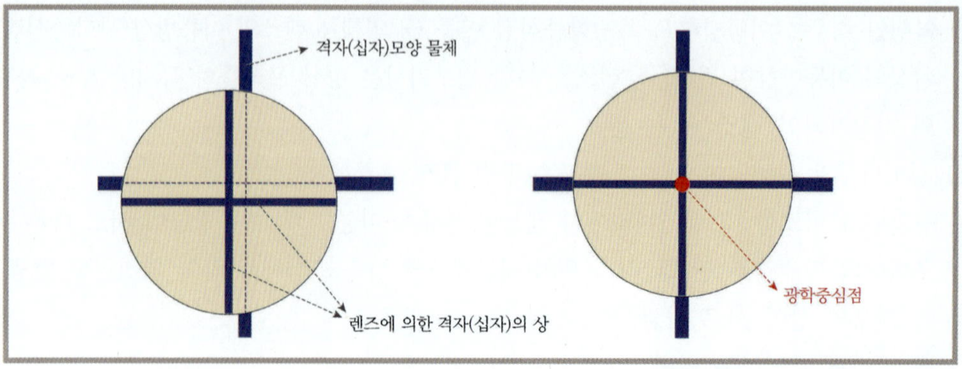

ⓐ (−)렌즈에 의해 상은 축소되어 물체의 두께보다 얇게 보임

ⓑ (−)렌즈는 렌즈의 이동방향과 상의 이동방향이 같으므로(동행) 렌즈를 오른쪽과 위쪽으로

움직여 실제 물체와 렌즈에 의한 상이 일치되도록 조정함

ⓒ 실제 물체와 렌즈에 의한 상이 일치된 상태에서 격자(십자)선이 교차되는 곳에 인점하여 광학중심점을 찾음

(b) (+)렌즈에 의한 상의 형태와 광학중심점 인점

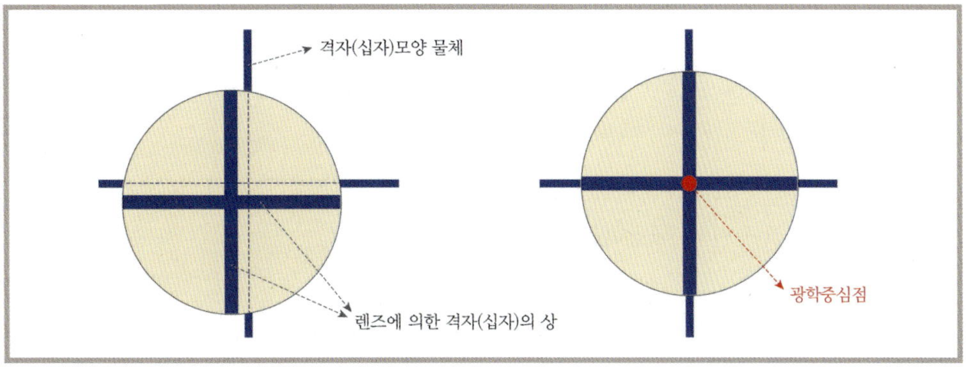

ⓐ (+)렌즈에 의해 상은 확대되어 물체의 두께보다 두껍게 보임

ⓑ (+)렌즈는 렌즈의 이동방향과 상의 이동방향이 반대이므로(역행) 렌즈를 왼쪽과 아래쪽으로 움직여 실제 물체와 렌즈에 의한 상이 일치되도록 조정함

ⓒ 실제 물체와 렌즈에 의한 상이 일치된 상태에서 격자(십자)선이 교차되는 곳에 인점하여 광학중심점을 찾음

③ 토릭렌즈의 양주경선의 위치 확인 및 인점

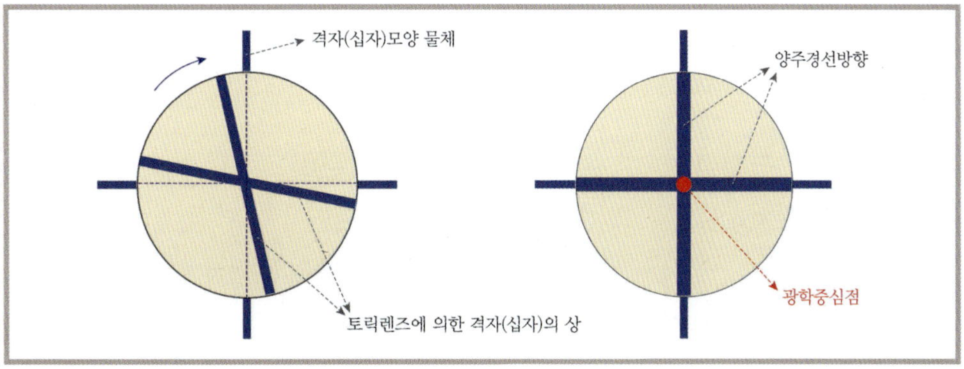

(a) 토릭렌즈는 양주경선의 굴절력이 같지 않아 양주경선의 두께는 각각의 주경선의 굴절력과 부호에 따라 달라짐

(b) 양주경선의 굴절력의 차이로 인한 광학적 회선사위의 영향으로 양주경선이 이루는 각도가 달라짐

(c) 렌즈를 상하좌우로 이동하여 렌즈에 의한 주경선의 교차점과 실제 물체의 수직/수평선의 교차점을 일치시킨 후 렌즈를 회전시켜 렌즈에 의한 상이 서로 직각이면서 실제 물체와 렌즈에 의한 상이 일치되도록 조정하여 인점함

9. 다초점렌즈(Multifocal Lens)의 굴절력 측정

(1) 단초점렌즈의 굴절력 측정

① 렌즈삽입 방향 : 안경렌즈의 (−)면(후면)이 렌즈받침대에 밀착

② 측정굴절력 : (−)면에 해당하는 상측정점굴절력

(2) 이중초점렌즈의 굴절력 측정

① 원용부 굴절력 측정

(a) 렌즈삽입 방향 : 안경렌즈의 (−)면(후면)이 렌즈받침대에 밀착

(b) 측정굴절력 : (−)면에 해당하는 상측정점굴절력

② 근용부 굴절력 측정

(a) 렌즈삽입 방향 : 안경렌즈의 (−)면(후면)이 렌즈받침대에 밀착

(b) 측정굴절력 : (−)면에 해당하는 상측정점굴절력

(c) 근용부 상측정점굴절력 = 원용부 상측정점굴절력 + 가입도(Add)

③ 자렌즈가 (+)면(전면)에 위치한 융착형 이중초점렌즈의 가입도 측정

(a) 렌즈삽입 방향 : 안경렌즈의 (+)면(전면)이 렌즈받침대에 밀착

(b) 측정굴절력 : (+)면에 해당하는 물측정점굴절력

(c) 가입도(Add) = 근용부 물측정점굴절력 − 원용부 물측정점굴절력

④ 자렌즈가 (+)면(전면)에 위치한 단일재질형(One-piece형) 이중초점렌즈의 가입도 측정

(a) 렌즈삽입 방향 : 안경렌즈의 (−)면(후면)이 렌즈받침대에 밀착

(b) 측정굴절력 : (−)면에 해당하는 상측정점굴절력

(c) 가입도(Add) = 근용부 상측정점굴절력 − 원용부 상측정점굴절력

(3) 삼중초점렌즈의 굴절력 측정 → 이중초점렌즈와 동일

① 원용부 굴절력 측정

(a) 렌즈삽입 방향 : 안경렌즈의 (−)면(후면)이 렌즈받침대에 밀착

(b) 측정굴절력 : (−)면에 해당하는 상측정점굴절력

② 근용부 굴절력 측정

(a) 렌즈삽입 방향 : 안경렌즈의 (−)면(후면)이 렌즈받침대에 밀착

(b) 측정굴절력 : (−)면에 해당하는 상측정점굴절력

(c) 근용부 상측정점굴절력 = 원용부 상측정점굴절력 + 가입도(Add)

③ 자렌즈가 (+)면(전면)에 위치한 경우의 가입도 측정

(a) 렌즈삽입 방향 : 안경렌즈의 (+)면(전면)이 렌즈받침대에 밀착

(b) 측정굴절력 : (+)면에 해당하는 물측정점굴절력

(c) 가입도(Add) = 근용부 물측정점굴절력 − 원용부 물측정점굴절력

(4) 누진렌즈의 굴절력 측정

① 원용부 굴절력 측정
(a) 렌즈삽입 방향 : 안경렌즈의 (−)면(후면)이 렌즈받침대에 밀착
(b) 측정굴절력 : (−)면에 해당하는 상측정점굴절력

② 근용부 굴절력 측정
(a) 렌즈삽입 방향 : 안경렌즈의 (−)면(후면)이 렌즈받침대에 밀착
(b) 측정굴절력 : (−)면에 해당하는 상측정점굴절력
(c) 근용부 상측정점굴절력 = 원용부 상측정점굴절력 + 가입도(Add)

③ 외면 누진렌즈의 가입도 측정
(a) 렌즈삽입 방향 : 안경렌즈의 (+)면(전면)이 렌즈받침대에 밀착
(b) 측정굴절력 : (+)면에 해당하는 물측정점굴절력
(c) 가입도(Add) = 근용부 물측정점굴절력 − 원용부 물측정점굴절력

④ 내면 누진렌즈의 가입도 측정
(a) 렌즈삽입 방향 : 안경렌즈의 (−)면(후면)이 렌즈받침대에 밀착
(b) 측정굴절력 : (−)면에 해당하는 상측정점굴절력
(c) 가입도(Add) = 근용부 상측정점굴절력 − 원용부 상측정점굴절력

10. 자동렌즈미터(Autolensmeter)

(1) 자동렌즈미터의 개요

① 렌즈미터 형식 : 투영식

② 명칭 : 자동렌즈미터(Autolensmeter), 디지털 렌즈미터(Digital Lensmeter), 컴퓨터 렌즈미터(Computer Lensmeter)

(2) 명칭과 주요 버튼 기능(A사 기준)

① 수평인점핀(Spoting Pin) : 인점용 잉크가 채워진 렌즈 인점용 3개의 핀

② 수평인점핀레버(Spoting Pin Lever) : 렌즈에 인점하기 위해 인점핀을 조작하기위 한 레버

③ LCD스크린(LCD Screen) : 측정데이터에 대한 모든 정보가 표시되는 창(모니터)

④ 모드버튼(Mode Button) : 측정목적에 따른 모든 전환용 버튼

⑤ 렌즈 및 테 수평받침대 전후 조정 레버 : 렌즈 및 테의 전후 위치를 조정하기 위한 레버

⑥ 렌즈 및 테 수평받침대(Lens & Frame table) : 안경테의 좌우 하부림이 닿는 부분으로 렌즈 및 테의 수평을 맞추는 기준이 되는 받침대

⑦ 렌즈받침부 : 렌즈면의 아래쪽이 닿는 부분으로 렌즈의 수직을 맞추는 기준이 되는 받침대

⑧ 렌즈고정누름판(Lens Holder) : 렌즈받침대와 함께 렌즈를 결정된 위치에 고정하기 위해 렌즈의 위쪽에서 눌러 고정하는 판

⑨ UV 덮개 : 자외선(UV) 투과율을 측정하기 위해 렌즈가 삽입되는 UV측정부의 덮개

※ 자동렌즈미터는 제조사에 따른 기능과 표시방법은 매우 다양하여 하나로 정리하기 어렵기 때문에 각각에 대한 세세한 설명은 각 제조사의 메뉴얼을 참조하시기 바랍니다.

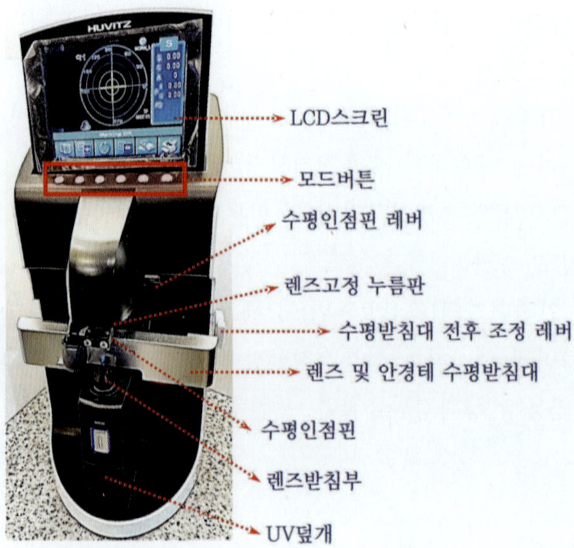

11. 렌즈미터(Lensmeter) 사용 시 주의할 점

(1) 측정 전 사전검사

① 렌즈미터 사용 전 필수항목을 점검한다.

② 측정자에 맞춘 시도조절을 완료한다.

③ 측정렌즈의 외관(흠, 코팅상태, 이물질 부착 등)을 검사한다.

(2) 렌즈미터 사용 시 주의할 점

① 구면렌즈와 같이 렌즈의 회전에 제한을 받지 않는 경우, 렌즈 제조사의 숨김마크가 귀방향의 위쪽에 위치하도록 세팅할 것

② 측정을 위해 렌즈를 회전이나 이동시킬 때는 렌즈의 아래쪽 면이 렌즈받침대에 균일하게 밀착되도록 할 것

③ 렌즈의 위치가 결정되면 렌즈고정누름판으로 렌즈를 고정할 것 → 정확하게 고정되지 않으면 렌즈의 경사각에 비례한 비점수차 발생

④ 좌우렌즈이 혼돈을 피하기 위해 인점 직후에는 가공이 완료된 안경테를 기준으로 귀방향 위쪽에 오른쪽(R)과 왼쪽(L)을 표시할 것

⑤ 굴절력이 ±0.50D 이하인 경우 렌즈의 광학중심점이 기하학적 중심과 일치하지 않거나 렌즈의 직경 내에 존재하기 않을 수 있음 → 타겟상을 렌즈의 중심부에 가장 가까운 곳에 위치시켜 인점한 후 인점을 렌즈의 중심부로 이동시킨 가상광학중심점으로 설정 → 굴절력이 약해 동공에 미치는 프리즘 영향이 작음 → 가상광학중심점을 기준으로 조제가공

(3) 렌즈미터의 활용

① 렌즈의 굴절률, 렌즈 경사각, 렌즈 전후면의 곡률반경에 따른 비점수차량

(a) 각각의 조건을 고려한 수학적인 방법에 의한 비점수차량 계산은 복잡함

(b) 구면렌즈에 비해 토릭렌즈에 의한 계산은 더욱 복잡해짐

(c) 렌즈의 굴절률 및 전후면 곡률반경을 포함한 렌즈받침대의 경사각에 따른 비점수차량을 간단히 측정할 수 있음

② 2매 렌즈의 합성굴절력 및 잔류난시

(a) 구면렌즈의 합성굴절력 : 덧셈을 이용한 산술식으로 간단히 계산 가능

(b) 토릭렌즈의 양주경선이 일치한 경우의 합성굴절력 : 스코어원이나 옵틱크로스를 이용하여 간단히 계산할 수 있음

(c) 토릭렌즈의 양주경선이 일치하지 않는 경우(사교합성)의 합성굴절력

ⓐ 스코어원이나 옵틱크로스를 이용한 계산이 불가능함

ⓑ 벡터형 프렌티스 공식을 이용할 수 있으나 계산과정이 매우 복잡함 → 계산의 결과가 행렬식으로 표현되어 처방으로 나타내는 것도 매우 복잡함

ⓒ 2매 렌즈를 동일한 방향으로 중첩시킨 상태에서 렌즈미터로 굴절력을 측정하면 합성굴절력이나 잔류난시을 간단히 측정할 수 있음

1차 개념정립 및 익힘문제

6-1. 렌즈미터(Lensmeter)를 이용하여 측정 가능한 것은?

① 정점간거리
② 구면렌즈의 상측주점굴절력
③ 광학중심점 높이
④ 토릭렌즈의 양주경선 방향
⑤ 콘택트렌즈의 상측정점굴절력

6-2. 망원경식 렌즈미터(Lensmeter)에서 평행광선속을 핀트글라스에 결상시키고, 입사광선과 출사광선을 평행광선속으로 만드는 역할을 하는 것은?

① 콜리메이터부
② 망원경부
③ 타겟(Target)
④ 대물렌즈
⑤ 핀트글라스

6-3. 측정렌즈가 삽입되지 않은 상태에서 굴절력 표시창의 굴절력이 0.00D일 때 망원경식 렌즈미터(Lensmeter)의 표준렌즈에 입사하는 광선속과 출사하는 광선속의 옳은 조합은?

① 평행광선－발산광선
② 평행광선－평행광선
③ 수렴광선－발산광선
④ 발산광선－발산광선
⑤ 발산광선－평행광선

6-4. 측정렌즈가 삽입되지 않은 상태에서 굴절력 표시창의 굴절력이 0.00D일 때 망원경식 렌즈미터(Lensmeter)의 핀트글라스(Pint Glass)에 입사하는 광선속과 출사하는 광선속의 옳은 조합은?

① 평행광선－발산광선
② 평행광선－수렴광선
③ 수렴광선－발산광선
④ 발산광선－수렴광선
⑤ 발산광선－평행광선

6-5. 망원경식 렌즈미터(Lensmeter)에서 측정렌즈의 굴절력에 관계없이 항상 평행광선속을 유지해야하는 것은?

① 대물렌즈에 입사하는 광선속
② 측정렌즈에 입사하는 광선속
③ 표준렌즈에 입사하는 광선속
④ 표준렌즈에서 출사하는 광선속
⑤ 측정렌즈에서 출사하는 광선속

6-6. 망원경식 렌즈미터와 비교한 투영식 렌즈미터의 특징으로 옳은 것은?

① 이동이 편리하다.
② 시도조절이 필요하다.
③ 조절력의 영향을 받는다.
④ 다수의 관찰자가 동시에 관찰할 수 있다.
⑤ 광량이 적어도 밝은 타겟상을 관찰할 수 있다.

6-7. 망원경식 렌즈미터의 시도조정환을 반시계방향으로 회전시켰을 때 옳은 설명은?

① 측정자의 눈은 근시상태가 된다.
② 운무상태만큼의 조절력이 개입된다.
③ 핀트글라스가 접안렌즈 쪽으로 이동한다.
④ 접안렌즈에서 눈으로 발산광선속이 입사된다.
⑤ 접안렌즈가 측정자 눈의 반대방향으로 내려간다.

6-8. 처방이 $S+1.00D \bigcirc C-1.00D, Ax180^{\circ}$ 인 렌즈는?

① (−)구면렌즈　② (+)구면렌즈
③ (−)원주렌즈　④ (+)원주렌즈
⑤ 크로스실린더렌즈

6-9. 표준정시(60D)를 기준으로 난시안의 양주경선 굴절력이 다음과 같은 난시는?

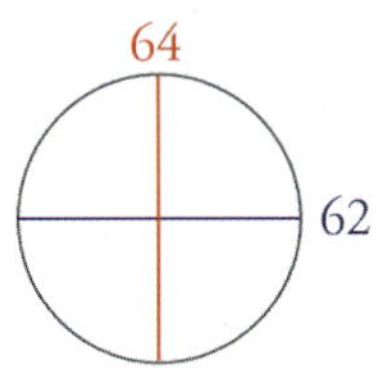

① 근시성 복성 직난시　② 근시성 복성 도난시
③ 원시성 복성 직난시　④ 원시성 복성 도난시
⑤ 근시경향 혼합 직난시

6-10. 표준정시(60D)를 기준으로 난시안의 양주경선 굴절력이 다음과 같은 난시는?

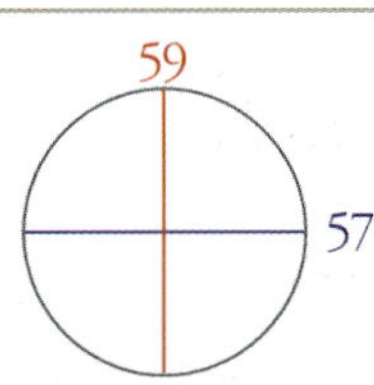

① 원시성 복성 직난시　② 원시성 복성 도난시
③ 근시성 복성 직난시　④ 근시성 복성 도난시
⑤ 원시경향 혼합 도난시

6-11. 원시성 단성 직난시 처방으로 옳은 것은?

① $S-2.00D \bigcirc C-2.00D, Ax180^{\circ}$　② $S-2.00D \bigcirc C-2.00D, Ax90^{\circ}$
③ $S+4.00D \bigcirc C-2.00D, Ax180^{\circ}$　④ $S+4.00D \bigcirc C-2.00D, Ax90^{\circ}$
⑤ $S+2.00D \bigcirc C-2.00D, Ax180^{\circ}$

6-12. 처방이 $S+2.00D \bigcirc C-1.00D, Ax60^{\circ}$ 인 안경렌즈를 망원경식 렌즈미터를 이용하여 양주경선의 굴절력과 축방향을 확인하고자 할 때 옳은 것은?

①
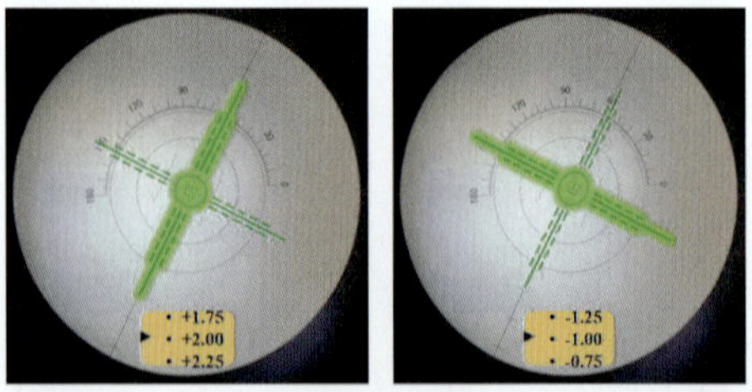

②
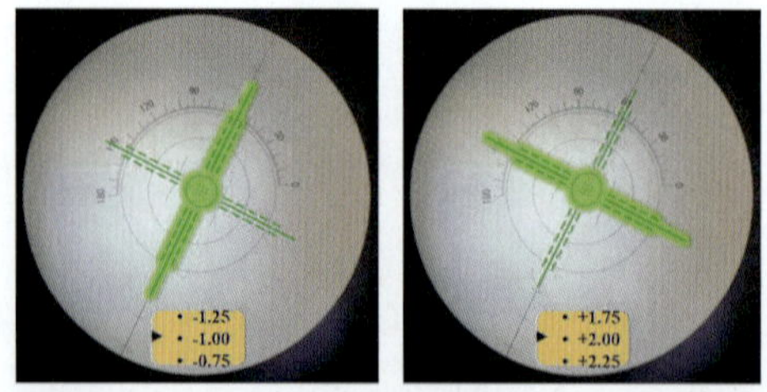

③
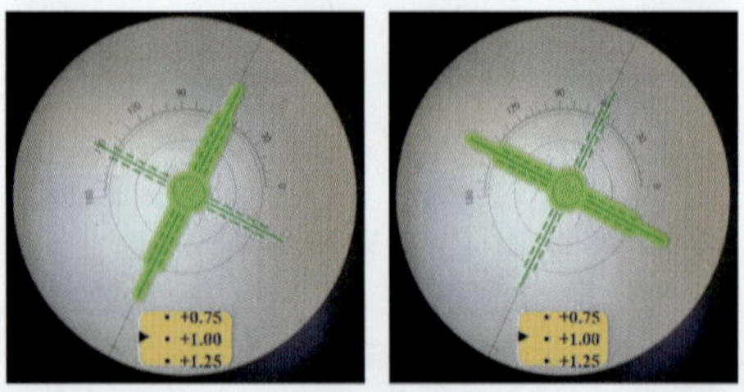

④
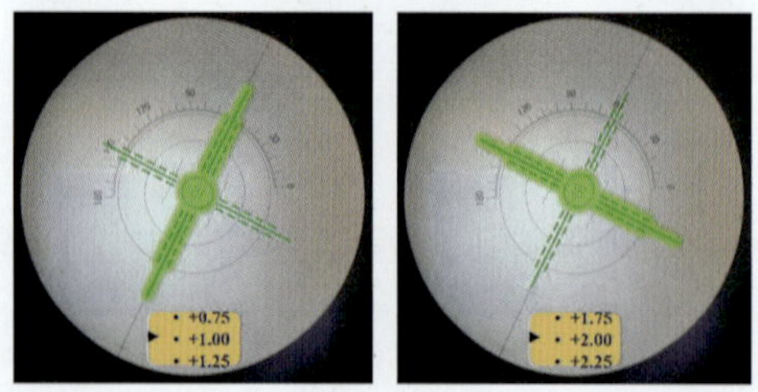

⑤
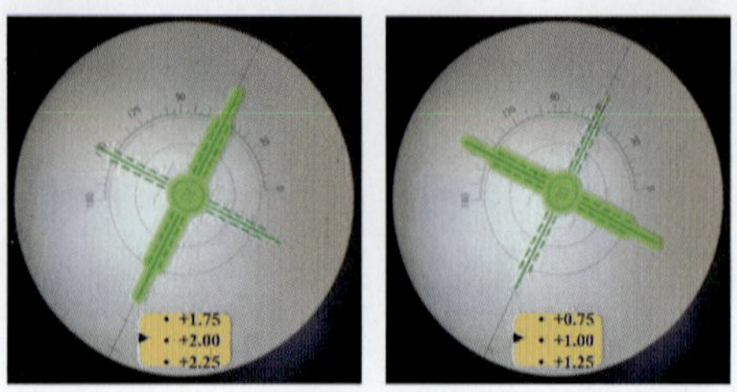

6-13. 렌즈미터를 사용할 수 없을 때 중화법을 이용하여 알 수 있는 것은?

① 편위량
② 설계점 위치
③ 조제가공P.D.
④ 토릭렌즈 양주경선 위치
⑤ 렌즈의 중심두께

6-14. A렌즈($S-1.00D \bigcirc C-1.00D, Ax90^{\circ}$)에 B렌즈를 밀착시켜 렌즈를 움직여도 겉보기상의 움직임이 없었다면 B렌즈의 용도는?

① 정시용
② 근시 교정용
③ 원시 교정용
④ 근시성 복난시 교정용
⑤ 원시성 복난시 교정용

6-15. 망원경식 렌즈미터의 아이피스(Eyepiece)를 시계방향으로 회전시켰을 때의 변화에 대한 설명으로 옳은 것은?

① 아이캡(Eyecap)은 눈 쪽으로 올라온다.
② 접안렌즈가 검사자의 눈 쪽으로 이동된다.
③ 검사자의 눈은 원시상태가 되어 조절력이 개입된다.
④ 근시교정용 렌즈의 굴절력은 더 약한 (−)굴절력으로 측정된다.
⑤ 원시교정용 렌즈의 굴절력은 더 강한 (+)굴절력으로 측정된다.

6-16. 망원경식 렌즈미터의 스크린 정중앙에서 타겟을 T.A.B.O.방향각 180°방향으로 1Δ 이동하여 90°방향 타겟이 가장 선명할 때 굴절력이 +1.00D였고, 180°방향 타겟이 가장 선명할 때 굴절력이 −2.00D였다면 이 렌즈의 처방은?

① O.D. : $S+1.00D \bigcirc C-3.00D, Ax180^{\circ} \bigcirc 1\Delta$, B.O.
② O.D. : $S-2.00D \bigcirc C+3.00D, Ax90^{\circ} \bigcirc 1\Delta$, B.I.
③ O.S. : $S+1.00D \bigcirc C-3.00D, Ax90^{\circ} \bigcirc 1\Delta$, B.I.
④ O.S. : $S-2.00D \bigcirc C+3.00D, Ax90^{\circ} \bigcirc 1\Delta$, B.O.
⑤ O.D. : $C-2.00D, Ax90^{\circ} \bigcirc C+1.00D, Ax180^{\circ} \bigcirc 1\Delta$, B.O.

6-17. 렌즈미터 사전 점검 시 스크린 중앙에서 타겟이 직상방 1Δ인 위치에 벗어나 있는 렌즈미터를 수리하지 않고 타겟을 스크린 중앙에 위치시켜 인점하였다면 측정자가 바라보는 위치를 기준으로 한 인점의 위치는?(단, 측정렌즈의 굴절력은 (−)이다.)

① 렌즈 중앙부
② 렌즈의 위쪽
③ 렌즈의 아래쪽
④ 렌즈의 왼쪽
⑤ 렌즈의 오른쪽

6-18. 렌즈미터 사전 점검 시 스크린 중앙에서 타겟이 직하방 1Δ인 위치에 벗어나 있는 렌즈미터를 수리하지 않고 타겟을 스크린 중앙에 위치시켜 인점하였다면 측정렌즈에서 받는 프리즘 영향은?(단, 측정렌즈의 굴절력은 (+)이다.)

① 0Δ
② 1Δ,B.U.
③ 1Δ,B.D.
④ 1Δ,B.I.
⑤ 1Δ,B.O.

6-19. 렌즈미터 사전 점검 시 스크린 중앙에서 타겟이 0°방향 1Δ인 위치에 벗어나 있는 렌즈미터를 수리하지 않고 타겟을 스크린 중앙에 위치시켜 인점하였다면 측정렌즈에서 받는 프리즘 영향은?(단, 측정렌즈의 굴절력은 (−)이다.)

① 0Δ
② 1Δ,Base 0°
③ 1Δ,Base 90°
④ 1Δ,Base 180°
⑤ 1Δ,Base 270°

6-20. 렌즈미터로 측정한 융착형 이중초점렌즈의 굴절력이 다음과 같을 때 가입도(Add)는?

- 원용부 : 90°와 180°방향 타겟이 선명상일 때 상측정점굴절력이 +2.04D
- 원용부 : 90°와 180°방향 타겟이 선명상일 때 물측정점굴절력이 +1.64D
- 근용부 : 90°와 180°방향 타겟이 선명상일 때 상측정점굴절력이 +4.04D
- 근용부 : 90°와 180°방향 타겟이 선명상일 때 물측정점굴절력이 +3.89D

① +0.15D
② +1.85D
③ +2.00D
④ +2.25D
⑤ +2.40D

2차 개념정립 및 익힘문제

6-21. 렌즈미터(Lensmeter)를 이용하여 측정 가능한 것은?

① 정점간거리
② 구면렌즈의 상측주점굴절력
③ 프리즘렌즈의 기저방향
④ 안경테P.D.
⑤ 콘택트렌즈의 물측주점굴절력

6-22. 망원경식 렌즈미터(Lensmeter)에서 접안렌즈부의 측정렌즈쪽 렌즈, 평행인 입사광선에 대해 핀트글라스에 초점을 형성하는 역할을 하는 것은?

① 콜리메이터부
② 망원경부
③ 타겟(Target)
④ 대물렌즈
⑤ 핀트글라스

6-23. 측정렌즈가 삽입되지 않은 상태에서 굴절력 표시창의 굴절력이 0.00D일 때 망원경식 렌즈미터(Lensmeter)의 대물렌즈에 입사하는 광선속과 출사하는 광선속의 옳은 조합은?

① 평행광선－발산광선
② 평행광선－수렴광선
③ 수렴광선－발산광선
④ 발산광선－발산광선
⑤ 발산광선－평행광선

6-24. 굴절력이 (+)인 안경렌즈의 굴절력을 측정할 때 망원경식 렌즈미터(Lensmeter)의 표준렌즈에 입사하는 광선속과 출사하는 광선속의 옳은 조합은?

① 평행광선－발산광선
② 수렴광선－수렴광선
③ 발산광선－발산광선
④ 평행광선－평행광선
⑤ 발산광선－평행광선

6-25. 망원경식 렌즈미터(Lensmeter)에서 측정렌즈의 굴절력에 관계없이 항상 발산광선속을 유지해야하는 것은?

① 대물렌즈에 입사하는 광선속
② 측정렌즈에 입사하는 광선속
③ 표준렌즈에 입사하는 광선속
④ 표준렌즈에서 출사하는 광선속
⑤ 측정렌즈에서 출사하는 광선속

6-26. 렌즈미터 인점핀의 편위도 확인 시 토릭렌즈의 축방향으로 맞추어 인점한 후 렌즈를 180° 회전시켜 인점하였을 때 3개의 점이 동일한 위치에 중첩되어 찍혔다면 인점핀의 상태는?

① 정상
② 수평편위
③ 수직편위
④ 회전편위
⑤ 원인을 알 수 없음

6-27. 렌즈미터에 의해 측정되는 원용안경의 굴절력은?

① 물측주점굴절력 ② 상측주점굴절력
③ 물측정점굴절력 ④ 상측정점굴절력
⑤ 가입도

6-28. 처방이 $S+1.00D \bigcirc C-2.00D, Ax\,90^{\circ}$ 인 렌즈는?

① (−)구면렌즈 ② (+)구면렌즈
③ (−)원주렌즈 ④ (+)원주렌즈
⑤ 크로스실린더렌즈

6-29. 표준정시(60D)를 기준으로 난시안의 양주경선 굴절력이 다음과 같은 난시는?

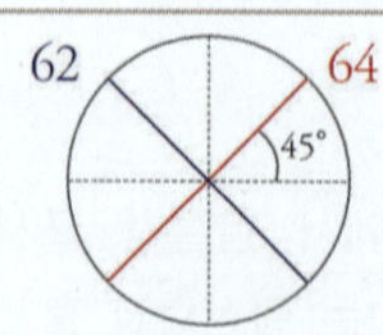

① 근시성 복성 사난시 ② 원시성 복성 사난시
③ 근시경향 혼합 사난시 ④ 원시경향 혼합 사난시
⑤ 주경선균형상태 혼합 사난시

6-30. 완전교정 처방이 $S-2.00D \bigcirc C-2.00D, Ax\,45^{\circ}$ 인 난시는?

① 근시성 복성 사난시 ② 원시성 복성 사난시
③ 근시경향 혼합 사난시 ④ 원시경향 혼합 사난시
⑤ 근시성 복성 직난시

6-31. 망원경식 렌즈미터에서 스크린에 맺힌 상이 다음과 같은 렌즈의 표기로 옳은 것은?

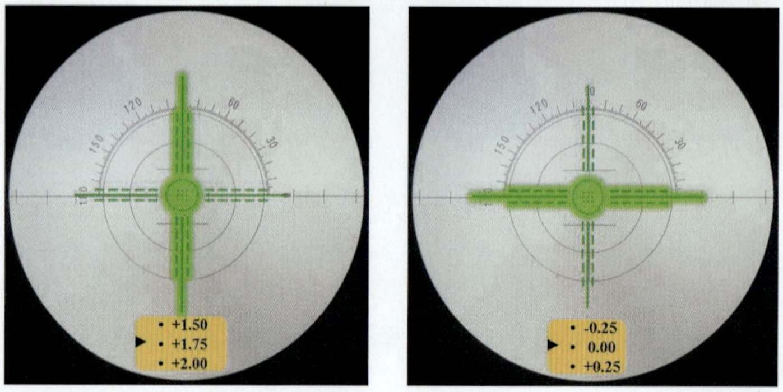

① $S+1.75D$ ② $S+1.75D \bigcirc C-1.75D, Ax180^{\circ}$
③ $S-1.75D \bigcirc C+1.75D, Ax180^{\circ}$ ④ $S+1.75D \bigcirc C-1.75D, Ax90^{\circ}$
⑤ $C+1.75D, Ax90^{\circ}$

6-32. 망원경식 렌즈미터에서 스크린에 맺힌 상이 다음과 같은 렌즈의 표기로 옳은 것은?

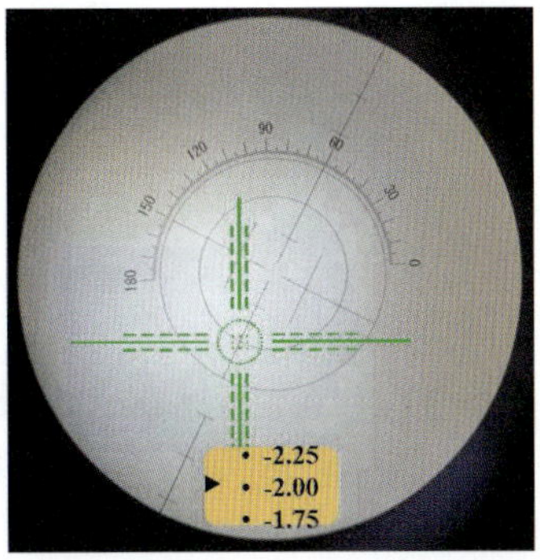

① S−2.00D, 1Δ, Base 60°
② S−2.00D, 2Δ, Base 60°
③ S−2.00D, 1Δ, Base 240°
④ S−2.00D, 2Δ, Base 240°
⑤ S−2.00D, 1Δ, Base 120°

6-33. 굴절력을 알 수 없는 렌즈에 S+0.25D인 시험렌즈를 밀착시켜 렌즈를 오른쪽으로 움직였더니 겉보기상은 왼쪽으로 움직였고, S−0.25D인 시험렌즈를 밀착시켜 렌즈를 오른쪽으로 움직였더니 겉보기상은 오른쪽으로 움직였다면 이 렌즈의 굴절력은?

① −0.50D
② 0.25D
③ 0.00D
④ +0.25D
⑤ +0.50D

6-34. 다음은 가로선과 세로선의 두께가 동일한 십자선을 A렌즈를 통해 본 그림이다. A렌즈의 용도는?

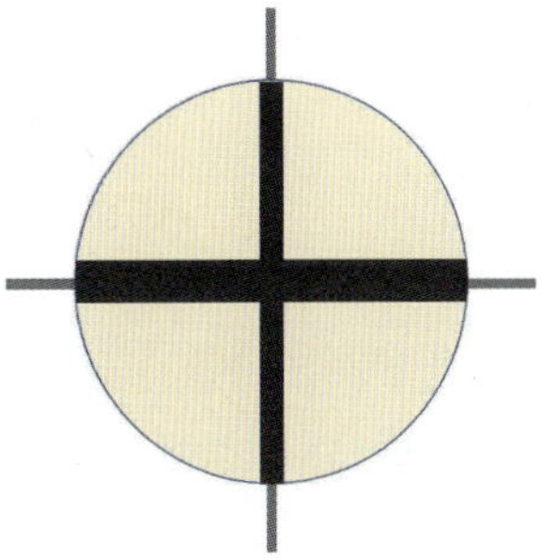

① 정시용
② 근시 교정용
③ 원시 교정용
④ 근시성 복난시 교정용
⑤ 원시성 복난시 교정용

6-35. 굴절력 눈금이 0이고, 타겟이 가장 선명한 상태에서 타겟이 스크린의 중앙에서 편위되는 이유는?

① 시조조정이 정확하지 않을 때
② 인점핀의 수평이 맞지 않을 때
③ 중앙인점핀이 편위되어 있을 때
④ 크로스라인 타겟이 회전되어 있을 때
⑤ 프리즘 컴펜세이터의 눈금이 0에서 벗어나 있을 때

6-36. 렌즈미터의 사전 점검 시 측정렌즈가 삽입되지 않은 상태에서 타겟이 가장 선명할 때 굴절력 눈금이 +0.25D를 가리키고 있다. 굴절력을 수정하지 않은 상태에서 렌즈의 굴절력 측정 결과가 +2.00D였다면 이 렌즈의 실제 굴절력은?

① +1.50D ② +1.75D
③ +2.00D ④ +2.25D
⑤ +2.50D

6-37. 렌즈미터 사전 점검 시 스크린 중앙에서 타겟이 직상방 1Δ인 위치에 벗어나 있는 렌즈미터를 수리하지 않고 타겟을 스크린 중앙에 위치시켜 인점하였다면 측정자가 바라보는 위치를 기준으로 한 인점의 위치는?(단, 측정렌즈의 굴절력은 (+)이다.)

① 렌즈 중앙부 ② 렌즈의 위쪽
③ 렌즈의 아래쪽 ④ 렌즈의 왼쪽
⑤ 렌즈의 오른쪽

6-38. 렌즈미터 사전 점검 시 스크린 중앙에서 타겟이 180°방향 1Δ인 위치에 벗어나 있는 렌즈미터를 수리하지 않고 타겟을 스크린 중앙에 위치시켜 인점하였다면 측정자가 바라보는 위치를 기준으로 한 인점의 위치는?(단, 측정렌즈의 굴절력은 (–)이다.)

① 렌즈 중앙부 ② 렌즈의 위쪽
③ 렌즈의 아래쪽 ④ 렌즈의 왼쪽
⑤ 렌즈의 오른쪽

6-39. 렌즈미터를 이용한 굴절력 측정 방법 중 안경렌즈의 (+)면을 렌즈받침대에 밀착하여 측정해야 하는 경우는?

① 이중초점렌즈 원용부 굴절력 측정 ② 이중초점렌즈 근용부 굴절력 측정
③ 단초점렌즈 굴절력 측정 ④ 누진렌즈 근용부 굴절력 측정
⑤ 누진렌즈 가입도 측정

6-40. 수동식 렌즈미터에는 있으나 자동렌즈미터에는 없는 것은?

① 렌즈누름판 ② 수평유지판
③ 인점카트리지 ④ 렌즈받침부
⑤ 시도조정환

3차 개념정립 및 익힘문제

6-41. 다음 그림과 같은 망원경식 렌즈미터에서 측정렌즈가 위치하는 곳은?

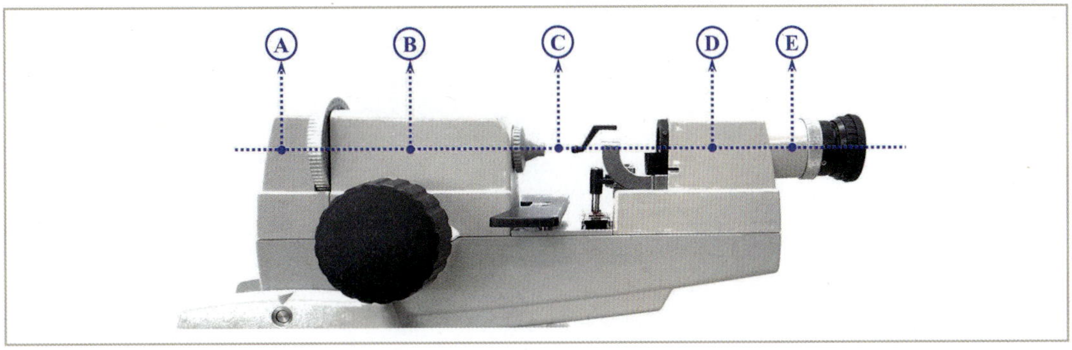

① A
② B
③ C
④ D
⑤ E

6-42. 망원경식 렌즈미터(Lensmeter)에서 대물렌즈의 상측초점과 접안렌즈군의 물측초점에 위치하여 내부스크린의 역할을 하는 것은?

① 콜리메이터부
② 망원경부
③ 타겟(Target)
④ 대물렌즈
⑤ 핀트글라스

6-43. 측정렌즈가 삽입되지 않은 상태에서 굴절력 표시창의 굴절력이 0.00D일 때 망원경식 렌즈미터(Lensmeter)의 눈(Eye)에 입사하는 광선속과 출사하는 광선속의 옳은 조합은?

① 평행광선－발산광선
② 평행광선－수렴광선
③ 수렴광선－발산광선
④ 발산광선－발산광선
⑤ 발산광선－평행광선

6-44. 굴절력이 (+)인 안경렌즈의 굴절력을 측정할 때 망원경식 렌즈미터(Lensmeter)의 측정렌즈에 입사하는 광선속과 출사하는 광선속의 옳은 조합은?

① 평행광선－발산광선
② 수렴광선－수렴광선
③ 발산광선－발산광선
④ 평행광선－평행광선
⑤ 발산광선－평행광선

6-45. 다음 그림과 같은 망원경식 렌즈미터에서 시도조정환은?

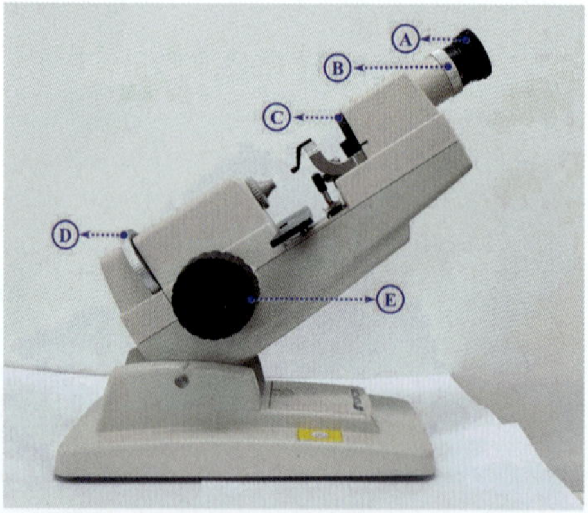

① A ② B ③ C ④ D ⑤ E

6-46. 렌즈미터 인점핀의 편위도 확인 시 토릭렌즈의 축방향으로 맞추어 인점한 후 렌즈를 180° 회전시켜 인점하였을 때 3개의 점이 각각 수평을 유지한 상태에서 상하로 찍혔다면 인점핀의 상태는?

① 정상 ② 수평편위
③ 수직편위 ④ 회전편위
⑤ 원인을 알 수 없음

6-47. 렌즈미터의 렌즈받침부에 안경렌즈의 (−)면을 밀착시켜 측정할 때 측정되는 굴절력은?

① 물측주점굴절력 ② 상측주점굴절력
③ 물측정점굴절력 ④ 상측정점굴절력
⑤ 가입도

6-48. $S+2.00D \bigcirc C-3.00D, Ax180^\circ$ 처방인 렌즈의 (S+C)표기로 옳은 것은?

① $S-1.00D \bigcirc C+3.00D, Ax180^\circ$ ② $S-1.00D \bigcirc C+3.00D, Ax90^\circ$
③ $S-3.00D \bigcirc C+2.00D, Ax90^\circ$ ④ $S-3.00D \bigcirc C+2.00D, Ax180^\circ$
⑤ $S-2.00D \bigcirc C+3.00D, Ax180^\circ$

6-49. 표준정시(60D)를 기준으로 난시안의 양주경선 굴절력이 다음과 같은 난시는?

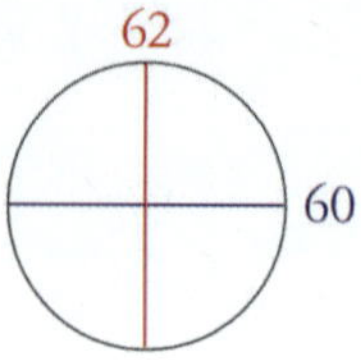

① 근시성 복성 직난시 ② 근시성 복성 도난시
③ 근시성 단성 직난시 ④ 근시성 단성 도난시
⑤ 원시성 단성 직난시

6-50. 완전교정 처방이 $S+3.00D \bigcirc C-4.00D, Ax180^{\circ}$ 인 난시는?

① 근시성 복성 직난시 ② 원시성 복성 도난시
③ 근시성 단성 직난시 ④ 원시경향 혼합 직난시
⑤ 원시성 단성 도난시

6-51. 망원경식 렌즈미터에서 스크린에 맺힌 상이 다음과 같은 렌즈의 표기로 옳은 것은?

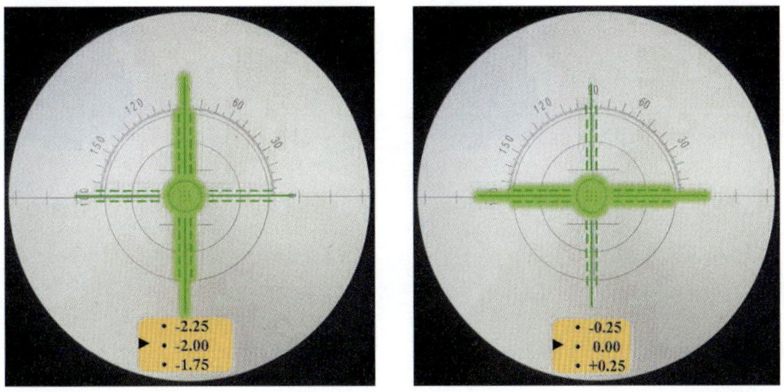

① $S-2.00D$ ② $S-2.00D \bigcirc C+2.00D, Ax180^{\circ}$
③ $S-2.00D \bigcirc C+2.00D, Ax90^{\circ}$ ④ $S-2.00D \bigcirc C-2.00D, Ax90^{\circ}$
⑤ $C-2.00D, Ax90^{\circ}$

6-52. 프리즘 컴펜세이터가 부착된 망원경식 렌즈미터에서 프리즘 컴펜세이터의 세팅과 스크린에 맺힌 상이 다음과 같은 렌즈의 표기로 옳은 것은?

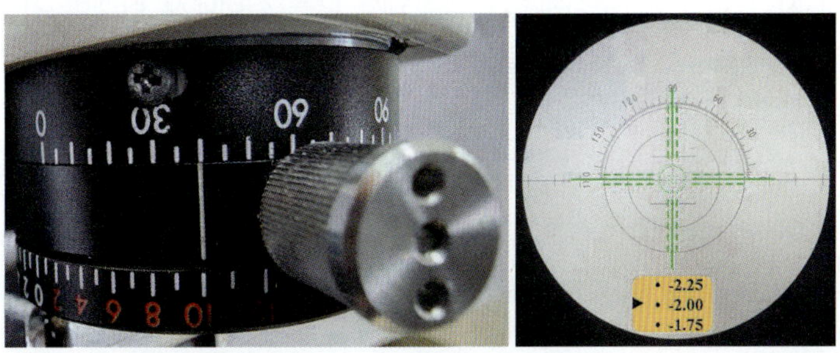

① S−2.00D ② S−2.00D, 10Δ, Base 40°
③ S−2.00D, 10Δ, Base 220° ④ S−2.00D, 14Δ, Base 40°
⑤ S−2.00D, 14Δ, Base 220°

6-53. 굴절력을 알 수 없는 렌즈에 S−2.00D인 시험렌즈를 밀착시켜 렌즈를 오른쪽으로 움직였더니 겉보기상은 왼쪽으로 움직였다면 이 렌즈의 굴절력은?

① S−2.00D 보다 굴절력이 더 큰 (−)렌즈 ② S−2.00D 보다 굴절력이 더 작은 (−)렌즈
③ S+2.00D 보다 굴절력이 더 큰 (+)렌즈 ④ S+2.00D 보다 굴절력이 더 작은 (+)렌즈
⑤ S+2.00D인 렌즈

6-54. 다음은 가로선과 세로선의 두께가 동일한 십자선을 A렌즈를 통해 본 그림이다. A렌즈의 용도는?

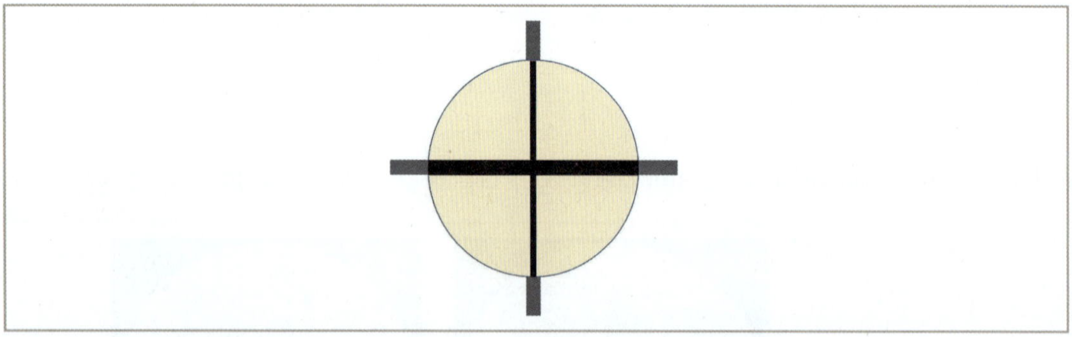

① 정시용
② 근시성 단난시 교정용
③ 원시성 단난시 교정용
④ 근시성 복난시 교정용
⑤ 원시성 복난시 교정용

6-55. 처방이 $S+1.00D \bigcirc C-2.00D, Ax45^{\circ}$ 인 안경렌즈에 인점할 때의 렌즈미터 스크린상의 선명한 타겟의 방향과 굴절력의 옳은 조합은?

① 선명 타겟이 45°일 때 굴절력 −1.00D, 선명 타겟이 135°일 때 굴절력 −1.00D
② 선명 타겟이 45°일 때 굴절력 +1.00D, 선명 타겟이 135°일 때 굴절력 −1.00D
③ 선명 타겟이 45°일 때 굴절력 −2.00D, 선명 타겟이 135°일 때 굴절력 +1.00D
④ 선명 타겟이 45°일 때 굴절력 +1.00D, 선명 타겟이 135°일 때 굴절력 −2.00D
⑤ 선명 타겟이 45°일 때 굴절력 −1.00D, 선명 타겟이 135°일 때 굴절력 +1.00D

6-56. 렌즈미터의 사전 점검 시 측정렌즈가 삽입되지 않은 상태에서 타겟이 가장 선명할 때 굴절력 눈금이 −0.50D를 가리키고 있다. 굴절력을 수정하지 않은 상태에서 렌즈의 굴절력 측정 결과가 +2.00D였다면 이 렌즈의 실제 굴절력은?

① +1.50D
② +1.75D
③ +2.00D
④ +2.25D
⑤ +2.50D

6-57. 렌즈미터 사전 점검 시 스크린 중앙에서 타겟이 직상방 1Δ인 위치에 벗어나 있는 렌즈미터를 수리하지 않고 타겟을 스크린 중앙에 위치시켜 인점하였다면 측정렌즈에서 받는 프리즘 영향은?(단, 측정렌즈의 굴절력은 (−)이다.)

① 0Δ
② 1Δ,B.U.
③ 1Δ,B.D.
④ 1Δ,B.I.
⑤ 1Δ,B.O.

6-58. 렌즈미터 사전 점검 시 스크린 중앙에서 타겟이 180°방향 1Δ인 위치에 벗어나 있는 렌즈미터를 수리하지 않고 타겟을 스크린 중앙에 위치시켜 인점하였다면 측정자가 바라보는 위치를 기준으로 한 인점의 위치는?(단, 측정렌즈의 굴절력은 (+)이다.)

① 렌즈 중앙부
② 렌즈의 위쪽
③ 렌즈의 아래쪽
④ 렌즈의 왼쪽
⑤ 렌즈의 오른쪽

6-59. 융착형 이중초점렌즈의 가입도(Add) 측정에 대한 설명으로 옳은 것은?

① (−)면의 근용부 굴절력과 (−)면의 원용부 굴절력의 차를 측정
② (−)면의 근용부 굴절력과 (+)면의 원용부 굴절력의 차를 측정
③ (+)면의 근용부 굴절력과 (−)면의 원용부 굴절력의 차를 측정
④ (+)면의 근용부 굴절력과 (+)면의 원용부 굴절력의 차를 측정
⑤ (+)면과 (−)면에 관계없이 근용부 굴절력과 원용부 굴절력의 차를 측정

6-60. 수동식 렌즈미터에는 있으나 자동렌즈미터에는 없는 것은?

① 측정핸들
② 수평유지판
③ 인점카트리지
④ 렌즈받침부
⑤ 렌즈누름판

4차 개념정립 및 익힘문제

6-61. 다음 그림과 같은 망원경식 렌즈미터에서 내부스크린이 위치하는 곳은?

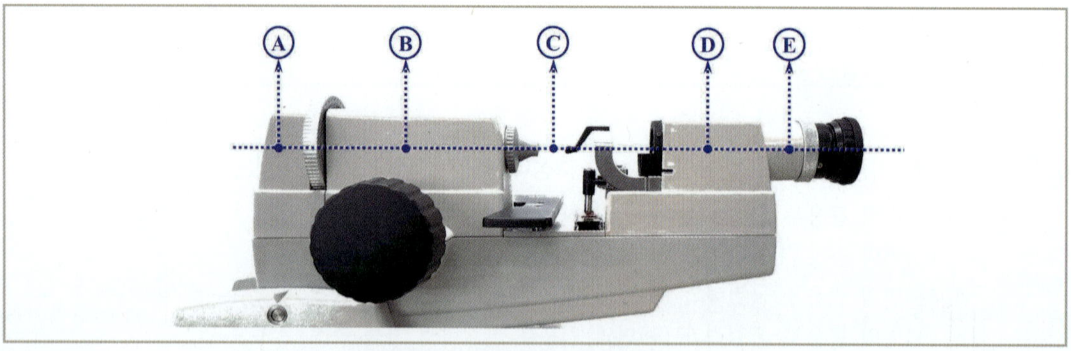

① A ② B
③ C ④ D
⑤ E

6-62. 망원경식 렌즈미터(Lensmeter)에서 조절력 배제와 시도조절을 통한 선명한 타겟(Target)상을 형성하는 역할을 하는 것은?

① 콜리메이터부 ② 망원경부
③ 타겟(Target) ④ 접안렌즈부
⑤ 핀트글라스

6-63. 측정렌즈가 삽입되지 않은 상태에서 굴절력 표시창의 굴절력이 0.00D일 때 망원경식 렌즈미터(Lensmeter)의 망원경계에 입사하는 광선속과 출사하는 광선속의 옳은 조합은?

① 평행광선－발산광선 ② 평행광선－수렴광선
③ 수렴광선－발산광선 ④ 평행광선－평행광선
⑤ 발산광선－평행광선

6-64. 망원경식 렌즈미터(Lensmeter)에서 측정렌즈의 굴절력이 (+)인 안경렌즈 굴절력을 측정할 때 옳은 설명은?

① 타겟은 표준렌즈쪽인 위쪽으로 이동된다.
② 측정렌즈에 입사하는 광선속은 수렴광선속이 된다.
③ 표준렌즈에 입사하는 광선속은 수렴광선속이 된다.
④ 표준렌즈에서 출사하는 광선속은 평행광선속이 된다.
⑤ 측정렌즈에서 출사하는 광선속은 발산광선속이 된다.

6-65. 다음 그림과 같은 망원경식 렌즈미터에서 회전 가능한 기준선에 의해 정확한 토릭렌즈의 축(Ax)과 프리즘 기저방향(Base) 측정에 이용되는 것은?

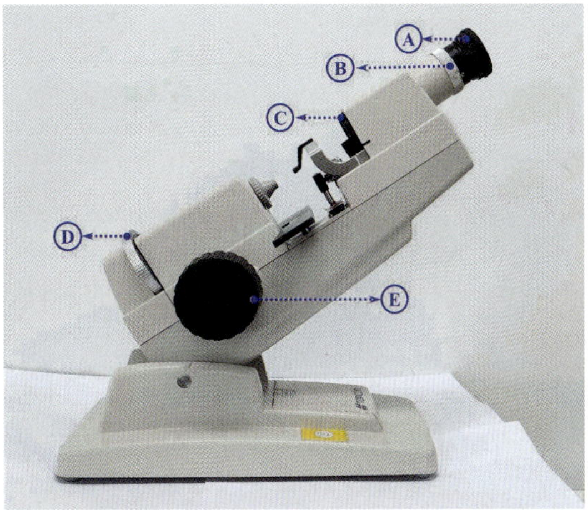

① A　② B
③ C　④ D
⑤ E

6-66. 망원경식 렌즈미터의 시도조정에 대한 설명으로 옳은 것은?

① 전원스위치가 꺼진 상태(Off)를 유지한다.
② 시도조정환을 반시계방향으로 돌려 원시상태로 만든다.
③ 측정자의 눈모음에 따른 측정오차를 방지하기 위함이다.
④ 시도조정환을 반시계방향으로 돌리며 접안렌즈는 눈에서 멀어진다.
⑤ 시도조정환을 시계방향으로 돌리며 눈에 입사하는 광선은 수렴광선이 된다.

6-67. 렌즈미터의 렌즈받침부에 안경렌즈의 (+)면을 밀착시켜 측정할 때 측정되는 굴절력은?

① 물측주점굴절력　② 상측주점굴절력
③ 물측정점굴절력　④ 상측정점굴절력
⑤ 가입도

6-68. $C+1.00D, Ax90^\circ$ ◯ $C-1.00D, Ax180^\circ$ 처방인 렌즈의 (S-C)표기로 옳은 것은?

① $S+1.00D$ ◯ $C-2.00D, Ax180^\circ$　② $S+1.00D$ ◯ $C-2.00D, Ax90^\circ$
③ $S-1.00D$ ◯ $C+1.00D, Ax180^\circ$　④ $S-1.00D$ ◯ $C+1.00D, Ax90^\circ$
⑤ $S+1.00D$ ◯ $C+1.00D, Ax180^\circ$

6-69. 표준정시(60D)를 기준으로 난시안의 양주경선 굴절력이 다음과 같은 난시는?

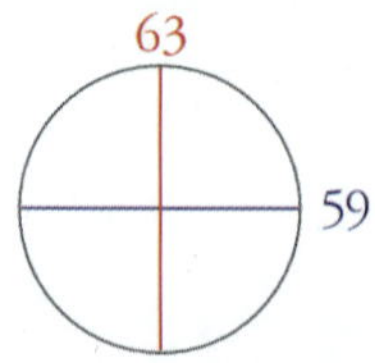

① 주경선균형상태 혼합 도난시
② 원시경향 혼합 직난시
③ 원시경향 혼합 도난시
④ 근시경향 혼합 도난시
⑤ 근시경향 혼합 직난시

6-70. 근시성 복성 도난시 처방으로 옳은 것은?

① $S-2.00D \bigcirc C-2.00D, Ax180^\circ$
② $S-2.00D \bigcirc C-2.00D, Ax90^\circ$
③ $S+4.00D \bigcirc C-2.00D, Ax180^\circ$
④ $S+4.00D \bigcirc C-2.00D, Ax90^\circ$
⑤ $S+2.00D \bigcirc C-2.00D, Ax180^\circ$

6-71. 망원경식 렌즈미터에서 스크린에 맺힌 상이 다음과 같은 렌즈의 표기로 옳은 것은?

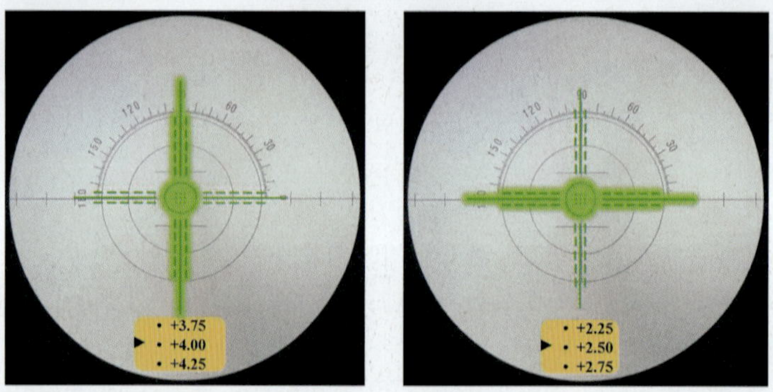

① $S+4.00D \bigcirc C-1.50D, Ax180^\circ$
② $S+4.00D \bigcirc C+1.50D, Ax90^\circ$
③ $S+2.50D \bigcirc C+1.50D, Ax90^\circ$
④ $S+2.50D \bigcirc C+1.50D, Ax180^\circ$
⑤ $C+4.00D, Ax90^\circ \bigcirc C+2.50D, Ax180^\circ$

6-72. 렌즈미터를 사용할 수 없을 때 미지의 렌즈에 대한 대략적인 정보를 얻기 위해 사용하는 방법은?

① 중화법
② 편광법
③ 검영법
④ 가림법
⑤ 거울검사법

6-73. 굴절력을 알 수 없는 렌즈에 S-2.00D인 시험렌즈를 밀착시켜 렌즈를 오른쪽으로 움직였더니 겉보기상도 오른쪽으로 움직였다면 이 렌즈의 굴절력은?

① S-2.00D 보다 굴절력이 더 큰 (-)렌즈
② S-2.00D 보다 굴절력이 더 작은 (-)렌즈
③ S+2.00D 보다 굴절력이 더 큰 (+)렌즈
④ S+2.00D 보다 굴절력이 더 작은 (+)렌즈
⑤ S+2.00D인 렌즈

6-74. 다음은 가로선과 세로선의 두께가 동일한 십자선을 A렌즈를 통해 본 그림이다. A렌즈의 용도는?

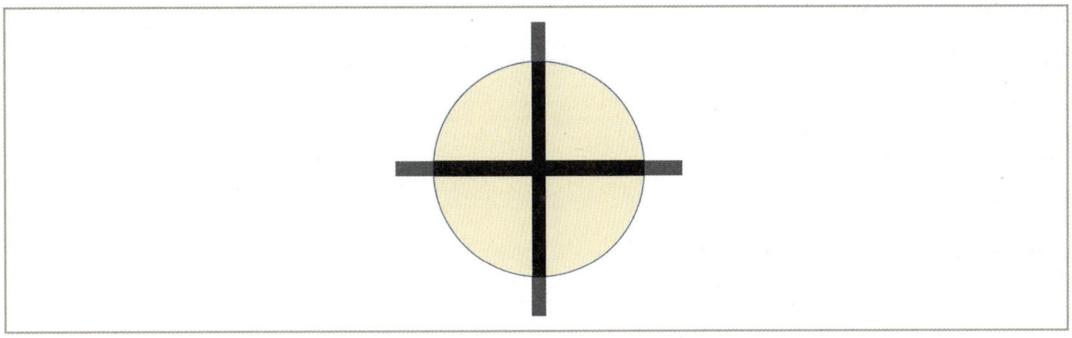

① 정시용
② 근시성 단난시 교정용
③ 원시성 단난시 교정용
④ 근시성 복난시 교정용
⑤ 원시성 복난시 교정용

6-75. 처방이 $S+2.00D \bigcirc C-1.00D, Ax135^\circ$ 인 안경렌즈에 인점을 하기 위한 망원경식 렌즈미터의 조작으로 옳은 것은?

① 선명 타겟이 45°일 때 굴절력을 -1.00D로 맞춘다.
② 선명 타겟이 45°일 때 굴절력을 +2.00D로 맞춘다.
③ 선명 타겟이 45°일 때 굴절력을 +1.00D로 맞춘다.
④ 선명 타겟이 135°일 때 굴절력을 -1.00D로 맞춘다.
⑤ 선명 타겟이 135°일 때 굴절력을 +2.00D로 맞춘다.

6-76. 렌즈미터의 사전 점검 시 측정렌즈가 삽입되지 않은 상태에서 타겟이 가장 선명할 때 굴절력 눈금이 +0.50D를 가리키고 있다. 굴절력을 수정하지 않은 상태에서 렌즈의 굴절력 측정 결과가 -3..00D였다면 이 렌즈의 실제 굴절력은?

① -3.50D
② -3.25D
③ -3.00D
④ -2.75D
⑤ -2.50D

6-77. 렌즈미터 사전 점검 시 스크린 중앙에서 타겟이 직하방 1Δ인 위치에 벗어나 있는 렌즈미터를 수리하지 않고 타겟을 스크린 중앙에 위치시켜 인점하였다면 측정자가 바라보는 위치를 기준으로 한 인점의 위치는?(단, 측정렌즈의 굴절력은 (−)이다.)

① 렌즈 중앙부
② 렌즈의 위쪽
③ 렌즈의 아래쪽
④ 렌즈의 왼쪽
⑤ 렌즈의 오른쪽

6-78. 렌즈미터 사전 점검 시 스크린 중앙에서 타겟이 180°방향 1Δ인 위치에 벗어나 있는 렌즈미터를 수리하지 않고 타겟을 스크린 중앙에 위치시켜 인점하였다면 측정렌즈에서 받는 프리즘 영향은?(단, 측정렌즈의 굴절력은 (−)이다.)

① 0Δ
② 1Δ,Base 0°
③ 1Δ,Base 90°
④ 1Δ,Base 180°
⑤ 1Δ,Base 270°

6-79. 융착형 이중초점렌즈의 가입도(Add)를 구하는 식으로 옳은 것은?

① 가입도(Add) = 원용부 물측주점굴절력 − 근용부 물측주점굴절력
② 가입도(Add) = 근용부 물측주점굴절력 − 원용부 물측주점굴절력
③ 가입도(Add) = 근용부 상측정점굴절력 − 원용부 상측정점굴절력
④ 가입도(Add) = 원용부 물측정점굴절력 − 근용부 물측정점굴절력
⑤ 가입도(Add) = 근용부 물측정점굴절력 − 원용부 물측정점굴절력

5차 개념정립 및 익힘문제

6-80. 다음 그림과 같은 망원경식 렌즈미터에서 접안렌즈부의 대물렌즈가 위치하는 곳은?

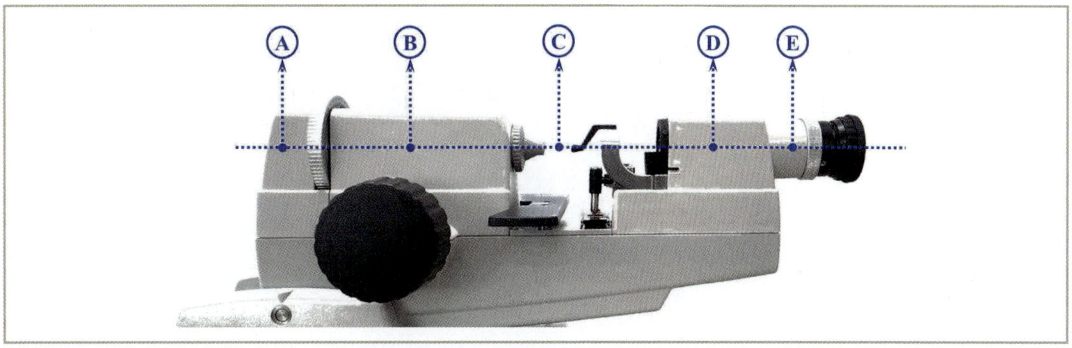

① A　　② B
③ C　　④ D
⑤ E

6-81. 망원경식 렌즈미터(Lensmeter)에서 전원이 켜진 상태에서만 관찰할 수 있는 것은?

① 기준주경선　　② 프리즘디옵터선
③ 타겟(Target)　　④ 실린더축방향눈금
⑤ 렌즈의 상측주점굴절력

6-82. 망원경식 렌즈미터(Lensmeter)의 구성 요소 중 회전 및 전후이동이 가능한 요소는?

① 접안렌즈　　② 표준렌즈
③ 측정렌즈　　④ 대물렌즈
⑤ 타겟(Target)

6-83. 굴절력이 (−)인 안경렌즈의 굴절력을 측정할 때 망원경식 렌즈미터(Lensmeter)의 측정렌즈에 입사하는 광선속과 출사하는 광선속의 옳은 조합은?

① 평행광선−발산광선　　② 수렴광선−수렴광선
③ 발산광선−발산광선　　④ 수렴광선−평행광선
⑤ 발산광선−평행광선

6-84. 타겟의 위치를 조정하여 렌즈의 굴절력을 측정하기 위한 핸들은?

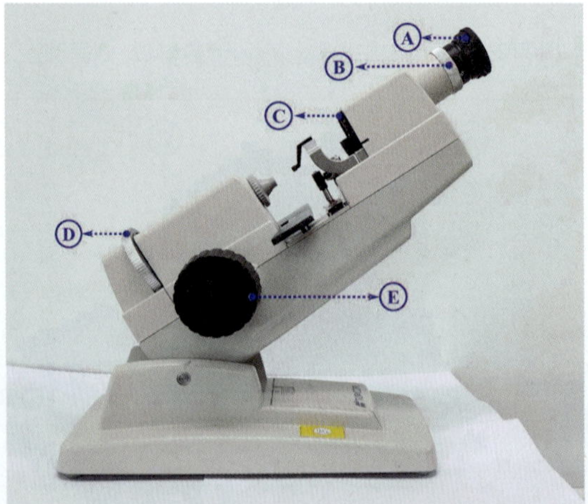

① A
② B
③ C
④ D
⑤ E

6-85. 망원경식 렌즈미터의 시도조정에 대한 설명으로 옳은 것은?

① 전원스위치가 켜진 상태(On)에서 시도조정한다.
② 시도조정환을 시계방향으로 돌려 원시상태로 만든다.
③ 측정자의 눈모음에 따른 측정오차를 방지하기 위함이다.
④ 시도조정환을 반시계방향으로 돌리며 접안렌즈는 눈에서 멀어진다.
⑤ 시도조정환을 시계방향으로 돌리며 눈에 입사하는 광선은 발산광선이 된다.

6-86. 다음과 같은 토릭렌즈의 처방표기로 옳은 것은?

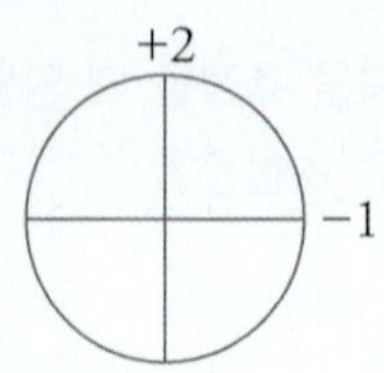

① $S-1.00D \bigcirc C+3.00D,\ Ax\,90^\circ$
② $S-2.00D \bigcirc C-1.00D,\ Ax\,90^\circ$
③ $S+2.00D \bigcirc C-3.00D,\ Ax\,90^\circ$
④ $S+2.00D \bigcirc C-3.00D,\ Ax\,180^\circ$
⑤ $C+2.00D,\ Ax\,90^\circ \bigcirc C-1.00D,\ Ax\,180^\circ$

6-87. $S+2.00D \bigcirc C-1.00D,\ Ax\,90^\circ$ 처방인 렌즈의 수평경선의 굴절력은 몇 디옵터(D)인가?

① −2.00
② −1.00
③ 0.00
④ +1.00
⑤ +2.00

6-88. 표준정시(60D)를 기준으로 난시안의 양주경선 굴절력이 다음과 같은 난시는?

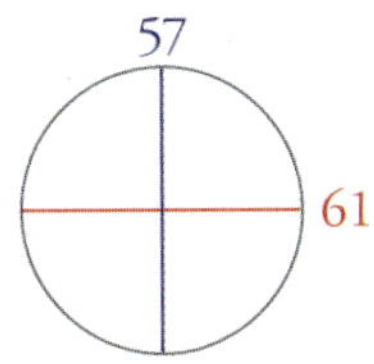

① 근시성 단성 직난시
② 원시성 단성 직난시
③ 근시성 복성 직난시
④ 원시경향 혼합 직난시
⑤ 원시경향 혼합 도난시

6-89. 원시성 복성 직난시 처방으로 옳은 것은?

① $S-2.00D$ ◯ $C-2.00D, Ax180^\circ$
② $S-2.00D$ ◯ $C-2.00D, Ax90^\circ$
③ $S+4.00D$ ◯ $C-2.00D, Ax180^\circ$
④ $S+4.00D$ ◯ $C-2.00D, Ax90^\circ$
⑤ $S+2.00D$ ◯ $C-2.00D, Ax180^\circ$

6-90. 망원경식 렌즈미터에서 스크린에 맺힌 상이 다음과 같은 렌즈의 표기로 옳은 것은?

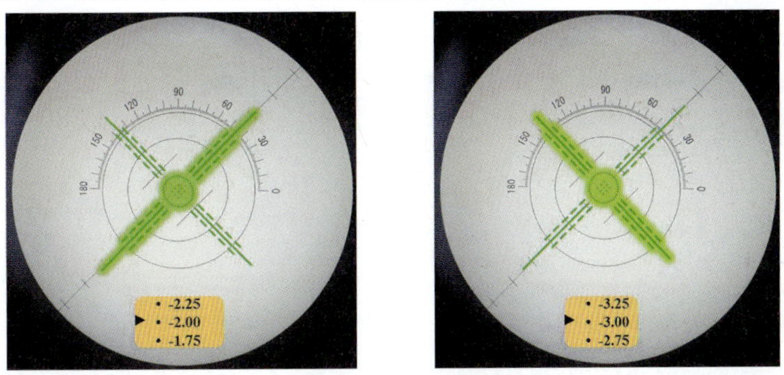

① $S-3.00D$ ◯ $C+1.00D, Ax135^\circ$
② $S-3.00D$ ◯ $C+1.00D, Ax45^\circ$
③ $S-2.00D$ ◯ $C-1.00D, Ax135^\circ$
④ $S-3.00D$ ◯ $C-2.00D, Ax45^\circ$
⑤ $C-3.00D, Ax135^\circ$ ◯ $C-2.00D, Ax45^\circ$

6-91. 렌즈미터를 사용할 수 없을 때 미지의 렌즈에 대한 대략적인 정보를 얻기 위해 사용하는 도구는?

① 프리즘바
② 플리퍼
③ 검영기
④ 마독스로드
⑤ 시험렌즈 세트

6-92. A렌즈($S-1.00D \bigcirc C+1.00D, Ax90°$)에 B렌즈를 밀착시켜 렌즈를 움직여도 겉보기상의 움직임이 없었다면 B렌즈의 굴절력은?

① $S+1.00D \bigcirc C-1.00D, Ax180°$
② $S+1.00D \bigcirc C-1.00D, Ax90°$
③ $S-1.00D \bigcirc C+1.00D, Ax180°$
④ $S+1.00D \bigcirc C+1.00D, Ax90°$
⑤ $C+1.00D, Ax90°$

6-93. 렌즈미터에서 프리즘 컴펜세이터를 부착하는 이유는?

① 프리즘 기저방향을 빠르게 찾기 위해
② 시도조정을 빠르게 하기 위해
③ 기준 주경선을 정확하게 찾기 위해
④ 광학중심점 위치를 빠르게 찾기 위해
⑤ 큰 프리즘 굴절력을 측정하기 위해

6-94. 망원경식 렌즈미터에서 S-5.00D인 렌즈에 2Δ,Base180°의 프리즘 효과를 얻기 위해 측정자를 기준으로 렌즈를 이동시켜야 할 크기와 방향은?

① 왼쪽 2mm
② 왼쪽 4mm
③ 오른쪽 2mm
④ 오른쪽 4mm
⑤ 아래쪽 2mm

6-95. O.U. : S-2.00D, 3Δ,Base60° 처방을 프리즘처방으로 인점하기 전에 프리즘 컴펜세이터를 조정하여 스크린의 중앙에서 인점을 찍기 위해 타겟을 이동시켜야할 방향과 이동량은?

① 30°방향 3눈금
② 60°방향 3눈금
③ 120°방향 3눈금
④ 240°방향 3눈금
⑤ 300°방향 3눈금

6-96. 렌즈미터 사전 점검 시 스크린 중앙에서 타겟이 직하방 1Δ인 위치에 벗어나 있는 렌즈미터를 수리하지 않고 타겟을 스크린 중앙에 위치시켜 인점하였다면 측정자가 바라보는 위치를 기준으로 한 인점의 위치는?(단, 측정렌즈의 굴절력은 (+)이다.)

① 렌즈 중앙부
② 렌즈의 위쪽
③ 렌즈의 아래쪽
④ 렌즈의 왼쪽
⑤ 렌즈의 오른쪽

6-97. 렌즈미터 사전 점검 시 스크린 중앙에서 타겟이 0°방향 1Δ인 위치에 벗어나 있는 렌즈미터를 수리하지 않고 타겟을 스크린 중앙에 위치시켜 인점하였다면 측정자가 바라보는 위치를 기준으로 한 인점의 위치는?(단, 측정렌즈의 굴절력은 (−)이다.)

① 렌즈 중앙부
② 렌즈의 위쪽
③ 렌즈의 아래쪽
④ 렌즈의 왼쪽
⑤ 렌즈의 오른쪽

6-98. 누진렌즈의 근용부 굴절력을 구하는 식으로 옳은 것은?

① 근용부 상측주점굴절력 = 원용부 상측주점굴절력 + 가입도(Add)
② 근용부 물측정점굴절력 = 가입도(Add) − 원용부 물측정점굴절력
③ 근용부 물측정점굴절력 = 원용부 물측정점굴절력 + 가입도(Add)
④ 근용부 상측정점굴절력 = 원용부 상측정점굴절력 + 가입도(Add)
⑤ 근용부 상측정점굴절력 = 원용부 상측정점굴절력 − 가입도(Add)

6차 개념정립 및 익힘문제

6-99. 망원경식 렌즈미터(Lensmeter)에서 망원경부에 입사는 광선속을 평행광선으로 만드는 역할을 하는 것은?

① 콜리메이터부 ② 망원경부
③ 타겟(Target) ④ 대물렌즈
⑤ 핀트글라스

6-100. 측정렌즈가 삽입되지 않은 상태에서 굴절력 표시창의 굴절력이 0.00D일 때 망원경식 렌즈미터(Lensmeter)의 타겟(Target) 위치는?

① 대물렌즈의 물측초점 ② 대물렌즈의 상측초점
③ 접안렌즈의 물측초점 ④ 표준렌즈의 물측초점
⑤ 표준렌즈의 상측초점

6-101. 망원경식 렌즈미터(Lensmeter)에서 렌즈미터의 0점 조정 및 시도조절의 기준을 담당하는 요소는?

① 핀트글라스 ② 표준렌즈
③ 측정렌즈 ④ 대물렌즈
⑤ 타겟(Target)

6-102. 망원경식 렌즈미터(Lensmeter)에서 측정렌즈의 굴절력이 (-)인 안경렌즈 굴절력을 측정할 때 옳은 설명은?

① 타겟은 광원쪽인 아래쪽으로 이동된다.
② 측정렌즈에 입사하는 광선속은 발산광선속이 된다.
③ 표준렌즈에 입사하는 광선속은 수렴광선속이 된다.
④ 표준렌즈에서 출사하는 광선속은 발산광선속이 된다.
⑤ 측정렌즈에서 출사하는 광선속은 수렴광선속이 된다.

6-103. 투영식 렌즈미터와 비교한 망원경식 렌즈미터의 특징으로 옳은 것은?

① 이동이 불편하다.
② 시도조절이 필요 없다.
③ 조절력의 영향을 받지 않는다.
④ 다수의 관찰자가 동시에 관찰할 수 있다.
⑤ 광량이 적어도 밝은 타겟상을 관찰할 수 있다.

6-104. 망원경식 렌즈미터의 시도조정환을 시계방향으로 회전시켰을 때 옳은 설명은?

① 측정자의 눈은 원시상태가 된다.
② 측정자의 눈은 운무상태가 된다.
③ 운무상태만큼의 조절력이 개입된다.
④ 접안렌즈가 측정자의 눈 쪽으로 올라온다.
⑤ 접안렌즈에서 눈으로 수렴광선속이 입사된다.

6-105. 다음과 같은 토릭렌즈의 처방표기로 옳은 것은?

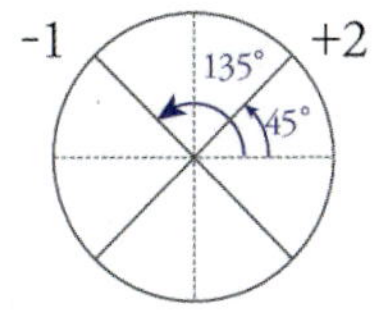

① $S+2.00D \frown C-3.00D, Ax135°$
② $S+2.00D \frown C-3.00D, Ax45°$
③ $S-1.00D \frown C-3.00D, Ax45°$
④ $S-1.00D \frown C+2.00D, Ax135°$
⑤ $C-1.00D, Ax135° \frown C+2.00D, Ax45°$

6-106. $S+2.00D \frown C-1.00D, Ax90°$ 처방인 렌즈의 수직경선의 굴절력은 몇 디옵터(D)인가?

① −2.00
② −1.00
③ 0.00
④ +1.00
⑤ +2.00

6-107. 표준정시(60D)를 기준으로 난시안의 양주경선 굴절력이 다음과 같은 난시는?

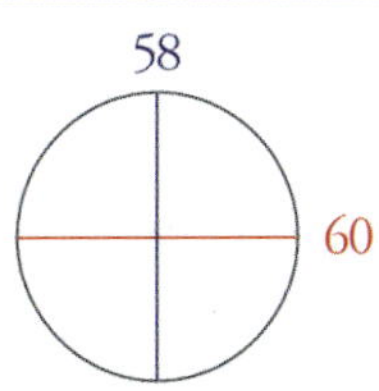

① 근시성 단성 직난시
② 원시성 단성 도난시
③ 원시성 단성 직난시
④ 근시성 단성 도난시
⑤ 근시경향 혼합 직난시

6-108. 원시성 복성 도난시 처방으로 옳은 것은?

① $S-2.00D \frown C-2.00D, Ax180°$
② $S-2.00D \frown C-2.00D, Ax90°$
③ $S+4.00D \frown C-2.00D, Ax180°$
④ $S+4.00D \frown C-2.00D, Ax90°$
⑤ $S+2.00D \frown C-2.00D, Ax180°$

6-109. 망원경식 렌즈미터에서 스크린에 맺힌 상이 다음과 같은 렌즈의 표기로 옳은 것은?

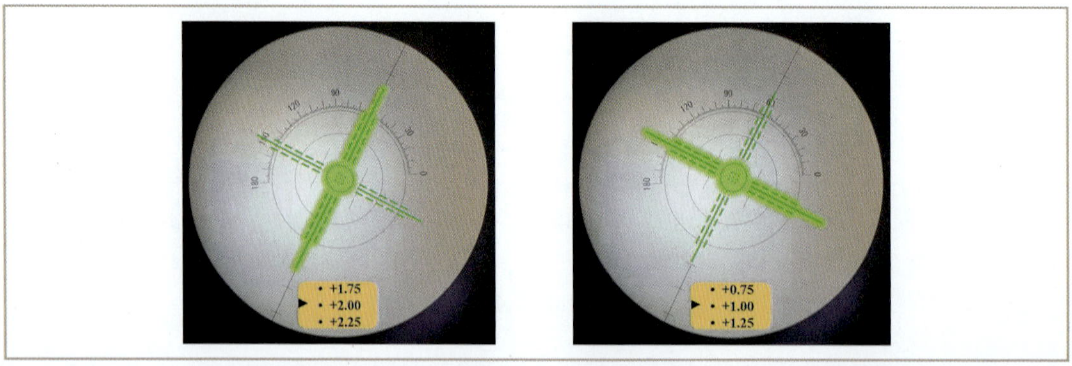

① $S+2.00D \bigcirc C+1.00D, Ax60^\circ$　② $S+2.00D \bigcirc C+1.00D, Ax150^\circ$
③ $S+1.00D \bigcirc C+1.00D, Ax60^\circ$　④ $S+2.00D \bigcirc C-1.00D, Ax150^\circ$
⑤ $S+2.00D \bigcirc C-1.00D, Ax60^\circ$

6-110. 렌즈미터를 사용할 수 없을 때 중화법을 이용하여 알 수 있는 것은?

① 프리즘 굴절력　② 설계점 위치
③ 조제가공P.D.　④ 렌즈의 직경
⑤ 광학중심점 위치

6-111. A렌즈($S-1.00D \bigcirc C-1.00D, Ax90^\circ$)에 B렌즈를 밀착시켜 렌즈를 움직여도 겉보기상의 움직임이 없었다면 B렌즈의 굴절력은?

① $S+1.00D \bigcirc C+1.00D, Ax180^\circ$　② $S+2.00D \bigcirc C-1.00D, Ax180^\circ$
③ $S+2.00D \bigcirc C-1.00D, Ax90^\circ$　④ $S+1.00D \bigcirc C-1.00D, Ax90^\circ$
⑤ $S-1.00D \bigcirc C-1.00D, Ax180^\circ$

6-112. 망원경식 렌즈미터의 접안렌즈가 필요 이상으로 대물렌즈 방향으로 내려간 상태에서 굴절력을 측정할 때 측정되는 굴절력은?

① (-)렌즈와 (+)렌즈 모두 렌즈의 실제 굴절력보다 작게 측정된다.
② (-)렌즈와 (+)렌즈 모두 렌즈의 실제 굴절력보다 크게 측정된다.
③ (-)렌즈와 (+)렌즈 모두 렌즈의 실제 굴절력과 동일하게 측정된다.
④ 실제 굴절력에 비해 (-)렌즈는 더 강한 굴절력으로, (+)렌즈는 더 약한 굴절력으로 측정된다.
⑤ 실제 굴절력에 비해 (-)렌즈는 더 약한 굴절력으로, (+)렌즈는 더 강한 굴절력으로 측정된다.

6-113. 망원경식 렌즈미터에서 S+10.00D인 렌즈에 2Δ,Base180°의 프리즘 효과를 얻기 위해 측정자를 기준으로 렌즈를 이동시켜야 할 크기와 방향은?

① 왼쪽 2mm　② 왼쪽 4mm
③ 오른쪽 2mm　④ 오른쪽 4mm
⑤ 아래쪽 2mm

6-114. 프리즘 컴펜세이터가 부착되지 않았을 때 렌즈미터 타겟의 선명선이 60°일 +1.00D이고, 타겟의 선명선이 150°일 때 −2.00D이다. 프리즘 컴펜세이터를 부착했을 때 프리즘 컴펜세이터의 눈금선은 45°와 적색 10프리즘을 가리키고 있을 때 처방으로 옳은 것은?

① $S+1.00D \bigcirc C-3.00D, Ax150°$ $\bigcirc$ 10Δ, Base45°
② $S-2.00D \bigcirc C+3.00D, Ax60°$ $\bigcirc$ 10Δ, Base135°
③ $S+1.00D \bigcirc C-3.00D, Ax150°$ $\bigcirc$ 10Δ, Base225°
④ $S+1.00D \bigcirc C-2.00D, Ax150°$ $\bigcirc$ 10Δ, Base45°
⑤ $S+1.00D \bigcirc C-3.00D, Ax60°$ $\bigcirc$ 10Δ, Base225°

6-115. 렌즈미터 사전 점검 시 스크린 중앙에서 타겟이 직하방 1Δ인 위치에 벗어나 있는 렌즈미터를 수리하지 않고 타겟을 스크린 중앙에 위치시켜 인점하였다면 측정렌즈에서 받는 프리즘 영향은?(단, 측정렌즈의 굴절력은 (−)이다.)

① 0Δ
② 1Δ,B.U.
③ 1Δ,B.D.
④ 1Δ,B.I.
⑤ 1Δ,B.O.

6-116. 렌즈미터 사전 점검 시 스크린 중앙에서 타겟이 0°방향 1Δ인 위치에 벗어나 있는 렌즈미터를 수리하지 않고 타겟을 스크린 중앙에 위치시켜 인점하였다면 측정자가 바라보는 위치를 기준으로 한 인점의 위치는?(단, 측정렌즈의 굴절력은 (+)이다.)

① 렌즈 중앙부
② 렌즈의 위쪽
③ 렌즈의 아래쪽
④ 렌즈의 왼쪽
⑤ 렌즈의 오른쪽

6-117. 렌즈미터로 측정한 누진렌즈의 굴절력이 다음과 같을 때 가입도(Add)는?

- 원용부 : 90°와 180°방향 타겟이 선명상일 때 상측정점굴절력이 +2.04D
- 원용부 : 90°와 180°방향 타겟이 선명상일 때 물측정점굴절력이 +1.64D
- 근용부 : 90°와 180°방향 타겟이 선명상일 때 상측정점굴절력이 +4.04D
- 근용부 : 90°와 180°방향 타겟이 선명상일 때 물측정점굴절력이 +3.89D

① +0.15D
② +1.85D
③ +2.00D
④ +2.25D
⑤ +2.40D

제7장 2중 및 3중 초점렌즈(Bifocal Lens & Trifocal Lens)

학습목표	(1) 이중초점렌즈의 구조를 설명할 수 있다. (2) 이중초점렌즈의 유형에 따른 특징을 설명할 수 있다. (3) 융착형과 동일재질형 이중초점렌즈를 비교하여 설명할 수 있다. (4) 융착형과 동일재질형 이중초점렌즈의 설계방법을 설명할 수 있다. (5) 이중초점렌즈의 세그높이(Seg Hight)의 결정방법을 설명할 수 있다. (6) 수직사위 교정을 위한 프리즘처방이 있을 때 세그높이(Seg Hight) 결정법을 설명할 수 있다. (7) 근용부 상부경계선 높이의 미세조정을 위한 피팅(Fitting) 방법을 설명할 수 있다. (8) 슬래브업(Slab-off)가공의 필요성, 가공방법 및 효과를 설명할 수 있다. (9) 모렌즈가 구면인 이중초점렌즈의 합성광학중심점 위치를 구할 수 있다. (10) 이중초점렌즈의 상의 도약을 계산하고, 도약에 관계되는 요소를 설명할 수 있다. (11) 삼중초점렌즈의 설계방법을 설명할 수 있다.

5. 이중초점렌즈의 합성광학중심점
   (1) 이중초점렌즈의 위치벡터
   (2) 모렌즈가 토릭일 때 근용부 합성광학중심점
   (3) 모렌즈가 구면($C=0$)일 때 근용부 합성광학중심점(O_N)
6. 이중초점렌즈에서 상의 도약(Image Jump)
   (1) 상의 도약(Image Jump)
   (2) 이중초점렌즈에서 상의 도약에 관계되는 요소
7. 3중 초점렌즈(Trifocal Lens)의 설계
   (1) 3중초점렌즈의 조제가공P.D., 세그높이(Seg Height) 및 중간거리부 가입도(Add)
   (2) 근접연합운동(근접반사, 근견반사)를 고려한 세그높이(Seg Height) 결정
   (3) 3중초점렌즈의 특징

1. 다초점렌즈의 장점과 종류

(1) 다초점렌즈(Multifocal Lens)의 장점

① 비정시안의 원거리 시력 교정

② 근거리 주시에 필요한 노안(Presbyopia) 조절력의 보완

③ 누진굴절력렌즈(Progressive Addition Lens)일 경우 외관상 단초점렌즈와 거의 차이가 없으며 원거리에서 근거리까지 시력 확보

(2) 다초점렌즈의 종류

① 2중초점렌즈 : 원거리와 근거리 시력 확보

② 3중초점렌즈 : 원거기리, 중간거리 및 근거리 시력 확보

③ 누진굴절력렌즈 : 원거리에서 근거리에 이르는 전체 영역에 대한 시력 확보

2. 2중초점렌즈(Bifocal Lens) 설계

(1) 2중초점렌즈의 구조

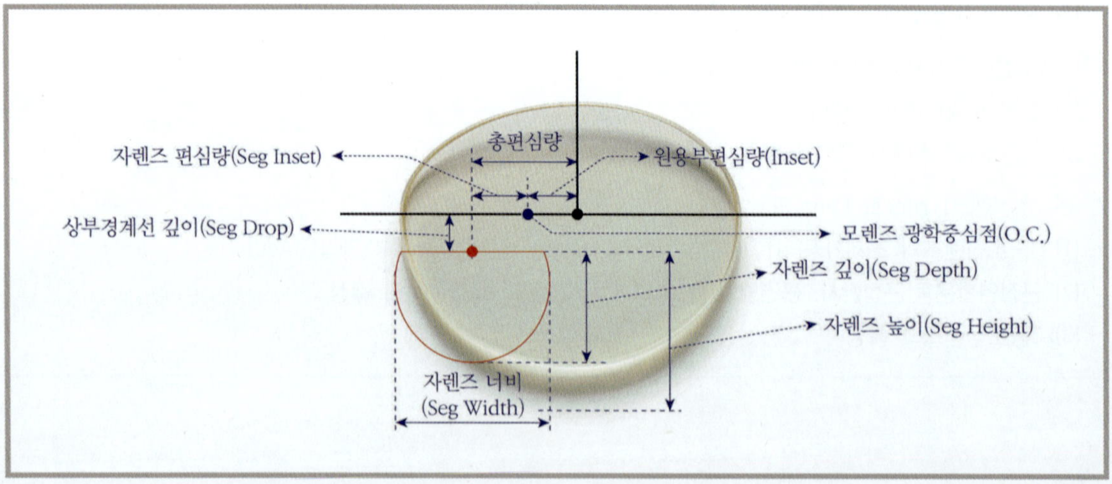

(2) 2중초점렌즈의 유형에 따른 특징[7]

구 분	세그먼트 명칭	근용부 세그먼트 형태	특 징
융착형 (Fused Type) 및 동일재질형 (One Piece Type)	플래이트탑형 (Flat Top Type) [A형 또는 S형]	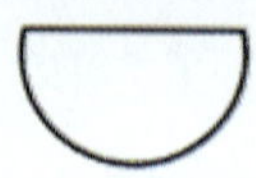	• 원형에 비해 상의 도약이 적음 • 융착형 : 색수차 있음 • 동일재질형 : 색수차 없음 • 경계선이 좀 더 돋보임
	커브드탑형 (Curved Top Type) [B형 또는 C형]	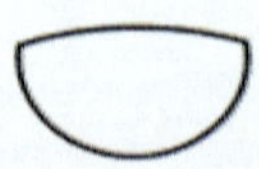	• 원형에 비해 상의 도약이 적음 • A형에 비해 경계선이 덜 돋보임
	팬옵틱형 (Panoptic Type) [P형]	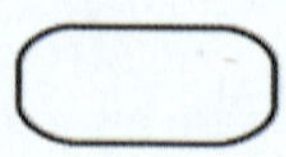	• 상의 도약이 거의 없음 • 경계선이 잘 보이지 않음
	라운드탑형 (Round Top Type) [Kriptok형 또는 원형]	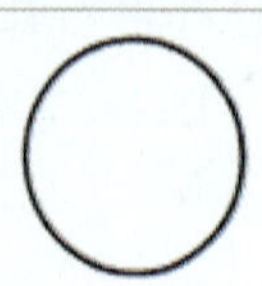	• 상의 도약이 매우 큼 → 광학적으로 매우 불안정 • 경계선이 잘 보이지 않음
동일재질형 (One Piece Type)	EX형 (Executive Type)	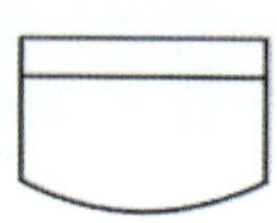	• 근용부 시야가 가장 넓음 • 상의 도약이 없음 • 색수차 없음 • 광학적으로 가장 안정적임 • 근용부가 넓어 무거움 • 근용부 돌출이 심함

7) 옵토메트리개론 · 안경재료학 354쪽 참조

구 분	세그먼트 명칭	근용부 세그먼트 형태	특 징
동일재질형 (One Piece Type)	ER형 (Round Across Type)	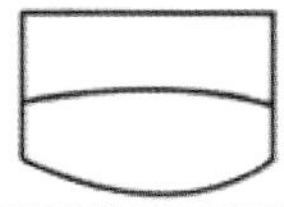	• EX형의 특징과 같지만 경계선이 굽어진 형태 → EX형에 비해 경계선 돌출이 덜 심함
	울텍스형 (Ultex Type)	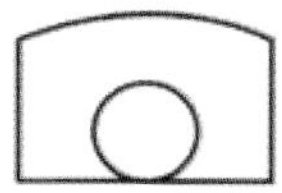	• 근용부에 해당하는 모렌즈의 곡률을 크게 만든 형태 • 색수차가 없음 • 상의 도약이 큼
	바이텍스형 (Bitex Type)	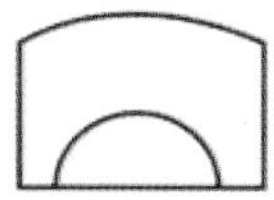	• 울텍스형의 특징과 같으나 근용부를 크게 만든 형태 • 색수차가 없음 • 상의 도약이 매우 큼
	심리스형 (Seamless Type) [Blended Type]	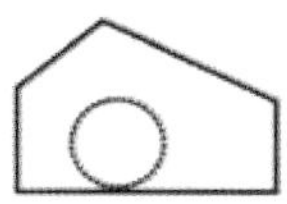	• 울텍스형의 특징과 같으나 근용부 경계선이 보이지 않음 • 색수차가 없음 • 상의 도약이 큼

(3) 자렌즈의 재질에 따른 이중초점렌즈

① 융착형(Fused Type) 이중초점렌즈

(a) 안경렌즈 전면의 곡률변화 없이 굴절률이 큰 자렌즈를 사용함으로 굴절력을 증가시킨 이중초점렌즈 → 모렌즈 굴절률 〈 자렌즈의 굴절률

(b) 경계선에 단차가 없음

(c) 렌즈 가장자리의 두께가 얇음

(d) 일체형에 비해 가벼움 → 두께가 얇음

(e) 일체형이 비해 색수차가 커짐(Abbe수가 낮음)

(f) 부착용 전용 접착제가 필요함

② 동일재질형(일체형, One Piece Type) 이중초점렌즈

(a) 모렌즈와 자렌즈의 굴절률은 동일(동일 재질)하지만 자렌즈의 곡률을 증가시켜 굴절력을 증가시킨 이중초점렌즈 → 모렌즈 곡률 〈 자렌즈의 곡률

(b) 경계선에 단차가 존재 → 미관상 좋지 않으며 경계부 파손 우려

(c) 렌즈 가장자리의 두께가 두꺼움

(d) 융착형에 비해 무거움 → 두께가 두꺼움

(e) 융착형이 비해 색수차가 거의 없음(Abbe수가 높음)

(f) 부착용 접착제가 필요 없음

(4) 융착형 2중초점렌즈(Flat Top형)의 설계

① 가상광학중심점의 위치 : 근용부 상부경계선의 중앙점을 형판의 설계점과 일치시킴

② 모렌즈 광학중심점의 위치 : 근용부 상부경계선에서 위쪽 4mm, 귀쪽 2.5mm

③ 좌우안의 단안P.D.가 다를 때의 P.D. 결정 : 굴절력이 큰 쪽의 P.D.로 통일

④ 조제가공P.D.의 결정 : 굴절력이 큰 근용P.D.를 우선하여 선정

⑤ 원용부와 근용부 굴절력의 차에 따른 P.D. 결정

(a) (원용부 굴절력 〉 근용부 굴절력)일 때 : 원용P.D.에 맞춤

(b) (원용부 굴절력 〈 근용부 굴절력)일 때 : 근용P.D.에 맞춤

⑥ 근용P.D.를 기준으로 가공할 때의 장점

(a) 근용부 세크먼트의 좌우 대칭성을 확보할 수 있으며, 근용부 상부경계선이 바르게 정렬됨 → 외관(미용)이 좋음

(b) 모렌즈가 자렌즈에 미치는 프리즘 영향이 감소 → 양안시에 미치는 프리즘 영향 감소

(5) 동일재질형(EX형) 2중초점렌즈의 설계

① 조제가공P.D.의 결정

(a) 일반적인 경우 : 원용P.D.를 기준으로 조제가공

(b) 근용부와 원용부 굴절력 차이가 2.00D 이상일 때 : 근용P.D.를 기준으로 조제가공

(c) 근용부와 원용부 굴절력 차이가 2.00D 미만일 때 : 원용P.D.를 기준으로 조제가공

(d) 근용부와 원용부 굴절력이 같을 때 : 원용P.D.와 근용P.D.의 평균치로 조제가공

② 프리즘 영향을 고려한 조제가공P.D.의 결정 : 사용빈도가 적은 근용부에서 프리즘 영향을 받는 것이 유리함

(6) 2중초점렌즈의 조제가공P.D.와 조제가공Oh(Seg 높이)

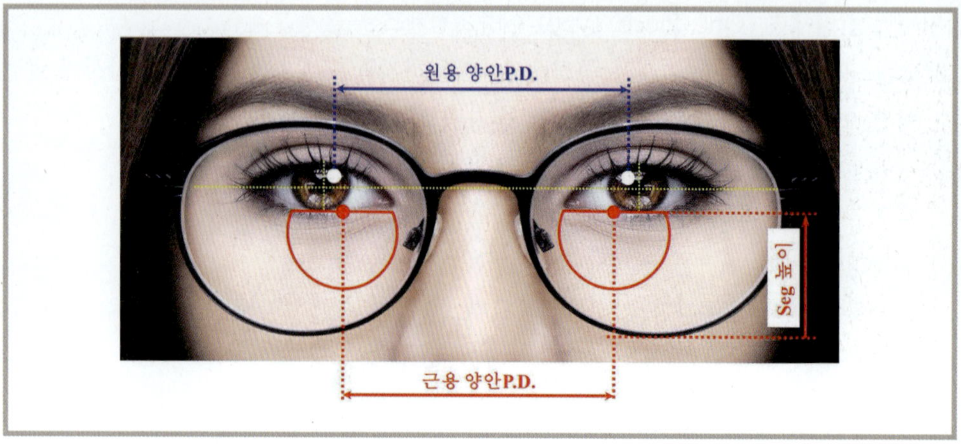

① 2중초점렌즈의 설계점(M.R.P.) : 근용부 세트먼트 상부경계선의 중앙점

② 근용양안P.D. : 근용부 상부경계선의 중앙점 사이의 직선거리

③ 세그높이(Seg Hight)의 2가지 측정 방법

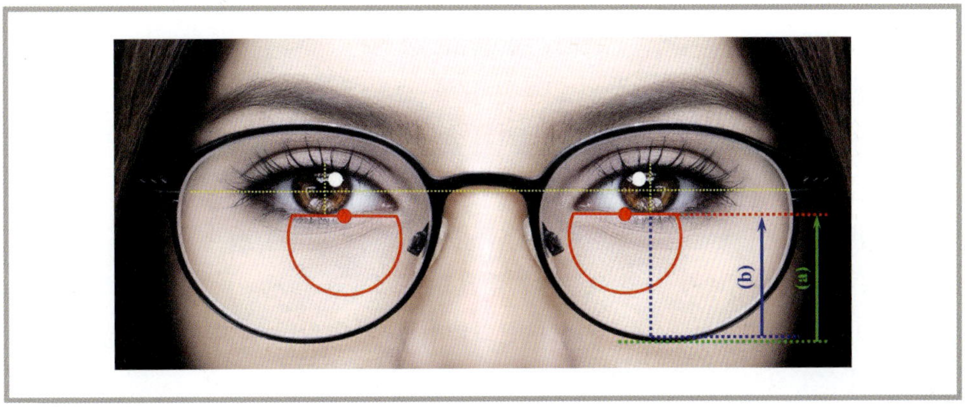

(a) 안경테의 가장 낮은 하부 림(Rim)에서 근용부 세트먼트 상부경계선까지의 거리

(b) 안경테의 동공중심 직하방 하부 림(Rim)에서 근용부 세트먼트 상부경계선까지의 거리 → 현장에서 선호하는 방식

④ 세그높이(Seg Hight)의 측정 방법

(a) 경사각 0° 자세에서 안경테의 하부 림(Rim)에서 동공중심 직하방 각막윤부(각막 가장자리)까지의 수직 높이

(b) 경사각 0° 자세에서 안경테의 하부 림(Rim)에서 동공중심 직하방 아래눈꺼풀까지의 수직 높이 → 아래눈꺼풀 위치와 눈을 뜨는 습관에 다른 개인차가 있어 불완전한 측정치가 될 수 있음

(c) 세그높이(Seg Hight) = (a)와 (b)의 측정치 + 0.5mm(산각깊이)

⑤ 세그높이(Seg Hight)의 결정

(a) 동공중심에서 아래눈꺼풀(각막 가장자리)까지의 거리 : 약 4mm

(b) 원용중시 일 경우 : 근용부 상부경계선을 아래눈꺼풀보다 2 ~ 3mm 내림 → 원거리를 볼 때 시선이 근용부 상부경계선에 잘 걸리지 않은 장점이 있으나, 근거리를 주시할 때는 많은 안구회전이 요구됨

(c) 근용중시 일 경우 : 근용부 상부경계선을 아래눈꺼풀보다 1 ~2mm 올림 → 원거리를 주시할 때는 근용부 상부경계선이 걸리지 않지만, 근거리를 주시할 때 적은 안구회전으로도 근거리 주시가 가능

⑥ 자렌즈의 편심량에 영향을 주는 요소

(a) 작업거리에 반비례 : 작업거리가 짧을수록 편심량은 커짐

(b) 정점간거리에 비례 : 정점간거리가 길수록 편심량은 커짐

(c) 동일한 작업거리일 경우 원용P.D.에 비례 : 원용P.D.가 클수록 편심량은 커짐

⑦ 근용P.D.를 기준으로 설계해야하는 경우
   (a) 렌즈의 규격이 정확하지 않을 때
   (b) 가입도가 2.00D 이상일 때(원용부와 근용부의 굴절력 차이가 2.00D 이상일 때) → 프리즘 영향이 큼
   (c) 양안시에 미치는 프리즘 영향을 줄이려고 할 때
   (d) 근용부 상부경계선의 균형을 맞추고자 할 때
   (e) 근용부 상부경계선의 수평을 유지하기 어려울 때

⑧ 이중초점렌즈의 설계점 설정
   (a) 일반적인 대부분의 이중초점렌즈 : 근용P.D.를 우선하여 설계점 설정
   (b) EX형 이중초점렌즈 : 원용P.D.를 우선하여 설계점 설정

⑨ 자렌즈의 가상광학중심점을 근용P.D.에 맞추었을 때의 장점 : 미관(외관)상 좋음
   (a) 자렌즈의 좌우 대칭성 확보
   (b) 자렌즈 상부경계선의 일직선 정렬

3. 세그높이(Seg Height) 측정

(1) 세그높이(Seg Hight)의 측정방법

① 안경자에 의한 방법 : 안경을 씌운 상태에서 안경자의 0눈금을 동공 직하방 각막 가장자리에 대고, 안경테 하부림(Rim)까지의 거리를 측정한 값에 산각 깊이 0.5mm를 더함

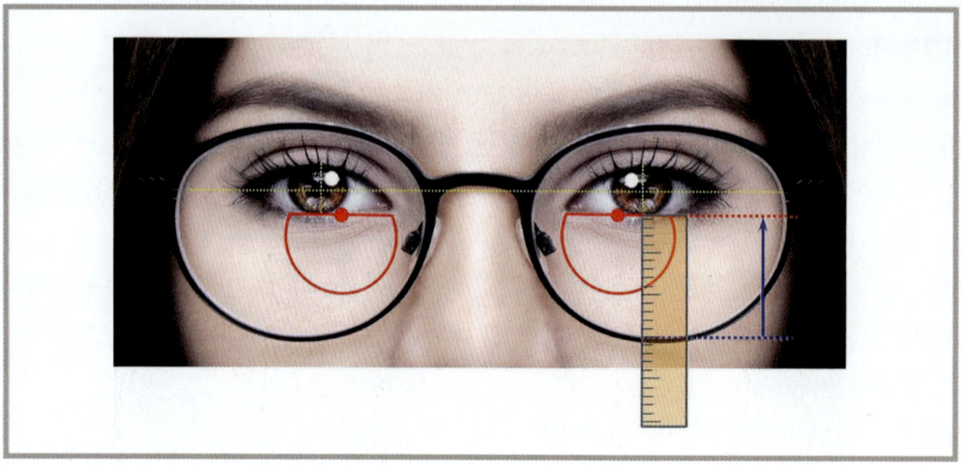

② 인점에 의한 방법 : 더미렌즈가 끼워진 안경을 씌운 상태에서 각막 가장자리에 인점하여 수평선을 긋고, 안경자나 설계 및 검사차트를 이용하여 안경테 하부림(Rim)까지의 거리를 측정한 값에 산각 깊이 0.5mm를 더함

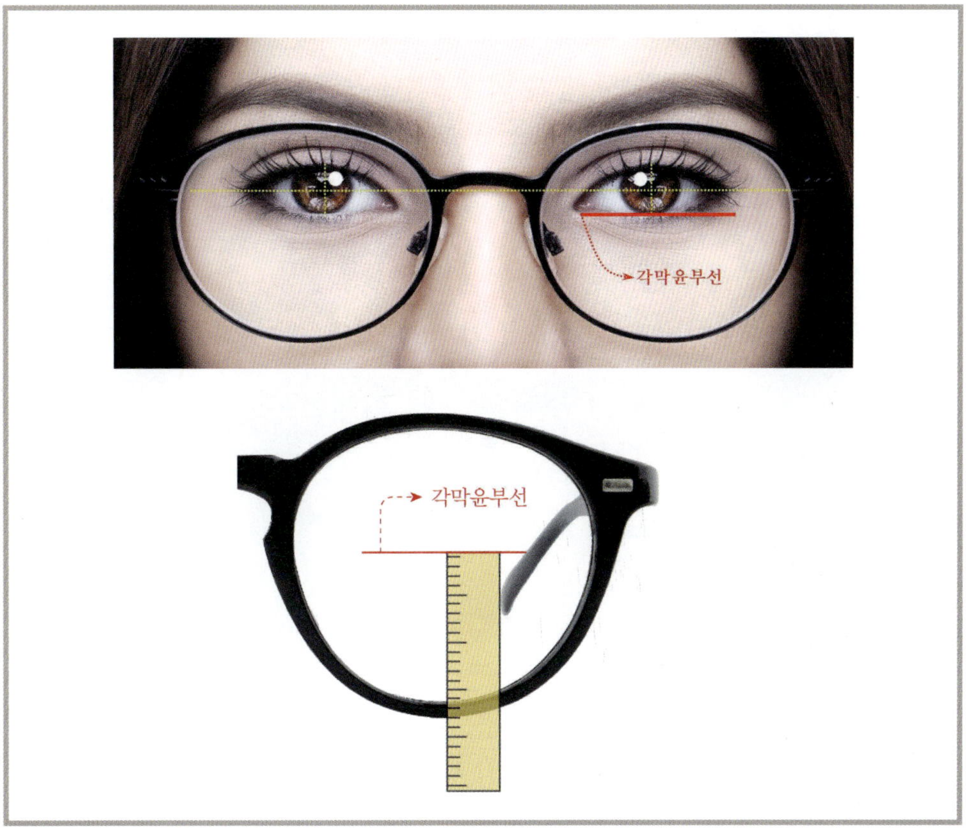

③ 삽입스케일에 의한 방법 : 더미렌즈를 제거시킨 안경을 씌운 상태에서 삽입스케일을 안경테 하부림(Rim)의 홈선에 끼워 넣고 각막 가장자리와 일치하는 눈금선까지의 높이(12mm)를 읽음 → 산각 깊이 0.5mm를 더할 필요 없음

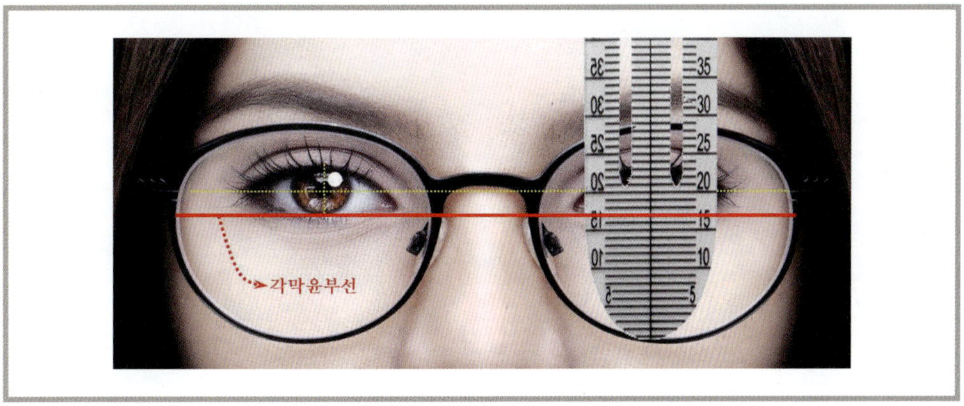

④ 사진촬영법 : 광학중심점높이 측정 모드를 선택하고 안경테에 전용 안경 지그를 결합한 후 정면에서 촬영하여 보정 프로그램에 의해 세그높이를 산출

(2) 사용 중인 안경과 동일한 세그높이(Seg Hight) 결정

① 사용 중인 안경을 착용한 상태에서 세그높이를 측정하거나, 각막 가장자리에서 근용부 상부경계선까지의 거리를 측정

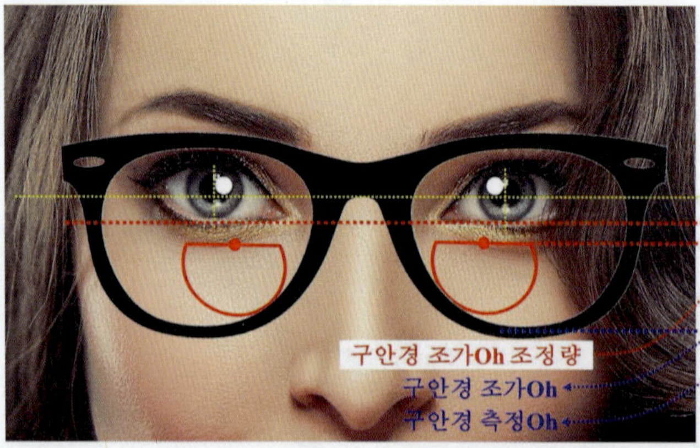

② 새로운 안경을 착용한 상태에서 세그높이를 측정하여, 새로운 안경에서 측정된 각막 가장자리에서 근용부 상부경계선까지의 거리를 더하거나 빼줌 → 사용 중인 안경과 동일한 근용부 상부경계선 위치 설정

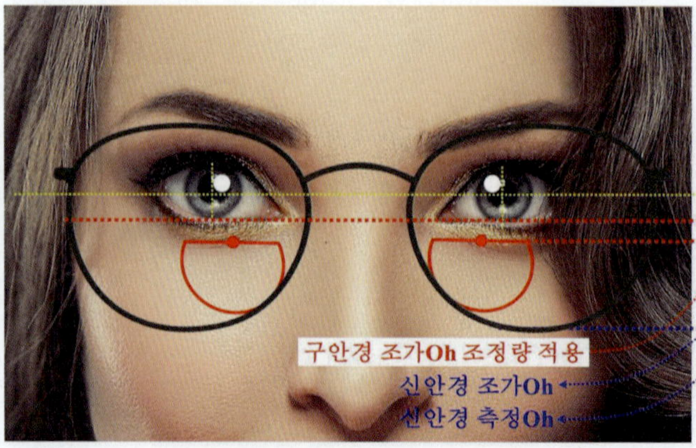

(3) 수직사위 교정을 위한 프리즘처방이 있을 때 세그높이(Seg Hight) 결정

① 프리즘처방에 대한 조준선의 이동방향 : 프리즘의 꼭지방향 이동

(a) B.U. 프리즘 처방 시 조준선 방향 : 아래쪽(꼭지방향) → 세그높이 낮춤

(b) B.D. 프리즘 처방 시 조준선 방향 : 위쪽(꼭지방향) → 세그높이 높임

② 프리즘처방에 대한 세그높이 변화

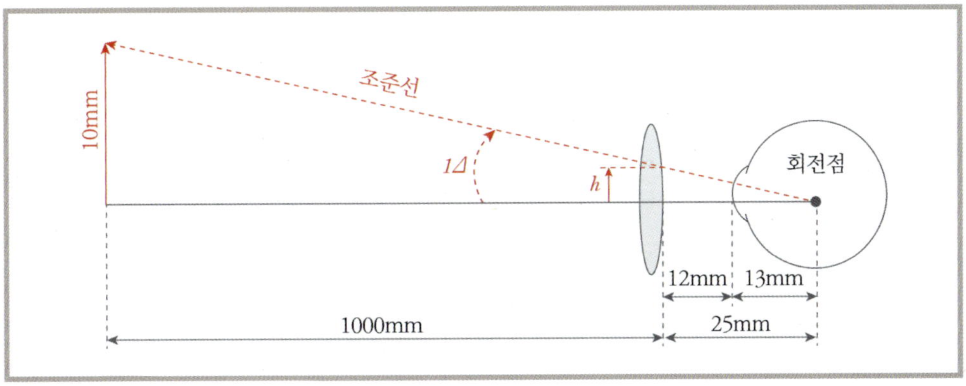

(a) 선형보간법(비례식)에 의한 세그높이 변화량 : h

$10 : 1025 = h : 25$ $1025h = 250$ $h = 0.2439 \fallingdotseq 0.25(mm)$

(정점간거리 12mm, 안경렌즈 상측정점에서 안구회전점까지의 거리 13mm일 때)

(b) 1Δ 처방에 대한 세그높이 조정량 : 0.25(mm) ➞ 4Δ 처방에 대해 세그높이 1mm 변화

③ 체형이나 자세에 따른 세그높이 결정

(a) 머리와 허리를 뒤로 젖혀 걷는 사람 : 근용부 상부경계선이 위로 올라옴 ➞ 세그높이 낮춤

(b) 배가 많이 나와 머리가 뒤로 젖혀진 사람 : 근용부 상부경계선이 위로 올라옴 ➞ 세그높이 낮춤

(c) 턱을 앞으로 내미는 사람 : 근용부 상부경계선이 위로 올라옴 ➞ 세그높이 낮춤

(d) 야외활동이 많은 사람 : 원용부 시야를 넓힘 ➞ 세그높이 낮춤

(e) 머리를 숙여 내려보는 자세를 가진 사람 : 근용부 상부경계선이 아래로 내려감 ➞ 세그높이 높임

(f) 허리가 굽은 사람 : 근용부 상부경계선이 아래로 내려감 ➞ 세그높이 높임

(4) 근용부 상부경계선 높이의 미세조정을 위한 피팅(Fitting)

① 근용부 상부경계선을 아래로 내리기 위한 미세조정피팅

(a) 경사각을 크게

(b) 정점간거리를 짧게

(c) 코받침벌림각을 크게 ➞ 정점간거리 짧아짐

(d) 코받침지지(Pad Arm)를 위로 올림 ➞ 렌즈삽입부 전체가 아래로 내려옴

② 근용부 상부경계선을 위로 올리기 위한 미세조정피팅

(a) 경사각을 작게

(b) 정점간거리를 길게

(c) 코받침벌림각을 작게 ➞ 정점간거리 길어짐

(d) 코받침지지(Pad Arm)를 아래로 내림 ➞ 렌즈삽입부 전체가 위로 올라감

③ 주의사항 : 다리벌림각은 조정하지 않음

(5) 이중초점렌즈의 적응을 위한 안내사항

① 계단을 내려갈 때 : 고개를 충분히 숙일 것 → 시선이 근용부를 지나지 않도록 함
② 근거리 작업을 할 때 : 안경을 약간 위로 올리거나 턱을 앞으로 내밀게 함 → 시선이 근용부를 향하게 함
③ 원거리 생활을 주로 할 때 : 안경을 약간 아래로 내리거나 턱을 당기게 함 → 시선이 근용부를 향하지 않게 함
④ 소파 등에서 TV를 볼 때 : 안경을 약간 아래로 내리거나 턱을 당기게 함 → 시선이 근용부를 향하지 않게 함
⑤ 자동차 운전석 등받이가 뒤로 젖혀져 있을 때 : 등받이를 세우거나 안경을 아래로 내리게 함 → 원용부 시선이 근용부를 향하지 않게 함

4. 슬래브업(Slab-off) 가공렌즈

(1) 슬래브업(Slab-off)가공의 필요성과 효과

① 슬래브업(Slab-off) 렌즈 : 부등시 교정용 이중초점렌즈를 착용하고 근거리를 볼 때 근용부 시점에서 발생되는 좌우 프리즘 굴절력의 차로 인한 수직방향 부등사위를 없애기 위한 렌즈
② 양안의 수직방향 프리즘 차가 3△ 이상이면 복시와 심한 안정피로 발생
③ 근용부 상부경계선을 기준으로 근용부에서 B.U. 효과가 나도록 처방 → 굴절력이 강한 쪽 렌즈의 기저(Base)두께를 감소시킴 → 굴절력이 강한 쪽 렌즈의 B.D.효과를 감소시킴
④ 원용부 굴절력이 (-)방향으로 큰 쪽의 (+)면에 슬래브업 가공
(a) 좌안과 우안이 (-)와 (+) 굴절력인 경우 : (-)인 좌안에 B.U. 가공
(b) 좌안과 우안이 (-)와 (-) 굴절력인 경우 : (-)굴절력이 큰 쪽에 B.U. 가공
(c) 좌안과 우안이 (+)와 (+) 굴절력인 경우 : (-)굴절력이 큰 쪽에 B.U. 가공 → (+)굴절력이 약한 쪽에 B.U. 가공

(2) 2중초점렌즈와 3중초점렌즈의 슬래브선(Slab Line) 높이

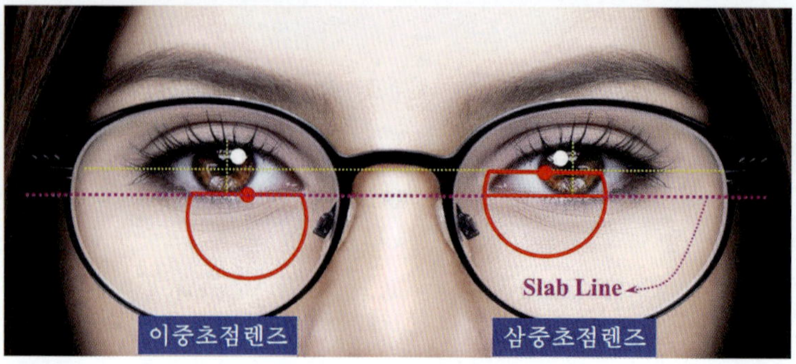

① 2중초점렌즈의 슬래브선(Slab Line) 높이 : 근용부 상부경계선까지의 높이인 각막 가장자리 또는 아래눈꺼풀까지의 높이

① 3중초점렌즈의 슬래브선(Slab Line) 높이 : 근용부 상부경계선까지의 높이인 각막 가장자리 또는 아래눈꺼풀까지의 높이

(3) 슬래브업(Slab-off) 가공 순서[8)]

① 융착형 2중초점렌즈의 가공 순서

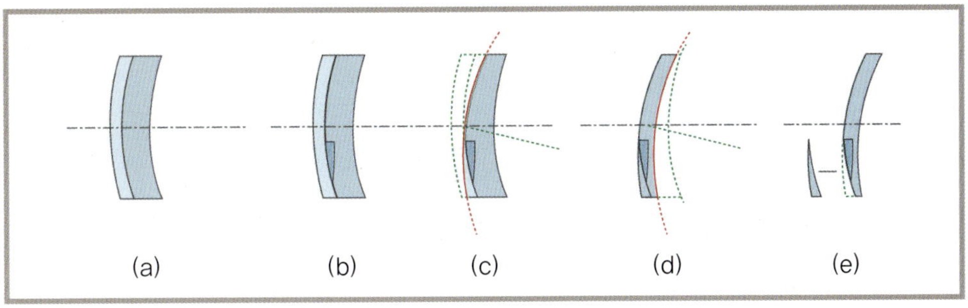

(a) 전면이 가공 완료된 2중초점렌즈의 전면곡률과 동일한 곡률로 더미렌즈 후면을 연마

(b) 2중초점렌즈의 전면에 가공된 더미렌즈를 접착

(c) 더미렌즈의 근용부가 없어지지 않도록 전면과 동일한 곡률로 더미렌즈 연마 → B.D.프리즘의 형태

(d) 원용부 처방인 원용부 굴절력을 만들기 위해 2중초점렌즈 후면을 연마하여 B.D.프리즘 효과를 없앰

(e) 근용부에 연마되고 남은 더미렌즈를 떼어냄 → 근용부에서 B.U.의 효과를 갖는 프리즘의 형태가 됨

② EX형 2중초점렌즈의 가공 순서

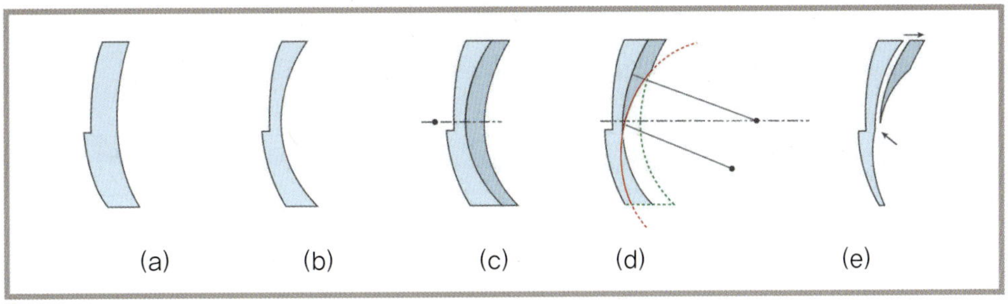

(a) 전면이 가공 완료된 2중초점렌즈

(b) 2중초점렌즈 후면을 전면의 곡률과 동일하게 가공

8) 안경조제 및 가공(증보판) 266쪽 참조

(c) 가공된 2중초점렌즈 후면과 동일하게 가공된 더미렌즈의 전면을 2중초점렌즈 후면에 접착
(d) 근용부 처방인 근용부 굴절력을 만들기 위해 2중초점렌즈 후면의 근용부와 더미렌즈를 동시에 연마 → 근용부에서 B.U.의 효과를 갖는 프리즘의 형태가 됨
(e) 연마되고 남은 원용부의 더미렌즈를 떼어냄

5. 이중초점렌즈의 합성광학중심점9)

(1) 이중초점렌즈의 위치벡터

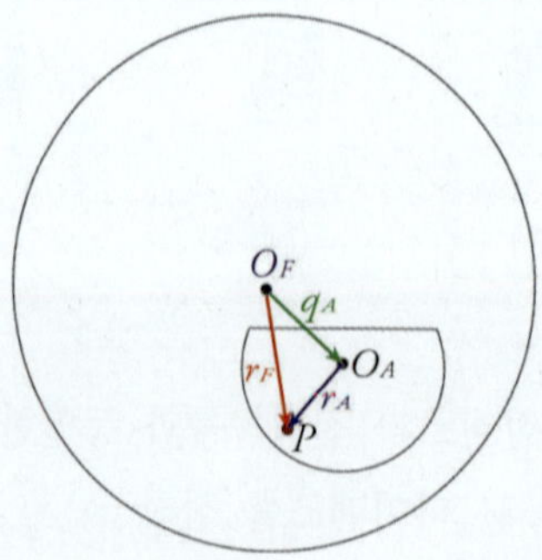

① $\overrightarrow{q_A} = \overrightarrow{O_F O_A}$: 모렌즈의 광학중심점을 시점으로 하고 자렌즈의 광학중심점을 종점으로 하는 위치벡터
② $\overrightarrow{r_F} = \overrightarrow{O_F P}$: 모렌즈의 광학중심점을 시점으로 하고 근용부 임의의 시점을 종점으로 하는 위치벡터
③ $\overrightarrow{r_A} = \overrightarrow{O_A P}$: 자렌즈의 광학중심점을 시점으로 하고 근용부 임의의 시점을 종점으로 하는 위치벡터

(2) 모렌즈가 토릭일 때 근용부 합성광학중심점

$$\overrightarrow{q_N} = \frac{A}{(S+A)(S+A+C)}\begin{bmatrix}(S+A)+C\cos^2\theta & C\sin\theta\cos\theta \\ C\sin\theta\cos\theta & (S+A)+C\sin^2\theta\end{bmatrix}\overrightarrow{q_A}$$

① $\overrightarrow{q_N} = \overrightarrow{O_F O_N}$: 모렌즈의 광학중심점을 시점으로 하고 근용부 합성광학중심점을 종점으로 하는 위치벡터
② 근용부 합성광학중심점을 벗어난 근용부 시점 주시 → 프리즘 굴절력 차 발생
③ 근용부 시점에서 프리즘 굴절력이 없는($\overrightarrow{P_N} = 0$)인 $\overrightarrow{q_N}$을 찾는 것이 중요

9) 안경사국가고시지침서시리즈 안경광학 220쪽 참조

(3) 모렌즈가 구면($C=0$)일 때 근용부 합성광학중심점(O$_N$)

$$\overrightarrow{q_N} = \frac{A}{S+A}\overrightarrow{q_A}$$

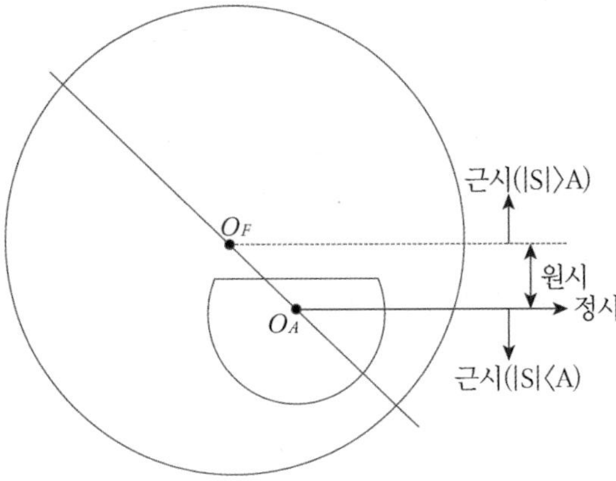

근시(|S|= A) : 합성광학중심점은 존재하지 않음

• $\overrightarrow{q_N}$, $\overrightarrow{q_A}$의 시점 = 모렌즈의 광학중심점(O_F) → 합성광학중심점은 O_F와 O_A를 잇는 연장선 상에 존재

① 원시교정용($S>0$) 이중초점렌즈 : $\frac{A}{S+A}>0$ → $\overrightarrow{q_N} < \overrightarrow{q_A}$

(Ex) 처방 : $S+2.00D$, $Add\,2.00D$

합성광학중심점(O_N) : 모렌즈의 광학중심점(O_F)과 자렌즈의 광학중심점(O_A) 사이에 존재

② 정시교정용($S=0$) 이중초점렌즈 : $\frac{A}{S+A}=1$ → $\overrightarrow{q_N} = \overrightarrow{q_A}$

(Ex) 처방 : $S0.00D$, $Add\,2.00D$

합성광학중심점(O_N) : 자렌즈의 광학중심점(O_A)과 일치

③ $|S|<A$인 근시교정용($S<0$) 이중초점렌즈 : $\frac{A}{S+A}>1$ → $\overrightarrow{q_N} > \overrightarrow{q_A}$

(Ex) 처방 : $S-1.00D$, $Add\,2.00D$

합성광학중심점(O_N) : 자렌즈의 광학중심점(O_A) 아래에 존재

④ $|S| = A$인 근시교정용($S < 0$) 이중초점렌즈 : $\frac{A}{S+A} = \frac{A}{0}$ → 불능상태

(Ex) 처방 : $S-2.00D$, $Add\,2.00D$

합성광학중심점(O_N) : 존재하지 않는다.

⑤ $|S| > A$인 근시교정용($S < 0$) 이중초점렌즈 : $\frac{A}{S+A} < 0$ → $\overrightarrow{q_N} < 0$(반대방향)

(Ex) 처방 : $S-3.00D$, $Add\,2.00D$

합성광학중심점(O_N) : $\overline{O_F O_A}$를 잇는 연장선 상의 모렌즈의 광학중심점(O_F) 상부에 존재

6. 이중초점렌즈에서 상의 도약(Image Jump)[10)]

(1) 상의 도약(Image Jump)

① 상의 도약 : 이중초점렌즈 자렌즈의 개입으로 모렌즈의 연속적인 프리즘 굴절력의 변화로 인해 상의 도약 발생

② 상의 도약 프리즘 벡터($\vec{J}$)

(a) 모렌즈(원용부)의 프리즘 벡터($\overrightarrow{P_F}$)와 근용부의 프리즘 벡터($\overrightarrow{P_N} = \overrightarrow{P_F} + \overrightarrow{P_A}$)의 차

$$\vec{J} = \overrightarrow{P_F} - \overrightarrow{P_N} = \overrightarrow{P_F} - (\overrightarrow{P_F} + \overrightarrow{P_A}) = -\overrightarrow{P_A} = -A\overrightarrow{r_A}$$

($\overrightarrow{P_F}$: 모렌즈(원용부)의 프리즘 벡터, $\overrightarrow{P_N}$: 근용부 프리즘 벡터,
$\overrightarrow{P_A}$: 자렌즈의 프리즘 벡터, $\overrightarrow{r_A}$: 자렌즈의 광학중심점에서 상부 경계선까지의 위치 벡터)

(b) $\vec{J} = -\overrightarrow{P_A} = -A\overrightarrow{r_A}$: 상의 도약 프리즘 벡터는 자렌즈만의 프리즘 벡터($\overrightarrow{P_A}$)와 크기는 같고 방향만 반대인 역벡터이다.

(c) 상의 도약 시점 : 자렌즈 상부 경계선

10) 안경사국가고시지침서시리즈 안경광학 237쪽 참조

(2) 이중초점렌즈에서 상의 도약에 관계되는 요소

① 원용부 굴절력과 관계 없음
② 근용부 굴절력과 관계 없음
③ 가입도의 크기에 비례
④ 자렌즈 광학중심점에서 자렌즈 상부경계인 시점까지의 위치벡터에 비례

7. 3중 초점렌즈(Trifocal Lens)의 설계

(1) 3중초점렌즈의 조제가공P.D., 세그높이(Seg Height) 및 중간거리부 가입도(Add)

① 조제가공P.D.의 위치 : 가상광학중심점인 좌우 렌즈의 중간거리부 상부경계선의 중앙점을 근용의 조제가공P.D.와 일치시킴
② 세그높이(Seg Height) : 하부림(Rim)에서 중간거리부 상부경계선까지의 거리
③ 중간거리부 상부경계선의 수직방향 위치 : 동공중심점 아래 약 2m인 동공 가장자리 → 약 4mm 인 동공 직경의 절반인 위치
④ 외관을 고려한 조제가공P.D. 설계 : 근용P.D.를 조제가공P.D.로 제작 → 좌우렌즈의 상부경계선 평행성 확보
⑤ 더블세그먼트 3중초점렌즈의 세그높이(Seg Height) 결정 : 2개의 세그먼트 중 위쪽이 중간거리부이고 아래쪽이 근용부인 경우 위쪽의 중간거리부를 무시하고 아래쪽의 근용부 상부경계선을 기준으로 세그높이 결정
⑥ 3중초점렌즈에 적합한 안경테 : 렌즈삽입부의 높이(상하 길이)가 긴 안경테
⑦ 중간거리부 가입도 = 근용부 가입도의 절반(1/2)

(2) 근접연합운동(근접반사, 근견반사)를 고려한 세그높이(Seg Height) 결정

① 근접연합운동 : 근거리 주시를 위해 조절이 개입되면 동공수축과 함께 눈모음(폭주)가 동반됨 → 조절-동공수축-폭주 중 하나의 요소가 작용하면 나머지 두 가지 요소도 동시에 작용함
② 원거리 주시 → 근접연합운동에 의한 동공확대 → 동공확대를 고려하여 세그높이(Seg Height)를 1mm 정도 낮게 설계

(3) 3중초점렌즈의 특징

① 2중초점렌즈의 원용부와 근용부 사이에서의 불명시역을 해결하기 위해 중간부를 추가한 렌즈
② 2중초점렌즈에서 최대조절력이 부족하여 발생하는 불명시역의 해결
③ 2중초점렌즈에 비해 상대적으로 상의 도약은 작지만, 중간거리부 및 근용부 시야가 좁음
④ 주요 적용 대상 : 항법사, 방사선 기사, 도서관 사서 등

1차 개념정립 및 익힘문제

7-1. 다음 그림에서 이중초점렌즈의 자렌즈 높이(Seg Height)는?

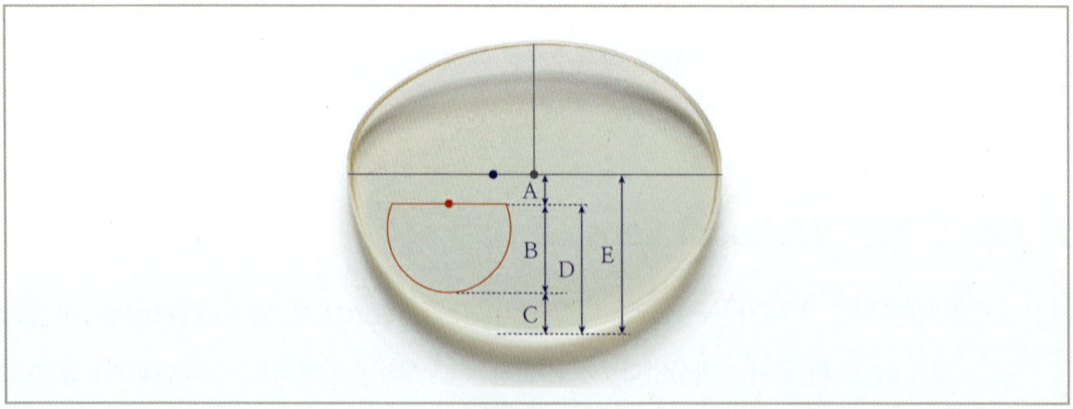

① A ② B
③ C ④ D
⑤ E

7-2. 이중초점렌즈 자렌즈 중 상의 도약이 발생하지 않는 것은?

① 플래이트탑형(Flat Top Type) ② 커브드탑형(Curved Top Type)
③ 팬옵틱형(Panoptic Type) ④ 라운드탑형(Round Top Type)
⑤ EX형(Executive Type)

7-3. 이중초점렌즈의 설계점(M.R.P.) 위치는?

① 원용부 광학중심점 ② 원용부 기하중심점
③ 근용부 기하중심점 ④ 근용부 합성광학중심점
⑤ 근용부 상부경계선 중앙점

7-4. 이중초점렌즈의 근용부 상부경계선을 아래로 내리기 위한 미세조정피팅법으로 옳은 것은?

① 경사각을 작게 조정한다.
② 코받침지지를 위로 내린다.
③ 정점간거리를 짧게 조정한다.
④ 다리벌림각을 크게 조정한다.
⑤ 코받침벌림각을 크게 조정한다.

7-5. 삼중초점렌즈의 슬래브업(Slab-off)가공 시 슬래브선(Slab Line)의 위치는?

① 동공중심 ② 동공중심과 동공 가장자리의 중간지점
③ 동공 가장자리 ④ 각막 가장자리
⑤ 동공 가장자리와 각막 가장자리의 중간지점

7-6. 다음과 같이 처방된 이중초점렌즈의 원용부 굴절력은?

- For Reading : S+3.00D ⌒ C−4.00D, Ax 90°
- Add 2.00D

① S−1.00D ⌒ C−4.00D, Ax 90°
② S−1.00D ⌒ C−4.00D, Ax 180°
③ S+1.00D ⌒ C−4.00D, Ax 180°
④ S−3.00D ⌒ C+4.00D, Ax 90°
⑤ S−3.00D ⌒ C+4.00D, Ax 180°

7-7. 정시용 이중초점렌즈의 근용부 합성광학중심점 위치는?

① 모렌즈와 자렌즈의 광학중심점 사이
② 존재하지 않는다.
③ 자렌즈의 광학중심점 아래
④ 자렌즈의 광학중심점과 일치
⑤ 모렌즈 광학중심점 위쪽

7-8. 이중초점렌즈에서 근용부 합성광학중심점이 모렌즈와 자렌즈의 광학중심점 사이에 위치하는 처방은?

① S+2.00D, Add 2.00D
② S0.00D, Add 2.00D
③ S−1.00D, Add 2.00D
④ S−2.00D, Add 2.00D
⑤ S−3.00D, Add 2.00D

7-9. 다음 그림과 같은 정시용 이중초점렌즈에서 원용부가 구면일 때 근용부 합성광학중심점의 위치는?

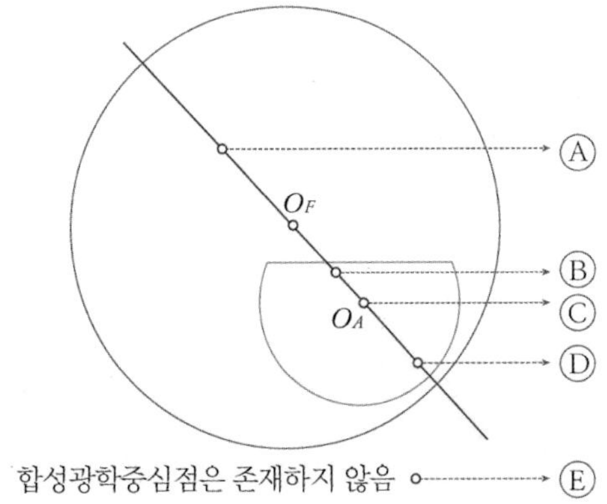

① A
② B
③ C
④ D
⑤ E

7-10. 삼중초점렌즈에 대한 설명으로 옳은 것은?

① 중간거리부 가입도는 근용부 가입도의 1/3로 한다.
② 삼중초점렌즈에 적합한 안경테는 렌즈삽입부의 좌우 길이가 긴 안경테이다.
③ 세그높이(Seg Height)는 하부림(Rim)에서 중간거리부 상부경계선까지의 거리이다.
④ 외관을 고려한 조제가공P.D.를 설계할 때는 원용P.D.를 조제가공P.D.로 제작한다.
⑤ 중간거리부 상부경계선의 수직방향 위치는 동공중심의 아래쪽 동공가장자리 지점이다.

7-11. 중간부 굴절력이 +1.00D이고, 근용부 굴절력이 +2.00D인 삼중초점렌즈의 원용부 굴절력은?(단, 중간부 굴절력은 $\frac{Add}{2}$를 적용한다.)

① −2.00D
② −1.00D
③ 0.00D
④ +1.00D
⑤ +2.00D

7-12. 다음과 같은 삼중초점렌즈 처방일 때 중간부 굴절력은?(단, 중간부 굴절력은 $\frac{Add}{2}$를 적용한다.)

- 원용 : S+1.00D ◯ C−1.00D, Ax 180°
- 근용 : S+3.00D ◯ C−1.00D, Ax 180°

① S+2.00D ◯ C+1.00D, Ax 90°
② S+1.00D ◯ C+1.00D, Ax 90°
③ S+2.00D ◯ C−1.00D, Ax 90°
④ S+3.00D ◯ C−1.00D, Ax 180°
⑤ S+2.00D ◯ C−2.00D, Ax 180°

7-13. 이중초점렌즈에서 상의 도약에 대한 내용으로 옳은 것은?

① 가입도가 클수록 도약이 심하다.
② 근용부 굴절력이 클수록 도약이 심하다.
③ 원용부 굴절력이 클수록 도약이 심하다.
④ 원용부 광학중심점에서 근용부 상부 경계선까지의 거리에 비례한다.
⑤ 근용부 광학중심점에서 근용부 하부 경계선까지의 거리에 비례한다.

7-14. 다음과 같은 처방의 이중초점렌즈에서 자렌즈의 광학중심점 직상방 상부경계선상의 시점에서 발생하는 상의 도약량은?

- 처방 : S−4.00D ◯ C+1.00D,Ax 35°,Add 2.00D
- 자렌즈의 광학중심점 위치 : 모렌즈의 광학중심점 직하방 12mm
- 자렌즈의 광학중심점에서 상부경계선까지의 거리 : 5mm

① 0.5Δ
② 1.0Δ
③ 1.2Δ
④ 2.0Δ
⑤ 2.4Δ

7-15. 이중초점렌즈의 편심량에 대한 설명으로 옳은 것은?

① 경사각이 클수록 편심량은 커진다.
② 정점간거리가 길수록 편심량은 커진다.
③ 작업거리가 짧을수록 편심량은 작아진다.
④ 자렌즈의 크기가 클수록 편심량은 커진다.
⑤ 동일한 작업거리일 경우 원용P.D.가 클수록 편심량은 작아진다.

7-16. 다음과 같은 처방인 이중초점렌즈의 근용부 시점에서 발생하는 프리즘 차이를 상쇄시키기 위한 가공으로 옳은 것은?

- O.D. : S+2.00D, Add 2.00D
- O.S. : S−2.00D, Add 2.00D
- 근용부 양안시점 : 원용부 광학중심점에서 직하방 10mm

① 오른쪽 근용부에 2Δ,B.D. 가공
② 왼쪽 근용부에 2Δ,B.D. 가공
③ 오른쪽 근용부에 4Δ,B.U. 가공
④ 왼쪽 근용부에 4Δ,B.U. 가공
⑤ 양쪽 근용부에 2Δ,B.D. 가공

7-17. 동공의 직경이 4mm이고, 눈꺼풀(각막 가장자리) 직경이 12mm인 사람이 이중초점렌즈에서 삼중초점렌즈로 교체하려할 때 설계점의 이동거리와 방향은?

① 위로 2mm
② 아래로 2mm
③ 위로 4mm
④ 아래로 4mm
⑤ 위로 8mm

2차 개념정립 및 익힘문제

7-18. 다음 그림에서 이중초점렌즈의 자렌즈 깊이(Seg Depth)는?

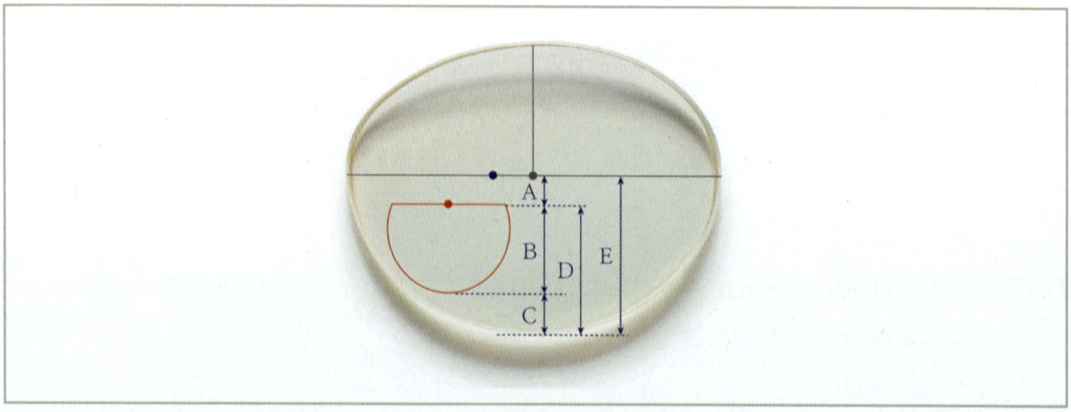

① A　　② B
③ C　　④ D
⑤ E

7-19. 융착형(Fused Type) 이중초점렌즈에 대한 설명으로 옳은 것은?

① 일체형이 비해 무겁다.
② 렌즈의 아래쪽의 두께가 두껍다.
③ 일체형에 비해 색수차 발생이 크다.
④ 원용부와 근용부의 경계선이 단차가 존재한다.
⑤ 안경렌즈 전면의 곡률을 키워 굴절력을 증가시킨 렌즈이다.

7-20. 이중초점렌즈의 세그높이(Seg Hight)로 옳은 것은?

① 근용부 하부경계선에서 동공중심까지의 거리
② 근용부 하부경계선에서 아래눈꺼풀까지의 거리
③ 안경테의 가장 낮은 하부 림(Rim)에서 동공중심까지의 거리
④ 근용부 하부경계선에서 근용부 세트먼트 상부경계선까지의 거리
⑤ 안경테의 가장 낮은 하부 림(Rim)에서 근용부 세트먼트 상부경계선까지의 거리

7-21. 부등시 교정용 이중초점렌즈를 착용하고 근거리를 볼 때 근용부 시점에서 발생되는 좌우 프리즘 굴절력의 차로 인한 수직방향 부등사위를 없애기 위한 렌즈는?

① 안내렌즈　　② 가림렌즈
③ 사이즈렌즈　　④ 슬래브업렌즈
⑤ 렌티큘러렌즈

7-22. 다음과 같이 처방된 이중초점렌즈의 가입도는?

• 원용 : S−1.00D ⌒ C−1.00D, Ax 90°
• 근용 : S+2.00D ⌒ C−1.00D, Ax 90°

① 1.00D ② 2.00D ③ 3.00D ④ 4.00D ⑤ 5.00D

7-23. 모렌즈가 구면인 이중초점렌즈에서 근용부 합성광학중심점이 자렌즈의 광학중심점과 일치하는 경우 눈의 상태는?

① 원시
② 정시
③ 모렌즈 구면굴절력의 절대값이 가입도보다 큰 근시
④ 모렌즈 구면굴절력의 절대값이 가입도보다 작은 근시
⑤ 모렌즈 구면굴절력의 절대값이 가입도와 같은 큰 근시

7-24. 구면굴절력의 절대값이 가입도보다 작은 근시의 근용부 합성광학중심점 위치는?

① 모렌즈와 자렌즈의 광학중심점 사이
② 존재하지 않는다.
③ 자렌즈의 광학중심점 아래
④ 자렌즈의 광학중심점과 일치
⑤ 모렌즈 광학중심점 위쪽

7-25. 이중초점렌즈에서 근용부 합성광학중심점이 자렌즈의 광학중심점과 일치하는 처방은?

① S+2.00D, Add 2.00D
② S0.00D, Add 2.00D
③ S−1.00D, Add 2.00D
④ S−2.00D, Add 2.00D
⑤ S−3.00D, Add 2.00D

7-26. 다음 그림과 같은 원시용 이중초점렌즈에서 원용부가 구면일 때 근용부 합성광학중심점의 위치는?

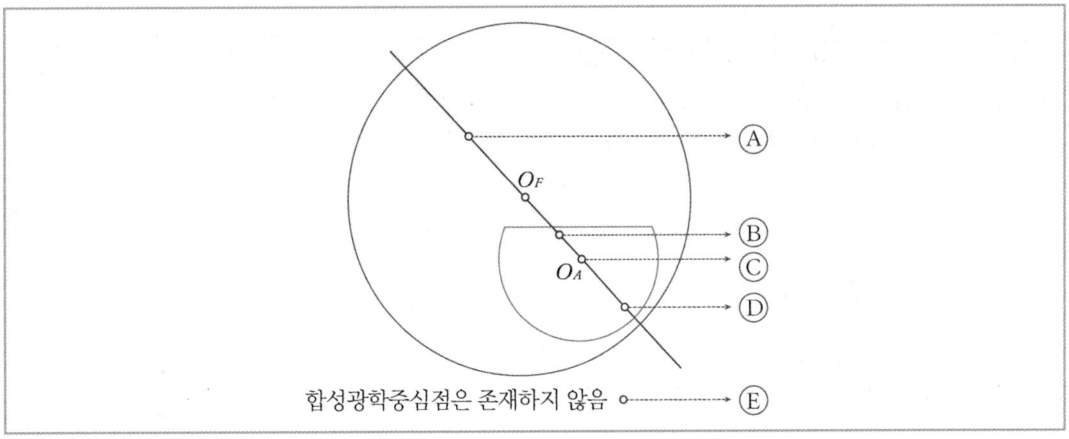

① A
② B
③ C
④ D
⑤ E

7-27. 원용안경 처방이 S-2.00D이고, 중간부 굴절력이 -1.00D인 삼중초점렌즈의 가입도(Add)는?(단, 중간부 굴절력은 $\frac{Add}{2}$를 적용한다.)

① -2.00D
② -1.00D
③ 0.00D
④ +1.00D
⑤ +2.00D

7-28. 근용부 굴절력이 +1.00D이고, 가입도(Add)가 +2.00D인 삼중초점렌즈의 중간부 굴절력은?(단, 중간부 굴절력은 $\frac{Add}{2}$를 적용한다.)

① -2.00D
② -1.00D
③ 0.00D
④ +1.00D
⑤ +2.00D

7-29. 다음과 같은 삼중초점렌즈 처방일 때 오른쪽 렌즈의 중간부 굴절력은?(단, 중간부 굴절력은 $\frac{Add}{2}$를 적용한다.)

> • O.D. : S+1.00D ○ C+1.00D, Ax 90°, Add 2.00D, R.P.D. 32
> • O.S. : S+2.00D ○ C+1.00D, Ax 90°, Add 2.00D, R.P.D. 33

① S+3.00D ○ C+1.00D, Ax 90°
② S+4.00D ○ C-1.00D, Ax 180°
③ S+3.00D ○ C+1.00D, Ax 180°
④ S+3.00D ○ C-1.00D, Ax 180°
⑤ S+4.00D ○ C-1.00D, Ax 90°

7-30. 자렌즈의 크기가 동일한 크립토크(Krip Tok)형 이중초점렌즈에서 상의 도약이 가장 심한 처방은?

① S+1.00D,Add 2.00D
② S-1.00D,Add 2.00D
③ S+5.00D,Add 3.00D
④ S-5.00D,Add 3.00D
⑤ S0.00D,Add 4.00D

7-31. 동일재질형인 EX형 이중초점렌즈에 대한 설명으로 옳은 것은?

① 상의 도약이 심하다.
② 근용부 시야가 좁다.
③ 색수차가 거의 없다.
④ 자렌즈는 형태는 원형이다.
⑤ 자렌즈의 상부경계선이 잘 보이지 않는다.

7-32. 이중초점렌즈에서 근용P.D.를 기준으로 설계해야하는 경우?

① 렌즈의 규격이 정확할 때
② 가입도가 2.00D 미만일 때
③ 원용부와 근용부의 프리즘 차가 작을 때
④ 양안시에 미치는 프리즘 영향을 줄이려고 할 때
⑤ 원용부와 근용부의 굴절력 차이가 2.00D 미만일 때

7-33. 다음과 같은 처방인 이중초점렌즈의 근용부 시점에서 발생하는 프리즘 차이를 상쇄시키기 위한 가공으로 옳은 것은?

- O.D. : S+4.00D, Add 2.00D
- O.S. : S+2.00D, Add 2.00D
- 근용부 양안시점 : 원용부 광학중심점에서 직하방 10mm

① 오른쪽 근용부에 1Δ,B.D. 가공
② 왼쪽 근용부에 1Δ,B.D. 가공
③ 오른쪽 근용부에 2Δ,B.U. 가공
④ 왼쪽 근용부에 2Δ,B.U. 가공
⑤ 양쪽 근용부에 2Δ,B.D. 가공

7-34. 다음과 같은 처방인 이중초점렌즈의 근용부 시점에서 발생하는 프리즘 차이를 상쇄시키기 위한 가공으로 옳은 것은?

- O.D. : S+5.00D ⌒ C−1.00D,Ax 180°, Add 3.00D
- O.S. : S+2.00D, Add 3.00D
- 근용부 양안시점 : 원용부 광학중심점에서 직하방 15mm

① 오른쪽 근용부에 6Δ,B.D. 가공
② 왼쪽 근용부에 6Δ,B.D. 가공
③ 오른쪽 근용부에 3Δ,B.U. 가공
④ 왼쪽 근용부에 3Δ,B.U. 가공
⑤ 양쪽 근용부에 3Δ,B.D. 가공

3차 개념정립 및 익힘문제

7-35. 다음 그림에서 이중초점렌즈의 자렌즈 편심량은?

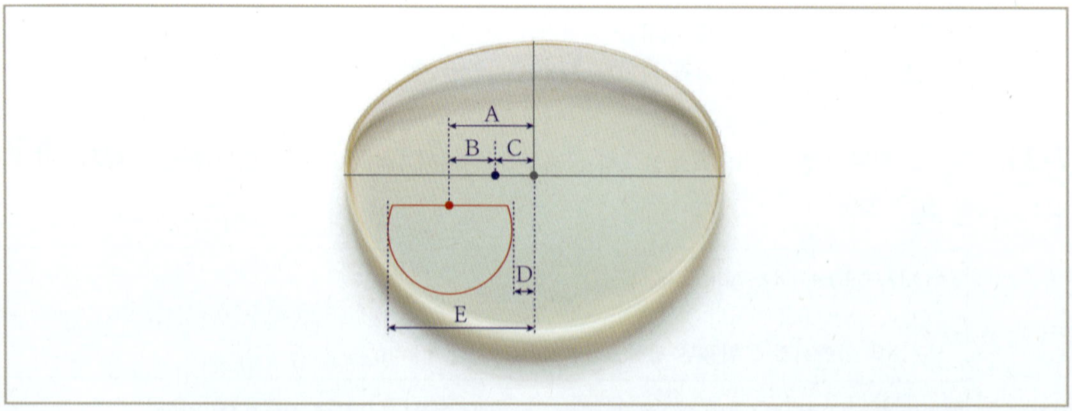

① A ② B ③ C ④ D ⑤ E

7-36. 광학적으로 가장 안정적이지만 근용부 단차가 가장 심한 형태의 동일재질형 이중초점렌즈는?

① EX형(Executive Type) ② 팬옵틱형(Panoptic Type)
③ 울텍스형(Ultex Type) ④ 바이텍스형(Bitex Type)
⑤ 심리스형(Seamless Type)

7-37. 4Δ,B.U. 처방인 이중초점렌즈의 세그높이(Seg Hight)의 조정방법으로 옳은 것은?(단, 정점간거리는 12mm이고, 안경렌즈 상측정점에서 안구회전점까지의 거리 13mm이다.)

① 세그높이를 0.5mm 낮춘다. ② 세그높이를 0.5mm 높인다.
③ 세그높이를 1.0mm 낮춘다. ④ 세그높이를 1.0mm 높인다.
⑤ 세그높이를 조정하지 않는다.

7-38. 슬래브업 렌즈(Slab-off Lens)에 대한 설명으로 옳은 것은?

① 근용부에서 B.D. 효과가 나도록 처방한다.
② 굴절력이 약한 쪽 렌즈의 기저 두께를 줄인다.
③ 굴절력이 강한 쪽 렌즈의 B.U. 효과를 감소시킨다.
④ 이중초점렌즈의 수평방향 부등사위를 없애기 위한 렌즈이다.
⑤ 원용부의 (-)굴절력이 강한 쪽 렌즈의 (+)면에 슬래브업 가공한다.

7-39. 다음과 같이 처방된 이중초점렌즈의 가입도는?

• For Dist. : S-1.00D ◯ C-1.00D, Ax 90°
• For Reading : S+1.00D ◯ C+1.00D, Ax 180°

① 1.00D ② 2.00D ③ 3.00D ④ 4.00D ⑤ 5.00D

7-40. 모렌즈가 구면인 이중초점렌즈에서 근용부 합성광학중심점이 존재하지 않는 경우 눈의 상태는?

① 원시
② 정시
③ 모렌즈 구면굴절력의 절대값이 가입도보다 큰 근시
④ 모렌즈 구면굴절력의 절대값이 가입도보다 작은 근시
⑤ 모렌즈 구면굴절력의 절대값이 가입도와 같은 큰 근시

7-41. 구면굴절력의 절대값이 가입도보다 큰 근시의 근용부 합성광학중심점 위치는?

① 모렌즈와 자렌즈의 광학중심점 사이
② 존재하지 않는다.
③ 자렌즈의 광학중심점 아래
④ 자렌즈의 광학중심점과 일치
⑤ 모렌즈 광학중심점 위쪽

7-42. 이중초점렌즈에서 근용부 합성광학중심점이 모렌즈의 광학중심점 위쪽에 위치하는 처방은?

① S+2.00D, Add 2.00D
② S0.00D, Add 2.00D
③ S−1.00D, Add 2.00D
④ S−2.00D, Add 2.00D
⑤ S−3.00D, Add 2.00D

7-43. 근시용 이중초점렌즈에서 원용부가 구면일 때 근용부 합성광학중심점의 위치는?(단, 원용부 굴절력의 절대값이 가입도보다 작다.)

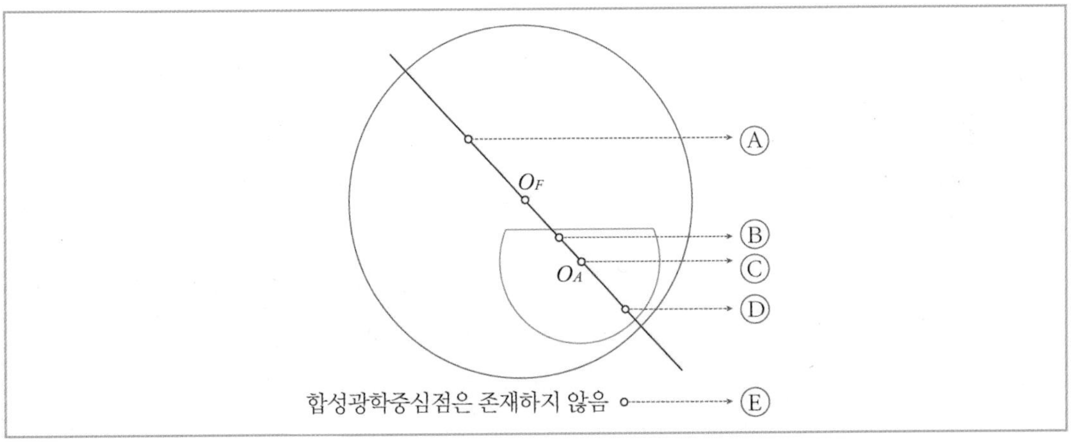

① A
② B
③ C
④ D
⑤ E

7-44. 원용안경 처방이 S−2.00D이고, 중간부 굴절력이 −1.00D인 삼중초점렌즈의 근용부 굴절력은?(단, 중간부 굴절력은 $\frac{Add}{2}$를 적용한다.)

① −2.00D
② −1.00D
③ 0.00D
④ +1.00D
⑤ +2.00D

7-45. For Dist. : S−3.00D ⌒ C+1.00D, Ax 180°, Add 2.00D 처방인 삼중초점렌즈의 중간부 굴절력은? (단, 중간부 굴절력은 $\frac{Add}{2}$를 적용한다.)

① S−2.00D ⌒ C−1.00D, Ax 90°
② S−1.00D ⌒ C+1.00D, Ax 180°
③ S−3.00D ⌒ C+1.00D, Ax 90°
④ S−1.00D ⌒ C−1.00D, Ax 90°
⑤ C−1.00D, Ax 90° ⌒ C−2.00D, Ax 180°

7-46. 다음과 같은 삼중초점렌즈 처방일 때 가입도(Add)는?(단, 중간부 굴절력은 $\frac{Add}{2}$를 적용한다.)

- 원용부 : S+1.00D ⌒ C+1.00D, Ax 90°
- 중간부 : S+2.00D ⌒ C+1.00D, Ax 90°

① +1.00D
② +1.50D
③ +2.00D
④ +2.50D
⑤ +3.00D

7-47. S−5.00D ⌒ C−2.00D,Ax 180°,Add 3.00D 처방인 크립토크(Krip Tok)형 이중초점렌즈에서 상의 도약량은?(단, 자렌즈의 지름은 20mm이다.)

① 0Δ
② 2Δ
③ 3Δ
④ 5Δ
⑤ 7Δ

7-48. 원용부와 근용부의 굴절력 차이가 2.00D 미만인 동일재질형인 EX형 이중초점렌즈의 조제가공P.D.에 대한 설명으로 옳은 것은?

① 굴절력이 작은 쪽의 원용P.D.에 맞추어 조제가공 한다.
② 굴절력이 작은 쪽의 근용P.D.에 맞추어 조제가공 한다.
③ 원용부 광학중심점을 원용P.D.에 맞추어 조제가공 한다.
④ 근용부 광학중심점을 근용P.D.에 맞추어 조제가공 한다.
⑤ 자렌즈 광학중심점을 근용P.D.에 맞추어 조제가공 한다.

7-49. 이중초점렌즈의 정상적인 세그높이(Seg Height)보다 올려서 조제가공 해야 할 사람은?

① 허리가 굽은 사람
② 배가 많이 나온 사람
③ 야외활동이 많은 사람
④ 턱을 앞으로 내미는 사람
⑤ 머리를 뒤로 젖혀 걷는 사람

7-50. 슬래브업(Slab-off)가공의 목적은?

① 원용부에서 발생하는 부등상시 방지
② 근용부에서 발생하는 부등상시 방지
③ 원용부에서 발생하는 부등사위 방지
④ 근용부에서 발생하는 부등사위 방지
⑤ 원용부에서 발생하는 회선사위 방지

7-51. O.S. : S-2.00D, Add 2.00D 처방인 이중초점렌즈의 근용부 합성광학중심점의 위치는?(단, 자렌즈의 광학중심점은 원용부 광학중심점에서 코방향 3mm, 아래쪽 6mm에 위치한다.)

① 모렌즈의 광학중심점에서 코방향 3mm, 위쪽 6mm
② 자렌즈의 광학중심점에서 귀방향 3mm, 위쪽 6mm
③ 모렌즈의 광학중심점에서 코방향 3mm, 아래쪽 6mm
④ 모렌즈의 광학중심점에서 귀방향 3mm, 아래쪽 6mm
⑤ 근용부 합성광학중심점은 존재하지 않는다.

4차 개념정립 및 익힘문제

7-52. 이중초점렌즈 자렌즈의 형태가 기하학적으로 원형인 것은?

① 플래이트탑형(Flat Top Type) ② 커브드탑형(Curved Top Type)
③ 팬옵틱형(Panoptic Type) ④ EX형(Executive Type)
⑤ 크립토크형(Kriptok Type)

7-53. 동일재질형(One Piece Type) 중 EX형(Executive Type) 이중초점렌즈의 설계에 대한 설명으로 옳은 것은?

① 일반적인 경우에는 근용P.D.를 기준으로 조제가공한다.
② 근용부 굴절력과 원용부 굴절력이 같을 때는 원용P.D.로 조제가공한다.
③ 근용부 굴절력과 원용부 굴절력이 같을 때는 근용P.D.로 조제가공한다.
④ 근용부 굴절력이 원용부 굴절력보다 1.00D 이상일 때는 근용P.D.를 기준으로 조제가공한다.
⑤ 근용부 굴절력이 원용부 굴절력 차이가 2.00D 미만일 때는 원용P.D.를 기준으로 조제가공한다.

7-54. 이중초점렌즈의 근용부 상부경계선을 아래로 내리기 위한 미세조정피팅법으로 옳은 것은?

① 경사각을 작게 조정한다.
② 코받침지지를 아래로 내린다.
③ 정점간거리를 짧게 조정한다.
④ 다리벌림각을 작게 조정한다.
⑤ 코받침벌림각을 작게 조정한다.

7-55. 이중초점렌즈의 슬래브업(Slab-off)가공 시 슬래브선(Slab Line)의 위치는?

① 동공중심 ② 동공중심과 동공 가장자리의 중간지점
③ 동공 가장자리 ④ 각막 가장자리
⑤ 동공 가장자리와 각막 가장자리의 중간지점

7-56. S-4.00D ⊂ C-1.00D, Ax 180°, Add 4.00D인 이중초점렌즈의 근용부 굴절력은?

① S+1.00D ⊂ C-1.00D, Ax 180° ② C-1.00D, Ax 180°
③ S-1.00D ⊂ C-1.00D, Ax 180° ④ S-2.00D ⊂ C-1.00D, Ax 90°
⑤ S+1.00D ⊂ C+1.00D, Ax 180°

7-57. 모렌즈가 구면인 이중초점렌즈에서 근용부 합성광학중심점이 모렌즈의 광학중심점 위쪽에 존재하는 경우 눈의 상태는?

① 원시
② 정시
③ 모렌즈 구면굴절력의 절대값이 가입도보다 큰 근시
④ 모렌즈 구면굴절력의 절대값이 가입도보다 작은 근시
⑤ 모렌즈 구면굴절력의 절대값이 가입도와 같은 큰 근시

7-58. 구면굴절력의 절대값이 가입도와 같은 근시의 근용부 합성광학중심점 위치는?

① 모렌즈와 자렌즈의 광학중심점 사이
② 존재하지 않는다.
③ 자렌즈의 광학중심점 아래
④ 자렌즈의 광학중심점과 일치
⑤ 모렌즈 광학중심점 위쪽

7-59. 이중초점렌즈에서 근용부 합성광학중심점이 존재하지 않을 처방은?

① S+2.00D, Add 2.00D
② S0.00D, Add 2.00D
③ S−1.00D, Add 2.00D
④ S−2.00D, Add 2.00D
⑤ S−3.00D, Add 2.00D

7-60. 근시용 이중초점렌즈에서 원용부가 구면일 때 근용부 합성광학중심점의 위치는?(단, 원용부 굴절력의 절대값은 가입도와 같다.)

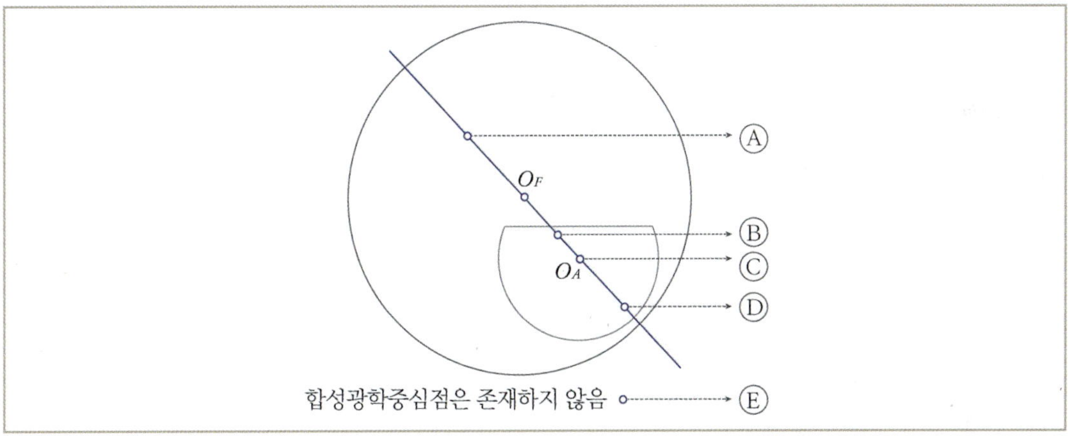

① A ② B ③ C ④ D ⑤ E

7-61. 원용안경 처방이 S−2.00D이고, 근용부 굴절력이 0.00D인 삼중초점렌즈의 중간부 굴절력은?(단, 중간부 굴절력은 $\frac{Add}{2}$를 적용한다.)

① −2.00D
② −1.00D
③ 0.00D
④ +1.00D
⑤ +2.00D

7-62. 중간부 굴절력이 S−1.00D ⌒ C−1.00D, Ax 180°이고, 가입도(Add)가 +2.00D인 삼중초점렌즈의 원용부 굴절력은?(단, 중간부 굴절력은 $\frac{Add}{2}$를 적용한다.)

① S+3.00D ⌒ C−1.00D, Ax 180°
② C−1.00D, Ax 180°
③ S−3.00D ⌒ C−1.00D, Ax 180°
④ S−4.00D ⌒ C+1.00D, Ax 90°
⑤ S−2.00D ⌒ C−1.00D, Ax 180°

7-63. 다음과 같은 삼중초점렌즈 처방일 때 중간부 굴절력은?(단, 중간부 굴절력은 $\frac{Add}{2}$를 적용한다.)

• 근용부 : S+2.00D ○ C+1.00D, Ax 90°
• 가입도 : +2.00D

① S+2.00D ○ C+1.00D, Ax 180°
② S+1.00D ○ C+1.00D, Ax 180°
③ S+2.00D ○ C−1.00D, Ax 180°
④ S+3.00D ○ C−1.00D, Ax 180°
⑤ S+300D ○ C+1.00D, Ax 180°

7-64. S−4.00D ○ C−1.00D,Ax 90°,Add 2.00D 처방인 크립토크(Krip Tok)형 이중초점렌즈에서 상의 도약이 2Δ일 때 자렌즈의 지름은?

① 5mm
② 10mm
③ 15mm
④ 20mm
⑤ 25mm

7-65. 융착형 이중초점렌즈의 근용부를 렌즈미터에 세팅하여 타겟이 스크린 중앙에 위치했을 때 인점하였다면 인점되는 곳은?(단, 프리즘 컴펜세이터나 프리즘영향은 받지 않는다.)

① 가상광학중심점
② 원용부 광학중심점
③ 자렌즈의 광학중심점
④ 자렌즈의 기하중심점
⑤ 근용부 합성광학중심점

7-66. 다음과 같은 처방인 이중초점렌즈의 근용부 시점에서 발생하는 프리즘 차이를 상쇄시키기 위한 가공으로 옳은 것은?

• O.D. : S−4.00D, Add 2.00D
• O.S. : S−2.00D, Add 2.00D
• 근용부 양안시점 : 원용부 광학중심점에서 직하방 10mm

① 오른쪽 근용부에 1Δ,B.D. 가공
② 왼쪽 근용부에 1Δ,B.D. 가공
③ 오른쪽 근용부에 2Δ,B.U. 가공
④ 왼쪽 근용부에 2Δ,B.U. 가공
⑤ 양쪽 근용부에 2Δ,B.D. 가공

7-67. 이중초점렌즈를 착용하고 근거리를 볼 때 근용부 시점에서 발생되는 좌우 프리즘 굴절력의 차로 인한 수직방향 부등사위를 없애기 위한 렌즈는?

① 사이즈렌즈
② 렌티큘러렌즈
③ 슬래브업렌즈
④ 프레넬렌즈
⑤ 안내렌즈

7-68. 이중초점렌즈의 설계에서 자렌즈의 가상 광학중심점을 근용P.D.에 맞추었을 때의 장점은?

① 외관상 보기에 좋다.
② 자렌즈의 크기를 줄일 수 있다.
③ 근용부 경계선이 잘 보이지 않는다.
④ 수직방향 프리즘 영향을 최소화 할 수 있다.
⑤ 수평방향 프리즘 영향을 최소화 할 수 있다.

제8장 누진굴절력렌즈(Progressive Addition Lens)

학습목표	(1) 누진굴절력렌즈의 특징을 설명할 수 있다. (2) 누진굴절력렌즈의 숨김마크와 표기사항을 설명할 수 있다. (3) 이중초점렌즈 및 삼중초점렌즈와 비교한 누진굴절력렌즈의 장단점을 설명할 수 있다. (4) 누진굴절력렌즈 각각의 설계방식에 따른 특징을 설명할 수 있다. (5) 원용부 두께줄임가공의 방법과 특징을 설명할 수 있다. (6) 원용부 미교정에 누진굴절력렌즈에 미치는 영향과 적응방법을 설명할 수 있다. (7) 누진굴절력렌즈의 설계에 영향을 미치는 각 요소별 특징을 설명할 수 있다. (8) 누진굴절력렌즈에서 각각의 경우에 대한 미세조정을 위한 근용부 거울검사법의 원인과 조정방법을 설명할 수 있다.

1. 누진굴절력렌즈 기본 개념
   (1) 누진굴절력렌즈의 특징
   (2) 누진굴절력렌즈 구조와 표기사항
   (3) 용도(작업거리)에 따른 누진렌즈의 종류
   (4) 2중초점렌즈 및 3중초점렌즈와 비교한 누진굴절력렌즈의 장단점
   (5) 설계방법에 따른 누진렌즈의 종류
2. 원용부 두께줄임가공(Prism Thinning or Yoked Base Downn Prism)
   (1) 원용부 두께줄임가공 방법
   (2) 원용부 두께줄임가공의 특성
3. 누진굴절력렌즈의 미교정의 영향 및 적응
   (1) 원용부 완전교정의 필요성
   (2) 가입도가 1.00D 이하인 초기 노안인 사람이 누진렌즈 적응력이 좋은 이유
   (3) 누진렌즈에 적응하기 어려운 사람(누진굴절력렌즈 사용을 피해야 할 사람)
   (4) 다초점렌즈의 적응을 위한 주의사항
4. 누진굴절력렌즈의 설계 및 가공
   (1) 누진굴절력렌즈의 설계 기준점 및 조건
   (2) 누진굴절력렌즈용 안경테 선택 기준
   (3) 원용부 미교정에 의한 영향
   (4) 각막반사상에 대한 아이포인트 높이 오차에 의한 영향
   (5) 내편심량(Inset)에 영향을 주는 요소
   (6) 정점간거리에 의한 영향
   (7) 경사각에 의한 영향

(8) 눈의 상태에 따른 조제가공 방법
(9) 난시 미교정의 영향
(10) 체형이나 자세에 따른 아이포인트(Eye Point) 높이 결정
(11) 가입도(Add)가 클 때 누진렌즈의 변화
(12) 누진렌즈의 근용부 시야를 넓히는 방법

5. 근용부의 거울검사법(Mirror Table Test)
(1) 거울검사법
(2) 미세조정을 위한 거울검사법

6. 조제가공의 순서
(1) 조제가공 순서
(2) 사용 중인 누진굴절력렌즈 또는 조제가공이 완료된 누진굴절력렌즈의 점검 순서

8.1 누진굴절력렌즈 기본 개념

(1) 누진굴절력렌즈의 특징

① 굴절력이 서로 다른 각 영역에 대한 경계선이 없음 → 미적요소 충족
② 원용부에서 하부의 근용부로 갈수록 (+)굴절력이 점차적(누진적)으로 증가
(a) 원용부에서 근용부에 이르는 전 영역에 대한 선명성(시력) 확보
(b) 원거리에서 근거리까지의 전영역에서 불명시역의 갭(Gap)이 없음
③ 2중초점렌즈와 3중초점렌즈와 달리 굴절력의 단락이 없어 상의 도약(Image Jumping) 현상이 발생하지 않음 → 연속적인(자연스러운) 시선의 이동이 가능
④ 원용부에서 근용부로 갈수록 곡률이 증가 → 곡률반경이 감소에 비례하여 굴절력 증가
⑤ 원용부에서 근용부로 갈수록 렌즈의 두께 감소 → 렌즈의 무게 감소
⑥ 원용부 아이포인트(Eye Point)에서 좌우로 갈수록 (+)굴절력 증가 → 상의 흐림현상 발생
⑦ 근용부 시점에서 좌우로 갈수록 (+)굴절력 감소
⑧ 주변시야부에 수차몰림부가 존재 → 시각적인 위화감 발생
⑨ 근용부가 넓을수록 또는 가입도가 높을수록 수차몰림부의 수차량이 증가 → 시각적인 위화감 증가
⑩ 색수차 발생이 적음 → 동일재질형(One Piece Type)으로 제작
⑪ 누진대 측방의 왜곡 및 비점수차로 인한 측방시에서 상이 흔들림 발생
⑫ 누진대 폭이 좁아 장시간 사용 시 안정피로 발생
⑬ 2중초점렌즈와 3중초점렌즈에 비해 근용부 시야가 좁음
⑭ 적응 기간이 필요

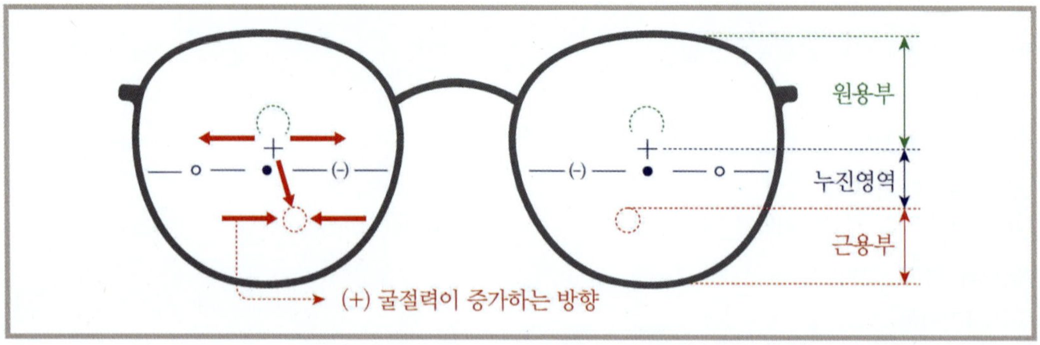

(2) 누진굴절력렌즈 구조와 표기사항

① 누진굴절력렌즈의 광학적 구성

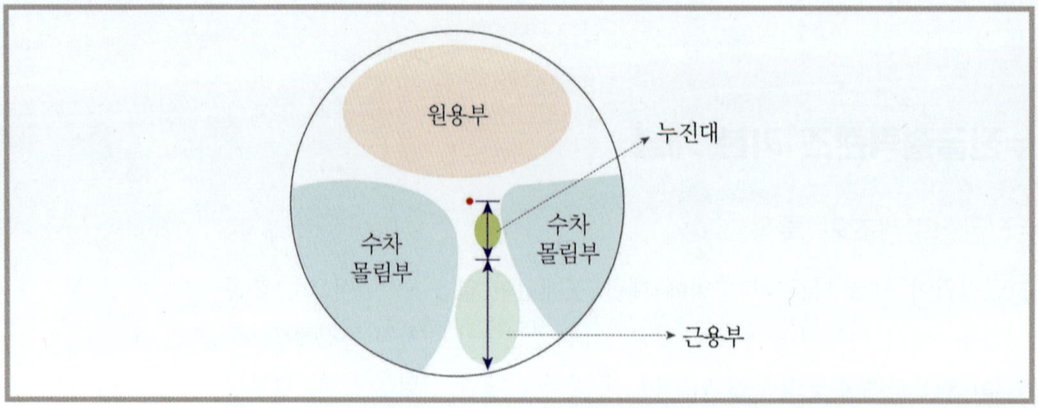

② 누진굴절력렌즈의 숨김마크와 표기사항

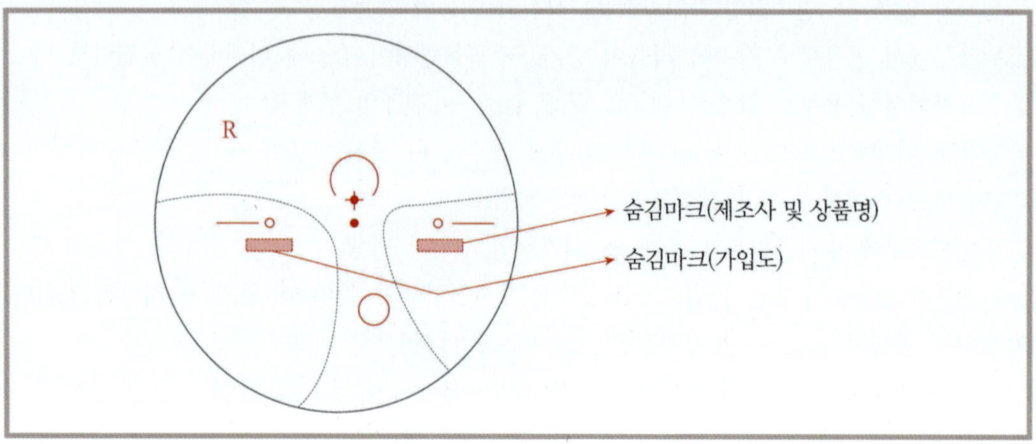

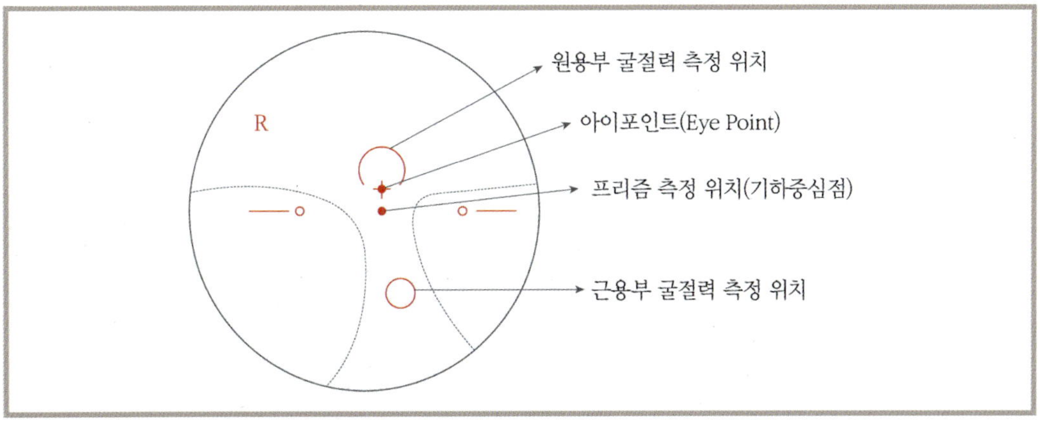

(a) 숨김마크(일반적으로 귀방향) : 가입도(Add)가 각인되어 있음
(b) 숨김마크(일반적으로 코방향) : 제조사 및 상품명이 각인되어 있음
(c) 원용부 굴절력 측정 위치 : 원용부 굴절력을 측정하기 위해 렌즈미터의 렌즈받침대가 위치하는 지점
(d) 아이포인트(Eye Point, Fitting Cross) : 누진굴절력렌즈의 조제가공P.D.와 Oh을 일치시키기 위한 설계점
(e) 기하중심점/프리즘 측정 위치 : 누진굴절력렌즈의 기하학적 중심으로 프리즘을 측정하기 위한 기준점
(f) 수평기준선 : 조제가공 시 좌우 렌즈의 수평을 맞추기 위한 기준선
(g) 근용부 굴절력 측정 위치 : 근용부 굴절력을 측정하기 위해 렌즈미터의 렌즈받침대가 위치하는 지점 → 측정된 근용부 굴절력에서 원용부 굴절력을 빼서 가입도 산출
(h) 누진대 : 원용부 아이포인트(Eye Point)에서 근용부 굴절력 측정 위치의 상부경계선 또는 중심부(제조사에 따라 다름)까지의 영역

(3) 용도(작업거리)에 따른 누진렌즈의 종류

① 원근용 : 작업거리가 원거리(5m)에서 근거리(30cm 전후)까지인 누진렌즈
② 중근용 : 작업거리가 중간거리(2m 전후)에서 근거리(30cm 전후)까지인 누진렌즈
③ 근근용 : 작업거리가 근거리(40cm 전후)에서 근거리(20cm 전후)까지인 누진렌즈
※ 누진렌즈의 종류에 따른 누진대 길이 : 중근용 〉 원근용 〉 근근용
※ 누진렌즈의 종류에 따른 누진렌즈 적응 용이성 : 가입도가 작은 누진렌즈에서 가입도가 큰 누진렌즈로 적응하는 것이 누진렌즈 실패 가능성이 낮음(중근용 또는 근근용에서 원근용으로 접근)

(4) 2중초점렌즈 및 3중초점렌즈와 비교한 누진굴절력렌즈의 장단점

① 장점
(a) 굴절력(근용부, 누진부 및 원용부)의 단락이 없음 → 상의 도약 현상이 발생하지 않음 → 연속

적인(자연스러운) 시선의 이동이 가능

(b) 근용부, 누진부 및 원용부의 경계선이 없음 → 미관(미용)상 매우 좋음 → 단초점렌즈처럼 보임

(c) 원용부에서 하부의 근용부로 갈수록 (+)굴절력이 점차적(누진적)으로 증가 → 원용부에서 근용부에 이르는 전 영역에 대한 선명성(시력) 확보 → 원거리에서 근거리까지의 전영역에서 불명시역의 갭(Gap)이 없음

(d) 색수차의 발생이 적음 → 단일재질형(One Piece)으로 제작되기 때문

② 단점

(a) 비점수차와 왜곡수차 발생

(b) 누진대의 폭이 좁음 → 누진대에서 측방시할 때 왜곡수차 및 비점수차가 증가하고 상이 흔들림 → 장시간 사용 시 안정피로 발생

(c) 2중초점렌즈에 비해 시야가 좁음

(d) 가입도가 클수록 누진대와 근용부 시야가 좁아짐

(e) 2중초점렌즈에 비해 근거리 주시에 따른 눈의 회선량이 커짐

(f) 상사위 및 하사위, 억제, 폭주부족 및 부등상시인 사람에게 적용하기 어려움

(g) 3곳의 렌즈의 굴절력 측정이 필요 → 원용부 굴절력, 근용부 굴절력, 프리즘 굴절력

(h) 안경테 선택의 제약이 따름 → 코받침 및 경사각 조정이 가능해야 하며, 일정한 안경테 상하폭이 필요

(i) 원용 굴절검사에서 비정시(근시, 원시, 난시)의 완전교정이 요구됨

(j) 적응이 필요 → 2중초점렌즈와 3중초점렌즈에 비해 적응시간이 길어짐 → 시선을 옮길 때 눈의 이동(Eye Move)보다는 머리의 이동(Head Move)가 필요

(5) 설계방법에 따른 누진렌즈의 종류

① 수평대칭설계와 수평비대칭설계

구 분	수평대칭설계	수평비대칭설계
좌우렌즈 구분	구분 필요 없음	좌우렌즈 구분됨
설계방법	좌우 렌즈 동일한 설계	좌우 렌즈 설계가 다름
가공방법	근용부를 코쪽 10° ~ 15° 회전시켜 가공	수평상태로 가공
측면 주시에 따른 굴절력	동일한 굴절력 배치가 어려움	동일한 굴절력 배치 가능
양안시의 영향	측방시에서 수차의 영향	넓고 쾌적한 양안시

② 소프트설계(Soft Design)와 하드설계(Hard Design)

구 분	소프트설계(Soft Design)	하드설계(Hard Design)
설계방법	원용부 비구면설계	원용부 구면설계
수차몰림부	근용부에서 원용부까지 확대	수차몰림부가 근용부에만 존재
수차량	수차량이 적고, 분포가 완만	수차량이 많고, 아래쪽에 집중
누진대의 길이	누진대 길어짐	누진대 짧음
누진대의 폭	좁음	넓음
근용부 울렁거림	작다	크다
원용부 울렁거림	크다	작다
적응기간	짧다	길다
적용 가입도	가입도가 작은 사람	가입도가 큰 사람
주된 활동영역	야외활동이 많은 사람	실내활동이 많은 사람

③ 모노설계(Monodesign)와 멀티설계(Multidesign)

구 분	모노설계(Monodesign)	멀티설계(Multidesign)
적용 가입도	가입도가 작은 사람	가입도가 큰 사람
가입도가 증가할 때	상의 흔들림 커짐	상의 흔들림 커짐
	누진대 좁아짐	누진대 좁아짐
	근용부 넓이 좁아짐	가입도가 적을 때와 근용부 넓이의 차이가 없음

④ 전영역투과설계

(a) 원용부와 근용부를 비구면으로 설계 → 얇고 가벼워짐

(b) 수차가 감소되고, 시야가 확대됨 → 자연시에 가까운 시야 확보

⑤ 기능공학적설계(Ergonomic Inset Design)

(a) 기능공학적설계 : 원용부 교정굴절력의 부호에 따라 인셋(Inset)량을 달리하는 설계

(b) 근시성 난시 : (−)렌즈 사용으로 인해 근거리를 주시할 때 B.I.의 영향으로 정시보다 작은 폭주량에 익숙함 → 인셋(Inset)량을 적게

(c) 원시성 난시 : (+)렌즈 사용으로 인해 근거리를 주시할 때 B.O.의 영향으로 정시보다 큰 폭주량에 익숙함 → 인셋(Inset)량을 크게

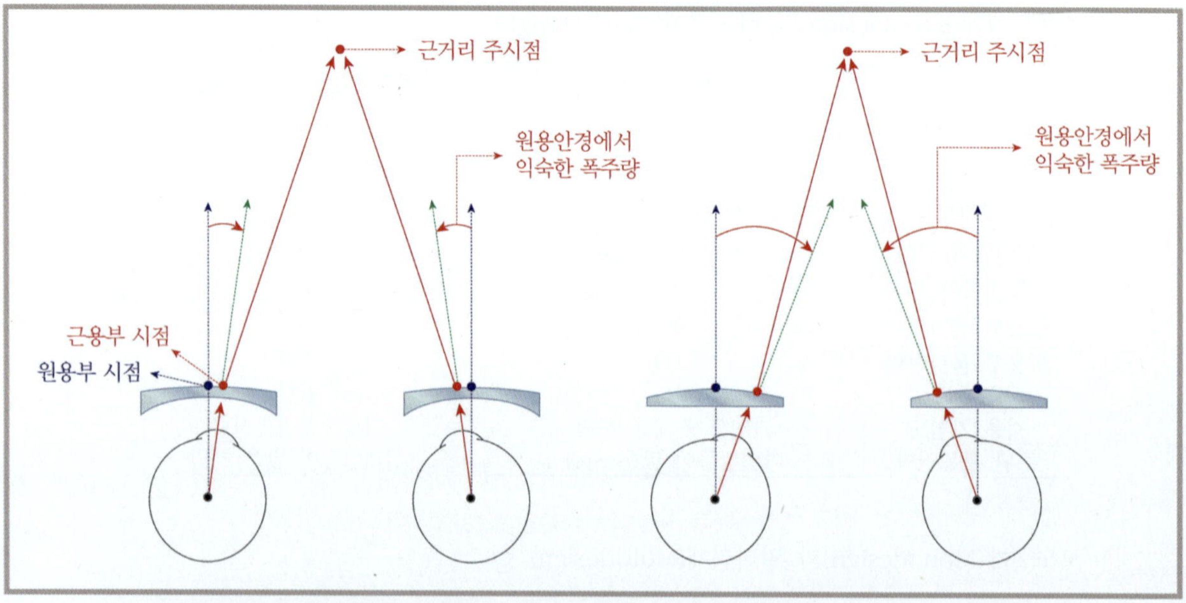

(d) 원용안경에 따른 인셋(Inset)량 : (-)렌즈(근시성) 〈 (+)렌즈(원시성)

2. 원용부 두께줄임가공(Prism Thinning or Yoked Base Downn Prism[11])

(1) 원용부 두께줄임가공 방법

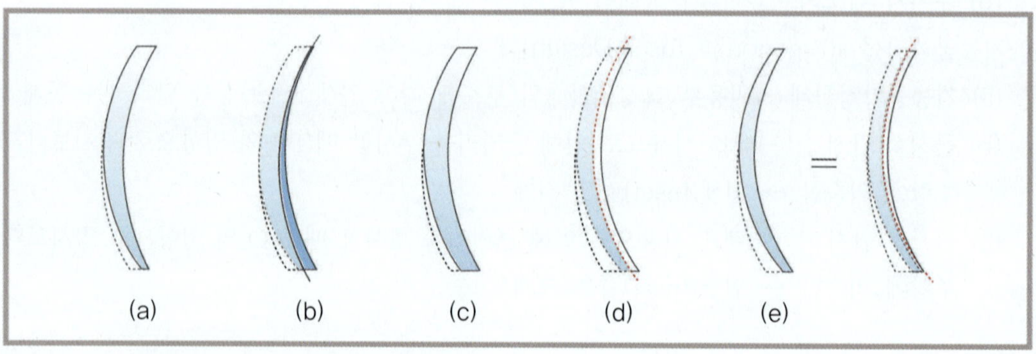

(a) 단초점렌즈(점선)와 누진렌즈(실선)

(b) 두께가 얇은 근용부를 원용부 두께와 동일하게 하기 위한 B.D.프리즘을 렌즈 후면에 부착

(c) B.D.프리즘을 렌즈 후면에 부착시킨 상태

(d) 렌즈 후면 전체를 동일한 양으로 연마

(e) 원용부 두께가 얇아지고, 원용부는 B.D. 프리즘 형태가 됨

11) 안경조제 및 가공(증보판) 284쪽 참조

(2) 원용부 두께줄임가공의 특성

① 누진렌즈의 구조 : 위쪽보다 아래쪽의 곡률이 더 큼 → 렌즈의 위쪽의 두께가 더 두꺼움 → 외관상 좋지 않으며, 전체적인 렌즈 무게도 무거움
② 가입도가 클수록 원용부 두께가 두꺼워지고 무거워짐
③ (−)면의 곡률은 동일하게 하고 누진렌즈 원용부의 위쪽 가장자리를 얇게 가공 → 원용부 두께 감소 → 렌즈 무게 감소 → 원용부에서 기저하방(B.D.) 효과 → 처음 누진렌즈 착용자인 경우 물체가 위쪽으로 떠 보여 적응이 필요
④ 절삭된 부분의 형태 : 기저상방(B.U.)
⑤ 두께줄임가공(Prism Thinning)의 효과 : 원용부 두께 감소에 따른 B.D. 효과
⑥ 가입(덧댐) 프리즘도 = 근용 가입도의 2/3(75%) → 양쪽 렌즈 모두 가공 필요
⑦ 좌우안의 가입도가 다르면서 한쪽 렌즈만 교환할 때는 주의가 필요
⑧ 좌우 렌즈의 프리즘량이 같아야 함 → 프리즘 측정 위치에서 좌우 프리즘량 확인 필요

3. 누진굴절력렌즈의 미교정의 영향 및 적응

(1) 원용부 완전교정의 필요성

① 근시가 저교정된 누진렌즈
(a) 원용부 주변 수차 증가
(b) 원용부 선명시역의 범위가 좁아짐
② 원시가 저교정된 누진렌즈
(a) 원용부 주변 수차 감소
(b) 원용부 선명시역의 범위가 넓어짐
(c) 근용부 가입도 증가
(d) 근용부 주변 수차 증가
(e) 근용부 선명시역 좁아짐

(2) 가입도가 1.00D 이하인 초기 노안인 사람이 누진렌즈 적응력이 좋은 이유

① 가입도가 작아 명시역의 범위가 넓음
② 초기 노안은 상대적으로 조절력이 풍부
③ 가입도와 수차가 작음 → 상의 흔들림이나 왜곡이 작음
④ 장시간 사용에 따른 안정피로가 상대적으로 적음

(3) 누진렌즈에 적응하기 어려운 사람(누진굴절력렌즈 사용을 피해야 할 사람)

① 가입도가 높은 누진렌즈를 처음 착용하는 사람
② 신경질적이고 참을성이 없는 성격인 사람
③ 멀미나 이명 등의 원인으로 균형감각에 예민한 사람
④ 단초점 근용안경이나 이중초점렌즈를 장기간 사용한 사람
⑤ 근용부로 시선을 옮기기 어려운 사람 → 아래쪽 방향으로 안구회선량이 작은 사람, 목이 짧거나 목운동의 범위가 좁은 사람
⑥ 부등시인 사람 : 수직방향 프리즘 차에 의한 수직방향 융합 부담이 커짐
⑦ 양안시가 원활하지 않은 사람

(4) 다초점렌즈의 적응을 위한 주의사항

① 계단을 내려갈 때 : 고개를 충분히 숙일 것 → 시선이 근용부를 지나지 않도록 함
② 근거리 작업을 할 때 : 안경을 약간 위로 올리거나 턱을 앞으로 내밀게 함 → 시선이 근용부를 향하게 함
③ 원거리 생활을 주로 할 때 : 안경을 약간 아래로 내리거나 턱을 당기게 함 → 시선이 중간부나 근용부를 향하지 않게 함
④ 소파 등에서 TV를 볼 때 : 안경을 약간 아래로 내리거나 턱을 당기게 함 → 시선이 근용부를 향하지 않게 함
⑤ 자동차 운전석 등받이가 뒤로 젖혀져 있을 때 : 등받이를 세우거나 안경을 아래로 내리게 함 → 원용부 시선이 중간부나 근용부를 향하지 않게 함

4. 누진굴절력렌즈의 설계 및 가공

(1) 누진굴절력렌즈의 설계 기준점 및 조건

① 아이포인트(Eye Point) 또는 피팅크로스(Fitting Cross)
(a) 조제가공의 원용 기준점
(b) 각막반사상과 일치시킬 누진굴절력렌즈 설계의 기준점
② 원용부 아이포인트(Eye Point) 높이(Oh)
(a) 안경테 하부림에서 각막반사상까지의 높이
(b) 기본피팅이 완료된 안경테를 착용한 상태의 경사각 0°자세에서 각막반사상까지의 높이 측정
③ 안정적인 근용부참조원의 조건
(a) 수직방향 위치 : 원거리 시점에서 아래쪽 9 ~ 11mm
(b) 안구회전각 : 20° ~ 25°

(2) 누진굴절력렌즈용 안경테 선택 기준

① 렌즈삽입부 상하 길이의 최소조건 : 35mm 이상

(a) 동공중심에서 위쪽 13mm 이상 필요 : 원용부 시야 확보

(b) 동공중심에서 아래쪽 22mm 이상 필요 : 중간거리부와 근거리 시야 확보

② 근용부참조원이 잘려 나가지 않을 크기의 렌즈삽입부 길이를 갖는 안경테

③ 아이포인트 위치의 미세조정을 위한 코받침지지(Pad Arm)가 있는 안경테

(3) 원용부 미교정에 의한 영향

① 원용부 교정굴절력이 (+)방향으로 커질 경우(근시의 저교정 및 원시의 과교정)

(a) 원용부 시야 좁아짐

(b) 주변주 시야의 흐림이 커짐

(c) 가입도 낮아짐 → 누진대와 근용부 시야는 넓어짐

② 원용부 교정굴절력이 (−)방향으로 커질 경우(근시의 과교정 및 원시의 저교정)

(a) 원용부 시야 넓어짐

(b) 주변주 시야의 흐림이 작아짐

(c) 가입도 높아짐 → 누진대와 근용부 시야는 좁아짐

(4) 각막반사상에 대한 아이포인트 높이 오차에 의한 영향

① 아이포인트가 각막반사상보다 높을 경우 : 근용중심 설계

(a) 렌즈가 전체적으로 높아짐 : 시점이 누진대를 지남 → 원거리를 볼 때 상이 흐려짐

(b) (+)굴절력의 영향으로 원용부 시야가 좁아짐

(c) 상의 흔들림이 커짐

② 아이포인트가 각막반사상보다 낮을 경우 : 원용중심 설계

(a) 렌즈가 전체적으로 낮아짐 : 누진대와 근용부까지의 거리가 멀어짐

(b) 근용부까지의 시선이동량(안구회전량) 커짐 → 근거리 작업시간에 증가에 따른 피로 증가

(c) 근거리 시야 좁아짐

(5) 내편심량(Inset)에 영향을 주는 요소

① 내편심량(Inset) : 근거리 주시에 따른 폭주의 영향으로 발생하는 시선의 코방향 수평이동량

② 내편심량(Inset)을 크게 조정해야할 경우

(a) 원용P.D.가 클 경우

(b) 정점간거리가 길 경우

(c) 주시거리가 짧을 경우

(d) (+)방향 굴절력이 클 경우 → 렌즈의 프리즘 영향으로 (−)렌즈보다 (+)렌즈의 편심량이 더 커야함

(6) 정점간거리에 의한 영향

① 정점간거리가 길 경우
  (a) 근용부 시야가 좁아짐
  (b) 내편심량(Inset)이 커짐
  (c) 원용부에서 근용부로의 시선 이동량(안구회전각)이 작아짐

② 정점간거리가 짧을 경우
  (a) 근용부 시야가 넓어짐
  (b) 내편심량(Inset)이 작아짐
  (c) 원용부에서 근용부로의 시선 이동량(안구회전각)이 커짐

(7) 경사각에 의한 영향

① 경사각이 클 경우
  (a) 근용부 정점간거리가 짧아짐
  (b) 시야가 넓어짐
  (c) 누진대가 짧아짐

② 경사각이 작을 경우
  (a) 근용부 정점간거리가 길어짐
  (b) 시야가 좁아짐
  (c) 누진대가 길어짐

(8) 눈의 상태에 따른 조제가공 방법

① 단안시일 경우
  (a) 폭주가 있는 눈 : 폭주를 고려한 내편심량 렌즈(수평비대칭렌즈) 주문
  (b) 폭주가 없는 눈 : 내편심량이 없는 수평대칭렌즈 주문

② 사시 또는 굴절부등이 심한 단안시 : 내편심량이 없는 수평대칭렌즈 주문

③ 교대성 사시 : 양안이 안정위 상태일 때를 기준으로 동공중심이 아이포인트에 위치하도록 설계

(9) 난시 미교정의 영향

① 누진렌즈의 전제조건 : 난시안의 완전교정

② 난시 미교정(잔류난시)의 영향
  (a) 원용시야가 좁아짐 → 원용부가 아닌 수차몰림부의 역할이 됨
  (b) 근용부가 좁아짐 → 근용부가 아닌 수차몰림부의 역할이 됨
  (c) 원용부, 근용부 및 누진대를 포함한 전체 영역에서 상이 흐려짐 → 시력 저하
  (d) 근시성 도난시, 원시성 직난시 및 사난시 미교정의 영향 : 수평방향 프리즘효과 커짐 → 비점

수차의 영향이 커짐 → 누진대와 근용부 선명시야가 좁아짐

(e) 가입도 증가 → 시야가 좁아지고 수차가 커짐

(10) 체형이나 자세에 따른 아이포인트(Eye Point) 높이 결정

① 머리와 허리를 뒤로 젖혀 걷는 사람 : 누진대가 위로 올라옴 → 아이포인트 높이 낮춤

② 배가 많이 나와 머리가 뒤로 젖혀진 사람 : 누진대가 위로 올라옴 → 아이포인트 높이 낮춤

③ 턱을 앞으로 내미는 사람 : 누진대가 위로 올라옴 → 아이포인트 높이 낮춤

④ 야외활동이 많은 사람 : 원용부 시야를 넓힘 → 아이포인트 높이 낮춤

⑤ 머리를 숙여 내려보는 자세를 가진 사람 : 누진대가 아래로 내려감 → 아이포인트 높이 높임

⑥ 허리가 굽은 사람 : 누진대가 아래로 내려감 → 아이포인트 높이 높임

(11) 가입도(Add)가 클 때 누진렌즈의 변화

① 누진대 길이에 비례 : 누진대가 길어짐

② 수차에 비례 : 수차몰림부의 수차 증가

③ 시야에 반비례 : 시야가 좁아짐

④ 중간거리부 폭에 반비례 : 중간거리부 폭이 좁아짐

⑤ 근용부 폭에 반비례 : 근용부 폭이 좁아짐

(12) 누진렌즈의 근용부 시야를 넓히는 방법

① 정점간거리를 짧게 조정

② 경사각을 크게 조정

③ 가입도를 낮춤

④ 수평비대칭설계

⑤ 하드설계(Hard Design)

5. 근용부의 거울검사법(Mirror Table Test)

(1) 거울검사법 : 조제가공 전후에 실시

① 아이포인트게이지(Eye Point Gage) : 양안의 조준선을 검사하기 위해 형판의 설계점에 일치시켜 누진렌즈에 부착하는 원형의 게이지

② 조제가공 전 : 근용부를 우선으로 설계할 때 양안의 조준선이 근용부참조원의 근용부 설계점과 일치하는지 검사

③ 조제가공 후 : 근거리를 주시할 때 양안의 조준선이 근용부참조원의 중심을 통과하는를 검사

④ 미세조정을 위한 안경테 요소 : 정점간거리, 경사각, 코받침, 다리벌림각 등

(2) 미세조정을 위한 거울검사법

① 좌우 동공중심(조준선)이 코쪽으로 몰려 있는 경우

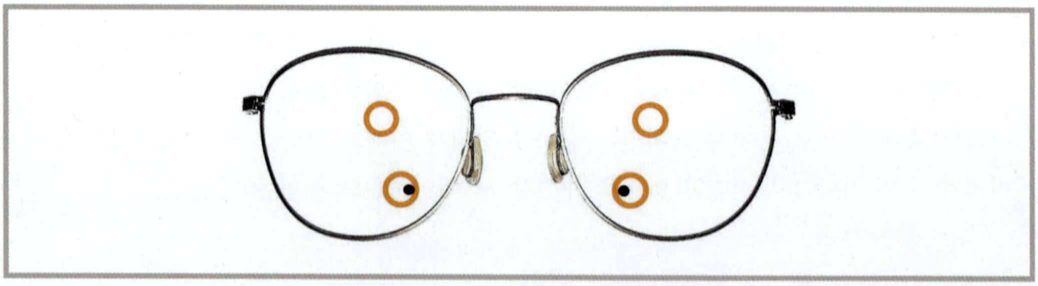

(a) 정점간거리를 짧게 조정

(b) 경사각을 크게 조정

② 좌우 동공중심(조준선)이 귀쪽으로 몰려 있는 경우

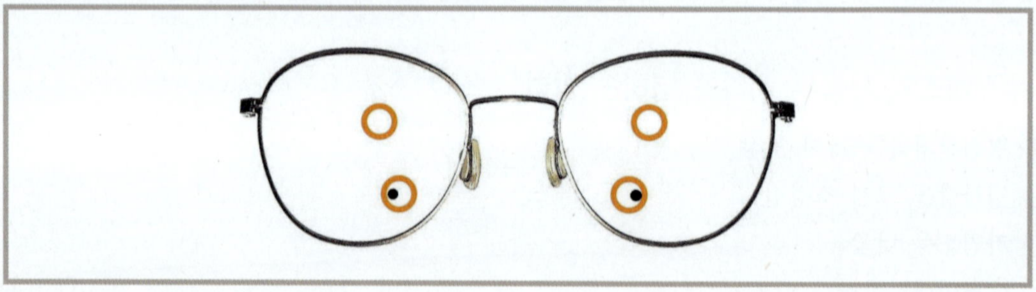

(a) 정점간거리를 길게 조정

(b) 경사각을 작게 조정

③ 좌우 동공중심(조준선)이 위쪽으로 몰려 있는 경우

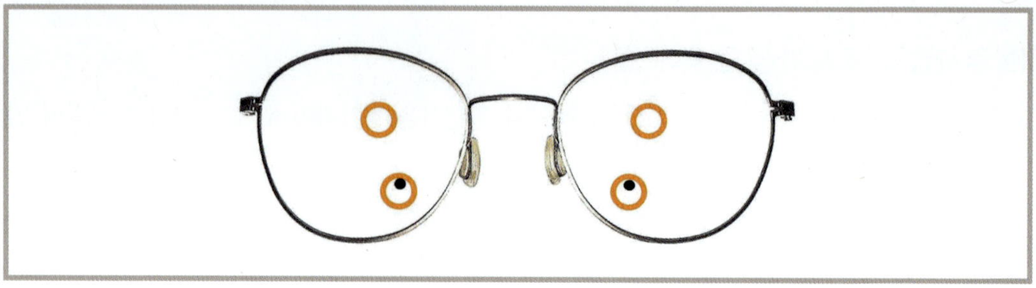

(a) 경사각을 작게 조정

(b) 안경을 올림 ➞ 코받침을 내림

④ 좌우 동공중심(조준선)이 아래쪽으로 몰려 있는 경우

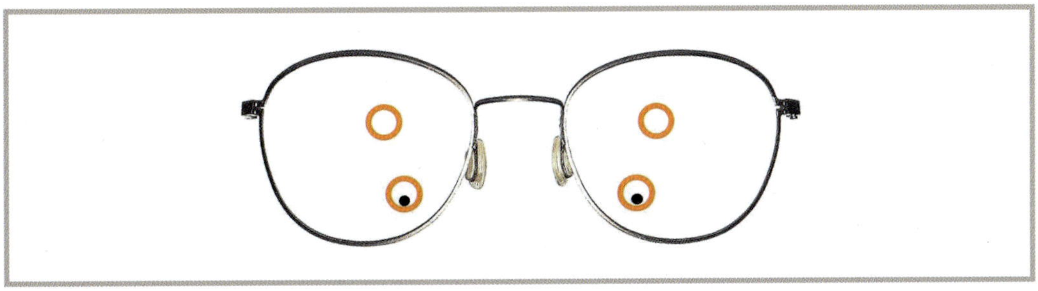

(a) 경사각을 크게 조정

(b) 안경을 내림 ➞ 코받침을 올림

⑤ 좌우 동공중심(조준선)이 오른쪽으로 몰려 있는 경우

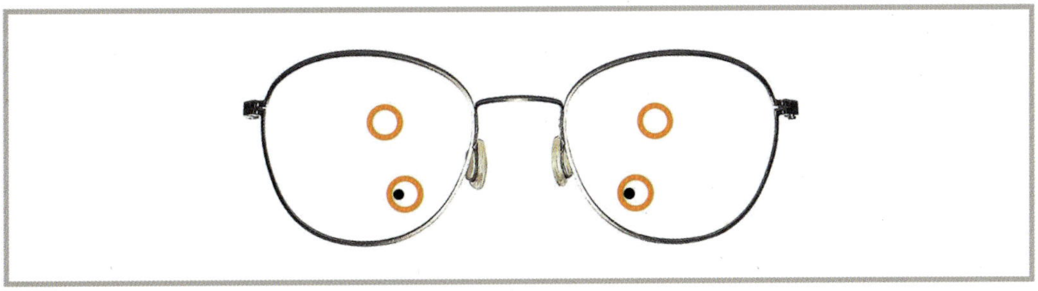

(a) 원용부 아이포인트와 근용부 참조원이 모두 오른쪽으로 밀려 있는 경우
  ⓐ 안경의 전면부를 오른쪽으로 수평이동
  ⓑ 오른쪽 다리벌림각을 좁히고 왼쪽 다리벌림각을 넓힘

(b) 원용부 아이포인트는 정상이나 근용부 참조원이 모두 오른쪽으로 밀려 있는 경우
  ⓐ 폭주 이상 ➞ 근용부 우선 설계
  ⓑ 근용부 설계점 및 아이포인트 위치 확인

⑥ 좌우 동공중심(조준선)이 왼쪽으로 몰려 있는 경우

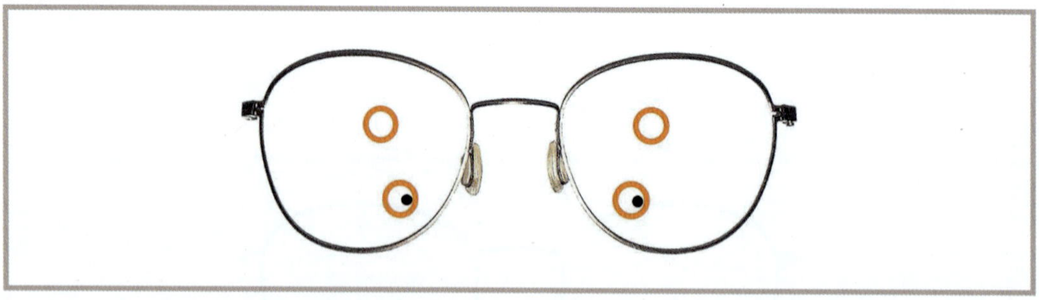

(a) 원용부 아이포인트와 근용부 참조원이 모두 왼쪽으로 밀려 있는 경우
   ⓐ 안경의 전면부를 왼쪽으로 수평이동
   ⓑ 오른쪽 다리벌림각을 넓히고 왼쪽 다리벌림각을 좁힘
(b) 원용부 아이포인트는 정상이나 근용부 참조원이 모두 왼쪽으로 밀려 있는 경우
   ⓐ 폭주 이상 → 근용부 우선 설계
   ⓑ 근용부 설계점 및 아이포인트 위치 확인

6. 조제가공의 순서

(1) 조제가공 순서

① 단초점렌즈 조제가공 방법으로 형판을 제작한다.
② 안경테를 착용한 상태에서 경사각 0°자세를 취하게 하고, 원용의 설계점(각막 반사상 인점)을 설정한다.
③ 설계점을 기준으로 원용과 근용의 P.D.와 Oh를 측정한다.
④ 원용과 근용의 설계점 위치에 아이포인트게이지를 부착한다.
⑤ 거울검사법 등에 의해 눈의 조준선이 아이포인트게이지의 중심에 위치하는지 확인하고, 미세조정을 통해 수정한다.
⑥ 원용의 설계점에 고무흡착반(Suction Cuo)을 부착시켜 가공한다.

(2) 사용 중인 누진굴절력렌즈 또는 조제가공이 완료된 누진굴절력렌즈의 점검 순서

① 렌즈 좌우에 있는 숨김마크(Hidden Engrave Mark)를 찾아 유성펜으로 마킹한다.
② 아이포인트게이지의 숨김마크 일치점과 유성펜으로 마킹한 숨긴마크를 일치시켜 아이포인트게이지를 부착한다.
③ 렌즈의 각 부위별 굴절력과 위치관계를 확인한다.
④ 안경을 착용한 상태에서 조준선이 아이포인트게이지의 중심에 위치하는지 확인하고, 미세조정을 통해 수정한다.

1차 개념정립 및 익힘문제

8-1. 누진굴절력렌즈에 대한 설명으로 옳은 것은?

① 상의 도약현상이 발생한다.
② 누진영역에서 불명시역의 갭(Gap)이 존재한다.
③ 원용부에서 근용부로 갈수록 곡률이 감소한다.
④ 원용부에서 근용부로 갈수록 (+)굴절력이 감소한다.
⑤ 원용부에서 근용부로 갈수록 렌즈의 두께가 감소한다.

8-2. 다음 그림과 같은 누진굴절력렌즈에서 렌즈의 제조사와 상품명이 각인되어 있는 곳은?

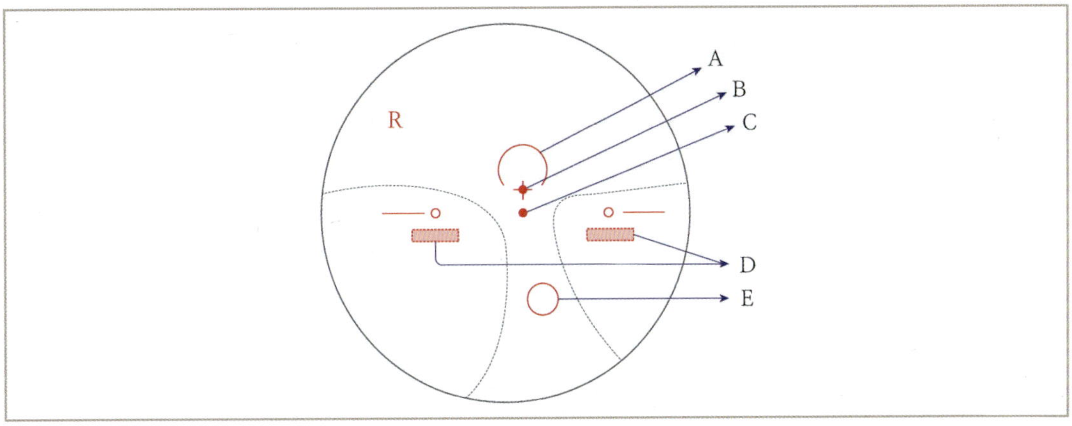

① A ② B
③ C ④ D
⑤ E

8-3. 누진굴절력렌즈에서 가입도(Add)가 각인되어 있는 곳은?

① 숨김마크 ② 아이포인트(Eye Point)
③ 기하중심점 ④ 근용부 굴절력 측정 위치
⑤ 수평기준선

8-4. 이중초점렌즈와 비교한 누진굴절력렌즈의 특징으로 옳은 것은?

① 원용부 및 근용부 시야가 넓다.
② 비점수차나 왜곡수차 발생이 적다.
③ 원용부와 근용부 사이에 단락이 있다.
④ 폭주부족인 사람에게 적용시키기 쉽다.
⑤ 근거리 주시에 따른 눈의 회선량이 커진다.

8-5. 가입도가 큰 사람에게 적합하며, 가입도가 작을 때와 근용부 넓이의 차이가 없는 누진렌즈 설계방식은?

① 수평대칭설계
② 수평비대칭설계
③ 소프트설계
④ 하드설계
⑤ 멀티설계

8-6. 누진다초점렌즈의 두께와 무게를 감소시키기 위한 원용부 두께줄임(Prism Thinning) 가공을 할 때, 발생하는 프리즘 효과는?

① 원용부 기저상방(B.U.)
② 원용부 기저하방(B.D.)
③ 근용부 기저하방(B.D.)
④ 근용부 기저상방(B.U.)
⑤ 중간거리부 기저하방(B.D.)

8-7. 누진렌즈에 대한 적응력이 좋은 경우는?

① 초기 노안인 사람
② 양안시가 원활하지 않은 사람
③ 신경질적이고 참을성이 없는 성격인 사람
④ 가입도가 높은 누진렌즈를 처음 착용하는 사람
⑤ 단초점 근용안경이나 이중초점렌즈를 장기간 사용한 사람

8-8. 원용부가 과교정된 근시인 사람의 누진굴절력렌즈에서 나타나는 현상은?

① 가입도 낮아짐
② 누진대 좁아짐
③ 원용부 시야 좁아짐
④ 주변부 시야의 흐림 증가
⑤ 근용부 시야 넓어짐

8-9. 완전교정 처방이 S+3.50D, Add 2.00D인 사람에게 S+4.00D, Add 1.75D인 누진굴절력렌즈로 처방했을 때 나타나는 현상은?

① 가입도 높아짐
② 누진대 좁아짐
③ 원용부 시야 좁아짐
④ 주변부 시야의 흐림 감소
⑤ 근용부 시야 좁아짐

8-10. 누진굴절력렌즈에서 경사각이가 크게 조정되었을 때 나타나는 현상은?

① 상이 확대된다.
② 상이 축소된다.
③ 누진대가 길어진다.
④ 근용부 시야가 좁아진다.
⑤ 근용부 정점간거리가 짧아진다.

8-11. 누진굴절력렌즈의 미세조정을 위한 거울검사 시 조준선(• 점)이 귀쪽으로 몰려있을 때 올바른 조정방법은?

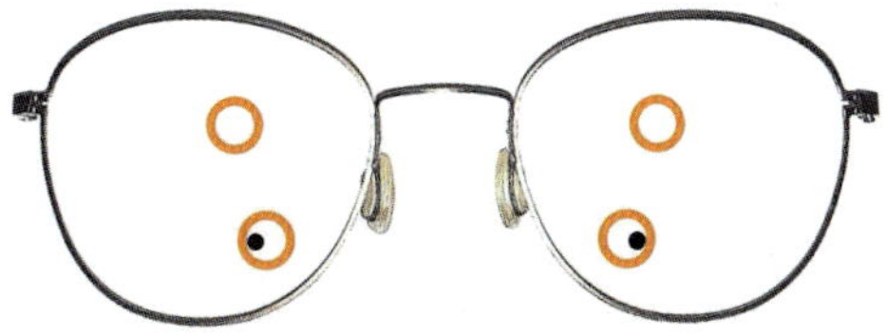

① 코받침을 아래로 내린다.
② 경사각을 작게 조정한다.
③ 정점간거리를 짧게 조정한다.
④ 다리벌림각을 크게 조정한다.
⑤ 코받침간격을 넓게 조정한다.

8-12. 누진굴절력렌즈의 미세조정을 위한 거울검사 시 조준선(• 점)이 왼쪽으로 몰려있을 때 올바른 조정방법은?

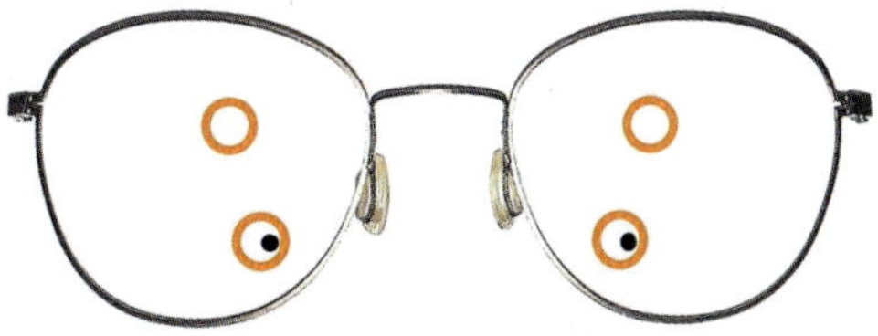

① 코받침을 위로 올린다.
② 경사각을 작게 조정한다.
③ 정점간거리를 짧게 조정한다.
④ 왼쪽 다리벌림각을 크게 조정한다.
⑤ 오른쪽 다리벌림각을 크게 조정한다.

2차 개념정립 및 익힘문제

8-13. 누진굴절력렌즈에 대한 설명으로 옳은 것은?

① 가입도가 클수록 수차몰림부의 수차량이 감소한다.
② 주변시야에서도 시각적인 위화감이 발생하지 않는다.
③ 근용부가 넓을수록 수차몰림부의 수차량이 감소한다.
④ 근용부 시점에서 좌우로 갈수록 (+)굴절력이 증가한다.
⑤ 원용부 아이포인트에서 좌우로 갈수록 (+)굴절력이 증가한다.

8-14. 다음 그림과 같은 누진굴절력렌즈에서 렌즈의 기하학적 중심점 위치는?

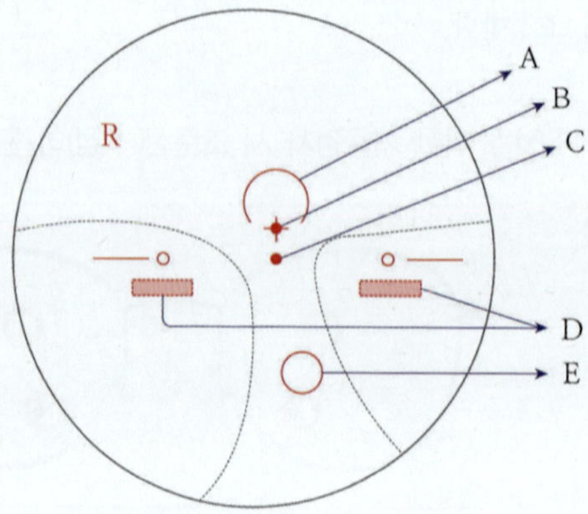

① A　　② B
③ C　　④ D
⑤ E

8-15. 누진굴절력렌즈에서 조제가공P.D.와 Oh을 일치시키기 위한 설계점은?

① 숨김마크　　② 아이포인트(Eye Point)
③ 기하중심점　　④ 근용부 굴절력 측정 위치
⑤ 수평기준선

8-16. 다음과 같은 특징이 있는 누진렌즈 설계방식은?

- 원용부 비구면설계
- 수차몰림부가 근용부에서 원용부까지 확대됨
- 수차량이 적고, 분포가 완만함
- 가입도가 작은 사람에게 적합

① 수평대칭설계　　② 수평비대칭설계
③ 소프트설계　　④ 하드설계
⑤ 멀티설계

8-17. 원용안경에서 익숙한 폭주량을 적용하기 위해 근시성 난시와 원시성 난시의 인셋(Inset)량을 달리하는 누진렌즈 설계방식은?

① 수평대칭설계
② 수평비대칭설계
③ 전영역투과설계
④ 기능공학적설계
⑤ 멀티설계

8-18. 누진다초점렌즈의 두께와 무게를 감소시키기 위한 원용부 두께줄임(Prism Thinning) 가공에 대한 설명으로 옳은 것은?

① 누진렌즈의 (-)면을 얇게 가공한다.
② 원용부에서 물체가 위쪽으로 떠 보인다.
③ 근용부 아래쪽 가장자리를 얇게 가공한다.
④ 근용부에서 기저하방(B.D.) 효과가 발생한다.
⑤ 근용부의 두께를 얇게 가공하여 무게를 줄인다.

8-19. 누진굴절력렌즈에 필요한 안경테 크기는?

① 동공중심에서 위쪽 13mm 이상, 아래쪽 22mm 이상일 것
② 위눈꺼풀에서 위쪽 22mm 이상, 아래쪽 13mm 이상일 것
③ 아래눈꺼풀에서 위쪽 22mm 이상, 아래쪽 13mm 이상일 것
④ 동공 위쪽 가장자리에서 위쪽 13mm 이상, 아래쪽 22mm 이상일 것
⑤ 동공 아래쪽 가장자리에서 위쪽 13mm 이상, 아래쪽 22mm 이상일 것

8-20. 근거리 작업량이 많아 근용중심의 누진굴절력렌즈를 설계했을 때 나타나는 현상으로 옳은 것은?

① 원용부 시야가 넓어짐
② 시점이 누진대를 지남
③ 원거리 상이 선명해짐
④ 렌즈가 전체적으로 낮아짐
⑤ 아이포인트가 각막반사상보다 낮아짐

8-21. 완전교정 처방이 S-3.50D, Add 2.00D인 사람에게 S-4.00D, Add 2.25D인 누진굴절력렌즈로 처방했을 때 나타나는 현상은?

① 가입도 낮아짐
② 누진대 좁아짐
③ 원용부 시야 좁아짐
④ 주변부 시야의 흐림 증가
⑤ 근용부 시야 넓어짐

8-22. 가입도(Add)가 증가할 때 누진굴절력렌즈의 변화로 옳은 것은?

① 시야가 넓어진다.
② 누진대가 짧아진다.
③ 근용부 폭이 좁아진다.
④ 중간거리부 폭이 넓어진다.
⑤ 수차몰림부의 수차가 감소한다.

8-23. 누진굴절력렌즈의 미세조정을 위한 거울검사 시 조준선(• 점)이 위쪽으로 몰려있을 때 올바른 조정방법은?

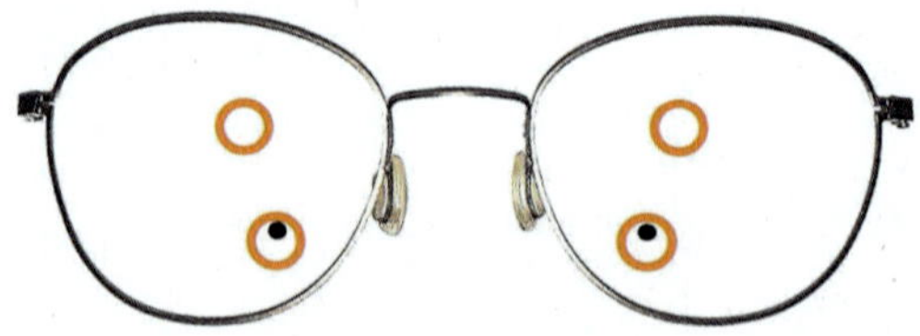

① 코받침을 위로 올린다.
② 경사각을 작게 조정한다.
③ 정점간거리를 짧게 조정한다.
④ 다리벌림각을 크게 조정한다.
⑤ 코받침간격을 넓게 조정한다.

8-24. 누진렌즈 착용자의 조건에 따른 누진렌즈의 설계방법이 바르게 연결된 것은?

① 실외생활을 주로 하는 사람 – 하드설계
② 이중초점렌즈를 사용한 사람 – 소프트설계
③ 실내에서 주로 생활하는 사람 – 소프트설계
④ 나이가 많고, 가입도가 높은 사람 – 하드설계
⑤ 누진렌즈를 처음 착용하는 초기 노안인 사람 – 하드설계

3차 개념정립 및 익힘문제

8-25. 이중초점렌즈와 비교한 누진굴절력렌즈의 장점으로 옳은 것은?

① 근용부 시야가 넓다.
② 시각적인 위화감이 적다.
③ 측방시에서의 상의 흔들림이 적다.
④ 장시간 사용에 따른 안정피로 발생이 적다.
⑤ 융착형 이중초점렌즈에 비해 색수차 발생이 적다.

8-26. 다음 그림과 같은 누진굴절력렌즈에서 조제가공P.D.와 Oh을 일치시키기 위한 설계점 위치는?

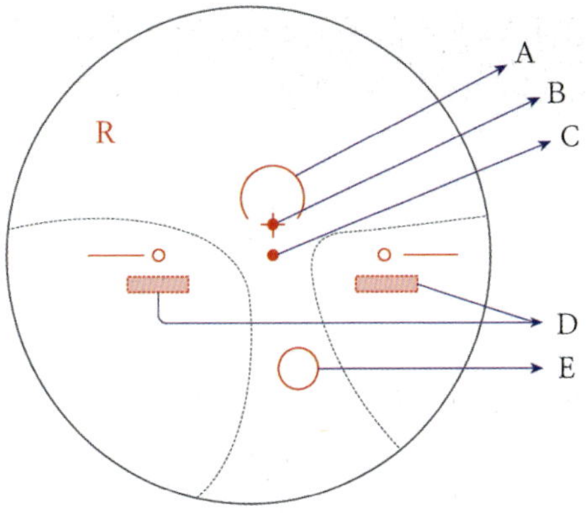

① A　　② B
③ C　　④ D
⑤ E

8-27. 누진굴절력렌즈에서 누진렌즈의 종류에 따른 누진대의 길이가 긴 순서로 옳은 것은?

① 원근용 〉 중근용 〉 근근용　　② 원근용 〉 근근용 〉 중근용
③ 근근용 〉 원근용 〉 중근용　　④ 근근용 〉 중근용 〉 원근용
⑤ 중근용 〉 원근용 〉 근근용

8-28. 누진렌즈 설계 방법 중 수평대칭설계과 비교한 수평비대칭설계의 특징으로 옳은 것은?

① 좌우 렌즈를 구분하지 않아도 된다.
② 넓고 쾌적한 양안시를 얻을 수 있다.
③ 좌우 렌즈에 동일한 설계가 적용된다.
④ 측면을 주시할 때 동일한 굴절력 배치가 어렵다.
⑤ 조제가공 시 근용부를 코쪽으로 회전시켜 가공한다.

8-29. 누진다초점렌즈의 두께와 무게를 감소시키기 위한 원용부 두께줄임(Prism Thinning) 가공을 할 때, 원용부에서 잘려나간 부분의 형태는?

① B.I. 프리즘 형태
② B.O. 프리즘 형태
③ B.U. 프리즘 형태
④ B.D. 프리즘 형태
⑤ (+)렌즈 형태

8-30. 가입도가 작은 초기 노안인 사람이 가입도가 높은 중기 이상의 노안인 사람에 비해 누진렌즈에 대한 적응력이 좋은 이유로 옳은 것은?

① 상의 흔들림 현상이 크다.
② 비점수차는 작으나 왜곡수차가 크다.
③ 가입도가 작아 명시역의 범위가 넓다.
④ 초기 노안이므로 상대적으로 조절력이 부족하다.
⑤ 장시간 사용에 따른 안정피로가 상대적으로 크다.

8-31. 원용부가 저교정된 근시인 사람의 누진굴절력렌즈에서 나타나는 현상은?

① 가입도 높아짐
② 누진대 좁아짐
③ 원용부 시야 좁아짐
④ 주변부 시야의 흐림 감소
⑤ 근용부 시야 좁아짐

8-32. 원거리 작업량이 많아 원용중심의 누진굴절력렌즈를 설계했을 때 나타나는 현상으로 옳은 것은?

① 근거리 시야가 좁아짐
② 근거리까지의 시선 이동량 작아짐
③ 렌즈가 전체적으로 높아짐
④ 동공에서 근용부까지의 거리가 가까워짐
⑤ 아이포인트가 각막반사상보다 높아짐

8-33. 누진굴절력렌즈에서 내편심량(Inset)을 크게 조정해야 하는 경우는?

① 원용P.D.가 작을 때
② 정점간거리가 길 때
③ 주시거리가 길 때
④ 경사각이 클 때
⑤ 다리경사각이 작을 때

8-34. 누진굴절력렌즈의 미세조정을 위한 거울검사 시 조준선(•점)이 코쪽으로 몰려있을 때 올바른 조정방법은?

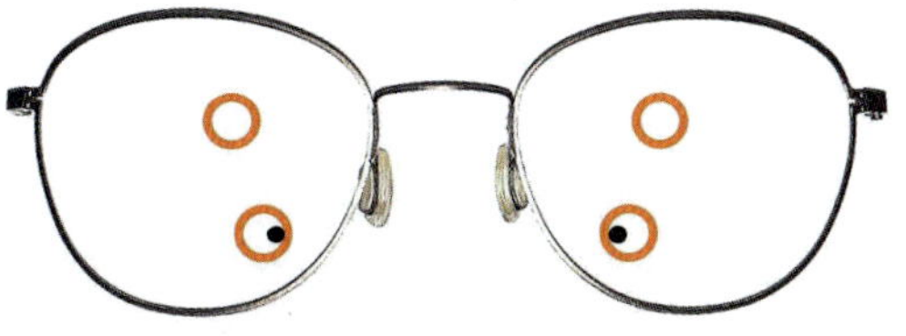

① 코받침을 아래로 내린다.
② 경사각을 작게 조정한다.
③ 정점간거리를 짧게 조정한다.
④ 다리벌림각을 작게 조정한다.
⑤ 코받침간격을 좁게 조정한다.

8-35. 누진굴절력렌즈의 미세조정을 위한 거울검사 시 조준선(•점)이 오른쪽으로 몰려있을 때 올바른 조정방법은?

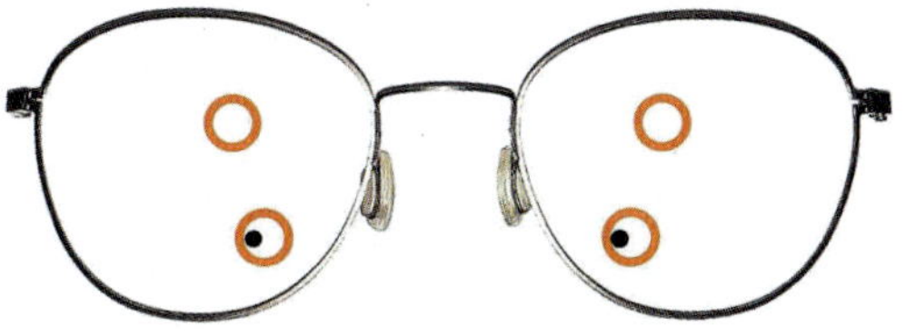

① 코받침을 위로 올린다.
② 경사각을 작게 조정한다.
③ 정점간거리를 짧게 조정한다.
④ 왼쪽 다리벌림각을 크게 조정한다.
⑤ 오른쪽 다리벌림각을 크게 조정한다.

8-36. 누진굴절력렌즈에서 렌즈면에 마킹된 표기를 제거해야할 때는 언제인가?

① 설계점 설계 후
② 렌즈가공 후
③ 최종 피팅 확인 후
④ 아이포인트게이지 부착 후
⑤ 렌즈미터에 의한 도수 확인 후

제9장 특수렌즈의 설계

학습목표	(1) 프리즘 처방렌즈의 설계점 높이와 광학중심점 높이의 변화를 계산하고, 설명할 수 있다. (2) 평면렌즈인 동심원렌즈와 동반경렌즈의 특징을 비교하여 설명할 수 있다. (3) 평면렌즈와 굴절력이 약한 렌즈의 설계점 설정방법을 설명할 수 있다. (4) 평면렌즈와 굴절력이 약한 렌즈의 설계점 설정방법에 따라 양안시이 미치는 영향을 설명할 수 있다. (5) 편광렌즈의 용도와 특징을 설명할 수 있다. (6) 편광렌즈에서 반사면에 따른 편광축 및 조제가공 참조마크의 위치를 설정할 수 있다. (7) 복식알바이트 안경에서 앞뒤 렌즈의 구성에 따른 용도를 설명할 수 있다. (8) 복식알바이트 안경에서 앞뒤 렌즈의 구성에 따른 각 부분의 굴절력을 계산할 수 있다. (9) 복식알바이트 안경에서 앞뒤 렌즈의 구성에 따른 조제가공P.D.와 Oh를 계산할 수 있다. (10) 뒷걸림테 안경에서 앞뒤 렌즈의 구성에 따른 용도를 설명할 수 있다. (11) 뒷걸림테 안경에서 앞뒤 렌즈의 구성에 따른 각 부분의 굴절력을 계산할 수 있다. (12) 뒷걸림테 안경에서 앞뒤 렌즈의 구성에 따른 조제가공P.D.와 Oh를 계산할 수 있다. (13) 하프톤 렌즈의 특징 및 가공 시 주의사항을 설명할 수 있다.

1. 프리즘 처방렌즈의 설계점 높이와 광학중심점 높이
   (1) 프리즘처방이 없는 경우
   (2) (+)렌즈에 B.U.처방인 경우
   (3) (+)렌즈에 B.D.처방인 경우
   (4) (-)렌즈에 B.U.처방인 경우
   (5) (-)렌즈에 B.D.처방인 경우
   (6) 측정Oh 기준 조가Oh 계산방법
2. 평면렌즈(Plano Lens)의 설계
   (1) 얇은렌즈(렌즈의 중심두께 t = 0)의 제작자 공식
   (2) 동반경형 평면렌즈
   (3) 동심원형 평면렌즈
   (4) 경선의 굴절력이 ±0.50D 이하인 렌즈(평면렌즈 포함)의 조제가공
3. 편광렌즈(Polar Lens)의 설계
   (1) 편광렌즈의 원리
   (2) 용도에 따른 편광안경의 편광축
   (3) 편광렌즈의 특징

4. 두장의 렌즈가 중첩된 복식알바이트 안경(앞걸림테)과 뒷걸림테
   (1) 복식알바이트안경
   (2) 뒷걸림테(앞렌즈 + 뒷렌즈 = 근용)
5. 하프톤 렌즈(Half Toned Lens)
   (1) 하프톤 렌즈의 특징 및 주의사항

1. 프리즘 처방렌즈의 설계점 높이와 광학중심점 높이

(1) 프리즘처방이 없는 경우

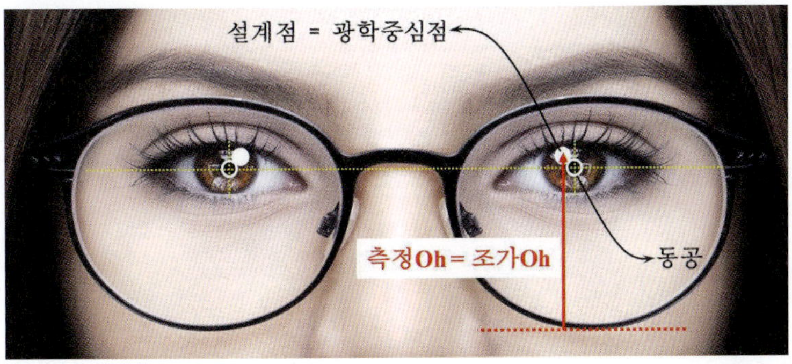

① 광학중심점과 설계점 일치시킴
② 측정Oh와 조가Oh는 동일함 → 측정Oh = 조가Oh

(2) (+)렌즈에 B.U.처방인 경우

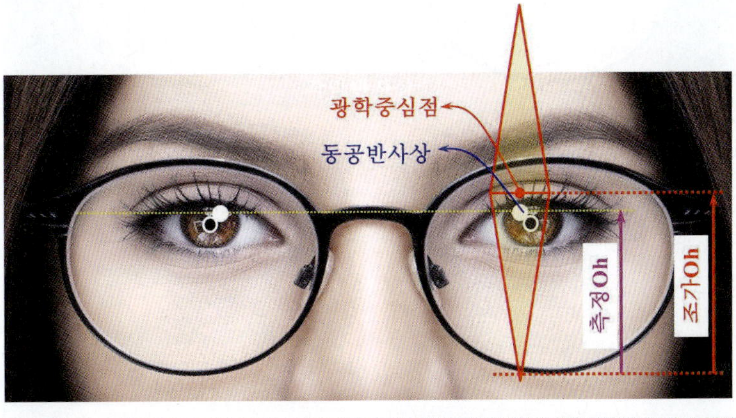

① 광학중심점 위치 : 설계점 위쪽
② 측정Oh보다 조가Oh는 커짐 → 측정Oh 〈 조가Oh

(3) (+)렌즈에 B.D.처방인 경우

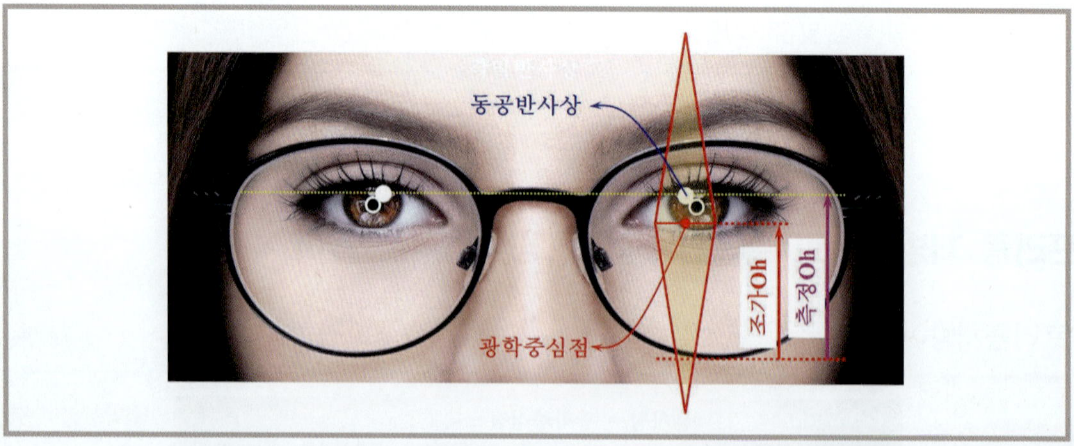

① 광학중심점 위치 : 설계점 아래쪽
② 측정Oh보다 조가Oh는 커짐 → 측정Oh 〉 조가Oh

(4) (−)렌즈에 B.U.처방인 경우

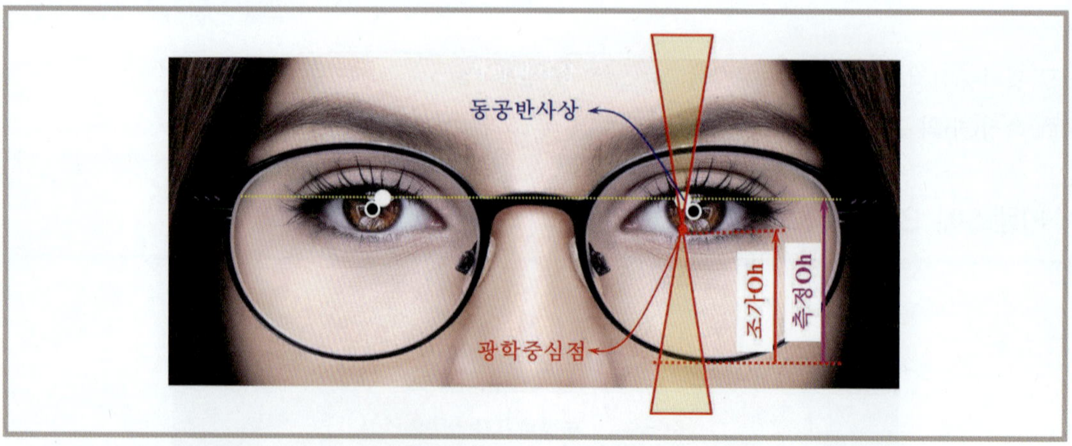

① 광학중심점 위치 : 설계점 아래쪽
② 측정Oh보다 조가Oh는 커짐 → 측정Oh 〉 조가Oh

(5) (-)렌즈에 B.D.처방인 경우

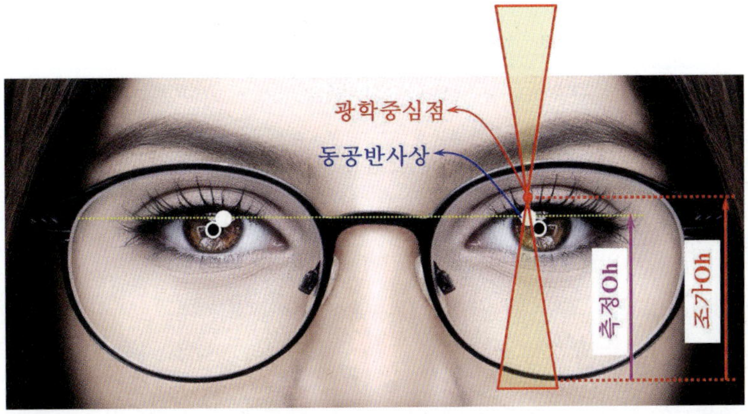

① 광학중심점 위치 : 설계점 위쪽

② 측정Oh보다 조가Oh는 커짐 → 측정Oh 〈 조가Oh

(6) 측정Oh 기준 조가Oh 계산방법

① 벡터(Vector)형 프렌티스 공식에 의한 방법

(a) 광학중심점 이외의 시점을 주시할 때 눈에 미치는 프리즘 영향(눈의 이동)

$$P(\Delta) = -[D]\vec{r} = -\begin{bmatrix} D_{xx} & D_{xy} \\ D_{xy} & D_{yy} \end{bmatrix}\begin{bmatrix} \overrightarrow{r_x} \\ \overrightarrow{r_y} \end{bmatrix}$$

(b) P.D.와 Oh가 잘못되었을 때 눈에 미치는 프리즘 영향(렌즈의 이동)

$$P(\Delta) = [D]\vec{d} = \begin{bmatrix} D_{xx} & D_{xy} \\ D_{xy} & D_{yy} \end{bmatrix}\begin{bmatrix} \overrightarrow{d_{PD}} \\ \overrightarrow{d_{oh}} \end{bmatrix}$$

(c) 안위 보정을 위한 P.D.와 Oh 조정량(d)

$$d = \frac{1}{S(S+C)}\begin{bmatrix} D_{yy} & -D_{xy} \\ -D_{yx} & D_{xx} \end{bmatrix}\vec{P}$$

② 스칼라(Scalar)형 프렌티스 공식에 의한 방법

$$P(\Delta) = Dh$$

(D : 해당경선의 굴절력 h : 측정Oh와 조가Oh 사이의 거리)

③ 벡터(Vector)형 프렌티스 공식과 스칼라(Scalar)형 프렌티스 공식에 의한 결과값 처리 방법

(a) 벡터(Vector)형 프렌티스 공식

ⓐ 편위량(측정Oh와 조가Oh의 차이) : 계산 결과값의 수치(cm)

ⓑ 기저(Base)방향 : 좌안과 우안의 T.A.B.O.방향각의 부호로 판정

(b) 스칼라(Scalar)형 프렌티스 공식

ⓐ 편위량(측정Oh와 조가Oh의 차이) : 계산 결과값의 수치(cm)

ⓑ 기저(Base)방향 : 계산 결과값은 (+)값만 도출됨 → 해당 경선의 굴절력 부호에 따라 기저(Base)방향 결정

2. 평면렌즈(Plano Lens)의 설계

(1) 얇은렌즈(렌즈의 중심두께 t = 0)의 제작자 공식

$$D' = D_1' + D_2' = \frac{n-1}{r_1} + \frac{1-n}{r_2} = \left(\frac{n-1}{r_1}\right) + \left(-\frac{n-1}{r_2}\right)$$

(D' : 렌즈의굴절력, D_1' : 전면의 면굴절력, D_2' : 후면의 면굴절력,
r_1 : 전면의 곡률반경, r_2 : 후면의 곡률반경, n : 렌즈의 굴절률)

① $+D_1' = -D_2'$: $D' = D_1' + (-D_2') = 0$ → 평면렌즈(무도수렌즈)

② $|+D_1'| > |-D_2'|$: $D' = D_1' + D_2' > 0$ → (+)렌즈

③ $|+D_1'| < |-D_2'|$: $D' = D_1' + D_2' < 0$ → (−)렌즈

④ 얇은렌즈의 제작자 공식 : 렌즈의 중심두께 t = 0 일 때의 굴절력(D') 식 → 렌즈의 중심두께 t = 0인 렌즈는 존재하지 않음 → 전면의 면굴절력(D_1')과 호칭면굴절력(D_N')의 차이가 발생 → 결과값에 오차가 포함됨

⑤ 전면의 면굴절력(D_1')과 호칭면굴절력(D_N')의 관계[12)]

(a) 전면의 면굴절력(D_1') : 렌즈의 중심두께를 고려한($t \neq 0$) 전면의 실제 굴절력

(b) 호칭면굴절력(D_N') : 렌즈의 중심두께 t = 0으로 가정했을 때인 얇은렌즈 제작자공식에 사용되는 전면의 면굴절력에 대한 근사치

12) 안경사국가고시지침서시리즈 기하광학 187쪽 참조

$$D_N' = \frac{D_1'}{1 - \frac{t}{n'} D_1'}$$

(c) 전면의 면굴절력(D_1')과 호칭면굴절력(D_N')의 관계

$$D_N' > D_1'$$

(2) 동반경형 평면렌즈

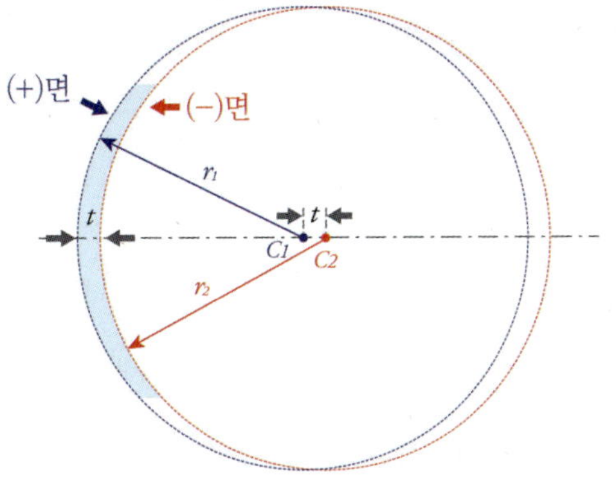

① 렌즈 전면의 곡률반경과 후면의 곡률반경이 같음($r_1 = r_2$) : $D' = 0$ → 얇은렌즈의 제작자 공식에 의한 굴절력은 0이지만 실제 렌즈의 중심두께가 가장자리보다 두꺼움 → (+)렌즈가 됨

② 전면의 곡률중심(C_1)과 후면의 곡률중심(C_2)이 일치하지 않음

③ 광학중심점이 존재함 : 광학중심점 이외의 시점에서 프리즘효과 유발

④ 평면렌즈가 되기 위해서는 (+)굴절력인 전면의 면굴절력(D_1')이 더 작아야 함

(3) 동심원형 평면렌즈

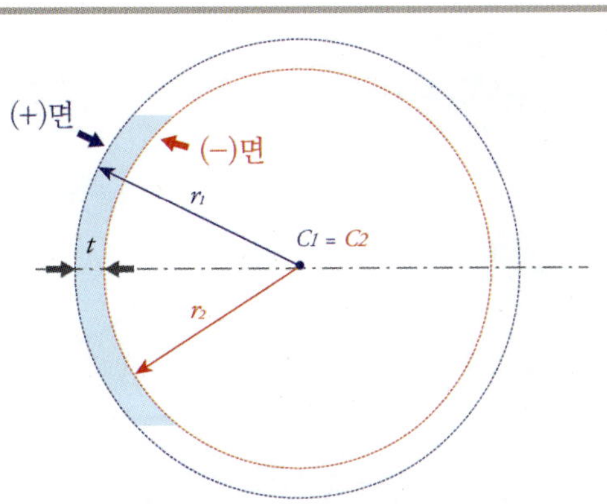

① 렌즈 전면의 곡률반경이 후면의 곡률반경보다 큼($r_1 > r_2$): $|+D_1'| < |-D_2'|$ → $D' < 0$ → 얇은렌즈의 제작자 공식에 의한 굴절력은 (−) → (−)렌즈가 됨

② 전면의 곡률중심(C_1)과 후면의 곡률중심(C_2)이 일치

③ 광학중심점이 존재함 : 광학중심점 이외의 시점에서 프리즘 효과 유발

④ 렌즈의 중심두께와 가장자리 두께가 같음

⑤ 평면렌즈가 되기 위해서는 (+)굴절력인 전면의 면굴절력(D_1')이 더 커야 함

(4) 경선의 굴절력이 ±0.50D 이하인 렌즈(평면렌즈 포함)의 조제가공

① 평면렌즈일지라도 광학중심점은 존재함

② 렌즈의 광학중심점 위치가 불안정 : 렌즈의 광학중심점에 설계점을 일치시키기 어려움 → 최소직경의 문제 등이 발생할 수 있음 → 광학중심점과 설계점을 일치시키지 않고 가상광학중심점을 설정하여 조제가공

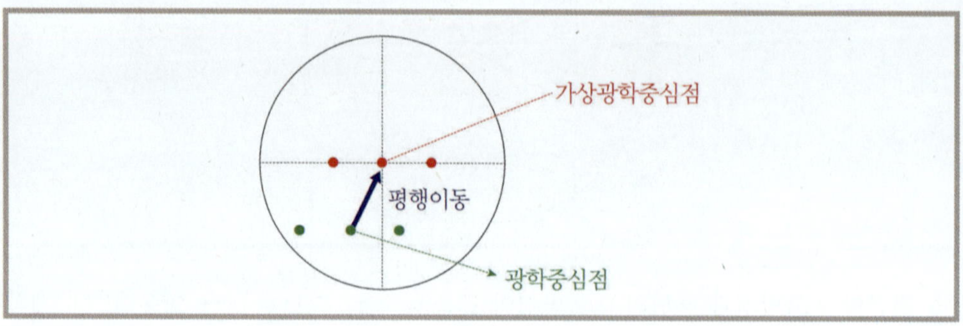

③ 가상광학중심점 설정 : 실제의 광학중심점에서 같은 방향 및 같은 거리만큼 이동시킨 가상광학중심점에 동공의 중심이 위치하도록 설정하여 조제가공 → 양안시에 미치는 프리즘 영향의 최소화

(a) 가장 이상적인 형태 : 같은 방향 및 같은 거리만큼 이동시킨 형태

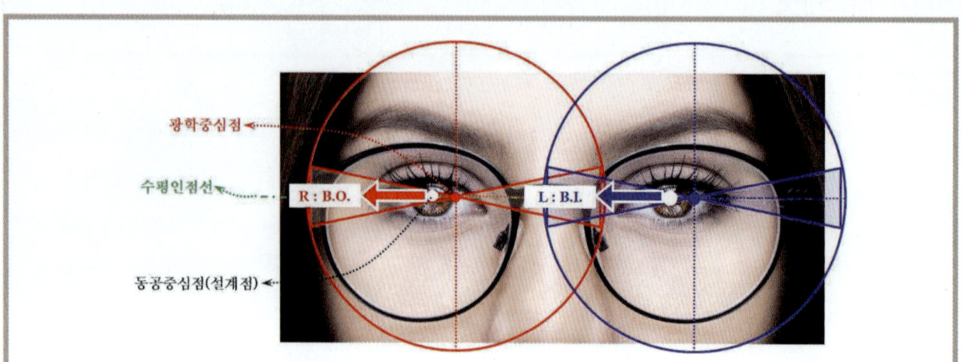

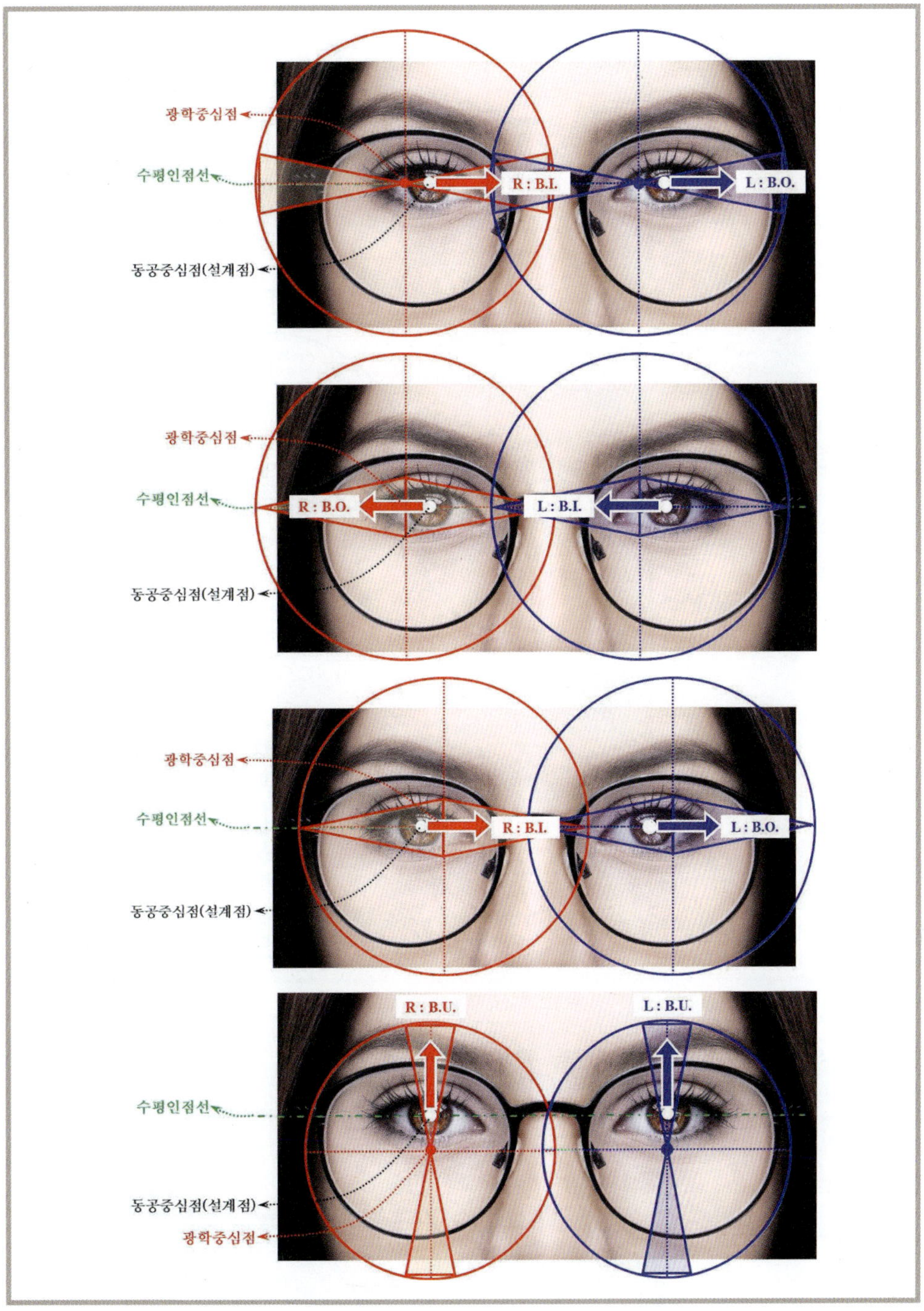
광학중심점
수평인접선
R : B.I.
L : B.O.
동공중심점(설계점)
광학중심점
수평인접선
R : B.O.
L : B.I.
동공중심점(설계점)
광학중심점
수평인접선
R : B.I.
L : B.O.
동공중심점(설계점)
R : B.U.
L : B.U.
수평인접선
동공중심점(설계점)
광학중심점

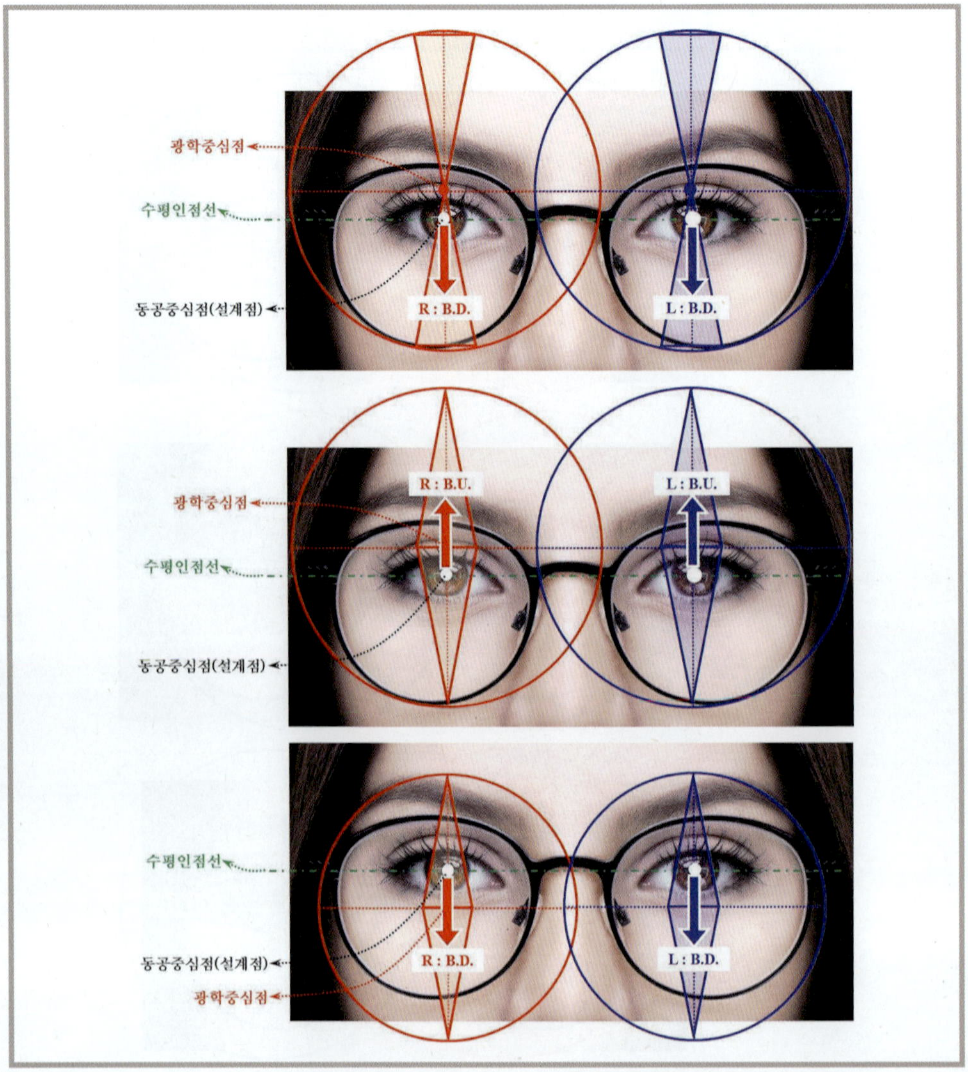

(b) 좋지 못한 형태 : 수평방향으로 방향이 다른 형태

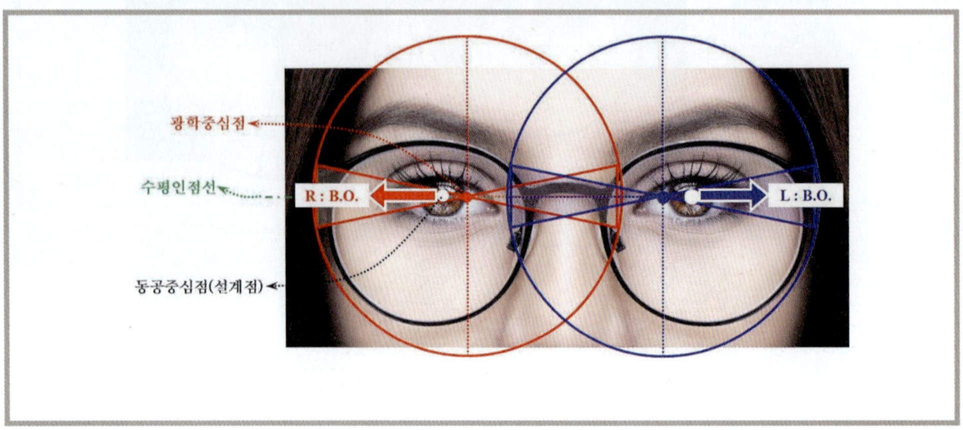

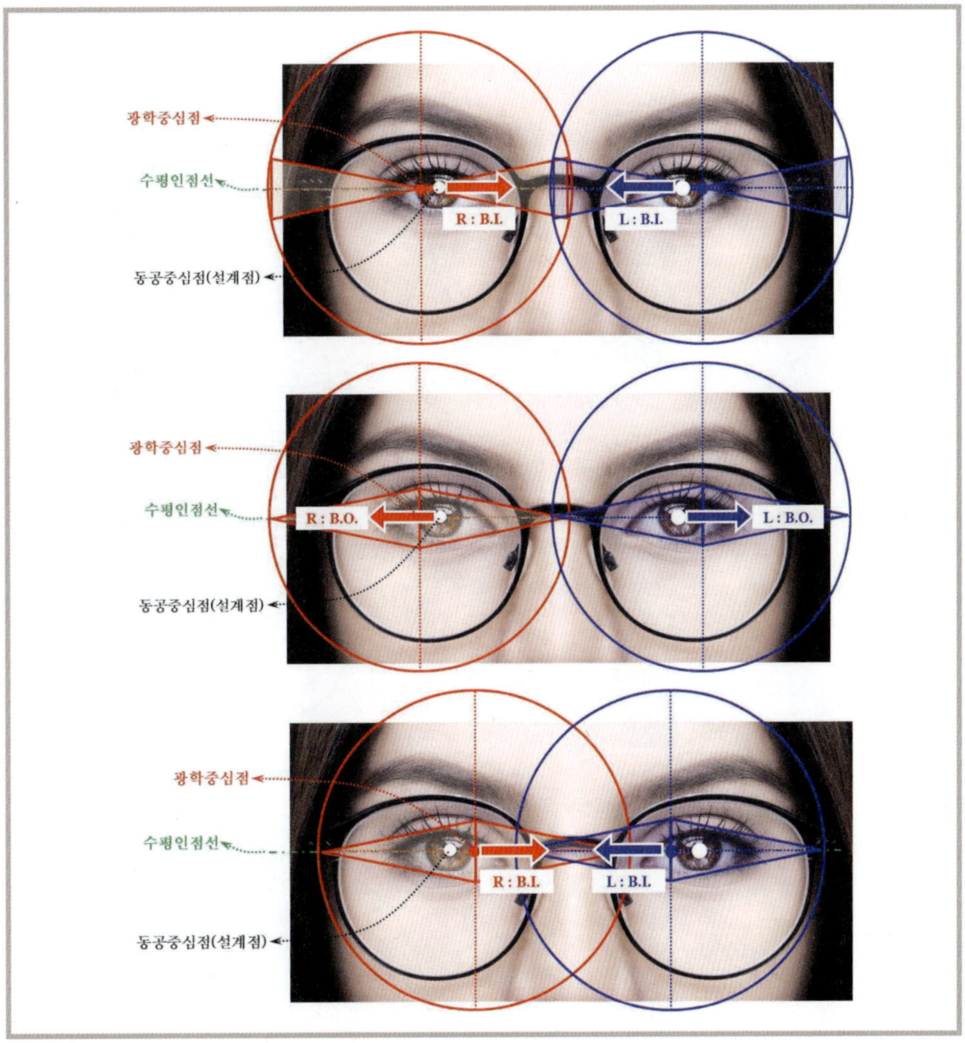

(c) 가장 나쁜 형태 : 수직방향으로 방향이 다른 형태 ➞ 수평방향에 비해 수직방향의 운동성 융합력이 더 작기 때문

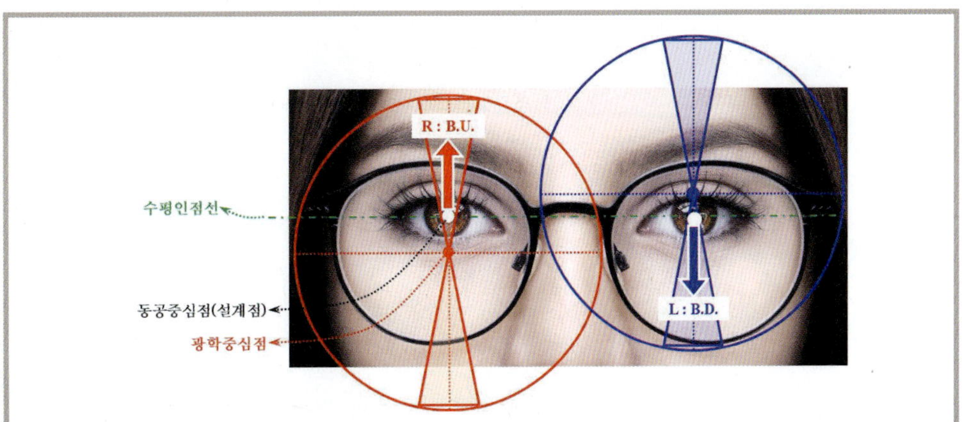

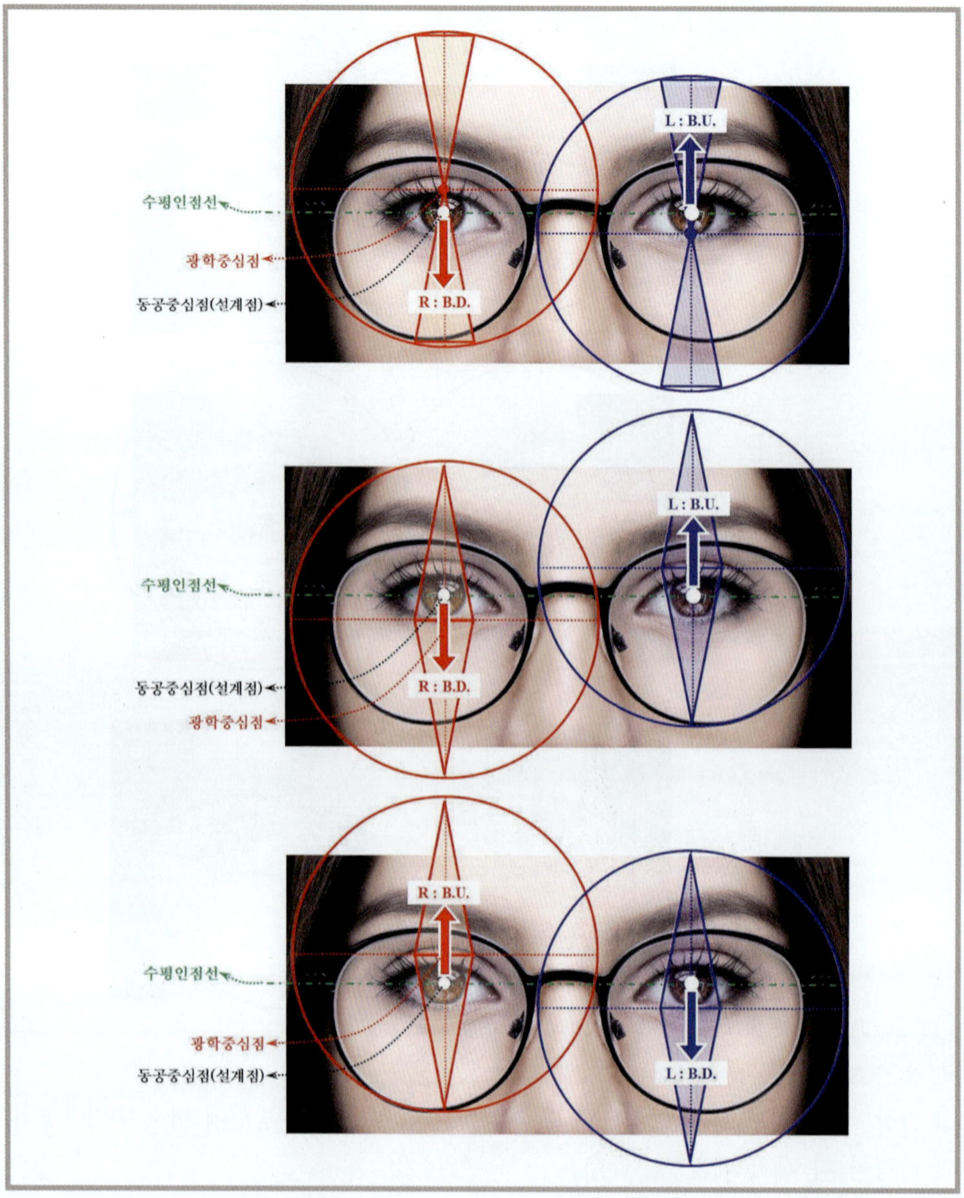
L : B.U.
수평인점선
광학중심점
동공중심점(설계점)
R : B.D.
L : B.U.
수평인점선
동공중심점(설계점)
R : B.D.
광학중심점
R : B.U.
수평인점선
광학중심점
동공중심점(설계점)
L : B.D.

3. 편광렌즈(Polar Lens)의 설계[13)]

(1) 편광렌즈의 원리 : 파동의 진동방향과 수직방향으로 편광자를 위치시켜 진동방향 빛의 강도를 억제시킨 렌즈

① 편광축 수직(90°)

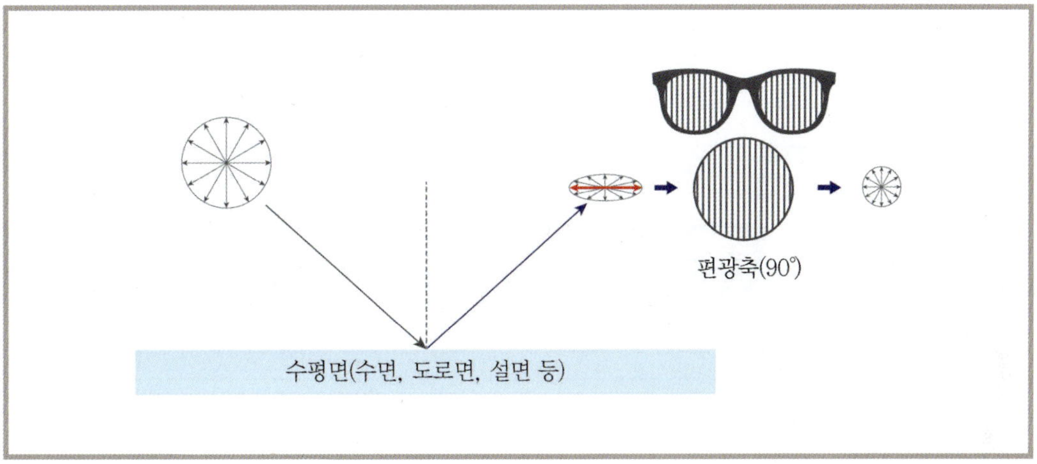

(a) 수면, 도로면 등에서 발생되는 강한 수평진동성분을 억제

(b) 수평면 반사 ➞ 수평방향 진동성분 증가 ➞ 수평방향 진폭 증가 ➞ 투과광의 세기는 진폭의 제곱에 비례 ➞ 편광축 90° 편광렌즈(안경) ➞ 수평방향 현광(눈부신 빛) 감소

(c) 수평유지표식(조제가공 참조마크) 위치 : 편광축과 수직 ➞ 180°

(b) 용도 : 낚시, 서핑, 요트 등 수평면 반사(현광) 감소용

② 편광축 수평(180°)

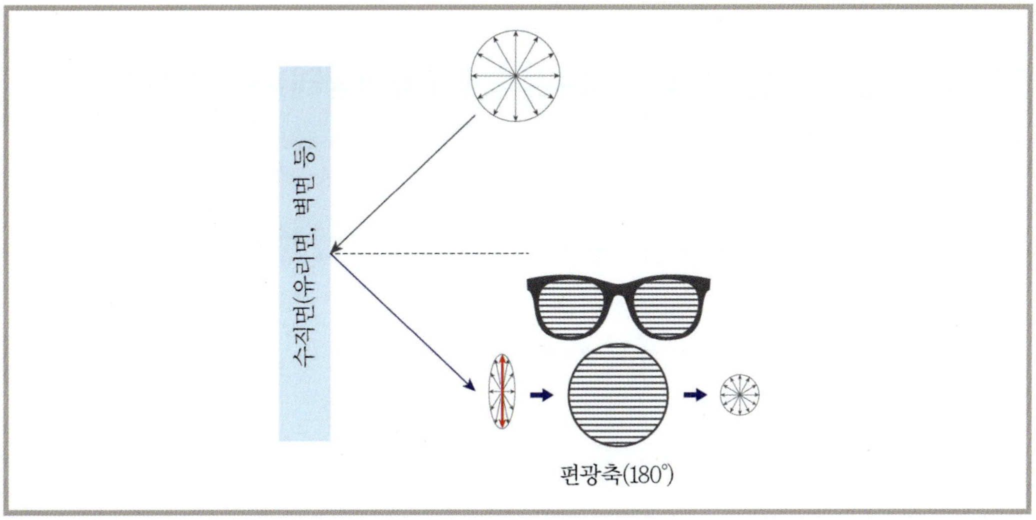

13) 안경사국가고시지침서시리즈 안경재료학 및 상품지식 106쪽 참조

(a) 건물벽면, 유리창 등에서 발생되는 강한 수직진동성분을 억제

(b) 수직면 반사 → 수직방향 진동성분 증가 → 수직방향 진폭 증가 → 투과광의 세기는 진폭의 제곱에 비례 → 편광축 180° 편광렌즈(안경) → 수직방향 현광(눈부신 빛) 감소

(c) 수평유지표식(조제가공 참조마크) 위치 : 편광축과 수직 → 90°

(d) 용도 : 건물벽면, 유리창 청소 등 수직면 반사(현광) 감소용

(2) 용도에 따른 편광안경의 편광축

수평면 반사		수직면 반사		입체영화용		입체시 검사용	
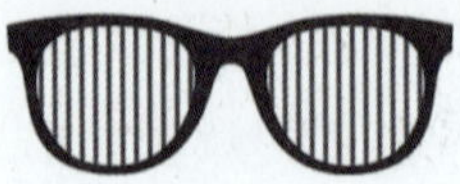		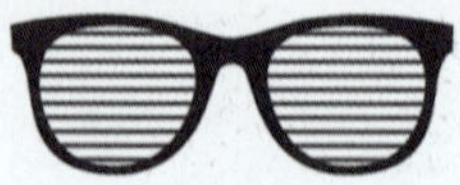		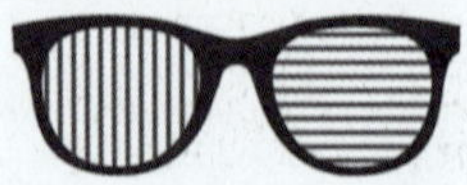		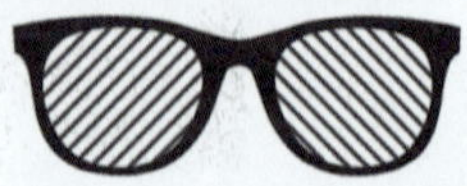	
90°	90°	180°	180°	90°	180°	135°	45°

(3) 편광렌즈의 특징

① 특정 방향의 눈부심이 강한 광선(현광) 성분만 차단 → 편광축과 수직인 성분만 차단 → 쾌적한 시생활이 가능

② 멸광률 렌즈와는 달리 배경의 밝기는 유지하면서 특정방향의 강한 빛만 제거

③ 특정한 각도에서 영상기기(TV, 모니터, 핸드폰, 네비게이션 등)의 화면이 보이지 않음

④ 반무테인 안경테에 편광렌즈를 사용하지 않는 것이 좋음 → 반무테는 역산각으로 가공하기 때문에 2매 렌즈 사이에 편광필름이 삽입되어 있어 사용 중 2매 렌즈가 분리될 수 있음

4. 두장의 렌즈가 중첩된 복식알바이트 안경(앞걸림테)과 뒷걸림테

(1) 복식알바이트안경[14)]

① 복식알바이트 안경의 구조

(a) 복식알바이트 안경 : (앞렌즈 + 뒷렌즈 = 원용)인 경우 → 원용으로 주로 사용하는 경우

ⓐ 앞렌즈[(—)렌즈] + 뒷렌즈[근용] = 원용안경

ⓑ 앞렌즈를 올려 뒷렌즈만 사용 → 근용안경

14) 안경사국가고시지침서시리즈 안경광학 228쪽 참조

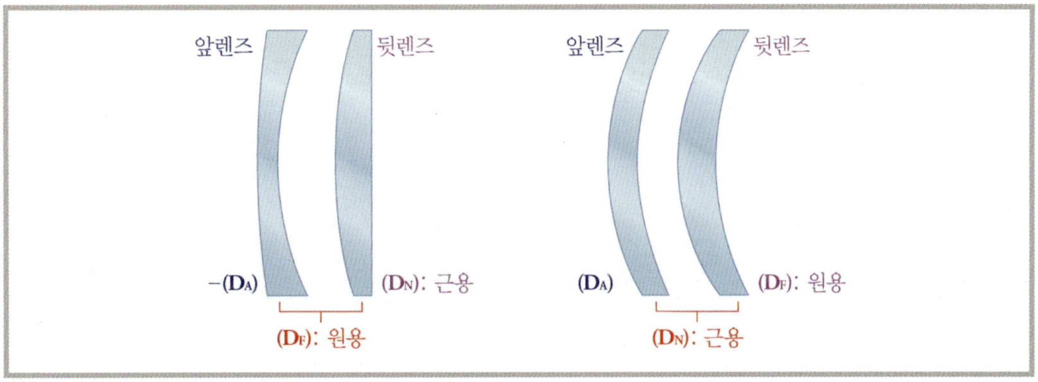

(b) 복식알바이트 안경 : (앞렌즈 + 뒷렌즈 = 근용)인 경우 ➞ 근용으로 주로 사용하는 경우 ➞ 2중초점렌즈의 근용부 형태

ⓐ 앞렌즈[(+)렌즈] + 뒷렌즈[원용] = 근용안경

ⓑ 앞렌즈를 올려 뒷렌즈만 사용 ➞ 원용안경

② **(앞렌즈 + 뒷렌즈 = 원용)인 복식알바이트 안경** : 뒷렌즈를 기준으로 앞 렌즈의 조가P.D.와 조가Oh 설계

$$\overrightarrow{q_A} = -\frac{1}{A}[D_F]\overrightarrow{q_F}$$

(a) 뒷렌즈(근용) 기준 앞렌즈의 조가P.D.와 조가Oh를 구함

(b) $\overrightarrow{q_A}$: 뒷 렌즈(근용) 광학중심점(O_R)에서 앞렌즈 광학중심점(O_A)까지의 위치벡터

(c) $\overrightarrow{q_N}(\overrightarrow{q_F})$: 뒷렌즈(근용) 광학중심점(O_R)에서 원용(앞렌즈+뒷렌즈) 광학중심점(O_N)까지의 위치벡터

(d) O.U. : S−3.00D,Add 2.00D인 안경처방일 때, 앞렌즈와 뒷렌즈를 합하여 원용으로 사용하는 복식알바이트 안경의 근용P.D.[뒷렌즈P.D.]는 60mm이고, 원용P.D는 64mm인 경우 조제가공할 앞렌즈 P.D.는?

ⓐ 벡터형 프렌티스 공식에 의한 계산(우안기준 계산)

$$\overrightarrow{q_{AR}} = -\frac{1}{A}[D_F]\overrightarrow{q_F} = -\frac{1}{2}\begin{bmatrix}-3 & 0\\ 0 & -3\end{bmatrix}\begin{bmatrix}-0.2\\ 0\end{bmatrix} = -\frac{1}{2}\begin{bmatrix}+0.6\\ 0\end{bmatrix} = \begin{bmatrix}-0.3\\ 0\end{bmatrix}$$

- 우안의 원용P.D. 32mm는 기준인 뒷렌즈(근용)P.D. 30mm보다 2mm 큼 ➞ 우안의 P.D.가 커지는 방향 : (−) ➞ $\overrightarrow{q_{Fx}} = -0.2$
- $\overrightarrow{q_{ARx}} = -0.3$: 우안의 (−)값 ➞ 귀방향 ➞ P.D.가 커지는 방향 ➞ 기준인 뒷렌즈(근용)P.D. 30m보다 앞렌즈 P.D.는 3mm 커야함 ➞ 우안의 앞렌즈 P.D. = 30 + 3 = 33mm
- 구하고자하는 앞렌즈의 양안P.D. = 66mm

ⓑ 스칼라형 프렌티스 공식에 의한 계산(우안기준 계산)

- 원용부 굴절력 : S−3.00D
- 근용부 굴절력 = 원용부 굴절력 + 가입도 = (−3.00D) + (+2.00D) = −1.00D
- 앞렌즈 굴절력 : 앞렌즈 굴절력+ 렌즈(근용) 굴절력 = 원용부 굴절력 → 앞렌즈굴절력 + (−1.00D) = −3.00D → 앞렌즈 굴절력 = −.200D
- 뒷렌즈(근용) 굴절력 : −1.00D
- 우안 원용P.D. 32mm일 때 뒷렌즈(근용)에서 발생하는 프리즘량
  $P = Dh = 1.00 \times 0.2 = 0.2\Delta$ → 뒷렌즈(근용)P.D.를 원용R.P.D. 32mm로 보고 있으므로 B.O. → $0.2\Delta, B.O.$

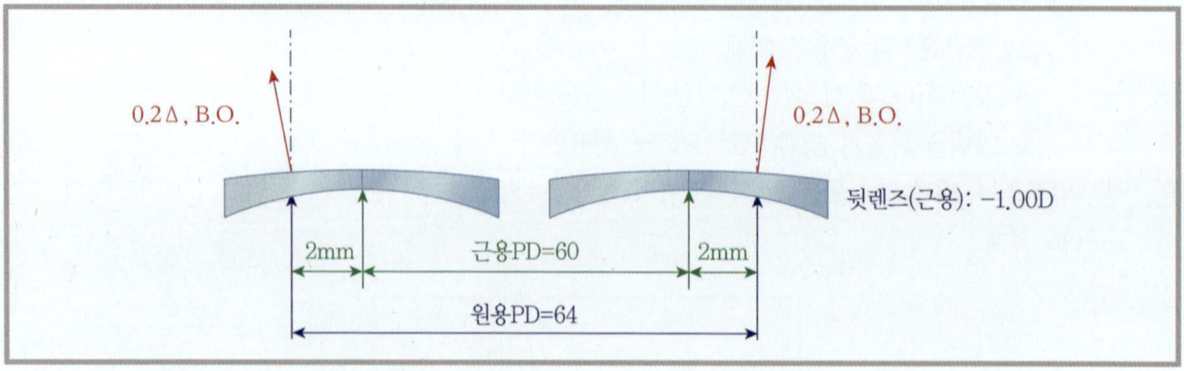

- 뒷렌즈에서 발생하는 프리즘량($0.2\Delta, B.O.$)을 상쇄시킬 앞렌즈에서의 프리즘량 : $0.2\Delta, B.I.$
- 편위량 계산 : $P = Dh \quad h = \dfrac{P}{D} = \dfrac{0.2}{2} = 0.1(cm) = 1(mm)$
- 우안의 편위시킬 방향 : 앞렌즈 굴절력 = −2.00D → 앞렌즈의 굴절력은 (−)이므로 B.I.이 되기 위해서는 우안의 원용P.D. 32mm보다 커야함 → 32 + 1 = 33(mm)
- 양안의 편위량 : 33 × 2 = 66(mm)

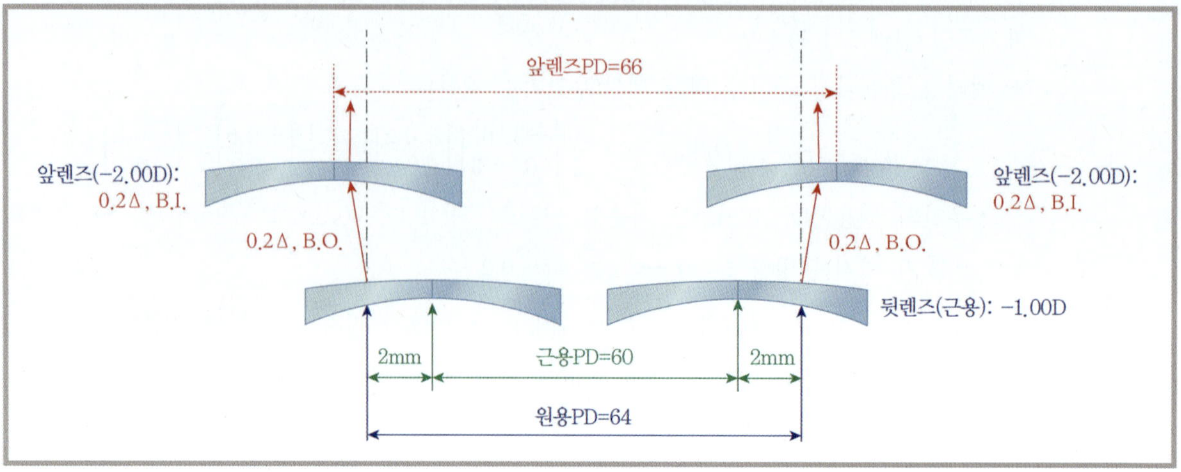

(e) O.U. : S−3.00D,Add 2.00D인 안경처방일 때, 앞렌즈와 뒷렌즈를 합하여 원용으로 사용하는 복식알바이트 안경의 근용Oh[뒷렌즈Oh]는 22mm이고, 원용Oh는 26mm인 경우 조제가 공할 앞렌즈 Oh는?

ⓐ 벡터형 프렌티스 공식에 의한 계산

$$\overrightarrow{q_A} = -\frac{1}{A}[D_F]\overrightarrow{q_F} = -\frac{1}{2}\begin{bmatrix}-3 & 0\\ 0 & -3\end{bmatrix}\begin{bmatrix}0\\ +0.4\end{bmatrix} = -\frac{1}{2}\begin{bmatrix}0\\ -1.2\end{bmatrix} = \begin{bmatrix}0\\ +0.6\end{bmatrix}$$

- 원용Oh 26mm는 기준인 뒷렌즈(근용)Oh 22mm보다 4mm 큼 → Oh가 커지는 방향 : (+) → $\overrightarrow{q_F} = +0.4$
- $\overrightarrow{q_{Ay}} = +0.6$: (+)값 → 상방향 → Oh.가 커지는 방향 → 기준인 뒷렌즈(근용)Oh 22m보다 앞렌즈 Oh는 6mm 커야함 → 앞렌즈 Oh = 22 + 6 = 28mm

ⓑ 스칼라형 프렌티스 공식에 의한 계산

- 원용부 굴절력 : S−3.00D
- 근용부 굴절력 = 원용부 굴절력 + 가입도 = (−3.00D) + (+2.00D) = −1.00D
- 앞렌즈 굴절력 : 앞렌즈 굴절력+ 렌즈(근용) 굴절력 = 원용부 굴절력 → 앞렌즈 굴절력 + (−1.00D) = −3.00D → 앞렌즈 굴절력 = −.200D
- 뒷렌즈(근용) 굴절력 : −1.00D
- 원용Oh 22mm일 때 뒷렌즈(근용)에서 발생하는 프리즘량
  $P = Dh = 1.00 \times 0.4 = 0.4\Delta$ → 뒷렌즈(근용)Oh를 원용Oh 26mm로 보고 있으므로 B.U. → $0.4\Delta, B.U.$

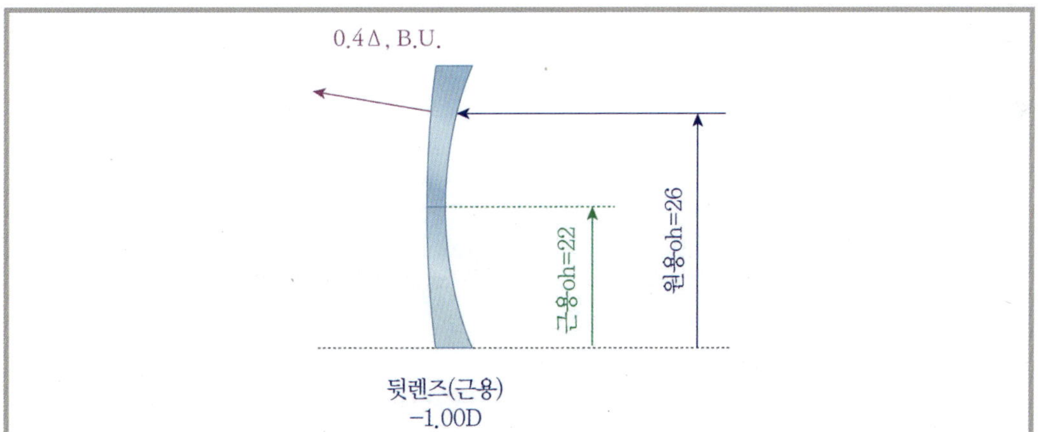

- 뒷렌즈에서 발생하는 프리즘량($0.4\Delta, B.U.$)을 상쇄시킬 앞렌즈에서의 프리즘량 : 0.4Δ, B.D.
- 편위량 계산 : $P = Dh \quad h = \frac{P}{D} = \frac{0.4}{2} = 0.2(cm) = 2(mm)$
- 편위시킬 방향 : 앞렌즈 굴절력 = −2.00D → 앞렌즈의 굴절력은 (−)이므로 B.D.이 되기 위해서는 원용Oh 26mm보다 커야함 → 26 + 2 = 28(mm)

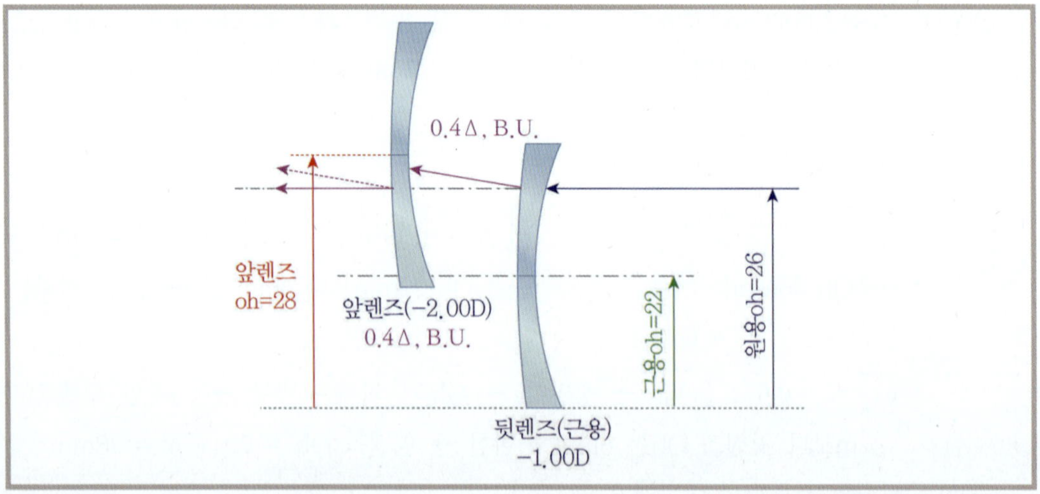

③ **(앞렌즈 + 뒷렌즈 = 근용)인 복식알바이트 안경** : 뒷렌즈를 기준으로 앞렌즈의 조가P.D.와 조가Oh의 설계

$$\overrightarrow{q_A} = \frac{1}{A}\begin{bmatrix}(S+A)+C\sin^2\theta & -C\sin\theta\cos\theta \\ -C\sin\theta\cos\theta & (S+A)+C\cos^2\theta\end{bmatrix}\overrightarrow{q_N}$$

(a) 뒷렌즈(원용) 기준 앞렌즈의 조가P.D.와 조가Oh를 구함

(b) $\overrightarrow{q_A}$: 뒷렌즈(원용) 광학중심점(O_R)에서 앞렌즈 광학중심점(O_A)까지의 위치벡터

(c) $\overrightarrow{q_N}$: 뒷렌즈(원용) 광학중심점(O_R)에서 근용(앞렌즈+뒷렌즈) 광학중심점(O_N)까지의 위치벡터

(d) 앞렌즈와 뒷렌즈를 합하여 근용으로 사용하는 다음과 같은 복식알바이트 안경(앞걸림테)인 경우 조제가공할 앞렌즈 P.D.는?

- 원용부 O.U. : S−1.00D, P.D. 64mm
- 근용부 O.U. : S+1.00D, P.D. 60mm

ⓐ 벡터형 프렌티스 공식에 의한 계산(우안기준 계산)

$$\overrightarrow{q_{AR}} = \frac{1}{A}\begin{bmatrix}(S+A)+C\sin^2\theta & -C\sin\theta\cos\theta \\ -C\sin\theta\cos\theta & (S+A)+C\cos^2\theta\end{bmatrix}\overrightarrow{q_{NR}}$$

$$= \frac{1}{A}\begin{bmatrix}(S+A) & 0 \\ 0 & (S+A)\end{bmatrix}\overrightarrow{q_{NR}} = \frac{1}{2}\begin{bmatrix}(-1)+2 & 0 \\ 0 & (-1)+2\end{bmatrix}\begin{bmatrix}+0.2 \\ 0\end{bmatrix}$$

$$= \frac{1}{2}\begin{bmatrix}0.2 \\ 0\end{bmatrix} = \begin{bmatrix}0.1 \\ 0\end{bmatrix}$$

- 우안의 근용P.D. 30mm는 기준인 뒷렌즈(원용)P.D. 32mm보다 2mm 작음 → 우안의

P.D.가 작아는 방향 : (+) → $\overrightarrow{q_{NRx}} = +0.2$

- $\overrightarrow{q_{ARx}} = +0.1$: 우안의 (+)값 → 코방향 → P.D.가 작아지는 방향 → 기준인 뒷렌즈 (원용)P.D. 32m보다 앞렌즈 P.D.는 1mm 작아야함 → 우안의 앞렌즈 P.D. = 32 − 1 = 31mm
- 구하고자하는 앞렌즈의 양안P.D. = 62mm

ⓑ 스칼라형 프렌티스 공식에 의한 계산(우안기준 계산)

- 원용부 굴절력 : S−1.00D
- 근용부 굴절력 = S+1.00D
- 앞렌즈 굴절력(Add) = 근용부 굴절력 − 원용부 굴절력 = (+1.00) − (−1.00) = +2.00D
- 뒷렌즈(원용) 굴절력 : −1.00D
- 우안 근용P.D. 30mm일 때 뒷렌즈(원용)에서 발생하는 프리즘량
  $P = Dh = 1.00 \times 0.2 = 0.2\Delta$ → 뒷렌즈(원용)P.D. 32mm를 근용R.P.D. 30mm로 보고 있으므로 B.I. → $0.2\Delta, B.I.$

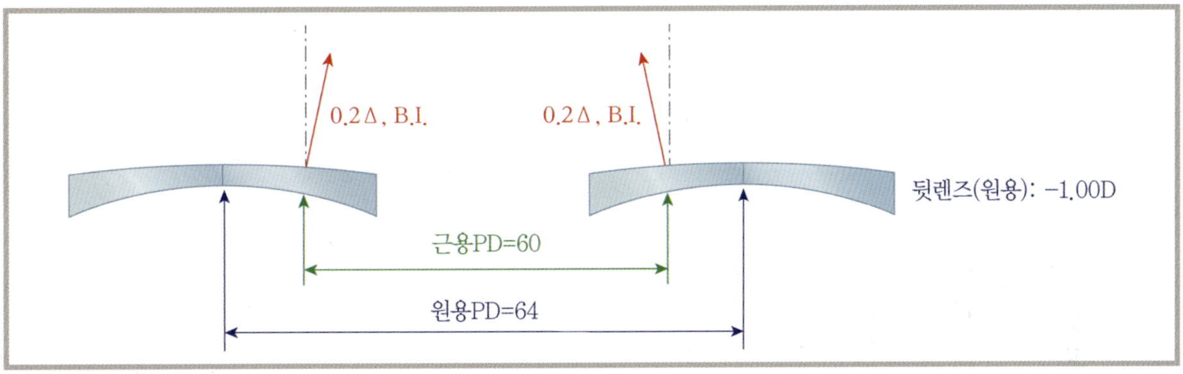

- 뒷렌즈에서 발생하는 프리즘량($0.2\Delta, B.I.$)을 상쇄시킬 앞렌즈에서의 프리즘량 : $0.2\Delta, B.O.$
- 편위량 계산 : $P = Dh \quad h = \dfrac{P}{D} = \dfrac{0.2}{2} = 0.1(cm) = 1(mm)$
- 우안의 편위시킬 방향 : 앞렌즈 굴절력 = +2.00D → 앞렌즈의 굴절력은 (+)이므로 B.O.이 되기 위해서는 우안의 근용P.D. 30mm보다 커야함 → 30 + 1 = 31(mm)
- 양안의 편위량 : 31 × 2 = 62(mm)

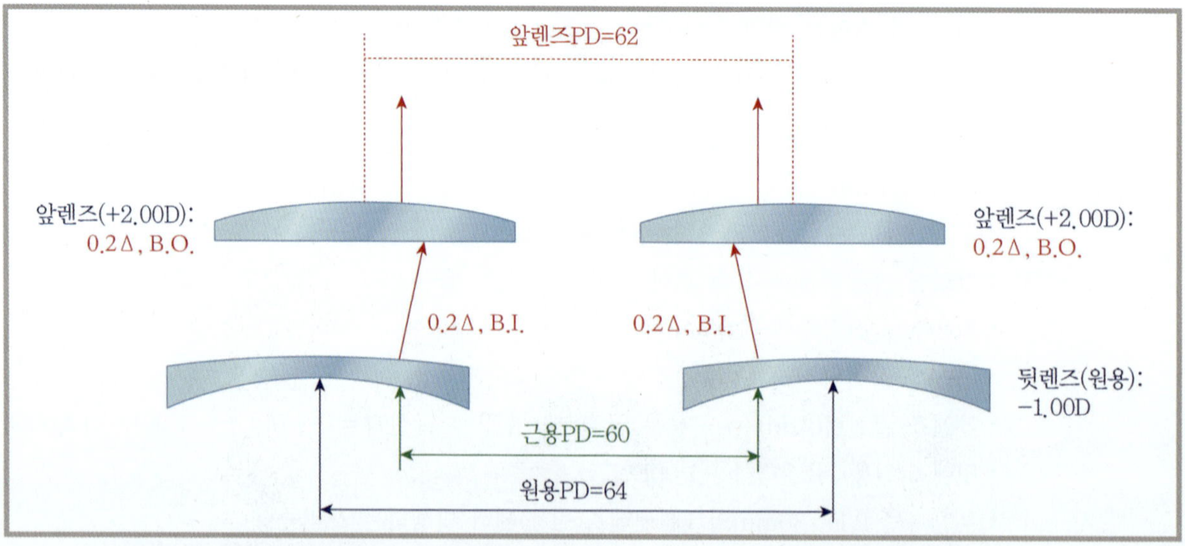

(e) 앞렌즈와 뒷렌즈를 합하여 근용으로 사용하는 다음과 같은 복식알바이트 안경(앞걸림테)인 경우 조제가공할 앞렌즈 P.D.는?

> • 원용부 O.U. : S-1.00D, Oh 26mm
> • 근용부 O.U. : S+1.00D, Oh. 22mm

ⓐ 벡터형 프렌티스 공식에 의한 계산

$$\overrightarrow{q_A} = \frac{1}{A}\begin{bmatrix}(S+A)+C\sin^2\theta & -C\sin\theta\cos\theta \\ -C\sin\theta\cos\theta & (S+A)+C\cos^2\theta\end{bmatrix}\overrightarrow{q_N}$$

$$= \frac{1}{A}\begin{bmatrix}(S+A) & 0 \\ 0 & (S+A)\end{bmatrix}\overrightarrow{q_{NR}} = \frac{1}{2}\begin{bmatrix}(-1)+2 & 0 \\ 0 & (-1)+2\end{bmatrix}\begin{bmatrix}0 \\ -0.4\end{bmatrix}$$

$$= \frac{1}{2}\begin{bmatrix}0 \\ -0.4\end{bmatrix} = \begin{bmatrix}0 \\ -0.2\end{bmatrix}$$

• 근용Oh 22mm는 원근용Oh 26mm보다 4mm 낮음 ➞ Oh가 낮지는 방향 : (−) ➞ $\overrightarrow{q_{Nx}} = -0.2$

• $\overrightarrow{q_{Ay}} = -0.2$: (−)값 ➞ Oh가 낮아지는 방향 ➞ 기준인 뒷렌즈(원용)Oh 26m보다 앞렌즈 Oh는 2mm 낮아야함 ➞ 앞렌즈 Oh = 26 − 2 = 24mm

ⓑ 스칼라형 프렌티스 공식에 의한 계산

• 원용부 굴절력 : S−1.00D

• 근용부 굴절력 = S+1.00D

• 앞렌즈 굴절력(Add) = 근용부 굴절력 − 원용부 굴절력 = (+1.00) − (−1.00) = +2.00D

• 뒷렌즈(원용) 굴절력 : −1.00D

• 근용Oh 22mm일 때 뒷렌즈(원용)에서 발생하는 프리즘량

$P = Dh = 1.00 \times 0.4 = 0.4\Delta$ ➞ 뒷렌즈(원용)Oh 26mm를 근용Oh 22mm로 보고 있으므로 B.D. ➞ $0.4\Delta, B.D.$

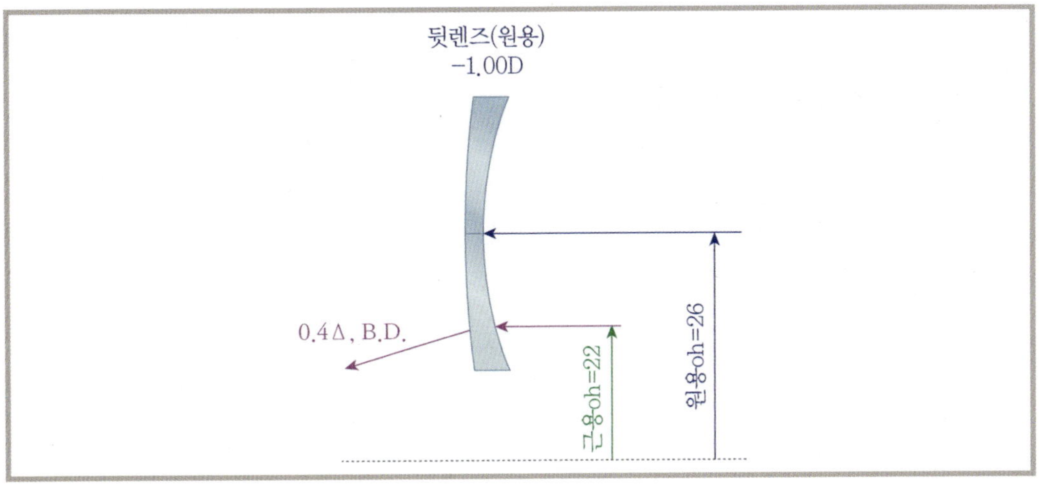

• 뒷렌즈에서 발생하는 프리즘량($0.4\Delta, B.D.$)을 상쇄시킬 앞렌즈에서의 프리즘량 : $0.4\Delta, B.U.$

• 편위량 계산 : $P = Dh \quad h = \dfrac{P}{D} = \dfrac{0.4}{2} = 0.2(cm) = 2(mm)$

• 편위시킬 방향 : 앞렌즈 굴절력 = +2.00D ➞ 앞렌즈의 굴절력은 (+)이므로 B.U.이 되기 위해서는 근용Oh 22mm보다 커야함 ➞ 22 + 2 = 24(mm)

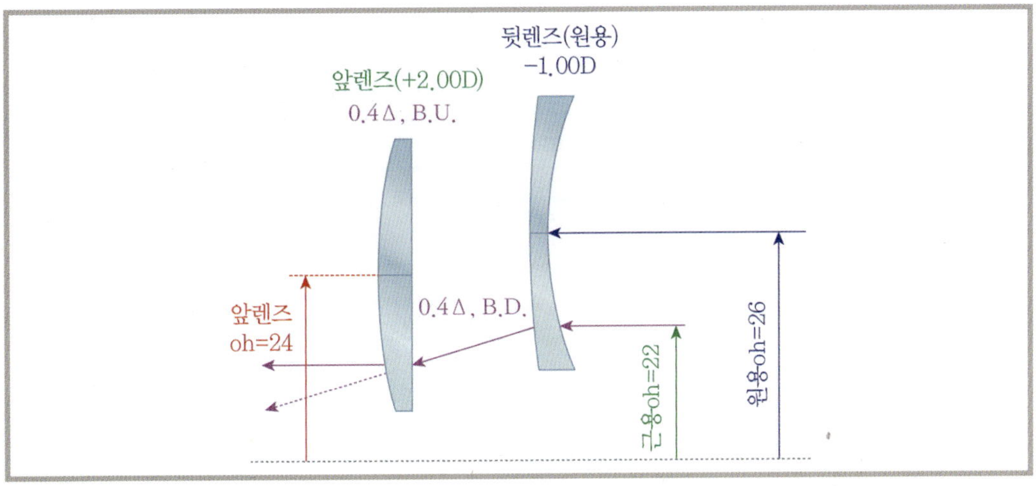

(2) 뒷걸림테(앞렌즈 + 뒷렌즈 = 근용)

① 앞렌즈(원용)를 기준으로 뒷렌즈(Add)의 조가P.D. 설계

(a) 앞렌즈[원용] + 뒷렌즈[Add] = 근용안경

(b) 뒷렌즈 제거 ➞ 앞렌즈만 사용 = 원용안경

(c) 앞렌즈와 뒷렌즈를 합하여 근용으로 사용하는 다음과 같은 뒷걸림테인 경우 조제가공할 뒷렌즈 P.D.는?

- 원용부 O.U. : S−1.00D, P.D. 64mm
- 근용부 O.U. : S+1.00D, P.D. 60mm

ⓐ 앞렌즈(원용) 굴절력 : S−1.00D

ⓑ 뒷렌즈(Add) 굴절력 = 근용부 굴절력 − 원용부 굴절력 = (+1.00) − (−1.00) = +2.00D

ⓒ 앞렌즈(원용)에서 발생하는 프리즘량 : 원용P.D. 64mm보다 4mm 짧은 근용 양안P.D. 60mm에 의한 프리즘량 $P = Dh = 1.00 \times 0.4 = 0.4\Delta$

ⓓ 앞렌즈(원용)의 프리즘 방향 : (−)렌즈인 앞렌즈(원용) P.D. 64mm를 근용P.D.인 60mm로 조준선 통과 ➞ B.I.

ⓔ 앞렌즈(원용)에서 발생하는 프리즘 효과 : 0.4Δ,B.I.

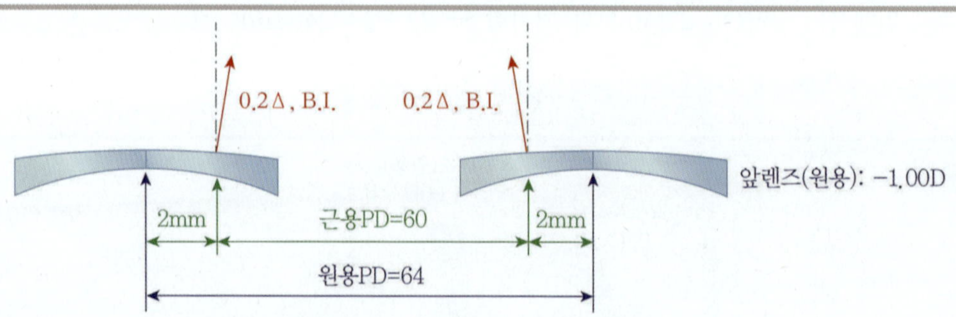

ⓕ 뒷렌즈(Add=+2.00D)에서 상쇄시켜야 할 양안 프리즘량 : 0.4Δ,B.O.

ⓖ 양안 편위량 계산 : $P = Dh \quad h = \dfrac{P}{D} = \dfrac{0.4}{2} = 0.2(cm) = 2(mm)$

ⓗ 편위시킬 방향 : 뒷렌즈 굴절력 = +2.00D ➞ 뒷렌즈의 굴절력은 (+)이므로 B.O.이 되기 위해서는 근용P.D. 60mm보다 2mm 커야함 ➞ 60 + 2= 62(mm)

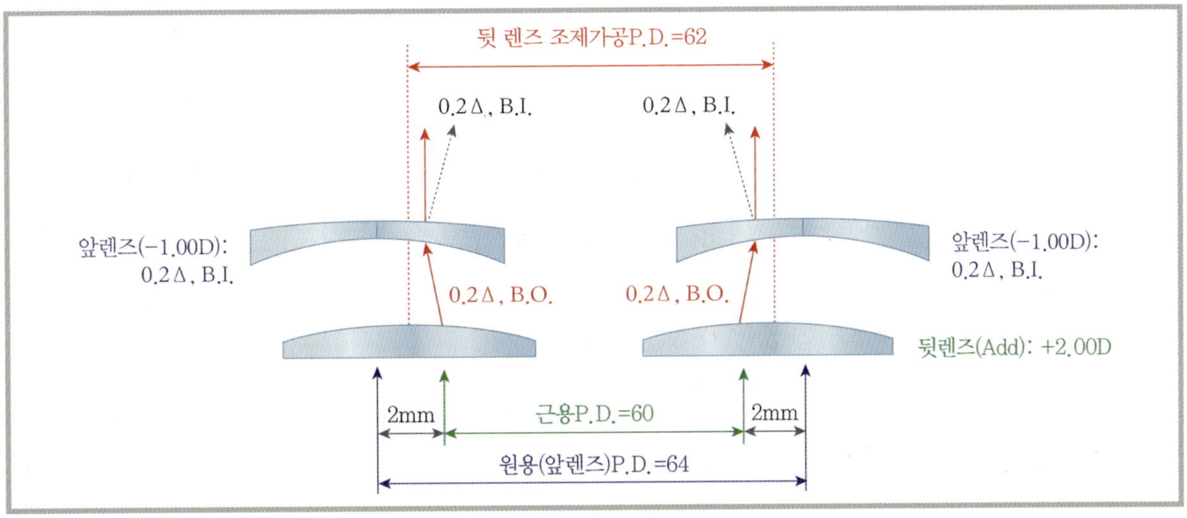

② 앞렌즈(원용)를 기준으로 뒷렌즈(Add)의 조가Oh 설계

(a) 앞렌즈[원용] + 뒷렌즈[Add] = 근용안경

(b) 뒷렌즈 제거 ➞ 앞렌즈만 사용 = 원용안경

(c) 앞렌즈와 뒷렌즈를 합하여 근용으로 사용하는 다음과 같은 뒷걸림테인 경우 조제가공할 뒷렌즈 Oh는?

- 원용부 O.U. : S−1.00D, Oh 26mm
- 근용부 O.U. : S+1.00D, Oh 22mm

ⓐ 뒷렌즈 굴절력(Add) = 근용부 굴절력 − 원용부 굴절력 = (+1.00) − (−1.00) = +2.00D

ⓑ 앞렌즈(원용) 굴절력 : −1.00D

ⓒ 근용Oh 22mm일 때 앞렌즈(Add)에서 발생하는 프리즘량

$P = Dh = 1.00 \times 0.4 = 0.4\Delta$ ➞ 근용Oh 22mm로 Oh가 26mm인 원용부를 보고 있으므로 B.D. ➞ $0.4\Delta, B.D.$

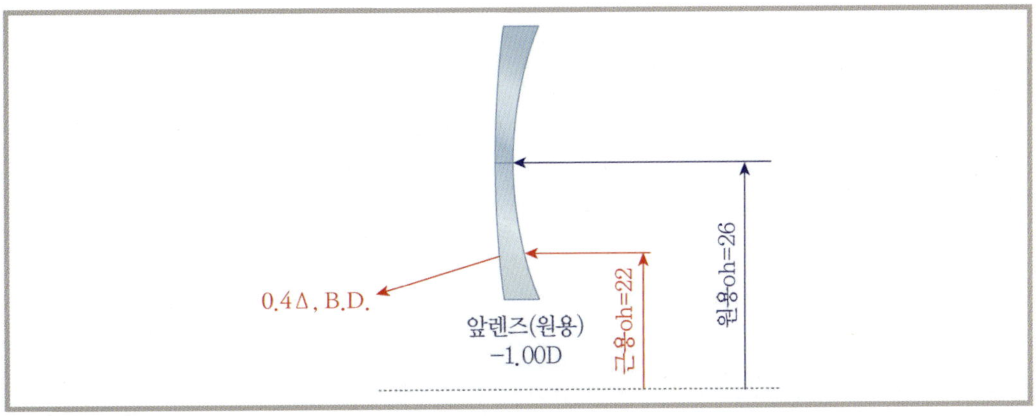

ⓓ 앞렌즈에서 발생하는 프리즘량($0.4\Delta, B.D.$)을 상쇄시킬 뒷렌즈에서의 프리즘량 : $0.4\Delta, B.U.$

ⓔ 편위량 계산 : $P = Dh \quad h = \dfrac{P}{D} = \dfrac{0.4}{2} = 0.2(cm) = 2(mm)$

ⓕ 편위시킬 방향 : 뒷렌즈 굴절력 = +2.00D → 뒷렌즈의 굴절력은 (+)이므로 B.U.이 되기 위해서는 근용Oh 22mm보다 높아야함 → 22 + 2 = 24(mm)

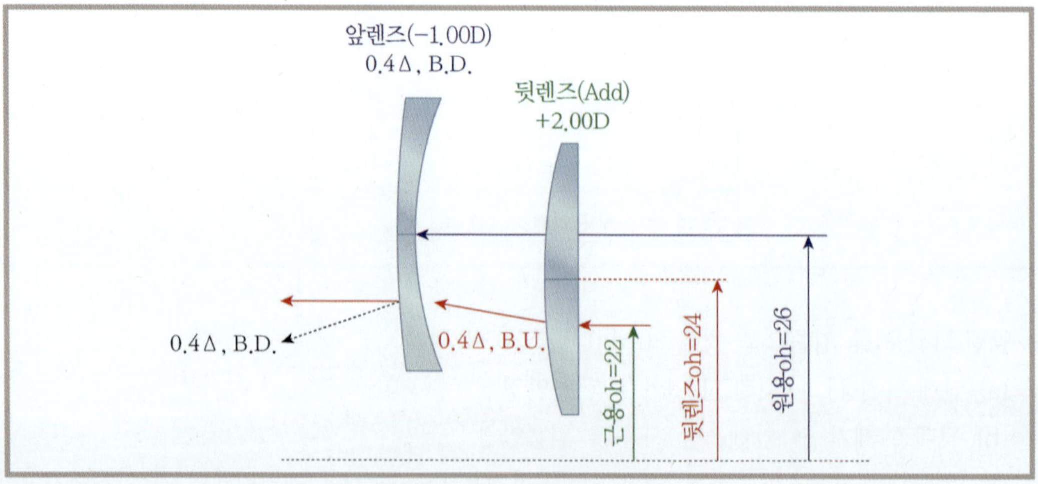

5. 하프톤 렌즈(Half Toned Lens)

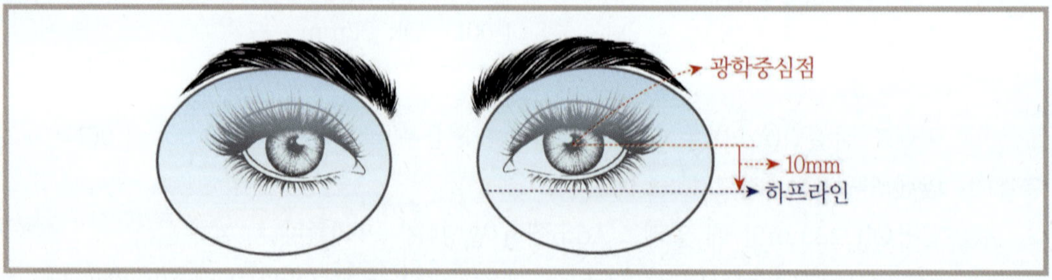

(1) 하프톤렌즈의 특징 및 주의사항

① 명칭 : 하프톤렌즈(Half Toned Lens) 또는 그래디언트 렌즈(Gradient Lens)

② 목적 : 미용 목적의 패션 안경용

③ 하프라인(Half Line) : 착색농도가 가장 낮은 곳과 투명한 곳의 경계선

④ 하프라인의 위치 : 설계점(광학중심점) 아래 약 10mm

⑤ 농도변화 : 위쪽에서 아래 방향으로 착색농도가 점점 옅어짐

⑥ 조제가공 순서 : 하프착색 후 조제가공

⑦ 조제가공 시 주의사항 : 좌우 렌즈의 하프라인의 수평을 유지할 것

⑧ 렌즈의 방향에 따라 하프라인(Half Line)을 맞추어야 하는 렌즈 : 렌즈의 방향성이 있는 토릭렌즈

⑨ 착색 시 농도가 짙은 부분이 아래쪽을 향하도록 염색제에 담금

1차 개념정립 및 익힘문제

9-1. 프리즘 처방인 렌즈에서 측정Oh보다 조제가공Oh가 더 큰 경우는?

① B.U.처방인 (+)렌즈
② B.D.처방인 (+)렌즈
③ B.U.처방인 (−)렌즈
④ B.O.처방인 (−)렌즈
⑤ B.I.처방인 (+)렌즈

9-2. 프리즘을 통과한 광선이 50cm 뒤의 스크린에서 2cm 편위되었을 때 프리즘 굴절력은 몇 프리즘디옵터 (Δ)인가?

① 0.5
② 1.0
③ 1.5
④ 2.0
⑤ 4.0

9-3. 2Δ, Base 30°인 2매 프리즘의 기저를 반대 방향으로 합성시킨 합성 프리즘은?

① 0Δ
② 2Δ, Base 30°
③ 2Δ, Base 60°
④ 4Δ, Base 30°
⑤ 4Δ, Base 60°

9-4. 우안 처방이 $\sqrt{2}$Δ, Base 135°인 프리즘 처방을 수평 및 수직방향 성분으로 나타내면?(단, $\sin 135^\circ = \frac{1}{\sqrt{2}}$, $\cos 135^\circ = -\frac{1}{\sqrt{2}}$이다.)

① 1Δ, B.I. ⊂⊃ 1Δ, B.U.
② 1Δ, B.I. ⊂⊃ 1Δ, B.D.
③ 1Δ, B.O. ⊂⊃ 1Δ, B.U.
④ 1Δ, B.O. ⊂⊃ 1Δ, B.D.
⑤ $\sqrt{2}$Δ, B.I. ⊂⊃ $\sqrt{2}$Δ, B.U.

9-5. S+5.00D인 렌즈에서 시점이 광학중심점에서 하방 2mm일 때 기저방향은?

① 0°
② 45°
③ 90°
④ 180°
⑤ 270°

9-6. O.D. : S−5.00D인 렌즈에서 시점이 광학중심점에서 위쪽 2mm일 때 발생되는 프리즘 영향은?

① 1Δ,B.D.
② 1Δ,B.U.
③ 2Δ,B.D.
④ 2Δ,B.U.
⑤ 2Δ,B.I.

9-7. O.D.:S+10.00D와 O.S.:S-5.00D인 처방의 원용안경에서 광학중심점 아래 2mm 지점을 통해 주시할 때 양안시에 미치는 프리즘 영향은?

① 1.0Δ ② 1.5Δ
③ 2.0Δ ④ 2.5Δ
⑤ 3.0Δ

9-8. O.D.:S+2.00D ⌒ C-3.00D,Ax90°인 토릭렌즈의 광학중심점에서 왼쪽 5mm 지점을 통해 주시할 때 발생되는 프리즘 영향은?

① 0.5Δ,B.I. ② 0.5Δ,B.O.
③ 1.0Δ,B.I. ④ 1.0Δ,B.O.
⑤ 0.0Δ

9-9. 원용안경 O.U.:S-2.00D ⌒ C-2.00D,Ax180°의 광학중심점에서 좌우 양시선이 모두 왼쪽 5mm 지점을 지날 때 양안시에 미치는 프리즘 굴절력의 크기와 방향은?

① 0Δ ② 1Δ,B.I.
③ 1Δ,B.O. ④ 2Δ,B.I.
⑤ 2Δ,B.O.

9-10. O.D.:S-3.00D ⌒ C-2.00D,Ax90°인 안경의 조가PD가 2mm 짧게 조제되었을 때 눈에 미치는 프리즘 영향은?

① 1Δ,B.I. ② 1Δ,B.O.
③ 2Δ,B.I. ④ 2Δ,B.O.
⑤ 0Δ

9-11. 다음과 같은 처방 조건일 때 조제가공P.D.는?

> • O.U. : S-1.00D ⌒ C-1.00D, Ax90° ⌒ 1.0Δ,B.I.
> • 양안의 측정기준P.D. : 60mm

① 50mm ② 55mm
③ 60mm ④ 70mm
⑤ 75mm

9-12. 측정P.D.가 60mm이고 완전교정 처방이 O.U. : S-2.00D ⌒ C-3.00D, Ax 90°인 사람이 조제가공 P.D.가 65mm로 가공된 안경을 착용할 때 강요되는 안구의 회전방향은?

① 양안 귀방향 ② 양안 코방향
③ 우안은 코방향, 좌안은 귀방향 ④ 우안은 귀방향, 좌안은 코방향
⑤ 우안은 상방향, 좌안은 하방향

9-13. 원용안경용 평면렌즈의 광학중심점이 한쪽으로 편위되어 P.D.를 맞추기 어려운 경우 양안시에 미치는 영향을 최소화한 조제가공 방법은?

① R : 1.0Δ,B.I., L : 1.0Δ,B.I.
② R : 1.0Δ,B.O., L : 1.0Δ,B.O.
③ R : 1.0Δ,B.I., L : 0.5Δ,B.O.
④ R : 1.0Δ,B.U., L : 1.0Δ,B.D.
⑤ R : 1.0Δ,B.I., L : 1.0Δ,B.O.

9-14. 유리창, 건물벽면 등과 같은 수직면 반사가 심한 경우에 사용할 편광렌즈의 조제가공 시 설정되어야 할 조제가공 참조마크의 위치는?

① 30°
② 45°
③ 90°
④ 135°
⑤ 180°

9-15. 앞렌즈와 뒷렌즈를 겹쳐서 근용으로 사용하는 복식알바이트 안경에서 앞 렌즈로 사용할 수 있는 것은?

① S−4.00D
② S−2.00D
③ S−1.00D
④ S 0.00D
⑤ S+2.00D

9-16. 두 렌즈를 겹쳐서 원용으로 사용하는 복식알바이트 안경에서 원용부 굴절력이 S−1.00D이고, 근용부 굴절력이 S+1.00D일 때 원용부 시점에서 프리즘 영향을 받지 않기 위한 앞 렌즈의 조가P.D.는?(단, 근용 P.D.는 60mm이고, 원용 P.D.는 64mm이다.)

① 56mm
② 58mm
③ 60mm
④ 62mm
⑤ 64mm

9-17. 앞 렌즈와 뒷 렌즈를 합하여 근용으로 사용하는 다음과 같은 복식알바이트 안경에서 근용부 시점에서 프리즘 영향을 받지 않기 위한 앞 렌즈의 광학중심점 사이의 거리는?

- 원용부 : S−1.00D, P.D. 64mm
- 근용부 : S+1.00D, P.D. 60mm

① 56mm
② 58mm
③ 60mm
④ 62mm
⑤ 64mm

9-18. 앞렌즈와 뒷렌즈를 겹쳐서 근용으로 사용하는 뒷걸림테 안경에서 뒷 렌즈로 사용할 수 있는 것은?

① S−4.00D
② S−2.00D
③ S−1.00D
④ S 0.00D
⑤ S+2.00D

9-19. 두 렌즈를 겹쳐서 근용으로 사용하는 다음과 같은 뒷걸림테 안경에서 근용부 시점에서 프리즘 굴절력이 0이 되기 위해 뒷 렌즈에서 조정되어야 할 프리즘 굴절력과 방향은?

- 원용부 : S−1.00D, P.D. 64mm
- 근용부 : S+1.00D, P.D. 60mm

① 0.2Δ,B.I.
② 0.4Δ,B.I.
③ 0Δ
④ 0.2Δ,B.O.
⑤ 0.4Δ,B.O.

9-20. 하프톤 렌즈(Half Toned Lens)의 조제가공 시 하프라인(Half Line)의 위치는?

① 광학중심점
② 원용부 시점
③ 광학중심점 아래쪽 10mm
④ 원용부 시점 아래쪽 10mm
⑤ 원용부 시점 위쪽 10mm

2차 개념정립 및 익힘문제

9-21. 프리즘 처방인 렌즈에서 측정Oh보다 조제가공Oh가 더 큰 경우는?

① B.U.처방인 (−)렌즈
② B.D.처방인 (+)렌즈
③ B.D.처방인 (−)렌즈
④ B.O.처방인 (−)렌즈
⑤ B.I.처방인 (+)렌즈

9-22. 우안에 1Δ, Base 0°와 1Δ, Base 90°를 합성시킨 것과 같은 표현은?

① $1\Delta, B.I. \bigcirc 1\Delta, B.U.$
② $1\Delta, B.I. \bigcirc 1\Delta, B.D.$
③ $1\Delta, B.O. \bigcirc 1\Delta, B.U.$
④ $1\Delta, B.O. \bigcirc 1\Delta, B.D.$
⑤ $\sqrt{2}\Delta, B.O. \bigcirc \sqrt{2}\Delta, B.U.$

9-23. $O.U.: S-2.00D \bigcirc C-2.00D, Ax\,45^\circ$ 인 원용안경의 광학중심점에서 좌우 양시선이 모두 수직상방 1cm 지점을 지날 때 양안시에 미치는 프리즘 굴절력의 크기와 방향은?

① 0Δ
② 3Δ, B.O.
③ 3Δ, B.I.
④ 3Δ, B.D.
⑤ 3Δ, B.U.

9-24. 우안 처방이 $\sqrt{2}$Δ, Base 315°인 프리즘 처방을 수평 및 수직방향 성분으로 나타내면?(단, $\sin 315^\circ = -\frac{1}{\sqrt{2}}$, $\cos 315^\circ = +\frac{1}{\sqrt{2}}$ 이다.)

① 1Δ, B.I. ⌒ 1Δ, B.U.
② 1Δ, B.I. ⌒ 1Δ, B.D.
③ 1Δ, B.O. ⌒ 1Δ, B.U.
④ 1Δ, B.O. ⌒ 1Δ, B.D.
⑤ $\sqrt{2}$Δ, B.I. ⌒ $\sqrt{2}$Δ, B.U.

9-25. S+5.00D인 렌즈에서 시점이 광학중심점에서 상방 2mm일 때 발생되는 프리즘 영향은?

① 1Δ,B.D.
② 1Δ,B.U.
③ 2Δ,B.D.
④ 2Δ,B.U.
⑤ 1Δ,B.I. ⌒ 1Δ,B.U.

9-26. O.D. : S−5.00D인 렌즈에서 시점이 광학중심점에서 아래쪽 2mm일 때 발생되는 프리즘 영향은?

① 1Δ,B.D.
② 1Δ,B.U.
③ 2Δ,B.D.
④ 2Δ,B.U.
⑤ 2Δ,B.I.

9-27. O.D.:S+10.00D와 O.S.:S+5.00D인 처방의 원용안경에서 광학중심점 아래 2mm 지점을 통해 주시할 때 양안시에 미치는 프리즘 영향은?

① 1.0Δ
② 1.5Δ
③ 2.0Δ
④ 2.5Δ
⑤ 3.0Δ

9-28. O.D.:S+1.00D ⌒ C−2.00D,Ax45°인 토릭렌즈의 광학중심점에서 오른쪽 5mm 지점을 통해 주시할 때 발생되는 프리즘 영향은?

① 0.5Δ,B.D.
② 0.5Δ,B.U.
③ 1.0Δ,B.D.
④ 1.0Δ,B.U.
⑤ 0.0Δ

9-29. 원용안경 O.U.:S−2.00D ⌒ C−2.00D,Ax180°의 광학중심점에서 코방향 5mm 지점을 지날 때 양안시에 미치는 프리즘 굴절력의 크기와 방향은?

① 0Δ
② 1Δ,B.I.
③ 1Δ,B.O.
④ 2Δ,B.I.
⑤ 2Δ,B.O.

9-30. O.D.:S+5.00D인 안경을 편심가공하여 1Δ,B.O. ⌒ 2Δ,B.U.의 효과를 얻기 위해 동공중심에서 편위시킬 광학중심점의 위치는?

① 코방향 2mm, 아래로 4mm
② 코방향 2mm, 위로 4mm
③ 귀방향 2mm, 아래로 4mm
④ 귀방향 2mm, 위로 4mm
⑤ 코방향 4mm, 아래로 2mm

9-31. 다음과 같은 처방 조건일 때 조제가공P.D.는?

• O.U. : S−5.00D ⌒ 1.0Δ,B.O. • 양안의 측정기준P.D. : 62mm

① 58mm
② 60mm
③ 62mm
④ 64mm
⑤ 66mm

9-32. 조제가공 시 P.D.의 오차로 인해 우안에 2.0Δ,B.O., 좌안에 2.0Δ,B.I.의 프리즘 오차가 발생한 안경을 착용했을 때 양안시에 미치는 프리즘 영향은?

① 0Δ
② 2.0Δ,B.O.
③ 2.0Δ,B.I.
④ 4.0Δ,B.O.
⑤ 4.0Δ,B.I.

9-33. 특정 방향의 눈부심이 강한 광선(현광) 성분만 차단시키기 위한 렌즈는?

① 프레넬렌즈
② 감광렌즈
③ 편광렌즈
④ 멸광률렌즈
⑤ UV차단렌즈

9-34. 수면, 도로면 등과 같은 수평면 반사가 심한 경우에 사용할 편광렌즈에 대한 설명으로 옳은 것은?

① 편광축을 180°로 조제가공한다.
② 건물벽면, 유리창 청소 등의 용도로 사용된다.
③ 수평방향의 눈부신 빛인 현광을 제거해야 한다.
④ 조제가공 참조마크가 90°에 위치하게 가공한다.
⑤ 수평방향과 수직방향의 강한 진동성분을 억제해야 한다.

9-35. 두 렌즈를 겹쳐서 원용으로 사용하는 복식알바이트 안경에서 원용부 굴절력이 S−1.00D이고, 근용부 굴절력이 S+1.00D일 때 뒷렌즈 굴절력은?

① S−2.00D
② S−1.00D
③ S 0.00D
④ S+1.00D
⑤ S+2.00D

9-36. 앞렌즈와 뒷렌즈를 합하여 근용으로 사용하는 다음과 같은 복식알바이트 안경에서 뒷렌즈 굴절력은?

- 원용부 : S−1.00D, P.D. 64mm
- 근용부 : S+1.00D, P.D. 60mm

① S−2.00D
② S−1.00D
③ S 0.00D
④ S+1.00D
⑤ S+2.00D

9-37. 앞렌즈와 뒷렌즈를 합하여 원용으로 사용하는 다음과 같은 복식알바이트 안경에서 Oh 26mm로 뒷렌즈만 사용할 때 뒷렌즈에서의 프리즘 영향은?

- 원용부 : S−1.00D, Oh 26mm
- 근용부 : S+1.00D, Oh 22mm

① 0.2Δ,B.U.
② 0.2Δ,B.D.
③ 0Δ
④ 0.4Δ,B.U.
⑤ 0.4Δ,B.D.

9-38. 앞렌즈와 뒷렌즈를 합하여 근용으로 사용하는 다음과 같은 뒷걸림테 안경에서 가입도(Add)는?

> • 원용부 : S-1.00D
> • 근용부 : S+1.00D

① S-2.00D ② S-1.00D
③ S 0.00D ④ S+1.00D
⑤ S+2.00D

9-39. 두 렌즈를 겹쳐서 근용으로 사용하는 다음과 같은 뒷걸림테 안경에서 근용부 시점에서 프리즘 영향을 받지 않기 위한 뒷렌즈의 조가P.D.는?

> • 원용부 : S-1.00D, P.D. 64mm
> • 근용부 : S+1.00D, P.D. 60mm

① 56mm ② 58mm
③ 60mm ④ 62mm
⑤ 64mm

9-40. 하프톤 렌즈(Half Toned Lens)를 착색할 때 렌즈의 방향에 따라 하프라인(Half Line)을 맞추어야 하는 렌즈는?

① 평면렌즈 ② (-)구면렌즈
③ (+)구면렌즈 ④ 토릭렌즈
⑤ 좌우 굴절력이 다른 구면렌즈

3차 개념정립 및 익힘문제

9-41. 프리즘에 대한 설명으로 옳은 것은?

① 프리즘에 의한 상은 기저 쪽에 맺는다.
② 굴절광선은 프리즘의 꼭지방향으로 굴절한다.
③ 프리즘의 굴절률이 클수록 프리즘 굴절력은 작아진다.
④ 프리즘의 정각이 클수록 프리즘의 굴절력은 증가한다.
⑤ 입사점을 기준으로 후방 1m 스크린에서 편위거리를 mm로 나타낸 것이다.

9-42. 좌안에 1Δ, Base 180°와 1Δ, Base 270°를 합성시킨 것과 같은 표현은?

① $1\Delta, B.I.$ ◯ $1\Delta, B.U.$
② $1\Delta, B.I.$ ◯ $1\Delta, B.D.$
③ $1\Delta, B.O.$ ◯ $1\Delta, B.U.$
④ $1\Delta, B.O.$ ◯ $1\Delta, B.D.$
⑤ $\sqrt{2}\Delta, B.O.$ ◯ $\sqrt{2}\Delta, B.U.$

9-43. $O.U. : S-2.00D$ ◯ $C-2.00D, Ax\,45^\circ$ 인 원용안경의 광학중심점에서 좌우 양시선이 모두 오른쪽 1cm, 아래로 1cm 지점을 지날 때 양안시에 미치는 프리즘 굴절력의 크기와 방향은?

① 0Δ
② 3Δ, B.O.
③ 3Δ, B.I.
④ 3Δ, B.D.
⑤ 3Δ, B.U.

9-44. S+5.00D인 렌즈에서 시점이 광학중심점에서 상방 2mm일 때 발생되는 프리즘량은 몇 디옵터(D)인가?

① 0.5
② 1.0
③ 1.5
④ 2.0
⑤ 2.5

9-45. S+5.00D인 렌즈에서 시점이 광학중심점에서 하방 2mm일 때 발생되는 프리즘 영향은?

① 1Δ,B.D.
② 1Δ,B.U.
③ 2Δ,B.D.
④ 2Δ,B.U.
⑤ 1Δ,B.I. ◯ 1Δ,B.U.

9-46. S+10.00D인 렌즈에서 시점이 광학중심점에서 2mm일 때 발생되는 프리즘 굴절력은?

① 0.5Δ
② 1.0Δ
③ 1.5Δ
④ 2.0Δ
⑤ 4.0Δ

9-47. O.D.:S−1.00D ⊂ C−1.00D,Ax180°인 토릭렌즈의 광학중심점에서 위쪽 5mm 지점을 통해 주시할 때 발생되는 프리즘 영향은?

① 1.0Δ,B.U.　　② 2.0Δ,B.U.
③ 1.0Δ,B.D.　　④ 2.0Δ,B.D.
⑤ 0.0Δ

9-48. O.D.:S+1.00D ⊂ C−2.00D,Ax45°인 토릭렌즈의 광학중심점에서 위쪽 5mm 지점을 통해 주시할 때 발생되는 프리즘 영향은?

① 0.5Δ,B.D.　　② 0.5Δ,B.U.
③ 1.0Δ,B.D.　　④ 1.0Δ,B.U.
⑤ 0.0Δ

9-49. O.D.:S+5.00D인 안경렌즈를 동공중심에서 코방향 4mm, 아래로 2mm 편심된 상태로 착용했을 때 눈에 미치는 프리즘 굴절력의 크기와 방향은?

① 2Δ,B.I. ⊂ 1Δ,B.D.　　② 2Δ,B.I. ⊂ 1Δ,B.U.
③ 2Δ,B.O. ⊂ 1Δ,B.D　　④ 2Δ,B.O. ⊂ 1Δ,B.U.
⑤ 1Δ,B.O. ⊂ 2Δ,B.D.

9-50. O.D. : S−6.00D 처방인 원용안경을 착용했을 때 3.0Δ,B.O ⊂ 4.0Δ,B.U.의 프리즘 영향을 받게 하려면 동공중심에서 편심시켜야 할 안경렌즈의 광학중심점 위치는?

① 코방향 5mm, 아래로 6.7mm　　② 코방향 5mm, 위로 6.7mm
③ 귀방향 5mm, 아래로 6.7mm　　④ 귀방향 5mm, 위로 6.7mm
⑤ 코방향 6.7mm, 아래로 5mm

9-51. O.U. : S+2.00D인 처방에서 양안에 2.0Δ,B.I.의 프리즘 영향을 받게 하기 위해 양안의 동공중심에서 안경렌즈의 광학중심점을 편위시켜야 할 크기와 방향은?

① 좌우렌즈 각각 코방향 5mm
② 좌우렌즈 각각 귀방향 5mm
③ 좌우렌즈 각각 코방향 10mm
④ 오른쪽 렌즈 코방향 5mm, 왼쪽 렌즈 귀방향 5mm
⑤ 오른쪽 렌즈 귀방향 5mm, 왼쪽 렌즈 코방향 5mm

9-52. 측정P.D.가 60mm이고 완전교정 처방이 For Dist. O.U. : S−2.00D ⊂ C+2.00D,Ax45°인 사람이 조제가공R.P.D.와 L.P.D.가 각각 28mm로 가공된 안경을 착용할 때 양안에 발생하는 프리즘 영향과 유발사위는?

① 0.2Δ,B.I., 내사위 유발　　② 0.2Δ,B.O., 외사위 유발
③ 0.4Δ,B.I., 내사위 유발　　④ 0.4Δ,B.O., 외사위 유발
⑤ 0Δ, 유발사위 없음

9-53. 편광렌즈(Polarizing Lens)에 대한 설명으로 옳은 것은?

① 기온이 낮을수록 농도가 진해진다.
② 자외선(UV)의 조사량이 많을수록 농도가 진해진다.
③ 낚시용 편광렌즈의 편광축은 180° 로 조제가공한다.
④ 파동의 진동방향과 편광축을 수평으로 조제가공한다.
⑤ 안경렌즈용 편광렌즈의 좌우 편광축 방향은 일치해야 한다.

9-54. 수면, 도로면 등과 같은 수평면 반사가 심한 경우에 사용할 편광렌즈에 대한 설명으로 옳은 것은?

① 편광축을 180°로 조제가공한다.
② 건물벽면, 유리창 청소 등의 용도로 사용된다.
③ 수평방향의 눈부신 빛인 현광을 제거해야 한다.
④ 조제가공 참조마크가 90°에 위치하게 가공한다.
⑤ 수평방향과 수직방향의 강한 진동성분을 억제해야 한다.

9-55. 두 렌즈를 겹쳐서 원용으로 사용하는 복식알바이트 안경에서 원용부 굴절력이 S−1.00D이고, 근용부 굴절력이 S+1.00D일 때 가입도는?

① S−2.00D
② S−1.00D
③ S 0.00D
④ S+1.00D
⑤ S+2.00D

9-56. 앞렌즈와 뒷렌즈를 합하여 근용으로 사용하는 다음과 같은 복식알바이트 안경에서 앞렌즈 굴절력은?

• 원용부 : S−1.00D, P.D. 64mm
• 근용부 : S+1.00D, P.D. 60mm

① S−2.00D
② S−1.00D
③ S 0.00D
④ S+1.00D
⑤ S+2.00D

9-57. 앞렌즈와 뒷렌즈를 합하여 원용으로 사용하는 다음과 같은 복식알바이트 안경에서 원용부 시점의 프리즘 굴절력이 0이 되기 위해 앞렌즈에서 조정되어야 할 프리즘 굴절력과 방향은?

• 원용부 : S−1.00D, Oh 26mm
• 근용부 : S+1.00D, Oh 22mm

① 0.2Δ,B.U.
② 0.2Δ,B.D.
③ 0Δ
④ 0.4Δ,B.U.
⑤ 0.4Δ,B.D.

9-58. 앞렌즈와 뒷렌즈를 합하여 근용으로 사용하는 다음과 같은 뒷걸림테 안경에서 뒷렌즈 굴절력은?

> • 원용부 : S−1.00D
> • 근용부 : S+1.00D

① S−2.00D
② S−1.00D
③ S 0.00D
④ S+1.00D
⑤ S+2.00D

9-59. 앞렌즈와 뒷렌즈를 합하여 근용으로 사용하는 다음과 같은 뒷걸림테 안경에서 Oh 22mm로 앞렌즈만 사용할 때 뒷렌즈에서의 프리즘 영향은?

> • 원용부 : S−1.00D, Oh 26mm
> • 근용부 : S+1.00D, Oh 22mm

① 0.2Δ,B.U.
② 0.2Δ,B.D.
③ 0Δ
④ 0.4Δ,B.U.
⑤ 0.4Δ,B.D.

4차 개념정립 및 익힘문제

9-60. 프리즘에 대한 설명으로 옳은 것은?

① (−)렌즈는 입사점을 기준으로 광학중심점 방향이 기저이다.
② (−)렌즈는 입사점을 기준으로 광학중심점 방향으로 굴절한다.
③ (+)렌즈는 입사점을 기준으로 광학중심점 방향으로 굴절한다.
④ (+)렌즈는 입사점을 기준으로 렌즈가장자리 방향이 기저이다.
⑤ 입사점이 축경선인 (+)원주렌즈는 광학중심점 방향으로 굴절한다.

9-61. 굴절력이 2Δ인 2매 프리즘의 기저를 같은 방향으로 합성시킨 합성 프리즘 굴절력은 몇 프리즘디옵터(Δ)인가?

① 0
② 1
③ 2
④ 4
⑤ 8

9-62. 1Δ, Base 180°와 1Δ, Base 270°인 2매 프리즘을 밀착시켰을 때 합성프리즘의 굴절력과 기저방향은?(단, $\sin 45^{\circ} = \cos 45^{\circ} = \frac{1}{\sqrt{2}}$ 이다.)

① $\sqrt{2}$ Δ, Base 45°
② $\sqrt{2}$ Δ, Base 135°
③ $\sqrt{2}$ Δ, Base 225°
④ $\sqrt{2}$ Δ, Base 315°
⑤ 2Δ, Base 135°

9-63. S+5.00D인 렌즈에서 시점이 광학중심점에서 하방 2mm일 때 발생되는 프리즘량은 몇 디옵터(D)인가?

① 0.5
② 1.0
③ 1.5
④ 2.0
⑤ 2.5

9-64. S+5.00D인 렌즈에서 시점이 광학중심점에서 왼쪽 2mm일 때 발생되는 프리즘 영향은?

① 1Δ,Base 0°
② 1Δ,Base 180°
③ 2Δ,Base 0°
④ 2Δ,Base 180°
⑤ 1Δ,Base 90°

9-65. O.D.:S−10.00D와 O.S.:S+5.00D인 처방의 원용안경에서 광학중심점 아래 2mm 지점을 통해 주시할 때 양안시에 미치는 프리즘 영향은?

① 0.5Δ
② 1.0Δ
③ 1.5Δ
④ 2.0Δ
⑤ 3.0Δ

9-66. O.D.:S−1.00D ⌒ C−1.00D,Ax180°인 토릭렌즈의 광학중심점에서 왼쪽 5mm 지점을 통해 주시할 때 발생되는 프리즘 영향은?

① 0.5Δ,B.O. ② 0.5Δ,B.I.
③ 1.0Δ,B.O. ④ 1.0Δ,B.I.
⑤ 0.0Δ

9-67. O.D.:S+5.00D로 조제된 안경에서 주시선이 렌즈의 광학중심점으로부터 코방향 4mm, 아래로 2mm 지점을 통과할 때 수평 및 수직방향 프리즘 영향은?

① 2Δ,B.I. ⌒ 1Δ,B.D. ② 2Δ,B.I. ⌒ 1Δ,B.U.
③ 2Δ,B.O. ⌒ 1Δ,B.D. ④ 2Δ,B.O. ⌒ 1Δ,B.U.
⑤ 1Δ,B.O. ⌒ 2Δ,B.D.

9-68. O.D.:S+1.00D ⌒ C−3.00D,Ax90°인 안경렌즈를 동공중심에서 코방향 5mm, 아래로 2mm 편심된 상태로 착용했을 때 눈에 미치는 프리즘 굴절력의 크기와 방향은?

① 1.0Δ,B.O. ⌒ 0.2Δ,B.D. ② 1.0Δ,B.O. ⌒ 0.2Δ,B.U.
③ 1.0Δ,B.I. ⌒ 0.2Δ,B.D. ④ 1.0Δ,B.I. ⌒ 0.2Δ,B.U.
⑤ 0.2Δ,B.I. ⌒ 0.1Δ,B.D.

9-69. 조제가공 시 광학중심점 높이(Oh)가 잘못되어도 프리즘 영향을 받지 않는 처방은?

① S−2.00D ⌒ C+2.00D, Ax90° ② S−0.50D ⌒ C−2.00D, Ax45°
③ S−1.00D ⌒ C+2.00D, Ax45° ④ S−1.00D ⌒ C+1.00D, Ax45°
⑤ S−2.00D

9-70. 완전교정처방이 O.U. : S−3.00D ⌒ C+2.00D, Ax45°인 안경렌즈의 좌우렌즈 조제가공P.D.가 각각 1mm 길어지고, 광학중심점 높이는 좌우렌즈 각각 1mm 높게 가공되었다면 이 안경을 착용할 때 양안시에 미치는 프리즘 영향은?

① 0.2Δ,B.O. ⌒ 0.2Δ,B.U. ② 0.2Δ,B.I. ⌒ 0.2Δ,B.D.
③ 0.4Δ,B.I. ⌒ 0.2Δ,B.U. ④ 0.4Δ,B.I. ⌒ 0.2Δ,B.D.
⑤ 0.4Δ,B.I.

9-71. 동심원형 평면렌즈에 대한 설명으로 옳은 것은?

① 렌즈의 실제 굴절력은 (+)이다.
② 실제 광학중심점은 존재하지 않는다.
③ 렌즈의 중심두께와 가장자리 두께가 같다.
④ 렌즈 전면의 곡률이 후면의 곡률보다 작은 렌즈이다.
⑤ 렌즈 전면의 곡률중심과 후면의 곡률중심이 일치하지 않는다.

9-72. 수면, 도로면 등과 같은 수평면 반사가 심한 경우에 사용할 편광렌즈의 조제가공 시 설정되어야 할 편광축은?

① 0°
② 30°
③ 45°
④ 90°
⑤ 135°

9-73. 건물벽면, 유리창 청소 등과 같은 수직면 반사가 심한 경우에 사용할 오른쪽과 왼쪽 편광안경렌즈의 편광축이 서로 이루는 각도는?

① 30°
② 45°
③ 90°
④ 135°
⑤ 180°

9-74. 두 렌즈를 겹쳐서 원용으로 사용하는 복식알바이트 안경에서 원용부 굴절력이 S-1.00D이고, 근용부 굴절력이 S+1.00D일 때 원용 P.D.로 뒷렌즈만 사용할 때 발생하는 프리즘 영향은?(단, 근용 P.D.는 60mm이고, 원용 P.D.는 64mm이다.)

① 0.2Δ,B.I.
② 0.4Δ,B.I.
③ 0Δ
④ 0.2Δ,B.O.
⑤ 0.4Δ,B.O.

9-75. 앞렌즈와 뒷렌즈를 합하여 근용으로 사용하는 다음과 같은 복식알바이트 안경에서 가입도(Add)는?

> • 원용부 : S-1.00D, P.D. 64mm
> • 근용부 : S+1.00D, P.D. 60mm

① S-2.00D
② S-1.00D
③ S 0.00D
④ S+1.00D
⑤ S+2.00D

9-76. 앞렌즈와 뒷렌즈를 합하여 원용으로 사용하는 다음과 같은 복식알바이트 안경에서 원용부 시점에서 프리즘 영향을 받지 않기 위한 앞렌즈의 조제가공Oh는?

> • 원용부 : S-1.00D, Oh 26mm
> • 근용부 : S+1.00D, Oh 22mm

① 20mm
② 22mm
③ 24mm
④ 26mm
⑤ 28mm

9-77. 앞렌즈와 뒷렌즈를 합하여 근용으로 사용하는 다음과 같은 뒷걸림테 안경에서 앞렌즈 굴절력은?

> • 원용부 : S−1.00D
> • 근용부 : S+1.00D

① S−2.00D
② S−1.00D
③ S 0.00D
④ S+1.00D
⑤ S+2.00D

9-78. 앞렌즈와 뒷렌즈를 합하여 근용으로 사용하는 다음과 같은 뒷걸림테 안경에서 근용부 시점의 프리즘 굴절력이 0이 되기 위해 뒷렌즈에서 조정되어야 할 프리즘 굴절력과 방향은?

> • 원용부 : S−1.00D, Oh 26mm
> • 근용부 : S+1.00D, Oh 22mm

① 0.2Δ,B.U.
② 0.2Δ,B.D.
③ 0Δ
④ 0.4Δ,B.U.
⑤ 0.4Δ,B.D.

5차 개념정립 및 익힘문제

9-79. 프리즘을 통과한 광선이 1m 뒤의 스크린에서 1cm 편위되었을 때 프리즘 굴절력은 몇 프리즘디옵터(Δ)인가?

① 0.5 ② 1.0
③ 1.5 ④ 2.0
⑤ 3.0

9-80. 굴절력이 2Δ인 2매 프리즘의 기저를 반대 방향으로 합성시킨 합성 프리즘 굴절력은 몇 프리즘디옵터(Δ)인가?

① 0 ② 1
③ 2 ④ 4
⑤ 8

9-81. 우안 처방이 $\sqrt{2}$Δ, Base 45°인 프리즘 처방을 수평 및 수직방향 성분으로 나타내면?(단, $\sin 45^\circ = \cos 45^\circ = \frac{1}{\sqrt{2}}$이다.)

① 1Δ, B.I. ⌒ 1Δ, B.U. ② 1Δ, B.I. ⌒ 1Δ, B.D.
③ 1Δ, B.O. ⌒ 1Δ, B.U. ④ 1Δ, B.O. ⌒ 1Δ, B.D.
⑤ $\sqrt{2}$Δ, B.I. ⌒ $\sqrt{2}$Δ, B.U.

9-82. S+5.00D인 렌즈에서 시점이 광학중심점에서 상방 2mm일 때 기저방향은?

① 0° ② 45°
③ 90° ④ 180°
⑤ 270°

9-83. O.D. :S+5.00D인 렌즈에서 시점이 광학중심점에서 왼쪽 2mm일 때 발생되는 프리즘 영향은?

① 1Δ,B.I. ② 1Δ,B.O.
③ 2Δ,B.I. ④ 2Δ,B.O.
⑤ 2Δ,B.U.

9-84. O.D.:S−10.00D와 O.S.:S−5.00D인 처방의 원용안경에서 광학중심점 아래 2mm 지점을 통해 주시할 때 양안시에 미치는 프리즘 영향은?

① 1.0Δ ② 1.5Δ
③ 2.0Δ ④ 2.5Δ
⑤ 3.0Δ

9-85. O.S.:S-1.00D ⌒ C-1.00D,Ax180°인 토릭렌즈의 광학중심점에서 왼쪽 5mm 지점을 통해 주시할 때 발생되는 프리즘 영향은?

① 0.5Δ,B.O. ② 0.5Δ,B.I.
③ 1.0Δ,B.O. ④ 1.0Δ,B.I.
⑤ 0.0Δ

9-86. 원용안경 O.U.:S-2.00D ⌒ C-2.00D,Ax180°의 광학중심점에서 좌우 양시선이 모두 수직하방 5mm 지점을 지날 때 양안시에 미치는 프리즘 굴절력의 크기와 방향은?

① 0Δ ② 1Δ,B.I.
③ 1Δ,B.O. ④ 2Δ,B.I.
⑤ 2Δ,B.O.

9-87. O.D.:S+1.00D ⌒ C-2.00D,Ax45°인 안경렌즈를 동공중심에서 코방향 2mm, 아래로 2mm 편심된 상태로 착용했을 때 눈에 미치는 프리즘 굴절력의 크기와 방향은?

① 0.2Δ,B.O. ⌒ 0.2Δ,B.U. ② 0.2Δ,B.O. ⌒ 0.2Δ,B.D.
③ 0.2Δ,B.I. ⌒ 0.2Δ,B.U. ④ 0.2Δ,B.I. ⌒ 0.2Δ,B.D.
⑤ 0Δ

9-88. 처방이 O.U. : S-3.00D ⌒ C-1.00D, Ax90°이고, 측정P.D.가 65mm인 원용안경의 P.D.를 70mm로 조제가공했을 때 양안시에 미치는 프리즘 영향은?(단, 광학중심점 높이(Oh)는 정확하다.)

① 1.5Δ,B.I. ② 1.5Δ,B.O.
③ 2.0Δ,B.I. ④ 2.0Δ,B.O.
⑤ 4.0Δ,B.I.

9-89. 다음과 같은 처방과 조제가공 조건일 때 ( ) 안에 들어갈 프리즘 처방으로 옳은 것은?

• O.U. : S-2.00D ⌒ C-3.00D, Ax 90° ⌒ (Δ,) • 측정기준P.D. : 60mm • 조제가공P.D. : 64mm

① 1.0Δ,B.O. ② 1.0Δ,B.I.
③ 1.5Δ,B.O. ④ 2.0Δ,B.I.
⑤ 2.0Δ,B.O.

9-90. 평면렌즈에 대한 설명으로 옳은 것은?

① 실제 광학중심점은 존재한다.
② 렌즈의 실제 굴절력은 (+)이다.
③ 렌즈의 중심두께와 가장자리 두께가 같다.
④ 렌즈 전면의 곡률이 후면의 곡률보다 작은 렌즈이다.
⑤ 광학중심점 이외의 시점에서 프리즘효과가 발생하지 않는다.

9-91. 수면, 도로면 등과 같은 수평면 반사가 심한 경우에 사용할 편광렌즈의 조제가공 시 설정되어야 할 조제가공 참조마크의 위치는?

① 30° ② 45°
③ 90° ④ 135°
⑤ 180°

9-92. 편광안경렌즈에 대한 설명으로 옳은 것은?

① 시야 내의 콘트라스트는 감소한다.
② 조제가공 참조마크와 편광축은 수평이다.
③ 편광렌즈의 좌우 편광축은 일치해야 한다.
④ 렌즈에 입사하는 전체적인 밝기가 감소한다.
⑤ 입사하는 모든 방향의 눈부신 광을 억제시킨다.

9-93. 두 렌즈를 겹쳐서 원용으로 사용하는 복식알바이트 안경에서 원용부 굴절력이 S-1.00D이고, 근용부 굴절력이 S+1.00D일 때 원용부 시점에서 프리즘 굴절력이 0이 되기 위해 앞렌즈에서 조정되어야 할 프리즘 굴절력과 방향은?(단, 근용 P.D.는 60mm이고, 원용 P.D.는 64mm이다.)

① 0.2Δ,B.I. ② 0.4Δ,B.I.
③ 0Δ ④ 0.2Δ,B.O.
⑤ 0.4Δ,B.O.

9-94. 앞렌즈와 뒷렌즈를 합하여 근용으로 사용하는 다음과 같은 복식알바이트 안경에서 P.D. 60mm로 뒷렌즈만 사용했을 때 발생되는 프리즘 영향은?

> • 원용부 : S-1.00D, P.D. 64mm
> • 근용부 : S+1.00D, P.D. 60mm

① 0.2Δ,B.I. ② 0.4Δ,B.I.
③ 0Δ ④ 0.2Δ,B.O.
⑤ 0.4Δ,B.O.

9-95. S-2.00D ⌒ C-1.00D,Ax 180°,Add 2.00D 처방일 때, 앞렌즈와 뒷렌즈를 합하여 원용으로 사용하는 알바이트 안경의 앞렌즈 처방은?

① S-2.00D ⌒ C-1.00D,Ax 180° ② S-2.00D ⌒ C-1.00D,Ax 90°
③ C-1.00D,Ax 180° ④ S-1.00D ⌒ C+1.00D,Ax 180°
⑤ S-2.00D

9-96. 앞렌즈와 뒷렌즈를 합하여 근용으로 사용하는 다음과 같은 뒷걸림테 안경에서 P.D. 60mm로 앞렌즈만 사용했을 때 발생되는 프리즘 영향은?

- 원용부 : S−1.00D, P.D. 64mm
- 근용부 : S+1.00D, P.D. 60mm

① 0.2Δ,B.I.
② 0.2Δ,B.O.
③ 0Δ
④ 0.4Δ,B.I.
⑤ 0.4Δ,B.O.

9-97. 앞렌즈와 뒷렌즈를 합하여 근용으로 사용하는 다음과 같은 뒷걸림테 안경에서 근용부 시점에서 프리즘 영향을 받지 않기 위한 뒷렌즈의 조제가공Oh는?

- 원용부 : S−1.00D, Oh 26mm
- 근용부 : S+1.00D, Oh 22mm

① 20mm
② 22mm
③ 24mm
④ 26mm
⑤ 28m

제10장 가장자리갈기 및 산각 세우기(Edging & Beveling)

학습목표	(1) 안경렌즈의 자르기와 다듬기의 주의사항을 설명할 수 있다. (2) 면다듬기의 목적과 가공 시 주의사항을 설명할 수 있다.. (3) 산각의 종류별 용도와 특징을 설명할 수 있다. (4) 각각의 경우에 따른 산각줄기의 위치를 구분할 수 있다. (5) 수직식과 수평식 수동옥습기를 비교하여 설명할 수 있다. (6) 연삭 휠의 종류에 따른 용도와 특징을 설명할 수 있다. (7) 수동옥습기를 이용한 가공자세 및 손의 역할을 설명할 수 있다. (8) 가장자리갈기의 주의사항을 설명할 수 있다. (9) 자동옥습기에 의한 렌즈가공 시 주의사항을 설명할 수 있다. (10) 자동옥습기와 무형판 자동옥습기의 차이점을 설명할 수 있다. (11) 왜곡검사기의 원리와 왜곡의 발생 원인을 설명할 수 있다.

1. 자르기와 다듬기(Cutting & Trimming)
   (1) 외주선을 긋기 위해 가공할 렌즈에 형판을 밀착시킬 때 주의사항
   (2) 자르기(Cutting)
   (3) 렌즈 떼어내기
   (4) 면다듬기(Chamfering)
2. 산각세우기(Beveling)
   (1) 산각의 조정
   (2) 산각의 종류
   (3) 산각을 세울 때 주의사항
   (4) 렌즈의 크기 맞추기 순서
3. 수동옥습기(Edger)
   (1) 수동옥습기의 종류에 따른 특성
   (2) 연삭 휠(Wheel)의 종류
   (3) 가공자세 및 역할
   (4) 가장자리갈기의 순서 및 주의사항
   (5) 옥습기의 일상관리

4. 자동옥습기(Edging Machine)
   (1) 취형기(Pattern Maker, Pattern Former)
   (2) 축출기(Lay-Outer)
   (3) 자동옥습기에 의한 렌즈가공 순서
   (4) 폴리카보네이트(PC, Polycarbonate)렌즈 가공 시 주의사항
5. 무형판 자동옥습기(Patternless Edger)
   (1) 테형상판독기(Frame Reader)
   (2) 형판받침대(Pattern Cup)를 이용한 렌즈삽입부의 형태를 읽기
   (3) 자동옥습기(Edging Machine)와 무형판 자동옥습기(Patternless Edger)의 차이점
6. 왜곡검사기(Strainer)
   (1) 왜곡검사기(Strainer)의 원리와 목적
   (2) 왜곡의 발생원인

1. 자르기와 다듬기(Cutting & Trimming)

(1) 외주선을 긋기 위해 가공할 렌즈에 형판을 밀착시킬 때 주의사항

① 구면렌즈 : 설계점과 렌즈미터의 중앙인점을 일치시킨다.

② 토릭렌즈 : 렌즈미터의 3개 인점과 형판의 수평기준선의 수평상태를 유지한 상태에서 설계점과 중앙인점을 일치시킨다.

③ 프리즘처방 렌즈 : 토릭렌즈의 맞춤상태에서 상하 높이를 일치시킨다.

(2) 자르기(Cutting)

① 외주선과 커터선 긋기

(a) 렌즈의 (−)면에 형판을 대고 외주선을 긋는다.

(b) 커터선은 외주선보다 0.5mm 크게 긋는다. → 가장자리갈기의 여유를 남김

② 자르기(Cutting)

(a) 유리창 절단용 커터(다이아몬드 커터, Diamond Cutter)

ⓐ 연필 쥐는 자세로 몸쪽으로 당기면서 긋는다.

ⓑ 선긋기가 끝나는 마지막 부분에서 누르는 힘을 빼고 커터를 들어 올린다. → 커터의 인조 다이아몬드 손상 방지

(b) 안경렌즈 전용 롤러 커터(Roller Cutter)

ⓐ 주먹 쥐는 자세로 10° ~ 20° 정도 기울여 긋는다.

ⓑ 앞쪽으로 밀면서 긋는다.

(3) 렌즈 떼어내기

① 엄지와 집게손가락으로 렌즈를 잡고 집게(Plier)의 끝부분이 커터선에 거의 닿을 정도로 렌즈를 물린다.

② 유리렌즈는 밖으로 잡아당긴 후 꺾는다.

③ 플라스틱 렌즈는 수직으로 꺾은 후 잡아 당긴다.

(4) 면다듬기(Chamfering)

① 목적 : 산각줄기의 끝선과 렌즈 전후면이 만나는 모서리와 산각줄기 능선의 날카로운 부분을 매끄럽게 처리

(a) 렌즈 가장자리의 미세파손 방지

(b) 렌즈의 외관을 보기 좋게 하기 위함

② (−)면을 먼저 다듬고 (+)면을 나중에 다듬는다.

③ 렌즈를 수직방향에서 누인 상태에서 다듬는다.

④ 렌즈의 상하가 얇은 (−)렌즈의 (+)면 다듬기

(a) 렌즈 두께가 두꺼운 좌우 부분을 먼저 다듬는다.

(b) 두께가 얇은 상하 부분은 렌즈를 세워서 다듬는다. → 렌즈파손 방지

⑤ 절삭면과 날카로운 모서리의 수직을 유지한다.

⑥ 렌즈의 구석진 모서리부분에서는 렌즈를 세우고 접촉압력을 낮춘다.

2. 산각세우기(Beveling)

(1) 산각의 조정

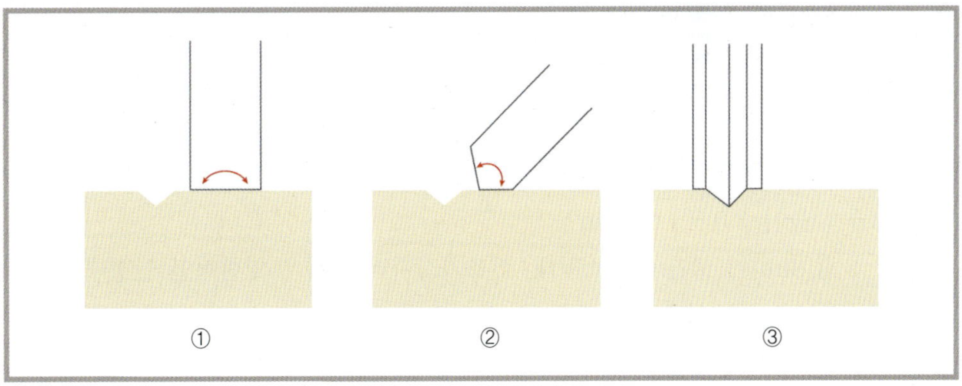

① 평평한 절삭면과 렌즈가 수직일 때 : 평산각(산각 180°)

② 평평한 절삭면에서 렌즈를 기울일수록 산각은 작아지고, 산각줄기 높이는 높아짐

③ 절삭면의 V홈에 렌즈가 수직일 때 : 고산각

(2) 산각의 종류

① 평산각(Flat Bevel)

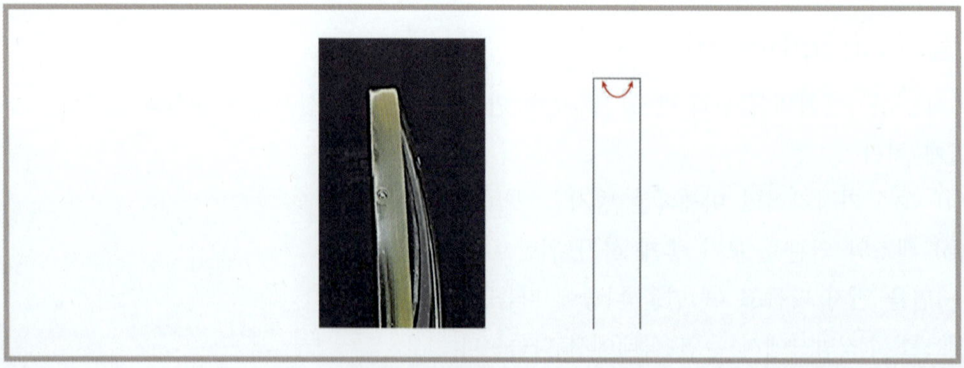

(a) 산각 크기 : 180°

(b) 용도 : 포인트테(무테)용

(c) 가공방법 : 평평한 절삭면과 렌즈가 수직인 상태를 유지하면서 가공

② 중산각(V-Type Bevel)

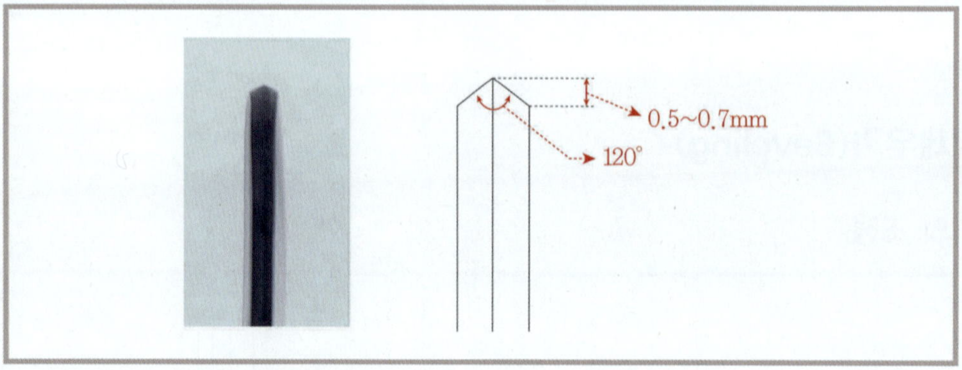

(a) 산각 크기 : 120°

(b) 산각줄기 높이 : 0.5 ~ 0.7mm

(c) 용도 : 림(Rim)이 굵은 플라스틱테, 렌즈가장자리가 얇은 일반적인 안경테

(d) 가공방법

ⓐ 평산각 가공 후 중산각 가공

ⓑ (−)면을 60°로 가공한 후 (+)면 가공

③ 고산각(Hide Type Bevel)

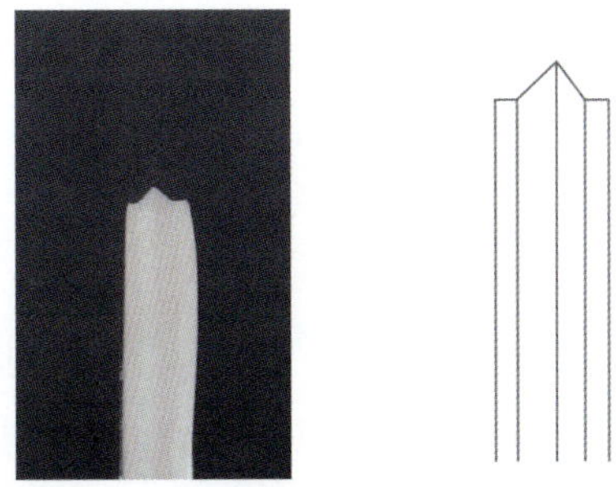

(a) 산각 크기 : 105° ~ 110°

(b) 산각줄기 높이 : 0.5 ~ 0.7mm 이상

(c) 용도 : 자르기가 끝난 안경렌즈의 가장자리가 림(Rim)보다 두꺼울 경우

(d) 가공방법

ⓐ 평산각 가공 후 고산각 가공

ⓑ 절삭면의 V홈에 렌즈가 수직인 상태를 유지하면서 가공

(e) 목적 : 산각줄기가 안경테 림(Rim) 밖으로 노출되지 않게 함 → 정면에서 볼 때 외관상 보기 좋음

④ 역산각(Reverse Type Bevel)

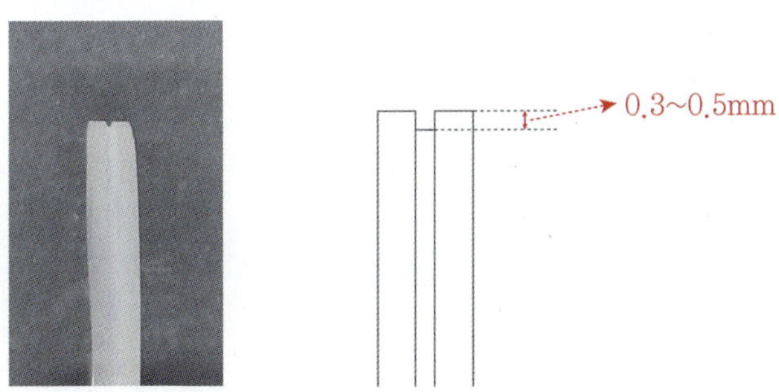

(a) 산각 깊이 : 0.3 ~ 0.5mm

(b) 용도 : 하프림테(반무테, 나일론테)용

(c) 가공방법

ⓐ 평산각 가공 후 역산각 가공

ⓑ 평산각으로 가공한 후 일반적인 산각과 반대로 홈을 파서 가공

(3) 산각을 세울 때 주의사항(고려사항)

① 렌즈를 절삭면에 가깝게 많이 기울여 가공할 경우 → 산각줄기의 높이가 높아짐
② 렌즈를 절삭면에 세워서 가공할 경우 → 산각줄기의 높이가 낮아지고, 산각 크기는 커짐
③ 산각이 클 경우 : 렌즈가 이탈되기 쉬움
④ 산각이 작을 경우 : 렌즈 가장자리의 파손 우려
⑤ 산각줄기의 위치
(a) (−)구면렌즈, 내면토릭렌즈 → (+)면과 동일간격으로 평행하게
(b) (+)구면렌즈, 외면토릭렌즈 → (−)면과 동일간격으로 평행하게
(c) 프리즘처방인 (−)렌즈의 외관을 고려한 산각세우기
ⓐ −3.00D 미만 일 때 : (−)면과 평행하게
ⓑ −3.00D ~ −6.00D일 때 : 중간 위치
ⓒ −6.00D 이상일 때 : (+)면과 평행하게
(d) 프리즘처방인 (−)렌즈
ⓐ 외관 중시 : (+)면과 평행하게 → 회전점조건에서 벗어나 수차증가
ⓑ 광학적 성능 중시 : (−)면과 평행하게 → 회전점조건 충족으로 수차감소
ⓒ 렌즈미터에 의한 프리즘 굴절력 충족 : (−)면과 평행하게
(e) 프리즘처방인 (+)렌즈
ⓐ 외관 중시 : (−)면과 평행하게
ⓑ 광학적 성능 중시 : (+)면과 평행하게
ⓒ 렌즈미터에 의한 프리즘 굴절력 충족 : (−)면과 평행하게
(f) 근용인 프리즘처방 렌즈
ⓐ 기저내방(B.I.) 처방인 경우 : (+), (−)렌즈에 관계없이 (+)면과 평행하게
ⓑ 기저외방(B.O.) 처방인 경우 : (+), (−)렌즈에 관계없이 (−)면과 평행하게

(4) 렌즈의 크기 맞추기 순서(안경테 상부 림의 수평을 유지한 상태에서)

① 플라스틱 안경테 : 코 → 상 → 하 → 귀
② 메탈테 : 상 → 코 → 귀 → 하
③ 귀갑테 : 코 → 귀 → 상 → 하

3. 수동옥습기(Edger)

(1) 수동옥습기의 종류에 따른 특성

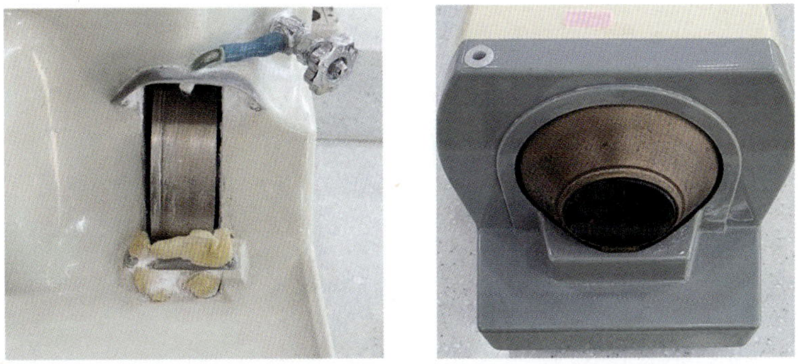

(a) 수직식 (b) 수평식

구 분		수 직 식		수 평 식	
휠(Wheel) 형태		원통형		원반형	
휠(Wheel) 부착 형태		정면에서 수직		정면에서 수평	
휠(절삭면) 기울기		없음		있음	
휠(Wheel) 회전방향		후방	동일방향	시계방향	반대방향
렌즈의 회전방향		후방		반시계방향	
산각가공	평산각	가능		가능	
	중산각	가능		가능	
	고산각	가능		불가능	
	역산각	가능		불가능	
고산각용 V홈 유무		있음		없음	

(2) 연삭 휠(Wheel)의 종류

① 세라믹 휠(Ceramic Wheel)

(a) 주용도 : 면다듬기

(b) 휠 수정용 도구 : 다이아몬드 핀

(c) 휠의 수정 시기

ⓐ 휠 면이 매끄러워져 광택이 있을 때

ⓑ 연삭압력을 가해도 연삭력이 떨어질 때

ⓒ 연삭 도중에 렌즈가 미끄러질 때

ⓓ 휠의 절삭면이나 모서리에 파손이 있을 때

② 인조다이아몬드 휠

(a) 주용도 : 절삭용

(b) 휠 수정용 도구 : 금강사 봉

(c) 휠의 수정 시기

ⓐ 연삭압력을 가해도 연삭력이 떨어질 때

ⓑ 연삭 전의 렌즈면보다 연삭 후의 렌즈면이 더 매끄러울 때

ⓒ 플라스틱렌즈만 지속적으로 가공했을 때

ⓓ 휠의 절삭면이나 모서리에 파손이 있을 때

(3) 가공자세 및 역할

① 옥습기와의 거리 : 옥습기 앞 40 ~ 50cm 정도의 적당한 거리

② 상체의 각도 : 옥습기 방향 20° ~ 30° 정도 기울인 자세

③ 몸의 중심(오른손잡이 기준) : 왼발을 앞으로 내민 자세에서 앞발인 왼발에 중심을 둠

④ 렌즈의 파지(오른손잡이 기준) : 왼손의 엄지와 집게손가락으로 렌즈의 대략적인 중심부 파지

⑤ 렌즈를 파지한 손의 손등 위치 : 옥습기의 손받침대에 넓게 밀착

⑥ 오른손과 왼손의 역할(오른손잡이 기준)

(a) 왼손 : 렌즈 가공 시 렌즈의 지지대 역할(엄지와 집게손가락)

(b) 오른손 : 렌즈의 기울기 각도, 산각의 크기, 연삭시간, 접촉압력 등

(4) 가장자리갈기의 순서 및 주의사항

① 순서 : (−)면의 가장자리갈기 후 (+)면 가장자리갈기

② 주의사항

(a) 힘의 배분 : 상하좌우와 모서리부분의 힘의 배분을 달리함

(b) 렌즈의 상하좌우 갈기 : 같은 기울기를 유지하면서 연삭면에서 렌즈를 떼지 말고 한 번에 갈 것

(c) 렌즈의 모서리부분 갈기 : 상하좌우 갈기보다 힘을 빼고 갈 것 → 동일한 힘으로 갈면 갈리는 양이 많아져 렌즈가 작아짐

(d) (+)렌즈의 가장자리갈기 : (+)렌즈는 가장자리 두께가 얇아 전체적으로 힘을 더 빼고 갈 것

(5) 옥습기의 일상관리

① 전원부에 물기가 스미지 않도록 주의할 것

② 옥습기 전체의 수평상태를 유지할 것

③ 스펀지와 옥습기에 부착된 연삭가루는 매일 세척할 것

④ 연삭수는 매일 버릴 것

4. 자동옥습기(Edging Machine)

(1) 취형기(Pattern Maker, Pattern Former)

① 자동형판 만들기 : '제6장 형판만들기' 참조

② 자동취형기에 의한 형판제작 할 때 점검사항

(a) 형판의 좌우 대칭성

(b) 좌우 형판의 수평 평행도

(c) 수직기준선 기준 안경테P.D.(F.P.D.)

(d) 좌우렌즈 구분 표시

③ 안경테의 상하 폭이 취형기의 안내핀 보다 좁은 경우의 문제점

(a) 형판의 상부와 하부가 볼록해짐

(b) 고무흡입반의 상하부가 잘려나갈 수 있음

(c) 렌즈 상하부의 산각이 일정하지 않음

(d) 1차연삭(평산각) 후 수동으로 산각세우기를 할 필요가 있음

(e) 심할 경우 렌즈 고정봉이 갈려나갈 수 있음

(2) 축출기(Lay-Outer)

① 고무흡착반(Suction Cup) 부착 순서

(a) 형판을 축출기의 형판고정핀을 이용하여 고정

(b) 고무흡착반 고정봉에 고무흡착반을 끼움

(c) 가공할 렌즈의 (-)면이 아래로 향하도록 축출기에 올려 놓음

(d) 형판의 설계점과 렌즈의 중앙인점(편위형판일 경우 렌즈의 광학중심점)이 일치하도록 렌즈의 위치를 조정

(e) 토릭렌즈나 프리즘처방 렌즈일 경우 축출기의 수평기준선과 렌즈의 수평인점이 수평이 되도록 렌즈의 위치를 조정

(f) 고무흡착반 고정봉 손잡이를 돌려서 아래로 눌러 렌즈의 설계점에 고무흡착반 부착 → 고무흡착반 고정금구의 적색점이 위쪽에 위치하는지 확인

(3) 자동옥습기에 의한 렌즈가공 순서

① 형판고정레버를 들어 올리고 형판 고정봉의 형판 고정핀에 형판을 끼워 넣는다.

(a) 오른쪽 렌즈 가공일 경우 : 렌즈의 (-)면이 오른쪽이면 형판 귀방향의 R표기가 안쪽(뒤쪽)에 위치하도록 세팅한다.

(b) 왼쪽 렌즈 가공일 경우 : 렌즈의 (-)면이 오른쪽이면 형판 귀방향의 R표기가 바깥쪽(앞쪽)에 위치하도록 세팅한다. → 하나의 형판으로 좌우렌즈 모두를 가공할 경우

② 형판고정레버를 내려 형판고정봉에 형판을 고정한다.
③ 렌즈고정봉의 위쪽에 표시된 적색점과 고무흡착반 금구의 적색점을 일치시켜고 고무흡착반이 부착된 렌즈를 고정봉의 홈에 맞춰 끼워 넣는다.
④ 렌즈를 앞뒤로 돌렸을 때 렌즈가 회전되는지 확인한다. → 렌즈의 움직임이 없으면 고정봉 홈에 정확하게 끼워진 상태이며, 움직임이 있으면 고정봉의 홈에 정확하게 끼워져 있지 않은 상태이므로 다시 조정한다.
⑤ 렌즈고정봉 손잡이를 돌려 렌즈고정봉에 렌즈를 고정한다.
⑥ 물튀김막이커버 및 전체 커버를 닫는다.
⑦ 조작버튼을 이용해 렌즈의 재질, 안경테의 종류, 가공방법 등을 설정한다.
⑧ 시작(Start) 버튼을 눌러 렌즈를 가공한다.
⑦ 가공이 완료되면 커버를 열고 렌즈고정봉 손잡이를 돌려 렌즈를 꺼낸다. → 렌즈가 옥습기 내부로 떨어질 수 있으므로 왼손으로 렌즈를 잡고 오른손으로 렌즈고정봉 손잡이를 푼다.
⑧ 가공 후 렌즈 흡착반을 렌즈에서 분리하지 않은 상태에서 안경테의 렌즈삽입부에 끼워 넣고 가공된 렌즈의 크기를 확인한다.
⑧ 렌즈삽입부보다 렌즈 크기가 클 경우에는 재가공버튼을 눌러 크기를 재조정하여 재가공한다.
⑨ 렌즈삽입부보다 렌즈 크기가 작을 경우에는 가공 크기를 키우고 새로운 렌즈를 다시 가공한다. → 렌즈가 작게 가공될 경우 재가공이 불가능하므로 가공 크기를 키워서 가공하고 재가공을 통해 크기를 줄여 나간다.

(4) 폴리카보네이트(PC, Polycarbonate)렌즈 가공 시 주의사항

① 급수밸브를 닫고 절삭수가 나오지 않는 상태에서 가공한다. → 건식가공
② 고무흡착반(Suction Cup) 대신 테이프부착반(Tape Cup)에 양면테이프를 붙여 렌즈에 부착한다.
③ 경면가공(Polishing Bevel) 가공할 경우에는 0.1 ~ 0.2mm 정도 크게 하여 건식가공하고, 경면처리 할 때만 급수밸브를 열어 습식으로 가공한다.

5. 무형판 자동옥습기(Patternless Edger)

(1) 테형상판독기(Frame Reader)

① 자동옥습기의 형판 제작에 필요한 취형기에 해당하는 기구
② 렌즈삽입부의 형태를 읽어 무형판 자동옥습기로 형상데이터 전송
③ 무형판 자동옥습기와 세트로 구성됨
④ 안경테 림의 홈에 안경테 안내센서핀이 자동으로 위치함
⑤ 테형상판독기의 중앙부에 안경테 전면부 중앙(연결부 중앙)을 일치시킴

(2) 형판받침대(Pattern Cup)를 이용한 렌즈삽입부의 형태를 읽기

① 형판받침를 사용해야 하는 경우 : 렌즈삽입부가 없는 포인트테(무테) 가공 등에서 형판이나 더미 렌즈로 안경렌즈 형상을 읽을 때

② 형판을 사용할 경우 : 형판의 중앙부의 큰 구멍과 좌우의 작은 구멍이 형판받침대의 중앙돌출부와 좌우 축핀에 꽂히도록 장착

③ 더미렌즈를 사용할 경우 : 렌즈미터로 더미렌즈가 삽입된 안경테에 인점한 후 수평상태와 설계점을 일치시켜 고무흡착반을 부착하고 형판받침대에 장착

(3) 자동옥습기(Edging Machine)와 무형판 자동옥습기(Patternless Edger)의 차이점

구 분	자동옥습기	무형판 자동옥습기
렌즈삽입부 형상 읽기	취형기	테형상판독기, 취형기
형판의 필요성	필요	경우에 따라 필요
설계점 설정	형판에 직접 설정	모니터 상에서 수치 입력
안경테P.D.(F.P.D.)	계측시스템에 의한 계측	자동 및 수동 계측 가능
P.D. 및 Oh 보정	보정 불가	보정 가능
안내센서핀 세팅	수동	자동

6. 왜곡검사기(Strainer)

(1) 왜곡검사기(Strainer)의 원리와 목적

① 원리 : 편광과 산란 → 편광축이 서로 90°를 이루는 2매의 편광렌즈 사이에 놓인 검사렌즈에서 발생하는 산란된 빛을 검출

② 목적 : 렌즈에 가해진 압력(또는 Strain)의 분포를 기준으로 렌즈의 크기나 산각의 정도 등을 파악

(2) 왜곡의 발생원인

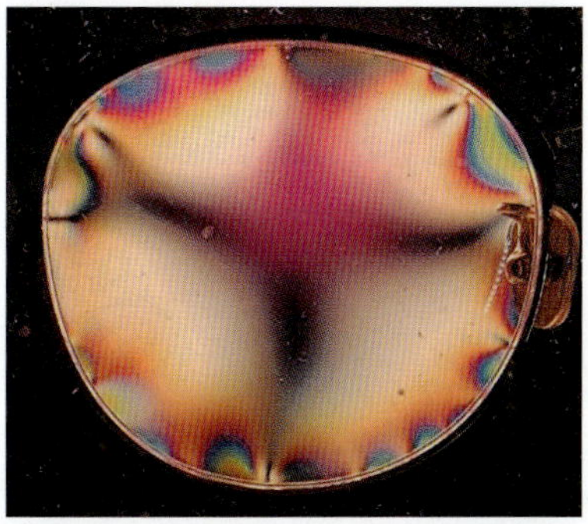

① 렌즈 크기와 림(Rim) 크기의 불일치 → 림(Rim)의 크기보다 렌즈가 크게 가공될 경우
② 렌즈 커브와 림(Rim) 커브의 불일치
③ 렌즈의 산각과 림(Rim) 산각의 불일치
④ 렌즈의 모양과 림(Rim) 모양의 불일치

1차 개념정립 및 익힘문제

10-1. 안경렌즈의 자르기(Cutting)에 대한 설명으로 옳은 것은?

① 커터선은 외주선과 일치하게 긋는다.
② 렌즈의 (-)면에 형판을 대고 외주선을 긋는다.
③ 롤러 커터는 몸쪽으로 당기면서 외주선을 긋는다.
④ 다이아몬드 커터는 연필 쥐는 자세로 앞쪽으로 밀면서 긋는다.
⑤ 롤러 커터는 렌즈면에 수직을 유지하면서 주먹 쥐는 자세로 긋는다.

10-2. 안경렌즈의 다듬기(Trimming)에 대한 설명으로 옳은 것은?

① 렌즈를 수직방향인 상태에서 다듬는다.
② 렌즈 두께가 얇은 부분을 먼저 다듬는다.
③ (+)면을 먼저 다듬고 (-)면을 나중에 다듬는다.
④ 두께가 두꺼운 부분은 렌즈를 세워서 다듬는다.
⑤ 렌즈 가장자리의 미세파손을 방지하기 위한 목적이다.

10-3. 중산각(V-Type Bevel)일 때 산각줄기의 높이는?

① 0.3 ~ 0.5mm
② 0.5 ~ 0.7mm
③ 0.7 ~ 0.9mm
④ 0.9 ~ 1.2mm
⑤ 1.2 ~ 1.5mm

10-4. 자르기가 끝난 안경렌즈의 가장자리가 림(Rim)보다 두꺼울 경우 가공해야 할 산각은?

① 저산각
② 중산각
③ 고산각
④ 평산각
⑤ 역산각

10-5. 산각세우기 중 고산각(Hide Type Bevel)에 대한 설명으로 옳은 것은?

① 포인트테용 산각이다.
② 산각 크기는 약 120°이다.
③ 중산각을 가공한 후 고산각을 가공한다.
④ (-)면을 먼저 가공한 후 (+)면을 가공한다.
⑤ 절삭면의 V홈에 렌즈가 수직인 상태를 유지하면서 가공한다.

10-6. 산각줄기를 렌즈의 (-)면과 평행하게 가공해야하는 것은?

① (-)구면렌즈
② (+)구면렌즈
③ 프리즘처방 렌즈
④ 근용의 B.I.처방인 (-)렌즈
⑤ 근용의 B.I.처방인 (+)렌즈

10-7. 렌즈의 전면인 (-)면과 평행하게 산각줄기를 세워야할 처방은?(단, 외관보다는 광학적 성능을 충족하도록 처방한다.)

① For Dist. O.U. : S-2.00D ⌒ 2Δ,B.I.
② For Dist. O.U. : S+2.00D ⌒ 2Δ,B.O.
③ For Reading O.U. : S-2.00D ⌒ 2Δ,B.I.
④ For Reading O.U. : S+2.00D ⌒ 2Δ,B.I.
⑤ For Reading O.U. : S+2.00D ⌒ 2Δ,B.U.

10-8. 옥습기의 세라믹 휠(Ceramic Wheel)의 수정에 사용되는 것은?

① 금강사 봉 ② 다이아몬드 핀 ③ 에폭시 수지 ④ 우레탄 수지 ⑤ 탄소섬유

10-9. 수동옥습기를 이용한 안경렌즈의 가장자리갈기에 대한 설명으로 옳은 것은?

① (+)렌즈는 (-)렌즈보다 전체적으로 힘을 더 빼고 간다.
② (+)면의 가장자리갈기를 한 후 (-)면 가장자리갈기를 한다.
③ 렌즈의 상하좌우와 모서리부분에 동일한 힘이 가해지도록 한다.
④ 상하좌우와 모서리부분의 경계에서는 연삭면에서 렌즈를 떼고 다시 간다.
⑤ 렌즈의 상하좌우부분을 갈 때는 모서리부분을 갈 때보다 힘을 빼고 간다.

10-10. 자동옥습기에서 왼른쪽 렌즈를 가공하려할 때 형판의 세팅방법으로 옳은 것은?

① 형판의 귀방향이 위쪽을 향하도록 세팅한다.
② 형판의 귀방향이 아래쪽을 향하도록 세팅한다.
③ 형판의 귀방향이 안쪽을 향하도록 세팅한다.
④ 형판의 귀방향이 바깥쪽을 향하도록 세팅한다.
⑤ 형판의 코방향이 안쪽을 향하도록 세팅한다.

10-11. 다음 그림과 같은 안경렌즈의 왜곡이 발생하는 원인으로 옳은 것은?

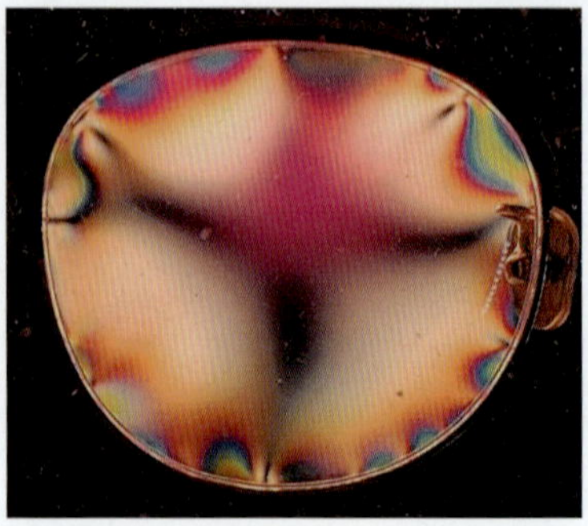

① 렌즈 커브와 림(Rim) 커브가 같을 경우
② 렌즈의 산각과 림(Rim)의 산각이 같을 경우
③ 렌즈의 모양과 림(Rim)의 모양이 같을 경우
④ 림(Rim)의 크기보다 렌즈가 작게 가공될 경우
⑤ 림(Rim)의 크기보다 렌즈가 크게 가공될 경우

2차 개념정립 및 익힘문제

10-12. 다이아몬드 커터에 의한 안경렌즈의 자르기(Cutting)에 대한 설명으로 옳은 것은?

① 커터를 앞쪽으로 밀면서 외주선을 긋는다.
② 렌즈의 (+)면에 형판을 대고 외주선을 긋는다.
③ 주먹 쥐는 자세로 기울인 상태로 외주선을 긋는다.
④ 커터선은 외주선보다 0.5mm 작게 외주선을 긋는다.
⑤ 선긋기가 끝나는 마지막 부분에서 누르는 힘을 빼고 커터를 들어 올린다.

10-13. 안경렌즈의 다듬기(Trimming)의 목적은?

① 렌즈의 두께를 줄이기 위해
② 렌즈 가장자리의 미세파손을 방지하기 위해
③ 렌즈를 안경테에 끼워넣기 편하게 하기 위해
④ 안경테에서 렌즈가 이탈하는 것을 방지하기 위해
⑤ 안경렌즈 가장자리에서의 반사광을 제거하기 위해

10-14. 포인트테용 안경렌즈를 가공할 때 가공해야 할 산각은?

① 저산각　② 중산각
③ 고산각　④ 평산각
⑤ 역산각

10-15. 하프림테용 안경렌즈를 가공할 때 가공해야 할 산각은?

① 저산각　② 중산각
③ 고산각　④ 평산각
⑤ 역산각

10-16. 산각세우기에 대한 설명으로 옳은 것은?

① 산각이 작으면 렌즈가 이탈되기 쉽다.
② 산각이 크면 렌즈 가장자리가 파손되기 쉽다.
③ (−)구면렌즈는 (−)면과 평행하게 산각을 세운다.
④ 렌즈를 절삭면에 세워서 가공하면 산각 크기가 작아진다.
⑤ 렌즈를 절삭면에 가깝게 많이 기울여 가공하면 산각줄기의 높이가 높아진다.

10-17. 산각줄기를 렌즈의 (+)면과 평행하게 가공해야하는 것은?

① (−)구면렌즈　② (+)구면렌즈
③ 프리즘처방 렌즈　④ 근용의 B.O.처방인 (−)렌즈
⑤ 근용의 B.O.처방인 (+)렌즈

10-18. 수직식과 비교한 수평식 수동옥습기에 대한 설명으로 옳은 것은?

① 고산각용 V홈이 없다.
② 역산각 가공이 가능하다.
③ 고산각 가공이 가능하다.
④ 휠과 렌즈의 회전방향이 같다.
⑤ 절삭면인 휠이 기울어져 있다.

10-19. 옥습기의 인조다이아몬드 휠의 수정에 사용되는 것은?

① 금강사 봉
② 다이아몬드 핀
③ 에폭시 수지
④ 우레탄 수지
⑤ 탄소섬유

10-20. 안경테의 상하 폭이 취형기의 안내핀 보다 좁을 경우 발생되는 문제점은?

① 렌즈가 전체적으로 크게 가공된다.
② 형판의 왼쪽과 오른쪽이 볼록해진다.
③ 렌즈가 회전되어 축방향이 달라진다.
④ 고무흡입반의 좌우쪽이 잘려나갈 수 있다.
⑤ 렌즈 상부와 하부의 산각이 일정하지 않게 된다.

10-21. 자동옥습기와 비교한 무형판 자동옥습기의 특징으로 옳은 것은?

① 형판이 필요하다.
② P.D.를 보정할 수 없다.
③ 형판에 설계점을 직접 설정한다.
④ 안내센서핀이 자동으로 세팅된다.
⑤ 광학중심점 높이를 보정할 수 없다.

10-22. 왜곡검사기(Strainer)에 사용되는 2매 편광렌즈의 편광축이 서로 이루는 각은?

① 0°
② 45°
③ 90°
④ 135°
⑤ 180°

3차 개념정립 및 익힘문제

10-23. 안경렌즈의 자르기(Cutting)에 대한 설명으로 옳은 것은?

① 롤러커터는 몸쪽으로 당기면서 외주선을 긋는다.
② 롤러 커터는 연필 쥐는 자세로 외주선을 긋는다.
③ 유리렌즈는 안쪽으로 밀면서 꺾어서 렌즈를 떼어낸다.
④ 다이아몬드 커터는 바깥쪽으로 밀면서 외주선을 긋는다.
⑤ 플라스틱 렌즈는 수직으로 꺾은 후 잡아 당겨서 떼어낸다.

10-24. 평산각(Flat Bevel)일 때 산각의 크기는?

① 60°　② 90°
③ 100°　④ 120°
⑤ 180°

10-25. 림(Rim)이 굵은 플라스틱테나 렌즈 가장자리가 얇은 일반적인 안경테용 안경렌즈를 가공할 때 가공해야 할 산각은?

① 저산각　② 중산각
③ 고산각　④ 평산각
⑤ 역산각

10-26. 평평한 절삭면과 렌즈가 수직인 상태를 유지하면서 가공해야 할 산각은?

① 저산각　② 중산각
③ 고산각　④ 평산각
⑤ 역산각

10-27. 수동옥습기 및 자동옥습기의 마무리 휠에 있는 V홈의 용도는?

① 중산각 가공　② 고산각 가공
③ 역산각 가공　④ 경면가공
⑤ 면다듬기

10-28. 렌즈의 전면인 (+)면과 평행하게 산각줄기를 세워야할 처방은?(단, 외관보다는 광학적 성능을 충족하도록 처방한다.)

① 근용 O.U. : S+2.00D ◯ 2Δ,B.O.　② 근용 O.U. : S+2.00D ◯ 2Δ,B.I.
③ 원용 O.U. : S−2.00D ◯ 2Δ,B.O.　④ 원용 O.U. : S−2.00D ◯ 2Δ,B.I.
⑤ 근용 O.U. : S+2.00D ◯ 2Δ,B.U.

10-29. 옥습기의 연삭용 휠(Wheel)에 대한 설명으로 옳은 것은?

① 유리렌즈의 절삭할 때는 세라믹 휠을 사용한다.
② 플라스틱렌즈의 절삭할 때는 세라믹 휠을 사용한다.
③ 유리렌즈의 면다듬기를 할 때는 인조다이아몬드 휠을 사용한다.
④ 플라스틱렌즈의 면다듬기를 할 때는 인조다이아몬드 휠을 사용한다.
⑤ 유리렌즈와 플라스틱렌즈를 절삭할 때는 인조다이아몬드 휠을 사용한다.

10-30. 수동옥습기를 이용한 가공자세 및 손의 역할에 대한 설명으로 옳은 것은?(단, 오른손잡이를 기준으로 한다.)

① 오른손은 렌즈 가공 시 렌즈의 지지대 역할을 한다.
② 왼손은 연삭시간, 접촉압력 등을 조절하는 역할을 한다.
③ 오른발을 앞으로 내민 자세에서 앞발인 오른발에 중심을 둔다.
④ 렌즈를 파지한 손의 손등을 옥습기의 손받침대에 넓게 밀착시킨다.
⑤ 오른손의 엄지와 집게손가락으로 렌즈의 대략적인 중심부를 잡는다.

10-31. 자동옥습기에서 오른쪽 렌즈를 가공하려할 때 형판의 세팅방법으로 옳은 것은?

① 형판의 귀방향이 위쪽을 향하도록 세팅한다.
② 형판의 귀방향이 아래쪽을 향하도록 세팅한다.
③ 형판의 귀방향이 안쪽을 향하도록 세팅한다.
④ 형판의 귀방향이 바깥쪽을 향하도록 세팅한다.
⑤ 형판의 코방향이 안쪽을 향하도록 세팅한다.

10-32. 왜곡검사기(Strainer)의 원리에 해당하는 빛의 성질은?

① 반사　　② 굴절
③ 회절　　④ 편광
⑤ 전반사

제11장 렌즈 끼워넣기

학습목표	(1) 플라스틱테에 렌즈를 끼워 넣을 때 주의사항을 설명할 수 있다. (2) 옵틸테에 렌즈를 끼워 넣을 때 주의사항을 설명할 수 있다. (3) 메탈테에 렌즈를 끼워 넣을 때 주의사항을 설명할 수 있다. (4) 하프림테에 렌즈를 끼워 넣을 때 주의사항을 설명할 수 있다. (5) 하프림테의 나일론실의 길이 조정 방법을 설명할 수 있다. (6) 하프림테의 역산각 홈파기 방법을 설명할 수 있다. (7) 포인트테의 가공 및 제작 시 주의사항을 설명할 수 있다. (8) 거북등테의 특징, 가공 시 주의사항 및 끼워넣기를 할 때 주의사항을 설명할 수 있다.

1. 플라스틱테(Plastic Frame)에 끼워넣기

(1) 플라스틱테(Plastic Frame)에 끼워넣기

① 안경테의 재료에 따른 연화온도에 맞추어 열풍기 또는 유리알 히터의 온도를 설정한다.
② 안경테 전면부 전체를 고르게 가열한다.
③ 가열 후 안경테의 냉각에 의한 수축이 발생하기 전에 지체 없이 끼워 넣는다.
④ 렌즈의 두께가 얇은 곳(렌즈의 귀쪽이나 코쪽)을 먼저 끼운다.
⑤ 렌즈를 양 손으로 가볍게 밀면서 아래로 눌러 끼워 넣는다.
⑥ 각진 안경테일 경우에는 각진 곳부터 끼워 넣는다.
⑦ 엔드피스의 경첩부나 코받침부는 지나치게 높은 온도로 가열하지 않는다. → 안경다리의 경첩나사를 풀어 안경다리를 분리한 후 작업하는 것이 좋다.

(2) 옵틸(Epoxy, Optyl)테에 끼워 넣을 때 주의사항

① 열경화성 소재이므로 일반 플라스틱 안경테 보다 높은 온도로 충분히 가열한다.
② 옵틸테용 안경렌즈는 조제가공 시 1mm 정도 크게 가공됨에 유의한다.

2. 메탈테(Metal Frame)에 끼워 넣기

(1) 메탈테에 끼워 넣을 때 주의사항

① 렌즈의 크기와 형태가 정확해야 한다. → 플라스틱테에 비해 신축성이 낮음
② 나사의 크기와 모양이 같은 드라이버를 사용한다. → 나사 접촉부 손상 방지
③ 드라이버는 나사 홈에 수직인 상태를 유지한다. → 나사가 경사지게 조여지지 않도록 함
④ 엔드피스를 모서리에 고정한 상태에서 나사를 풀거나 조인다.
⑤ 코방향의 가장자리가 두꺼운 렌즈는 코받침지지에 렌즈 가장자리가 접촉되는지 확인한다.
⑥ 렌즈의 산각 커브와 안경테의 림 커브를 일치시킨다.
⑦ 브로우라인(Browline)테는 윗덮개를 분리하고 끼워 넣는다.

(2) 브로우라인(Browline)테의 윗덮개 결합 시 불량의 원인과 수정방법

① 림(Rim)의 형태 변형 → 림(Rim)의 형태 조정
② 렌즈 커브와 림(Rim)커브 불일치 → 렌즈의 산각 커브에 맞게 림(Rim)커브 조정
③ 윗덮개와 림(Rim)커브 불일치 → 가열기 등을 사용하여 림(Rim)커브에 맞게 윗덮개 커브 조정
④ 렌즈의 산각이 윗덮개 뒷부분에 강하게 접촉 → 렌즈의 (−)면의 산각을 예각으로 조정

3. 하프림테(반무테, Half Rim Frame)에 넣기

(1) 하프림테(반무테)에 끼워 넣기 순서

① 자동옥습기나 수동옥습기에 의한 평산각 가공한다.
② 역산각기기나 줄을 이용하여 역산각을 가공한다.
③ 안경테의 나일론실 고정부에 나일론실(또는 낚시줄)을 끼워 넣고 길이를 조정한다.
④ 가공된 안경렌즈가 위쪽 림에 완전히 밀착된 상태에서 나일론실을 역산각 홈에 끼워 넣는다.

(2) 하프림테(반무테)에 끼워 넣을 때 주의사항

① 렌즈의 가장자리와 위쪽 림이 균일하게 접촉되어 있는지 확인
② 렌즈의 앞면 커브와 렌즈 지지대(Bar)의 커브가 맞는지 확인하고, 커브가 맞지 않으면 렌즈의 앞면 커브에 맞게 렌즈 지지대의 커브를 조정
③ 렌즈의 가장자리 두께가 두꺼울 경우에는 코받침지지(Pad Arm)에 렌즈의 가장자리가 접촉되지 않도록 면다듬기의 양을 크게 함
④ 나일론실의 길이 조정 : 렌즈가 위쪽 림에 완전히 밀착된 상태에서 역산각 홈에 끼워지지 않는 나일론실이 나일론실 고정부에서 렌즈 아래부분의 좌우 중앙부까지 팽팽한 상태인 길이

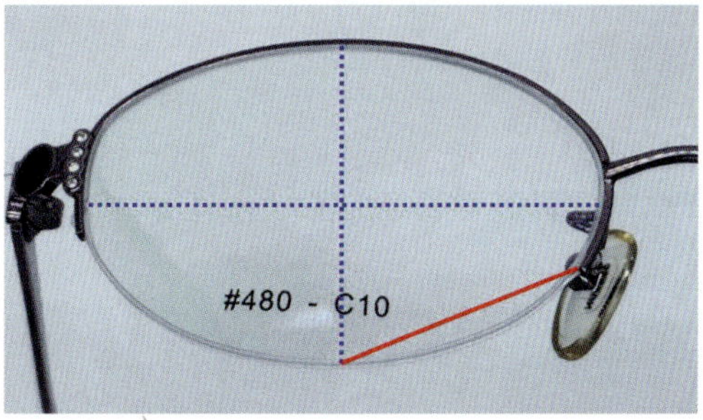

⑤ 나일론실의 최적인 고정상태 : 렌즈의 아래쪽과 나일론실 사이에 비닐끈을 넣고 아래로 당겼을 때 1.5 ~2.0mm 정도 틈이 생기는 상태

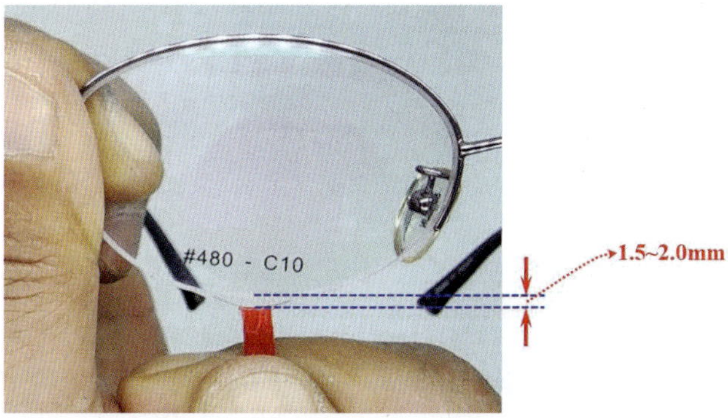

⑥ 나일론실의 두께와 역산각 홈의 깊이

(a) 나일론실의 두께 : 0.5 ~ 0.6mm

(b) 역산각 홈의 깊이

ⓐ 나일론실 삽입부 : 나일론실 두께의 $\frac{1}{2}$ 또는 $\frac{2}{3}$(약 0.3mm) → 외부 충격에 의한 렌즈 가장자리 파손 방지

ⓑ 위쪽 림의 렌즈 지지부 : 약 0.4mm → 렌즈의 고정을 위해 0.1mm 정도 깊게 홈파기

⑦ 역산각기기를 이용한 역산각을 가공할 경우에는 렌즈 조임봉에 의해 렌즈의 중앙부를 고정하고, 역산각기기의 (+)면과 (−)면에 일치되게 렌즈를 세팅

⑧ 역산각 홈파기

(a) 굴절력이 큰 (−)렌즈 : 앞면커브 홈파기 → 렌즈의 전면 커브와 평행한 홈파기

(b) 굴절력이 큰 (+)렌즈 : 뒷면커브 홈파기 → 렌즈의 후면 커브와 평행한 홈파기

(c) 굴절력이 약한 렌즈 : 중심 홈파기 → 렌즈 가장자리 전체의 중앙부에 홈파기 → 렌즈의 가장자리 중 가장 얇은 곳에서 홈파기 시작(최초의 홈파기 위치)

4. 포인트테(무테, Point Frame)에 넣기

(1) 포인트테(무테, Point Frame)의 종류

① 쓰리포인트테(Three Point Frame) : 한 쪽 렌즈를 기준으로 렌즈를 고정하기 위한 구멍이 3개인 형태의 포인트테

② 투포인트테(Two Point Frame) : 한 쪽 렌즈를 기준으로 렌즈를 고정하기 위한 구멍이 2개인 형태의 포인트테

③ 원포인트테(One Point Frame) : 한 쪽 렌즈를 기준으로 렌즈를 고정하기 위한 구멍이 1개인 형태의 포인트테

(2) 포인트테(무테, Point Frame)의 렌즈고정금대(Strap) : 일반 안경테의 귀부분(Endpiece)에 해당하는 부분

① 측엽(Shoe) : 렌즈의 측면과 밀착하여 렌즈를 지지하기 위한 렌즈고정금대의 한 부분

② 지엽(Ear) : 렌즈의 구멍부에 나사를 끼워 렌즈를 고정하기 위해 측엽에 연결된 렌즈고정금대의 한 부분

(3) 포인트테(무테, Point Frame)의 가공 및 제작 시 주의사항

① 포인트테의 구조적인 문제로 고정나사가 풀리기 쉬움

② 외부 충격에 의해 렌즈 구멍부가 파손되기 쉬움
③ 렌즈 고정상태가 견고한 순서 : 쓰리포인트(3)테 → 원포인트(1)테 → 투포인트(2)테
④ 중굴절률인 안경렌즈는 강도가 낮아 파손되기 쉬우므로 포인트테용으로 적합하지 않음
⑤ 측엽이 렌즈 가장자리에 밀착된 상태에서 지엽의 나사구멍의 위치와 렌즈의 구멍부가 정확하게 일치될 것
⑥ 렌즈의 가장자리 측면과 측엽부 전체가 고르게 밀착될 것
⑦ 정면 관측 시 렌즈구멍부(나사조임부)의 수평을 유지할 것
⑧ 렌즈의 구멍부는 렌즈의 (−)면에 수직이 되게 할 것
⑨ 나사를 조일 때에는 완전히 조인 상태에서 반대방향으로 반바퀴 정도 풀어줄 것 : 조임 상태가 강하면 외부 충격에 렌즈가 파손되기 쉬우며, 조임상태가 약하면 나사가 풀리기 쉬움
⑩ 피팅(Fitting) 시 렌즈의 파손 위험이 큼 → 전용 공구 등을 이용하여 렌즈에 힘이 가해지지 않도록 할 것

(4) 렌즈삽입부 형태의 변경에 따른 렌즈 구멍부 위치

① 원형 및 타원형으로 변경 시 : 귀방향과 코방향의 구멍이 렌즈삽입부의 수평기준선인 데이텀라인에 맞춤
② 보스톤형 및 웰링톤형으로 변경 시 : 코방향 구멍은 데이텀라인에 위치시키고, 귀방향의 구멍은 데이텀라인보다 2 ~ 3mm 위쪽에 위치시킴

(5) 포인트테(무테, Point Frame)의 가공 순서

① 더미렌즈(Dummy Lens) 형태로 조제가공 시 : 더미렌즈(Dummy Lens)를 복사한 형판을 제작하여 사용하거나, 더미렌즈를 그대로 사용하여 조제가공 한다.
② 더미렌즈(Dummy Lens) 형태를 변형하여 조제가공 시 : 변형된 형태의 형판을 제작하여 조제가공 한다.
③ 평산각 가공 후 면다듬기를 한다.
④ 렌즈의 표면에 가공할 구멍의 위치를 결정하여 마킹한다.
⑤ 구멍뚫기용 드릴을 이용하여 렌즈의 (−)면에 수직으로 구멍을 뚫는다.
⑥ 지엽의 구멍과 렌즈의 구멍이 일치하는지 확인한다.
⑦ 렌즈의 양면에 플라스틱 와셔(Washer)를 삽입하고, 나사를 조여 렌즈를 고정한다.
⑧ 정면에서 관찰하여 좌우 구멍부의 수평상태를 확인하다.
⑨ 나사의 조임으로 인해 안면각이 커질 수 있으므로 안면각을 확인하고, 안경렌즈에 무리한 힘이 가해지지 않도록 전용공구를 이용하여 안면각을 조정한다.
⑩ 돌출된 나사부가 너무 길면 니퍼(Nipper) 등을 이용하여 절단하고, 보호캡을 씌운다.
⑪ 왜곡검사기(Strainer) 등을 이용하여 나사의 조임상태를 확인하여 조정한다.

5. 거북등테(귀갑테, Tortoise Frame)에 넣기

(1) 거북등테(귀갑테)의 특징

① 희소가치가 높아 가격이 비싸다.
② 동물성 특유의 광택이 있다.
③ 사용 중에 잘 변형되지 않는다.
④ 무게가 가볍다.
⑤ 피부색과 자연스럽게 잘 어울린다.
⑥ 수축되기 쉽다. → 겨울철에 파손 위험이 크다.
⑦ 습기가 적은 환경에서 내부균열이 발생하기 쉽다.
⑧ 탄력성이 없어 렌즈를 끼우기 어렵다.
⑨ 수리에 소요되는 시간이 길다.

(2) 거북등테(귀갑테)의 조제가공 시 유의사항

① 렌즈삽입부 전체가 거북등테일 경우 좌우의 형판을 별도로 제작 → 수작업에 의해 제작되므로 좌우삽입부가 일치하지 않음
② 자동형판기를 사용할 경우에는 얇은 종이 등을 깔고 세팅 → 전면부에 손상을 방지
③ 가공 전에 홈 깊이와 산각의 위치를 확인 → 수작업에 의해 제작되어 홈 깊이와 산각의 위치가 다를 수 있음
④ 끼워넣기를 할 때 주의사항
(a) 좌우의 다리를 분리시킴 → 끼워넣기 작업 시 다리의 손상 방지
(b) 수분을 공급하면서 가열 → 내부 균열을 방지
(c) 가열 후 천천히 냉각(서냉) → 급냉에 따른 손상 방지
(d) 끼워 넣을 때는 단번에 신속하게 끼워 넣기 → 균열 등의 손상 방지
(e) 끼워넣기 순서 : 코방향 ⇢ 귀방향 ⇢ 위쪽 ⇢ 아래쪽(코–귀–상–하)
(f) 가열에 의한 광택이 옅어짐 → 광택처리 필요

개념정립 및 익힘문제

11-1. 플라스틱테(Plastic Frame)에 렌즈를 끼워넣을 때 주의사항으로 옳은 것은?

① 안경테 전체를 고르게 가열한다.
② 가열된 상태에서 급냉시켜 끼워 넣는다.
③ 렌즈의 두께가 두꺼운 곳을 먼저 끼운다.
④ 각진 안경테일 경우에는 각진 곳부터 끼워 넣는다.
⑤ 옵틸테는 일반 플라스틱 안경테 보다 낮은 온도로 가열한다.

11-2. 옵틸(Epoxy, Optyl)테에 대한 설명으로 옳은 것은?

① 가열된 상태에서 급냉시켜 끼워 넣는다.
② 렌즈의 두께가 두꺼운 곳을 먼저 끼운다.
③ 렌즈는 조제가공 시 1mm 정도 작게 가공된다.
④ 각진 안경테일 경우에는 각진 곳은 마지막에 끼워 넣는다.
⑤ 옵틸테는 일반 플라스틱 안경테 보다 높은 온도로 가열한다.

11-3. 메탈테(Metal Frame)와 렌즈 끼워넣에 대한 설명으로 옳은 것은?

① 메탈테는 플라스틱테에 비해 신축성이 높다.
② 나사홈에 약간 경사진 상태에서 나사를 조인다.
③ 렌즈는 림의 크기보다 1mm 정도 크게 가공된다.
④ 렌즈의 산각 커브보다 안경테 림 커브가 커야한다.
⑤ 엔드피스를 모서리에 고정한 상태에서 나사를 풀거나 조인다.

11-4. 하프림테(반무테, Half Rim Frame)와 렌즈 끼워넣에 대한 설명으로 옳은 것은?

① 역산각 홈의 깊이는 나일론실의 두께보다 깊어야 한다.
② 하프림테용 안경렌즈는 중산각 가공 후 역산각으로 가공한다.
③ 굴절력이 약한 렌즈는 렌즈 가장자리의 중앙부에 홈파기를 한다.
④ 오른쪽 나일론실 고정부에서 왼쪽 나일론실 고정부까지 팽팽한 상태로 나일론실의 길이를 조정한다.
⑤ 렌즈의 가장자리 두께가 두꺼울 경우에는 코받침지지에 렌즈의 가장자리가 접촉되지 않도록 면다듬기의 양을 작게 한다.

11-5. 다음 그림에서 렌즈의 아래쪽과 나일론실 사이에 비닐끈을 넣고 아래로 당겼을 때 하프림테(반무테, Half Rim Frame)의 렌즈 고정용 나일론실의 최적의 고정상태가 되기 위한 틈새 간격 A는?

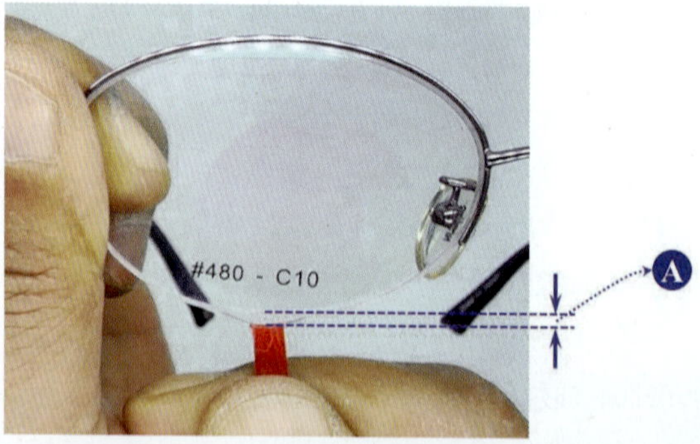

① 0.2 ~0.3mm
② 0.5 ~1.0mm
③ 1.0 ~1.5mm
④ 1.5 ~2.0mm
⑤ 2.0 ~2.5mm

11-6. 하프림테(반무테, Half Rim Frame)의 역산각용 홈파기에 대한 설명으로 옳은 것은?

① 굴절력이 큰 (−)렌즈는 렌즈의 후면 커브와 평행하게 홈파기 한다.
② 굴절력이 큰 (+)렌즈는 렌즈의 전면 커브와 평행하게 홈파기 한다.
③ 굴절력이 큰 (−)렌즈는 렌즈의 (−)면 커브와 평행하게 홈파기 한다.
④ 굴절력이 약한 렌즈는 렌즈 가장자리 전체의 중앙부에 홈파기 한다.
⑤ 굴절력이 약한 렌즈는 렌즈의 가장자리 중 가장 두꺼운 곳에서 홈파기를 시작한다.

11-7. 포인트테(무테, Point Frame)의 가공에 대한 설명으로 옳은 것은?

① 고굴절률인 안경렌즈는 강도가 낮아 파손되기 쉽다.
② 렌즈의 구멍부는 렌즈의 (+)면에 수직이 되게 뚫는다.
③ 렌즈의 가장자리 측면과 지엽부 전체가 고르게 밀착되어야 한다.
④ 나사를 조일 때에는 지엽이 렌즈면에 완전히 밀착되도록 강하게 조인다.
⑤ 렌즈의 고정상태 견고한 순서는 (쓰리포인트테 → 원포인트테 → 투포인트테) 순이다.

11-8. 포인트테(무테, Point Frame)에서 렌즈의 고정상태가 강한 순서로 옳은 것은?

① 쓰리포인트테 → 투포인트테 → 원포인트테
② 쓰리포인트테 → 원포인트테 → 투포인트테
③ 원포인트테 → 투포인트테 → 쓰리포인트테
④ 원포인트테 → 쓰리포인트테 → 투포인트테
⑤ 투포인트테 → 쓰리포인트테 → 원포인트테

11-9. 굴절력이 강한 (–)렌즈로 조제가공된 포인트테 안경의 앞수평면휨각이 커졌다면 조정해야 할 곳은?

① 렌즈 구멍부 크기
② 측엽커브
③ 지엽커브
④ 산각의 위치
⑤ 렌즈 후면 면다듬기

11-10. 거북등테(귀갑테)의 특징으로 옳은 것은?

① 무게가 무겁다.
② 잘 수축되지 않는다.
③ 사용 중에 변형되기 쉽다.
④ 탄력성이 높아 렌즈 끼우기가 쉽다.
⑤ 습기가 적은 환경에서 내부균열이 발생하기 쉽다.

11-11. 거북등테(귀갑테)의 렌즈 끼워넣기에 대한 설명으로 옳은 것은?

① 건조한 환경에서 안경테를 가열한다.
② 가열기에 의해 가열해도 광택이 옅어지지 않는다.
③ 가열 후 렌즈 끼워넣기가 끝나면 빠르게 냉각시킨다.
④ 렌즈를 끼워 넣을 때에는 시간을 두고 서서히 끼워 넣는다.
⑤ 렌즈를 끼워 넣을 때에는 코부분을 가장 먼저 끼워 넣는다.

11-12. 거북등테(귀갑테)에 렌즈를 끼워넣기는 순서로 옳은 것은?

① 위쪽 → 아래쪽 → 코방향 → 귀방향
② 귀방향 → 코방향 → 아래쪽 → 위쪽
③ 귀방향 → 코방향 → 위쪽 → 아래쪽
④ 코방향 → 귀방향 → 아래쪽 → 위쪽
⑤ 코방향 → 귀방향 → 위쪽 → 아래쪽

제12장 최종점검 및 수정(Final Checking & Adjusting)

학습목표	(1) 광학적 요소의 점검사항을 나열할 수 있다. (2) 독일 RAL-RG 915 규정에 따른 원용안경의 조제가공P.D.와 Oh의 허용오차 초과 여부를 판단할 수 있다. (3) 독일 RAL-RG 915 규정에 따른 근용안경의 조제가공P.D.와 Oh의 허용오차 초과 여부를 판단할 수 있다. (4) 원용안경에서 익숙한 프리즘 영향을 근용안경에 적용하는 방법을 설명할 수 있다. (5) 조제가공P.D.와 Oh의 오차에 의해 발생되는 유발사위를 설명할 수 있다. (6) 안경렌즈와 안경테의 외관검사 항목을 나열할 수 있다.

1. 광학적 요소 점검
   (1) 광학적 요소의 점검사항
   (2) 독일 RAL-RG 915 규정의 광학적 요소 점검사항
   (3) 설계점 설정(P.D.와 Oh)의 허용오차(독일 RAL-RG 915 규정)
   (4) 용도(원용/근용)에 따른 허용오차(독일 RAL-RG 915 규정)
   (5) 원용안경에서 익숙한 프리즘 영향을 근용안경에 적용
   (6) 조제가공P.D.와 Oh의 오차에 의해 발생되는 유발사위
2. 외관검사
   (1) 렌즈(Lens)
   (2) 안경테(Frame)

1. 광학적 요소 점검

(1) 광학적 요소의 점검사항

① 렌즈의 굴절력 : 렌즈미터(Lensmeter)

② 조제가공P.D. : 렌즈미터(Lensmeter), 설계차트(Box-O-Graph)

③ 조제가공Oh : 렌즈미터(Lensmeter), 설계차트(Box-O-Graph)

④ 기준경선의 방향(Ax) : 렌즈미터(Lensmeter)

⑤ 프리즘 굴절력(Δ)과 기저방향(Base) : 렌즈미터(Lensmeter)

(2) 독일 RAL-RG 915 규정의 광학적 요소 점검사항

① 피팅(Fitting)의 측정기준점과 용어
② 설계점 설정의 측정정도와 허용오차
③ 경사각과 정점간거리의 변화
④ 프리즘처방의 산각 위치
⑤ 평면렌즈의 조제가공
⑥ 피팅(Fitting) 규정
⑦ 조제가공된 안경의 종합적인 검사
⑧ 조제가공에 사용되는 설계차트

(3) 설계점 설정(P.D.와 Oh)의 허용오차(독일 RAL-RG 915 규정)

오차방향 / 렌즈 굴절력의 절대값(D′)	수평방향(조가P.D.)		수직방향(조가Oh)
	허용오차가 작은 방향	허용오차가 큰 방향	허용오차량
0.25 〈 D′ ≦ 1.00	0.25 Δ	0.50 Δ	0.25 Δ
1.00 〈 D′ ≦ 6.00	0.50 Δ	1.00 Δ	0.25 Δ
6.00 〈 D′ ≦ 12.00	0.50 Δ	1.00 Δ	0.50 ⊿
12.00 〈 D′	1.00 Δ	1.50 Δ	0.50 Δ

(4) 용도(원용/근용)에 따른 허용오차(독일 RAL-RG 915 규정)

① 원용안경의 P.D.

> 폭주력의 여유는 많고, 개산력의 여유가 적음 → 폭주를 강요하는 B.O. 처방의 허용오차 범위는 크고, 개산을 강요하는 B.I. 처방의 허용오차 범위는 작음 → 개산을 강요(B.I. 처방)하지 말 것

(a) 근시 : (−)렌즈

> B.I. 처방(개산 강요)보다는 허용오차 범위가 큰 방향인 B.O. 처방(폭주 강요)이 더 유리함 → 조제가공P.D.가 큰 경우(B.I.) 보다는 작은 경우(B.O.)가 더 유리함 → 조제가공P.D.를 짧게

(b) 원시 : (+)렌즈

B.I. 처방(개산 강요)보다는 허용오차 범위가 큰 방향인 B.O. 처방(폭주 강요)이 더 유리함 → 조제가공P.D.가 작은 경우(B.I.) 보다는 큰 경우(B.O.)가 더 유리함 → 조제가공P.D.를 길게

② 근용안경의 P.D.

개산력의 여유는 많고, 폭주력의 여유가 적음 → 개산을 강요하는 B.I. 처방의 허용오차 범위는 크고, 폭주를 강요하는 B.O. 처방의 허용오차 범위는 작음 → 폭주를 강요(B.O. 처방)하지 말 것

(a) (−)렌즈인 경우

B.O. 처방(폭주 강요)보다는 허용오차 범위가 큰 방향인 B.I. 처방(개산 강요)이 더 유리함 → 조제가공P.D.가 작은 경우(B.O.) 보다는 큰 경우(B.I.)가 더 유리함 → 조제가공P.D.를 길게

(b) (+)렌즈인 경우

B.O. 처방(폭주 강요)보다는 허용오차 범위가 큰 방향인 B.I. 처방(개산 강요)이 더 유리함 → 조제가공P.D.가 큰 경우(B.O.) 보다는 작은 경우(B.I.)가 더 유리함 → 조제가공P.D.를 짧게

(5) 원용안경에서 익숙한 프리즘 영향을 근용안경에 적용

원용P.D. 〉 근용P.D. → 원용안경을 착용하고 근거리 주시 → 주시점이 광학중심점에서 벗어남 → 프리즘 영향 발생 → 발생한 프리즘 영향(B.O. 또는 B.I.)에 익숙함

① 근시인 경우 : (−)렌즈

> 원용인 (−)렌즈를 착용하고 근거리 주시 → P.D.가 짧아짐 → B.I. 프리즘 영향으로 정시보다 작은 폭주각에 익숙함 → 작은 폭주각에 익숙한 근용안경이 편안함 → 근용P.D.를 원용P.D.와 같게 처방

② 원시인 경우 : (+)렌즈

> 원용인 (+)렌즈를 착용하고 근거리 주시 → P.D.가 짧아짐 → B.O. 프리즘 영향으로 정시보다 큰 폭주각에 익숙함 → 큰 폭주각에 익숙한 근용안경이 편안함 → 측정된 근용P.D.보다 조제가공P.D.를 크게 처방

(6) 조제가공P.D.와 Oh의 오차에 의해 발생되는 유발사위

① 조제가공P.D.의 오차에 의해 발생되는 유발사위
(a) 기저외방(B.O.)에 의한 유발사위 : 외사위
(b) 기저내방(B.I.)에 의한 유발사위 : 내사위
② 조제가공Oh의 오차에 의해 발생되는 유발사위
(a) 기저상방(B.U.)에 의한 유발사위 : 상사위
(b) 기저하방(B.D.)에 의한 유발사위 : 하사위

2. 외관검사

(1) 렌즈(Lens)

① 렌즈 표면의 손상 여부
② 코팅렌즈일 경우 코팅막의 손상 여부
③ 산각의 각도, 산각줄기 및 평행도
④ 안경렌즈와 안경테 림(Rim)의 크기 및 일치 여부
⑤ 형판과 안경렌즈 모양의 일치 여부
⑥ 좌우 안경렌즈의 대칭성

(2) 안경테(Frame)

① 렌즈 커브와 림(Rim) 커브의 일치 여부
② 안경테 표면의 흠, 광택, 도금 및 도장 상태
③ 나사의 조임상태
④ 안경테의 전체적인 균형과 대칭성
⑤ 포인트테일 경우 고정금대에 의한 렌즈 지지 및 고정 상태
⑥ 하프림테일 경우 고정용 나일론줄에 의한 고정 상태

개념정립 및 익힘문제

12-1. 조제가공이 완료된 안경의 검사 및 수정을 위한 점검사항 중 광학적 요소는?

① 나사의 조임상태
② 산각의 각도
③ 렌즈의 크기
④ 코팅막 손상 여부
⑤ 광학중심점 높이

12-2. 조제가공이 완료된 안경의 검사 및 수정을 위한 점검사항 중 외관검사에 해당하는 것은?

① 렌즈의 굴절력
② 프리즘 굴절력
③ 프리즘의 기저방향
④ 기준경선의 방향
⑤ 좌우 안경렌즈의 대칭성

12-3. 조제가공이 완료된 안경의 검사 및 수정을 위한 점검사항 중 안경테의 외관검사에 해당하는 것은?

① 산각의 각도
② 산각줄기의 평행도
③ 프리즘의 기저방향
④ 나사의 조임상태
⑤ 좌우 안경렌즈의 대칭성

12-4. 독일 'RAL-RG 915 규정'에서 기준으로 제시하고 있는 것은?

① 안경사 제도
② 안경렌즈 제조
③ 안경테 제조
④ 콘택트렌즈 제조
⑤ 안경의 조제 및 가공

12-5. 독일 'RAL-RG 915 규정'에 대한 설명으로 옳은 것은?

① 안경렌즈 제조에 관한 규정이다.
② 렌즈의 굴절력이 클수록 허용오차는 감소한다.
③ 원용안경일 경우 B.O.처방을 하지 않도록 규정하고 있다.
④ 근용안경일 경우 개산를 강요하는 안경처방을 하지 않도록 규정하고 있다.
⑤ 동일한 굴절력인 렌즈에서 조제가공P.D.의 허용오차가 조제가공Oh의 허용오차보다 크다.

12-6. 근시 교정용 원용안경을 착용하고 근거리를 주시할 때 나타나는 현상과 원용안경에서 익숙한 프리즘 영향을 근용안경에 적용하기 위한 방법에 대한 설명으로 옳은 것은?

① 근거리를 주시할 때 P.D.는 길어진다.
② 근거리를 주시할 때 정시보다 폭주각이 커진다.
③ 근거리를 주시하면 B.O. 프리즘의 영향을 받는다.
④ 원용안경을 착용하고 근거리를 주시할 때 큰 폭주각에 익숙한 상태이다.
⑤ 근용P.D.를 원용P.D.와 같게 처방하면 작은 폭주각에 익숙한 근용안경이 된다.

12-7. 원시 교정용 원용안경을 착용하고 근거리를 주시할 때 나타나는 현상과 원용안경에서 익숙한 프리즘 영향을 근용안경에 적용하기 위한 방법에 대한 설명으로 옳은 것은?

① 근거리를 주시할 때 P.D.는 길어진다.
② 근거리를 주시하면 B.I. 프리즘의 영향을 받는다.
③ 근거리를 주시할 때 정시보다 폭주각이 작아진다.
④ 원용안경을 착용하고 근거리를 주시할 때 작은 폭주각에 익숙한 상태이다.
⑤ 근용P.D.를 원용P.D.와 같게 처방하면 작은 폭주각에 익숙한 근용안경이 된다.

12-8. 측정P.D.가 67mm이고, 완전교정 처방이 For Dist. O.U. : S−2.00D ⊂ C−2.00D, Ax45°인 안경의 조제가공P.D.가 잘못되었을 때 다음의 허용오차 범위를 만족하는 조제가공P.D.는?(단, Oh는 오차가 없다.)

수평방향 허용오차	허용오차가 큰 방향	1.0Δ
	허용오차가 작은 방향	0.5Δ

① 60mm　　② 63mm
③ 65mm　　④ 69mm
⑤ 70mm

12-9. 측정기준 원용P.D.가 65mm이고, 근용P.D.가 61mm인 사람의 안경을 조제가공할 때 안경처방에 따른 조제가공P.D.가 다음의 허용기준을 만족하는 것은?(단, Oh는 오차가 없다.)

수평방향 허용오차	허용오차가 큰 방향	1.0Δ
	허용오차가 작은 방향	0.5Δ

① 원용 O.U. : S−3.00D ⊂ C−1.00D, Ax180°, 조제가공P.D. 63mm
② 근용 O.U. : S+4.00D, 조제가공P.D. 58mm
③ 원용 O.U. : S−5.00D ⊂ C−1.00D, Ax90°, 조제가공P.D. 62mm
④ 원용 O.U. : S−1.00D, 조제가공P.D. 71mm
⑤ 근용 O.U. : S−3.00D, 조제가공P.D. 57mm

12-10. 안경의 허용오차 범위를 규정하는 다음의 독일 'RAL-RG 915 규정'을 만족하는 처방과 조제가공P.D.의 조합은?

렌즈 굴절력의 절대값(D′) \ 오차방향	수평방향(조가P.D.)		수직방향(조가Oh)
	허용오차가 작은 방향	허용오차가 큰 방향	허용오차량
0.25 < D′ ≦ 1.00	0.25 Δ	0.50 Δ	0.25 Δ
1.00 < D′ ≦ 6.00	0.50 Δ	1.00 Δ	0.25 Δ
6.00 < D′ ≦ 12.00	0.50 Δ	1.00 Δ	0.50 Δ
12.00 < D′	1.00 Δ	1.50 Δ	0.50 Δ

① (원용 O.U. : S-1.00D, 측정P.D.P.D. 60mm) — (조제가공P.D. 54mm)
② (근용 O.U. : S-1.00D, 측정P.D.P.D. 60mm) — (조제가공P.D. 54mm)
③ (원용 O.U. : S+1.50D, 측정P.D.P.D. 60mm) — (조제가공P.D. 56mm)
④ (근용 O.U. : S+1.50D, 측정P.D.P.D. 60mm) — (조제가공P.D. 56mm)
⑤ (원용 O.U. : S-3.000D, 측정P.D.P.D. 64mm) — (조제가공P.D. 60mm)

12-11. 다음의 완전교정 원용안경 처방의 조제가공P.D.에 오차가 발생할 경우 가장 편안한 안경이 될 수 있는 조제가공P.D.는?(단, 안위이상이 없으며, Oh에도 오차가 없다.)

- 완전교정 처방 (O.U. : S+1.00D ○ C+1.00D, Ax180°)
- 측정P.D. : 60mm

① 45mm ② 50mm ③ 55mm ④ 65mm ⑤ 70mm

12-12. 다음에 제시된 처방과 조제가공 상태 및 독일 'RAL-RG 915 규정'을 기준으로 양안에 미치는 프리즘량과 허용오차 범위의 만족여부(합격/불합격)의 조합으로 옳은 것은?

- 완전교정 원용처방 (O.U. : S+3.00D ○ C-1.00D, Ax90°)
- 측정P.D. : 60mm
- 조제가공R.P.D : 28mm, 조제가공L.P.D : 28mm

	렌즈 굴절력의 절대값(D′) \ 오차방향	수평방향(조가P.D.)	
		허용오차가 작은 방향	허용오차가 큰 방향
RAL-RG 915 규정	0.25 < D′ ≦ 1.00	0.25 Δ	0.50 Δ
	1.00 < D′ ≦ 6.00	0.50 Δ	1.00 Δ
	6.00 < D′ ≦ 12.00	0.50 Δ	1.00 Δ
	12.00 < D′	1.00 Δ	1.50 Δ

① 0.8Δ, B.I. - 합격 ② 0.8Δ, B.O. - 합격
③ 0Δ - 합격 ④ 0.8Δ, B.I. - 불합격
⑤ 0.8Δ, B.O. - 불합격

12-13. 다음에 제시된 처방과 조제가공 상태 및 독일 'RAL-RG 915 규정'을 기준으로 양안에 미치는 프리즘량과 허용오차 범위의 만족여부(합격/불합격)의 조합으로 옳은 것은?

- 완전교정 근용처방 (O.U. : S-2.00D ⌒ C-1.00D, Ax180°)
- 측정P.D. : 60mm
- 조제가공R.P.D : 33mm, 조제가공L.P.D : 31mm

RAL-RG 915 규정	오차방향 / 렌즈 굴절력의 절대값(D′)	수평방향(조가P.D.)	
		허용오차가 작은 방향	허용오차가 큰 방향
	0.25 〈D′ ≦ 1.00	0.25 Δ	0.50 Δ
	1.00 〈 D′ ≦ 6.00	0.50 Δ	1.00 Δ
	6.00 〈 D′ ≦ 12.00	0.50 Δ	1.00 Δ
	12.00 〈 D′	1.00 Δ	1.50 Δ

① 0.8Δ, B.I. - 합격
② 0.8Δ, B.O. - 합격
③ 0Δ - 합격
④ 0.8Δ, B.I. - 불합격
⑤ 0.8Δ, B.O. - 불합격

12-14. 다음에 제시된 처방과 조제가공 상태 및 독일 'RAL-RG 915 규정'을 기준으로 양안에 미치는 프리즘량과 허용오차 범위의 만족여부(합격/불합격)의 조합으로 옳은 것은?

- 완전교정 원용처방 (O.U. : S-2.00D ⌒ C-1.00D, Ax180°)
- 측정P.D. : 60mm
- 조제가공R.P.D : 28mm, 조제가공L.P.D : 32mm

RAL-RG 915 규정	오차방향 / 렌즈 굴절력의 절대값(D′)	수평방향(조가P.D.)	
		허용오차가 작은 방향	허용오차가 큰 방향
	0.25 〈D′ ≦ 1.00	0.25 Δ	0.50 Δ
	1.00 〈 D′ ≦ 6.00	0.50 Δ	1.00 Δ
	6.00 〈 D′ ≦ 12.00	0.50 Δ	1.00 Δ
	12.00 〈 D′	1.00 Δ	1.50 Δ

① 0.8Δ, B.I. - 합격
② 0.8Δ, B.O. - 합격
③ 0Δ - 합격
④ 0.8Δ, B.I. - 불합격
⑤ 0.8Δ, B.O. - 불합격

12-15. 다음과 같은 처방에서 조제가공P.D.가 잘못되었을 때 원용과 근용 모두가 허용오차 범위를 벗어나는 조제가공P.D.는?

> • 완전교정 근용처방 (O.U. S-5.00D, Add 3.00D)
> • 원용 측정측정P.D. : 65mm
> • 근용 측정측정P.D. : 60mm
> • 수평방향 허용오차 : 허용오차가 큰 방향 1.0Δ
> • 수평방향 허용오차 : 허용오차가 작은 방향 0.5Δ

① 63mm
② 63.5mm
③ 64mm
④ 66mm
⑤ 67mm

실전 핵심
모의고사

실/전/핵/심/모/의/고/사 1회

1-1. '각막 정점에서 안경렌즈 상측정점까지의 거리'에 해당하는 조제가공의 광학적 요소는?

① 코능각
② 안면각
③ 정점간거리
④ 경사각
⑤ 조제가공P.D.

1-2. 안경처방서의 명기사항으로 옳은 것은?

① 광학중심점 높이
② 경사각
③ 필요렌즈 최소직경
④ 우위안
⑤ 정점간거리

1-3. 실린더렌즈(Cylinder Lens)의 축과 굴절력에 대한 설명으로 옳은 것은?

① 굴절력 표기의 최소단위는 ±0.125D 이다.
② S-2.00D에서 S는 실린더렌즈를 의미한다.
③ 실린더렌즈 축(Ax) 표기의 최소단위는 5° 이다.
④ 실린더렌즈 축(Ax)의 표기범위는 0° ~ 180° 이다.
⑤ 실린더렌즈 축(Ax) 표기에서 Hor.는 Ax90° 을 의미한다.

1-4. 좌안의 코방향 표기는?

① B.O.
② B.I.
③ B.D.
④ B.U.
⑤ N.d.

1-5. 타보(T.A.B.O.)식 방향각 표기와 구만국식 방향각 표기의 공통된 내용으로 옳은 것은?

① 좌안의 0°는 B.O.이다.
② 우안의 180°는 B.I.이다.
③ 좌우안의 0°는 B.I.이다.
④ 우안의 180°는 코방향이다.
⑤ 좌안의 180°는 코방향이다.

1-6. 누진렌즈의 근용양안P.D.에 대한 설명으로 옳은 것은?

① 좌우안의 Eye Point 사이의 수평거리
② 좌우안의 각막반사상 사이의 수평거리
③ 좌우안의 근용부 참조원 중앙점 사이의 수평거리
④ 좌우안의 자렌즈 상부경계선 중앙점 사이의 수평거리
⑤ 좌우안의 중간부 상부경계선 중앙점 사이의 수평거리

1-7. 무편심렌즈와 비교한 편심렌즈의 특징으로 옳은 것은?

① 렌즈의 두께가 두껍다.
② 렌즈의 무게가 무겁다.
③ 렌즈의 가격이 저렴하다.
④ 삽입부가 큰 안경테를 선택할 수 있다.
⑤ 렌즈의 기하중심점과 광학중심점이 일치한다.

1-8. 보기와 같은 안경을 조제가공할 경우 좌안의 필요렌즈 최소직경은?

> 보기
> - 조가R.P.D. : 34mm
> - 조가L.P.D. : 38mm
> - 안경테 크기 : 56□18 140
> - 안경테 모양 : 완전한 원형

① 55mm
② 56mm
③ 58mm
④ 59mm
⑤ 60mm

1-9. O.D.:S+1.00D ⊂⊃ C−2.00D,Ax45°인 토릭렌즈의 광학중심점에서 아래 5mm 지점을 통해 주시할 때 발생되는 프리즘 영향은?

① 0.5Δ,B.D.
② 0.5Δ,B.U.
③ 1.0Δ,B.D.
④ 1.0Δ,B.U.
⑤ 0.0Δ

1-10. 보기와 같은 안경을 조제가공할 경우 조제가공Oh는?

> 보기
> - 안경처방 : O.D. S−2.00D, 1Δ,B.D.
> - 안경테 경사각 : 10°
> - 경사각 0°자세에서 측정한 광학중심점 높이(Oh) : 25mm

① 20mm
② 22mm
③ 25mm
④ 27mm
⑤ 30mm

1-11. 회전점조건을 만족시켜 비점수차 최소화하기 위한 피팅의 광학적 요소는?

① 동공간거리(P.D.)
② 광학중심점 높이(Oh)
③ 경사각(P.A.)
④ 정점간거리(V.D.)
⑤ 다리벌림각

1-12. 원시인 사람이 안경렌즈와 동일한 굴절력인 콘텍트렌즈를 착용하고 있을 때 옳은 것은?

① 저교정 상태이다.
② 근시화된 상태이다.
③ (−)렌즈를 추가해야 한다.
④ 더 약한 굴절력의 (+)렌즈가 필요하다.
⑤ 콘텍트렌즈 보다 굴절력이 더 큰 안경렌즈가 필요하다.

1-13. 금속안경테에서 렌즈삽입부(Rim)와 안경다리(Temple)의 연결하고, 안경다리가 접힐 수 있게 위한 안경테요소는?

① 연결부(Bridge)
② 코받침(Nose Pad)
③ 경첩(Hinge)
④ 귀부분(Endpiece)
⑤ 다리몸대(Shaft)

1-14. 다음과 같은 포인트테(Point Frame)의 구조에서 지엽(Ear, Tongue)에 해당하는 부분은?

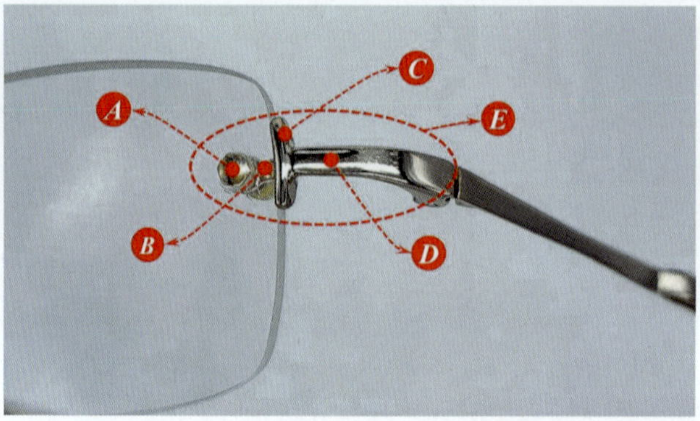

① A
② B
③ C
④ D
⑤ E

1-15. 다음 피팅(Fitting)공구의 용도는?

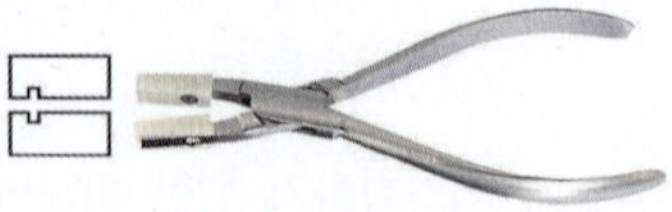

① 다리벌림각(Temple Spread) 조정용
② 경사각(Pantoscope Angle) 조정용
③ 코받침(Nose Pad) 조정용
④ 연결부(Bridge) 휨 조정용
⑤ 림 커브(Rim Curve) 조정용

1-16. '52 (　) 18 140'로 표기된 안경테에서 (　)에 들어갈 데이텀라인 시스템(Datum Line System)의 기호는?

① ×　② =　③ −　④ □　⑤ ○

1-17. 콧등돌출각(Crest Angle)에 대응하는 코받침(Nose Pad) 부위의 각은?

① 코능각
② 코받침능각
③ 코옆퍼짐각
④ 코받침경사각
⑤ 코받침옆퍼짐각

1-18. 오른쪽 다리벌림각이 클 때 안경테의 불균형상태에 대한 설명으로 옳은 것은?

① 왼쪽의 정점간거리(V.D.) 짧아진다.
② 오른쪽의 렌즈삽입부가 앞으로 돌출된다.
③ 왼쪽의 코받침부가 코능선을 강하게 압박한다.
④ 오른쪽의 다리부가 귀받침부가 위쪽으로 떠오른다.
⑤ 왼쪽의 다리가 앞으로 쏠려 귀받침부을 앞으로 당긴다.

1-19. 주시선이 지나는 좌우안의 각막반사상까지의 거리에 해당하는 P.D.는?

① 해부학적P.D.
② 동공중심선P.D.
③ 조제가공P.D.
④ 설계점P.D.
⑤ 조준선P.D.

1-20. 일상자세에서 측정한 원용안경의 Oh가 24mm일 때, 경사각이 10° 인 안경을 착용할 때 조제가공Oh는?

① 19.6mm ② 20.4mm ③ 22.0mm ④ 24.0mm ⑤ 28.4mm

1-21. 자동형판에 대한 설명으로 옳은 것은?

① 형판에 뚫려져 있는 구멍의 크기는 동일하다.
② 수동옥습기를 이용하여 렌즈를 가공하기 위한 형판이다.
③ 고정핀을 끼울 수 있는 큰 구멍의 위치는 동공중심과 일치한다.
④ 수평기준선과 수직기준선의 교차점의 중심에 큰 구멍이 뚫려 있다.
⑤ 큰 원형구멍의 아래쪽과 좌우에 축핀을 끼울 수 있는 작은 구명이 뚫려 있다.

1-22. 다음 그림과 같은 망원경식 렌즈미터에서 표준렌즈부가 위치하는 곳은?

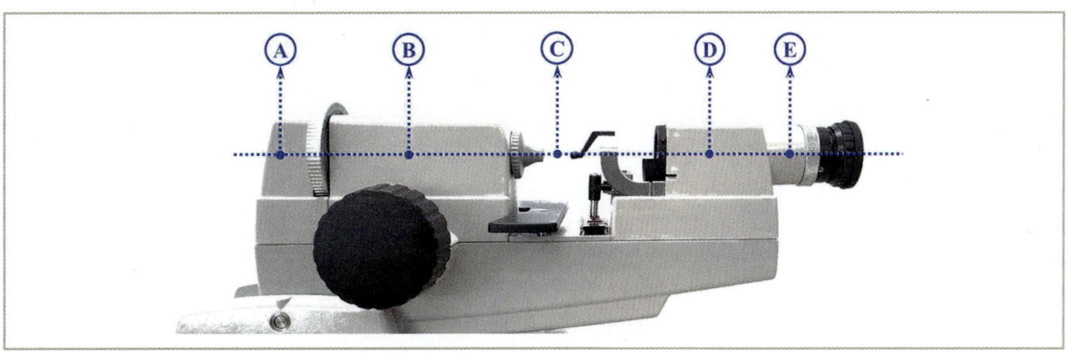

① A ② B ③ C ④ D ⑤ E

1-23. 망원경식 렌즈미터(Lensmeter)의 구성 요소 중 전후 이동이 가능한 요소는?

① 광원
② 표준렌즈
③ 측정렌즈
④ 대물렌즈
⑤ 타겟(Target)

1-24. 다음 그림과 같은 망원경식 렌즈미터에서 프리즘 컴펜세이터(Prism Compensator)가 부착되는 곳은?

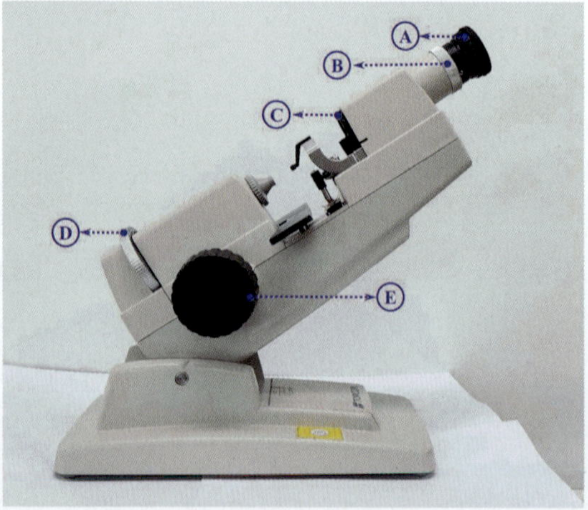

① A ② B ③ C ④ D ⑤ E

1-25. 렌즈미터 인점핀의 편위도 확인 시 토릭렌즈의 축방향으로 맞추어 인점한 후 렌즈를 180° 회전시켜 인점하였을 때 6개의 점이 동일한 수평선 위에 찍혔다면 인점핀의 상태는?

① 정상
② 수평편위
③ 수직편위
④ 회전편위
⑤ 원인을 알 수 없음

1-26. 처방이 $S-1.00D \bigcirc C+2.00D, Ax\,180^{\circ}$ 인 렌즈는?

① (−)구면렌즈
② (+)구면렌즈
③ (−)원주렌즈
④ (+)원주렌즈
⑤ 크로스실린더렌즈

1-27. 완전교정 처방이 $S-2.00D \bigcirc C+2.00D, Ax\,90^{\circ}$ 인 난시는?

① 근시성 복성 직난시
② 원시성 복성 도난시
③ 근시성 단성 직난시
④ 근시성 단성 도난시
⑤ 원시성 단성 도난시

1-28. 프리즘 컴펜세이터가 부착된 망원경식 렌즈미터에서 프리즘 컴펜세이터의 세팅과 스크린에 맺힌 상이 다음과 같은 렌즈의 표기로 옳은 것은?

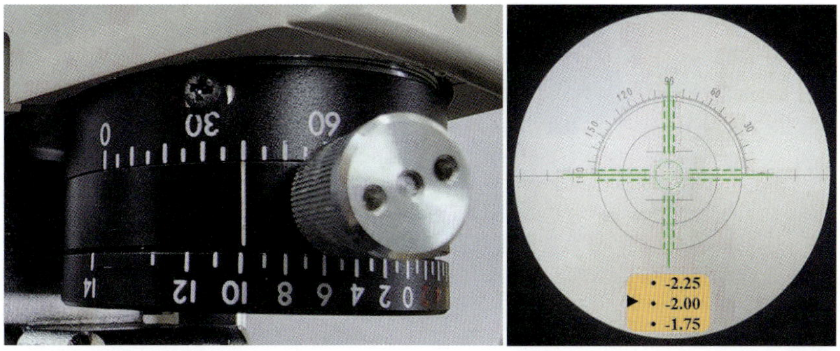

① S−2.00D
② S−2.00D, 10Δ, Base 40°
③ S−2.00D, 10Δ, Base 220°
④ S−2.00D, 14Δ, Base 40°
⑤ S−2.00D, 14Δ, Base 220°

1-29. 다음은 가로선과 세로선의 두께가 동일한 십자선을 A렌즈를 통해 본 그림이다. A렌즈의 용도는?

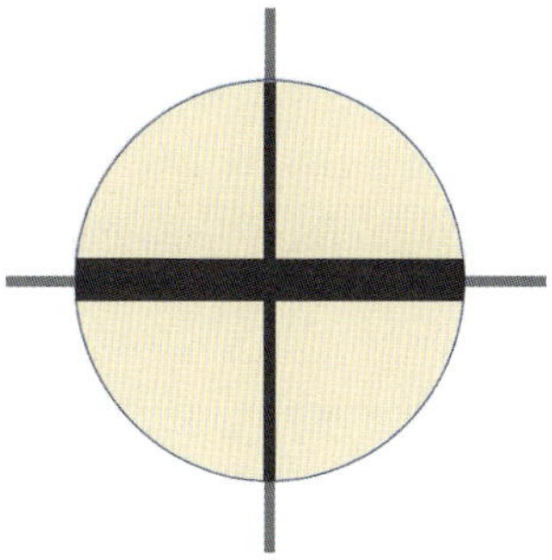

① 정시용
② 근시성 단난시 교정용
③ 원시성 단난시 교정용
④ 근시성 복난시 교정용
⑤ 원시성 복난시 교정용

1-30. 렌즈미터의 인점핀이 평행하지 않을 때 발생되는 오차는?

① 광학중심점 위치
② 난시의 축
③ 난시 굴절력
④ 구면 굴절력
⑤ 프리즘 굴절력

1-31. 다음 그림에서 이중초점렌즈의 원용부 편심량은?

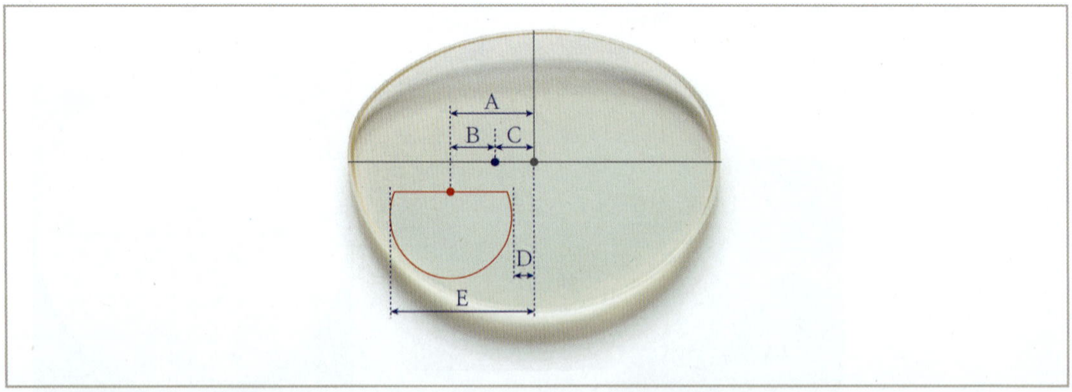

① A ② B ③ C ④ D ⑤ E

1-32. 이중초점렌즈의 슬래브업(Slab-off)가공 시 슬래브선(Slab Line)은?

① 좌우안의 동공중심을 잇는 선
② 좌우안의 하부 동공가장자리를 잇는 선
③ 좌우 렌즈의 원용부 광학중심을 잇는 선
④ 좌우 렌즈의 근용부 상부경계선을 잇는 선
⑤ 좌우 렌즈의 근용부 합성광학중심을 잇는 선

1-33. 이중초점렌즈에서 근용부 합성광학중심점이 자렌즈의 광학중심점 아래에 위치하는 처방은?

① S+2.00D, Add 2.00D
② S0.00D, Add 2.00D
③ S−1.00D, Add 2.00D
④ S−2.00D, Add 2.00D
⑤ S−3.00D, Add 2.00D

1-34. 다음과 같은 삼중초점렌즈 처방일 때 근용부 굴절력은?(단, 중간부 굴절력은 $\frac{Add}{2}$를 적용한다.)

- 원용부 : S+1.00D ⌒ C+1.00D, Ax 90°
- 중간부 : S+2.00D ⌒ C+1.00D, Ax 90°

① S+3.00D ⌒ C+1.00D, Ax 180°
② S+4.00D ⌒ C+1.00D, Ax 180°
③ S+4.00D ⌒ C−1.00D, Ax 90°
④ S+3.00D ⌒ C−1.00D, Ax 180°
⑤ S+4.00D ⌒ C−1.00D, Ax 180°

1-35. 주시점이 원용부 광학중심점에서 직하방 10mm일 때 슬래브업(Slab-off)가공이 필요한 처방은?

① O.U. : S−2.00D, Add 2.00D
② O.U. : S+2.00D, Add 2.00D
③ For Dist. O.D. : S−3.00D, O.S. : S−1.00D
④ For Dist. O.D. : S+3.00D, O.S. : S−1.00D
⑤ O.D. : S−3.00D,Add 2.00D O.S. : D−1.00D, Add 2.00D

1-36. 누진굴절렌즈에 대한 설명으로 옳은 것은?

① 원용부에 비해 누진대의 시야가 넓어진다.
② 누진대에서 집중적으로 비점수차가 증가한다.
③ 누진영역에서 불명시야의 갭(Gap)이 존재한다.
④ 원용부와 누진대 사이에서 상의 도약이 발생한다.
⑤ 원용부에서 근용부로 갈수록 렌즈의 두께가 감소한다.

1-37. 다음과 같은 특징이 있는 누진렌즈 설계방식은?

• 좌우 렌즈의 구분이 필요 없음 • 좌우 렌즈의 설계가 동일함 • 근용부를 코방향으로 회전시켜 가공해야 함

① 수평대칭설계
② 수평비대칭설계
③ 소프트설계
④ 하드설계
⑤ 멀티설계

1-38. 원시인 사람이 저교정된 누진굴절력 렌즈를 착용할 때 나타나는 현상은?

① 근용부 가입도 감소
② 원용부 주변 수차 증가
③ 근용부 주변 수차 감소
④ 근용부 선명시역 넓어짐
⑤ 원용부 선명시역의 범위가 넓어짐

1-39. 완전교정 처방이 S−4.00D, Add 2.00D인 사람에게 S−3.50D, Add 1.75D인 누진굴절력렌즈로 처방했을 때 나타나는 현상은?

① 가입도 높아짐
② 누진대 좁아짐
③ 원용부 시야 좁아짐
④ 주변부 시야의 흐림 감소
⑤ 근용부 시야 좁아짐

1-40. 프리즘 처방인 렌즈에서 측정Oh보다 조제가공Oh가 더 작은 경우는?

① B.U.처방인 (+)렌즈
② B.D.처방인 (+)렌즈
③ B.D.처방인 (−)렌즈
④ B.O.처방인 (−)렌즈
⑤ B.I.처방인 (+)렌즈

1-41. 1Δ, Base 0°와 1Δ, Base 90°인 2매 프리즘을 밀착시켰을 때 합성프리즘의 굴절력과 기저방향은?(단, $\sin 45^\circ = \cos 45^\circ = \frac{1}{\sqrt{2}}$ 이다.)

① $\sqrt{2}\,\Delta$, Base 45°
② $\sqrt{2}\,\Delta$, Base 135°
③ $\sqrt{2}\,\Delta$, Base 225°
④ $\sqrt{2}\,\Delta$, Base 315°
⑤ 2Δ, Base 135°

1-42. S+5.00D인 렌즈에서 시점이 광학중심점에서 오른쪽 2mm일 때 발생되는 프리즘 영향은?

① 1Δ,Base 0°
② 1Δ,Base 180°
③ 2Δ,Base 0°
④ 2Δ,Base 180°
⑤ 1Δ,Base 90°

1-43. O.D.:S+2.00D ◯ C−3.00D,Ax90°인 토릭렌즈의 광학중심점에서 아래 5mm 지점을 통해 주시할 때 발생되는 프리즘 영향은?

① 0.5Δ,B.D.
② 0.5Δ,B.U.
③ 1.0Δ,B.D.
④ 1.0Δ,B.U.
⑤ 0.0Δ

1-44. O.D.:S−5.00D인 안경을 편심가공하여 1Δ,B.O. ◯ 2Δ,B.U.의 효과를 얻기 위해 동공중심에서 편위시킬 광학중심점의 위치는?

① 코방향 2mm, 아래로 4mm
② 코방향 2mm, 위로 4mm
③ 귀방향 2mm, 아래로 4mm
④ 귀방향 2mm, 위로 4mm
⑤ 코방향 4mm, 아래로 2mm

1-45. 측정P.D.가 60mm이고 완전교정 처방이 For Dist. O.U. : S+2.00D ◯ C−2.00D,Ax135°인 사람이 조제가공R.P.D.와 L.P.D.가 각각 28mm로 가공된 안경을 착용할 때 양안에 발생하는 프리즘 영향과 유발사위는?

① 0.2Δ,B.I., 내사위 유발
② 0.2Δ,B.O., 외사위 유발
③ 0.4Δ,B.I., 내사위 유발
④ 0.4Δ,B.O., 외사위 유발
⑤ 0Δ, 유발사위 없음

1-46. 수면, 도로면 등과 같은 수평면 반사가 심한 경우에 사용할 오른쪽과 왼쪽 편광안경렌즈의 편광축이 서로 이루는 각도는?

① 30°
② 45°
③ 90°
④ 135°
⑤ 180°

1-47. 앞렌즈와 뒷렌즈를 합하여 근용으로 사용하는 다음과 같은 복식알바이트 안경에서 근용부 시점에서 발생된 프리즘 굴절력을 상쇄시키기 위해 앞렌즈에서 조정되어야 할 프리즘 굴절력과 방향은?

• 원용부 : S−1.00D, P.D. 64mm • 근용부 : S+1.00D, P.D. 60mm

① 0.2Δ,B.I.
② 0.4Δ,B.I.
③ 0Δ
④ 0.2Δ,B.O.
⑤ 0.4Δ,B.O.

1-48. 롤러 커터에 의한 안경렌즈의 자르기(Cutting)에 대한 설명으로 옳은 것은?

① 연필 쥐는 자세로 외주선을 긋는다.
② 커터를 앞쪽으로 밀면서 외주선을 긋는다.
③ 렌즈의 (+)면에 형판을 대고 외주선을 긋는다.
④ 커터선은 외주선보다 0.5mm 작게 외주선을 긋는다.
⑤ 커터를 렌즈면에 직각으로 세워서 외주선을 긋는다.

1-49. 옥습기에 의한 렌즈가공 시 급수밸브를 닫고 절삭수가 나오지 않는 상태에서 건식으로 가공해야하는 렌즈소재는?

① 아크릴(PMMA)
② CR-39(ADC렌즈)
③ 크라운렌즈(Crown Lens)
④ 플린트렌즈(Flint Lens)
⑤ 폴리카보네이트렌즈(Polycarbonate Lens)

1-50. 조제가공이 완료된 안경의 검사 및 수정을 위한 점검사항 중 안경렌즈의 외관검사에 해당하는 것은?

① 나사의 조임상태
② 렌즈의 굴절력
③ 프리즘의 기저방향
④ 조제가공P.D.
⑤ 산각의각도

실/전/핵/심/모/의/고/사 2회

2-1. 안경처방서의 부차적 명기사항으로 옳은 것은?

① 동공간 거리 ② 경사각 ③ 상측정점굴절력
④ 우위안 ⑤ 정점간거리

2-2. 안경처방서에서 프리즘의 기저(Base)가 코방향일 때 프리즘의 방향표기법은?

① B.I. ② B.O. ③ B.U.
④ Ax90° ⑤ Ax180°

2-3. 좌안의 귀방향 2Δ의 올바른 표기는?

① O.S. : 2Δ, B.I. ② O.S. : 2Δ, B.O. ③ O.U. : 2Δ, B.O.
④ O.D. : 2Δ, B.O. ⑤ O.D. : 2Δ, B.I.

2-4. '코부위 정중앙을 측정 기준점으로 한 좌우안 동공중심까지의 수평 길이'에 해당하는 P.D.는?

① 생리학적P.D. ② 프레임P.D. ③ 조준선P.D.
④ 단안기준P.D. ⑤ 양안기준P.D.

2-5. 단안기준P.D.가 30mm인 사람이 눈 앞 50cm 지점을 주시하기 위한 안경의 조제가공P.D.는?(단, 정점간거리는 12mm이고, 안구회전점에서 각막정점까지의 거리는 13mm이다.)

① 28.5mm ② 29.5mm ③ 30.0mm
④ 30.5mm ⑤ 31.5mm

2-6. 무편심렌즈의 직경이 70mm이고, 편심렌즈의 직경이 62mm일 때, 무편심렌즈의 광학중심점에서 편심렌즈 기하중심점까지의 최소편심량은?

① 0mm ② 2mm
③ 4mm ④ 6mm
⑤ 8mm

2-7. 안위가 정상일 때 P.D.의 상호관계로 옳은 것은?

① 조준선P.D. 〈 동공중심선P.D. ② 조준선P.D. 〉 동공중심선P.D.
③ 조준선P.D. = 동공중심선P.D. ④ 생리학적P.D. 〉 해부학적P.D.
⑤ 생리학적P.D. 〉 동공중심선P.D.

2-8. O.D.:S−5.00D로 조제된 안경에서 주시선이 렌즈의 광학중심점으로부터 코방향 4mm, 아래로 2mm 지점을 통과할 때 수평 및 수직방향 프리즘 영향은?

① 2Δ,B.I. ◯ 1Δ,B.D.
② 2Δ,B.I. ◯ 1Δ,B.U.
③ 2Δ,B.O. ◯ 1Δ,B.D.
④ 2Δ,B.O. ◯ 1Δ,B.U.
⑤ 1Δ,B.O. ◯ 2Δ,B.D.

2-9. 보기와 같은 안경을 조제가공할 경우 조제가공Oh는?

보기
- 안경처방 : O.D. S+2.00D, 1Δ,B.D.
- 안경테 경사각 : 10°
- 경사각 0°자세에서 측정한 광학중심점 높이(Oh) : 25mm

① 20mm
② 22mm
③ 25mm
④ 27mm
⑤ 30mm

2-10. 보기와 같은 경우 (　　) 안에 들어갈 프리즘 처방은?

보기
- For Dist. : O.D. S−2.00D ◯ C−3.00D,Ax90°, (　　Δ),(　　)
- 측정기준 양안 P.D. : 63mm
- 조제가공 P.D. : 68mm

① 1.25Δ,B.O.
② 1.25Δ,B.I.
③ 2.50Δ,B.O.
④ 2.50Δ,B.I.
⑤ 2.00Δ,B.O.

2-11. 수평방향 안위에 영향을 미치는 피팅의 광학적요소는?

① 동공간거리(P.D.)
② 광학중심점 높이(Oh)
③ 경사각(P.A.)
④ 정점간거리(V.D.)
⑤ 다리벌림각

2-12. 정점간 거리 10mm에서 −10.00D로 완전교정되는 안경을 착용한 사람의 콘텍트렌즈 처방은?

① −11.00D
② −10.25D
③ −10.00D
④ −9.75D
⑤ −9.00D

2-13. 플라스틱 안경테에서 안장형(Saddle Type)인 연결부(Bridge) 형태는?

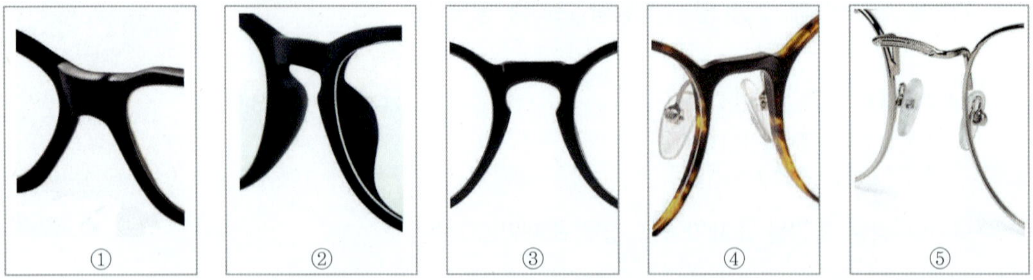

2-14. 포인트테(Point Frame)에서 렌즈의 가장자리에서 렌즈의 나사구멍까지 연결된 부분은?

① 측엽(Shoe) ② 지엽(Ear, Tongue)
③ 너트(Nut) ④ 와셔(Washer)
⑤ 나사(Screw)

2-15. 다음 피팅(Fitting)공구의 용도는?

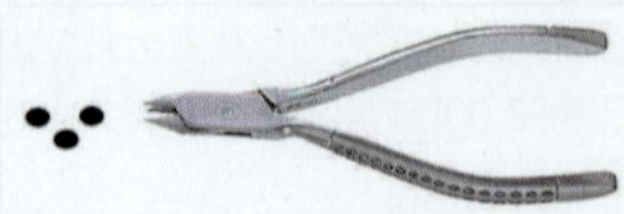

① 다리벌림각(Temple Spread) 조정용 ② 경사각(Pantoscope Angle) 조정용
③ 코받침(Nose Pad) 조정용 ④ 연결부(Bridge) 휨 조정용
⑤ 림 커브(Rim Curve) 조정용

2-16. '52 □ 18 140'로 표기된 안경테 다리(Temple)의 길이는 몇 mm인가?

① 18 ② 35 ③ 52 ④ 70 ⑤ 140

2-17. 다음 그림에서 콧등돌출각(Crest Angle)과 평균 기울기로 옳은 조합은?

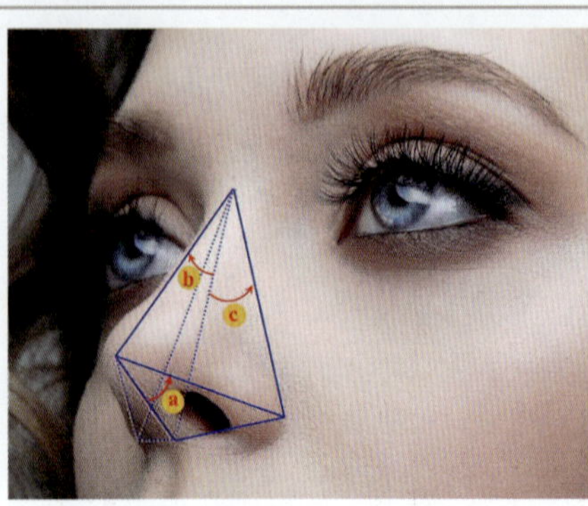

① a : 25° ~ 30° ② b : 25° ~ 30°
③ b : 10° ~ 15° ④ c : 25° ~ 30°
⑤ c : 20°

2-18. 안경테의 피팅(Fitting)에서 다리경사각을 크게 조정해야하는 경우는?

① 좌우 경사각(P.A.)이 크게 조정된 경우 경우
② 귀부분(Endpiece)의 위치가 측면 림(Rim)의 위쪽에 위치할 경우
③ 정면 관측 시 오른쪽 렌즈삽입부 높이가 낮을 경우 오른쪽 다리경사각
④ 왼쪽의 다리경사각이 오른쪽의 다리경사각보다 작을 경우 오른쪽 다리경사각
⑤ 렌즈삽입부의 상부 림(Rim)과 다리본대를 평평한 면에 놓고 좌우 다리부를 눌렀을 때 다리본대가 지면에서 뜨는 쪽의 다리경사각

2-19. 사시안에 대한 P.D.를 측정하는 방법으로 옳은 것은?

① 마비사시인 경우 정상안을 가리고 측정한다.
② 피검사자의 좌안을 가리고 우안의 P.D.를 측정한다.
③ P.D.미터를 이용할 경우 양안의 개방상태에서 측정한다.
④ 좌안의 외안각에서 우안의 외안각 사이의 거리를 측정한다.
⑤ 좌안의 내안각에서 우안의 내안각 사이의 거리를 측정한다.

2-20. 수동형판제작에 대한 설명으로 옳은 것은?

① 테두리선보다 0.5mm 작게 형판을 절단한다.
② 형판 위에 안경테의 후면부가 형판을 향하도록 올려놓는다.
③ 귀부분과 코부분이 지면에 닿지 않는 상태에서 테두리선을 그린다.
④ 송곳이나 펜을 안경테 림(Rim)의 안쪽으로 밀착시켜 형판면에 테두리선을 그린다.
⑤ 형판의 중심점을 기준으로 귀방향 아래쪽으로 편심시켜 수직선과 수평선을 그어 교차점을 기준점으로 설정한다.

2-21. 망원경식 렌즈미터(Lensmeter)에서 표준렌즈의 물측초점에 위치하며, 선명한 타겟상으로부터 경선별 굴절력과 주경선의 방향 및 프리즘 굴절력과 기저방향을 측정하는 역할을 하는 것은?

① 콜리메이터부 ② 망원경부 ③ 타겟(Target)
④ 대물렌즈 ⑤ 핀트글라스

2-22. 망원경식 렌즈미터(Lensmeter)에서 렌즈미터의 가장 위쪽인 눈에 가장 가까운 요소는?

① 핀트글라스 ② 표준렌즈 ③ 측정렌즈
④ 대물렌즈 ⑤ 접안렌즈

2-23. 망원경식 렌즈미터의 코로나 타겟(Corona Target)과 비교한 크로스라인 타겟(Cross-line Target)의 특징으로 옳은 것은?

① 타겟의 방향성이 없다.
② 축 맞춤의 정확도가 낮다.
③ 타겟의 회전조작이 간단롭다.
④ 타겟의 형태는 점원 모양이다.
⑤ 굴절력이 약한 토릭렌즈에 대한 측정 정밀도 높다.

2-24. 처방이 $S-1.00D \bigcirc C+1.00D, Ax\,90^{\circ}$ 인 렌즈는?

① (−)구면렌즈　② (+)구면렌즈
③ (−)원주렌즈　④ (+)원주렌즈
⑤ 크로스실린더렌즈

2-25. 완전교정 처방이 $S-2.00D \bigcirc C-2.00D, Ax\,180^{\circ}$ 인 난시는?

① 근시성 복성 직난시　② 근시성 복성 도난시
③ 근시경향 혼합 직난시　④ 원시성 복성 직난시
⑤ 원시성 복성 도난시

2-26. 망원경식 렌즈미터에서 스크린에 맺힌 상이 다음과 같은 렌즈의 표기로 옳은 것은?

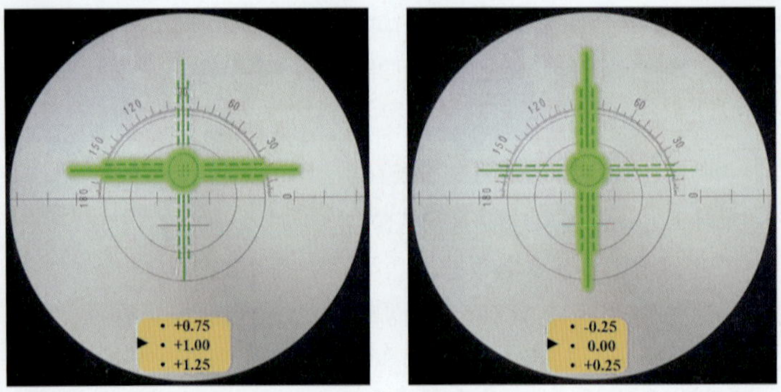

① $C+1.00D, Ax\,180^{\circ}, 1\Delta, B.U.$
② $C-1.00D, Ax\,90^{\circ}, 1\Delta, B.U.$
③ $S+1.00D \bigcirc C-1.00D, Ax180^{\circ}, 1\Delta, B.U.$
④ $S+1.00D \bigcirc C+1.00D, Ax90^{\circ}, 1\Delta, B.D.$
⑤ $S+1.00D \bigcirc C-1.00D, Ax90^{\circ}, 1\Delta, B.U.$

2-27. 다음은 가로선과 세로선의 두께가 동일한 십자선을 A렌즈를 통해 본 그림이다. A렌즈의 용도는?

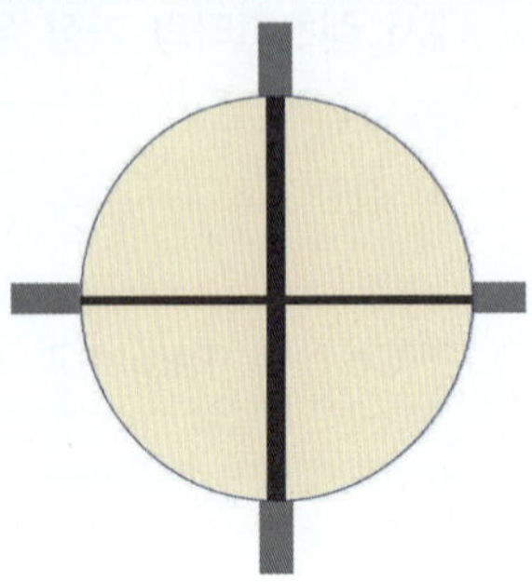

① 정시용　② 근시 교정용
③ 원시 교정용　④ 근시성 복난시 교정용
⑤ 원시성 복난시 교정용

2-28. 렌즈미터의 사전 점검 시 측정렌즈가 삽입되지 않은 상태에서 타겟이 가장 선명할 때 굴절력 눈금이 −0.50D를 가리키고 있다. 굴절력을 수정하지 않은 상태에서 렌즈의 굴절력 측정 결과가 −3..00D였다면 이 렌즈의 실제 굴절력은?

① −3.50D
② −3.25D
③ −3.00D
④ −2.75D
⑤ −2.50D

2-29. 렌즈미터 사전 점검 시 스크린 중앙에서 타겟이 180°방향 1Δ인 위치에 벗어나 있는 렌즈미터를 수리하지 않고 타겟을 스크린 중앙에 위치시켜 인점하였다면 측정렌즈에서 받는 프리즘 영향은?(단, 측정렌즈의 굴절력은 (+)이다.)

① 0Δ
② 1Δ,Base 0°
③ 1Δ,Base 90°
④ 1Δ,Base 180°
⑤ 1Δ,Base 270°

2-30. 이중초점렌즈 자렌즈의 상부경계선이 직선인 것은?

① 플래이트탑형(Flat Top Type)
② 커브드탑형(Curved Top Type)
③ 팬옵틱형(Panoptic Type)
④ ER형(Round Across Type)
⑤ 크립토크형(Kriptok Type)

2-31. S−1.00D ◯ C−1.00D, Ax 180°, Add 2.00D인 이중초점렌즈의 근용부 굴절력은?

① S+1.00D ◯ C−1.00D, Ax 180°
② C−1.00D, Ax 90°
③ S−1.00D ◯ C−1.00D, Ax 180°
④ S−2.00D ◯ C−1.00D, Ax 90°
⑤ S+1.00D ◯ C+1.00D, Ax 180°

2-32. 근시용 이중초점렌즈에서 원용부가 구면일 때 근용부 합성광학중심점의 위치는?(단, 원용부 굴절력의 절대값이 가입도보다 크다.)

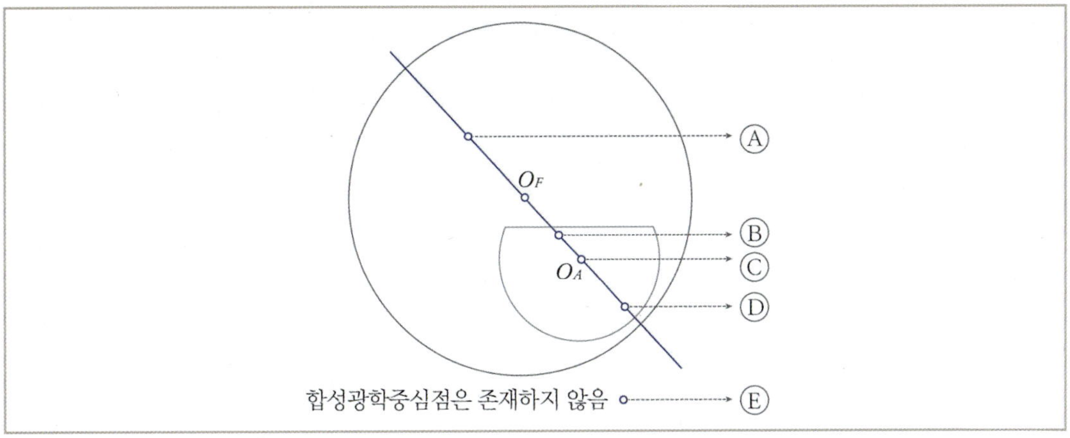

① A ② B ③ C ④ D ⑤ E

2-33. 이중초점렌즈에서 상의 도약이 발생되는 원인은?

① 근용부 굴절력의 크기
② 가입도와 근용부 굴절력의 차이
③ 모렌즈 굴절력과 가입도 크기의 차이
④ 모렌즈 굴절력과 근용부 굴절력의 차이
⑤ 자렌즈 굴절력과 원용부 굴절력의 차이

2-34. 슬래브업(Slab-off) 렌즈에 대한 설명으로 옳은 것은?

① 부등상시 교정용 렌즈이다.
② 근용부에서 B.D.효과을 얻기 위한 렌즈이다.
③ 굴절력이 강한 쪽 렌즈의 기저 두께를 증가시킨다.
④ 이중초점렌즈 원용부의 (-)굴절력이 강한 쪽 렌즈의 (+)면을 가공한다.
⑤ 이중초점렌즈의 근용부에서 수평방향 부등사위를 교정하기 위한 렌즈이다.

2-35. O.D. : S-2.00D, Add 3.00D 처방인 이중초점렌즈의 근용부 합성광학중심점의 위치는?(단, 자렌즈의 광학중심점은 원용부 광학중심점에서 코방향 3mm, 아래쪽 6mm에 위치한다.)

① 근용부 합성광학중심점은 존재하지 않는다.
② 자렌즈의 광학중심점에서 귀방향 6mm, 아래쪽 9mm
③ 모렌즈의 광학중심점에서 코방향 6mm, 아래쪽 12mm
④ 모렌즈의 광학중심점에서 귀방향 6mm, 아래쪽 12mm
⑤ 모렌즈의 광학중심점에서 코방향 9mm, 아래쪽 18mm

2-36. 다음 그림과 같은 누진굴절력렌즈에서 프리즘 측정 위치는?

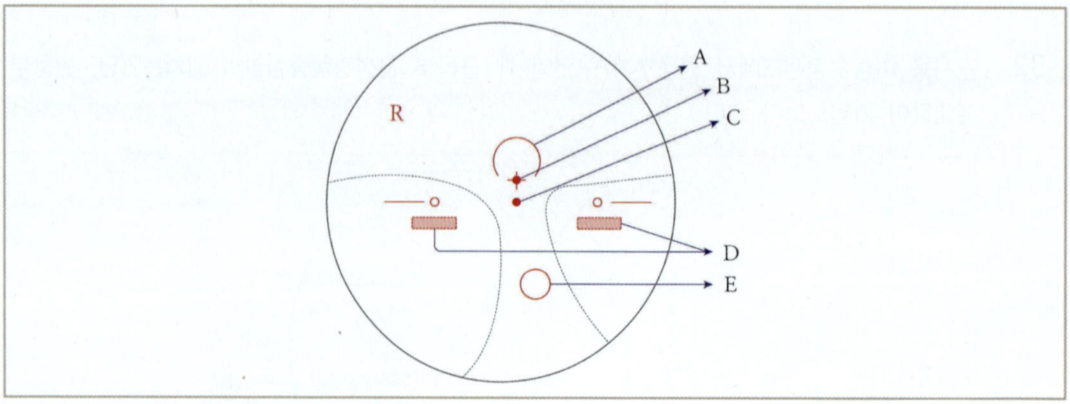

① A
② B
③ C
④ D
⑤ E

2-37. 누진렌즈 설계 방법 중 소프트설계(Soft Design)와 비교한 하드설계(Hard Design)의 특징으로 옳은 것은?

① 누진대의 폭이 넓다.
② 누진대의 길이가 길다.
③ 가입도가 작은 사람에게 적합하다.
④ 수차량의 작고, 수차의 분포가 완만하다.
⑤ 수차몰림부가 근용부에서 원용부까지 확대된다.

2-38. 누진렌즈에 대한 적응이 어려운 사람은?

① 초기 노안인 사람
② 명시역의 범위가 넓은 사람
③ 안구회선량이 큰 사람
④ 조절력이 풍부한 사람
⑤ 이중초점렌즈를 장기간 사용한 사람

2-39. 완전교정 처방이 S+4.00D, Add 2.00D인 사람에게 S+3.50D, Add 2.25D인 누진굴절력렌즈로 처방했을 때 나타나는 현상은?

① 가입도 낮아짐
② 누진대 좁아짐
③ 원용부 시야 좁아짐
④ 주변부 시야의 흐림 증가
⑤ 근용부 시야 넓어짐

2-40. 누진굴절력렌즈의 적응력이 좋은 사람은?

① 굴절부등시인 사람
② 초기 노안인 사람
③ 균형감각에 민감한 사람
④ 신경질적인 성격인 사람
⑤ 이중초점렌즈를 장기간 착용한 사람

2-41. 프리즘 굴절력의 단위가 바르게 짝지어진 것은?

① $1\,(ctrad) = 0.1\,(rad)$
② $1\,(\Delta) = 0.01\,(rad)$
③ $0.1\,(rad) = 0.573^{\circ}$
④ $1\,(\Delta) = 5.73^{\circ}$
⑤ $1\,(\Delta) = 0.1\,(ctrad)$

2-42. $\sqrt{2}\,\Delta$, Base 45°인 프리즘 처방을 수평 및 수직방향 성분으로 나타내면?(단, $\sin 45^{\circ} = \cos 45^{\circ} = \frac{1}{\sqrt{2}}$이다.)

① 1Δ, Base 0° ⊂⊃ 1Δ, Base 90°
② 1Δ, Base 0° ⊂⊃ 1Δ, Base 270°
③ 1Δ, Base 180° ⊂⊃ 1Δ, Base 90°
④ 1Δ, Base 180° ⊂⊃ 1Δ, Base 270°
⑤ $\sqrt{2}$ Δ, Base 0° ⊂⊃ $\sqrt{2}$ Δ, Base 90°

2-43. O.D. :S+5.00D인 렌즈에서 시점이 광학중심점에서 오른쪽 2mm일 때 발생되는 프리즘 영향은?

① 1Δ,B.I.
② 1Δ,B.O.
③ 2Δ,B.I.
④ 2Δ,B.O.
⑤ 2Δ,B.U.

2-44. O.S.:S+2.00D ⌒ C-3.00D,Ax90°인 토릭렌즈의 광학중심점에서 왼쪽 5mm 지점을 통해 주시할 때 발생되는 프리즘 영향은?

① 0.5Δ,B.I.
② 0.5Δ,B.O.
③ 1.0Δ,B.I.
④ 1.0Δ,B.O.
⑤ 0.0Δ

2-45. 원용안경 처방이 S-2.00D이고 원용 양안기준P.D.가 65mm인 사람의 조제가공 R.P.D.가 30mm이고, 조제가공 L.P.D.가 31mm일 때 프리즘 처방으로 옳은 것은?

① O.U. : S-2.00D ⌒ 0.4Δ,B.O.
② O.U. : S-2.00D ⌒ 0.4Δ,B.I.
③ O.U. : S-2.00D ⌒ 0.8Δ,B.O.
④ O.U. : S-2.00D ⌒ 0.8Δ,B.I.
⑤ O.U. : S-2.00D ⌒ 1.0Δ,B.O.

2-46. 동반경형 평면렌즈에 대한 설명으로 옳은 것은?

① 렌즈의 실제 굴절력은 (+)이다.
② 실제 광학중심점은 존재하지 않는다.
③ 렌즈의 중심두께가 가장자리 두께보다 얇다.
④ 렌즈 전면의 곡률과 후면의 곡률이 다른 렌즈이다.
⑤ 렌즈 전면의 곡률중심과 후면의 곡률중심이 일치한다.

2-47. 입체시검사에 사용할 오른쪽과 왼쪽 편광안경렌즈의 편광축이 서로 이루는 각도는?

① 30°
② 45°
③ 90°
④ 135°
⑤ 180°

2-48. 중산각(V-Type Bevel)일 때 산각의 크기는?

① 60°
② 90°
③ 100°
④ 120°
⑤ 180°

2-49. 다음 그림에서 하프림테(반무테, Half Rim Frame)의 렌즈 고정용 나일론실의 길이로 적합한 것은?

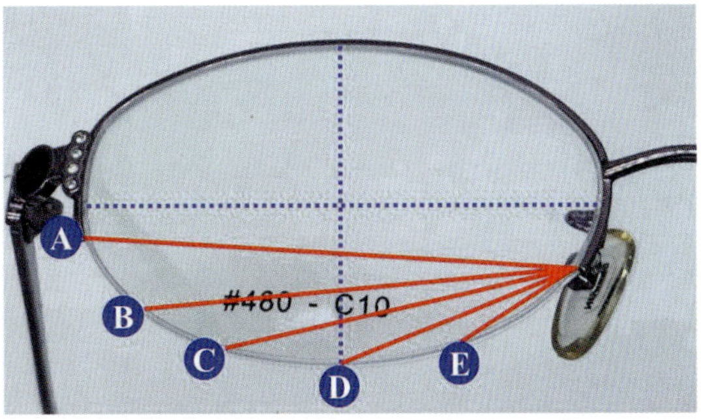

① A ② B
③ C ④ D
⑤ E

2-50. 측정된 광학중심점 높이(Oh)가 22mm일 때 안경처방에 따른 좌우안의 광학중심점 높이(Oh)가 모두 허용오차를 벗어나는 것은?(단, 수직방향 허용오차량은 1.0Δ이다.)

① 좌안의 조제가공Oh가 23mm이고, 우안의 조제가공Oh가 28mm인 O.U. : S−1.00D 처방 안경
② 좌안의 조제가공Oh가 28mm이고, 우안의 조제가공Oh가 22mm인 O.U. : S+1.00D 처방 안경
③ 좌안의 조제가공Oh가 22mm이고, 우안의 조제가공Oh가 27mm인 O.U. : S−2.00D 처방 안경
④ 좌안의 조제가공Oh가 20mm이고, 우안의 조제가공Oh가 26mm인 O.U. : S+2.00D 처방 안경
⑤ 좌안의 조제가공Oh가 22mm이고, 우안의 조제가공Oh가 25mm인 O.U. : S−3.00D 처방 안경

실전핵심모의고사 3회

3-1. 조제가공 P.D.(Pupillary Distance)는 조제가공의 3요소 중 어느 요소에 해당하는가?

① 광학적 요소 ② 해부학적 요소 ③ 생리학적 요소
④ 미적 요소 ⑤ 심리학적 요소

3-2. 안경처방서 표기에서 평면렌즈의 약호로 옳은 것은?

① Occ ② P ③ Δ
④ Base ⑤ Ax

3-3. 안경처방서에서 오른쪽 눈의 표기법은?

① O.U. ② O.D. ③ O.S.
④ Occ ⑤ D.E.

3-4. T.A.B.O. 방향각에 대한 설명으로 옳은 것은?

① 시계방향은 (+)이다. ② 좌안의 코방향은 (+)이다.
③ 우안의 코방향은 (+)이다. ④ 좌우안의 코방향은 (-)이다.
⑤ 좌우안의 코방향은 (+)이다.

3-5. '좌우 시선이 정중전면 주시 시 좌우안의 주시선이 지나는 각막반사상까지의 거리'에 해당하는 P.D.는?

① 생리학적P.D. ② 프레임P.D. ③ 해부학적P.D.
④ 단안기준P.D. ⑤ 양안기준P.D.

3-6. 조제가공의 설계점 높이(Oh)에 대한 설명으로 옳은 것은?

① 안경처방의 약속사항이다.
② 안경테 위쪽 가장자리에서 설계점까지의 수직거리이다.
③ 안경테 상부림의 가장 낮은 홈에서 각막반사상까지의 수직거리이다.
④ 수직방향 안경테 아래 가장자리에서 광학중심점까지의 수직거리이다.
⑤ 안경테 하부림의 동공중심 아래 홈에서 각막가장자리까지의 수직거리이다.

3-7. 무편심렌즈의 직경이 64mm이고, 편심렌즈의 최소편심량이 2mm일 때, 편심렌즈의 직경은?

① 60mm ② 62mm
③ 64mm ④ 66mm
⑤ 68mm

3-8. O.S. : S+5.00D인 렌즈에서 시점이 광학중심점에서 우측 2mm일 때 발생되는 프리즘 영향은?

① 1Δ,B.I.
② 1Δ,B.O.
③ 2Δ,B.I.
④ 2Δ,B.O.
⑤ 1Δ,B.U.

3-9. 원용안경 O.U.:S−2.00D ◯ C−2.00D,Ax180°의 광학중심점에서 좌우 양시선이 모두 수직상방 5mm 지점을 지날 때 양안시에 미치는 프리즘 굴절력의 크기와 방향은?

① 0Δ
② 1Δ,B.I.
③ 1Δ,B.O.
④ 2Δ,B.I.
⑤ 2Δ,B.O.

3-10. 보기와 같은 안경처방에서 가입도(Add)는?

보기
• For Dist. : O.D. S−2.00D • For Reading : O.D. S+1.00D

① 1.00D
② 1.50D
③ 2.00D
④ 2.50D
⑤ 3.00D

3-11. 보기와 같은 처방일 때 양안시에 미치는 프리즘 굴절력의 크기와 방향은?

보기
• 처방 : For Dist. O.U. S−1.00D ◯ C−1.00D,Ax180° • 좌우안의 조준선이 지나는 시점 : 광학중심점 기준 위쪽 10mm

① 1.0Δ,B.U.
② 1.0Δ,B.D.
③ 2.0Δ,B.U.
④ 2.0Δ,B.D.
⑤ 0Δ

3-12. 안경테 코받침(Nose Pad)의 피팅포인트?

① 눈살근과 눈썹주름근 사이
② 눈살근과 눈둘레근 사이
③ 눈살근과 코근 사이
④ 눈둘레근과 코근 사이
⑤ 유양돌기 부위의 약간 함몰된 곳

3-13. 정점간거리가 길어질 때, 근시와 원시의 완전교정 굴절력의 변화가 옳은 조합은?

① 근시 : 감소, 원시 : 감소
② 근시 : 증가, 원시 : 증가
③ 근시 : 감소, 원시 : 증가
④ 근시 : 증가, 원시 : 감소
⑤ 근시 : 감소, 원시 : 변화 없음

3-14. 플라스틱 안경테에서 코받침이 렌즈삽입부(Rim)에 고정형으로 부착된 연결부(Bridge) 형태는?

① 안장형(Saddle Type)
② 반안장형(Semisaddle Type)
③ 열쇠구멍형(Keyhole Type)
④ 코받침지지 부착형(Clings Type)
⑤ 높은 돌출형(High Crest Bridge)

3-15. 쓰리포인트테(Three Point Frame)에서 안경테에 렌즈를 고정하기 위해 한쪽 안경렌즈에 뚫린 구멍의 갯수는?

① 2개
② 3개
③ 4개
④ 5개
⑤ 6개

3-16. 다음 피팅(Fitting)공구의 용도는?

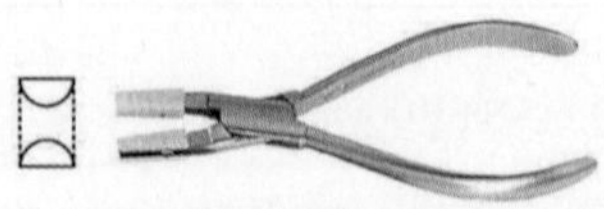

① 다리벌림각(Temple Spread) 조정용
② 경사각(Pantoscope Angle) 조정용
③ 코받침(Nose Pad) 조정용
④ 연결부(Bridge) 휨 조정용
⑤ 림 커브(Rim Curve) 조정용

3-17. 삽입부 크기(E.S.)가 52mm이고, 브리지 사이즈(B.S.)가 18mm인 안경테의 상공련시스템에 의한 표기법으로 옳은 것은?

① 52=18 ② 52_18 ③ 52−18 ④ 52×18 ⑤ 52□18

3-18. 이상적인 코받침(Nose Pad)의 피팅(Fitting)조건에 대한 설명으로 옳은 것은?

① 코능각이 가장 작은 곳에 코받침이 접촉되어야 한다.
② 코받침의 접촉부 중 기울기가 가장 큰 곳이 피팅포인트이다.
③ 코받침면의 전체가 코의 능선부에 균일하게 접촉되어야 한다.
④ 코받침 고정나사의 이상적인 위치는 코받침 전체길이의 아래쪽 1/3 또는 1/4 지점이다.
⑤ 코받침 고정나사가 코받침 중앙에 위치하면 코받침에 작용하는 압력이 접촉면에 고르게 분포된다.

3-19. 안경테의 각 부분에 따른 피팅(Fitting) 순서로 옳은 것은?

① 귀부분(Endpiece) → 렌즈삽입부(Rim) → 연결부(Bridge) → 다리부(Temple)
② 다리부(Temple) → 연결부(Bridge) → 렌즈삽입부(Rim)) → 귀부분(Endpiece
③ 연결부(Bridge) → 렌즈삽입부(Rim) → 귀부분(Endpiece) → 다리부(Temple)
④ 렌즈삽입부(Rim) → 다리부(Temple) → 귀부분(Endpiece) → 연결부(Bridge)
⑤ 렌즈삽입부(Rim) → 연결부(Bridge) → 귀부분(Endpiece) → 다리부(Temple)

3-20. 다음의 P.D.미터 그림에서 사시안의 P.D.측정용 가리개는?

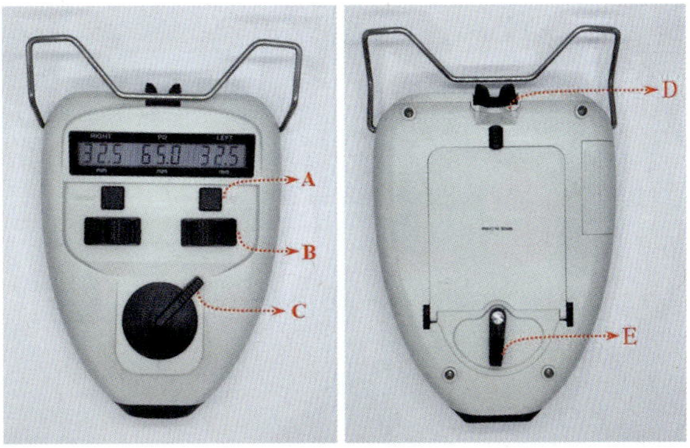

① A ② B ③ C ④ D ⑤ E

3-21. 보기와 같은 조건일 때 조제가공Oh는?

> 보기
> • 처방 : O.D. S−2.00D, 1.0Δ,B.D.
> • 안경테 경사각 : 10°
> • 일상자세 기준으로 측정한 Oh : 27mm

① 17.6mm
② 22.6mm
③ 27.6mm
④ 31.4mm
⑤ 32.0mm

3-22. 양안P.D.가 68mm인 사람의 안경테가 '54 □ 20 140' 일 때 수평기준점에서 안경렌즈의 양안 편위량은?

① 2mm
② 3mm
③ 4mm
④ 5mm
⑤ 6mm

3-23. 망원경식 렌즈미터(Lensmeter)에서 전원이 꺼진 상태에서도 관찰할 수 있는 것은?

① 원주렌즈 축방향
② 프리즘굴절력
③ 타겟(Target)
④ 렌즈 굴절력
⑤ 기준주경선

3-24. 굴절력이 (−)인 안경렌즈의 굴절력을 측정할 때 망원경식 렌즈미터(Lensmeter)의 표준렌즈에 입사하는 광선속과 출사하는 광선속의 옳은 조합은?

① 평행광선−발산광선
② 수렴광선−수렴광선
③ 발산광선−발산광선
④ 수렴광선−평행광선
⑤ 발산광선−수렴광선

3-25. 렌즈미터 인점핀의 편위도 확인 시 토릭렌즈의 축방향으로 맞추어 인점한 후 렌즈를 180° 회전시켜 인점하였을 때 중앙인점은 중첩되어 하나로 찍히나, 나머지 2개의 점이 각각 상하로 기울어져 5개의 점으로 찍혔다면 인점핀의 상태는?

① 정상
② 수평편위
③ 수직편위
④ 회전편위
⑤ 원인을 알 수 없음

3-26. $S-1.00D \bigcirc C+3.00D, Ax90^{\circ}$ 처방인 렌즈의 (S-C)표기로 옳은 것은?

① $S-1.00D \bigcirc C+3.00D, Ax180^{\circ}$
② $S+2.00D \bigcirc C-3.00D, Ax180^{\circ}$
③ $S-3.00D \bigcirc C+2.00D, Ax90^{\circ}$
④ $S-3.00D \bigcirc C+2.00D, Ax180^{\circ}$
⑤ $S-2.00D \bigcirc C+3.00D, Ax180^{\circ}$

3-27. 근시성 복성 직난시 처방으로 옳은 것은?

① $S-2.00D \bigcirc C-2.00D, Ax180^{\circ}$
② $S-2.00D \bigcirc C-2.00D, Ax90^{\circ}$
③ $S+4.00D \bigcirc C-2.00D, Ax180^{\circ}$
④ $S+4.00D \bigcirc C-2.00D, Ax90^{\circ}$
⑤ $S+2.00D \bigcirc C-2.00D, Ax180^{\circ}$

3-28. 렌즈미터를 사용한 콘택트렌즈의 굴절력 측정에 대한 설명으로 옳은 것은?

① 굴절력과 축방향을 측정할 수 있다.
② 하드 콘택트렌즈에는 인점할 수 있다.
③ 렌즈에 수분이 완전히 마르지 않은 상태에서 측정한다.
④ 렌즈의 (-)면이 렌즈받침대에 닿도록 올려놓고 측정한다.
⑤ 렌즈받침부가 지면과 평행을 유지한 상태에서 측정한다.

3-29. 렌즈미터의 점검사항 중 프리즘 컴펜세이터가 부착된 렌즈미터의 프리즘 눈금과 0°인 선의 일치 여부에서 확인하고자 하는 것은?

① 인점핀의 평행도
② 0디옵터 눈금지표 정위치
③ 중앙인점핀의 편위도
④ 중앙인점핀의 위치
⑤ 타겟상의 위치

3-30. 렌즈미터 타겟을 스크린의 정중앙에 위치시킨 상태에서 타겟의 선명선이 60°일 +1.00D이고, 타겟의 선명선이 150°일 때 -2.00D이다. 프리즘 컴펜세이터를 이용하여 T.A.B.O.각 300°방향으로 2Δ만큼 편위시킨 상태에서 인점하였다면 처방으로 옳은 것은?

① $S+1.00D \bigcirc C-3.00D, Ax150^{\circ} \bigcirc 2\Delta$, Base120°
② $S-2.00D \bigcirc C+3.00D, Ax60^{\circ} \bigcirc 2\Delta$, Base300°
③ $S+1.00D \bigcirc C-3.00D, Ax150^{\circ} \bigcirc 2\Delta$, Base300°
④ $S+1.00D \bigcirc C-2.00D, Ax150^{\circ} \bigcirc 2\Delta$, Base120°
⑤ $S+1.00D \bigcirc C-3.00D, Ax60^{\circ} \bigcirc 2\Delta$, Base300°

3-31. 렌즈미터 사전 점검 시 스크린 중앙에서 타겟이 0°방향 1Δ인 위치에 벗어나 있는 렌즈미터를 수리하지 않고 타겟을 스크린 중앙에 위치시켜 인점하였다면 측정렌즈에서 받는 프리즘 영향은?(단, 측정렌즈의 굴절력은 (+)이다.)

① 0Δ
② 1Δ,Base 0°
③ 1Δ,Base 90°
④ 1Δ,Base 180°
⑤ 1Δ,Base 270°

3-32. 일체형(One Piece Type) 이중초점렌즈에 대한 설명으로 옳은 것은?

① 융착형에 비해 아베수가 낮다.
② 자렌즈 부착용 접착제가 필요하다.
③ 모렌즈의 곡률보다 자렌즈의 곡률이 더 크다.
④ 근용부에 비해 원용부의 렌즈두께가 더 두껍다.
⑤ 원용부와 근용부의 경계선이 단차가 존재하지 않는다.

3-33. 모렌즈가 구면인 이중초점렌즈에서 근용부 합성광학중심점이 모렌즈와 자렌즈의 광학중심점 사이에 존재하는 경우 눈의 상태는?

① 원시
② 정시
③ 모렌즈 구면굴절력의 절대값이 가입도보다 큰 근시
④ 모렌즈 구면굴절력의 절대값이 가입도보다 작은 근시
⑤ 모렌즈 구면굴절력의 절대값이 가입도와 같은 큰 근시

3-34. 이중초점렌즈의 근용부 임의의 시점에서 프리즘 굴절력이 0인 처방은?

① S+1.00D, Add+1.00D
② S+1.00D, Add+2.00D
③ S−1.00D, Add+1.00D
④ S0.00D, Add+1.00D
⑤ S−2.00D, Add+1.00D

3-35. S−4.00D ◯ C−1.00D,Ax 90°,Add 2.00D 처방인 크립토크(Krip Tok)형 이중초점렌즈에서 상의 도약이 2Δ일 때 자렌즈의 광학중심점에서 상부경계선까지의 거리는?

① 5mm　② 10mm　③ 15mm　④ 20mm　⑤ 25mm

3-36. O.D. : S+2.50D, Add 2.50D 처방인 이중초점렌즈의 근용부 합성광학중심점의 위치는?(단, 자렌즈의 광학중심점은 원용부 광학중심점에서 코방향 2.5mm, 아래쪽 10mm에 위치한다.)

① 모렌즈의 광학중심점에서 코방향 2.5mm, 아래쪽 10mm
② 자렌즈의 광학중심점에서 귀방향 2.5mm, 아래쪽 10mm
③ 모렌즈의 광학중심점에서 코방향 1.25mm, 아래쪽 5mm
④ 모렌즈의 광학중심점에서 귀방향 1.25mm, 아래쪽 5mm
⑤ 근용부 합성광학중심점은 존재하지 않는다.

3-37. 다음 그림과 같은 누진굴절력렌즈에서 원용부 굴절력 측정 위치는?

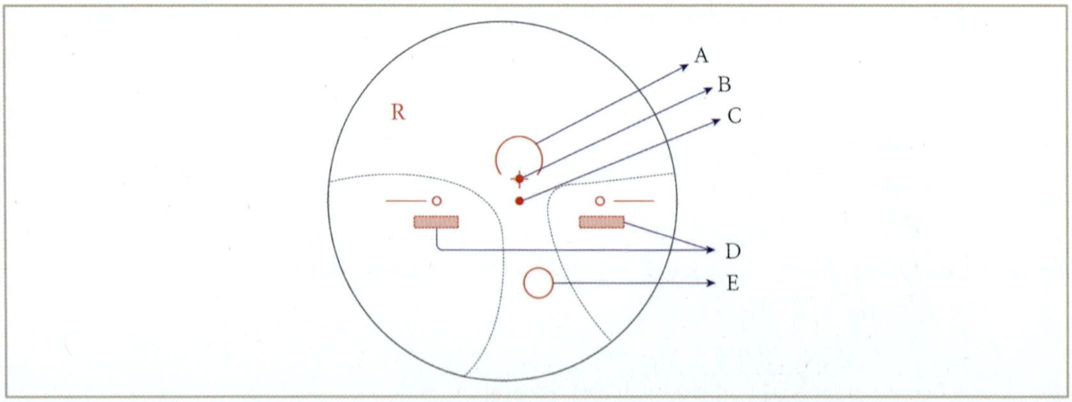

① A
② B
③ C
④ D
⑤ E

3-38. 다음과 같은 특징이 있는 누진렌즈 설계방식은?

- 원용부와 근용부 비구면설계
- 수차가 감소되고 시야가 확대됨
- 자연시에 가까운 시야 확보

① 수평대칭설계
② 수평비대칭설계
③ 전영역투과설계
④ 기능공학적설계
⑤ 멀티설계

3-39. 누진굴절력렌즈에 필요한 안경테 크기에 대한 설명으로 옳은 것은?

① 렌즈삽입부 상하 길이는 짧을수록 좋다.
② 받침지지(Pad Arm)가 없는 안경테가 더 좋다.
③ 렌즈삽입부 길이는 근용부참조원이 잘려 나가지 않을 크기가 필요하다.
④ 원용부 시야 확보를 위해 동공중심에서 위쪽으로 22mm 이상이 필요하다.
⑤ 근용부 시야 확보를 위해 동공중심에서 아래쪽으로 13mm 이상이 필요하다.

3-40. 누진굴절력렌즈에서 정점간거리가 길게 조정되었을 때 나타나는 현상은?

① 인셋량(Inset)이 작아진다.
② 근용부 시야가 좁아진다.
③ 상이 확대된다.
④ 상이 축소된다.
⑤ 근용부로의 안구회전각이 커진다.

3-41. 누진굴절력렌즈를 사용 중 근용부 시야가 좁다고 호소하는 경우의 대처법으로 옳은 것은?

① 경사각을 작게 조정한다.
② 정점간거리를 길게 조정한다.
③ 소프트설계인 렌즈로 교체한다.
④ 수평대칭설계인 렌즈로 교체한다.
⑤ 가입도를 확인하여 가입도를 낮춘다.

3-42. 프리즘을 통과한 광선이 2m 뒤의 스크린에서 2cm 편위되었을 때 프리즘 굴절력은 몇 프리즘디옵터 (Δ)인가?

① 0.5
② 1.0
③ 1.5
④ 2.0
⑤ 4.0

3-43. 우안 처방이 $\sqrt{2}$ Δ, Base 225°인 프리즘 처방을 수평 및 수직방향 성분으로 나타내면?(단, $\sin 225^\circ = -\frac{1}{\sqrt{2}}$, $\cos 225^\circ = -\frac{1}{\sqrt{2}}$ 이다.)

① 1Δ, B.I. ⌒ 1Δ, B.U.
② 1Δ, B.I. ⌒ 1Δ, B.D.
③ 1Δ, B.O. ⌒ 1Δ, B.U.
④ 1Δ, B.O. ⌒ 1Δ, B.D.
⑤ $\sqrt{2}$ Δ, B.I. ⌒ $\sqrt{2}$ Δ, B.U.

3-44. O.D. : S-5.00D인 렌즈에서 시점이 광학중심점에서 왼쪽 2mm일 때 발생되는 프리즘 영향은?

① 1Δ,B.I.
② 1Δ,B.O.
③ 2Δ,B.I.
④ 2Δ,B.O.
⑤ 2Δ,B.U.

3-45. O.D.:S-5.00D로 조제된 안경에서 주시선이 렌즈의 광학중심점으로부터 코방향 4mm, 아래로 2mm 지점을 통과할 때 수평 및 수직방향 프리즘 영향은?

① 2Δ,B.I. ⌒ 1Δ,B.D.
② 2Δ,B.I. ⌒ 1Δ,B.U.
③ 2Δ,B.O. ⌒ 1Δ,B.D.
④ 2Δ,B.O. ⌒ 1Δ,B.U.
⑤ 1Δ,B.O. ⌒ 2Δ,B.D.

3-46. 4.0Δ,B.U.과 3.0Δ,B.D.인 2개의 프리즘을 결합시켰을 때 합성 프리즘굴절력은?

① 1.0Δ,B.U.
② 1.0Δ,B.D.
③ 7.0Δ,B.U.
④ 7.0Δ,B.D.
⑤ 4.0Δ,B.U.

3-47. 평면렌즈의 조제가공에 대한 설명으로 옳은 것은?

① 실제의 광학중심점과 설계점을 일치시켜 가공한다.

② 광학중심점 이외의 시점에서 프리즘 효과가 발생한다.

③ 굴절력이 0D이므로 임의의 지점에 인점하여 가공한다.

④ 가상광학중심점은 서로 다른 방향으로 같은 거리만큼 이동시켜 가공한다.

⑤ 양안시에 미치는 프리즘 영향의 최소화하기 위해 실제 광학중심점을 동공 중심과 일치시켜 가공한다.

3-48. 앞렌즈와 뒷렌즈를 겹쳐서 원용으로 사용하는 복식알바이트 안경에서 앞 렌즈로 사용할 수 있는 것은?

① S+4.00D

② S+2.00D

③ S+1.00D

④ S 0.00D

⑤ S−2.00D

3-49. 산각세우기 중 중산각(V-Type Bevel)에 대한 설명으로 옳은 것은?

① 포인트테용 산각이다.

② 산각 크기는 180°이다.

③ 고산각을 가공한 후 중산각을 가공한다.

④ (−)면을 먼저 가공한 후 (+)면을 가공한다.

⑤ 산각줄기 높이는 0.5 ~ 0.7mm보다 커야한다.

3-50. 측정P.D.에 대한 조제가공P.D.가 잘못되었을 때 다음의 허용오차 범위를 만족하는 처방은?

수평방향 허용오차	허용오차가 큰 방향	1.0Δ
	허용오차가 작은 방향	0.5Δ

① 원용 O.U. : S−1.00D, P.D. 60mm를 P.D. 50mm로 조제가공된 안경

② 원용 O.U. : S+1.00D, P.D. 60mm를 P.D. 50mm로 조제가공된 안경

③ 근용 O.U. : S+3.00D, P.D. 60mm를 P.D. 65mm로 조제가공된 안경

④ 근용 O.U. : S+4.00D, P.D. 60mm를 P.D. 63mm로 조제가공된 안경

⑤ 근용 O.U. : S+5.00D, P.D. 60mm를 P.D. 63mm로 조제가공된 안경

실전핵심모의고사 4회

4-1. 다음의 보기 중 조제가공의 단계에서 가장 먼저 실시해야할 과정은?

보기
렌즈 끼우기, 형판만들기, 기본피팅, 설계점 결정, 렌즈 인점찍기

① 렌즈 끼우기 ② 형판만들기 ③ 기본피팅
④ 설계점 결정 ⑤ 렌즈 인점찍기

4-2. 안경처방서 검사표기에서 우세안의 약호로 옳은 것은?

① D.E. ② V.A. ③ A.C.T.
④ M.P.D. ⑤ N.P.C.

4-3. 근용안경의 굴절력에 대한 설명으로 옳은 것은?

① 가입도는 원용부 굴절력과 근용부 굴절력의 합이다.
② 이중초점렌즈의 근용부 굴절력은 원용부 굴절력과 가입도의 차이다.
③ 삼중초점렌즈의 근용부 굴절력은 원용부 굴절력과 가입도의 차이다.
④ 삼중초점렌즈의 중간부 굴절력은 원용부 굴절력과 근용부 굴절력의 합이다.
⑤ 가입도는 근용부 굴절력을 결정하기 위해 원용부 굴절력에 추가해야 할 구면 굴절력이다.

4-4. T.A.B.O. 방향각에 대한 설명으로 옳은 것은?

① 우안의 귀방향은 0°이다. ② 좌안의 코방향은 0°이다. ③ 우안의 B.O.은 0°이다.
④ 좌안의 B.I.은 0°이다. ⑤ 좌우안의 0°는 (+)이다.

4-5. '좌우 시선이 정중전면 주시 시 좌우안의 동공중심을 측정점으로 한 동공간거리'에 해당하는 P.D.는?

① 조준선P.D. ② 프레임P.D. ③ 해부학적P.D.
④ 단안기준P.D. ⑤ 양안기준P.D.

4-6. 측정Oh와 조제가공Oh를 일치시켜 안경렌즈를 가공해야 하는 경우는?

① (+)렌즈의 B.U. 처방인 경우 ② (+)렌즈의 B.D. 처방인 경우
③ (−)렌즈의 B.U. 처방인 경우 ④ (−)렌즈의 B.D. 처방인 경우
⑤ 프리즘처방이 없을 때

4-7. 안경테 크기가 '58□18 140'일 때 안경테P.D.(F.P.D.)는?

① 18mm ② 40mm ③ 58mm ④ 76mm ⑤ 140mm

4-8. O.D. : S-5.00D인 렌즈에서 시점이 광학중심점에서 우측 2mm일 때 발생되는 프리즘 영향은?

① 1Δ,B.I. ② 1Δ,B.O.
③ 2Δ,B.I. ④ 2Δ,B.O.
⑤ 1Δ,B.U.

4-9. 원용안경 O.U.:S-2.00D ⌒ C-2.00D,Ax180°의 광학중심점에서 좌우 양시선이 모두 코방향 5mm 지점을 지날 때 양안시에 미치는 프리즘 굴절력의 크기와 방향은?

① 0Δ ② 1Δ,B.I.
③ 1Δ,B.O. ④ 2Δ,B.I.
⑤ 2Δ,B.O.

4-10. 보기와 같은 안경처방에서 가입도(Add)는?

보기
- 원용부 : O.D. S-2.00D
- 근용부 : O.D. S+1.00D

① 1.00D ② 1.50D
③ 2.00D ④ 2.50D
⑤ 3.00D

4-11. 보기와 같은 처방에서 우안의 조제가공P.D.(조가R.P.D.)는?

보기
- O.D. : S+2.00D ⌒ C-100D,Ax180°, 0.6Δ,B.I.
- O.S. : S-2.50D ⌒ C-100D,Ax180°, 0.5Δ,B.I.
- 좌안 기준P.D.(L.P.D.) = 33mm, 우안 기준P.D.(R.P.D.) = 33mm

① 30mm ② 32mm ③ 33mm ④ 35mm ⑤ 36mm

4-12. 귀부분(Endpiece)의 꺾임각 또는 안경테다리(Temple)의 수평곡률 조정을 통해 조정하고자 하는 피팅 요소는?

① 경사각(P.A.) ② 귀바퀴부분의 꺾임위치
③ 다리벌림각 ④ 전면 수평상태
⑤ 정점간거리(V.D.)

4-13. 표준상태 피팅에 대한 설명으로 옳은 것은?

① 전피팅 또는 예비피팅이라고도 한다.
② 설계점 설정을 위한 가장 중요한 피팅 단계이다.
③ 입고된 안경테를 진열장에 진열하기 위한 초기의 피팅이다.
④ 안경테의 각 요소를 조정하여 안경을 착용한 고객의 얼굴에 맞게 조정하는 피팅이다.
⑤ 완성된 안경의 착용상태에서 고객의 자각증상의 불편함을 해소시키기 위한 피팅이다.

4-14. 금속 안경테에서 높은 돌출형(High Crest Bridge)인 연결부(Bridge) 형태는?

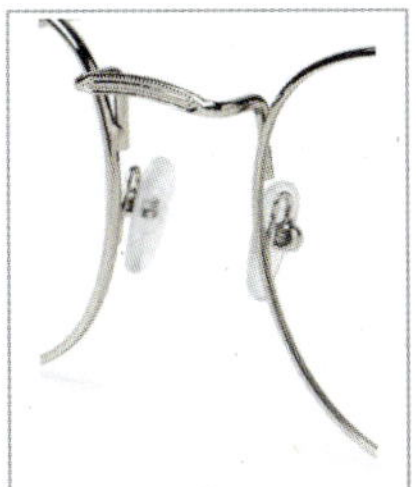
①

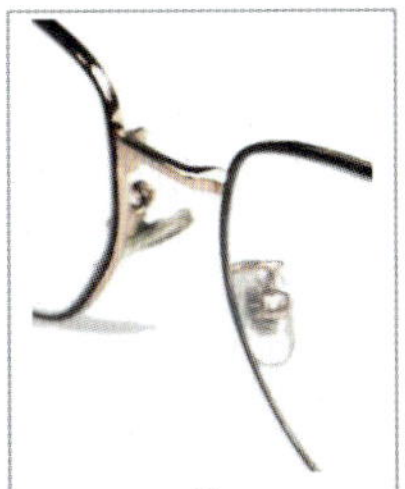
②

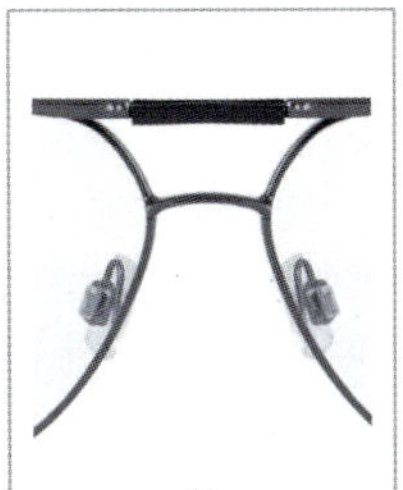
③

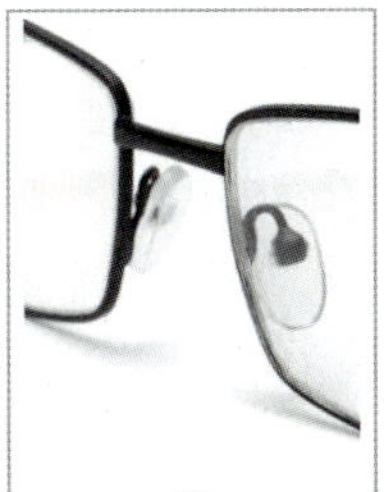
④

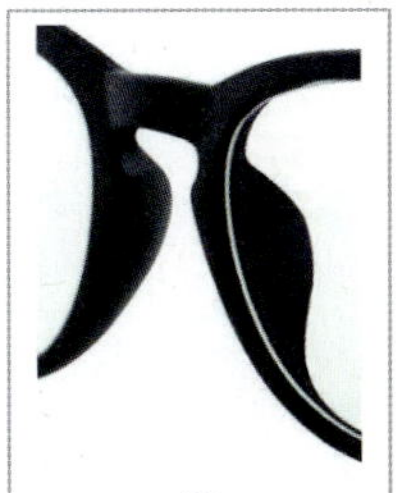
⑤

4-15. 금속 안경테에 안경렌즈를 끼워넣은 후 상하로 분리된 귀부분(Endpiece)의 나사홈을 눌러 렌즈삽입부(Rim)와 렌즈의 크기가 맞는지 확인하기 위해 사용하는 피팅(Fitting)공구는?

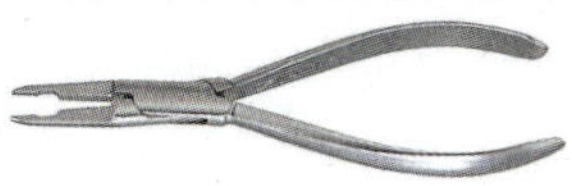
①

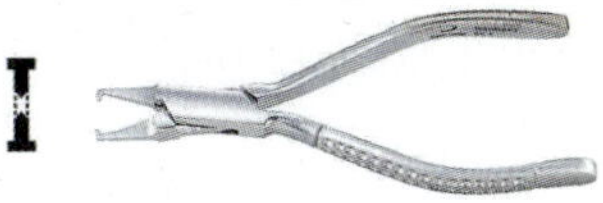
②

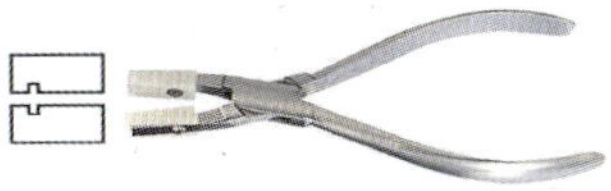
③

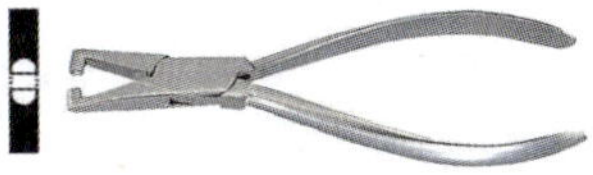
④

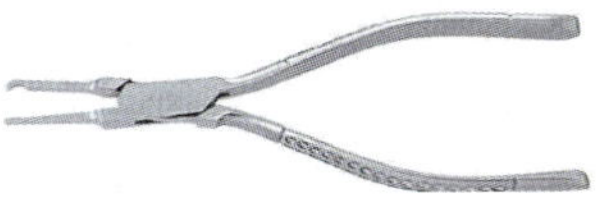
⑤

4-16. 다음 피팅(Fitting)공구의 용도는?

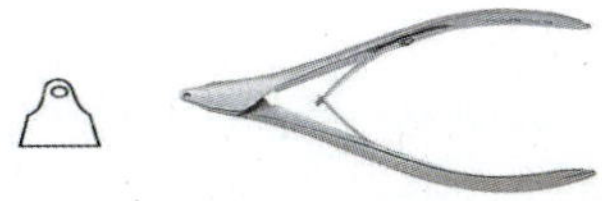

① 포인트테 지엽나사 고정용
② 포인트테 측엽 조정용
③ 코받침(Nose Pad) 조정용
④ 무테 나사 절단용
⑤ 림 커브(Rim Curve) 조정용

4-17. 박싱시스템(Boxing System)에 의해 측정된 D.B.C.(Distance Between Center)란?

① 좌우 렌즈의 삽입부 홈 사이의 최단거리
② 좌우 렌즈 삽입부 중심 사이의 수평거리
③ 좌우 안경렌즈의 기하학적 중심 사이의 최단거리
④ 기준점을 지나는 수평선과 렌즈 가장자리의 교점 사이의 수평거리
⑤ 다리를 일직선으로 곧게 폈을 때 다리 경첩나사 구멍의 중심에서 귀받침부 끝까지의 거리

4-18. 안경다리(Temple)의 피팅(Fitting)에 대한 설명으로 옳은 것은?

① 꺾임부가 귀바퀴 보다 앞쪽일 때 정점간거리가 짧아진다.
② 안경다리가 관자놀이를 압박할 경우 정점간거리가 짧아진다.
③ 안경다리가 관자놀이를 압박할 경우 안경테가 위로 올라간다.
④ 안경다리가 관자놀이를 압박할 경우 귀부분이 뒤쪽으로 밀린다.
⑤ 꺾임부가 귀바퀴 보다 앞쪽일 때 안경테가 안경테가 하부로 흘러내린다.

4-19. 왼쪽 다리벌림각(Temple Spread)이 작을 때 나타나는 안경테의 불균형에 대한 설명으로 옳은 것은?

① 오른쪽의 정점간거리(V.D.)가 길어진다.
② 오른쪽의 귀부분(Endpiece)이 앞쪽으로 밀린다.
③ 귀바퀴받침부가 오른쪽 귀바퀴를 앞으로 당긴다.
④ 왼쪽의 안경다리(Temple)가 관자놀이를 압박한다.
⑤ 왼쪽 코받침(Nose Pad)이 코의 능선부를 강하게 압박한다.

4-20. 경사각 0°자세를 기준으로 원용안경의 기준 Oh 측정에 대한 설명으로 옳은 것은?

① Oh의 보정이 필요하다.
② 실제 사용하는 조준선과 Oh가 일치한다.
③ 주시거리가 가까울수록 경사각은 작아진다.
④ 수평방향에서 전방 5 ~ 6m 아래쪽를 주시하는 자세이다.
⑤ 경사각이 1° 변하면 경사각 보정거리를 0.22mm 아래로 내려야 한다.

4-21. L.P.D.가 38mm이고, R.P.D.가 39mm인 사람의 안경테가 '54 □ 18 140' 일 때 수평기준점에서 왼쪽 안경렌즈의 편위량과 방향은?

① 코방향 2mm
② 귀방향 2mm
③ 코방향 3mm
④ 귀방향 3mm
⑤ 0mm

4-22. 측정렌즈가 삽입되지 않은 상태에서 굴절력 표시창의 굴절력이 0.00D일 때 망원경식 렌즈미터(Lensmeter)의 접안렌즈군에 입사하는 광선속과 출사하는 광선속의 옳은 조합은?

① 평행광선 – 발산광선
② 평행광선 – 평행광선
③ 수렴광선 – 발산광선
④ 발산광선 – 발산광선
⑤ 발산광선 – 평행광선

4-23. 망원경식 렌즈미터(Lensmeter)에서 측정렌즈의 굴절력에 관계없이 항상 수렴광선속을 유지해야하는 것은?

① 대물렌즈에 입사하는 광선속
② 측정렌즈에 입사하는 광선속
③ 표준렌즈에 입사하는 광선속
④ 표준렌즈에서 출사하는 광선속
⑤ 대물렌즈에서 출사하는 광선속

4-24. 망원경식 렌즈미터의 시도조정이 완료된 상태에 대한 설명으로 옳은 것은?

① 내부눈금이 흐려진 상태이다.
② 측정자의 눈은 근시상태가 된다.
③ 측정자의 난시가 교정된 상태이다.
④ 운무상태만큼의 조절력이 개입된다.
⑤ 접안렌즈에서 눈으로 평행광선속이 입사된다.

4-25. 표준정시(60D)를 기준으로 난시안의 양주경선 굴절력이 다음과 같은 난시는?

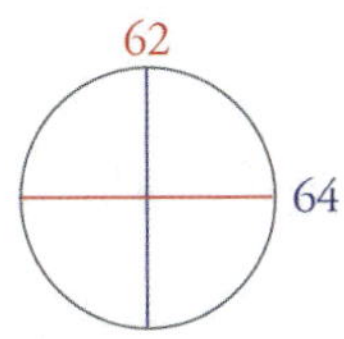

① 근시성 복성 직난시
② 근시성 복성 도난시
③ 원시성 복성 직난시
④ 원시성 복성 도난시
⑤ 근시경향 혼합 직난시

4-26. 망원경식 렌즈미터에서 스크린에 맺힌 상이 다음과 같은 렌즈의 표기로 옳은 것은?

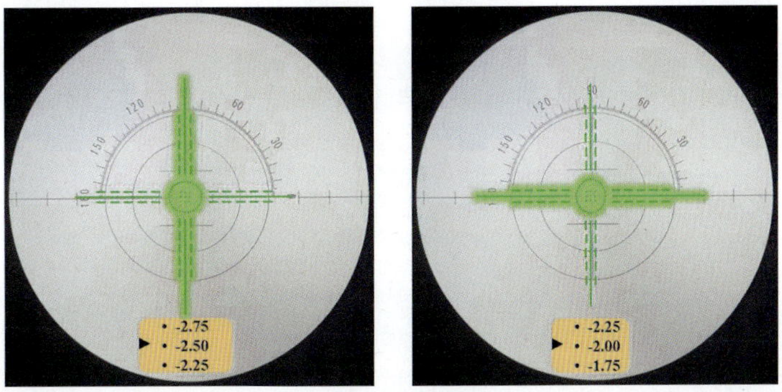

① $S-2.00D \bigcirc C+0.50D, Ax180^{\circ}$
② $S-2.00D \bigcirc C+0.50D, Ax90^{\circ}$
③ $S-2.00D \bigcirc C-0.50D, Ax90^{\circ}$
④ $S-2.00D \bigcirc C-0.50D, Ax180^{\circ}$
⑤ $C-2.50D, Ax90^{\circ} \bigcirc C-2.00D, Ax180^{\circ}$

4-27. 중화법에 대한 설명으로 옳은 것은?

① (+)렌즈와 (−)렌즈를 구분할 수 없다.
② 렌즈미터를 이용하여 렌즈의 정보를 알기 위한 방법이다.
③ 렌즈의 이동방향과 상의 이동방향이 동일하면 (+)렌즈이다.
④ (+)렌즈와 (−)렌즈에 관계없이 렌즈의 이동방향과 상이 움직이는 방향은 동일하다.
⑤ (+)렌즈와 (−)렌즈를 일착시켰을 때 렌즈와 상의 이동방향이 반대이면 (+)렌즈의 굴절력이 더 크다.

4-28. 망원경식 렌즈미터에서 60°방향 타겟이 가장 선명할 때 굴절력이 +1.00이고, 150°방향 타겟이 가장 선명할 때 굴절력이 −3.00인 상태의 렌즈 굴절력 표기는?

① $S+1.00D \bigcirc C-4.00D, Ax60^{\circ}$
② $S-4.00D \bigcirc C+1.00D, Ax150^{\circ}$
③ $S+1.00D \bigcirc C-4.00D, Ax150^{\circ}$
④ $S-4.00D \bigcirc C+1.00D, Ax60^{\circ}$
⑤ $S+1.00D \bigcirc C-3.00D, Ax150^{\circ}$

4-29. 렌즈미터 사전 점검 시 스크린 중앙에서 타겟이 직상방 1Δ인 위치에 벗어나 있는 렌즈미터를 수리하지 않고 타겟을 스크린 중앙에 위치시켜 인점하였다면 측정렌즈에서 받는 프리즘 영향은?(단, 측정렌즈의 굴절력은 (+)이다.)

① 0Δ
② 1Δ,B.U.
③ 1Δ,B.D.
④ 1Δ,B.I.
⑤ 1Δ,B.O.

4-30. 융착형 중 플래이트탑형(Flat Top Type) 이중초점렌즈의 설계에 대한 설명으로 옳은 것은?

① 굴절력이 작은 근용P.D.를 우선하여 조제가공P.D.를 결정한다.
② 좌우안의 단안P.D.가 다를 때는 굴절력이 큰 쪽의 P.D.로 통일한다.
③ 원용부 굴절력이 근용부 굴절력보다 클 경우에는 근용부P.D.에 맞춘다.
④ 모렌즈 광학중심점의 위치는 근용부 상부 경계선에서 위쪽 코방향이다.
⑤ 원용P.D.를 기준으로 렌즈를 가공하면 모렌즈가 자렌즈에 미치는 프리즘 영향이 감소한다.

4-31. 모렌즈가 구면인 이중초점렌즈에서 근용부 합성광학중심점이 자렌즈의 광학중심점 아래에 존재하는 경우 눈의 상태는?

① 원시
② 정시
③ 모렌즈 구면굴절력의 절대값이 가입도보다 큰 근시
④ 모렌즈 구면굴절력의 절대값이 가입도보다 작은 근시
⑤ 모렌즈 구면굴절력의 절대값이 가입도와 같은 큰 근시

4-32. 처방이 S−1.00D, Add+2.00D인 삼중초점렌즈의 중간거리부의 굴절력은?

① −2.00D
② −1.00D
③ 0.00D
④ +1.00D
⑤ +2.00D

4-33. 자렌즈의 광학중심점에서 자렌즈의 상부경계선꺼자의 거리가 1cm인 이중초점렌즈에서 상의 도약량은?

- For Dist. : S+1.75D
- For Reading : S+3.75D

① 0.1Δ ② 0.2Δ ③ 0.5Δ ④ 1.0Δ ⑤ 2.0Δ

4-34. O.S. : S−4.00D, Add 2.00D 처방인 이중초점렌즈의 근용부 합성광학중심점의 위치는?(단, 자렌즈의 광학중심점은 원용부 광학중심점에서 코방향 3mm, 아래쪽 6mm에 위치한다.)

① 모렌즈의 광학중심점에서 코방향 3mm, 위쪽 6mm
② 자렌즈의 광학중심점에서 귀방향 3mm, 위쪽 6mm
③ 모렌즈의 광학중심점에서 코방향 3mm, 아래쪽 6mm
④ 모렌즈의 광학중심점에서 귀방향 3mm, 아래쪽 6mm
⑤ 근용부 합성광학중심점은 존재하지 않는다.

4-35. O.S. : S 0.00D, Add 2.00D 처방인 이중초점렌즈의 근용부 합성광학중심점의 위치는?(단, 자렌즈의 광학중심점은 원용부 광학중심점에서 코방향 3mm, 아래쪽 6mm에 위치한다.)

① 모렌즈의 광학중심점에서 코방향 3mm, 위쪽 6mm
② 자렌즈의 광학중심점에서 귀방향 3mm, 위쪽 6mm
③ 모렌즈의 광학중심점에서 코방향 3mm, 아래쪽 6mm
④ 모렌즈의 광학중심점에서 귀방향 3mm, 아래쪽 6mm
⑤ 근용부 합성광학중심점은 존재하지 않는다.

4-36. 누진굴절력렌즈에서 제조사 및 상품명이 각인되어 있는 곳은?

① 숨김마크
② 아이포인트(Eye Point)
③ 기하중심점
④ 근용부 굴절력 측정 위치
⑤ 수평기준선

4-37. 누진다초점렌즈의 두께와 무게를 감소시키기 위해 원용부 위쪽 가장자리를 얇게 가공하여 원용부에서 기저하방(B.D.)의 프리즘 효과가 발생하는 가공법은?

① Prism Thinning 가공
② Slab−off 가공
③ Lenticular 가공
④ 편심가공
⑤ Prism ballast 가공

4-38. 원용부가 과교정된 원시인 사람의 누진굴절력렌즈에서 나타나는 현상은?

① 가입도 높아짐
② 누진대 좁아짐
③ 원용부 시야 좁아짐
④ 주변부 시야의 흐림 감소
⑤ 근용부 시야 좁아짐

4-39. 누진굴절력렌즈에서 난시의 미교정이 미치는 영향으로 옳은 것은?

① 수차가 감소한다.
② 가입도가 증가한다.
③ 근용부가 넓어진다.
④ 원용시야가 넓어진다.
⑤ 누진대에서 시력이 좋아진다.

4-40. 누진굴절력렌즈의 조제가공 전 사전 점검사항 중 기하중심점에서 확인 가능한 것은?

① 가입도
② 숨김마크
③ 원용부 굴절력
④ 프리즘 굴절력
⑤ 제조사명

4-41. 프리즘을 통과한 광선이 2m 뒤의 스크린에서 1cm 편위되었을 때 프리즘 굴절력은 몇 프리즘디옵터(Δ)인가?

① 0.5 ② 1.0 ③ 1.5 ④ 2.0 ⑤ 4.0

4-42. O.D. : 1Δ, Base 0°와 O.S. : 1Δ, Base 90°인 양안 프리즘 처방된 안경을 착용하고 있는 눈에 미치는 프리즘 영향은?

① $O.D.:1\Delta, B.O.,\quad O.S.:1\Delta, B.U.$
② $O.D.:1\Delta, B.O.,\quad O.S.:1\Delta, B.D.$
③ $O.D.:1\Delta, B.I.,\quad O.S.:1\Delta, B.D.$
④ $O.D.:0\Delta,\quad O.S.:1\Delta, B.I. \bigcirc 1\Delta, B.U.$
⑤ $O.D.:1\Delta, B.I. \bigcirc 1\Delta, B.U.,\quad O.S.:0\Delta$

4-43. S+10.00D인 렌즈에서 2.0Δ의 프리즘 굴절력이 발생하였다. 광학중심점에서 시점까지의 거리는?

① 1.0mm
② 1.5mm
③ 2.0mm
④ 2.5mm
⑤ 3.0mm

4-44. O.D.:S+2.00D ⌒ C−5.00D,Ax180°로 조제된 안경에서 주시선이 렌즈의 광학중심점으로부터 코방향 4mm, 아래로 2mm 지점을 통과할 때 수평 및 수직방향 프리즘 영향은?

① 0.8Δ,B.O. ⌒ 0.6Δ,B.D.
② 0.8Δ,B.O. ⌒ 0.6Δ,B.U.
③ 0.8Δ,B.I. ⌒ 0.6Δ,B.D.
④ 0.8Δ,B.I. ⌒ 0.6Δ,B.U.
⑤ 0.6Δ,B.I. ⌒ 0.8Δ,B.D.

4-45. 다음과 같은 처방 조건인 원용안경을 착용할 때 양안시에 미치는 프리즘 영향은 ?(단, 좌안의 광학중심점 높이(Oh)는 정확하다.)

- O.D. : S−1.00D ⌒ C−1.00D, Ax180°
- O.S. : S−1.00D ⌒ C−2.00D, Ax45°
- 우안의 광학중심점 위치 : 동공중심에서 코방향 2mm, 아래쪽 2mm

① 0.2Δ,B.O. ⌒ 0.4Δ,B.U.
② 0.4Δ,B.I. ⌒ 0.2Δ,B.D.
③ 0.2Δ,B.I. ⌒ 0.4Δ,B.D.
④ 0.4Δ,B.O. ⌒ 0.2Δ,B.U.
⑤ 0.4Δ,B.O. ⌒ 0.2Δ,B.D.

4-46. 원용안경용 평면렌즈 가공 상태 중 가장 이상적인 조제가공 방법은?

① R : 0.30△,B.O., L : 0.25△,B.I.
② R : 0.30△,B.I., L : 0.25△,B.O.
③ R : 0.30△,B.U., L : 0.25△,B.D.
④ R : 0.30△,B.D., L : 0.25△,B.U.
⑤ R : 0.30△,B.I., L : 0.25△,B.I.

4-47. 두 렌즈를 겹쳐서 원용으로 사용하는 복식알바이트 안경에서 원용부 굴절력이 S−1.00D이고, 근용부 굴절력이 S+1.00D일 때 앞렌즈 굴절력은?

① S−2.00D
② S−1.00D
③ S 0.00D
④ S+1.00D
⑤ S+2.00D

4-48. S−2.00D ⌒ C−1.00D,Ax 180°,Add 2.00D 처방일 때, 앞렌즈와 뒷렌즈를 합하여 원용으로 사용하는 알바이트 안경의 근용P.D.는 60mm이고, 원용P.D.는 64mm이다. 원용부 P.D.인 시점에서 프리즘 영향을 받지 않기 위한 앞렌즈의 조가P.D.는?

① 56mm
② 58mm
③ 60mm
④ 62mm
⑤ 64mm

4-49. 수평식과 비교한 수직식 수동옥습기에 대한 설명으로 옳은 것은?

① 고산각용 V홈이 없다.
② 역산각 가공이 불가능하다.
③ 고산각 가공이 불가능하다.
④ 휠과 렌즈의 회전방향이 같다.
⑤ 절삭면인 휠이 기울어져 있다.

4-50. 포인트테(무테, Point Frame)용 (−)렌즈의 구멍뚫기 방법으로 옳은 것은?

① 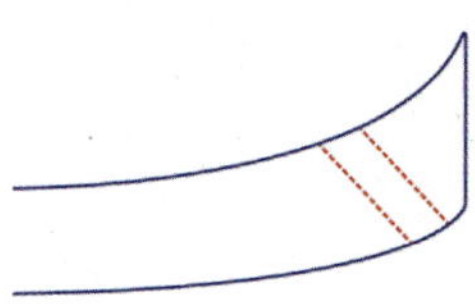
② 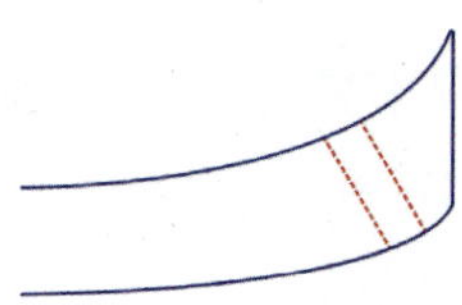
③ 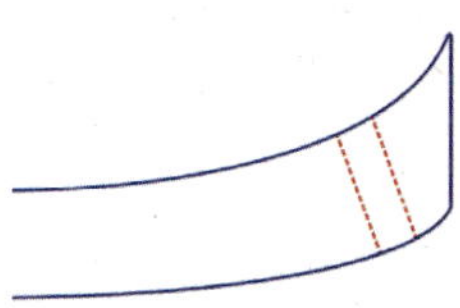
④ 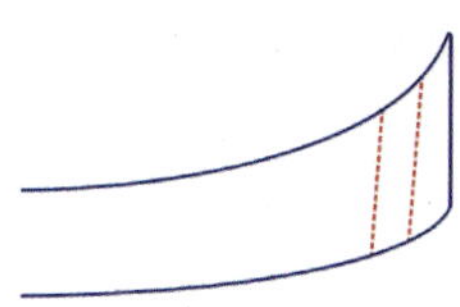
⑤ 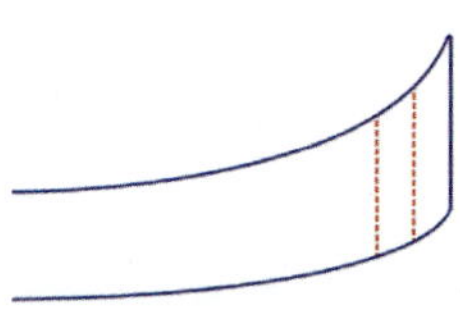

실/전/핵/심/모/의/고/사 5회

5-1. 안경처방서 검사표기에서 폭주근점의 약호로 옳은 것은?

① D.E.　② V.A.　③ A.C.T.
④ N.P.C.　⑤ N.P.C.

5-2. 이중초점렌즈의 근용부 굴절력을 구하는 식으로 옳은 것은?

① 근용부굴절력 = 원용부굴절력 − 가입도
② 근용부굴절력 = 원용부굴절력 + 가입도
③ 근용부굴절력 = 원용부굴절력 + $\frac{가입도}{2}$
④ 근용부굴절력 = 근용부굴절력 − $\frac{가입도}{2}$
⑤ 근용부굴절력 = $\frac{원용부굴절력 + 근용부굴절력}{2}$

5-3. T.A.B.O. 방향각에 대한 설명으로 옳은 것은?

① 좌우안의 귀방향은 B.O.이다.② 좌우안의 하방향은 B.U.이다.
③ 좌우안의 상방향은 B.D.이다.④ 방향각의 기준점은 좌우안의 귀방향이다.
⑤ T.A.B.O. 방향각의 범위는 0° ~ 180°이다.

5-4. '안경테 좌우 렌즈삽입부의 기하학적 중심점을 잇는 수평 길이'에 해당하는 P.D.는?

① 조준선P.D.　② 프레임P.D.　③ 동공중심간P.D.
④ 단안기준P.D.　⑤ 양안기준P.D.

5-5. 측정Oh보다 조제가공Oh를 크게 안경렌즈를 가공해야 하는 경우는?

① (+)렌즈의 B.D. 처방인 경우　② (+)렌즈의 B.O. 처방인 경우
③ (−)렌즈의 B.I. 처방인 경우　④ (−)렌즈의 B.D. 처방인 경우
⑤ 프리즘처방이 없을 때

5-6. 보기와 같은 안경을 조제가공할 경우 1mm 편심한 편심렌즈의 직경은?

> 보기
> • 측정P.D. : 64mm
> • 안경테 크기 : 56□18 140
> • 가장자리갈기 여유분 : 고려하지 않음
> • 설계점 위치 : 상하 림(Rim)의 2등분선
> • 안경테 모양 : 완전한 원형

① 62mm
② 64mm
③ 66mm
④ 68mm
⑤ 70mm

5-7. S+10.00D인 렌즈의 주시점에서 2.0Δ의 프리즘 굴절력이 발생하였다면, 광학중심점에서 시점까지의 거리는?

① 1.0mm
② 1.5mm
③ 2.0mm
④ 2.5mm
⑤ 3.0mm

5-8. O.D.:S−5.00D인 안경렌즈를 동공중심에서 코방향 4mm, 아래로 2mm 편심된 상태로 착용했을 때 눈에 미치는 프리즘 굴절력의 크기와 방향은?

① 2Δ,B.I. ⊂⊃ 1Δ,B.D.
② 2Δ,B.I. ⊂⊃ 1Δ,B.U.
③ 2Δ,B.O. ⊂⊃ 1Δ,B.D.
④ 2Δ,B.O. ⊂⊃ 1Δ,B.U.
⑤ 1Δ,B.O. ⊂⊃ 2Δ,B.D.

5-9. 보기와 같은 안경처방에서 원용부 굴절력은?

> 보기
> • 근용부 : O.D. S−1.00D
> • 가입도 : O.D. S+2.00D

① −3.00D
② −1.00D
③ 0.00D
④ +1.00D
⑤ +2.00D

5-10. 보기와 같은 조건에서 (　　) 안에 들어갈 프리즘 처방은?

> 보기
> • O.U. : S−2.00D, (　　Δ,　　)
> • 원용 양안기준P.D. : 65mm
> • 조제가공R.P.D. = 30mm, 조제가공L.P.D. = 31mm
> • 양안에 미치는 프리즘량은 좌우안에 균등 배분

① 0.4Δ,B.I.
② 0.4Δ,B.O.
③ 0.8Δ,B.I.
④ 0.8Δ,B.O.
⑤ 1.0Δ,B.I.

5-11. 근시인 사람이 콘텍트렌즈와 동일한 굴절력으로 조제가공한 안경을 착용하고 있을 때 옳은 것은?

① 과교정 상태이다.
② 원시화된 상태이다.
③ (+)렌즈를 추가해야 한다.
④ 더 약한 굴절력의 (-)렌즈가 필요하다.
⑤ 콘텍트렌즈 보다 굴절력의 절대값이 더 큰 안경렌즈가 필요하다.

5-12. 금속안경테에서 얼굴 전면부에서 얼굴과 직접 접촉되는 안경테요소는?

① 연결부(Bridge)
② 코받침(Nose Pad)
③ 렌즈삽입부(Rim)
④ 귀부분(Endpiece)
⑤ 다리몸대(Shaft)

5-13. 꺾임부에서 귀바퀴 뒤쪽 두개골의 능선을 따라 귀바퀴 전체가 접촉되는 형태로 소아용이나 운동선수용에 주로 적용되는 안경다리(Temple)의 형태는?

① 반걸개식(Skull Temple)
② 케이블식(Cable Temple)
③ 곧은다리식(Straight-Back Temple)
④ 나선식(Screw Temple)
⑤ 변형 곧은다리식(Convertable Temple)

5-14. 연결부(Bridge)의 휨 조정용 피팅(Fitting)공구는?

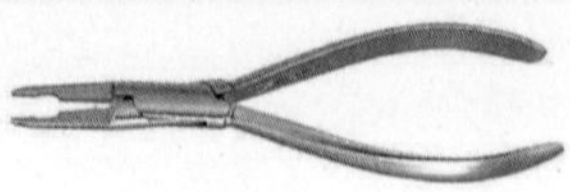
①

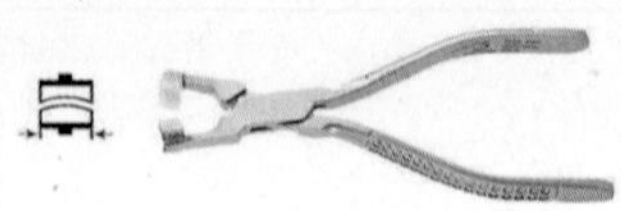
②

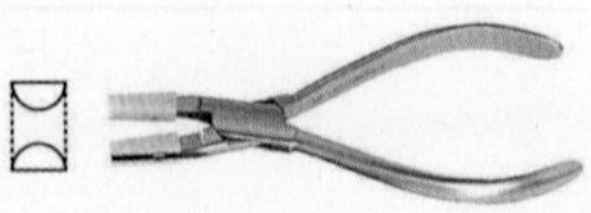
③

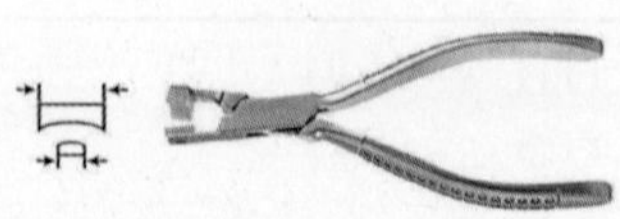
④

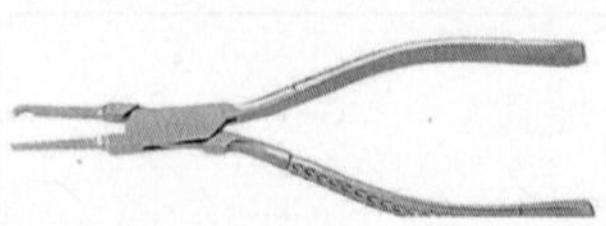
⑤

5-15. 안경테 계측방법에서 다리(Temple)의 길이에 대한 설명으로 옳은 것은?

① 좌우 렌즈 삽입부 홈 사이의 최단 거리
② 수평접선의 2등분선과 렌즈 가장자리 좌우 교점 중 코방향 교점 사이의 거리
③ 렌즈 삽입부의 상하좌우 최고 돌출부에서 수평 및 수직방향 접선에 의해 만들어진 사각형의 가로 길이
④ 렌즈 삽입부의 상하 최고 돌출부에서 수평 접선을 긋고, 상하의 수평 접선 높이의 2등분선과 안경테 림(Rim)과의 좌우 교점간 거리
⑤ 다리(Temple)를 일직선으로 곧게 폈을 때 다리 경첩(Hinge)나사 구멍의 중심에서 귀받침부(Temple Tip) 끝까지의 거리

5-16. 코를 옆에서 봤을 때 얼굴면과 일치하는 연직선이 코의 능선과 이루는 각에 해당하는 코 부위의 각은?

① 코능각
② 콧등돌출각
③ 코옆퍼짐각
④ 코받침경사각
⑤ 코받침옆퍼짐각

5-17. 연결부(Bridge)의 뒤틀림에 대한 불균형상태 조정에 대한 설명으로 옳은 것은?

① 한쪽의 다리경사각이 변한다.
② 오른쪽과 왼쪽의 정점간거리의 차이는 발생하지 않는다.
③ 안경테의 정면에서 관찰하여 연결부의 뒤틀림상태를 점검한다.
④ 연결부를 조정하지 않고 정점간거리만 조정하면 양쪽 코받침은 접촉되지 않는다.
⑤ 연결부와 렌즈삽입부 모두가 뒤틀렸을 경우에는 연결부를 조정 후 림(Rim)을 조정한다.

5-18. 다리벌림각의 이상적인 피팅(Fitting)상태에 대한 설명으로 옳은 것은?

① 귀받침이 귀바퀴에 강하게 접촉된 상태
② 안경테 전면이 약간 하부로 흘러내리는 상태
③ 귀바퀴받침부가 귀바퀴를 앞으로 당기는 상태
④ 안경다리 전체가 머리의 측면 전체에 접촉된 상태
⑤ 안경다리 안쪽에 얇은 종이가 통과할 수 있는 간격을 유지한 상태

5-19. 경사각이 큰 안경을 착용하고 정사각형의 물체를 볼 때 상하로 긴 직사각형의 물체로 보이는 처방은?

① S+2.00D
② S−2.00D
③ C−1.00D,Ax180°
④ S−1.00D ◯ C−1.00D,Ax180°
⑤ S−1.00D ◯ C−1.00D,Ax90°

5-20. 보기와 같은 조건일 때 우안의 수평기준점에서 설계점까지 위치는?

보기
• R.P.D. : 35mm • L.P.D. : 38mm • 안경테 크기 : 54 □ 18 140 • 안경테 경사각 0°자세에서 측정한 Oh : 26mm • 안경테 경사각 : 15°

① 코방향 1mm
② 귀방향 1mm
③ 코방향 2mm
④ 귀방향 2mm
⑤ 0mm

5-21. 망원경식 렌즈미터(Lensmeter)의 구성 요소 중 회전이 가능한 요소는?

① 접안렌즈
② 표준렌즈
③ 측정렌즈
④ 대물렌즈
⑤ 타겟(Target)

5-22. 다음 그림과 같은 망원경식 렌즈미터에서 조제가공을 위한 토릭렌즈의 축을 조정하여 인점하거나, 조제가공된 토릭렌즈의 축을 측정하기 위해 타겟을 회전시키기 위한 핸들은?

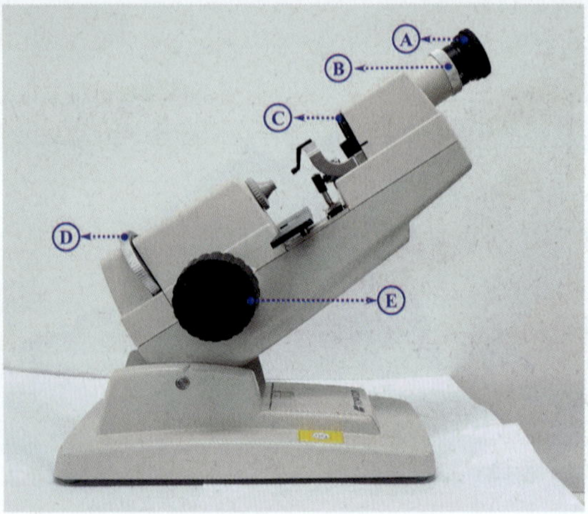

① A ② B ③ C ④ D ⑤ E

5-23. 렌즈미터의 측정 전 점검 완료상태에서 (−)굴절력인 측정렌즈를 삽입하였을 때 나타나는 현상으로 옳은 것은?

① 대물렌즈에는 발산광선속이 입사된다.
② 접안렌즈에서 출사하는 광선속은 수렴광선속이 된다.
③ 접안렌즈에 입사하는 광선속의 (−)버전스가 감소한다.
④ 망막중심와에 맺힌 초점이 망막 전방으로 이동하여 타겟이 흐려진다.
⑤ 대물렌즈에서 출사되는 광선의 초점이 핀트글라스 전방으로 이동한다.

5-24. 표준정시(60D)를 기준으로 난시안의 양주경선 굴절력이 다음과 같은 난시는?

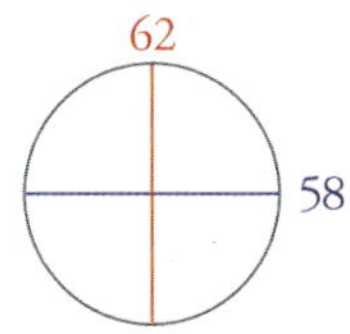

① 근시경향 혼합 직난시
② 근시경향 혼합 도난시
③ 원시경향 혼합 직난시
④ 원시경향 혼합 도난시
⑤ 주경선균형상태 혼합 직난시

5-25. 망원경식 렌즈미터에서 스크린에 맺힌 상이 다음과 같은 렌즈의 표기로 옳은 것은?

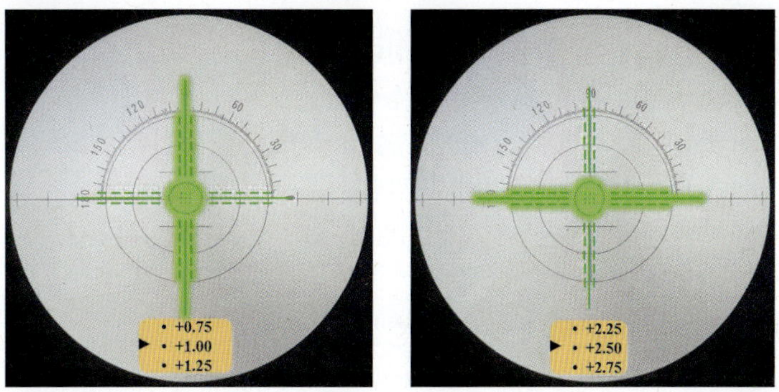

① $S+1.00D \bigcirc C+1.50D, Ax180°$
② $S+1.00D \bigcirc C-1.50D, Ax90°$
③ $S+2.50D \bigcirc C+1.50D, Ax90°$
④ $S+2.50D \bigcirc C-1.50D, Ax180°$
⑤ $C+1.00D, Ax90° \bigcirc C+2.50D, Ax180°$

5-26. 굴절력을 알 수 없는 렌즈에 S−2.00D인 시험렌즈를 밀착시켜 렌즈를 오른쪽으로 움직였더니 겉보기상의 움직임이 없었다면 이 렌즈의 굴절력은?

① S−2.00D 보다 굴절력이 더 큰 (−)렌즈
② S−2.00D 보다 굴절력이 더 작은 (−)렌즈
③ S+2.00D 보다 굴절력이 더 큰 (+)렌즈
④ S+2.00D 보다 굴절력이 더 작은 (+)렌즈
⑤ S+2.00D인 렌즈

5-27. 프리즘 컴펜세이터가 부착되지 않았을 때 렌즈미터 타겟의 선명선이 60°일 때 +1.00D이고, 타겟의 선명선이 150°일 때 −2.00D이다. 프리즘 컴펜세이터를 부착했을 때 프리즘 컴펜세이터의 눈금선은 45°와 백색 10프리즘을 가리키고 있을 때 처방으로 옳은 것은?

① $S+1.00D \bigcirc C-3.00D, Ax150° \bigcirc 10\Delta$, Base45°
② $S-2.00D \bigcirc C+3.00D, Ax60° \bigcirc 10\Delta$, Base135°
③ $S+1.00D \bigcirc C-3.00D, Ax150° \bigcirc 10\Delta$, Base225°
④ $S+1.00D \bigcirc C-2.00D, Ax150° \bigcirc 10\Delta$, Base45°
⑤ $S+1.00D \bigcirc C-3.00D, Ax60° \bigcirc 10\Delta$, Base225°

5-28. 렌즈미터를 이용한 굴절력 측정 방법 중 안경렌즈의 물측정점굴절력을 기준으로 측정해야 하는 경우는?

① 이중초점렌즈 원용부 굴절력 측정
② 이중초점렌즈 근용부 굴절력 측정
③ 단초점렌즈 굴절력 측정
④ 누진렌즈 근용부 굴절력 측정
⑤ 누진렌즈 가입도 측정

5-29. 자동렌즈미터에는 있으나 수동렌즈미터에는 없는 것은?

① 렌즈받침부
② 수평유지판
③ 인점카트리지
④ LCD스크린
⑤ 렌즈누름판

5-30. 수직사위 교정을 위한 프리즘처방이 있는 경우 이중초점렌즈의 세그높이(Seg Hight)를 결정하는 방법으로 옳은 것은?

① 1Δ 처방에 대해 세그높이는 1mm 변한다.
② B.D. 프리즘 처방일 경우 세그높이를 높인다.
③ 머리와 허리를 뒤로 젖혀 걷는 사람인 경우 세그높이를 높인다.
④ 머리를 숙여 내려보는 자세를 가진 사람인 경우 세그높이를 낮춘다.
⑤ 배가 많이 나와 머리가 뒤로 젖혀진 사람인 경우 세그높이를 높인다.

5-31. 원시용 이중초점렌즈의 근용부 합성광학중심점 위치는?

① 모렌즈와 자렌즈의 광학중심점 사이
② 존재하지 않는다.
③ 자렌즈의 광학중심점 아래
④ 자렌즈의 광학중심점과 일치
⑤ 모렌즈 광학중심점 위쪽

5-32. 중간부 굴절력이 +1.00D이고, 근용부 굴절력이 +2.00D인 삼중초점렌즈의 가입도(Add)는?(단, 중간부 굴절력은 $\frac{Add}{2}$를 적용한다.)

① −2.00D ② −1.00D ③ 0.00D ④ +1.00D ⑤ +2.00D

5-33. 이중초점렌즈의 상의 도약에 영향을 영향을 주는 요소는?

① 원용부 굴절력
② 근용부 굴절력
③ 자렌즈의 크기
④ 가입도
⑤ 근용부 합성광학중심점 위치

5-34. 이중초점렌즈에서 원용P.D.를 우선하여 조제가공해야 하는 경우는?

① EX형 이중초점렌즈일 경우
② 가입도가 2.00D 이상일 때
③ 렌즈 규격이 정확하지 않을 때
④ 근용부의 좌우 균형을 맞추고자 할 때
⑤ 프리즘 영향을 줄이고자 할 때

5-35. 누진굴절력렌즈에서 조제가공 시 좌우 렌즈의 수평을 맞추기 위한 것은?

① 숨김마크
② 아이포인트(Eye Point)
③ 기하중심점
④ 프리즘 측정 위치
⑤ 수평기준선

5-36. 누진다초점렌즈의 두께와 무게를 감소시키기 위한 원용부 두께줄임(Prism Thinning) 가공을 할 때, 원용부에서 잘려나간 부분의 형태는?

① 원용부의 위쪽 가장자리를 얇게 가공한다.
② 근용부의 위쪽 가장자리를 얇게 가공한다.
③ 원용부의 아래쪽 가장자리를 얇게 가공한다.
④ 근용부의 아래쪽 가장자리를 얇게 가공한다.
⑤ 중간거리부의 아래쪽 가장자리를 얇게 가공한다.

5-37. 원용부가 저교정된 원시인 사람의 누진굴절력렌즈에서 나타나는 현상은?

① 가입도 낮아짐
② 누진대 좁아짐
③ 원용부 시야 좁아짐
④ 주변부 시야의 흐림 증가
⑤ 근용부 시야 넓어짐

5-38. 누진굴절력렌즈의 근용부 시야를 넓히는 방법으로 옳은 것은?

① 가입도를 높인다.
② 경사각을 크게 조정한다.
③ 정점간거리를 길게 조정한다.
④ 하드설계보다는 소프트설계를 적용한다.
⑤ 수평비대칭설계 보다는 수평대칭설계를 적용한다.

5-39. 누진굴절력렌즈에서 아이포인트게이지(Eye Point Gage)를 형판의 설계점에 부착하여 실시하는 검사는?

① 거울검사
② 가림검사
③ 안위검사
④ 눈모음검사
⑤ 입체시검사

5-40. 2Δ, Base 30°인 2매 프리즘의 기저를 같은 방향으로 합성시킨 합성 프리즘은?

① 0Δ
② 2Δ, Base 30°
③ 2Δ, Base 60°
④ 4Δ, Base 30°
⑤ 4Δ, Base 60°

5-41. S+5.00D인 렌즈에서 시점이 광학중심점에서 왼쪽 2mm일 때 기저방향은?

① 0° ② 45°
③ 90° ④ 180°
⑤ 270°

5-42. O.D.:S−1.00D ◯ C−1.00D,Ax180°인 토릭렌즈의 광학중심점에서 아래로 5mm 지점을 통해 주시할 때 발생되는 프리즘 영향은?

① 1.0Δ,B.U. ② 2.0Δ,B.U.
③ 1.0Δ,B.D. ④ 2.0Δ,B.D.
⑤ 0.0Δ

5-43. O.D.:S+5.00D인 안경렌즈를 동공중심에서 코방향 4mm, 아래로 2mm 편심된 상태로 착용했을 때 눈에 미치는 프리즘 굴절력의 크기와 방향은?

① 2Δ,B.I. ◯ 1Δ,B.D. ② 2Δ,B.I. ◯ 1Δ,B.U.
③ 2Δ,B.O. ◯ 1Δ,B.D ④ 2Δ,B.O. ◯ 1Δ,B.U.
⑤ 1Δ,B.O. ◯ 2Δ,B.D.

5-44. 완전교정처방이 O.D. : S+2.00D ◯ C+2.00D, Ax180°인 안경렌즈의 측정된 광학중심점 높이 25mm를 20mm로 조제가공했을 때 오른쪽 눈에서 발생하는 프리즘 영향은?

① 1.0Δ,B.U. ② 2.0Δ,B.U.
③ 2.0Δ,B.D. ④ 3.0Δ,B.U.
⑤ 3.0Δ,B.D.

5-45. 유리창, 건물벽면 등과 같은 수직면 반사가 심한 경우에 사용할 편광렌즈의 조제가공 시 설정되어야 할 편광축은?

① 30° ② 45°
③ 90° ④ 135°
⑤ 180°

5-46. S−2.00D ◯ C−1.00D,Ax 180°,Add 2.00D 처방일 때, 앞렌즈와 뒷렌즈를 합하여 원용으로 사용하는 알바이트 안경의 뒷렌즈 처방은?

① S−2.00D ◯ C−1.00D,Ax 180° ② S−2.00D ◯ C−1.00D,Ax 90°
③ C−1.00D,Ax 180° ④ S−1.00D ◯ C+1.00D,Ax 180°
⑤ S−2.00D

5-47. 하프톤렌즈(Half Toned Lens)에 대한 설명으로 옳은 것은?

① 부등시 교정용 렌즈이다.
② 렌즈를 착색한 후 조제가공한다.
③ 하프라인은 렌즈의 설계점에 일치시킨다.
④ 렌즈 전체영역의 명광률이 동일한 렌즈이다.
⑤ 위쪽에서 아래 방향으로 착색농도가 점점 짙어진다.

5-48. 축출기(Lay-Outer)에서 고무흡착반(Suction Cup)의 부착에 대한 설명으로 옳은 것은?

① 형판에 고무흡착반을 끼운다.
② 고무흡착반을 이용하여 형판을 고정한다.
③ 가공할 렌즈의 (+)면이 아래로 향하도록 축출기에 올려 놓는다.
④ 편위형판일 경우 설계점과 렌즈의 중앙을 일치시켜 고무흡착반을 부착한다.
⑤ 고정금구의 적색점이 위쪽에 위치한 상태로 고정봉에 고무흡착반을 끼운다.

5-49. 독일 'RAL-RG 915 규정'에 대한 설명으로 옳은 것은?

① 근시용 원용안경인 경우에는 B.O. 처방 보다는 B.I. 처방이 더 유리하다.
② 원시용 원용안경인 경우에는 B.O. 처방 보다는 B.I. 처방이 더 유리하다.
③ 근시용 근용안경인 경우에는 B.I. 처방 보다는 B.O. 처방이 더 유리하다.
④ 원시용 근용안경인 경우에는 B.I. 처방 보다는 B.O. 처방이 더 유리하다.
⑤ 근시용 원용안경인 경우에는 조제가공P.D.가 길어진 안경 보다는 짧은 안경이 더 유리하다.

5-50. 다음에 제시된 처방과 조제가공 상태 및 독일 'RAL-RG 915 규정'을 기준으로 양안에 미치는 프리즘량과 허용오차 범위의 만족여부(합격/불합격)의 조합으로 옳은 것은?

- 완전교정 근용처방 (O.U. : S+2.00D ⌒ C−1.00D, Ax180°)
- 측정P.D. : 60mm
- 조제가공R.P.D : 33mm, 조제가공L.P.D : 31mm

	오차방향 / 렌즈 굴절력의 절대값(D′)	수평방향(조가P.D.)	
		허용오차가 작은 방향	허용오차가 큰 방향
RAL-RG 915 규정	0.25 < D′ ≤ 1.00	0.25 Δ	0.50 Δ
	1.00 < D′ ≤ 6.00	0.50 Δ	1.00 Δ
	6.00 < D′ ≤ 12.00	0.50 Δ	1.00 Δ
	12.00 < D′	1.00 Δ	1.50 Δ

① 0.8Δ, B.I. − 합격
② 0.8Δ, B.O. − 합격
③ 0Δ − 합격
④ 0.8Δ, B.I. − 불합격
⑤ 0.8Δ, B.O. − 불합격

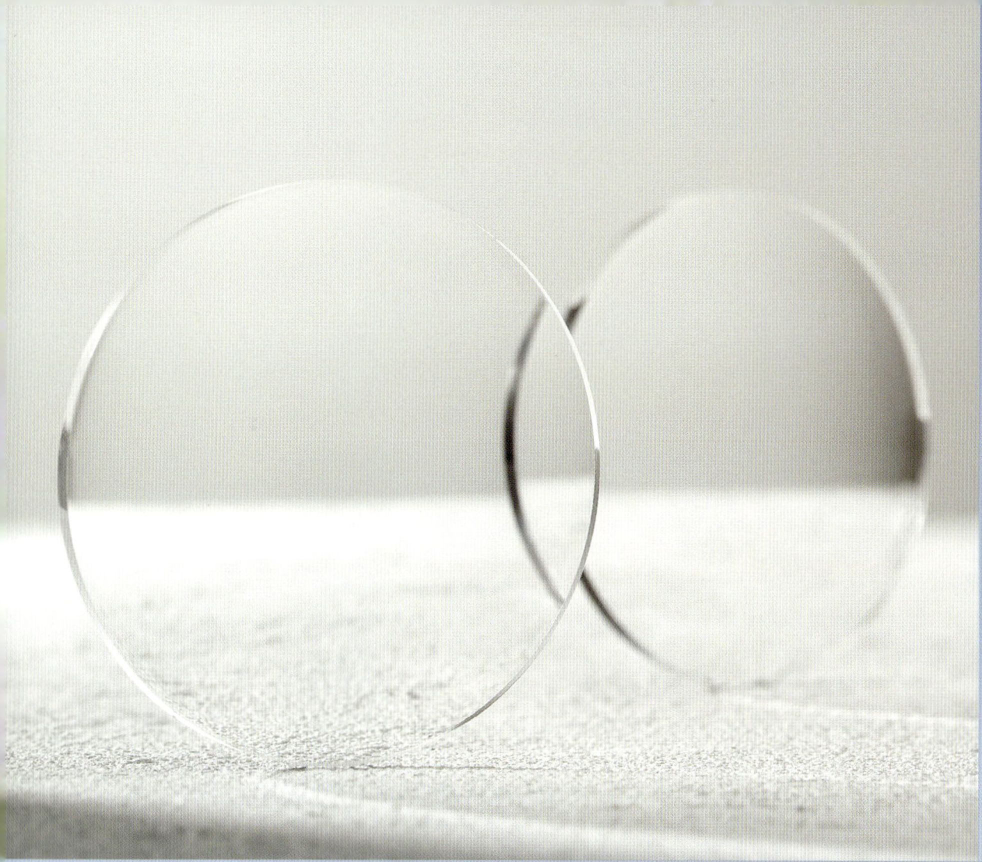

안경사
국가고시
지침서
시리즈

Optometric Dispensing

안경조제 및 가공

문제해설

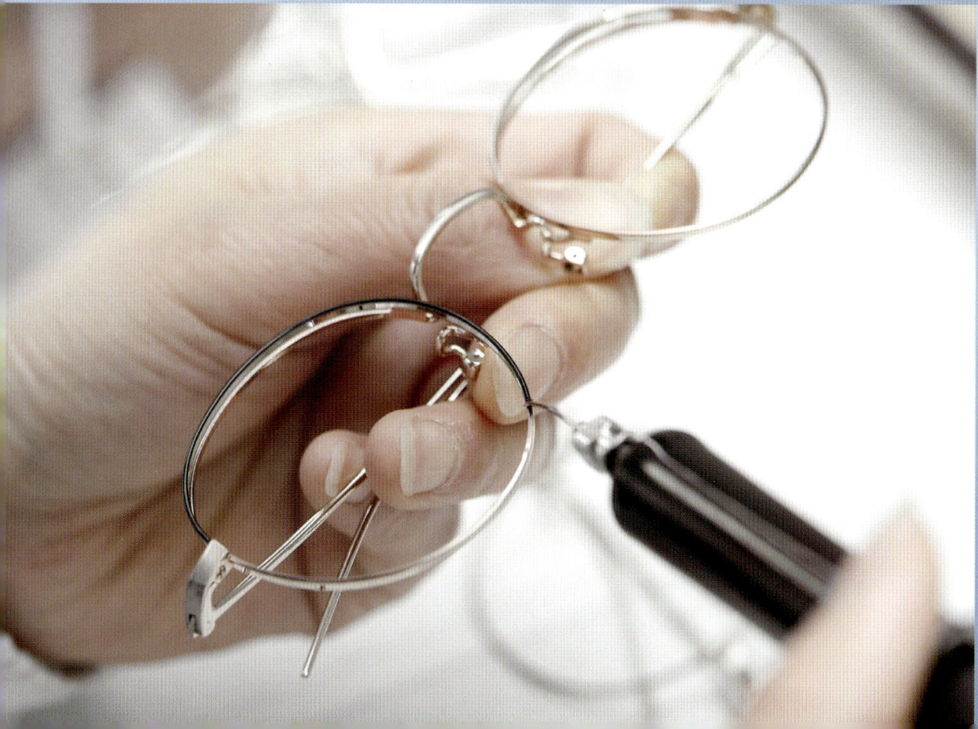

안경사 국가고시 지침서 시리즈

안경조제 및 가공

문제 해설

성덕용, 양승필 저

도서출판 대학서림

개념정립 및 익힘문제

문제해설

제1장 안경의 조제 및 가공 문제해설

1차 개념정립 및 익힘문제

1-1 ① 【해부학적 요소】

- 코받침이 닿는 피팅 포인트 : 근육이 없는(혈관과 신경을 압박하지 않는) 눈살근(비근근)과 코근(비익근) 사이
- **코능각(코받침능각) : 콧등에서 코 날개 끝을 잇는 직선의 기울기 → 25° ~ 30°**
- 콧등 돌출각(코받침 경사각) : 측면에서 볼 때 미간의 연직선과 콧등 능선이 이루는 각 → 10° ~ 15°
- 코 옆퍼짐각(코받침 옆퍼짐각) : 정면에서 볼 때 미간의 연직선과 한쪽 코 날개 아래 끝을 잇는 직선이 이루는 각 → 20°
- 안경테 다리부(귀받침)의 피팅 포인트 : 뒷통수근(후두근)과 위귀바퀴근(상이개근) 사이 유양돌기 함몰부

1-2 ④ 【광학적 요소】

- 조제가공 P.D.(Pupillary Distance) : 조제가공될(또는 조제가공된) 좌우 안경렌즈의 광학중심점 사이의 직선거리
- 조제가공 Oh(Optical Height) : 안경테의 하부림에서 조제가공될(또는 조제가공된) 안경렌즈 광학중점까지의 수직거리(높이)
- **경사각(Pantoscopic Angle : PA) : 안경테를 측면에서 관측할 때 안경테 삽입부 테두리 선이 수직선과 이루는 각**
- 정점간거리(Vertex Distance : V.D.) : 각막의 정점에서 안경렌즈 상측정점까지의 거리
- 안면각 또는 앞수평면휨각(Face Form Angle : F.F.A.) : 안경테의 상부에서 관측 시 좌우 안경테의 렌즈 삽입부 상부 림 돌출부의 접선이 이루는 각
- 굴절률(Refractive Index) : 진공이 아닌 매질에서의 빛의 속도에 대한 진공에서 빛의 속도에 대한 비율로써 매질에 따른 빛의 소요시간의 변화를 거리로 나타낸 것
- 렌즈 삽입부 크기(Eye Size) : 안경테 계측시스템에 따라 측정된 안경렌즈 삽입부(안경테 림(Rim)부)의 크기
- 기본 커브(Base Curve) : 안경테를 수직 상방에서 볼 때 안경렌즈의 곡률과 안경테 림의 곡률 일치 정도

1-3 ② ① 안경렌즈의 굴절률이 일정할 것 → 광학적 요소

② 외관이 보기 좋고 자연스러울 것

③ 안경렌즈의 곡률과 안경테 림의 곡률이 일치할 것 → 광학적 요소

④ 근육이 없는 눈살근과 코근 사이에 코받침이 위치할 것 → 해부학적 요소

⑤ 좁은 의미의 피팅요소를 만족하는 편안한 안경이 되게 할 것 → 해부학적 요소

1-4 ② 【해부학적 요소】

- 안경 착용자에게 광학적 요소를 충족한 편안한 안경이 되기 위한 요소
- **좁은 의미의 피팅**
- 코받침이 닿는 피팅 포인트 : 근육이 없는(혈관과 신경을 압박하지 않는) 눈살근(비근근)과 코근(비익근) 사이
- 코능각(코받침능각) : 코등에서 코 날개 끝을 잇는 직선의 기울기 → 25° ~ 30°
- 콧등 돌출각(코받침 경사각) : 측면에서 볼 때 미간의 연직선과 콧등 능선이 이루는 각 → 10° ~ 15°
- 코 옆퍼짐각(코받침 옆퍼짐각) : 정면에서 볼 때 미간의 연직선과 한쪽 코 날개 아래 끝을 잇는 직선이 이루는 각 → 20°
- 안경테 다리부(귀받침)의 피팅 포인트 : 뒷통수근(후두근)과 위귀바퀴근(상이개근) 사이 유양돌기 함몰부

1-5 ④ 【미적 요소】
- 안경테는 광학적, 기능적, 패션적 요소의 결합인 토탈패션
- 안경테는 광학적 요구와 착용상의 기능, 쾌적감은 물론 심미적 요구와 패션적 기능을 만족
- **안경테 림의 모양에 따른 안경테 선택**
- **얼굴형에 어울리는 안경테**

1-6 ② 【해부학적 요소】
- 안경 착용자에게 광학적요소를 충족한 편안한 안경이 되기 위한 요소
- 좁은 의미의 피팅
- **코받침부(코능각, 콧등돌출각, 코옆퍼짐각)의 피팅**
- **안경테 다리부의 피팅**

1-7 ① 【광학적 요소】
- 조제가공 P.D.(Pupillary Distance)
- 조제가공 Oh(Optical Height)
- 경사각(Pantoscopic Angle : PA)
- 정점간거리(Vertex Distance : V.D.)
- 안면각 또는 앞수평면휨각(Face Form Angle : F.F.A.)
- **굴절률(Refractive Index)**
- 렌즈 삽입부 크기(Eye Size)
- 기본 커브(Base Curve)

1-8 ① 【광학적 요소】
- 조제가공 P.D.(Pupillary Distance)
- 조제가공 Oh(Optical Height)
- 경사각(Pantoscopic Angle : PA)
- 정점간거리(Vertex Distance : V.D.)
- 안면각 또는 앞수평면휨각(Face Form Angle : F.F.A.)
- 굴절률(Refractive Index)
- 렌즈 삽입부 크기(Eye Size)
- **기본 커브(Base Curve)**

1-9 ① 【조제가공의 흐름】

1. 예비과정-기본(Main)피팅 후 설계점 결정(Preliminary Step)
↓
2. 렌즈 인점찍기(Centering)
↓
3. 테의 형판 만들기(Pattern Making)
↓
4. 형판에 설계점 만들기(Lay Out)
↓
5. 자르기와 다듬기(Cutting & Trimming)
↓
6. 가장자리 갈기와 산각 세우기(Edging & Beveling, Mounting)
↓
7. 렌즈끼우기(Insertation)
↓
8. 확인검사와 수정하기(Verifing & Correction)
↓
9. 가공 후 피팅(After Fitting)
↓
10. 사용법 설명(Usage)

1-10 ① 【조제가공의 흐름】

1. 예비과정-기본(Main)피팅 후 설계점 결정(Preliminary Step)
↓
2. 렌즈 인점찍기(Centering)
↓
3. 테의 형판 만들기(Pattern Making)
↓
4. 형판에 설계점 만들기(Lay Out)
↓
5. 자르기와 다듬기(Cutting & Trimming)
↓
6. 가장자리 갈기와 산각 세우기(Edging & Beveling, Mounting)
↓
7. 렌즈끼우기(Insertation)
↓
8. 확인검사와 수정하기(Verifing & Correction)
↓
9. 가공 후 피팅(After Fitting)
↓
10. 사용법 설명(Usage)

제2장 예비과정 문제해설

1차 개념정립 및 익힘문제

2-1 ② 【안경처방서 약속사항】

• 필요렌즈 최소직경, 광학중심점 높이, 경사각

2-2 ① 【안경의 용도 표기】

용 도	목적거리	표 기 법	용 도
원 용	3 ~ 5m	For Dist., For Distance, 원용	• 비정시(근시, 원시, 난시) 교정안경용 • 도수 Sunglass
중 간 거리용	0.5 ~ 1m	For 1m	• 원용과 근용 사이의 작업거리용 • 특수직업용(음악가, 항법사, 의사 등)
근 용	30 ~ 50cm	For Reading, For 33cm, 근용	• 독서용 • 1m 이내 작업자용

2-3 ② ① 1(Δ)는 0.01(Rad)를 의미한다.

② **프리즘의 방향표기 범위는 0° ~ 360° 이다.**

③ 프리즘의 방향표기의 최소단위는 1° 이다.

④ 프리즘의 기저방향이 코방향일 때 B.I.으로 표기한다.

⑤ 입사점으로부터 1m 떨어진 스크린에서의 편위량을 센티미터(cm) 단위로 나타낸 값이다.

2-4 ⑤ ① 처방서 표기의 명기사항이다.

② 조제가공의 3요소 중 광학적 요소이다.

③ 동양인 안경의 기준 정점간거리는 12mm이다.

④ 안경렌즈 상측정점에서 각막정점까지의 거리이다.

⑤ 안경렌즈 상측정점에서 각막정점까지의 거리이다.

2-5 ④

수평/수직	타보방향각	우안(O.D.)	좌안(O.S.)	부 호
수평	0°	N.d. (B.I.)	T.d (B.O.)	(+)
	180°	T.d (B.O.)	N.d. (B.I.)	(−)
수직	90°	B.U.	B.U.	(+)
	270°	B.D.	B.D.	(−)

2-6 ④ ① 좌우안의 0°는 (+)이다.

② 좌안의 0°는 B.O.이고, 우안의 0°는 B.I.이다.

③ 좌안의 180°는 B.I.이고, 우안의 180°는 B.O.이다.

④ **우안의 귀방향(T.d.)은 180°이다.**

⑤ 좌안의 0°는 B.O.이고, 우안의 0°는 B.I.이다.

2-7 ② 【방사선시표】

• 한바퀴(12시간) = 360°

• 360° ÷ 1시간(12등분) = 30°

• **1시간(30°) ÷ 3등분 = 10°**

2-8 ④ 【P.D.의 크기 비교】

기준P.D. 〉 동공중신선P.D.(해부학적P.D.) 〉 조준선P.D.(생리학적P.D.)

2-9 ① ① 좌우안의 Eye Point 사이의 수평거리 → 누진렌즈의 원용양안P.D.
② 좌우안의 각막반사상 사이의 수평거리 → 원용안경, 2중초점렌즈 및 3중초점렌즈의 원용양안P.D.
③ 좌우안의 근용부 참조원 중앙점 사이의 수평거리 → 누진렌즈의 근용양안P.D.
④ 좌우안의 자렌즈 상부경계선 중앙점 사이의 수평거리 → 2중초점렌즈의 근용양안P.D.
⑤ 좌우안의 중간부 상부경계선 중앙점 사이의 수평거리 → 3중초점렌즈의 근용양안P.D.

2-10 ④ ① (+)렌즈의 B.U. 처방인 경우 → 측정Oh 〈 조가Oh
② (+)렌즈의 B.O. 처방인 경우 → Oh와 관련없음
③ (−)렌즈의 B.I. 처방인 경우 → Oh와 관련없음
④ (−)렌즈의 B.U. 처방인 경우 → 측정Oh 〉 조가Oh
⑤ 프리즘처방이 없을 때 → 측정Oh = 조가Oh

2-11 ③

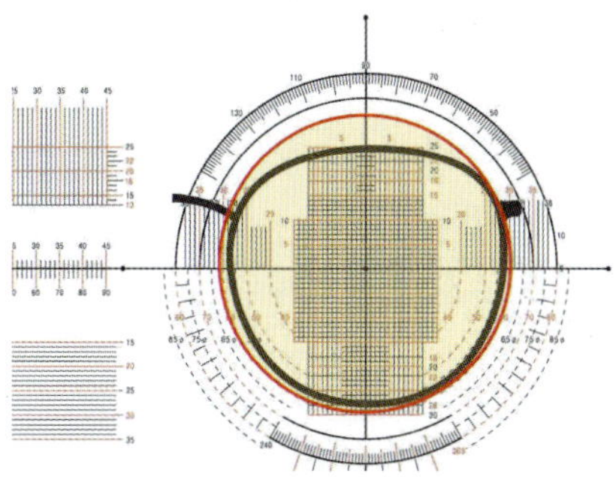

2-12 ④ • F.P.D. = E.S. + B.S. = 56 + 18 = 74(mm)
• 무편심렌즈 최소직경 = (F.P.D. − P.D.) + E.D. + 2mm
= (74 − 64) + 56 + 2 = 68(mm)

2-13 ④ • F.P.D. = E.S. + B.S. = 56 + 18 = 74(mm)
• 무편심렌즈 최소직경 = (F.P.D. − P.D.) + E.D. = (74 − 64) + 60 = 70(mm)
• 편심량 = (무편심렌즈 최소직경 − 편심렌즈 직경) × $\frac{1}{2}$
= (70 − 65) × $\frac{1}{2}$ = 2.5(mm)

2-14 ④ $P(\Delta) = Dh = 10 \times 0.2 = 2.0\Delta$

2-15 ④

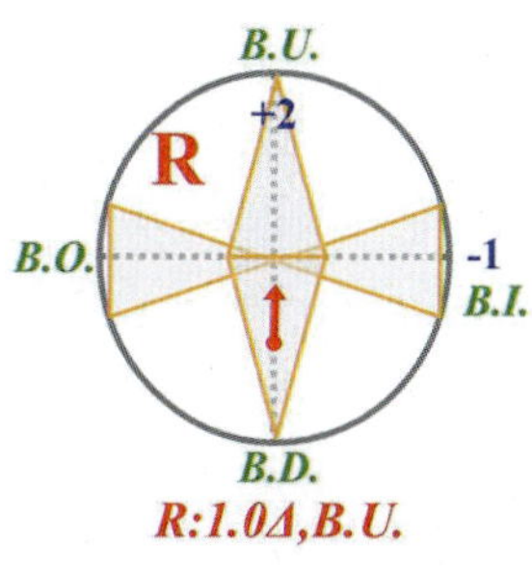

• 스칼라형 프렌티스 공식 : $P(\Delta) = Dh = 2 \times 0.5 = 1.0(\Delta)$ → 1.0Δ,B.U.
• 벡터형 프렌티스 공식 : $P(\Delta) = -[D]\vec{r} = -\begin{bmatrix} -1 & 0 \\ 0 & 2 \end{bmatrix}\begin{bmatrix} 0 \\ -0.5 \end{bmatrix} = \begin{bmatrix} 0 \\ 1 \end{bmatrix}$ → 1.0Δ,B.U.

2-16 ①

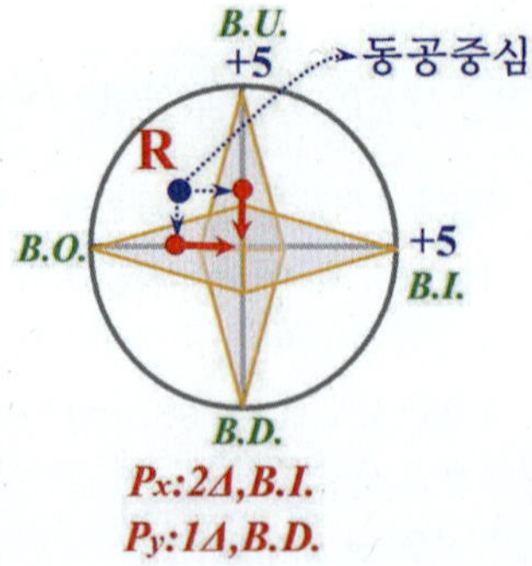

• 스칼라형 프렌티스 공식 : $P_x(\Delta) = Dh_x = 5\times 0.4 = 2(\Delta)$ → 2Δ,B.I.

$P_y(\Delta) = Dh_y = 5\times 0.2 = 1(\Delta)$ → 1Δ,B.D.

• 벡터형 프렌티스 공식 : $P(\Delta) = [D]\vec{d} = \begin{bmatrix} 5 & 0 \\ 0 & 5 \end{bmatrix}\begin{bmatrix} 0.4 \\ -0.2 \end{bmatrix} = \begin{bmatrix} +2 \\ -1 \end{bmatrix}$

→ 2Δ,B.I. ⌒ 1Δ,B.D.

2-17 ④

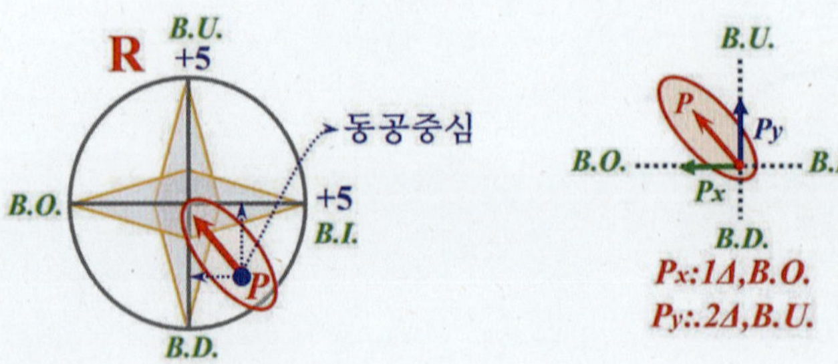

• 스칼라형 프렌티스 공식 : $P_x(\Delta) = Dh_x \qquad h_x = \dfrac{P_x}{D} = \dfrac{1}{5} = 0.2(cm) = 2(mm)$

→ 귀방향 2mm

$P_y(\Delta) = Dh_y \qquad h_y = \dfrac{P_y}{D} = \dfrac{2}{5} = 0.4(cm) = 4(mm)$

→위로 4mm

• 벡터형 프렌티스 공식(구면렌즈) : $\vec{d} = \dfrac{1}{S}\vec{P} = \dfrac{1}{5}\begin{bmatrix} -1 \\ 2 \end{bmatrix} = \begin{bmatrix} -0.2 \\ 0.4 \end{bmatrix}$

• 벡터형 프렌티스 공식(토릭렌즈) :

$\vec{d} = \dfrac{1}{S(S+C)}\begin{bmatrix} D_{yy} & -D_{xy} \\ -D_{yx} & D_{yy} \end{bmatrix}\vec{P} = \dfrac{1}{5\times 5}\begin{bmatrix} 5 & 0 \\ 0 & 5 \end{bmatrix}\begin{bmatrix} -1 \\ 2 \end{bmatrix} = \begin{bmatrix} -0.2 \\ 0.4 \end{bmatrix}$

→ -0.2 : 귀방향 2mm, +0.4 : 위로 4mm

2-18 ③ • 근용부 굴절력 = 원용부 굴절력 + 가입도(Add) = (-2) + (+2) = 0.00(D)

2-19 ② • 원용부 굴절력 + 가입도(Add) = 근용부 굴절력

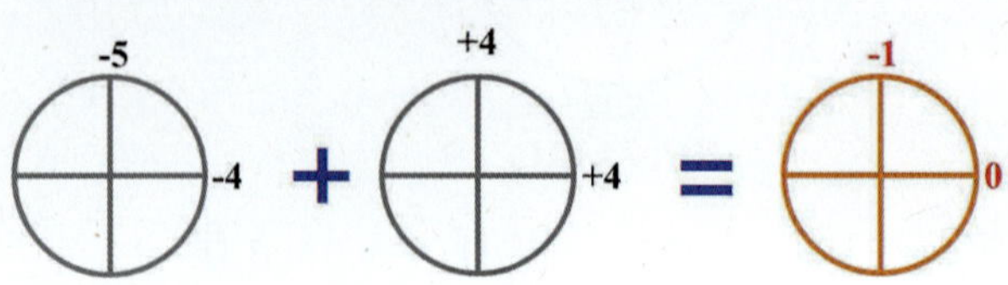

• S-1.00D ⌒ C+1.00D, Ax 90°

• S0.00D ⌒ C-1.00D, Ax 180°

2-20 ③

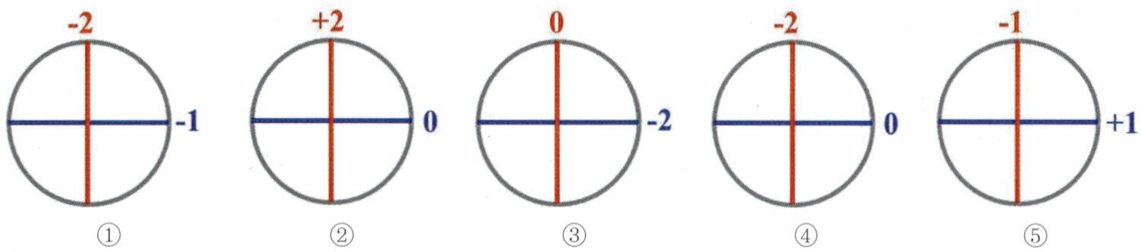

- 광학중심점 높이(Oh)가 잘못되어도 수직방향 융합력에 영향을 받지 않는 처방
  → 수직방향 굴절력이 '0'인 처방

2-21 ⑤ • 양안 동일 처방의 동향운동 → 양안에 미치는 프리즘 영향은 없다. → 0(Δ)

2차 개념정립 및 익힘문제

2-22 ⑤ 【안경처방서 명기사항】

- 상측정점굴절력, 토릭렌즈 양주경선 굴절력, 프리즘굴절력, **가입도**, 토릭렌즈 양주경선 방향, 프리즘의 기저방향, 용도(원용, 중간거리용, 근용), 동공간 거리, 정점간 거리

2-23 ④ 【구면굴절력(Spherical Power)】

내 용	표 기 법	최 소 단 위
구면렌즈 상측정점굴절력	S, Sph, SPH	±0.25D

2-24 ② 【프리즘(Prism)의 방향 표기법, 표기범위 및 최소단위】

방 향	표기범위	표 기 법			최소단위
기저방향	0° ~ 360°	상방향	기저상방	B.U.(Base Up)	1°
		하방향	기저하방	B.D.(Base Down)	
		코방향	기저내방	B.I.(Base In)	
		귀방향	**기저외방**	**B.O.(Base Out)**	

2-25 ④

구면굴절력	조합기호	실린더굴절력	실린더렌즈 축경선	프리즘 굴절력	기저방향
S	⊂⊃	C	Ax	Δ	Base
S−3.00D	⊂⊃	C−2.00D	Ax90°	1Δ	B.I.
S−3.00D ⊂⊃ C−2.00D, Ax90°, 1Δ, B.I.					

2-26 ④

수직/수평	타보방향각	우안(O.D.)	좌안(O.S.)	부호(+/−)
수 평	0°	B.I.(N.d.)	B.O.(T.d.)	(+)
	180°	B.O.(T.d.)	B.I.(N.d.)	(−)
수 직	90°	B.U.	**B.U.**	(+)
	270°	B.D.	B.D.	(−)

2-27 ② ① 좌우안의 0°는 B.I.이다.

② **좌우안의 180°는 B.O.이다.**

③ 좌우안의 0°는 코방향이다.
④ 우안의 귀방향(T.d.)은 180°이다.
⑤ 좌안과 우안의 0°는 모두 B.I.이다.

2-28 ⑤ ① 조준선P.D.(생리학적P.D.) : 좌우 시선이 정중전면 주시 시 좌우안의 주시선이 지나는 각막반사상(눈의 조준선)까지의 거리
② 프레임P.D. : 안경테 좌우 렌즈삽입부의 기하학적 중심점을 잇는 수평 길이
③ 조준선P.D.(생리학적P.D.) : 좌우 시선이 정중전면 주시 시 좌우안의 주시선이 지나는 각막반사상(눈의 조준선)까지의 거리
④ 단안기준P.D. : 좌우 동공중심선을 잇는 수평선이 만나는 코부위 정중앙을 측정 기준점으로 한 좌우 동공중심까지의 수평길이
⑤ **양안기준P.D. : 두 눈의 동공중심점 사이의 수평 길이**

2-29 ② ① 좌우안의 Eye Point 사이의 수평거리 → 누진렌즈의 원용양안P.D.
② **좌우안의 각막반사상 사이의 수평거리** → 원용안경, **2중초점렌즈** 및 3중초점렌즈의 **원용양안P.D.**
③ 좌우안의 근용부 참조원 중앙점 사이의 수평거리 → 누진렌즈의 근용양안P.D.
④ 좌우안의 자렌즈 상부경계선 중앙점 사이의 수평거리 → 2중초점렌즈의 근용양안P.D.
⑤ 좌우안의 중간부 상부경계선 중앙점 사이의 수평거리 → 3중초점렌즈의 근용양안P.D.

2-30 ⑤

$$\text{단안 주시거리}P.D. = \text{단안 기준}P.D. \times \frac{(d-12)}{(d+13)} \ (\text{단위 : mm})$$

2-31 ① **① (+)렌즈의 B.D. 처방인 경우 → 측정Oh 〉 조가Oh**
② (+)렌즈의 B.O. 처방인 경우 → Oh와 관련없음
③ (−)렌즈의 B.I. 처방인 경우 → Oh와 관련없음
④ (−)렌즈의 B.D. 처방인 경우 → 측정Oh 〈 조가Oh
⑤ 프리즘처방이 없을 때 → 측정Oh = 조가Oh

2-32 ④

편심렌즈 직경 / 무편심렌즈 직경 = A / B = 64 / 70

2-33 ③
- F.P.D. = E.S. + B.S. = 56 + 18 = 74(mm)
- **무편심렌즈 최소직경 = (F.P.D. − P.D.) + E.D.**
  = (74 − 64) + 56 = 66(mm)
- Xmm 편심한 렌즈의 직경 = 무편심렌즈 최소직경 − 2 × X
- **1mm 편심한 렌즈의 직경 = 66 − 2 × 1 = 64(mm)**
- **1.5mm 편심한 렌즈의 직경 = 66 − 2 × 1.5 = 63(mm)**
- **2mm 편심한 렌즈의 직경 = 66 − 2 × 2 = 62(mm)**
- **3mm 편심한 렌즈의 직경 = 66 − 2 × 3 = 60(mm)**

2-34 ③
- **F.P.D. = E.S. + B.S. = 56 + 18 = 74(mm)**
- $\text{우안}(R)\text{의 필요렌즈 최소직경} = \left(\frac{F.P.D.}{2} - \text{조가}R.P.D.\right) + E.S.$

$$= \left(\frac{74}{2} - 34\right) + 56 = 59(mm)$$

2-35 ⑤

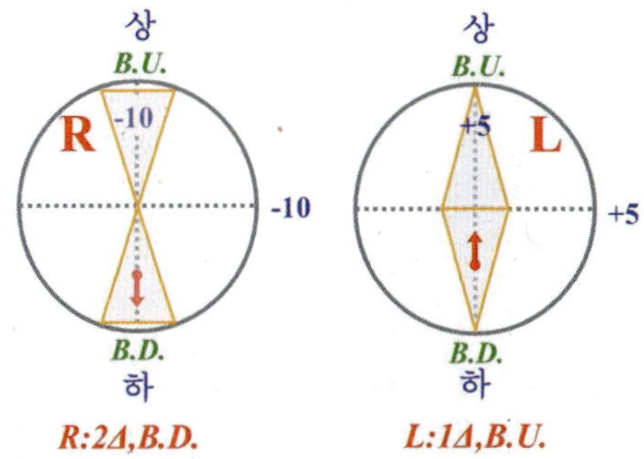

- 우안 : $P_R(\Delta) = D_R h_R = 10 \times 0.2 = 2.0(\Delta)$ → 2Δ,B.D.
- 좌안 : $P_L(\Delta) = D_L h_L = 5 \times 0.2 = 1.0(\Delta)$ → 1Δ,B.U.
- 우안기준(우안정위) : $\vec{P} = \overrightarrow{P_L} - \overrightarrow{P_R} = 1-(-2) = 3(\Delta)$ → 3Δ,B.U.
- 좌안기준(좌안정위) : $\vec{P} = \overrightarrow{P_R} - \overrightarrow{P_L} = -2-(+1) = -3(\Delta)$ → 3Δ,B.D.

2-36 ②

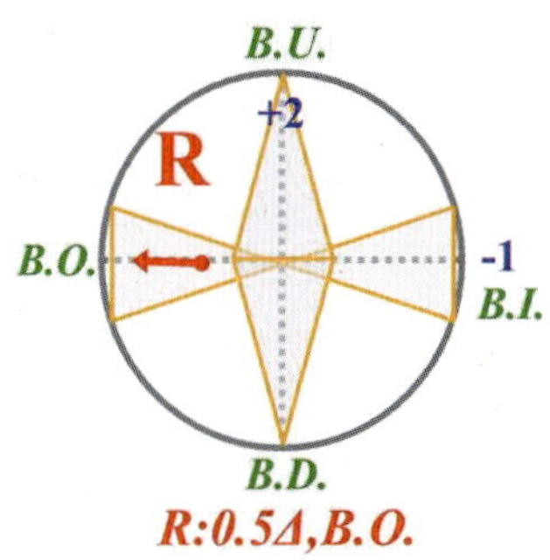

- 스칼라형 프렌티스 공식 : $P(\Delta) = Dh = 1 \times 0.5 = 0.5(\Delta)$ → 0.5Δ,B.O.
- 벡터형 프렌티스 공식 : $P(\Delta) = -[D]\vec{r} = -\begin{bmatrix} -1 & 0 \\ 0 & 2 \end{bmatrix}\begin{bmatrix} -0.5 \\ 0 \end{bmatrix} = \begin{bmatrix} -0.5 \\ 0 \end{bmatrix}$ → 0.5Δ,B.O.

2-37 ①

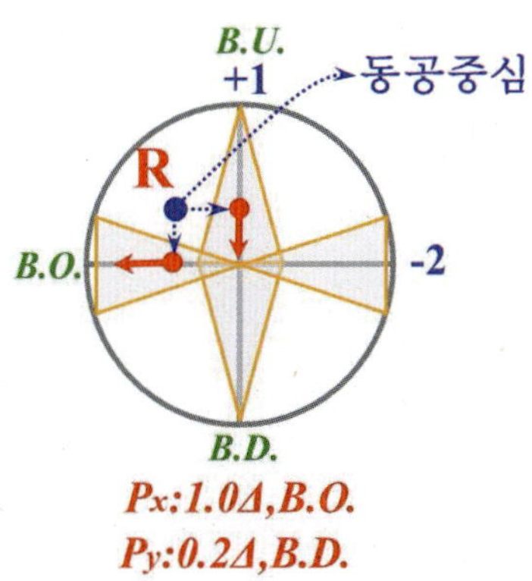

- 스칼라형 프렌티스 공식 : $P_x(\Delta) = Dh_x = 2 \times 0.5 = 1(\Delta)$ → 1Δ,B.O.

  $P_y(\Delta) = Dh_y = 1 \times 0.2 = 0.2(\Delta)$ → 0.2Δ,B.D.
- 벡터형 프렌티스 공식 : $P(\Delta) = [D]\vec{d} = \begin{bmatrix} 2 & 0 \\ 0 & 1 \end{bmatrix}\begin{bmatrix} 0.5 \\ -0.2 \end{bmatrix} = \begin{bmatrix} -1.0 \\ -0.2 \end{bmatrix}$

  → 1Δ,B.O. ⊂ 0.2Δ,B.D.

2-38 ①

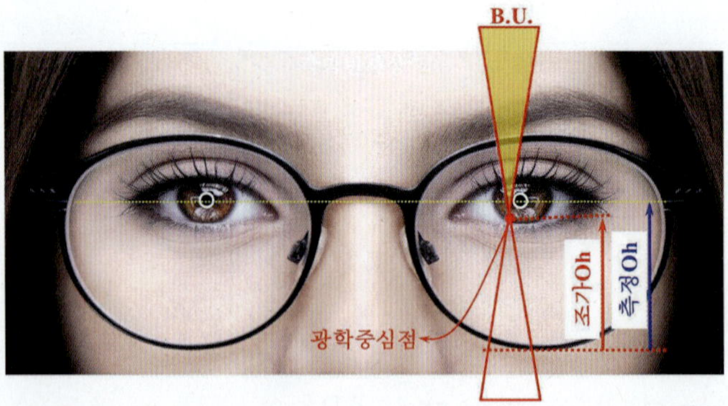

- $P = Dh$ $\quad h = \frac{P}{D} = \frac{1}{2} = 0.5(cm) = 5(mm)$
- 경사각 0°자세에서 측정한 광학중심점 높이(Oh)이므로 경사각 보정 필요 없음
- 1Δ,B.U.이므로 안경렌즈를 5mm 아래로 내림
- 조제가공 $Oh = 25 - 5 = 20(mm)$

2-39 ① • 근용부 굴절력 = 원용부 굴절력 + 가입도(Add) = (−4) + (+2) = −2.00(D)

2-40 ⑤ • 근용부 굴절력 = 원용부 굴절력 + 가입도(Add)
- 근용부 굴절력 − 가입도(Add) = 원용부 굴절력

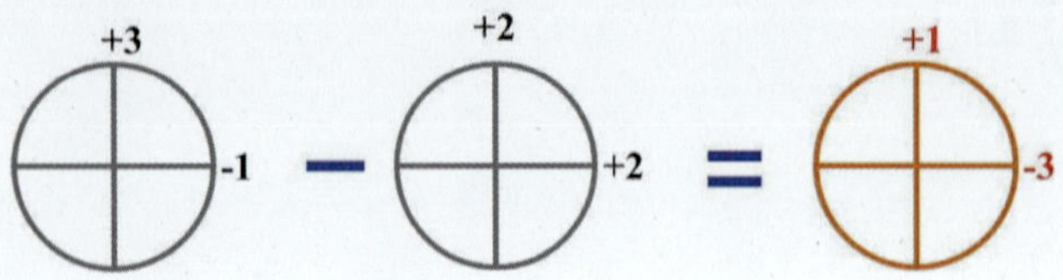

- S+1.00D ⌒ C−4.00D, Ax 90°
- S−3.00D ⌒ C+4.00D, Ax 180°
- C+1.00D,Ax 180° ⌒ C−3.00D, Ax 90°

2-41 ④

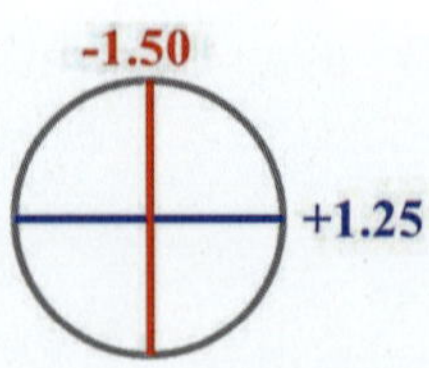

- (S+C표기) O.U. : S−1.50D ⌒ C+2.75D,Ax90°, 2.0Δ,B.O.
- (S−C표기) O.U. : S+1.25D ⌒ C−2.75D,Ax180°, 2.0Δ,B.O.
- (C−C표기) O.U. : C−1.50D, Ax180° ⌒ C+1.25D, Ax90°, 2.0Δ,B.O.

2-42 ④

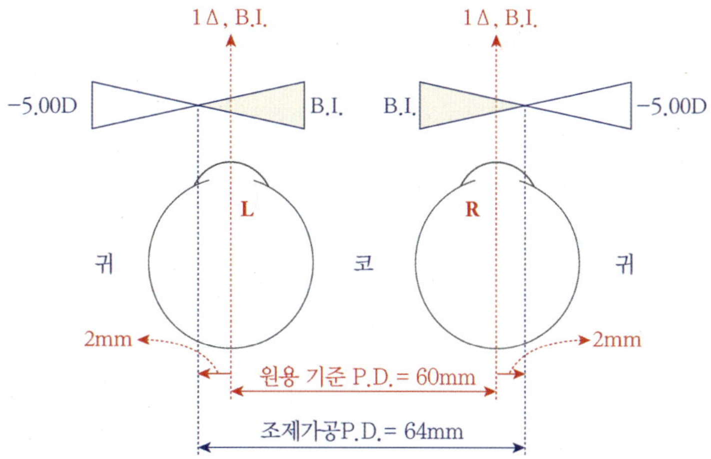

- $P = Dh = 5 \times 0.4 = 2.0(\Delta)$
- (−)렌즈의 P.D.가 길어짐 → B.I. → 내사위 유발

3차 개념정립 및 익힘문제

2-43 ① 【안경처방서 약호】

내　　용	약 호
구면렌즈 굴절력	S, Sph
실린더(원주)렌즈 굴절력	C, Cyl
교정 실린더렌즈 축경선	Ax, Axis
동공간거리	P.D.
프리즘 굴절력	Δ
평면렌즈	P, PL, Plano, Plane
차폐렌즈	**Occ(Occuluder)**
프리즘 기저방향	Base
근용 가입도	Add, ADD

2-44 ① 【구면굴절력(Spherical Power)】

내　용	표 기 법	최 소 단 위
구면렌즈 상측정점굴절력	**S, Sph, SPH**	±0.25D

2-45 ③ 【오른쪽 눈과 왼쪽 눈의 표기】

	내　용	약　호	영 문 내 용
안경처방서 사용 표기	우　안	O.D., R, RE	Oculus Dexter
	좌　안	**O.S., L, LE**	Oculus Sinister
	양　안	O.U.	Oculus Uterque

2-46 ⑤ ① S0.00D → 평면렌즈(무도수렌즈)

② S Plano → 평면렌즈(무도수렌즈)

③ S Plane → 평면렌즈(무도수렌즈)

④ Occ → 차폐렌즈

⑤ Blance

2-47 ③

수직/수평	타보방향각	우안(O.D.)	좌안(O.S.)	부호(+/−)
수 평	0°	B.I.(N.d.)	B.O.(T.d.)	(+)
	180°	B.O.(T.d.)	B.I.(N.d.)	(−)
수 직	90°	B.U.	B.U.	(+)
	270°	B.D.	B.D.	(−)

2-48 ① ① 좌우안의 0°는 (+)이다.

② 우안의 90°는 B.U.이다.

③ 좌안의 90°는 B.U.이다.

④ 우안의 귀방향은 (−)이다.

⑤ 좌안의 귀방향은 (+)이다.

2-49 ① ① 조준선P.D.(생리학적P.D.) : 좌우 시선이 정중전면 주시 시 좌우안의 주시선이 지나는 각막반사상(눈의 조준선)까지의 거리

② 프레임P.D. : 안경테 좌우 렌즈삽입부의 기하학적 중심점을 잇는 수평 길이

③ 동공중심간P.D.(해부학적P.D.) : 좌우 시선이 정중전면 주시 시 좌우안의 동공중심을 측정점으로 한 동공간거리(안구회전점 사이의 거리)

④ 단안기준P.D. : 좌우 동공중심선을 잇는 수평선이 만나는 코부위 정중앙을 측정 기준점으로 한 좌우 동공중심까지의 수평길이

⑤ 양안기준P.D. : 두 눈의 동공중심점 사이의 수평 길이

2-50 ④ ① 좌우안의 Eye Point 사이의 수평거리 → 누진렌즈의 원용양안P.D.

② 좌우안의 각막반사상 사이의 수평거리 → 원용안경, 2중초점렌즈 및 3중초점렌즈의 원용양안P.D.

③ 좌우안의 근용부 참조원 중앙점 사이의 수평거리 → 누진렌즈의 근용양안P.D.

④ 좌우안의 자렌즈 상부경계선 중앙점 사이의 수평거리 → 2중초점렌즈의 근용양안P.D.

⑤ 좌우안의 중간부 상부경계선 중앙점 사이의 수평거리 → 3중초점렌즈의 근용양안P.D.

2-51 ⑤

$$\text{편위량} = \text{측정 기준}P.D. \times \frac{25}{(d+13)} \quad (\text{단위 : mm})$$

• $\text{편위량} = 30 \times \frac{25}{500+13} = 1.46(mm) ≒ 1.5(mm)$

• 눈 앞 50cm 지점을 주시 → 눈모음(폭주) 발생 → P.D. 짧아짐 → 코방향

2-52 ③ 【이중초점렌즈의 조제가공Oh(Sag 높이)】

• 안경테 하부림의 가장 낮은 홈점(동공중심 직하방 안경테림의 홈점)에서 아래눈꺼풀 또는 동공하부 가장자리(하부동공연)까지의 수직거리

2-53 ③

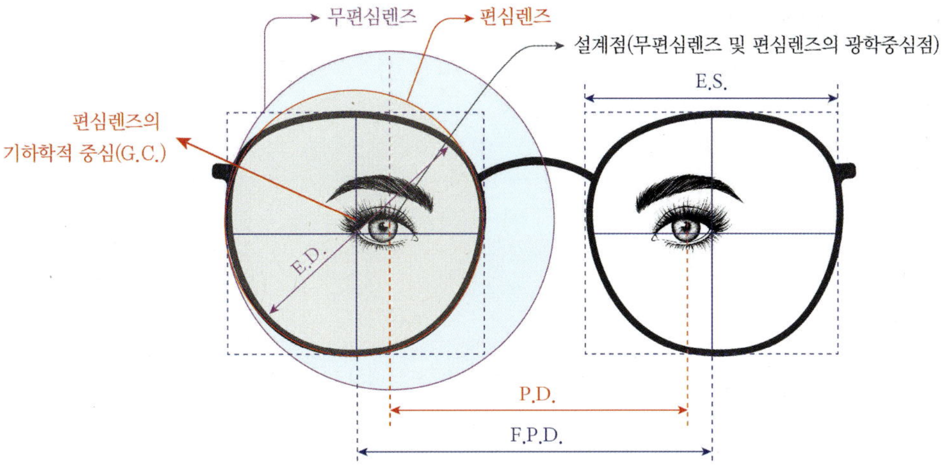

$$최소편심량 = \frac{무편심렌즈직경 - 편심렌즈직경}{2} = \frac{70-62}{2} = 4(mm)$$

2-54 ③
- F.P.D. = E.S. + B.S. = 56 + 18 = 74(mm)
- 무편심렌즈 최소직경 = (F.P.D. − P.D.) + E.D. + 2mm
  = (74 − 64) + 56 + 2 = 68(mm)
- Xmm 편심한 렌즈의 직경 = 무편심렌즈 최소직경 − 2 × X
- 1mm 편심한 렌즈의 직경 = 68 − 2 × 1 = 66(mm)

2-55 ③
- F.P.D. = E.S. + B.S. = 56 + 18 = 74(mm)
- $우안(R)의\ 필요렌즈\ 최소직경 = \left(\frac{F.P.D.}{2} - 조가R.P.D.\right) + E.S.$

$$= \left(\frac{74}{2} - 34\right) + 56 = 59(mm)$$

- $좌안(L)의\ 필요렌즈\ 최소직경 = \left(\frac{F.P.D.}{2} - 조가R.P.D.\right) + E.S.$

$$= \left(\frac{74}{2} - 38\right) + 56 = 55(mm)$$

- 좌안과 우안에 동일한 직경인 렌즈를 선택하기 위해서는 필요렌즈의 최소직경이 큰 우안의 59(mm)인 렌즈를 선택해야 함

2-56 ①

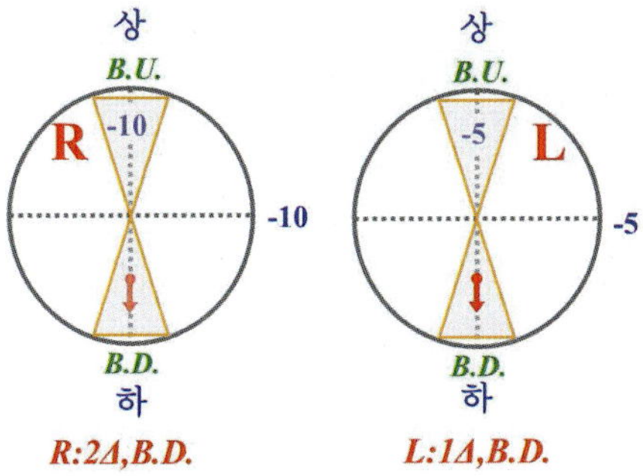

- 우안 : $P_R(\Delta) = D_R h_R = 10 \times 0.2 = 2.0(\Delta)$ → 2Δ,B.D.
- 좌안 : $P_L(\Delta) = D_L h_L = 5 \times 0.2 = 1.0(\Delta)$ → 1Δ,B.D.

• 우안기준(우안정위) : $\overrightarrow{P} = \overrightarrow{P_L} - \overrightarrow{P_R} = -1-(-2) = 1(\Delta)$ → 1Δ,B.U.

• 좌안기준(좌안정위) : $\overrightarrow{P} = \overrightarrow{P_R} - \overrightarrow{P_L} = -2-(-1) = -1(\Delta)$ → 1Δ,B.D.

2-57 ⑤

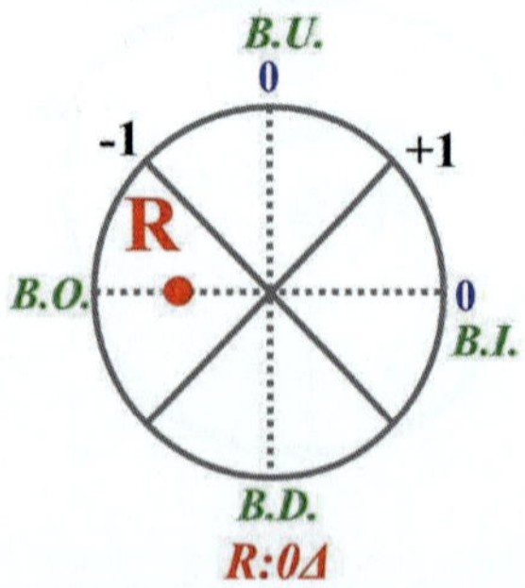

• 스칼라형 프렌티스 공식 : $P(\Delta) = Dh = 0 \times 0.5 = 0(\Delta)$

• 벡터형 프렌티스 공식 : $P(\Delta) = -[D]\vec{r} = -\begin{bmatrix} 0 & 1 \\ 1 & 0 \end{bmatrix}\begin{bmatrix} 0 \\ -0.5 \end{bmatrix} = \begin{bmatrix} 0 \\ 0 \end{bmatrix}$ → 0Δ

2-58 ①

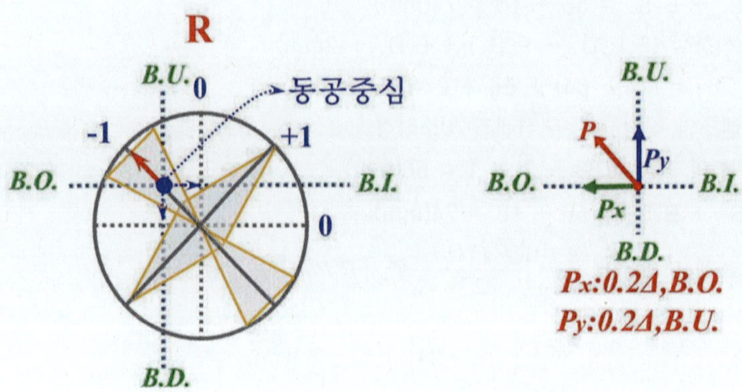

• 벡터형 프렌티스 공식 : $P(\Delta) = [D]\vec{d} = \begin{bmatrix} 0 & 1 \\ 1 & 0 \end{bmatrix}\begin{bmatrix} +0.2 \\ -0.2 \end{bmatrix} = \begin{bmatrix} -0.2 \\ +0.2 \end{bmatrix}$

→ 0.2Δ,B.O. ⊂ 0.2Δ,B.U.

2-59 ⑤

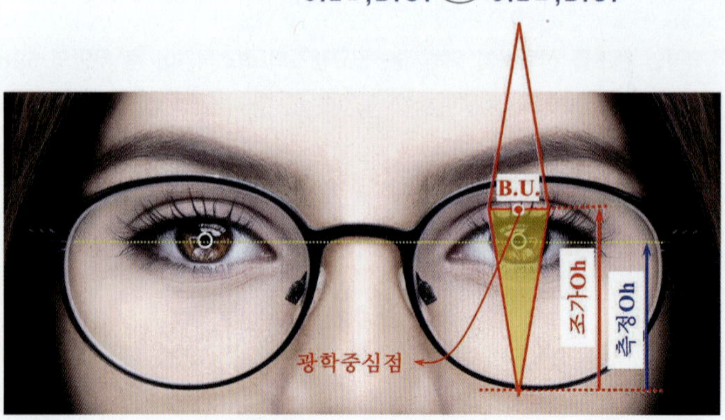

• $P = Dh \qquad h = \frac{P}{D} = \frac{1}{2} = 0.5(cm) = 5(mm)$

• 경사각 0°자세에서 측정한 광학중심점 높이(Oh)이므로 경사각 보정 필요 없음

• 1Δ,B.U.이므로 안경렌즈를 5mm 위로 올림

• 조제가공 Oh = 25 + 5 = 30(mm)

2-60 ⑤ • 근용부 굴절력 = 원용부 굴절력 + 가입도(Add)
• **근용부 굴절력 − 원용부 굴절력 = 가입도(Add)**

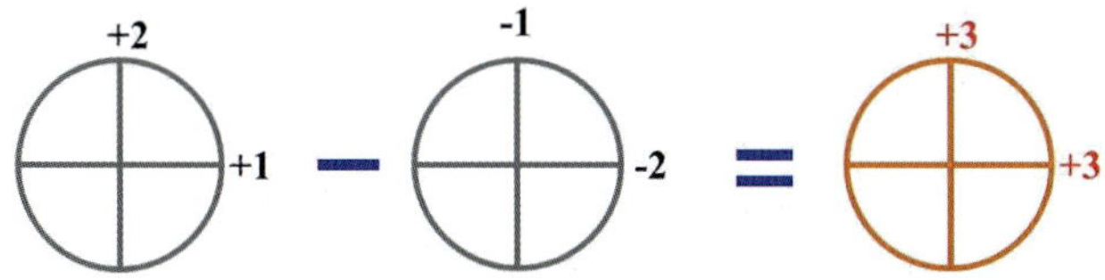

2-61 ④

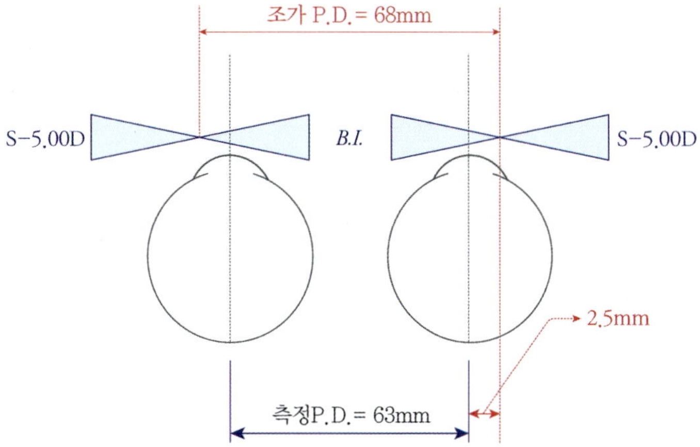

• 양안의 편위량 : 조제가공P.D. − 측정P.D. = 68 − 63 = 5(mm)
• **양안 프리즘량 :** $P = Dh = 5 \times 0.5 = 2.5(\Delta)$
• 기저(Base) 방향 : (−)렌즈에서 측정P.D.보다 조제가공P.D.가 더 큼 → **B.I.**
• **양안에 처방된 프리즘 : 2.5Δ,B.I.**

2-62 ④

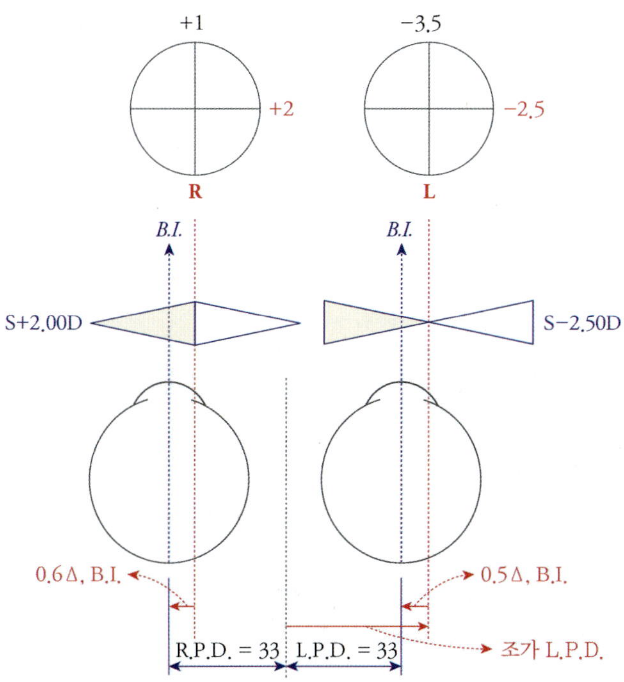

• $P = Dh \qquad h = \frac{P}{D} = \frac{0.5}{2.5} = 0.2(cm) = 2(mm)$
조가$R.P.D.$ = 기준$R.P.D. + 2 = 33 + 2 = 35(mm)$

2-63 ③

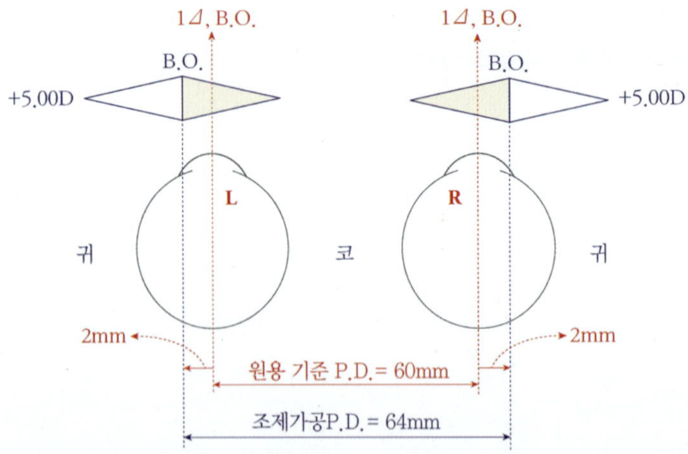

- $P = Dh = 5 \times 0.4 = 2.0(\Delta)$
- (+)렌즈의 P.D.가 길어짐 → B.O. → 외사위 유발

4차 개념정립 및 익힘문제

2-64 ② 【검사표기와 약호】

내 용	약 호	영 문 내 용
교대가림검사	A.C.T.	Alternate Cover Test
폭주근점	N.P.C.	Near Point of Convergence
우세안(우위안)	D.E.	Dominate Eye
시력	V, V.A.	Visual Acuity
단안 P.D.	M.P.D.	Monocular P.D.

2-65 ③ 【실린더렌즈(Cylinder Lens) 굴절력】

내 용	표 기 법	최 소 단 위
실린더렌즈 굴절력	C, Cyl	±0.25D

2-66 ② 【이중초점렌즈와 삼중초점렌즈의 근용부 및 중간부 굴절력】

2중 초점렌즈 및 3중초점렌즈의 근용부 굴절력	근용부 굴절력 = 원용부 굴절력 + 가입도
3중초점렌즈의 중간부 굴절력	중간부 굴절력 $= 원용부\ 굴절력 + \frac{가입도}{2}$ $= 근용부\ 굴절력 - \frac{가입도}{2}$ $= \frac{원용부\ 굴절력 + 근용부\ 굴절력}{2}$

2-67 ①

수직/수평	타보방향각	우안(O.D.)	좌안(O.S.)	부호(+/-)
수 평	0°	B.I.(N.d.)	B.O.(T.d.)	(+)
	180°	B.O.(T.d.)	B.I.(N.d.)	(-)
수 직	90°	B.U.	B.U.	(+)
	270°	B.D.	B.D.	(-)

2-68 ①

수직/수평	타보방향각	우안(O.D.)	좌안(O.S.)	부호(+/-)
수 평	0°	B.I.(N.d.)	B.O.(T.d.)	(+)
	180°	B.O.(T.d.)	B.I.(N.d.)	(-)
수 직	90°	B.U.	B.U.	(+)
	270°	B.D.	B.D.	(-)

2-69 ⑤ 【방사선시표】

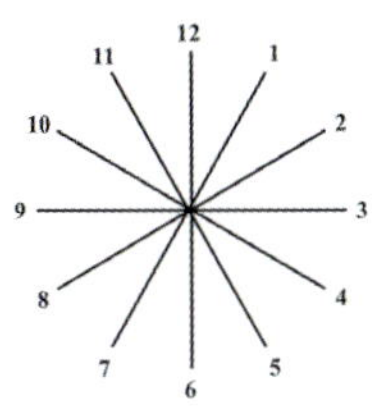

- 한바퀴(12시간) = 360°
- 360° ÷ 12시간(12등분) = 30°

2-70 ③ ① 조준선P.D.(생리학적P.D.) : 좌우 시선이 정중전면 주시 시 좌우안의 주시선이 지나는 각막반사상(눈의 조준선)까지의 거리

② 프레임P.D. : 안경테 좌우 렌즈삽입부의 기하학적 중심점을 잇는 수평 길이

③ 동공중심간P.D.(해부학적P.D.) : 좌우 시선이 정중전면 주시 시 좌우안의 동공중심을 측정점으로 한 동공간거리(안구회전점 사이의 거리)

④ 단안기준P.D. : 좌우 동공중심선을 잇는 수평선이 만나는 코부위 정중앙을 측정 기준점으로 한 좌우 동공중심까지의 수평길이

⑤ 양안기준P.D. : 두 눈의 동공중심점 사이의 수평 길이

2-71 ② ① 좌우안의 Eye Point 사이의 수평거리 → 누진렌즈의 원용양안P.D.

② 좌우안의 각막반사상 사이의 수평거리 → 원용안경, 2중초점렌즈 및 3중초점렌즈의 원용양안P.D.

③ 좌우안의 근용부 참조원 중앙점 사이의 수평거리 → 누진렌즈의 근용양안P.D.

④ 좌우안의 자렌즈 상부경계선 중앙점 사이의 수평거리 → 2중초점렌즈의 근용양안P.D.

⑤ 좌우안의 중간부 상부경계선 중앙점 사이의 수평거리 → 3중초점렌즈의 근용양안P.D.

2-72 ④ 【설계점 높이(Oh)를 측정하는 방법】

- 인점에 의한 방법
- 삽입스케일 이용법
- 안경자에 의한 방법
- 사진촬영법

2-73 ③ 【삼중초점렌즈의 조제가공Oh(Sag 높이)】

- 안경테 하부림의 가장 낮은 홈점(동공중심 직하방 안경테림의 홈점)에서 아래눈꺼풀 또는 동공하부 가장자리(하부동공연)까지의 수직거리

2-74 ④

- 최소편심량 $= \dfrac{\text{무편심렌즈 직경} - \text{편심렌즈 직경}}{2}$

무편심렌즈직경 - 편심렌즈 직경 = 2 x 최소편심량

무편심렌즈직경 = 2 x 최소편심량 + 편심렌즈 직경 = 2 x 2 + 62 = 66(mm)

2-75 ②

- F.P.D. = E.S. + B.S. = 56 + 18 = 74(mm)
- 무편심렌즈 최소직경 = (F.P.D. − P.D.) + E.D. + 2mm

  = (74 − 64) + 56 + 2 = 68(mm)
- Xmm 편심한 렌즈의 직경 = 무편심렌즈 최소직경 − 2 × X
- 2mm 편심한 렌즈의 직경 = 68 − 2 × 2 = 64(mm)

2-76 ①

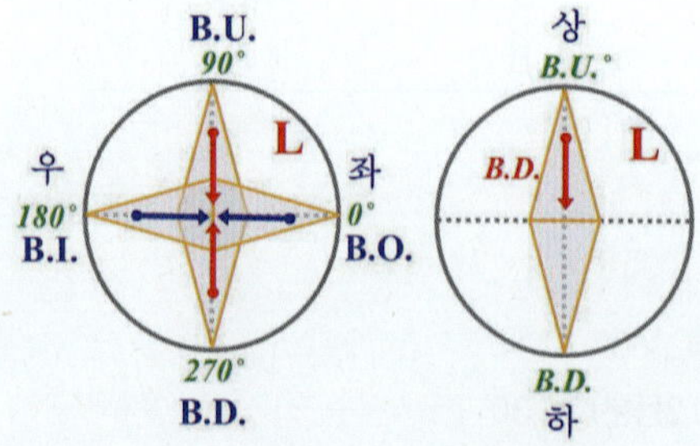

$P(\Delta) = Dh = 5 \times 0.2 = 1.0\Delta, B.D.$

2-77 ③

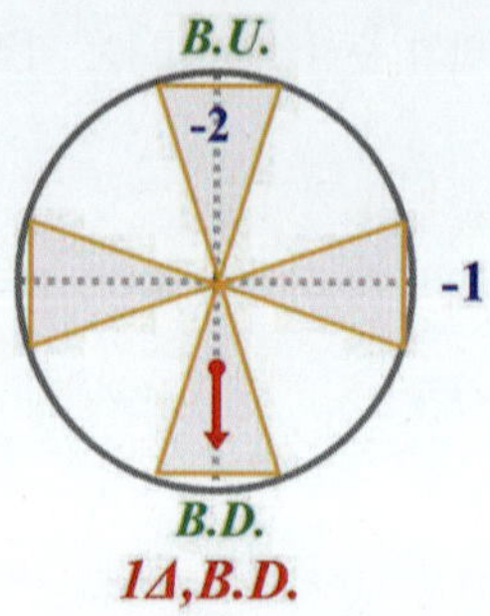

- 스칼라형 프렌티스 공식 : $P(\Delta) = Dh = 2 \times 0.5 = 1.0(\Delta)$ → 1Δ,B.D.
- 벡터형 프렌티스 공식 : $P(\Delta) = -[D]\vec{r} = -\begin{bmatrix} -1 & 0 \\ 0 & -2 \end{bmatrix}\begin{bmatrix} 0 \\ -0.5 \end{bmatrix} = \begin{bmatrix} 0 \\ -1 \end{bmatrix}$

  → 1Δ,B.D.

2-78 ④

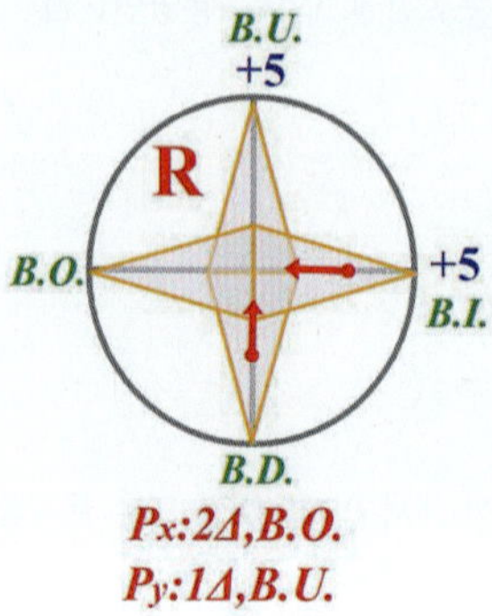

- 스칼라형 프렌티스 공식 : $P_x(\Delta) = Dh_x = 5 \times 0.4 = 2.0(\Delta)$ → 2Δ,B.O.

$$P_y(\Delta) = Dh_y = 5 \times 0.2 = 1.0(\Delta)$$ → 1Δ,B.U.

• **벡터형 프렌티스 공식** : $P(\Delta) = -[D]\vec{r} = -\begin{bmatrix}5 & 0\\0 & 5\end{bmatrix}\begin{bmatrix}0.4\\-0.2\end{bmatrix} = \begin{bmatrix}-2\\1\end{bmatrix}$

→ 2Δ,B.O. ⌒ 1Δ,B.U.

2-79 ②

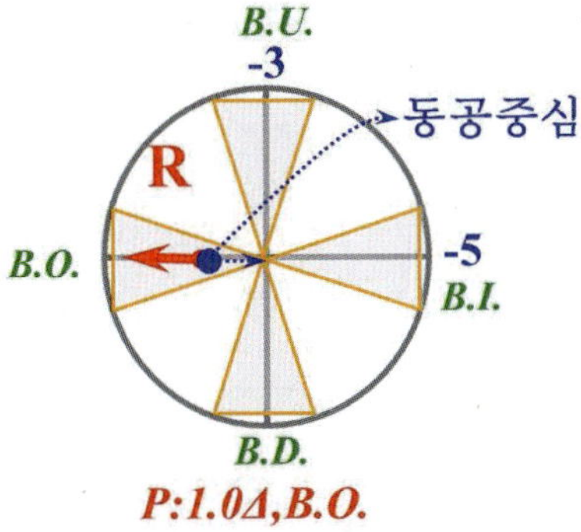

• **스칼라형 프렌티스 공식** : $P(\Delta) = Dh = 5 \times 0.2 = 1(\Delta)$ → 1Δ,B.O.

• **벡터형 프렌티스 공식** : $P(\Delta) = [D]\vec{d} = \begin{bmatrix}-5 & 0\\0 & -3\end{bmatrix}\begin{bmatrix}0.2\\0\end{bmatrix} = \begin{bmatrix}-1\\0\end{bmatrix}$ → 1Δ,B.O.

2-80 ③ • 2Δ,B.O. : 수평방향 프리즘 처방 → **수직방향인 Oh에 영향을 주지 않음**

• **측정Oh = 조제가공Oh = 25(mm)**

2-81 ⑤ • 근용부 굴절력 = 원용부 굴절력 + 가입도(Add)

• **근용부 굴절력 − 원용부 굴절력 = 가입도(Add)**

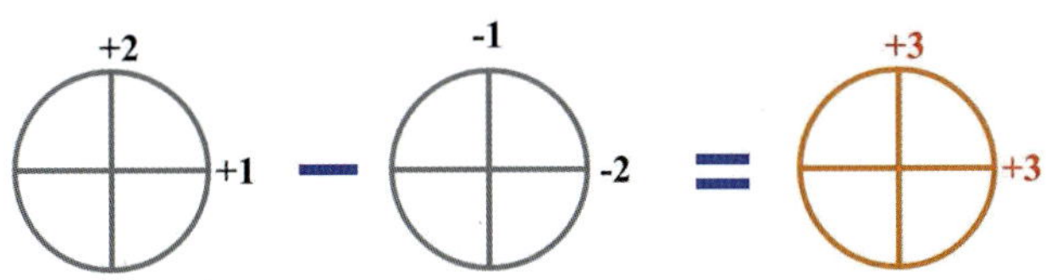

2-82 ②

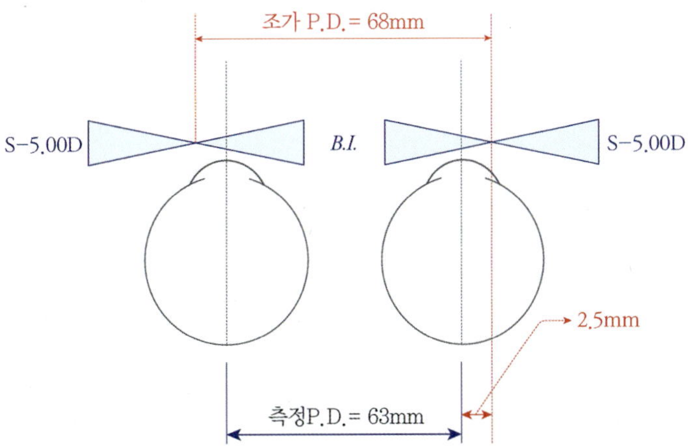

• 양안의 편위량 : 조제가공P.D. − 측정P.D. = 68 − 63 = 5(mm)

• 양안의 편위량 : 2.5(mm)

• **단안 프리즘량** : $P = Dh = 5 \times 0.25 = 1.25(\Delta)$

• 기저(Base) 방향 : (−)렌즈에서 측정P.D.보다 조제가공P.D.가 더 큼 → B.I.

• **좌우안 각각에 1.25Δ,B.I. 처방함**

2-83 ④

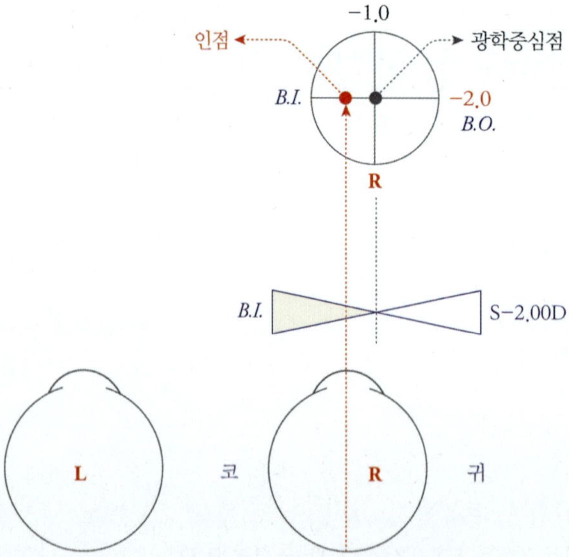

• $P = Dh \qquad h = \dfrac{P}{D} = \dfrac{1}{2} = 0.5(cm) = 5(mm)$

2-84 ④

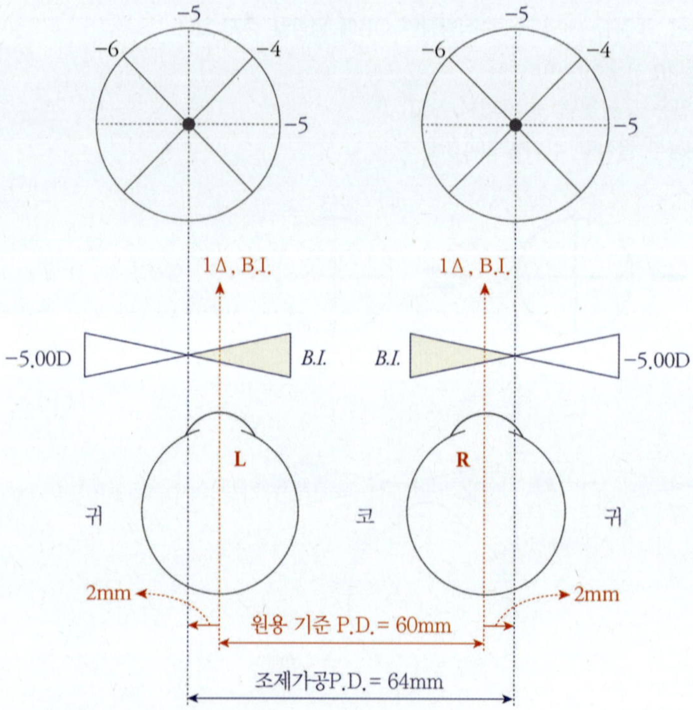

• $P = Dh = 5 \times 0.4 = 2.0(\Delta)$

• (−)렌즈의 P.D.가 길어짐 → B.I. → 내사위 유발

5차 개념정립 및 익힘문제

2-85 ④ 【안경의 용도 표기】

용 도	목적거리	표 기 법	용 도
원 용	3 ~ 5m	For Dist., For Distance, 원용	• 비정시(근시, 원시, 난시) 교정안경용 • 도수 Sunglass
중 간 거리용	0.5 ~ 1m	For 1m	• 원용과 근용 사이의 작업거리용 • 특수직업용(음악가, 항법사, 의사 등)
근 용	30 ~ 50cm	For Reading, For 33cm, 근용	• 독서용 • 1m 이내 작업자용

2-86 ④ 【실린더렌즈(Cylinder Lens)의 축(Ax) 표기법】

내 용	표기범위	표 기 법			최소단위
실린더렌즈 축	0° ~ 180°	Axis, Ax, A, 축	90°	Vert., V, ↑	1°
			180°	Hor., H, →	

2-87 ⑤ 【이중초점렌즈와 삼중초점렌즈의 근용부 및 중간부 굴절력】

2중 초점렌즈 및 3중초점렌즈의 근용부 굴절력	근용부 굴절력 = 원용부 굴절력 + 가입도
3중초점렌즈의 중간부 굴절력	중간부 굴절력 $= 원용부 굴절력 + \frac{가입도}{2}$ $= 근용부 굴절력 - \frac{가입도}{2}$ $= \frac{원용부 굴절력 + 근용부 굴절력}{2}$

2-88 ①

수직/수평	타보방향각	우안(O.D.)	좌안(O.S.)	부호(+/-)
수 평	0°	B.I.(N.d.)	B.O.(T.d.)	(+)
	180°	B.O.(T.d.)	B.I.(N.d.)	(-)
수 직	90°	B.U.	B.U.	(+)
	270°	B.D.	B.D.	(-)

2-89 ⑤ ① 좌우안의 0°방향은 (+)이다.
② 좌우안의 90°방향은 (+)이다.
③ 좌우안의 코방향은 각각 180°, 0°이다.
④ 좌우안의 귀방향은 각각 0°, 180°이다.
⑤ 좌우안의 귀방향은 부호가 반대이다.

2-90 ③ 【방사선시표】

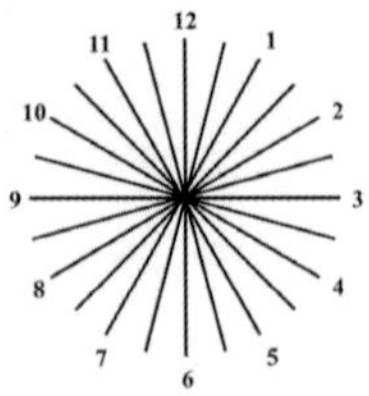

• 한바퀴(12시간) = 360°
• 360° ÷ 30분(24등분) = 15°

2-91 ⑤ ① 조준선P.D.(생리학적P.D.) : 좌우 시선이 정중전면 주시 시 좌우안의 주시선이 지나는 각막반사상(눈의 조준선)까지의 거리
② 조준선P.D.(생리학적P.D.) : 좌우 시선이 정중전면 주시 시 좌우안의 주시선이 지나는 각막반사상(눈의 조준선)까지의 거리
③ 동공중심간P.D.(해부학적P.D.) : 좌우 시선이 정중전면 주시 시 좌우안의 동공중심을 측정점으로 한 동공간거리(안구회전점 사이의 거리)
④ 동공중심간P.D.(해부학적P.D.) : 좌우 시선이 정중전면 주시 시 좌우안의 동공중심을 측정점으로 한 동공간거리(안구회전점 사이의 거리)
⑤ 설계점P.D. : 프리즘처방에서 처방서에 쓰여진 원용P.D./근용P.D

2-92 ⑤ ① 좌우안의 Eye Point 사이의 수평거리 → 누진렌즈의 원용양안P.D.
② 좌우안의 각막반사상 사이의 수평거리 → 원용안경, 2중초점렌즈 및 3중초점렌즈의 원용양안P.D.
③ 좌우안의 근용부 참조원 중앙점 사이의 수평거리 → 누진렌즈의 근용양안P.D.
④ 좌우안의 자렌즈 상부경계선 중앙점 사이의 수평거리 → 2중초점렌즈의 근용양안P.D.
⑤ 좌우안의 중간부 상부경계선 중앙점 사이의 수평거리 → 3중초점렌즈의 근용양안P.D.

2-93 ① **① (+)렌즈의 B.U. 처방인 경우 → 측정Oh〈 조가Oh**
② (+)렌즈의 B.O. 처방인 경우 → Oh와 관련없음
③ (−)렌즈의 B.I. 처방인 경우 → Oh와 관련없음
④ (−)렌즈의 B.U. 처방인 경우 → 측정Oh 〉조가Oh
⑤ 프리즘처방이 없을 때 → 측정Oh = 조가Oh

2-94 ⑤ **【누진다초점렌즈의 조제가공Oh(Sag 높이)】**
• **안경테 하부림의 가장 낮은 홈점(동공중심 직하방 안경테림의 홈점)에서 동공중심의 각막반사상(Eye Point = Fitting Cross = 원용 조제가공 기준점)까지의 수직거리**

2-95 ⑤ • 박싱시스템의 안경테 표기방법 : 'E.S.□B.S. 다리길이'
• **F.P.D. = E.S. + B.S. = 60 + 18 = 78(mm)**

2-96 ④ • **F.P.D. = E.S. + B.S. = 56 + 18 = 74(mm)**
• **무편심렌즈 최소직경 = (F.P.D. − P.D.) + E.D. + 2mm**
= (74 − 64) + 56 + 2 = 68(mm)
• Xmm 편심한 렌즈의 직경 = 무편심렌즈 최소직경 − 2 × X
• **1mm 편심한 렌즈의 직경 = 68 − 2 × 1 = 66(mm)**
• **1.5mm 편심한 렌즈의 직경 = 68 − 2 × 1.5 = 65(mm)**
• **2mm 편심한 렌즈의 직경 = 68 − 2 × 2 = 64(mm)**

2-97 ①

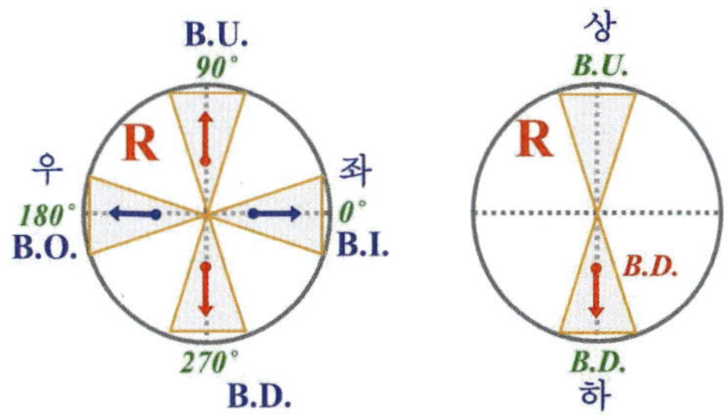

$P(\Delta) = Dh = 5 \times 0.2 = 1.0\Delta, B.D.$

2-98 ②

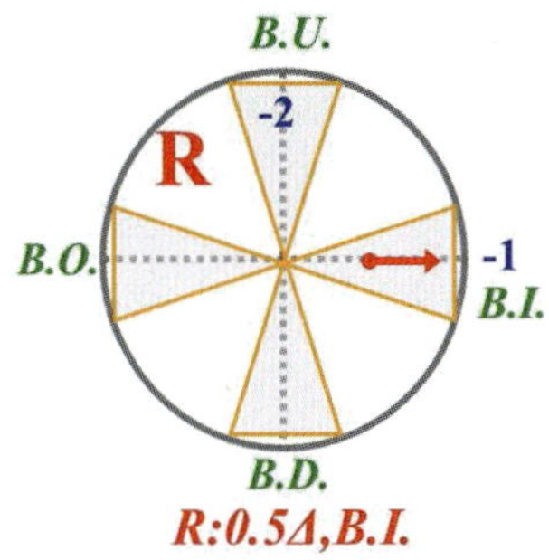

• 스칼라형 프렌티스 공식 : $P(\Delta) = Dh = 1 \times 0.5 = 0.5(\Delta)$ → 0.5Δ,B.I.

• 벡터형 프렌티스 공식 : $P(\Delta) = -[D]\vec{r} = -\begin{bmatrix} -1 & 0 \\ 0 & -2 \end{bmatrix}\begin{bmatrix} 0.5 \\ 0 \end{bmatrix} = \begin{bmatrix} 0.5 \\ 0 \end{bmatrix}$ → 0.5Δ,B.I.

2-99 ① • 양안 동일 처방의 동향운동 → 양안에 미치는 프리즘 영향은 없다. → 0(Δ)

2-100 ①

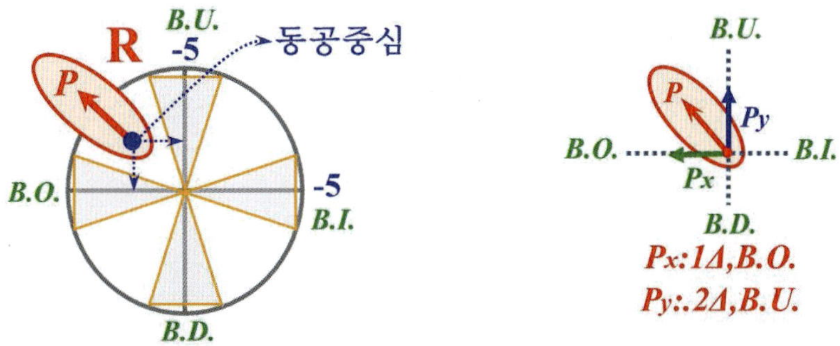

• 스칼라형 프렌티스 공식 : $P_x(\Delta) = Dh_x \qquad h_x = \frac{P_x}{D} = \frac{1}{5} = 0.2(cm) = 2(mm)$

→ 코방향 2mm

$P_y(\Delta) = Dh_y \qquad h_y = \frac{P_y}{D} = \frac{2}{5} = 0.4(cm) = 4(mm)$

→ 아래로 4mm

• 벡터형 프렌티스 공식(구면렌즈) : $\vec{d} = \frac{1}{S}\vec{P} = \frac{1}{-5}\begin{bmatrix} -1 \\ 2 \end{bmatrix} = \begin{bmatrix} 0.2 \\ -0.4 \end{bmatrix}$

• 벡터형 프렌티스 공식(토릭렌즈) :

$$\vec{d} = \frac{1}{S(S+C)}\begin{bmatrix} D_{yy} & -D_{xy} \\ -D_{yx} & D_{yy} \end{bmatrix}\vec{P} = \frac{1}{-5 \times (-5)}\begin{bmatrix} -5 & 0 \\ 0 & -5 \end{bmatrix}\begin{bmatrix} -1 \\ 2 \end{bmatrix} = \begin{bmatrix} 0.2 \\ -0.4 \end{bmatrix}$$

→ +0.2 : 코방향 2mm, −0.4 : 아래로 4mm

2-101 ⑤ • 근용부 굴절력 = 원용부 굴절력 + 가입도(Add)

• **가입도(Add) = 근용부 굴절력 − 원용부 굴절력 = (+1) − (−2) = +3.00(D)**

2-102 ① • 원용부 굴절력 + 가입도(Add) = 근용부 굴절력

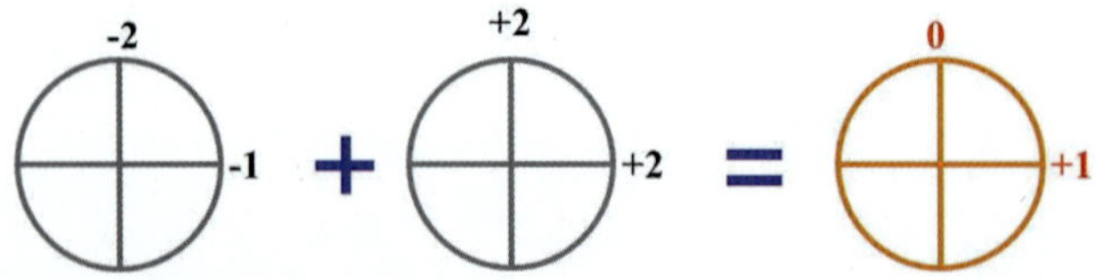

• **S+1.00D ⌒ C−1.00D, Ax 180°**

• S0.00D ⌒ C+1.00D, Ax 90°

2-103 ②

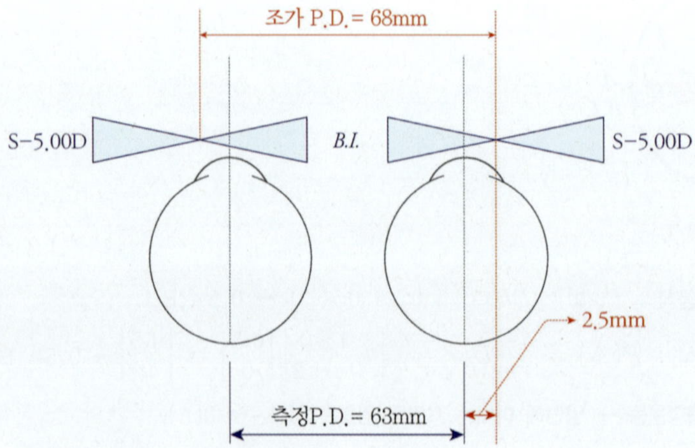

• 양안의 편위량 : 조제가공P.D. − 측정P.D. = 68 − 63 = 5(mm)

• 우안의 편위량 : 2.5(mm)

• **우안 프리즘량 :** $P = Dh = 5 \times 0.25 = 1.25(\Delta)$

• 기저(Base) 방향 : (−)렌즈에서 측정P.D.보다 조제가공P.D.가 더 큼 → B.I.

• **우안에 1.25Δ,B.I. 처방함**

2-104 ③

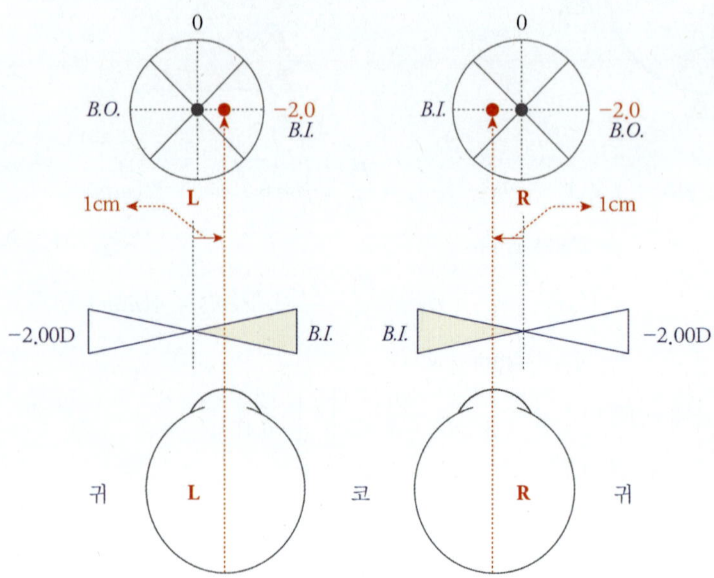

- $P_R = D_R h_R = 2 \times 1 = 2\Delta, B.I. \rightarrow$우안의 $B.I.$은 $(+) \rightarrow +2\Delta$

  $P_L = D_L h_L = 2 \times 1 = 2\Delta, B.I. \rightarrow$좌안의 $B.I.$은 $(-) \rightarrow -2\Delta$
- 양안에 미치는 프리즘 영향

  좌안 기준(좌안 정위) 양안시에 미치는 프리즘 영향

  $P = P_R - P_L = (+2) - (-2) = +4(\Delta) \rightarrow$우안의 $(+)$는 $B.I. \rightarrow 4\Delta, B.I.$

  우안 기준(우안 정위) 양안시에 미치는 프리즘 영향

  $P = P_L - P_R = (-)2 - (+2) = -4(\Delta) \rightarrow$좌안의 $(-)$는 $B.I. \rightarrow 4\Delta, B.I.$
- 좌우안 동일처방의 이향운동일 때 프리즘 영향 = 단안의 프리즘 영향 × 2
  = 2Δ,B.I. × 2 = 4Δ,B.I.

제3장 안경테 피팅(Fitting) 문제해설

1차 개념정립 및 익힘문제

3-1 ③ ① 설계점의 위치가 변화지 않게 유지하기 위함이다.
② 안경테 접촉부의 압박감을 감소시키기 위함이다.
③ 안경을 고정시킨 상태를 유지시키기 위함이다.
④ 혈관이 없는 부위에 안경테를 접촉시키기 위함이다.
⑤ 근육이 없는 부위에 안경테를 접촉시키기 위함이다.

3-2 ③
- 동공간거리(P.D.) → 수평방향 안위에 영향
- 광학중심점 높이(Oh) → 수직방향 안위에 영향
- **경사각(P.A.) → 비점수차에 영향**
- 정점간거리(V.D.) → 교정굴절력, 시야 및 상배율에 영향
- 다리벌림각 조정 → 다리벌림각에 따른 좌우 정점간거리 변화에 의한 교정굴절력, 시야 및 상배율에 영향

3-3 ⑤ ① 근시는 저교정 상태이다.
② 원시는 과교정 상태이다.
③ 원시는 근시화된 상태이다.
④ 근시는 근시화된 상태이다.
⑤ 근시는 더 강한 굴절력의 (-)렌즈가 필요하다.

3-4 ①
$$D' = \frac{D_0'}{1-(l-l_0)D_0'} = \frac{-10}{1-\{(-0.02)-(-0.01)\}\times(-10)} = -11.11(D)$$
$$\fallingdotseq -11.00(D)$$
→ ±10.00(D)일 때 정점간거리가 ±10mm 변화하면 약 ±1.00(D)의 교정굴절력 차이가 발생한다.

3-5 ② **【설계점 설정을 위한 피팅(Fitting) 순서】**
- **표준상태피팅** → 기본피팅 → 미세부분조정 → 응용피팅 → 자각피팅

3-6 ② ① A : 연결부(Bridge) → 안경테 중심에 위치하여 좌우 렌즈삽입부(Rim)를 연결
② B : 코받침(Nose Pad) → 코받침지지(Pad Arm)와 코부분 피팅포인트를 연결, **얼굴 전면부에서 안경테와 직접 접촉**
③ C : 렌즈삽입부(Rim) → 안경렌즈를 파지하고, 파지한 상태를 유지
④ D : 귀부분(Endpiece) → 렌즈삽입부(Rim)와 안경다리(Temple)의 연결하기 위해 렌즈삽입부의 귀방향 끝단에 위치
⑤ E : 다리몸대(Shaft) → 안경다리부의 귀바퀴받침을 제외한 실질적인 안경다리

3-7 ① **① 안장형(Saddle Type) : 코받침이 없어 렌즈삽입부(Rim)가 얼굴에 직접 접촉, 가장 오래된 형태**
② 반안장형(Semisaddle Type) : 코받침이 렌즈삽입부(Rim)에 고정형으로 부착, 가장 많이 사용되는 형태
③ 열쇠구멍형(Keyhole Type) : 연결부(Bridge)와 렌즈삽입부(Rim)의 연결부가 열쇠구멍 모양인 형태
④ 코받침지지 부착형(Clings Type) : 금속테와 같이 코받침지지가 있는 형태
⑤ 금속안경테의 높은 돌출형(High Crest Bridge) : 'ㄷ'자 형태로 앞쪽 방향으로 돌출이 심한 형태

3-8 ① **【귀부분(Endpiece)의 구조 및 형태에 따른 분류】**
- **버트형(Butt Type) : 경첩(또는 안경다리)를 폈을 때, 안경다리의 전면부쪽 끝부분과 만나는 귀부분**

(Endpiece) 또는 렌즈삽입부(Rim)가 이루는 각이 90°(직각)인 형태

• 연귀형(Mitre Type) : 경첩(또는 안경다리)를 폈을 때, 안경다리의 전면부쪽 끝부분과 만나는 귀부분(Endpiece)이 이루는 각이 45°인 형태

• 평행형(Turn Type) : 경첩(또는 안경다리)를 폈을 때, 안경다리의 전면부쪽 끝부분과 만나는 귀부분(Endpiece)이 이루는 각이 180°(평행)인 형태

3-9 ⑤ **【포인트테(Point Frame)의 구조】**

• 측엽(Shoe) : 렌즈의 절삭된 부분인 측면 가장자리에 밀착되는 부분

• 지엽(Ear, Tongue) : 측엽에서 렌즈의 나사구멍까지 연결된 부분

• **고정금대(Strap) : 측엽(Shoe)과 지엽(Ear, Tongue)을 포함한 금속안경테의 귀부분(Endpiece)에 해당하는 부분**

3-10 ① **① 귀부분(Endpiece) 고정용 플라이어(힌지잡이) : 귀부분의 꺾임상태나 다리벌림각 조정을 위한 귀부분을 고정하기 위해 양쪽면에 홈이 있는 플라이어**

② 렌즈크기 맞춤용 플라이어(가시미) : 금속안경테에 안경렌즈를 끼워넣은 후 상하로 분리된 귀부분(Endpiece)의 나사홈을 눌러 렌즈삽입부(Rim)와 렌즈의 크기가 맞는지 확인하기 위해 사용하는 플라이어 → 귀부분(Endpiece)의 나사가 제거된 상태에서 사용

③ 금속테용 경사각(Pantoscope Angle) 조정용 플라이어 : 집게부에 각진 홈이 파인 플라스틱을 덧붙여 제작한 경사각을 조정하기 위한 양쪽면에 패드가 부착된 플라이어

④ 플라스틱테용 경사각(Pantoscope Angle) 조정용 플라이어 : 집게부에 곡면 홈이 파인 경사각을 조정하기 위한 플라이어

⑤ 코받침(Nose Pad) 조정용 플라이어(코집게) : 코받침과 코받침박스를 동시에 잡고 코받침을 조정하기 위한 플라이어 → 실리콘(Silicon)이나 에어(Air)코받침인 경우 코받침이 손상될 수 있으므로 코나사집게를 사용하여 피팅

3-11 ④ ① 귀부분(Endpiece) 고정용 플라이어(힌지잡이) : 귀부분의 꺾임상태나 다리벌림각 조정을 위한 귀부분을 고정하기 위해 양쪽면에 홈이 있는 플라이어

② 코받침지지(Pad Arm) 조정용 플라이어(삼바리) : 코집게나 코나사집게를 사용하여 피팅할 경우 코받침지지의 용접부에 강한 힘이 작용하여 파손될 우려가 있으므로 코받침지지의 접촉부에만 힘이 전달되어 조정하기 위한 플라이어

③ 코받침(Nose Pad) 및 코받침지지(Pad Arm) 조정용 플라이어(코나사집게) : 실리콘(Silicon)이나 에어(Air)코받침인 경우 코받침이 손상될 수 있으므로 코받침박스의 코받침나사를 잡고 조정하기 위한 플라이어

④ 포인트테용 무테나사 절단기 : 안경테에 사용되는 소형 나사를 절단할 때 사용하는 절단용 공구

⑤ 코받침(Nose Pad) 조정용 플라이어(코집게) : 코받침과 코받침박스를 동시에 잡고 코받침을 조정하기 위한 플라이어 → 실리콘(Silicon)이나 에어(Air)코받침인 경우 코받침이 손상될 수 있으므로 코나사집게를 사용하여 피팅

3-12 ④ **연결부(Bridge) 휨 조정 플라이어(브리지-A)** : 패드 상하면의 곡률 차이가 큰 투패드형 브리지 휨 조정 플라이어 → 꺾임각이 급격히 변하기 때문에 주의를 요함

3-13 ③ ① 좌우 렌즈 삽입부 홈 사이의 최단 거리 → 박싱시스템의 연결부 크기(B.S.)

② 수평접선의 2등분선과 렌즈 가장자리 좌우 교점 중 코방향 교점 사이의 거리 → 데이텀라인 시스템의 연결부 크기(B.S.)

③ 렌즈 삽입부의 상하좌우 최고 돌출부에서 수평 및 수직방향 접선에 의해 만들어진 사각형의 가로 길이

④ 렌즈 삽입부의 상하 최고 돌출부에서 수평 접선을 긋고, 상하의 수평 접선 높이의 2등분선과 안경테 림

(Rim)과의 좌우 교점간 거리 → 데이텀라인 시스템의 삽입부 크기(E.S.)

⑤ 다리(Temple)를 일직선으로 곧게 폈을 때 다리 경첩(Hinge)나사 구멍의 중심에서 귀받침부(Temple Tip) 끝까지의 거리 → 다리(Temple)의 길이

3-14 ① 【박싱시스템(Boxing System)의 안경테 크기 표기】

'52 □ 18 140 = (A □ B C)'

- A : 삽입부 크기(E.S., Eye Size) = 52mm
- B : 연결부 크기(B.S., Bridge Size) = 18mm
- C : 다리(Temple)의 길이 = 140mm

3-15 ① 【안경테 P.D.(D.B.C., F.P.D.)】

- F.P.D.(D.B.C.) 크기 : 데이텀라인시스템 〉 상공련시스템 〉 박싱시스템

3-16 ① 【코 부위의 각】

- 코능각(Splay, Tranvers Angle) : 코를 위 또는 아래에서 봤을 때 코의 중심부 축선(가장 돌출부에서 얼굴면까지를 잇는 선)이 코의 능선과 이루는 각
- 콧등돌출각(Crest Angle) : 코를 옆에서 봤을 때 얼굴면과 일치하는 연직선이 코의 능선과 이루는 각
- 코옆퍼짐각(Frontal Angle) : 코를 정면에서 봤을 때 양미간의 중앙점에서 세운 연직선과 양미간의 중앙점에서 한쪽 코날개의 아래쪽 끝을 연결한 직선가 이루는 각

【코부분의 기울기에 대응하는 코받침(Nose Pad) 부분의 기울기】

- 코받침능각(Splay, Tranvers Angle of Pad) : 코능각(Splay, Tranvers Angle)에 대응하는 코받침(Nose Pad)의 각
- 코받침경사각(Vertical Angle of Pad) : 콧등돌출각(Crest Angle)에 대응하는 코받침(Nose Pad)의 각
- 코받침옆퍼짐각(Front Angle of Pad) : 코옆퍼짐각(Frontal Angle)에 대응하는 코받침(Nose Pad)의 각

3-17 ③ ① 코받침옆퍼짐각이 크면 상부 콧마루에만 접촉되어 하중이 집중된다.

② 코받침능각이 넓으면 코받침에 덧붙임패드를 부착하여 조정한다.

③ 코받침옆퍼짐각이 크면 상부 콧마루에만 접촉되어 하중이 집중된다.

④ 코받침옆퍼짐각이 작으면 하부 능선부위에만 접촉되어 하중이 집중된다.

⑤ 오른쪽 다리벌림각이 크면 오른쪽 코받침이 코의 능선부를 강하게 압박한다

3-18 ③ 【전면 돌출상태 불균형 점검 방법】

- 막대형 형광등 반사상 검사 : 막대형 형광등의 반사상이 좌우 더미렌즈에 일직선으로 보이는지 검사
- 안경자에 의한 방법(4개접점검사) : 안경테 안쪽에 안경자를 대고 좌우 귀부분(Endpiece)과 좌우 연결부(Bridge)의 4개 점이 안경자와 닿는지 검사

3-19 ① ① 왼쪽의 정점간거리(V.D.) 길어진다.

② 왼쪽의 렌즈삽입부가 앞으로 돌출된다.

③ 왼쪽의 코받침부가 코능선에 닿지 않고 뜬다.

④ 왼쪽의 다리부가 귀받침부가 위쪽으로 떠오른다.

⑤ 왼쪽의 다리가 앞으로 쏠려 귀받침부을 앞으로 당긴다.

3-20 ⑤ ① 오른쪽의 정점간거리(V.D.)가 길어진다.

② 오른쪽의 귀부분(Endpiece)이 앞쪽으로 밀린다.

③ 귀바퀴받침부가 오른쪽 귀바퀴를 앞으로 당긴다.

④ 오른쪽의 안경다리(Temple)가 관자놀이를 압박한다.

⑤ 왼쪽 코받침(Nose Pad)이 코의 능선부를 강하게 압박한다.

3-21 ⑤ ① 안면각이 커진다.

② 다리벌림각이 작아진다.
③ 안면각은 180°를 초과한다.
④ 안경테는 뒷쏠림상태가 된다.
⑤ **안경다리가 관자놀이를 압박한다.**

3-22 ④ ① 기본피팅의 마지막 피팅단계이다.
② 꺾임각의 크기가 클수록 귀받침부 접촉력은 약해진다.
③ 귀받침부의 꺾임위치가 길수록 귀받침부 접촉력은 약해진다.
④ **안경을 쓰고 벗는 횟수가 많을수록 귀받침부 접촉력은 약해진다.**
⑤ 귀받침부의 꺾임위치 조정은 다리경사각을 조정한 후에 실시한다.

2차 개념정립 및 익힘문제

3-23 ① • **동공간거리(P.D.) 조정 → 설계점의 수평방향 위치 조정**
• 광학중심점 높이(Oh) 조정 → 설계점의 수직방향 위치 조정
• 경사각(P.A.) 조정 → 회전점조건을 만족시켜 비점수차 최소화
• 정점간거리(V.D.) 조정 → 안경렌즈의 교정굴절력, 시야 및 상배율 변동 최소화
• 다리벌림각 조정 → 얼굴의 측면 압박감, 안경이 앞쪽으로 돌출되는 현상, 귀받침부가 귀바퀴를 앞쪽으로 당김 등이 발생하지 않게 함

3-24 ⑤ **【귀바퀴받침부(Earpiece)의 피팅포인트】**
• 위 귀바퀴근과 아래 귀바퀴근 사이의 **유양돌기 부위의 약간 함몰된 곳**

3-25 ③ ① 근시는 과교정 상태이다.
② 원시는 저교정 상태이다.
③ **원시는 원시화된 상태이다.**
④ 근시는 원시화된 상태이다.
⑤ 근시는 더 약한 굴절력의 (-)렌즈가 필요하다.

3-26 ①
$$D' = \frac{D_0{}'}{1-(l-l_0)D_0{}'} = \frac{+10}{1-\{(-0.02)-(-0.01)\}\times(+10)} = +9.09(D)$$
$$\fallingdotseq 9.00(D)$$
→ ±10.00(D)일 때 정점간거리가 ±10mm 변화하면 약 ±1.00(D)의 교정굴절력 차이가 발생한다.

3-27 ⑤ **【설계점 설정을 위한 피팅(Fitting) 순서】**
• 표준상태피팅 → 기본피팅 → 미세부분조정 → 응용피팅 → **자각피팅**

3-28 ③ ① 연결부(Bridge) → 안경테 중심에 위치하여 좌우 렌즈삽입부(Rim)를 연결
② 코받침(Nose Pad) → 코받침지지(Pad Arm)와 코부분 피팅포인트를 연결, 얼굴 전면부에서 안경테와 직접 접촉
③ **렌즈삽입부(Rim) → 안경렌즈를 파지하고, 파지한 상태를 유지**
④ 귀부분(Endpiece) → 렌즈삽입부(Rim)와 안경다리(Temple)의 연결하기 위해 렌즈삽입부의 귀방향 끝단에 위치
⑤ 다리몸대(Shaft) → 안경다리부의 귀바퀴받침을 제외한 실질적인 안경다리

3-29 ③ ① 안장형(Saddle Type) : 코받침이 없어 렌즈삽입부(Rim)가 얼굴에 직접 접촉, 가장 오래된 형태
② 반안장형(Semisaddle Type) : 코받침이 렌즈삽입부(Rim)에 고정형으로 부착, 가장 많이 사용되는 형태

③ **열쇠구멍형(Keyhole Type) : 연결부(Bridge)와 렌즈삽입부(Rim)의 연결부가 열쇠구멍 모양인 형태**
④ 코받침지지 부착형(Clings Type) : 금속테와 같이 코받침지지가 있는 형태
⑤ 금속안경테의 높은 돌출형(High Crest Bridge) : 'ㄷ'자 형태로 앞쪽 방향으로 돌출이 심한 형태

3-30 ② **【귀부분(Endpiece)의 구조 및 형태에 따른 분류】**

- 버트형(Butt Type) : 경첩(또는 안경다리)를 폈을 때, 안경다리의 전면부쪽 끝부분과 만나는 귀부분(Endpiece) 또는 렌즈삽입부(Rim)가 이루는 각이 90°(직각)인 형태
- **연귀형(Mitre Type) : 경첩(또는 안경다리)를 폈을 때, 안경다리의 전면부쪽 끝부분과 만나는 귀부분(Endpiece)이 이루는 각이 45°인 형태**
- 평행형(Turn Type) : 경첩(또는 안경다리)를 폈을 때, 안경다리의 전면부쪽 끝부분과 만나는 귀부분(Endpiece)이 이루는 각이 180°(평행)인 형태

3-31 ① **【포인트테(Point Frame)의 구조】**

- **측엽(Shoe) : 렌즈의 절삭된 부분인 측면 가장자리에 밀착되는 부분**
- 지엽(Ear, Tongue) : 측엽에서 렌즈의 나사구멍까지 연결된 부분
- 고정금대(Strap) : 측엽(Shoe)과 지엽(Ear, Tongue)을 포함한 금속안경테의 귀부분(Endpiece)에 해당하는 부분

3-32 ③ ① 귀부분(Endpiece) 고정용 플라이어(힌지잡이) : 귀부분의 꺾임상태나 다리벌림각 조정을 위한 귀부분을 고정하기 위해 양쪽면에 홈이 있는 플라이어
② 렌즈크기 맞춤용 플라이어(가시미) : 금속 안경테에 안경렌즈를 끼워넣은 후 상하로 분리된 귀부분(Endpiece)의 나사홈을 눌러 렌즈삽입부(Rim)와 렌즈의 크기가 맞는지 확인하기 위해 사용하는 플라이어 → 귀부분(Endpiece)의 나사가 제거된 상태에서 사용
③ **금속테용 경사각(Pantoscope Angle) 조정용 플라이어 : 집게부에 각진 홈이 파인 플라스틱을 덧붙여 제작한 경사각을 조정하기 위한 양쪽면에 패드가 부착된 플라이어**
④ 플라스틱테용 경사각(Pantoscope Angle) 조정용 플라이어 : 집게부에 곡면 홈이 파인 경사각을 조정하기 위한 플라이어
⑤ 코받침(Nose Pad) 조정용 플라이어(코집게) : 코받침과 코받침박스를 동시에 잡고 코받침을 조정하기 위한 플라이어 → 실리콘(Silicon)이나 에어(Air)코받침인 경우 코받침이 손상될 수 있으므로 코나사집게를 사용하여 피팅

3-33 ② ① 귀부분(Endpiece) 고정용 플라이어(힌지잡이) : 귀부분의 꺾임상태나 다리벌림각 조정을 위한 귀부분을 고정하기 위해 양쪽면에 홈이 있는 플라이어
② **포인트테용지엽나사 고정용(투무테) : 포인트테의 렌즈에 패드의 압력이 전달되지 않고 지엽의 나사부에만 압력이 가해져 렌즈에 무리한 힘이 가해지지 않은 상태에서 지엽을 조정하기 위한 플라이어**
③ 렌즈크기 맞춤용 플라이어(가시미) : 금속안경테에 안경렌즈를 끼워넣은 후 상하로 분리된 귀부분(Endpiece)의 나사홈을 눌러 렌즈삽입부(Rim)와 렌즈의 크기가 맞는지 확인하기 위해 사용하는 플라이어 → 귀부분(Endpiece)의 나사가 제거된 상태에서 사용
④ 무테나사 절단기 : 안경테에 사용되는 소형 나사를 절단할 때 사용하는 절단용 공구
⑤ 코받침(Nose Pad) 조정용 플라이어(코집게) : 코받침과 코받침박스를 동시에 잡고 코받침을 조정하기 위한 플라이어 → 실리콘(Silicon)이나 에어(Air)코받침인 경우 코받침이 손상될 수 있으므로 코나사집게를 사용하여 피팅

3-34 ① **포인트테(Point Frame) 전용 플라이어(지엽나사 고정용)** : 포인트테의 렌즈에 패드의 압력이 전달되지 않고 지엽의 나사부에만 압력이 가해져 렌즈에 무리한 힘이 가해지지 않은 상태에서 지엽을 조정하기 위한 플라이어

3-35 ① ① **좌우 렌즈 삽입부 홈 사이의 최단 거리**

② 수평접선의 2등분선과 렌즈 가장자리 좌우 교점 중 코방향 교점 사이의 거리 → 데이텀라인 시스템의 연결부 크기(B.S.)

③ 렌즈 삽입부의 상하좌우 최고 돌출부에서 수평 및 수직방향 접선에 의해 만들어진 사각형의 가로 길이 → 박싱시스템의 삽입부 크기(E.S.)

④ 렌즈 삽입부의 상하 최고 돌출부에서 수평 접선을 긋고, 상하의 수평 접선 높이의 2등분선과 안경테 림(Rim)과의 좌우 교점간 거리 → 데이텀라인 시스템의 삽입부 크기(E.S.)

⑤ 다리(Temple)를 일직선으로 곧게 폈을 때 다리 경첩(Hinge)나사 구멍의 중심에서 귀받침부(Temple Tip) 끝까지의 거리 → 다리(Temple)의 길이

3-36 ③ **【박싱시스템(Boxing System)의 안경테 크기 표기】**

'52 □ 18 140 = (A □ B C)'

- **A : 삽입부 크기(E.S., Eye Size) = 52mm**
- B : 연결부 크기(B.S., Bridge Size) = 18mm
- C : 다리(Temple)의 길이 = 140mm

3-37 ② **【계측방법에 관계 없이 렌즈 삽입부 크기(E.S.)와 연결부 크기(B.S.)가 같은 안경테】**

- 원형 중 정원형(Circle Type), 오벌형(Oval Type)
- **사각형 중 스퀘어형(Square Type)**
- 다각형 중 육각형(Hexagon Type), 팔각형(Oxtagon Type)

3-38 ③ **【코 부위의 각】**

- 코능각(Splay, Tranvers Angle) : 코를 위 또는 아래에서 봤을 때 코의 중심부 축선(가장 돌출부에서 얼굴면까지를 잇는 선)이 코의 능선과 이루는 각
- 콧등돌출각(Crest Angle) : 코를 옆에서 봤을 때 얼굴면과 일치하는 연직선이 코의 능선과 이루는 각
- **코옆퍼짐각(Frontal Angle) : 코를 정면에서 봤을 때 양미간의 중앙점에서 세운 연직선과 양미간의 중앙점에서 한쪽 코날개의 아래쪽 끝을 연결한 직선가 이루는 각**

【코부분의 기울기에 대응하는 코받침(Nose Pad) 부분의 기울기】

- 코받침능각(Splay, Tranvers Angle of Pad) : 코능각(Splay, Tranvers Angle)에 대응하는 코받침(Nose Pad)의 각
- 코받침경사각(Vertical Angle of Pad) : 콧등돌출각(Crest Angle)에 대응하는 코받침(Nose Pad)의 각
- 코받침옆퍼짐각(Front Angle of Pad) : 코옆퍼짐각(Frontal Angle)에 대응하는 코받침(Nose Pad)의 각

3-39 ④ ① 다리벌림각은 경사각에 영향을 미치지 않는다.

② 다리벌림각은 다리경사각에 영향을 미치지 않는다.

③ 오른쪽의 정점간거리가 짧아진다.

④ 오른쪽 코받침이 코의 능선부를 압박한다.

⑤ 왼쪽 귀받침부가 왼쪽 귀바퀴를 앞으로 당긴다.

3-40 ① **【금속테의 X자형 뒤틀림】**

- **원인 : 연결부(Bridge)의 뒤틀림**
- **형태 : 안경테를 옆에서 볼 때 렌즈삽입부가 X자형으로 뒤틀림**

3-41 ⑤ ① 경사각(P.A.)이 클수록 다리경사각은 작아진다.

② 렌즈삽입부 림(Rim)과 안경테 다리(Temple)가 이루는 각이다.

③ 오른쪽 다리경사각이 작으면 정면 관측 시 오른쪽 렌즈삽입부 높이가 높아진다.

④ 귀부분(Endpiece)의 위치가 측면 림(Rim)의 위쪽에 위치할수록 다리경사각은 작아진다.

⑤ 정면 관측 시 오른쪽 렌즈삽입부 높이가 높으면 오른쪽 다리경사각을 크게 조정한다.

3-42 ③ • 표준상태점검과 수정이 완료된 안경테의 본대 길이는 같지만 얼굴 전면에서 좌우 귀바퀴의 거리가 다르면 귀바퀴까지의 거리가 긴 쪽의 정점간거리가 짧아짐

3-43 ① 【경사각(Pantoscopic Angle)】
- 경사각 : 안경테의 귀방향 측면 림(Rim)과 연직선(수직선)이 이루는 각 → 수직방향 회전점조건의 요소
- 경사각 조정 목적 : 눈의 회전점 조건을 만족시키기 위해 조준선이 안경렌즈 후면의 설계점과 수직을 이루도록 조정 → 비점수차의 최소화

3-44 ⑤ 【형태가 동일한 안경테에서 박싱시스템과 데이텀라인시스템의 측정값】
- 측정값이 다른 것 : 삽입부 크기(E.S.), 연결부 크기(B.S.), 안경테P.D.(F.P.D.), 기준점 위치
- 측정값이 같은 것 : 다리길이, 귀부분(Endpiece) 크기, 상하 크기(수직간 높이), 전면부 전체의 좌우 크기

3차 개념정립 및 익힘문제

3-45 ②
- 동공간거리(P.D.) 조정 → 설계점의 수평방향 위치 조정
- 광학중심점 높이(Oh) 조정 → 설계점의 수직방향 위치 조정
- 경사각(P.A.) 조정 → 회전점조건을 만족시켜 비점수차 최소화
- 정점간거리(V.D.) 조정 → 안경렌즈의 교정굴절력, 시야 및 상배율 변동 최소화
- 다리벌림각 조정 → 얼굴의 측면 압박감, 안경이 앞쪽으로 돌출되는 현상, 귀받침부가 귀바퀴를 앞쪽으로 당김 등이 발생하지 않게 함

3-46 ① ① 경사각(P.A.) 조정 → 안경테 림(Rim)과 귀부분(Endpiece)이 이루는 각도 조정
② 귀바퀴부분의 꺾임위치 조정 → 귀바퀴받침(Temple Tip)의 꺾임위치 조정
③ 다리벌림각 조정 → 귀부분(Endpiece)의 꺾임각 또는 안경테다리(Temple)의 수평곡률 조정
④ 전면 수평상태 조정 → 정면에서 볼 때 귀부분(Endpiece) 또는 안경테다리(Temple)의 상하방향 높이 조정
⑤ 정점간거리(V.D.) 조정 → 코받침지지(Pad Arm)의 휨 상태 또는 좌우 다리벌림각 균형상태 조정

3-47 ⑤ ① 근시는 저과교정 상태이다.
② 원시는 과교정 상태이다.
③ 원시는 근시화된 상태이다.
④ 근시는 근시화된 상태이다.
⑤ 근시는 더 강한 굴절력의 (−)렌즈가 필요하다.

3-48 ⑤ $$D' = \frac{D_0'}{1-(l-l_0)D_0'} = \frac{+10}{1-\{(0)-(-0.01)\}\times(+10)} = +11.11(D) \fallingdotseq +11.00(D)$$

3-49 ① 【기본피팅(Main Fitting)】
- 기본피팅 = 전피팅(Pre-fitting) = 예비피팅
- 렌즈 가공 전단계의 피팅
- 안경테의 각 요소를 조정하여 안경을 착용한 고객의 얼굴에 맞게 조정
- 설계점 설정을 위한 가장 중요한 피팅 단계
- 개인맞춤안경, 기능성안경 및 다초점안경 설계의 기준인 피팅

3-50 ① ① 연결부(Bridge) → 안경테 중심에 위치하여 좌우 렌즈삽입부(Rim)를 연결
② 코받침(Nose Pad) → 코받침지지(Pad Arm)와 코부분 피팅포인트를 연결, 얼굴 전면부에서 안경테와 직

접 접촉

③ 경첩(Hinge) → 렌즈삽입부(Rim)와 안경다리(Temple)의 연결, 안경다리가 접힐수 있게 함

④ 귀부분(Endpiece) → 렌즈삽입부(Rim)와 안경다리(Temple)의 연결하기 위해 렌즈삽입부의 귀방향 끝단에 위치

⑤ 다리몸대(Shaft) → 안경다리부의 귀바퀴받침을 제외한 실질적인 안경다리

3-51 ③ ① 높은 돌출형(High Crest Bridge) : 'ㄷ'자 형태로 앞쪽 방향으로 돌출이 심한 형태

② 낮은 돌출형(Low Crest Bridge) : 앞쪽 방향으로 돌출의 정도가 심하지 않은 형태, 가장 일반적인 형태

③ **윗빗장형(Bar Type 또는 Two Bridge Type)** : 렌즈삽입부(Rim) 위쪽에 연결부가 추가되어 연결부가 2개인 형태

④ 직선형(Flush Type) : 앞쪽 방향으로 돌출이 전혀 없이 평면인 형태

⑤ 플라스틱 안경테의 반안장형(Semisaddle Type) : 코받침이 렌즈삽입부(Rim)에 고정형으로 부착, 가장 많이 사용되는 형태

3-52 ③ **【귀부분(Endpiece)의 구조 및 형태에 따른 분류】**

- 버트형(Butt Type) : 경첩(또는 안경다리)를 폈을 때, 안경다리의 전면부쪽 끝부분과 만나는 귀부분(Endpiece) 또는 렌즈삽입부(Rim)가 이루는 각이 90°(직각)인 형태
- 연귀형(Mitre Type) : 경첩(또는 안경다리)를 폈을 때, 안경다리의 전면부쪽 끝부분과 만나는 귀부분(Endpiece)이 이루는 각이 45°인 형태
- **평행형(Turn Type) : 경첩(또는 안경다리)를 폈을 때, 안경다리의 전면부쪽 끝부분과 만나는 귀부분(Endpiece)이 이루는 각이 180°(평행)인 형태**

3-53 ③ **【포인트테(Point Frame)의 종류】**

- 원포인트테(One Point Frame) : 한쪽 렌즈를 기준으로 코방향에 1개의 구멍을 뚫어 렌즈를 고정시키는 형태
- **투포인트테(Two Point Frame) : 한쪽 렌즈를 기준으로 코방향과 귀방향에 각각 1개의 구멍을 뚫어 렌즈를 고정시키는 형태**
- 쓰리포인트테(Three Point Frame) : 일반적으로는 한쪽 렌즈를 기준으로 코방향에 1개, 귀방향에 2개의 구멍을 뚫어 렌즈를 고정시키는 형태

3-54 ④ ① 귀부분(Endpiece) 고정용 플라이어(힌지잡이) : 귀부분의 꺾임상태나 다리벌림각 조정을 위한 귀부분을 고정하기 위해 양쪽면에 홈이 있는 플라이어

② 렌즈크기 맞춤용 플라이어(가시미) : 금속안경테에 안경렌즈를 끼워넣은 후 상하로 분리된 귀부분(Endpiece)의 나사홈을 눌러 렌즈삽입부(Rim)와 렌즈의 크기가 맞는지 확인하기 위해 사용하는 플라이어 → 귀부분(Endpiece)의 나사가 제거된 상태에서 사용

③ 금속테용 경사각(Pantoscope Angle) 조정용 플라이어 : 집게부에 각진 홈이 파인 플라스틱을 덧붙여 제작한 경사각을 조정하기 위한 양쪽면에 패드가 부착된 플라이어

④ **플라스틱테용 경사각(Pantoscope Angle) 조정용 플라이어 : 집게부에 곡면 홈이 파인 경사각을 조정하기 위한 플라이어**

⑤ 코받침(Nose Pad) 조정용 플라이어(코집게) : 코받침과 코받침박스를 동시에 잡고 코받침을 조정하기 위한 플라이어 → 실리콘(Silicon)이나 에어(Air)코받침인 경우 코받침이 손상될 수 있으므로 코나사집게를 사용하여 피팅

3-55 ⑤ **렌즈 회전용 플라이어(축집게)** : 안경렌즈를 끼워 넣은 후 축(Ax)이나 프리즘방향이 맞지 않을 때 렌즈를 제거하지 않고 조정하기 위해 렌즈 접촉부에 고무 또는 실리콘을 부착시킨 플라이어 → 렌즈면에 흠이 생길 수 있으므로 렌즈 전후면에 테이프를 붙인 상태에서 조정하는 등의 조치가 요구됨

3-56 ① **포인트테(Point Frame) 전용 플라이어(지엽나사 고정용)** : 포인트테의 렌즈에 패드의 압력이 전달되지 않고 지엽의 나사부에만 압력이 가해져 렌즈에 무리한 힘이 가해지지 않은 상태에서 지엽을 조정하기 위한 플라이어

3-57 ② ① 좌우 렌즈 삽입부 홈 사이의 최단 거리 → 박싱시스템의 연결부 크기(B.S.)

② **수평접선의 2등분선과 렌즈 가장자리 좌우 교점 중 코방향 교점 사이의 거리**

③ 렌즈 삽입부의 상하좌우 최고 돌출부에서 수평 및 수직방향 접선에 의해 만들어진 사각형의 가로 길이 → 박싱시스템의 삽입부 크기(E.S.)

④ 렌즈 삽입부의 상하 최고 돌출부에서 수평 접선을 긋고, 상하의 수평 접선 높이의 2등분선과 안경테 림(Rim)과의 좌우 교점간 거리 → 데이텀라인 시스템의 삽입부 크기(E.S.)

⑤ 다리(Temple)를 일직선으로 곧게 폈을 때 다리 경첩(Hinge)나사 구멍의 중심에서 귀받침부(Temple Tip) 끝까지의 거리 → 다리(Temple)의 길이

3-58 ⑤ **【박싱시스템(Boxing System)의 안경테 크기 표기】**

'52 ㅁ 18 140 = (A ㅁ B C)'

- **A : 삽입부 크기(E.S., Eye Size) = 52mm**
- **B : 연결부 크기(B.S., Bridge Size) = 18mm**
- C : 다리(Temple)의 길이 = 140mm

3-59 ④ **【박싱시스템(Boxing System)에 의한 안경테 계측방법】**

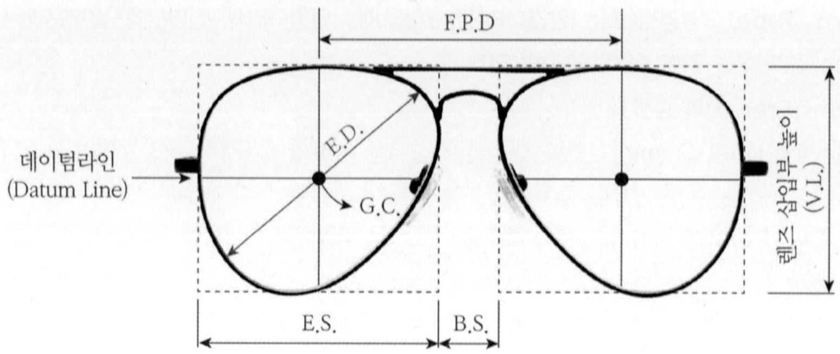

3-60 ② 【코 부위의 각】

- 코능각(Splay, Tranvers Angle) : 코를 위 또는 아래에서 봤을 때 코의 중심부 축선(가장 돌출부에서 얼굴면까지를 잇는 선)이 코의 능선과 이루는 각
- 콧등돌출각(Crest Angle) : 코를 옆에서 봤을 때 얼굴면과 일치하는 연직선이 코의 능선과 이루는 각
- 코옆퍼짐각(Frontal Angle) : 코를 정면에서 봤을 때 양미간의 중앙점에서 세운 연직선과 양미간의 중앙점에서 한쪽 코날개의 아래쪽 끝을 연결한 직선가 이루는 각

【코부분의 기울기에 대응하는 코받침(Nose Pad) 부분의 기울기】

- **코받침능각(Splay, Tranvers Angle of Pad) : 코능각(Splay, Tranvers Angle)에 대응하는 코받침(Nose Pad)의 각**
- 코받침경사각(Vertical Angle of Pad) : 콧등돌출각(Crest Angle)에 대응하는 코받침(Nose Pad)의 각
- 코받침옆퍼짐각(Front Angle of Pad) : 코옆퍼짐각(Frontal Angle)에 대응하는 코받침(Nose Pad)의 각

3-61 ⑤ ① 안경다리가 관자놀이를 압박할 경우 귀부분이 앞쪽으로 밀린다.

② 안경다리가 관자놀이를 압박할 경우 안경테가 앞으로 흘러내린다.

③ 안경을 썼을 때 이상적인 피팅상태는 안경다리의 양쪽이 평행하게 직선인 상태이다.

④ 안경을 벗었을 때 이상적인 피팅상태는 다리의 양쪽이 균일하게 안쪽으로 휘어진 궁형인 상태이다.

⑤ **안경을 썼을 때 이상적인 피팅상태는 안경테 다리와 관자놀이 사이에 얇은 종이를 끼울 정도이다.**

3-62 ② **【금속테의 8자형 뒤틀림】**
- **원인 : 안경테 림(Rim)의 뒤틀림**
- **형태 : 렌즈삽입부가 8자형으로 뒤틀림**

3-63 ④ ① 다리경사각이 클 경우 상방교차된다.
② 다리접은각이 180° 미만인 경우를 하방교차라 한다.
③ 다리를 접었을 때 다리의 교차점의 위쪽에서 이루는 각이다.
④ **렌즈삽입부의 귀방향 위쪽이 작게 가공된 경우 하방교차 된다.**
⑤ 귀부분(Endpiece)이 귀방향인 바깥쪽으로 뒤틀린 경우 상방교차 된다.

3-64 ③ ① 오른쪽 경사각이 크다.
② 오른쪽의 경사각을 줄인다.
③ **오른쪽 다리경사각이 작다.**
④ 오른쪽 코받침지지가 눌려 있다.
⑤ 오른쪽의 다리경사각을 크게 한다.

3-65 ① **【코받침의 불균형에 의한 눌림 자국】**
- **코받침간격이 좁을 때 → 코받침 아래쪽 눌림자국**
- 코받침간격이 넓을 때 → 코받침 안쪽의 위쪽 눌림자국
- 코받침능각이 작을 때 → 코받침 아래쪽 눌림자국
- 코받침능각이 클 때 → 코받침 위쪽의 안쪽 눌림자국
- 코받침옆퍼짐각이 작을 때 → 코받침 위쪽의 바깥쪽 눌림자국
- 코받침옆퍼짐각이 클 때 → 코받침 위쪽의 안쪽 눌림자국
- 코받침경사각이 작을 때 → 코받침 아래쪽 눌림자국
- 코받침경사각이 클 때 → 코받침 위쪽 눌림자국

3-66 ④ **【형태가 동일한 안경테에서 박싱시스템과 데이터라인시스템의 측정값】**
- **측정값이 다른 것 :** 삽입부 크기(E.S.), 연결부 크기(B.S.), **안경테P.D.(F.P.D.)**, 기준점 위치
- 측정값이 같은 것 : 다리길이, 귀부분(Endpiece) 크기, 상하 크기(수직간 높이), 전면부 전체의 좌우 크기

4차 개념정립 및 익힘문제

3-67 ⑤
- 동공간거리(P.D.) 조정 → 설계점의 수평방향 위치 조정
- 광학중심점 높이(Oh) 조정 → 설계점의 수직방향 위치 조정
- 경사각(P.A.) 조정 → 회전점조건을 만족시켜 비점수차 최소화
- 정점간거리(V.D.) 조정 → 안경렌즈의 교정굴절력, 시야 및 상배율 변동 최소화
- **다리벌림각 조정 → 얼굴의 측면 압박감, 안경이 앞쪽으로 돌출되는 현상, 귀받침부가 귀바퀴를 앞쪽으로 당김 등이 발생하지 않게 함**

3-68 ④ ① 경사각(P.A.) 조정 → 안경테 림(Rim)과 귀부분(Endpiece)이 이루는 각도 조정
② 귀바퀴부분의 꺾임위치 조정 → 귀바퀴받침(Temple Tip)의 꺾임위치 조정
③ 다리벌림각 조정 → 귀부분(Endpiece)의 꺾임각 또는 안경테다리(Temple)의 수평곡률 조정
④ **전면 수평상태 조정 → 정면에서 볼 때 귀부분(Endpiece) 또는 안경테다리(Temple)의 상하방향 높이 조정**
⑤ 정점간거리(V.D.) 조정 → 코받침지지(Pad Arm)의 휨 상태 또는 좌우 다리벌림각 균형상태 조정

3-69 ③ ① 근시는 과교정 상태이다.

② 원시는 저교정 상태이다.
③ **원시는 원시화된 상태이다.**
④ 근시는 원시화된 상태이다.
⑤ 근시는 더 약한 굴절력의 (−)렌즈가 필요하다.

3-70 ② $D' = \dfrac{D_0'}{1-(l-l_0)D_0'} = \dfrac{+10}{1-\{(-0.02)-(-0.01)\}\times(+10)} = +9.09(D) \fallingdotseq 9.00(D)$

→ 정점간거리 10mm일 때 완전교정 안경 굴절력 10.00(D)
→ 정점간거리 20mm일 때 완전교정 안경 굴절력 9.00(D)
→ 정점간거리 20mm에서 10.00(D) 착용 → **+1.00(D) 가입효과인 안경**

3-71 ⑤ **【자각피팅】**
- **완성된 안경의 착용상태에서 고객의 자각증상의 불편함을 해소시키기 위한 조정단계**
- 피팅의 완성단계

3-72 ② ① 연결부(Bridge) → 안경테 중심에 위치하여 좌우 렌즈삽입부(Rim)를 연결
② **코받침상자(Clings Box) → 코받침지지(Pad Arm)와 코받침(Nose Pad)을 연결**
③ 경첩(Hinge) → 렌즈삽입부(Rim)와 안경다리(Temple)의 연결하고, 안경다리가 접힐수 있게 함
④ 귀부분(Endpiece) → 렌즈삽입부(Rim)와 안경다리(Temple)의 연결하기 위해 렌즈삽입부의 귀방향 끝단에 위치
⑤ 다리몸대(Shaft) → 안경다리부의 귀바퀴받침을 제외한 실질적인 안경다리

3-73 ① ① **높은 돌출형(High Crest Bridge) : 'ㄷ'자 형태로 앞쪽 방향으로 돌출이 심한 형태**
② 낮은 돌출형(Low Crest Bridge) : 앞쪽 방향으로 돌출의 정도가 심하지 않은 형태, 가장 일반적인 형태
③ 윗빗장형(Bar Type 또는 Two Bridge Type) : 렌즈삽입부(Rim) 위쪽에 연결부가 추가되어 연결부가 2개인 형태
④ 직선형(Flush Type) : 앞쪽 방향으로 돌출이 전혀 없이 평면인 형태
⑤ 2중 안전형(Twin Compotable Type) : 코능선 전체를 덮을 수 있도록 금속 연결부에 플라스틱 연결부를 추가한 형태, 주로 소아용 안경테에 적용

3-74 ① **【안경다리(Temple)의 형태에 따른 분류】**
- **반걸개식(Skull Temple) : 꺾임부에서 귀바퀴 뒤쪽 두개골의 능선을 따라 절반 정도가 접촉되는 형태, 가장 일반적인 형태**
- 케이블식(Cable Temple) : 꺾임부에서 귀바퀴 뒤쪽 두개골의 능선을 따라 귀바퀴 전체가 접촉되는 형태, 소아용이나 운동선수용에 주로 적용
- 곧은다리식(Straight-Back Temple) : 꺾임부가 없이 안경자리 전체가 직선형인 형태, 안경다리에 의한 측면 압력에 의해 고정, 선글라스나 고글 등에 주로 적용
- 변형 곧은다리식(Convertable Temple) : 꺾임부를 펴서 곧은다리식으로 사용할 수도 있고, 꺾임부를 구부려 반걸개식으로도 사용할 수 있는 곧은다리식과 반걸개식의 절충형

3-75 ① **【포인트테(Point Frame)의 종류】**
- 원포인트테(One Point Frame) : 한쪽 렌즈를 기준으로 코방향에 1개의 구멍을 뚫어 렌즈를 고정시키는 형태
- **투포인트테(Two Point Frame) : 한쪽 렌즈를 기준으로 코방향과 귀방향에 각각 1개의 구멍을 뚫어 렌즈를 고정시키는 형태**
- 쓰리포인트테(Three Point Frame) : 일반적으로는 한쪽 렌즈를 기준으로 코방향에 1개, 귀방향에 2개의 구멍을 뚫어 렌즈를 고정시키는 형태

3-76 ⑤ ① 귀부분(Endpiece) 고정용 플라이어(힌지잡이) : 귀부분의 꺾임상태나 다리벌림각 조정을 위한 귀부분을 고정하기 위해 양쪽면에 홈이 있는 플라이어

② 렌즈크기 맞춤용 플라이어(가시미) : 금속안경테에 안경렌즈를 끼워넣은 후 상하로 분리된 귀부분(Endpiece)의 나사홈을 눌러 렌즈삽입부(Rim)와 렌즈의 크기가 맞는지 확인하기 위해 사용하는 플라이어 → 귀부분(Endpiece)의 나사가 제거된 상태에서 사용

③ 금속테용 경사각(Pantoscope Angle) 조정용 플라이어 : 집게부에 각진 홈이 파인 플라스틱을 덧붙여 제작한 경사각을 조정하기 위한 양쪽면에 패드가 부착된 플라이어

④ 플라스틱테용 경사각(Pantoscope Angle) 조정용 플라이어 : 집게부에 곡면 홈이 파인 경사각을 조정하기 위한 플라이어

⑤ **코받침(Nose Pad) 조정용 플라이어(코집게) : 코받침과 코받침박스를 동시에 잡고 코받침을 조정하기 위한 플라이어 → 실리콘(Silicon)이나 에어(Air)코받침인 경우 코받침이 손상될 수 있으므로 코나사집게를 사용하여 피팅**

3-77 ② **플라스틱 안경테의 경사각(Pantoscope Angle) 조정용 플라이어** : 집게부에 곡면 홈이 파인 경사각을 조정하기 위한 플라이어

3-78 ① **【박싱시스템(Boxing System)】**

- 독일, 미국, **우리나라 등에서 사용하는 I.S.O. 국제규격**, 가장 합리적

【데이텀라인 시스템(Datum Line System)】

- 영국, 프랑스 등 등에서 사용하는 규격, 가장 오래됨

【상공련시스템】

- 일본에서 사용하는 규격, 안경테의 기준점이 실질적인 삽입부 면적 중심점에 위치하도록 하는 시스템

3-79 ④ ① 좌우 렌즈 삽입부 홈 사이의 최단 거리 → 박싱시스템의 연결부 크기(B.S.)

② 수평접선의 2등분선과 렌즈 가장자리 좌우 교점 중 코방향 교점 사이의 거리 → 데이텀라인 시스템의 연결부 크기(B.S.)

③ 렌즈 삽입부의 상하좌우 최고 돌출부에서 수평 및 수직방향 접선에 의해 만들어진 사각형의 가로 길이 → 박싱시스템의 삽입부 크기(E.S.)

④ **렌즈 삽입부의 상하 최고 돌출부에서 수평 접선을 긋고, 상하의 수평 접선 높이의 2등분선과 안경테 림(Rim)과의 좌우 교점간 거리**

⑤ 다리(Temple)를 일직선으로 곧게 폈을 때 다리 경첩(Hinge)나사 구멍의 중심에서 귀받침부(Temple Tip) 끝까지의 거리 → 다리(Temple)의 길이

3-80 ④ **【데이텀라인 시스템(Datum Line System)의 안경테 크기 표기】**

'**52** × **18** 140 = (A × B C)' 또는 '**52** / **18** 140 = (A / B C)'

- **A : 삽입부 크기(E.S., Eye Size) = 52mm**
- **B : 연결부 크기(B.S., Bridge Size) = 18mm**
- C : 다리(Temple)의 길이 = 140mm

3-81 ③ 【데이텀라인 시스템(Datum Line System)에 의한 안경테 계측방법】

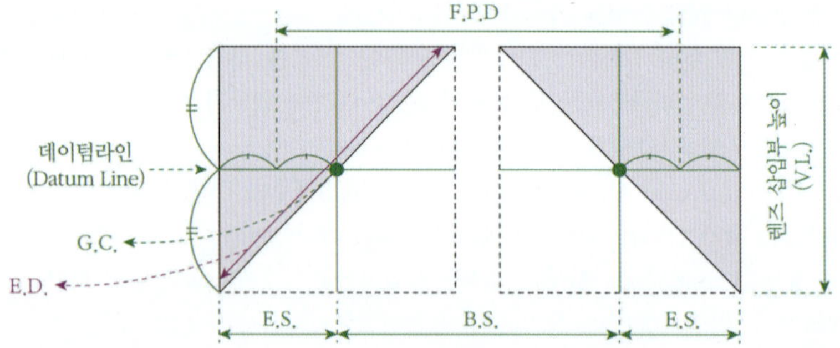

3-82 ⑤ 【코 부위의 각】

- 코능각(Splay, Tranvers Angle) : 코를 위 또는 아래에서 봤을 때 코의 중심부 축선(가장 돌출부에서 얼굴면까지를 잇는 선)이 코의 능선과 이루는 각
- 콧등돌출각(Crest Angle) : 코를 옆에서 봤을 때 얼굴면과 일치하는 연직선이 코의 능선과 이루는 각
- 코옆퍼짐각(Frontal Angle) : 코를 정면에서 봤을 때 양미간의 중앙점에서 세운 연직선과 양미간의 중앙점에서 한쪽 코날개의 아래쪽 끝을 연결한 직선가 이루는 각

【코부분의 기울기에 대응하는 코받침(Nose Pad) 부분의 기울기】

- 코받침능각(Splay, Tranvers Angle of Pad) : 코능각(Splay, Tranvers Angle)에 대응하는 코받침(Nose Pad)의 각
- 코받침경사각(Vertical Angle of Pad) : 콧등돌출각(Crest Angle)에 대응하는 코받침(Nose Pad)의 각
- **코받침옆퍼짐각(Front Angle of Pad) : 코옆퍼짐각(Frontal Angle)에 대응하는 코받침(Nose Pad)의 각**

3-83 ④ ① 가열기의 바닥에 닿지 않도록 안경테를 경사지게 넣지 않는다.
② 정지된 상태에서 가열되지 않도록 안경테를 움직이면서 가열한다.
③ 부분가열을 할 때에는 가열부에만 알갱이가 덮히도록 한다.
④ 알갱이가 안경테에 부착되거나 박히지 않도록 활석가루를 넣어 사용한다.
⑤ 유리알의 온도가 균일해지도록 안경테를 가열하기 전에는 알갱이를 충분히 저어준다.

3-84 ⑤ ① 코받침지지의 용접부에 힘이 가해지지 않도록 한다.
② 코받침지지를 조정할 경우 굽히고 펴는 횟수가 많으면 부러질 염려가 있으므로 굽혔다 펴는 횟수를 최소화한다.
③ 안경테 전면의 표준상태점검과 수정이 완료된 상태에서 실시한다.
④ 코받침 옆퍼짐각에 오류가 발생하면 정면에서볼 때 코받침의 각도가 달라진다.
⑤ 코받침지지 조정용 플라이어 사용 시 플라이어를 당기거나 밀지 말고 회전방향의 힘만 가해지도록 한다.

3-85 ① **① 다리경사각이 클 경우 상방교차된다.**
② 다리접은각이 180°를 초과한 경우를 상방교차라 한다.
③ 다리를 접었을 때 다리의 교차점의 위쪽에서 이루는 각이다.
④ 렌즈삽입부의 귀방향 아래쪽이 작게 가공된 경우 상방교차 된다.
⑤ 귀부분(Endpiece)이 코방향인 안쪽으로 뒤틀린 경우 하방교차 된다.

3-86 ① **① 양쪽 코받침 간격을 넓히면 시야는 넓어진다.**
② 양쪽 코받침 간격을 넓히면 정점간거리는 짧아진다.
③ 양쪽 코받침의 폭을 좁히면 안경테의 전면부가 위쪽으로 올라간다.
④ 양쪽 코받침을 아래로 내리면 안경테의 전면부가 위쪽으로 올라간다.
⑤ 양쪽 코받침지지를 눌러 림(Rim)쪽에 가깝게 하면 정점간거리는 짧아진다.

3-87 ② **【코받침의 불균형에 의한 눌림 자국】**
- 코받침간격이 좁을 때 → 코받침 아래쪽 눌림자국
- 코받침간격이 넓을 때 → 코받침 안쪽의 위쪽 눌림자국
- **코받침능각이 작을 때 → 코받침 아래쪽 눌림자국**
- 코받침능각이 클 때 → 코받침 위쪽의 안쪽 눌림자국
- 코받침옆퍼짐각이 작을 때 → 코받침 위쪽의 바깥쪽 눌림자국
- 코받침옆퍼짐각이 클 때 → 코받침 위쪽의 안쪽 눌림자국
- 코받침경사각이 작을 때 → 코받침 아래쪽 눌림자국
- 코받침경사각이 클 때 → 코받침 위쪽 눌림자국

5차 개념정립 및 익힘문제

3-88 ④
- 동공간거리(P.D.) 조정 → 설계점의 수평방향 위치 조정
- 광학중심점 높이(Oh) 조정 → 설계점의 수직방향 위치 조정
- 경사각(P.A.) 조정 → 회전점조건을 만족시켜 비점수차 최소화
- **정점간거리(V.D.) 조정 → 안경렌즈의 교정굴절력, 시야 및 상배율 변동 최소화**

3-89 ⑤
① 경사각(P.A.) 조정 → 안경테 림(Rim)과 귀부분(Endpiece)이 이루는 각도 조정
② 귀바퀴부분의 꺾임위치 조정 → 귀바퀴받침(Temple Tip)의 꺾임위치 조정
③ 다리벌림각 조정 → 귀부분(Endpiece)의 꺾임각 또는 안경테다리(Temple)의 수평곡률 조정
④ 전면 수평상태 조정 → 정면에서 볼 때 귀부분(Endpiece) 또는 안경테다리(Temple)의 상하방향 높이 조정
⑤ **정점간거리(V.D.) 조정 → 코받침지지(Pad Arm)의 휨 상태 또는 좌우 다리벌림각 균형상태 조정**

3-90 ①
① **과교정 상태이다.**
② 원시화된 상태이다.
③ (+)렌즈를 추가해야 한다.
④ 더 약한 굴절력의 (−)렌즈가 필요하다.
⑤ 콘텍트렌즈 보다 굴절력의 절대값이 더 큰 안경렌즈가 필요하다.

3-91 ③ **【정점간거리가 짧아질 때 완전교정 굴절력의 변화】**
- 근시 : 과교정, 원시 : 저교정
- 근시 : 원시화, 원시 : 원시화
- 근시 : (+)렌즈 추가, 원시 : (+)렌즈 추가
- **근시** : 더 약한 (−)렌즈 필요 → **굴절력 감소**
- **원시** : 더 강한 (+)렌즈 필요 → **굴절력 증가**
- 근시 : | 안경렌즈 굴절력 | 〉| 콘텍트렌즈 굴절력 |
- 원시 : 안경렌즈 굴절력 〈 콘텍트렌즈 굴절력

3-92 ④
① A : 연결부(Bridge)
② B : 코받침(Nose Pad)
③ C : 렌즈삽입부(Rim)
④ **D : 귀부분(Endpiece)**
⑤ E : 다리몸대(Shaft)

3-93 ② ① 안장형(Saddle Type) : 코받침이 없어 렌즈삽입부(Rim)가 얼굴에 직접 접촉, 가장 오래된 형태
② **반안장형(Semisaddle Type) :** 코받침이 렌즈삽입부(Rim)에 고정형으로 부착, 가장 많이 사용되는 형태
③ 열쇠구멍형(Keyhole Type) : 연결부(Bridge)와 렌즈삽입부(Rim)의 연결부가 열쇠구멍 모양인 형태
④ 코받침지지 부착형(Clings Type) : 금속테와 같이 코받침지지가 있는 형태
⑤ 금속안경테의 높은 돌출형(High Crest Bridge) : 'ㄷ'자 형태로 앞쪽 방향으로 돌출이 심한 형태

3-94 ③ ① 높은 돌출형(High Crest Bridge) : 'ㄷ'자 형태로 앞쪽 방향으로 돌출이 심한 형태
② 낮은 돌출형(Low Crest Bridge) : 앞쪽 방향으로 돌출의 정도가 심하지 않은 형태, 가장 일반적인 형태
③ **윗빗장형(Bar Type 또는 Two Bridge Type) : 렌즈삽입부(Rim) 위쪽에 연결부가 추가되어 연결부가 2개인 형태**
④ 직선형(Flush Type) : 앞쪽 방향으로 돌출이 전혀 없이 평면인 형태
⑤ 2중 안전형(Twin Compotable Type) : 코능선 전체를 덮을 수 있도록 금속 연결부에 플라스틱 연결부를 추가한 형태, 주로 소아용 안경테에 적용

3-95 ③ **【안경다리(Temple)의 형태에 따른 분류】**
- 반걸개식(Skull Temple) : 꺾임부에서 귀바퀴 뒤쪽 두개골의 능선을 따라 절반 정도가 접촉되는 형태, 가장 일반적인 형태
- 케이블식(Cable Temple) : 꺾임부에서 귀바퀴 뒤쪽 두개골의 능선을 따라 귀바퀴 전체가 접촉되는 형태, 소아용이나 운동선수용에 주로 적용
- **곧은다리식(Straight-Back Temple) : 꺾임부가 없이 안경자리 전체가 직선형인 형태, 안경다리에 의한 측면 압력에 의해 고정, 선글라스나 고글 등에 주로 적용**
- 변형 곧은다리식(Convertable Temple) : 꺾임부를 펴서 곧은다리식으로 사용할 수도 있고, 꺾임부를 구부려 반걸개식으로도 사용할 수 있는 곧은다리식과 반걸개식의 절충형

3-96 ⑤ **【포인트테(Point Frame)의 종류】**
- 원포인트테(One Point Frame) : 한쪽 렌즈를 기준으로 코방향에 1개의 구멍을 뚫어 렌즈를 고정시키는 형태
- 투포인트테(Two Point Frame) : 한쪽 렌즈를 기준으로 코방향과 귀방향에 각각 1개의 구멍을 뚫어 렌즈를 고정시키는 형태
- **쓰리포인트테(Three Point Frame) : 일반적으로는 한쪽 렌즈를 기준으로 코방향에 1개, 귀방향에 2개의 구멍을 뚫어 렌즈를 고정시키는 형태**

3-97 ② ① 귀부분(Endpiece) 고정용 플라이어(힌지잡이) : 귀부분의 꺾임상태나 다리벌림각 조정을 위한 귀부분을 고정하기 위해 양쪽면에 홈이 있는 플라이어
② **코받침지지(Pad Arm) 조정용 플라이어(삼바리) : 코집게나 코나사집게를 사용하여 피팅할 경우 코받침지지의 용접부에 강한 힘이 작용하여 파손될 우려가 있으므로 코받침지지의 접촉부에만 힘이 전달되어 조정하기 위한 플라이어**
③ 코받침(Nose Pad) 및 코받침지지(Pad Arm) 조정용 플라이어(코나사집게) : 실리콘(Silicon)이나 에어(Air)코받침인 경우 코받침이 손상될 수 있으므로 코받침박스의 코받침나사를 잡고 조정하기 위한 플라이어
④ 포인트테용 무테나사 절단기 : 안경테에 사용되는 소형 나사를 절단할 때 사용하는 절단용 공구
⑤ 코받침(Nose Pad) 조정용 플라이어(코집게) : 코받침과 코받침박스를 동시에 잡고 코받침을 조정하기 위한 플라이어 → 실리콘(Silicon)이나 에어(Air)코받침인 경우 코받침이 손상될 수 있으므로 코나사집게를 사용하여 피팅

3-98 ③ **코받침(Nose Pad) 조정용 플라이어(코집게)** : 코받침과 코받침박스를 동시에 잡고 코받침을 조정하기 위한 플라이어 → 실리콘(Silicon)이나 에어(Air)코받침인 경우 코받침이 손상될 수 있으므로 코나사집게를 사용하여 피팅

3-99 ③ 【박싱시스템(Boxing System)】
- 독일, 미국, 우리나라 등에서 사용하는 I.S.O. 국제규격, 가장 합리적

【데이텀라인 시스템(Datum Line System)】
- **영국, 프랑스 등 등에서 사용하는 규격, 가장 오래됨**

【상공련시스템】
- 일본에서 사용하는 규격, 안경테의 기준점이 실질적인 삽입부 면적 중심점에 위치하도록 하는 시스템

3-100 ④ **【박싱시스템(Boxing System)의 안경테 크기 표기】**

'52 ▫ 18 140 = (A ▫ B C)'
- A : 삽입부 크기(E.S., Eye Size) = 52mm
- B : 연결부 크기(B.S., Bridge Size) = 18mm
- C : 다리(Temple)의 길이 = 140mm

3-101 ④ • **안경테 PD(Frame PD, F.P.D.) = E.S. + B.S. = 52 + 18 = 70(mm)**

3-102 ⑤ **【박싱시스템(Boxing System)에 의한 안경테 계측방법】**

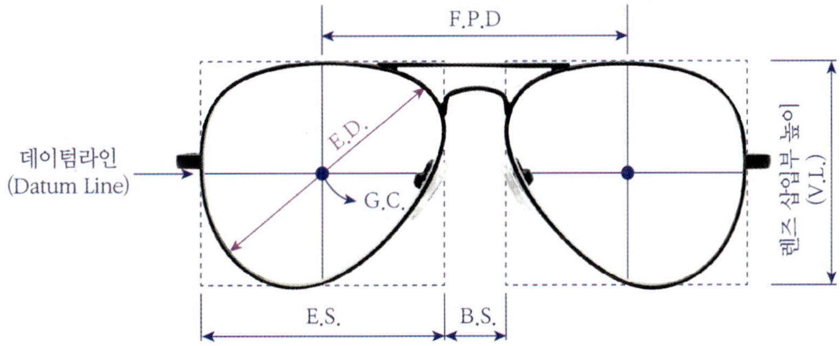

3-103 ① **【코부분의 기울기에 대응하는 코받침(Nose Pad) 부분의 기울기】**

	코 부분	코받침 부분	기울기
a	**코능각 (Splay, Tranvers Angle)**	**코받침능각 (Splay, Tranvers Angle of Pad)**	**25° ~ 30°**
b	콧등돌출각 (Crest Angle)	코받침경사각 (Vertical Angle of Pad)	10° ~ 15°
c	코옆퍼짐각 (Frontal Angle)	코받침옆퍼짐각 (Front Angle of Pad)	평균 20°

3-104 ④ **【안경테 전면 수평균형상태 불균형의 원인】**
- **렌즈 끼워넣기의 잘못 : 렌즈가 회전된 상태로 끼워져 렌즈삽입부 높낮이가 달라지는 경우**
- **연결부의 휨**

3-105 ⑤

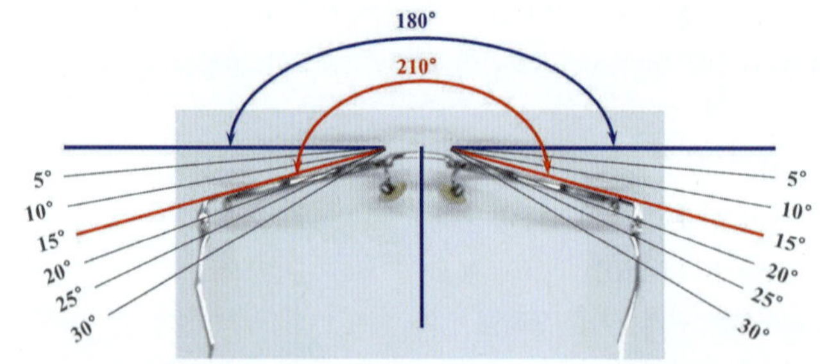

3-106 ② 【기본피팅의 목적과 안경테의 피팅요소】

- 표준상태점검이 완료된 안경테의 더미렌즈나 투명형판에 설계점(M.R.P.)을 인점하기 위해 고객의 얼굴에 맞게 조정하는 것
- 기본피팅의 조정요소 : 다리벌림각, 다리경사각, 경사각, 좌우 코받침의 접촉상태, 전체적인 안경테의 형행성과 대칭성
- **기본피팅의 조정 제외 요소 : 연결부(Bridge)는 조정하지 않음**

3-107 ⑤ **【다리의 귀받침부(Earpiece, Morden, Temple Tip) 피팅(Fitting)】**

- **기본피팅(Main Fitting)의 마지막 피팅단계**
- 꺾임위치가 귀바퀴의 피팅포인트에 정확히 닿도록 함
- 귀받침부를 일자로 펴서 안경을 착용시키고 전체적인 피팅상태 확인
- 귀바퀴의 피팅포인트를 기준으로 귀바퀴 뒷부분의 형태에 맞추어 약간의 간격을 두고 구부림

3-108 ⑤ **【코받침의 불균형에 의한 눌림 자국】**

- 코받침간격이 좁을 때 → 코받침 아래쪽 눌림자국
- 코받침간격이 넓을 때 → 코받침 안쪽의 위쪽 눌림자국
- 코받침능각이 작을 때 → 코받침 아래쪽 눌림자국
- 코받침능각이 클 때 → 코받침 위쪽의 안쪽 눌림자국
- 코받침옆퍼짐각이 작을 때 → 코받침 위쪽의 바깥쪽 눌림자국
- **코받침옆퍼짐각이 클 때 → 코받침 위쪽의 안쪽 눌림자국**
- 코받침경사각이 작을 때 → 코받침 아래쪽 눌림자국
- 코받침경사각이 클 때 → 코받침 위쪽 눌림자국

6차 개념정립 및 익힘문제

3-109 ② • 동공간거리(P.D.) → 수평방향 안위에 영향

• **광학중심점 높이(Oh) → 수직방향 안위에 영향**

• 경사각(P.A.) → 비점수차에 영향

• 정점간거리(V.D.) → 교정굴절력, 시야 및 상배율에 영향

• 다리벌림각 조정 → 다리벌림각에 따른 좌우 정점간거리 변화에 의한 교정굴절력, 시야 및 상배율에 영향

3-110 ⑤ ① 근시교정용 (-)렌즈에서 정점간거리가 길어지면 근시화 된다.

② 원시교정용 (+)렌즈에서 정점간거리가 길어지면 근시화 된다.

③ 근시교정용 (-)렌즈에서 정점간거리가 길어지면 저교정 상태이다.

④ 원시교정용 (+)렌즈에서 정점간거리가 길어지면 과교정 상태이다.

⑤ **근시교정용 (-)렌즈에서 안경렌즈 보다 더 작은 굴절력의 콘텍트렌즈가 필요하다.**

3-111 ④ ① 과교정 상태이다.

② 근시화된 상태이다.

③ (-)렌즈를 추가해야 한다.

④ **더 약한 굴절력의 (+)렌즈가 필요하다.**

⑤ 콘텍트렌즈 보다 굴절력이 더 작은 안경렌즈가 필요하다.

3-112 ⑤ **【설계점 설정을 위한 피팅(Fitting) 순서】**

표준상태피팅 (Standard Alignment)	• 입고된 안경테를 진열장에 진열하기 위한 초기의 피팅 • 안경테의 좌우 불균형 조정을 통한 대칭성 확보, 뒤틀림의 조정 등 안경테 전반에 대한 표준상태 조정
↓	
기본피팅 (Main Fitting)	• 기본피팅 = 전피팅(Pre-fitting) = 예비피팅 • 렌즈 가공 전단계의 피팅 • 안경테의 각 요소를 조정하여 안경을 착용한 고객의 얼굴에 맞게 조정 • 설계점 설정을 위한 가장 중요한 피팅 단계 • 개인맞춤안경, 기능성안경 및 다초점안경 설계의 기준인 피팅
↓	
미세부분조정	• 기본피팅 후 안경 착용상태에서 안경테의 각 요소 및 접촉부의 상태 등을 미세조정하는 단계 • 정면 관측 시 코받침의 접촉상태, 측면 관측 시 귀바퀴 및 옆머리부의 접촉(감촉)상태 등의 미세조정
↓	
응용피팅	• 각 요소별 피팅을 응용한 안경테 전체에 대한 종합적인 피팅단계
↓	
자각피팅	• 완성된 안경의 착용상태에서 고객의 자각증상의 불편함을 해소시키기 위한 조정단계 • 피팅의 완성단계
↓	
사용 중 피팅	• 완성된 피팅상태에서 사용에 의해 발생된 안경테 각 요소의 변형을 조정하는 단계

3-113 ① ① A : **연결부(Bridge)**
② B : 코받침(Nose Pad)
③ C : 렌즈삽입부(Rim)
④ D : 귀부분(Endpiece)
⑤ E : 다리몸대(Shaft)

3-114 ③ ① 안장형(Saddle Type) : 코받침이 없어 렌즈삽입부(Rim)가 얼굴에 직접 접촉, 가장 오래된 형태
② 반안장형(Semisaddle Type) : 코받침이 렌즈삽입부(Rim)에 고정형으로 부착, 가장 많이 사용되는 형태
반안장형(Semisaddle Type) : 코받침이 렌즈삽입부(Rim)에 고정형으로 부착, 가장 많이 사용되는 형태
③ **열쇠구멍형(Keyhole Type)** : 연결부(Bridge)와 렌즈삽입부(Rim)의 연결부가 열쇠구멍 모양인 형태
④ 코받침지지 부착형(Clings Type) : 금속테와 같이 코받침지지가 있는 형태
⑤ 금속안경테의 높은 돌출형(High Crest Bridge) : 'ㄷ'자 형태로 앞쪽 방향으로 돌출이 심한 형태

3-115 ⑤ ① 높은 돌출형(High Crest Bridge) : 'ㄷ'자 형태로 앞쪽 방향으로 돌출이 심한 형태
② 낮은 돌출형(Low Crest Bridge) : 앞쪽 방향으로 돌출의 정도가 심하지 않은 형태, 가장 일반적인 형태
③ 윗빗장형(Bar Type 또는 Two Bridge Type) : 렌즈삽입부(Rim) 위쪽에 연결부가 추가되어 연결부가 2개인 형태
④ 직선형(Flush Type) : 앞쪽 방향으로 돌출이 전혀 없이 평면인 형태
⑤ **2중 안전형(Twin Compotable Type) : 코능선 전체를 덮을 수 있도록** 금속 연결부에 플라스틱 연결부를 추가한 형태, 주로 소아용 안경테에 적용

3-116 ③ **【포인트테(Point Frame)의 구조】**
- **측엽(Shoe) : 렌즈의 절삭된 부분인 측면 가장자리에 밀착되는 부분**
- 지엽(Ear, Tongue) : 측엽에서 렌즈의 나사구멍까지 연결된 부분
- 고정금대(Strap) : 측엽(Shoe)과 지엽(Ear, Tongue)을 포함한 금속 안경테의 귀부분(Endpiece)에 해당하는 부분

3-117 ⑤ ① 림 커브(Rim Curve) 조정 플라이어(커브-A) : 상하의 패드가 동일한 곡률인 오목면과 볼록면의 조합으로 구성된 림커브 조정용 플라이어
② 림 커브(Rim Curve) 조정 플라이어(커브-B) : 상하의 패드가 동일한 곡률인 볼록면과 볼록면의 조합으로 구성되어 점접촉에 의한 림커브 세부조정용 플라이어
③ 연결부(Bridge) 휨 조정 플라이어(브리지-B) : 패드 상하면의 곡률 차이가 작은 투패드형 브리지 휨 조정 플라이어
④ 연결부(Bridge) 휨 조정 플라이어(브리지-A) : 패드 상하면의 곡률 차이가 큰 투패드형 브리지 휨 조정 플라이어 → 꺾임각이 급격히 변하기 때문에 주의를 요함
⑤ **렌즈 회전용 플라이어(축집게) : 안경렌즈를 끼워넣은 후 축(Ax)이나 프리즘방향이 맞지 않을 때 렌즈를 제거하지 않고 조정하기 위해 렌즈 접촉부에 고무 또는 실리콘을 부착시킨 플라이어** → 렌즈면에 흠이 생길 수 있으므로 렌즈 전후면에 테이프를 붙인 상태에서 조정하는 등의 조치가 요구됨

3-118 ③ ① 귀부분(Endpiece) 고정용 플라이어(헌지잡이) : 귀부분의 꺾임상태나 다리벌림각 조정을 위한 귀부분을 고정하기 위해 양쪽면에 홈이 있는 플라이어
② 코받침지지(Pad Arm) 조정용 플라이어(삼바리) : 코집게나 코나사집게를 사용하여 피팅할 경우 코받침지지의 용접부에 강한 힘이 작용하여 파손될 우려가 있으므로 코받침지지의 접촉부에만 힘이 전달되어 조정하기 위한 플라이어
③ **코받침(Nose Pad) 및 코받침지지(Pad Arm) 조정용 플라이어(코나사집게) : 실리콘(Silicon)이나 에어(Air)코받침인 경우 코받침이 손상될 수 있으므로 코받침박스의 코받침나사를 잡고 조정하기 위한 플라이어**

④ 포인트테용 무테나사 절단기 : 안경테에 사용되는 소형 나사를 절단할 때 사용하는 절단용 공구
⑤ 코받침(Nose Pad) 조정용 플라이어(코집게) : 코받침과 코받침박스를 동시에 잡고 코받침을 조정하기 위한 플라이어 → 실리콘(Silicon)이나 에어(Air)코받침인 경우 코받침이 손상될 수 있으므로 코나사집게를 사용하여 피팅

3-119 ③ **코받침(Nose Pad) 및 코받침지지(Pad Arm) 조정용 플라이어(흰마루)** : 코받침지지와 렌즈면 사이가 좁아 공구의 접근성이 좋지 않기 때문에 휘어진 형태의 마루 끝부분을 얇게 하여 코받침지지를 잡고 조정하기 위한 플라이어

3-120 ② 【박싱시스템(Boxing System)】
- 독일, 미국, 우리나라 등에서 사용하는 I.S.O. 국제규격, 가장 합리적

【데이텀라인 시스템(Datum Line System)】
- 영국, 프랑스 등 등에서 사용하는 규격, 가장 오래됨

【상공련시스템】
- **일본에서 사용하는 규격, 안경테의 기준점이 실질적인 삽입부 면적 중심점에 위치하도록 하는 시스템**

3-121 ③ **【상공련시스템의 안경테 크기 표기】**
'52 − 18 140 = (A − B C)'
- A : 삽입부 크기(E.S., Eye Size) = 52mm
- B : 연결부 크기(B.S., Bridge Size) = 18mm
- C : 다리(Temple)의 길이 = 140mm

3-122 ③ **【계측방법에 따른 안경테 각 부분의 크기(보스톤형 안경테 기준)】**
- 삽입부 크기(E.S.) : 박싱시스템 〉 데이텀라인시스템
- F.P.D. 크기 : 데이텀라인시스템 〉 상공련시스템 〉 박싱시스템
- **연결부 크기(B.S.) : 데이텀라인시스템 〉 박싱시스템**
- 계측방법에 관계 없이 렌즈 삽입부 크기(E.S.)와 연결부 크기(B.S.)가 같은 안경테 : Circle Type(정원형), Oval Type(오벌형), Square Type(스퀘어형), Hexagon Type(육각형), Oxtagon Type(팔각형)

3-123 ① **【박싱시스템(Boxing System)에 의한 안경테 계측방법】**

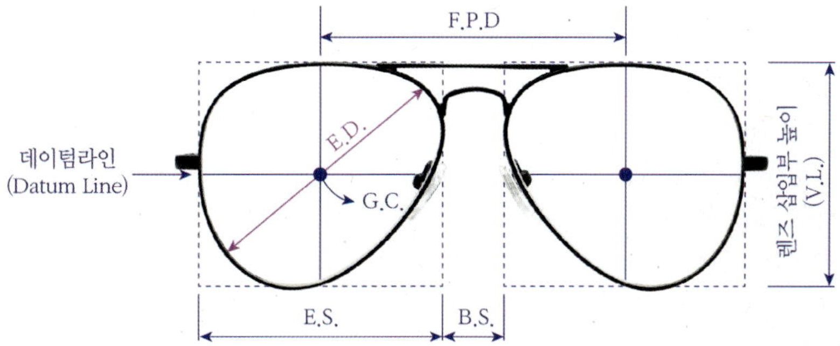

3-124 ⑤ 【코부분의 기울기에 대응하는 코받침(Nose Pad) 부분의 기울기】

	코 부분	코받침 부분	기울기
a	코능각 (Splay, Tranvers Angle)	코받침능각 (Splay, Tranvers Angle of Pad)	25° ~ 30°
b	콧등돌출각 (Crest Angle)	코받침경사각 (Vertical Angle of Pad)	10° ~ 15°
c	**코옆퍼짐각 (Frontal Angle)**	**코받침옆퍼짐각 (Front Angle of Pad)**	**평균 20°**

3-125 ③ **【전면 돌출상태 불균형 점검 방법】**

- **막대형 형광등 반사상 검사 : 막대형 형광등의 반사상이 좌우 더미렌즈에 일직선으로 보이는지 검사**
- 안경자에 의한 방법(4개접점검사) : 안경테 안쪽에 안경자를 대고 좌우 귀부분(Endpiece)과 좌우 연결부(Bridge)의 4개 점이 안경자와 닿는지 검사

3-126 ⑤ ① 안면각이 180°를 미만인 상태를 앞쏠림이라 한다.
② 안면각의 조정은 비점수차를 최소화하기 위함이다.
③ 정상 안면각 180°를 기준으로 앞쏠림과 뒷쏠림을 구분한다.
④ 미적요소를 중시하는 굴절력이 작은 근용안경일 경우의 안면각은 약 190°로 조정한다.
⑤ 안경테 직상방에서 볼 때 귀부분(Endpiece)이 연결부(Bridge) 보다 앞으로 돌출된 상태를 앞쏠림이라 한다.

3-127 ④ ① 왼쪽의 정점간거리(V.D.)가 길어진다.
② 왼쪽의 귀부분(Endpiece)이 앞쪽으로 밀린다.
③ 귀바퀴받침부가 왼쪽 귀바퀴를 앞으로 당긴다.
④ 왼쪽의 안경다리(Temple)가 관자놀이를 압박한다.
⑤ 오른쪽 코받침(Nose Pad)이 코의 능선부를 강하게 압박한다.

3-128 ④ ① 오른쪽 정점간거리 길어진다.
② 왼쪽의 다리벌림각이 커진다.
③ 왼쪽 코받침이 코능선부를 압박한다.
④ 오른쪽의 안경테 전면이 앞쪽으로 돌출된다.
⑤ 오른쪽 귀바퀴받침부가 오른쪽 귀바퀴를 앞으로 당긴다.

3-129 ③ **【코받침의 불균형에 의한 눌림 자국】**

- 코받침간격이 좁을 때 → 코받침 아래쪽 눌림자국
- 코받침간격이 넓을 때 → 코받침 안쪽의 위쪽 눌림자국
- 코받침능각이 작을 때 → 코받침 아래쪽 눌림자국
- 코받침능각이 클 때 → 코받침 위쪽의 안쪽 눌림자국
- 코받침옆퍼짐각이 작을 때 → 코받침 위쪽의 바깥쪽 눌림자국
- 코받침옆퍼짐각이 클 때 → 코받침 위쪽의 안쪽 눌림자국
- **코받침경사각이 작을 때 → 코받침 아래쪽 눌림자국**
- 코받침경사각이 클 때 → 코받침 위쪽 눌림자국

제4장 P.D.와 Oh 측정 문제해설

1차 개념정립 및 익힘문제

4-1 ④ ① 검사자의 좌안으로 관찰하여 우안의 단안P.D.를 측정한다.
② 주시방향에 따른 시차를 없애기 위해 우안을 측정할 때는 검사자의 우안을 감고 좌안으로 관찰하여 측정한다.
③ 트랜스일루미네이터를 피검사자의 좌안 직전방에서 비추고 중앙기준점에서 피검사자 좌안의 동공중심까지의 거리를 측정한다. → 동공중심선P.D.(단안P.D.)
④ 트랜스일루미네이터를 피검사자의 우안 직전방에서 비추고 중앙기준점에서 피검사자 우안의 각막반사상까지의 거리를 측정한다.
⑤ 피검사자의 좌안 직전방에서 트랜스일루미네이터를 비추고, 우안의 각막반사상(안경자의 0점)에서 좌안의 각막반사상까지의 거리를 측정한다. → 조준선P.D.(양안P.D.)

4-2 ③ ① 검사자의 좌안으로 관찰하여 우안의 단안P.D.를 측정한다.
② 주시방향에 따른 시차를 없애기 위해 우안을 측정할 때는 검사자의 우안을 감고 좌안으로 관찰하여 측정한다.
③ 우안의 동공중심(안경자의 0점)에서 피검사자 좌안의 동공중심까지 거리를 검사자의 우안으로 관찰하여 양안 P.D.를 측정한다.
④ 트랜스일루미네이터를 피검사자의 우안 직전방에서 비추고 중앙기준점에서 피검사자 우안의 각막반사상까지의 거리를 측정한다. → 조준선P.D.(단안P.D.)
⑤ 피검사자의 좌안 직전방에서 트랜스일루미네이터를 비추고, 우안의 각막반사상(안경자의 0점)에서 좌안의 각막반사상까지의 거리를 측정한다. → 조준선P.D.(양안P.D.)

4-3 ② **【조준선P.D.(생리학적P.D.)】**
• 좌우 시선이 정중전면 주시 시 **좌우안의 주시선이 지나는 각막반사상(눈의 조준선)까지의 거리**

4-4 ① **① P.D.와 Oh가 동시에 결정된다.**
② 인점과 설계점이 일치한다.
③ 다른 P.D.측정방법에 비해 시간이 절약된다.
④ 기본피팅(Main Fitting)이 정확해야 한다.
⑤ 고객의 턱을 올리게 하여 경사각 0°자세를 취한 상태에서 인점한다.

4-5 ⑤ ① 실제 사용하는 조준선과 Oh가 일치한다. → 경사각 0°자세(상방시) 기준
② 주시거리가 가까울수록 경사각은 커진다.
③ 턱을 앞으로 내밀어 안경렌즈가 수직인 상태이다. → 경사각 0°자세(상방시) 기준
④ 수평방향에서 전방 5 ~ 6m 아래쪽를 주시하는 자세이다.
⑤ 경사각이 1° 변하면 경사각 보정거리를 0.44mm 아래로 내려야 한다.

4-6 ④ **【경사각 0°자세(상방시) 기준 조제가공Oh】**
• **조제가공Oh = 경사각 0°자세기준Oh**

4-7 ④ **【인점에 의한 설계점(M.R.P.) 설정**의 장점**】**
• 투명형판 또는 더미렌즈에 직접 인점하기 때문에 시간이 절약됨
• **광학중심점을 인점하므로 P.D.와 Oh가 동시에 결정됨**
• 인점이 설계점이 되기 때문에 자르기와 다듬기의 오차가 작음

4-8 ① • 경사각 보정거리 $d = 0.44\theta = 0.44 \times 10 = 4.4(mm)$

• 프리즘 처방(1.0Δ,B.D.)을 고려하지 않을 때

조제가공Oh(A) =일 상자세기준 측정Oh - 경사각 보정거리 = 27 - 4.4 = 22.6(mm)

• 프리즘 처방(1.0Δ,B.D.)을 고려하면

1.0Δ,B.D. → $P = Dh \quad h = \frac{P}{D} = \frac{1}{2} = 0.5(cm) = 5(mm)$ → **수직방향 굴절력은 (+2D)이므로 B.D이 되기 위해서는 렌즈를 하부로 5mm 내림**

→ 22.6 - 5 = 17.6(mm)

4-9 ① • 경사각 보정거리 $d = 0.44\theta = 0.44 \times 10 = 4.4(mm)$

• 프리즘 처방(1.0Δ,B.D.)을 고려하지 않을 때

조제가공Oh(A) =일 상자세기준 측정Oh - 경사각 보정거리 = 27 - 4.4 = 22.6(mm)

• 프리즘 처방(1.0Δ,B.U.)을 고려하면

1.0Δ,B.U. → $P = Dh \quad h = \frac{P}{D} = \frac{1}{2} = 0.5(cm) = 5(mm)$ → **수직방향 굴절력은 (-2D)이므로 B.U이 되기 위해서는 렌즈를 아래로 5mm 내림**

→ 22.6 - 5 = 17.6(mm)

4-10 ④ **【안경의 용도에 따른 경사각의 크기】**

• **원용안경〈 중간거리용 안경〈 근용안경**

4-11 ④ **【경사각 조정 목적】**

• **눈의 회전점 조건을 만족시키기 위해** 조준선이 안경렌즈 후면의 설계점과 수직을 이루도록 조정 → 비점수차의 최소화

2차 개념정립 및 익힘문제

4-12 ⑤ ① 검사자의 좌안으로 관찰하여 우안의 단안P.D.를 측정한다.

② 주시방향에 따른 시차를 없애기 위해 우안을 측정할 때는 검사자의 우안을 감고 좌안으로 관찰하여 측정한다.

③ 트랜스일루미네이터를 피검사자의 좌안 직전방에서 비추고 중앙기준점에서 피검사자 좌안의 동공중심까지의 거리를 측정한다. → 동공중심선P.D.(단안P.D.)

④ 트랜스일루미네이터를 피검사자의 우안 직전방에서 비추고 중앙기준점에서 피검사자 우안의 각막반사상까지의 거리를 측정한다. → 조준선P.D.(단안P.D.)

⑤ **피검사자의 좌안 직전방에서 트랜스일루미네이터를 비추고, 우안의 각막반사상(안경자의 0점)에서 좌안의 각막반사상까지의 거리를 측정한다.**

4-13 ② **【동공중심간P.D.(해부학적P.D.)】**

• 좌우 시선이 정중전면 주시 시 **좌우안의 동공중심을 측정점으로 한 동공간거리(안구회전점 사이의 거리)**

4-14 ③ ① 검사자의 좌안으로 관찰하여 우안의 P.D.를 측정한다.

② 트랜스일루미네이터를 피검사자의 좌안 직전방에서 비추고 중앙기준점에서 피검사자 좌안의 동공중심까지의 거리를 측정한다. → 동공중심선P.D.(단안P.D.)

③ **피검사자에게 검사자의 콧등에 위치한 트랜스일루미네이터 불빛을 주시하게하고 좌우안의 각막반사상까지의 거리를 측정한다.**

④ 트랜스일루미네이터를 피검사자의 우안 직전방에서 비추고 중앙기준점에서 피검사자 우안의 각막반사상까지의 거리를 측정한다. → 조준선P.D.(단안P.D.)

⑤ 피검사자의 좌안 직전방에서 트랜스일루미네이터를 비추고, 우안의 각막반사상(안경자의 0점)에서 좌안의 각막반사상까지의 거리를 측정한다. → 조준선P.D.(양안P.D.)

4-15 ⑤ **【인점에 의한 설계점을 설정 순서】**

- **수평인점 → 가설계점 설정 → 삼각보조점 설정 → 경사각 0°자세 → 진설계점 설정**

4-16 ⑤ **【일상적인 자세(상용시선) 기준 경사각(θ)에 따른 Oh 보정거리(d)】**

$$d = 25\sin\theta \fallingdotseq 0.44\theta$$

4-17 ③ **【인점에 의한 설계점을 설정 순서】**

- **수평인점** → 가설계점 설정 → 삼각보조점 설정 → 경사각 0°자세 → 진설계점 설정

4-18 ② **【조준선P.D.(생리학적P.D.)】**

- 좌우 시선이 정중전면 주시 시 **좌우안의 주시선이 지나는 각막반사상(눈의 조준선)까지의 거리**

4-19 ③
- 경사각 보정거리 $d = 0.44\theta = 0.44 \times 10 = 4.4(mm)$
- 프리즘 처방(1.0Δ,B.D.)을 고려하지 않을 때
  조제가공Oh(A) =일 상자세기준 측정Oh - 경사각 보정거리 = 27 - 4.4 = 22.6(mm)
- 프리즘 처방(1.0Δ,B.U.)을 고려하면
  1.0Δ,B.U. → $P = Dh \quad h = \frac{P}{D} = \frac{1}{2} = 0.5(cm) = 5(mm)$ → **수직방향 굴절력은 (+2D)이므로**
  B.U이 되기 위해서는 렌즈를 위로 5mm 올림
  → 22.6 + 5 = 27.6(mm)

4-20 ③
- 경사각 보정거리 $d = 0.44\theta = 0.44 \times 10 = 4.4(mm)$
- 프리즘 처방(1.0Δ,B.D.)을 고려하지 않을 때
  조제가공Oh(A) =일 상자세기준 측정Oh - 경사각 보정거리 = 27 - 4.4 = 22.6(mm)
- 프리즘 처방(1.0Δ,B.U.)을 고려하면
  1.0Δ,B.U. → $P = Dh \quad h = \frac{P}{D} = \frac{1}{2} = 0.5(cm) = 5(mm)$ → **수직방향 굴절력은 (+2D)이므로**
  B.U이 되기 위해서는 렌즈를 위로 5mm 올림
  → 22.6 + 5 = 27.6(mm)

4-21 ② **【경사각이 클 때 물체의 형태(정사각형 기준) 변화】**

- **근시용 (−)렌즈 : 좌우로 긴 직사각형**
- 원시용 (+)렌즈 : 상하로 긴 직사각형

4-22 ⑤ ① 주시거리가 짧을수록 경사각은 커야한다.

② 키가 큰 사람일수록 경사각은 커야한다.

③ 경사각이 클수록 광학중심점 높이(Oh)는 낮아진다.

④ 경사각이 클수록 근용부 정점간거리(V.D.)는 짧아진다.

⑤ 경사각이 작을수록 근거리를 주시할 때 안구의 회전량은 감소한다.

3차 개념정립 및 익힘문제

4-23 ③ ① 검사자의 좌안으로 관찰하여 우안의 단안P.D.를 측정한다.
② 주시방향에 따른 시차를 없애기 위해 우안을 측정할 때는 검사자의 우안을 감고 좌안으로 관찰하여 측정한다.
③ **트랜스일루미네이터를 피검사자의 좌안 직전방에서 비추고 중앙기준점에서 피검사자 좌안의 동공중심까지의 거리를 측정한다.**
④ 트랜스일루미네이터를 피검사자의 우안 직전방에서 비추고 중앙기준점에서 피검사자 우안의 각막반사상까지의 거리를 측정한다. → 조준선P.D.(단안P.D.)
⑤ 피검사자의 좌안 직전방에서 트랜스일루미네이터를 비추고, 우안의 각막반사상(안경자의 0점)에서 좌안의 각막반사상까지의 거리를 측정한다. → 조준선P.D.(양안P.D.)

4-24 ② **【동공중심간P.D.(해부학적P.D.)】**
• 좌우 시선이 정중전면 주시 시 **좌우안의 동공중심을 측정점으로 한 동공간거리(안구회전점 사이의 거리)**

4-25 ⑤ ① 근용P.D.를 측정할 경우 피검사자의 각막정점에서 12mm 떨어진 위치에 안경자를 위치시켜 측정한다.
② 우안의 P.D.를 측정할 경우 피검사자가 검사자의 좌안을 보게 하고 측정한다.
③ 주시거리P.D.를 측정할 경우 피검사자가 주시거리를 보게 한 상태로 피검사자의와 시선이 평행한 위치인 50~60cm 직전방에서 측정한다.
④ 사시안에 대해 P.D.미터를 이용하여 측정할 경우 가리개를 이용하여 좌안이나 우안을 가리고 측정한다.
⑤ **사시안의 오른쪽 눈의 단안P.D.를 측정할 경우 피검사자의 왼쪽 눈을 가리고 측정한다.**

4-26 ③ ① A : PD/VD 전환버튼
② B : P.D.측정 손잡이 → 좌우안 P.D.를 측정하기 위해 내부의 수직지표선을 이동시키기 위한 외부의 슬라이딩 손잡이
③ **C : 주시거리조정 다이얼 → 목적거리별 P.D.측정을 위해 목적거리를 설정하는 다이얼**
④ D : 코받침 → 이마받침대와 함께 피검사자의 코를 밀착시켜 눈의 위치를 일정하게 고정하고 고정된 상태를 유지하기 위한 부분
⑤ E : 가리개전환레버 → 사위나 사시의 P.D.측정 시 좌안가림, 우안가림 및 양안개방을 선택할 수 있도록 P.D.미터 하부에 배치된 전환 레버

4-27 ② **【일상적인 자세(상용시선) 기준 조제가공Oh】**
• **조제가공Oh = 일상자세기준Oh − 보정거리 = 24 − 2 = 22(mm)**

4-28 ⑤ **【가리개 전환레버】**
• **사위나 사시의 P.D.측정 시 좌안가림, 우안가림 및 양안개방을 선택**할 수 있도록 P.D.미터 하부에 배치된 전환 레버

4-29 ② **【동공중심간P.D.(해부학적P.D.)】**
• 좌우 시선이 정중전면 주시 시 **좌우안의 동공중심을 측정점으로 한 동공간거리(안구회전점 사이의 거리)**

4-30 ① • 경사각 보정거리 $d = 0.44\theta = 0.44 \times 10 = 4.4(mm)$
• 프리즘 처방(1.0△,B.D.)을 고려하지 않을 때
조제가공Oh(A) =일상자세기준 측정Oh − 경사각 보정거리 = 27 − 4.4 = 22.6(mm)
• 프리즘 처방(1.0△,B.U.)을 고려하면
1.0△,B.U. → $P = Dh \quad h = \frac{P}{D} = \frac{1}{2} = 0.5(cm) = 5(mm)$ **→ 수직방향 굴절력은 (−2D)이므로**
B.U이 되기 위해서는 렌즈를 아래로 5mm 내림 → 22.6 − 5 = 17.6(mm)

4-31 ⑤ ① 경사각이 클수록 비점수차는 증가한다.
② 경사각이 클수록 광학중심점 높이(Oh)는 낮아진다.
③ 근용안경의 경사각은 원용안경의 경사각보다 커야 한다.
④ 경사각이 클수록 근거리를 주시할 때 안구 회전량은 커진다.
⑤ **(−)렌즈의 경사각이 크면 정사각형의 물체는 좌우로 긴 직사각형의 형태로 보인다.**

4-32 ③ **【경사각 조정 목적】**
- 눈의 회전점 조건을 만족시키기 위해 조준선이 안경렌즈 후면의 설계점과 수직을 이루도록 조정 → **비점수차의 최소화**

제5장 형판만들기 문제해설

1차 개념정립 및 익힘문제

5-1 ① ① **형판에 구멍이 뚫려져 있지 않다.**

② 자동취형기를 이용하여 형판을 가공한다. → 자동형판

③ 수평기준선과 수직기준선이 마킹되어 있다. → 자동형판

④ 수평기준선과 수직기준선의 교차점의 중심에 구멍이 뚫려 있다. → 자동형판

⑤ 고정핀을 끼울 수 있는 큰 구멍의 위치는 형판 중앙에서 편심되어 있다. → 자동형판

5-2 ⑤ **【형판고정핀을 끼울 수 있는 큰 구멍의 위치】**

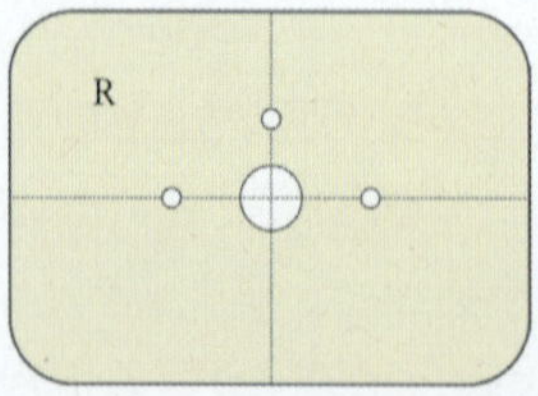

• 수평기준선과 수직기준선의 교차점의 중심에 형판고정핀을 끼울 수 있는 큰 원형구멍이 뚫려 있음

5-3 ⑤ ① 설계기준판에 안경테의 전면이 향하도록 세팅한다.

② 형판의 좌우표시(R, L)가 귀부분에 오도록록 세팅한다.

③ 테상부수평 받침대에 안경테 좌우 림(Rim)의 윗부분이 밀착되어 수평상태를 유지하도록 한다.

④ 형판을 안경테에 끼워 넣고 고객에게 착용시킨 후 설계점을 인점한다.

⑤ **인점 계측에 의한 설계점 설정일 경우 렌즈삽입부의 기하중심점에서 귀방향 3mm, 아래로 2mm인 위치에 형판고정핀을 끼울기 위한 큰 구멍부가 위치하도록 세팅한다.**

5-4 ② 【보관용 형판】

• 보관용 형판 : 동일한 안경테를 사용하기 위해 렌즈만 교체할 경우 형판을 다시 만들지 않고 재사용하기 위해 보관하는 형판

• 보관용 형판의 기입사항 : 제조사명(메이커명), 상품명, 상품번호, 안경테P.D.(F.P.D.), 삽입부 크기(E.S.), 연결부 크기(B.S.)

• **보관용 형판에 기입되지 않는 항목 : 설계점** → 렌즈가 바뀌면 설계점은 변동될 수 있음

5-5 ③ **【양안 설계점 이동량(편위량)】**

• F.P.D. = E.S. + B.S. = 54 + 18 = 72(mm)

• **양안 설계점 이동량(편위량) = F.P.D. − 양안P.D. = 72 − 68 = 4(mm)**

5-6 ① **【단안 설계점 이동량(편위량)】**

• F.P.D. = E.S. + B.S. = 54 + 18 = 72(mm)

• **단안 설계점 이동량(편위량) =** $\frac{F.P.D.}{2} - \text{단안}P.D. = \frac{72}{2} - \frac{68}{2} = 2(mm)$

• **설계점이 코방향일 때 : (+)값**

• **단안 편위량이 +2mm이므로 오른쪽 안경렌즈를 코방향 2mm 편위시킴**

5-7 ④ **【단안 설계점 이동량(편위량)】**

• F.P.D. = E.S. + B.S. = 54 + 18 = 72(mm)

• 단안 설계점 이동량(편위량) = $\frac{F.P.D.}{2}$ − 단안$R.P.D.$ = $\frac{72}{2} - 39 = -3(mm)$

• 설계점이 귀방향일 때 : (−)값

• 우안 편위량이 −3mm이므로 오른쪽 안경렌즈를 귀방향 3mm 편위시킴

5-8 ① • $R.F.P.D. = \frac{F.P.D.}{2} = \frac{70}{2} = 35(mm)$

• 설계점 : 코방향 5mm → 코방향 : P.D.가 작아지는 방향 → −5mm

• 조제가공 $R.P.D.$ = $R.F.P.D.$ − 설계점 이동량 = 35 − 3 = 30(mm)

5-9 ① • 경사각 보정거리 $d = 0.44\theta = 0.44 \times 10 = 4.4(mm)$

• 조제가공 Oh = 기준 Oh − 경사각보정거리 = 20 − 4.4 = 15.6(mm)

5-10 ⑤ • 0°자세에서 측정한 Oh = 조제가공Oh = 26mm

• 수직 기준점 = 설계점

2차 개념정립 및 익힘문제

5-11 ② 【형판고정핀을 끼울 수 있는 큰 구멍의 위치】

• 렌즈삽입부 중앙에서 귀방향 3mm, 아래로 2mm인 위치에 편심됨 → 인점에 의한 설계점 설정 시 동공중심이 구멍부에 위치하게 되면 인점할 수 없기 때문

5-12 ⑤ 【형판고정핀을 끼울 수 있는 큰 구멍의 위치】

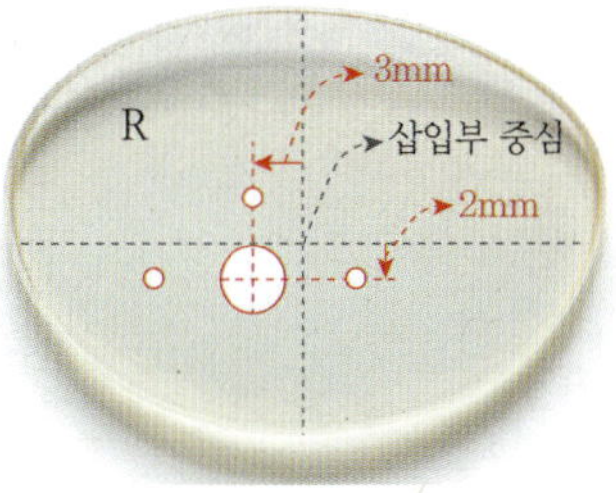

• 렌즈삽입부 중앙에서 귀방향 3mm, 아래로 2mm인 위치에 편심됨 → 인점에 의한 설계점 설정 시 동공중심이 구멍부에 위치하게 되면 인점할 수 없기 때문

5-13 ⑤ ① 수평인점은 조제가공의 수평을 유지하기 위한 기준이며 설계점은 아니다.

② 기준점을 기준으로 설계점이 코방향일 때를 (+)값으로 한다.

③ 정식계측에 의해 설계점을 설정할 경우에는 좌우안 각각의 형판만 제작한다.

④ 박싱시스템에 의한 수직기준선과 수평기준선의 교점을 구해 기준점을 설정한다.

⑤ 간이속결식에 의해 원용안경의 설계점을 설정할 경우에는 B.I. 프리즘이 되지 않도록 한다.

5-14 ④ 【양안 설계점 이동량(편위량)】

• 양안 설계점 이동량(편위량) = F.P.D. − 양안P.D. = 70 − 65 = 5(mm)

5-15 ③ 【양안 설계점 이동량(편위량)】

• F.P.D. = E.S. + B.S. = 54 + 20 = 74(mm)

• 양안 설계점 이동량(편위량) = F.P.D. − 양안P.D. = 74 − 68 = 6(mm)

• 설계점이 코방향일 때 : (+)값

• 양안 편위량이 +6mm이므로 좌우안 각각 코방향 3mm 편위시킴

5-16 ① 【단안 설계점 이동량(편위량)】

- F.P.D. = E.S. + B.S. = 54 + 18 = 72(mm)
- 단안 설계점 이동량(편위량) = $\frac{F.P.D.}{2}$ − 단안 $L.P.D. = \frac{72}{2} - 34 = 2(mm)$
- 설계점이 코방향일 때 : (+)값
- 좌안 편위량이 +2mm이므로 왼쪽 안경렌즈를 코방향 2mm 편위시킴

5-17 ④

- $R.F.P.D. = \frac{F.P.D.}{2} = \frac{70}{2} = 35(mm)$
- 설계점 : 귀방향 5mm → 귀방향 : P.D.가 커지는 방향 → +5mm
- 조제가공 R.P.D. = R.F.P.D. + 설계점 이동량 = 35 + 3 = 40(mm)

5-18 ①

- $R.F.P.D. = \frac{F.P.D}{2} = \frac{E.S. + B.S.}{2} = \frac{56+16}{2} = 36(mm)$
- 수평 설계점이동량 = R.F.P.D. = R.P.D. = R.P.D. = 36 − 34 = +2(mm)
- 수평 설계점이동량 : +2mm → (+)방향 → 코방향

5-19 ④

- $L.F.P.D. = \frac{F.P.D}{2} = \frac{E.S. + B.S.}{2} = \frac{54+18}{2} = 36(mm)$
- 수평설계점이동량 = R.F.P.D. = L.P.D. = 36 − 38 = −2(mm)
- 수평 설계점이동량 : −2mm → (−)방향 → 귀방향

5-20 ③ • 0°자세에서 측정한 Oh = 조제가공Oh = 26mm

3차 개념정립 및 익힘문제

5-21 ③ 【형판고정핀을 끼울 수 있는 큰 구멍의 위치】

- 렌즈삽입부 중앙에서 귀방향 3mm, 아래로 2mm인 위치에 편심됨 → 인점에 의한 설계점 설정 시 동공중심이 구멍부에 위치하게 되면 인점할 수 없기 때문

5-22 ③ ① 설계 기준판에 안경테의 전면이 향하도록 세팅한다.

② 형판의 좌우표시(R, L)가 귀부분에 오도록록 세팅한다.

③ 박싱시스템에 의해 설계점을 설정한 경우 형판고정핀이 렌즈삽입부의 기하중심점에 오도록 세팅한다.

④ 인점에 의해 설계점을 설정한 경우 형판고정핀이 렌즈삽입부의 기하중심점에서 아래로 2mm에 편심되도록 세팅한다.

⑤ 인점에 의해 설계점을 설정한 경우 형판고정핀이 렌즈삽입부의 기하중심점에서 귀방향 3mm에 편심되도록 세팅한다.

5-23 ④ 【보관용 형판】

- 보관용 형판 : 동일한 안경테를 사용하기 위해 렌즈만 교체할 경우 형판을 다시 만들지 않고 재사용하기 위해 보관하는 형판
- 보관용 형판의 기입사항 : 제조사명(메이커명), 상품명, 상품번호, 안경테P.D.(F.P.D.), 삽입부 크기(E.S.), 연결부 크기(B.S.)
- 보관용 형판에 기입되지 않는 항목 : 설계점 → 렌즈가 바뀌면 설계점은 변동될 수 있음

5-24 ④ 【양안 설계점 이동량(편위량)】

- 양안 설계점 이동량(편위량) = F.P.D. − 양안P.D. = 70 − 65 = 5(mm)

5-25 ② 【양안 설계점 이동량(편위량)】

- F.P.D. = E.S. + B.S. = 52 + 18 = 70(mm)
- 양안 설계점 이동량(편위량) = F.P.D. − 양안P.D. = 70 − 74 = −4(mm)
- 설계점이 귀방향일 때 : (−)값
- 양안 편위량이 −4mm이므로 좌우안 각각 귀방향 2mm 편위시킴

5-26 ⑤ 【단안 설계점 이동량(편위량)】

- F.P.D. = E.S. + B.S. = 54 + 18 = 72(mm)
- 단안 설계점 이동량(편위량) = $\frac{F.P.D.}{2} - \text{단안}R.P.D. = \frac{72}{2} - 36 = 0(mm)$

5-27 ③ • 조제가공Oh = 기준Oh ± 설계점 이동량 = 28 + 5 = 33(mm)

5-28 ④ • 경사각 보정거리 $d = 0.44\theta = 0.44 \times 10 = 4.4(mm)$

- 수직기준점에서 아래로 4.4(mm)

5-29 ⑤ • 0°자세에서 측정한 Oh = 조제가공Oh = 26mm

- 수직 기준점 = 설계점

5-30 ③ • 0°자세에서 측정한 Oh = 조제가공Oh = 26mm

제6장 렌즈미터(Lensmeter) 문제해설

1차 개념정립 및 익힘문제

6-1 ④ 【렌즈미터(Lensmeter)의 용도】

- 안경렌즈(구면, 원주, 토릭렌즈) 및 콘택트렌즈의 상측정점굴절력 측정
- 안경렌즈(구면, 원주, 토릭렌즈)의 광학중심점 인점
- 원주렌즈 및 **토릭렌즈의 양주경선** 굴절력 및 **주경선 방향(축방향) 측정**
- 프리즘 굴절력 측정 및 기저(Base)방향 결정
- 다초점렌즈의 가입도 측정
- 콘택트렌즈의 물측정점굴절력 측정

6-2 ② ① 콜리메이터부(표준렌즈부) : 망원경부에 입사하는 광선속을 평행광선으로 만듦
② **망원경부 : 평행광선속을 핀트글라스에 결상시키고, 입사광선과 출사광선을 평행광선속으로 만듦**
③ 타겟(Target) : 표준렌즈의 물측초점에 위치하며, 선명한 타겟상으로부터 경선별 굴절력과 주경선의 방향 및 프리즘 굴절력과 기저방향을 측정하는 역할
④ 대물렌즈 : 접안렌즈부의 측정렌즈쪽 렌즈, 평행인 입사광선에 대해 핀트글라스에 초점을 형성하는 역할
⑤ 핀트글라스 : 대물렌즈의 상측초점과 접안렌즈군의 물측초점에 위치 → 실린더축방향눈금, 기준주경선, 프리즘디옵터선이 마킹되어 있음

6-3 ⑤ 【측정렌즈가 삽입되지 않고 굴절력 표시창의 굴절력이 0.00D일 때 망원경식 렌즈미터의 표준렌즈】

- 일반적인 표준렌즈 굴절력 : D´=+25D
- **표준렌즈에 발산광선속이 입사**
- **표준렌즈에서 출사되는 광선 : 평행광**
- 역할 : 입사하는 발산(구면파)광선속을 평행(평면파)광선속으로 만들어 대물렌즈에 평행광이 입사되도록 함 → 시준기(Collimator) 기능

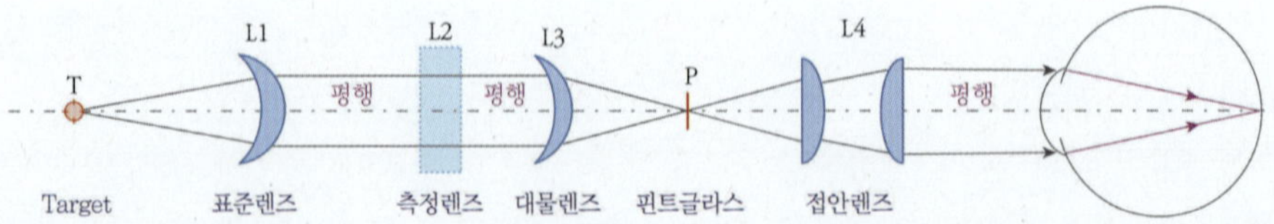

6-4 ③ 【측정렌즈가 삽입되지 않고 굴절력 표시창의 굴절력이 0.00D일 때 망원경식 렌즈미터의 핀트글라스】

- 위치 : 대물렌즈의 상측초점, 접안렌즈군의 물측초점
- **핀트글라스에 입사하는 광선속 : 수렴광선속**
- **핀트글라스에서 출사하는 광선속 : 발산광선속**
- 핀트글라스에 포함된 선 및 눈금 : 실린더축방향눈금, 기준주경선, 프리즘디옵터선 → 렌즈미터의 0점 조정 및 시도조절의 기준으로 활용됨

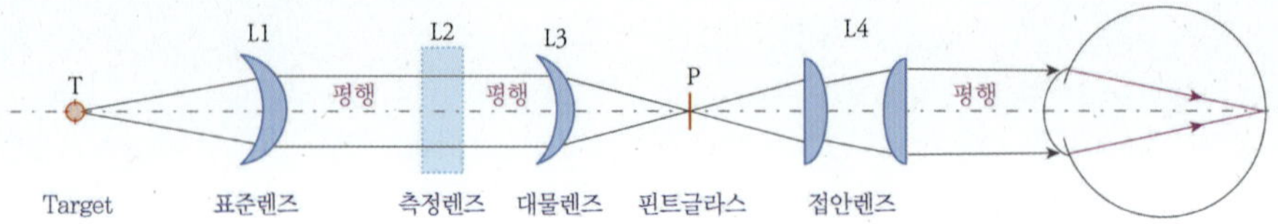

6-5 ⑤ 【측정렌즈의 굴절력에 관계없이 항상 평행광선속을 유지해야하는 것】

- 측정렌즈에서 출사하는 광선속 = 대물렌즈 또는 망원경계에 입사하는 광선속
- 접안렌즈 또는 망원경계에서 출사하는 광선속

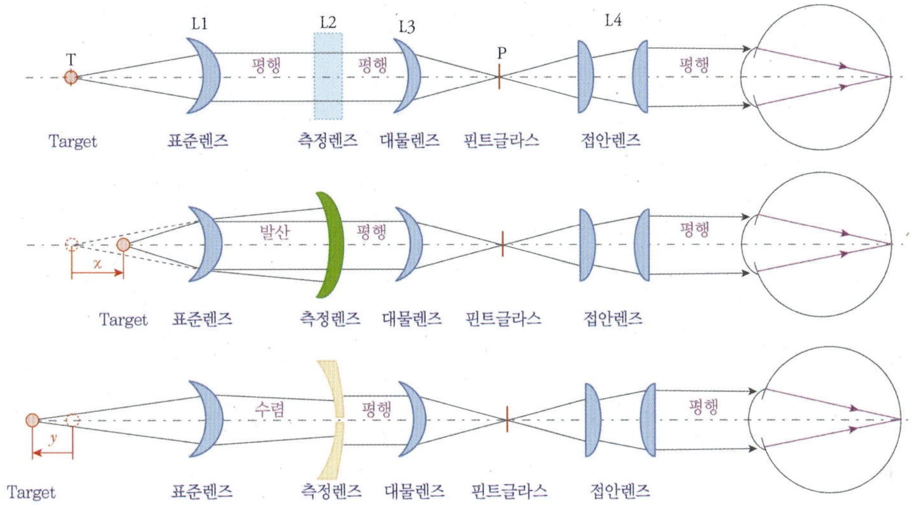

6-6 ④ ① 이동이 불편하다.
② 시도조절이 필요없다.
③ 조절력의 영향을 받지 않는다.
④ 다수의 관찰자가 동시에 관찰할 수 있다.
⑤ 광량이 적으면 타겟상은 어두어진다.

6-7 ① ① 측정자의 눈은 근시상태가 된다.
② 운무상태가 되어 조절력이 개입되지 않는다.
③ 핀트글라스는 고정된 위치에서 이동되지 않는다.
④ 접안렌즈에서 눈으로 수렴광선속이 입사된다.
⑤ 접안렌즈가 측정자의 눈 쪽으로 올라온다.

6-8 ④ 【Ax 180°인 (+)원주렌즈】

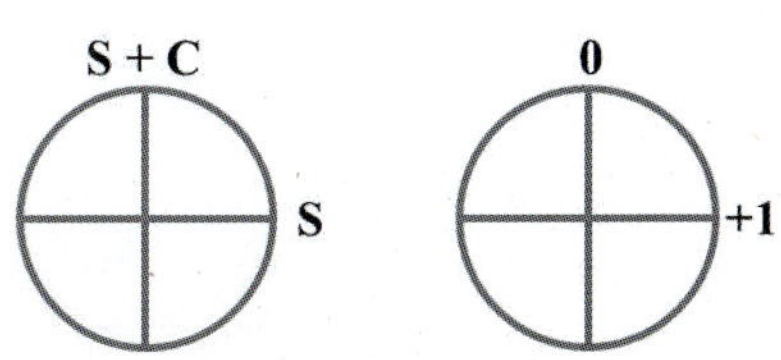

6-9 ① 【난시의 종류(근시성복성직난시)】

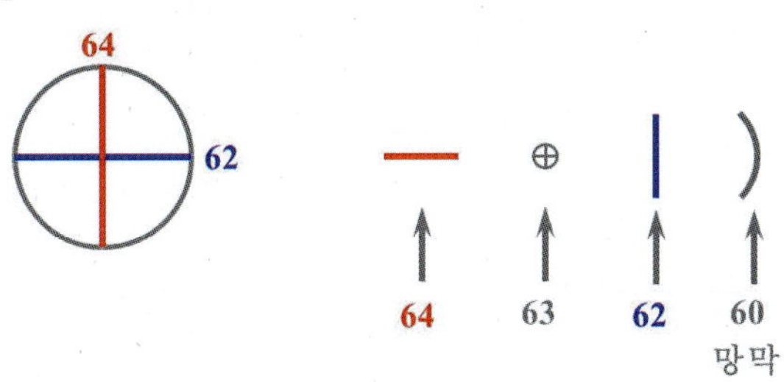

- 강주경선(64D) 수직 → 직난시
- 양 주경선 굴절력 〉 60D → 전초선과 후초선 망막 전방 → 근시성 복난시

6-10 ① 【난시의 종류(원시성 복성 직난시)】

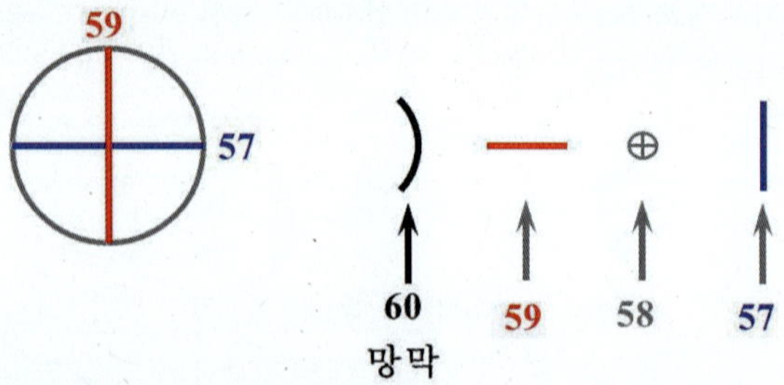

- 강주경선(59D) 수직 → 직난시
- 전초선 및 후초선은 망막 후방 → 원시성 복난시

6-11 ⑤

①	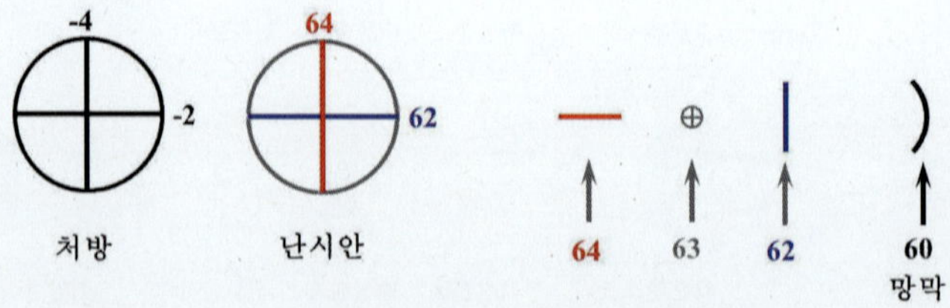(근시성 복성 직난시)
②	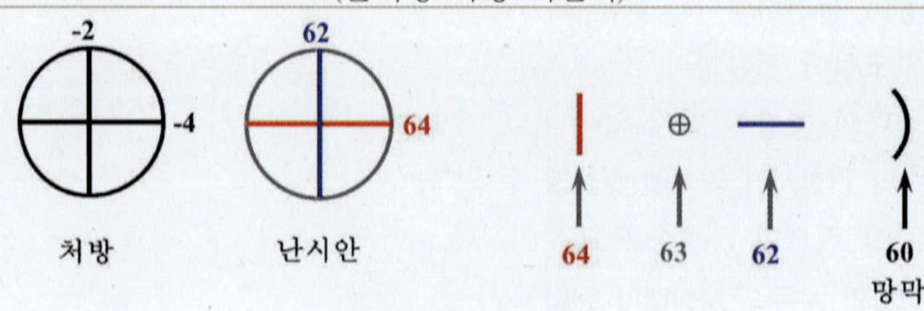(근시성 복성 도난시)
③	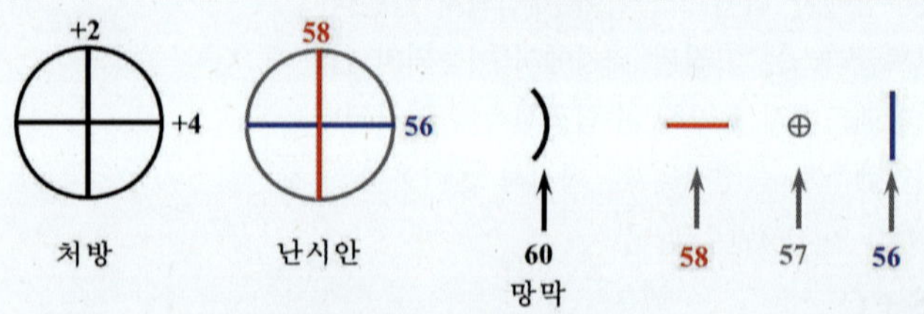(원시성 복성 직난시)
④	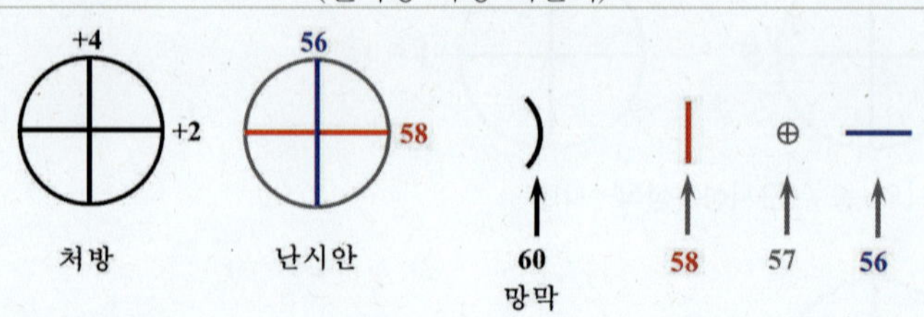(원시성 복성 도난시)
⑤	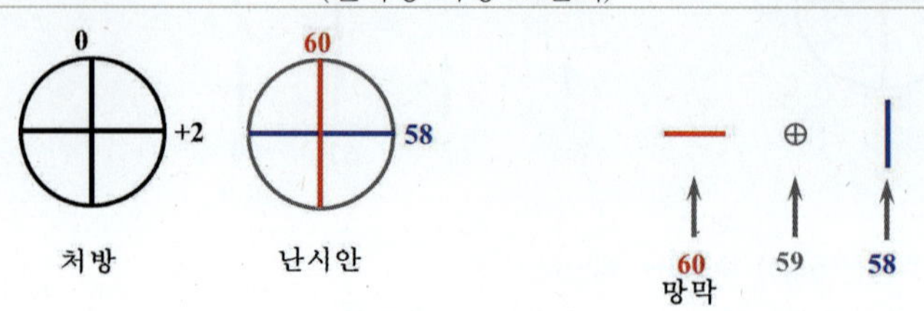(원시성 단성 직난시)

6-12 ⑤

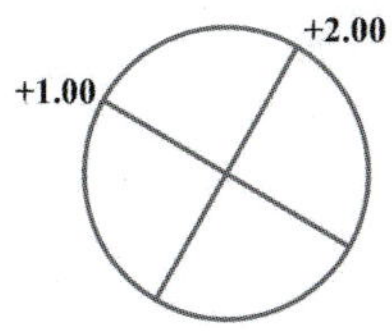

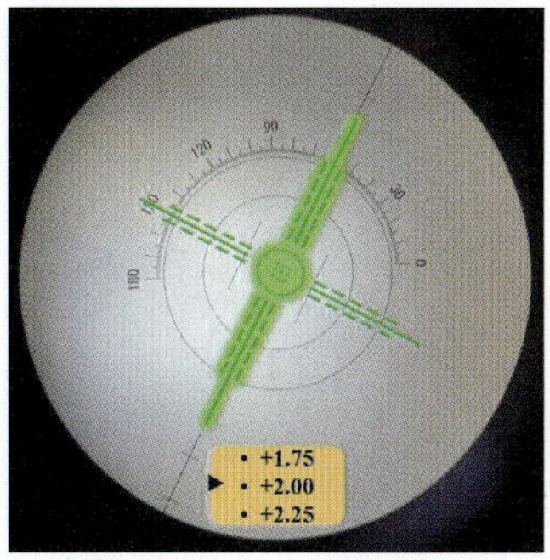

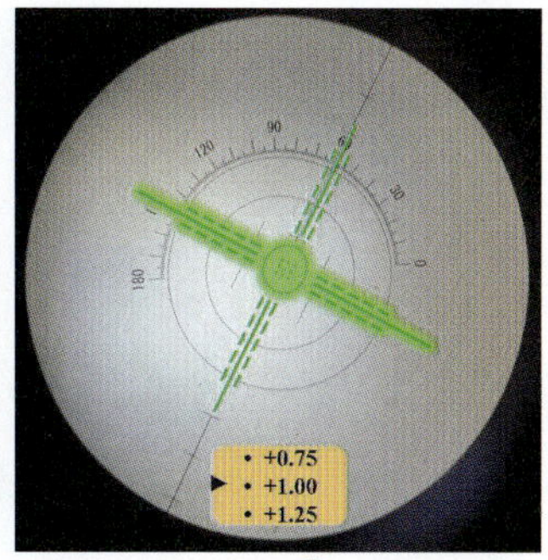

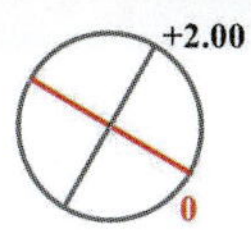

C+2.00D, Ax 150°

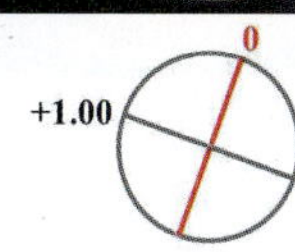

C+1.00D, Ax 60°

- **(S−C)표기** : $S+2.00D \frown C-1.00D, Ax60^{\circ}$
- (S+C)표기 : $S+1.00D \frown C+1.00D, Ax150^{\circ}$
- (C • C)표기 : $C+1.00D, Ax60^{\circ} \frown C+2.00D, Ax150^{\circ}$

6-13 ④ **【중화법을 이용하는 이유와 목적】**

- 이유 : 렌즈미터를 사용할 수 없을 때 시험렌즈 세트를 이용하여 미지의 렌즈에 대한 대략적인 정보를 얻기 위함
- 굴절력이 아주 약한 렌즈가 (+)렌즈인지 (−)렌즈인지 확인
- 렌즈의 굴절력 확인
- 대략적인 광학중심점의 위치 확인 및 인점
- **토릭렌즈의 양주경선의 위치 확인** 및 인점

6-14 ⑤ 【중화법을 이용한 렌즈의 굴절력 확인】

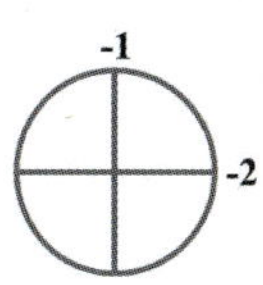

A렌즈

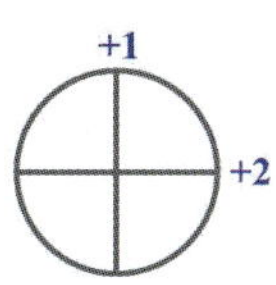

B렌즈(중화렌즈)

- $S+2.00D \frown C-1.00D, Ax180^{\circ}$
- $S+1.00D \frown C+1.00D, Ax90^{\circ}$
- $C+1.00D, Ax180^{\circ} \frown C+2.00D, Ax90^{\circ}$
- **원시성 복성 직난시 교정용 렌즈**

6-15 ③ ① 아이캡(Eyecap)은 아래로 내려간다.

② 접안렌즈가 대물렌즈 쪽으로 이동된다.

③ 검사자의 눈은 원시상태가 되어 조절력이 개입된다.

④ 근시교정용 렌즈의 굴절력은 더 강한 (−)굴절력으로 측정된다.

⑤ 원시교정용 렌즈의 굴절력은 더 약한 (+)굴절력으로 측정된다.

6-16 ①

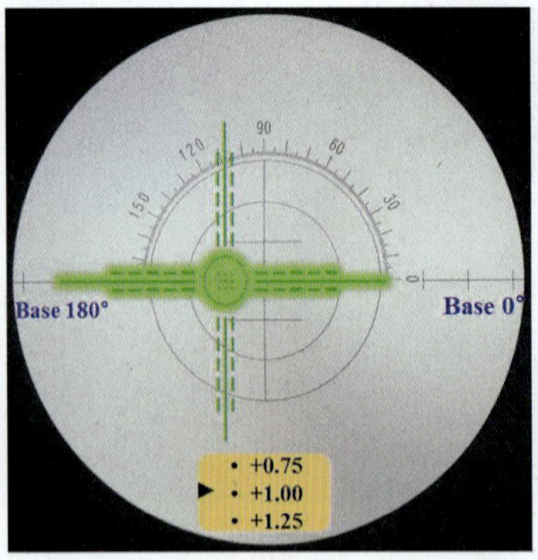

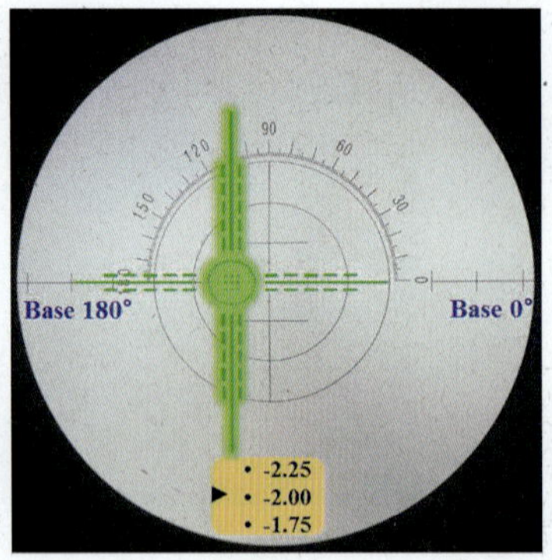

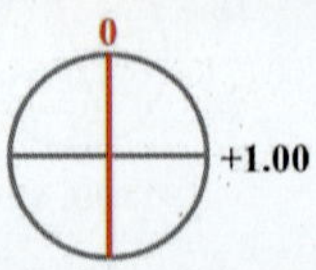

C+1.00D, Ax 90° ⊂ 1Δ, Base 180°

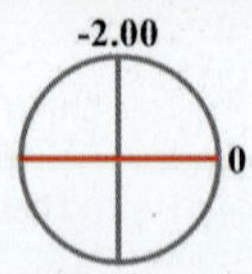

C-2.00D, Ax 180° ⊂ 1Δ, Base 180°

- (S−C)표기 : $S+1.00D$ ⊂ $C-3.00D, Ax180^{\circ}$ ⊂ 1Δ, Base180°
- (S+C)표기 : $S-2.00D$ ⊂ $C+3.00D, Ax90^{\circ}$ ⊂ 1Δ, Base180°
- (C • C)표기 : $C-2.00D, Ax180^{\circ}$ ⊂ $C+1.00D, Ax90^{\circ}$ ⊂ 1Δ, Base180°
- **우안(O.D.)의 Base180° → B.O., 좌안(O.S.)의 Base180° → B.I.**
- 우안 처방일 때
  - ◦O.D. : $S+1.00D$ ⊂ $C-3.00D, Ax180^{\circ}$ ⊂ 1Δ, B.O.
  - ◦O.D. : $S-2.00D$ ⊂ $C+3.00D, Ax90^{\circ}$ ⊂ 1Δ, B.O.
  - ◦O.D. : $C-2.00D, Ax180^{\circ}$ ⊂ $C+1.00D, Ax90^{\circ}$ ⊂ 1Δ, B.O.
- 좌안 처방일 때
  - ◦O.S. : $S+1.00D$ ⊂ $C-3.00D, Ax180^{\circ}$ ⊂ 1Δ, B.I.
  - ◦O.S. : $S-2.00D$ ⊂ $C+3.00D, Ax90^{\circ}$ ⊂ 1Δ, B.I.
  - ◦O.S. : $C-2.00D, Ax180^{\circ}$ ⊂ $C+1.00D, Ax90^{\circ}$ ⊂ 1Δ, B.I.

6-17 ③

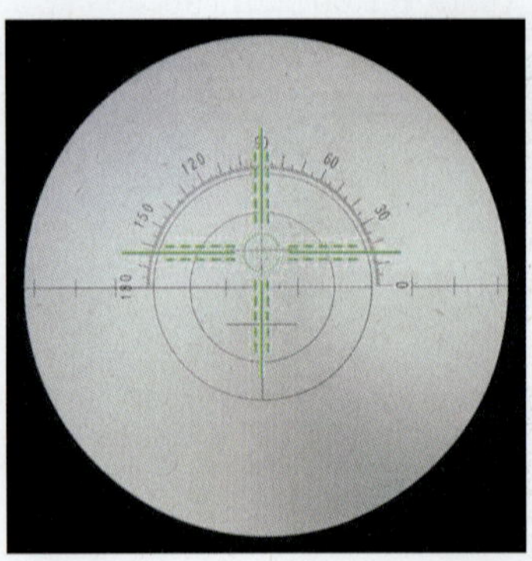

- **(−)렌즈인 경우 :** 렌즈의 이동방향과 타겟의 이동방향이 반대 → 역행 → 타겟을 중앙으로 이동시키기 위해 렌즈를 위로 올려야 함 → **렌즈의 아래쪽에 인점이 찍힘** → B.D 프리즘 영향을 받음
- (+)렌즈인 경우 : 렌즈의 이동방향과 타겟의 이동방향이 같음 → 동행 → 타겟을 중앙으로 이동시키기 위해 렌즈를 아래로 내려야 함 → 렌즈의 위쪽에 인점이 찍힘 → B.D 프리즘 영향을 받음

6-18 ②

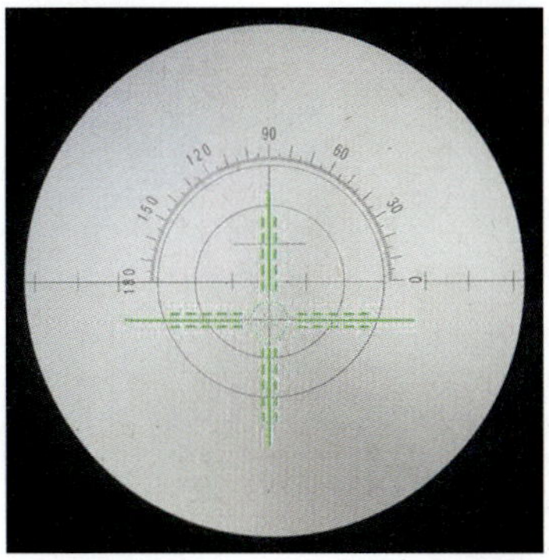

- (−)렌즈인 경우 : 렌즈의 이동방향과 타겟의 이동방향이 반대 → 역행 → 타겟을 중앙으로 이동시키기 위해 렌즈를 아래로 내려야 함 → 렌즈의 위쪽에 인점이 찍힘 → B.U. 프리즘 영향을 받음
- **(+)렌즈인 경우 :** 렌즈의 이동방향과 타겟의 이동방향이 같음 → 동행 → 타겟을 중앙으로 이동시키기 위해 렌즈를 위로 올려야 함 → 렌즈의 아래쪽에 인점이 찍힘 → **B.U. 프리즘 영향을 받음**

6-19 ④

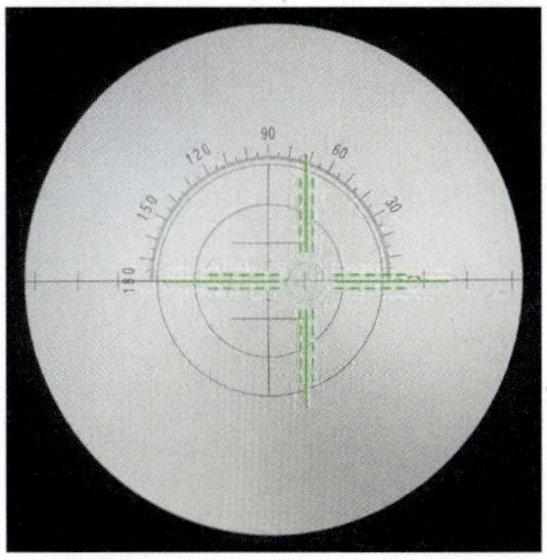

- **(−)렌즈인 경우 :** 렌즈의 이동방향과 타겟의 이동방향이 반대 → 역행 → 타겟을 중앙으로 이동시키기 위해 렌즈를 0°방향(오른쪽)으로 이동시켜야 함 → 렌즈의 왼쪽에 인점이 찍힘 → **Base 180°의 프리즘 영향을 받음**
- (+)렌즈인 경우 : 렌즈의 이동방향과 타겟의 이동방향이 같음 → 동행 → 타겟을 중앙으로 이동시키기 위해 렌즈를 180°방향(왼쪽)으로 이동시켜야 함 → 렌즈의 오른쪽에 인점이 찍힘 → Base 180°의 프리즘 영향을 받음

6-20 ④ **【융착형 이중초점렌즈 가입도(Add) 측정】**

- **가입도(Add) = 근용부 물측정점굴절력 − 원용부 물측정점굴절력**
  = (+3.89) − (+1.64) = +2.25D

2차 개념정립 및 익힘문제

6-21 ③ **【단안 설계점 이동량(편위량)】**

- 안경렌즈(구면, 원주, 토릭렌즈) 및 콘택트렌즈의 상측정점굴절력 측정
- 안경렌즈(구면, 원주, 토릭렌즈)의 광학중심점 인점
- 원주렌즈 및 토릭렌즈의 양주경선 굴절력 및 주경선 방향(축방향) 측정
- **프리즘 굴절력 측정 및 기저(Base)방향 결정**
- 다초점렌즈의 가입도 측정
- 콘택트렌즈의 물측정점굴절력 측정

6-22 ④ ① 콜리메이터부(표준렌즈부) : 망원경부에 입사하는 광선속을 평행광선으로 만듦

② 망원경부 : 평행광선속을 핀트글라스에 결상시키고, 입사광선과 출사광선을 평행광선속으로 만듦

③ 타겟(Target) : 표준렌즈의 물측초점에 위치하며, 선명한 타겟상으로부터 경선별 굴절력과 주경선의 방향 및 프리즘 굴절력과 기저방향을 측정하는 역할

④ 대물렌즈 : 접안렌즈부의 측정렌즈쪽 렌즈, 평행인 입사광선에 대해 핀트글라스에 초점을 형성하는 역할

⑤ 핀트글라스 : 대물렌즈의 상측초점과 접안렌즈군의 물측초점에 위치 → 실린더축방향눈금, 기준주경선, 프리즘디옵터선이 마킹되어 있음

6-23 ② **【측정렌즈가 삽입되지 않고 굴절력 표시창의 굴절력이 0.00D일 때 망원경식 렌즈미터의 표준렌즈】**

- 일반적인 표준렌즈 굴절력 : D´=+25D
- **표준렌즈에 발산광선속이 입사**
- **표준렌즈에서 출사되는 광선 : 평행광**
- 역할 : 입사하는 발산(구면파)광선속을 평행(평면파)광선속으로 만들어 대물렌즈에 평행광이 입사되도록 함 → 시준기(Collimator) 기능

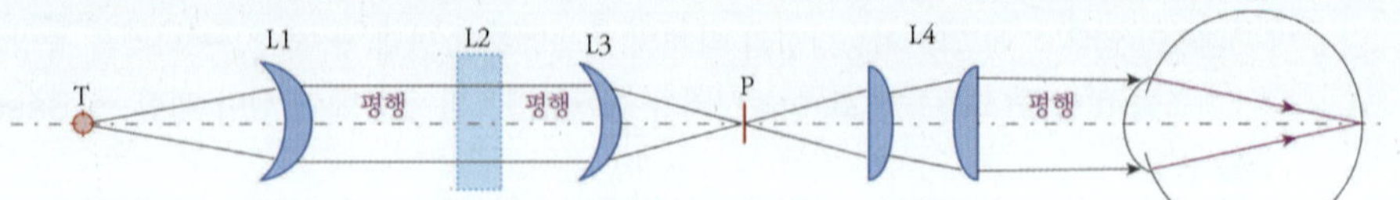

6-24 ③ **【측정렌즈 굴절력이 (+)일 때 표준렌즈(Standard Lens) 전후의 광선속】**

- **표준렌즈에 입사하는 광선속 : 발산광선속**
- **표준렌즈에서 출사되는 광선 : 발산광선속**
- 역할 : 입사하는 발산(구면파)광선속을 표준렌즈와 (+)인 측정렌즈에 의해 평행(평면파)광선속으로 만들어 대물렌즈에 평행광이 입사되도록 함 → 시준기(Collimator) 기능

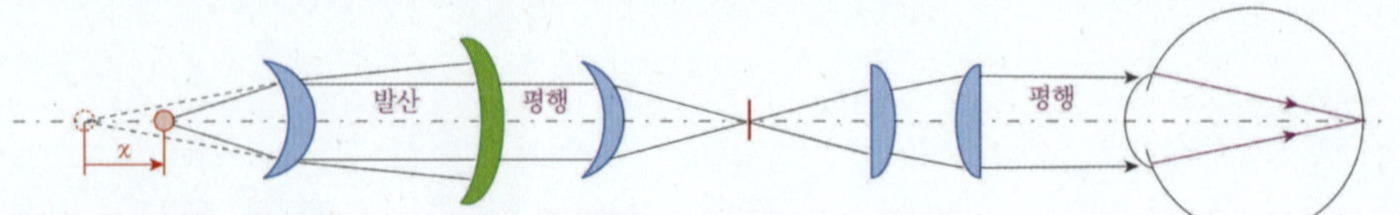

6-25 ③ **【측정렌즈의 굴절력에 관계없이 항상 발산광선속을 유지해야하는 것】**

- **표준렌즈에 입사하는 광선속**
- 접안렌즈에 입사하는 광선속

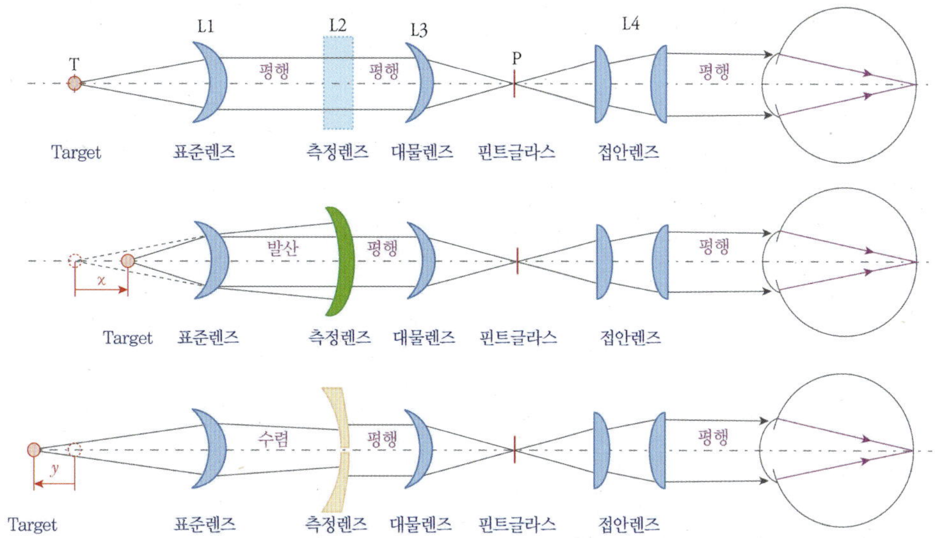

6-26 ① **【렌즈미터 인점핀의 편위도 확인】**

- **편위도가 정상일 때 : 토릭렌즈의 축방향으로 맞추어 인점한 후 렌즈를 180° 회전시켜 인점하였을 때 3개의 점이 동일한 위치에 중첩되어 찍힘**
- 수평편위가 있을 때 : 토릭렌즈의 축방향으로 맞추어 인점한 후 렌즈를 180° 회전시켜 인점하였을 때 6개의 점이 동일한 수평선 위에 찍힘
- 수직편위가 있을 때 : 토릭렌즈의 축방향으로 맞추어 인점한 후 렌즈를 180° 회전시켜 인점하였을 때 3개의 점이 각각 수평을 유지한 상태에서 상하로 찍힘
- 회전편위가 있을 때 : 토릭렌즈의 축방향으로 맞추어 인점한 후 렌즈를 180° 회전시켜 인점하였을 때 중앙인점은 중첩되어 하나로 찍히나 나머지 2개의점이 각각 상하로 기울어져 5개의 점으로 나타남

6-27 ④ **【렌즈미터를 이용한 안경렌즈 굴절력 측정】**

- **렌즈의 후면인 (−)면을 렌즈받침부에 닿게 함 → (−)면 측정 → 렌즈의 상측정점굴절력(Dv′) 측정**
- 렌즈의 전면인 (+)면을 렌즈받침부에 닿게 함 → (+)면 측정 → 렌즈의 물측정점굴절력(Dv) 측정
- 안경렌즈는 메니스커스 형태로 제작됨 → 상측정점굴절력과 물측정점굴절력의 차이가 발생 → 렌즈세팅 방향이 잘못되면 측정된 굴절력의 차이가 발생

6-28 ⑤ 【Ax 90°인 크로스실린더렌즈】

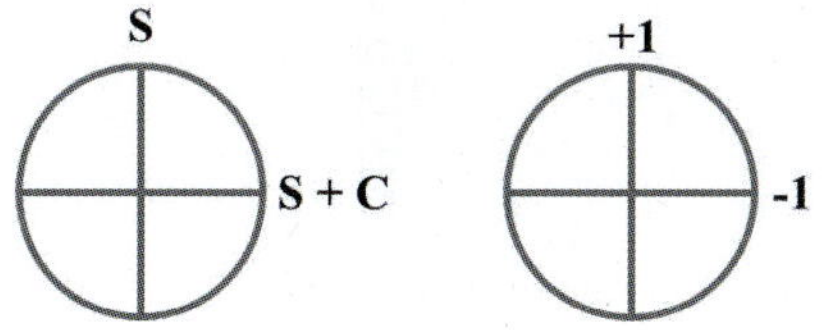

6-29 ① 【난시의 종류(근시성복성사난시)】

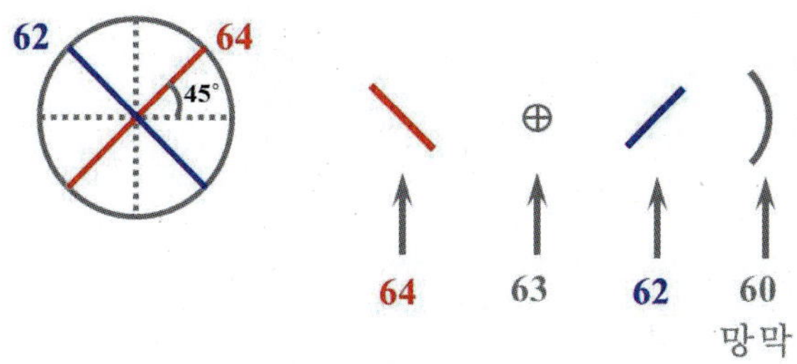

- 강주경선(64D)이 수직 및 수평이 아님 → 사난시
- 양 주경선 굴절력 〉 60D → 전초선과 후초선 망막 전방 → 근시성 복난시

6-30 ① 【난시의 종류(근시성 복성 사난시)】

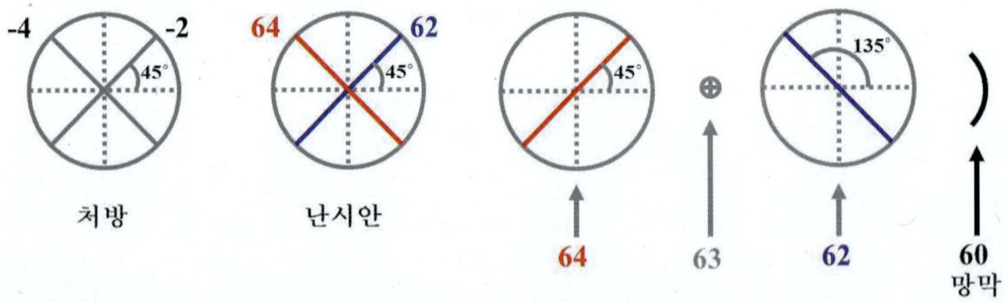

- 강주경선(64D) → 135° → 사난시
- 전초선 및 후초선은 망막 전방 → 근시성 복난시

6-31 ④

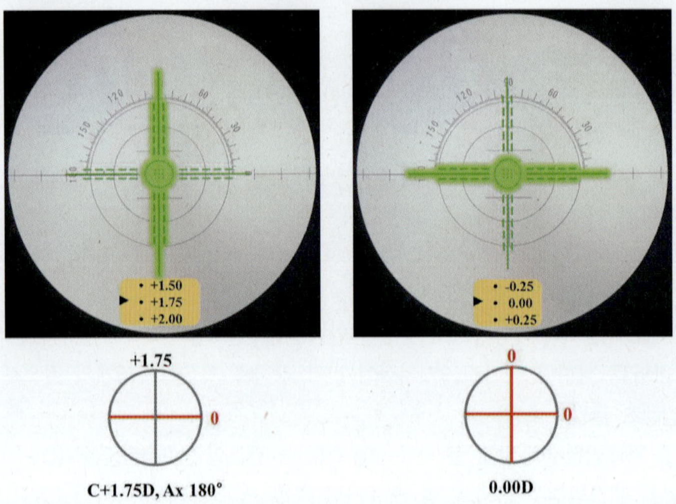

- (S−C)표기 : $S+1.750D \subset C-1.75D, Ax90^{\circ}$
- (S+C)표기 : $S0.00D \subset C+1.75D, Ax180^{\circ}$

6-32 ④

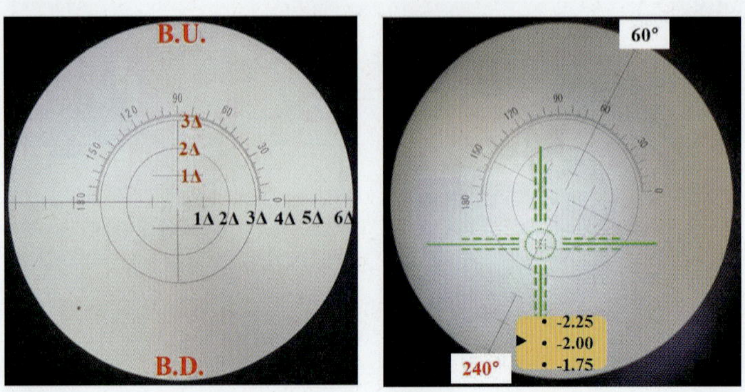

6-33 ③ 【중화법을 이용한 렌즈의 굴절력 확인】

- S+0.25D인 시험렌즈를 밀착시켜 렌즈를 오른쪽으로 움직였더니 겉보기상은 왼쪽으로 움직임 → 역행 → S+0.25D 보다 굴절력이 작은 렌즈
- S−0.25D인 시험렌즈를 밀착시켜 렌즈를 오른쪽으로 움직였더니 겉보기상은 오른쪽으로 움직임 → 동행 →

S-0.25D 보다 굴절력의 절대값이 작은 렌즈

- S-0.25D와 S+0.25D 사이의 렌즈 → 0.00D

6-34 ⑤ 【중화법을 이용한 렌즈의 굴절력 확인】

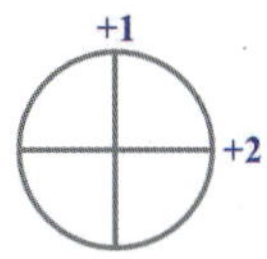

A렌즈(예시)

- 세로선 : 십자선보다 두꺼움(확대) → (+)굴절력
- 가로선 : 십자선보다 두꺼움(확대) → (+)굴절력
- 세로선보다 가로선이 더 두꺼움 → 수평경선의 굴절력이 더 큼
- 수평경선과 수직경선이 모두 (+)굴절력이고, 굴절력은 서로 다름 → 원시성 복난시 교정용 렌즈

6-35 ⑤ 【타겟상의 위치 확인(Positioning of Target)】

- 프리즘 컴펜세이터가 부착된 렌즈미터일 경우 : 프리즘 눈금이 0°와 일치하는 지 확인
- 스크린의 십자선의 중심과 타겟의 중앙이 일치하는지 확인 → 프리즘 눈금이 0°와 불일치한 만큼 타겟이 스크린의 중앙에서 편위됨

6-36 ② 【렌즈미터의 기기오차 보정(Calibration)】

- 실제 굴절력 = 측정치 − 기기오차 = +2.00 − (+0.25) = +1.75D

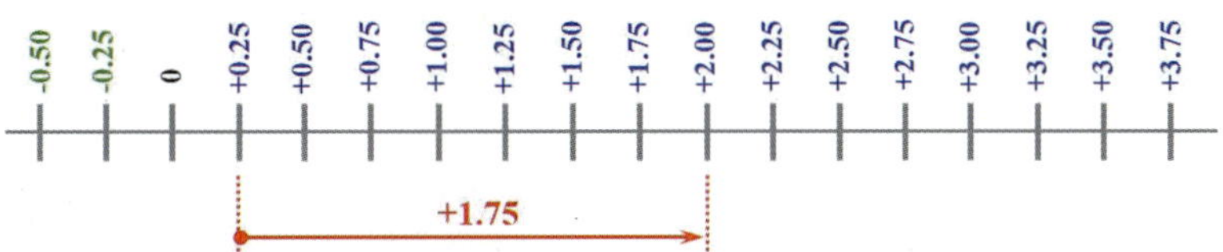

6-37 ②

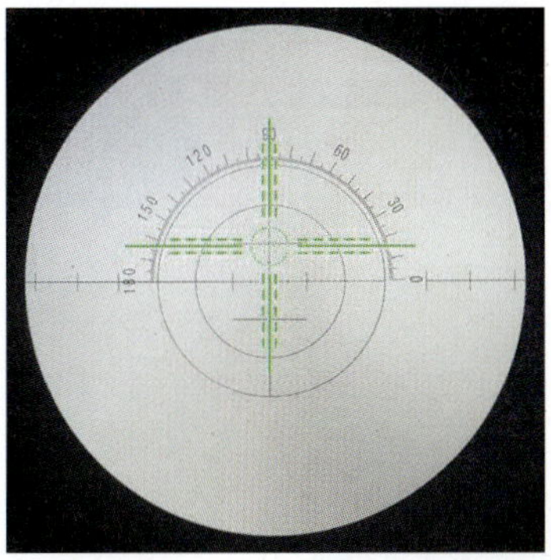

- (−)렌즈인 경우 : 렌즈의 이동방향과 타겟의 이동방향이 반대 → 역행 → 타겟을 중앙으로 이동시키기 위해 렌즈를 위로 올려야 함 → 렌즈의 아래쪽에 인점이 찍힘 → B.D 프리즘 영향을 받음
- (+)렌즈인 경우 : 렌즈의 이동방향과 타겟의 이동방향이 같음 → 동행 → 타겟을 중앙으로 이동시키기 위해 렌즈를 아래로 내려야 함 → 렌즈의 위쪽에 인점이 찍힘 → B.D 프리즘 영향을 받음

6-38 ⑤

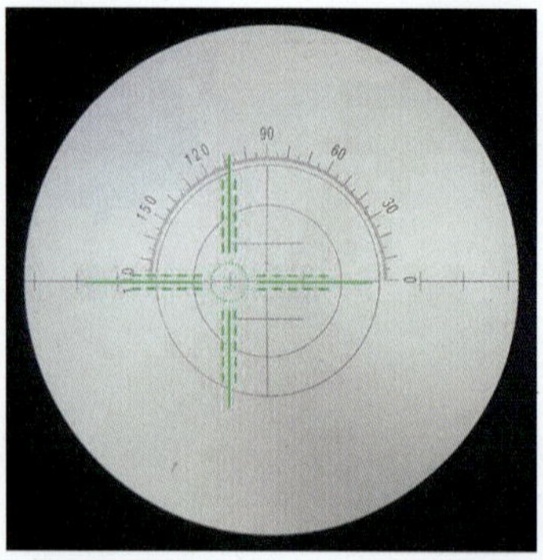

- **(−)렌즈인 경우 : 렌즈의 이동방향과 타겟의 이동방향이 반대 → 역행 → 타겟을 중앙으로 이동시키기 위해 렌즈를 180°방향(왼쪽)으로 이동시켜야 함 → 렌즈의 오른쪽에 인점이 찍힘 → Base 0°의 프리즘 영향을 받음**
- (+)렌즈인 경우 : 렌즈의 이동방향과 타겟의 이동방향이 같음 → 동행 → 타겟을 중앙으로 이동시키기 위해 렌즈를 0°방향(오른쪽)으로 이동시켜야 함 → 렌즈의 왼쪽에 인점이 찍힘 → Base 0°의 프리즘 영향을 받음

6-39 ⑤ **【누진렌즈 가입도 측정】**

- **렌즈삽입 방향 : 안경렌즈의 (+)면(전면)이 렌즈받침대에 밀착**
- 측정굴절력 : (+)면에 해당하는 물측정점굴절력
- 가입도(Add) = 근용부 물측정점굴절력 − 원용부 물측정점굴절력

6-40 ⑤ **【수동식 렌즈미터에는 있으나 자동렌즈미터에는 없는 것】**

- 아이캡(Eye Cap), **시도조정환(Visual Adjusting Ring)**, 측정핸들(Power Wheel), 몸체기울기조정레버(Tilt Locking Lever), 크로스라인타겟회전핸들(Axis Wheel)

3차 개념정립 및 익힘문제

6-41 ③ 【망원경식 렌즈미터(Lensmeter)의 광학적 구성】

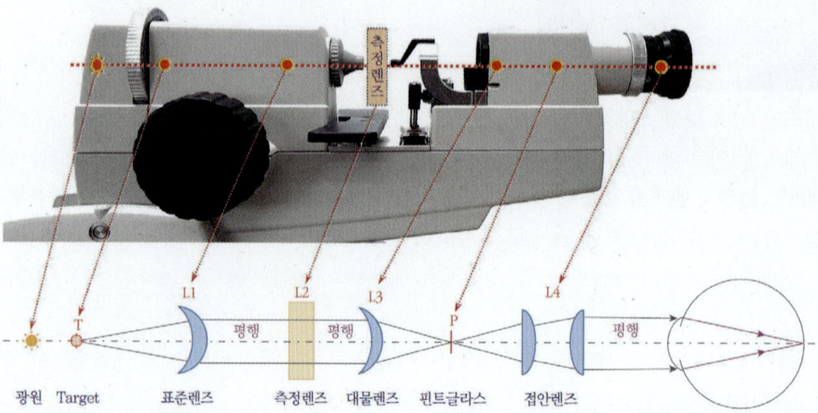

6-42 ⑤ ① 콜리메이터부(표준렌즈부) : 망원경부에 입사하는 광선속을 평행광선으로 만듦
② 망원경부 : 평행광선속을 핀트글라스에 결상시키고, 입사광선과 출사광선을 평행광선속으로 만듦
③ 타겟(Target) : 표준렌즈의 물측초점에 위치하며, 선명한 타겟상으로부터 경선별 굴절력과 주경선의 방향 및 프리즘 굴절력과 기저방향을 측정하는 역할

④ 대물렌즈 : 접안렌즈부의 측정렌즈쪽 렌즈, 평행인 입사광선에 대해 핀트글라스에 초점을 형성하는 역할

⑤ **핀트글라스(내부스크린) : 대물렌즈의 상측초점과 접안렌즈군의 물측초점에 위치** → 실린더축방향눈금, 기준 주경선, 프리즘디옵터선이 마킹되어 있음

6-43 ② **【측정렌즈가 삽입되지 않고 굴절력 표시창의 굴절력이 0.00D일 때 망원경식 렌즈미터의 눈에 입사하는 광선속】**

- **입사광선속 : 평행광**
- **출사광선속 : 수렴광선속**

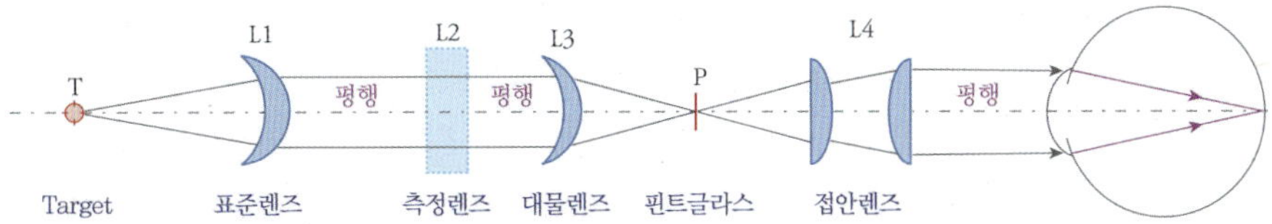

6-44 ⑤ **【측정렌즈 굴절력이 (+)일 때 측정렌즈 전후의 광선속】**

- **측정렌즈에 입사하는 광선속 : 발산광선속**
- **측정렌즈에서 출사되는 광선 : 평행광선속**

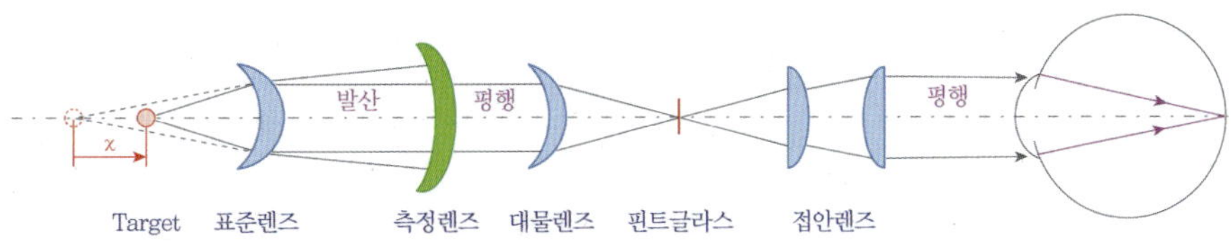

6-45 ① 【망원경식 렌즈미터(Lensmeter)의 외부구조】

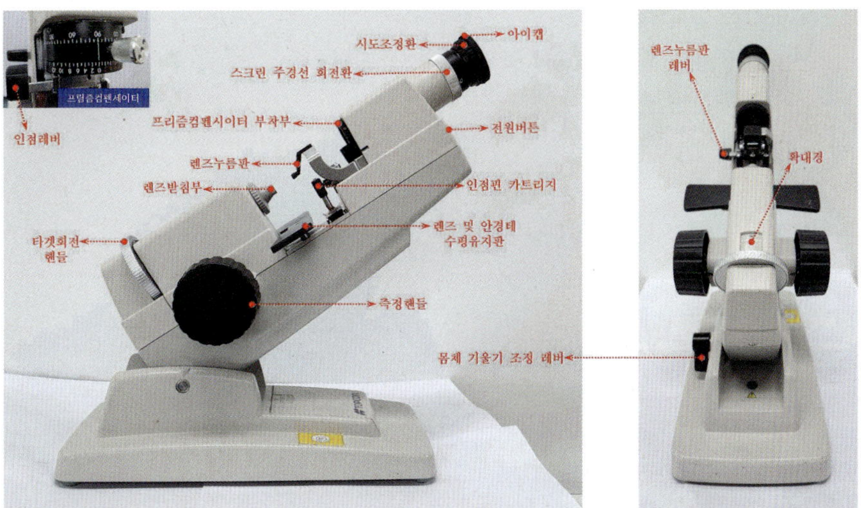

6-46 ③ 【렌즈미터 인점핀의 편위도 확인】

- 편위도가 정상일 때 : 토릭렌즈의 축방향으로 맞추어 인점한 후 렌즈를 180° 회전시켜 인점하였을 때 3개의 점이 동일한 위치에 중첩되어 찍힘
- 수평편위가 있을 때 : 토릭렌즈의 축방향으로 맞추어 인점한 후 렌즈를 180° 회전시켜 인점하였을 때 6개의 점이 동일한 수평선 위에 찍힘
- **수직편위가 있을 때 : 토릭렌즈의 축방향으로 맞추어 인점한 후 렌즈를 180° 회전시켜 인점하였을 때 3개의 점이 각각 수평을 유지한 상태에서 상하로 찍힘**
- 회전편위가 있을 때 : 토릭렌즈의 축방향으로 맞추어 인점한 후 렌즈를 180° 회전시켜 인점하였을 때 중앙인점은 중첩되어 하나로 찍히나 나머지 2개의점이 각각 상하로 기울어져 5개의 점으로 나타남

6-47 ④ **【렌즈미터를 이용한 안경렌즈 굴절력 측정】**

- **렌즈의 후면인 (−)면을 렌즈받침부에 닿게 함 → (−)면 측정 → 렌즈의 상측정점굴절력(Dv′) 측정**
- 렌즈의 전면인 (+)면을 렌즈받침부에 닿게 함 → (+)면 측정 → 렌즈의 물측정점굴절력(Dv) 측정
- 안경렌즈는 메니스커스 형태로 제작됨 → 상측정점굴절력과 물측정점굴절력의 차이가 발생 → 렌즈세팅 방향이 잘못되면 측정된 굴절력의 차이가 발생

6-48 ② 【토릭렌즈의 표기】

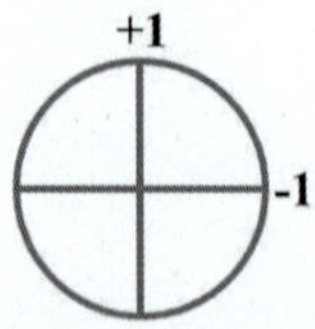

(S−C) $S+2.00D \subset C-3.00D, Ax\,180^\circ$

(S+C) $S-1.00D \subset C+3.00D, Ax\,90^\circ$

(C•C) ② $C+2.00D, Ax\,90^\circ \subset C-1.00D, Ax\,180^\circ$

6-49 ③ 【난시의 종류(**근시성단성직난시**)】

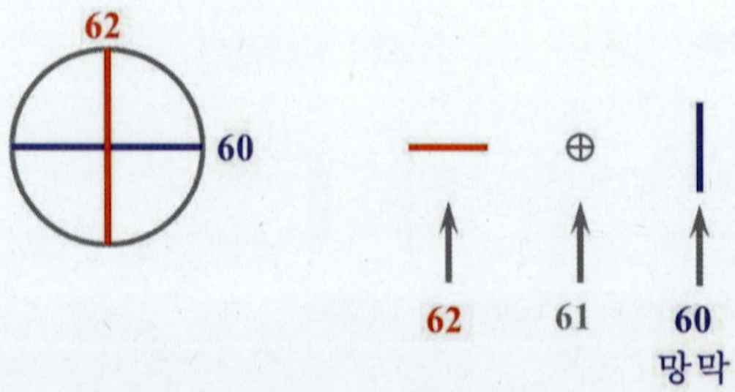

- **강주경선(62D) 수직 → 직난시**
- **전초선은 망막 전방, 후초선과 망막 일치 → 근시성 단난시**

6-50 ④ 【난시의 종류(**원시경향 혼합 직난시**)】

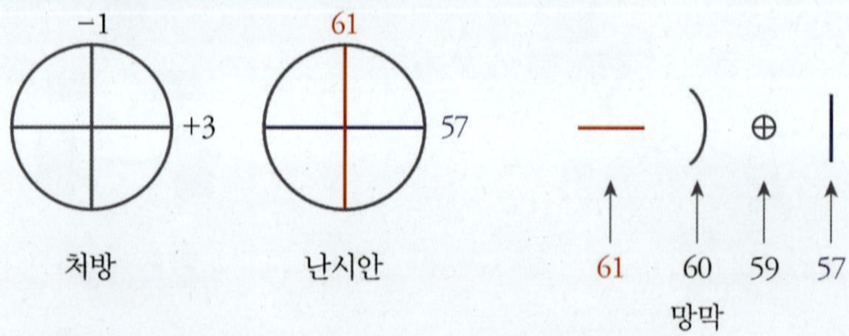

- **강주경선(61D) 수직 → 직난시**
- **전초선은 망막 전방, 후초선은 망막 후방 → 혼합난시**
- **최소착란원(59D)은 망막 후방 → 원시성 난시**

6-51 ③

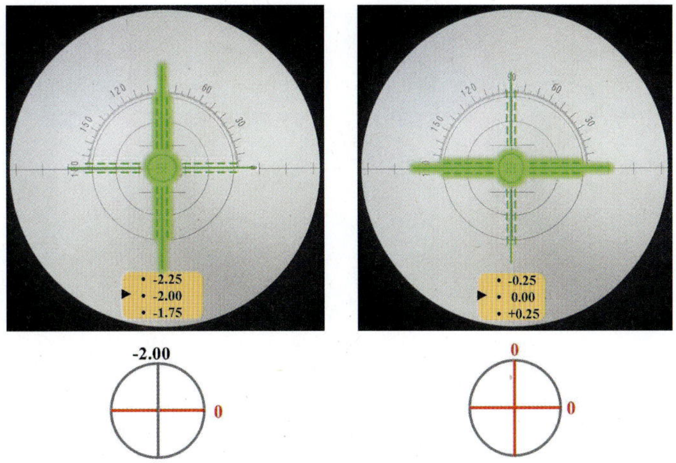

C-2.00D, Ax 180° 0.00D

- (S−C)표기 : $S-2.00D \bigcirc C+2.00D, Ax90°$
- (S+C)표기 : $S0.00D \bigcirc C-2.00D, Ax180°$

6-52 ② 【프리즘 컴펜세이터 부착 시 눈금의 적색숫자에서 일치할 때】

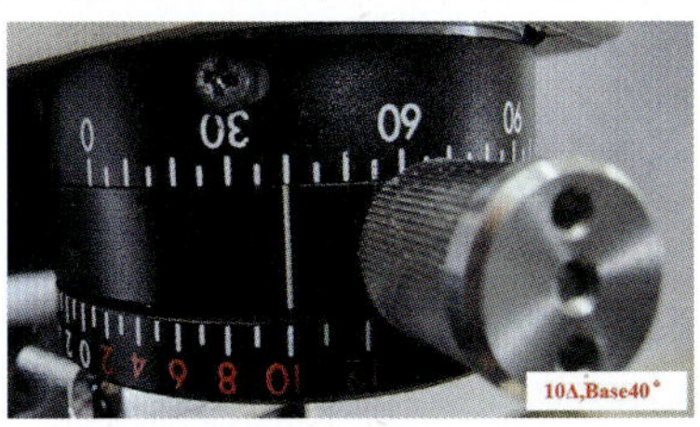

- 프리즘굴절력(Δ) : 아래쪽 백색의 수치 → 10Δ
- 프리즘기저방향(Base) : 위쪽 눈금에 새겨진 수치 → 40°

6-53 ③ 【중화법을 이용한 렌즈의 굴절력 확인】

- S−2.00D인 시험렌즈를 밀착시켜 렌즈를 오른쪽으로 움직였더니 겉보기상은 왼쪽으로 움직임 → 역행 → S+2.00D 보다 굴절력이 큰 렌즈
- S−2.00D인 시험렌즈를 밀착시켜 렌즈를 오른쪽으로 움직였더니 겉보기상은 오른쪽으로 움직임 → 동행 → S+2.00D 보다 굴절력이 작은 렌즈
- S−2.00D인 시험렌즈를 밀착시켜 렌즈를 오른쪽으로 움직였더니 겉보기상의 움직임이 없음 → S+2.00D 인 렌즈

6-54 ② 【중화법을 이용한 렌즈의 굴절력 확인】

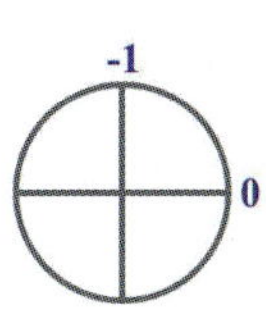

A렌즈(예시)

- 세로선 : 십자선보다 얇음(축소) → (−)굴절력
- 가로선 : 십자선 두께와 같음 → 0.00D
- 수평경선의 굴절력은 0.00D이고, 수직경선은 (−)굴절력 → 근시성 단난시 교정용 렌즈

6-55 ⑤

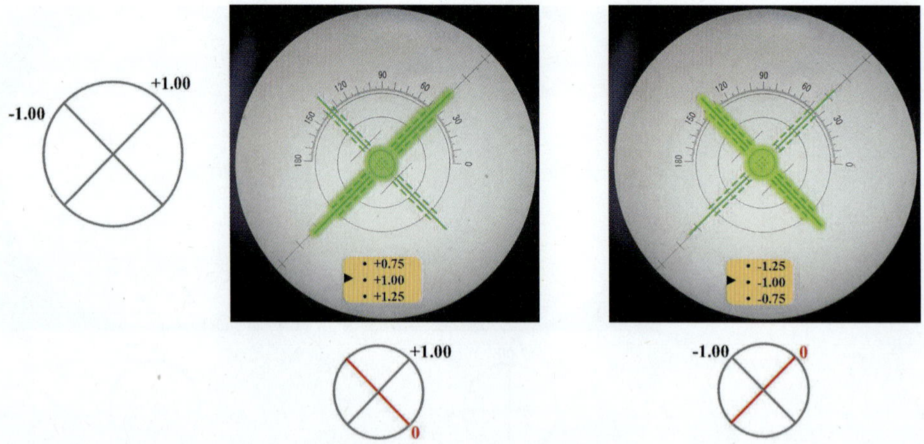

C+1.00D, Ax 135°　　　C-1.00D, Ax 45°

- **(S−C)표기 :** $S+1.00D \bigcirc C-2.00D, Ax45^{\circ}$
- (S+C)표기 : $S-1.00D \bigcirc C+2.00D, Ax135^{\circ}$
- (C • C)표기 : $C+1.00D, Ax135^{\circ} \bigcirc C-1.00D, Ax45^{\circ}$

6-56 ⑤ **【렌즈미터의 기기오차 보정(Calibration)】**

- **실제 굴절력 = 측정치 − 기기오차 = +2.00 − (−0.50) = +2.50D**

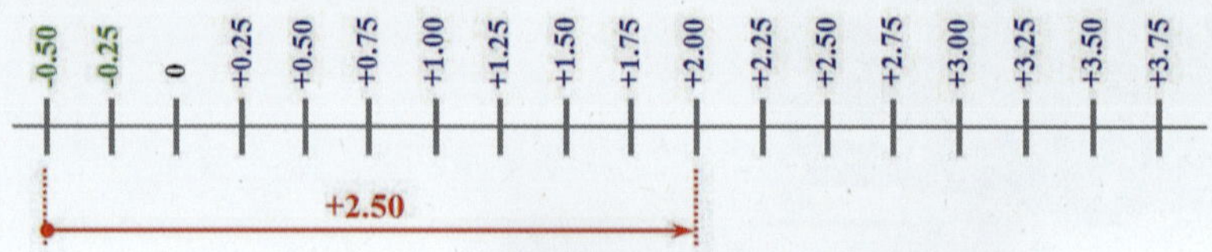

6-57 ③

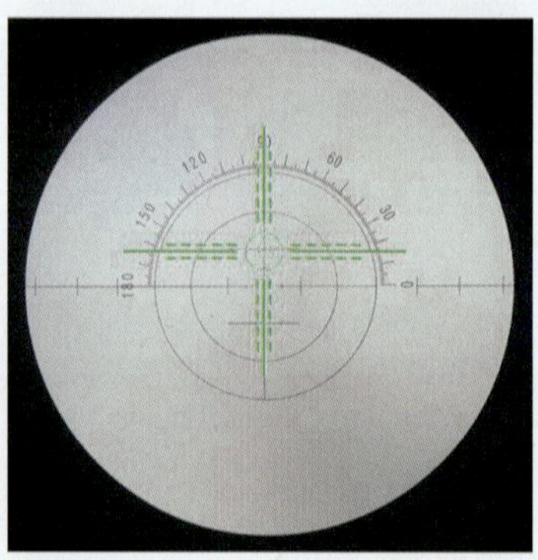

- **(−)렌즈인 경우 :** 렌즈의 이동방향과 타겟의 이동방향이 반대 → 역행 → 타겟을 중앙으로 이동시키기 위해 렌즈를 위로 올려야 함 → 렌즈의 아래쪽에 인점이 찍힘 → **B.D 프리즘 영향을 받음**
- (+)렌즈인 경우 : 렌즈의 이동방향과 타겟의 이동방향이 같음 → 동행 → 타겟을 중앙으로 이동시키기 위해 렌즈를 아래로 내려야 함 → 렌즈의 위쪽에 인점이 찍힘 → B.D 프리즘 영향을 받음

6-58 ④

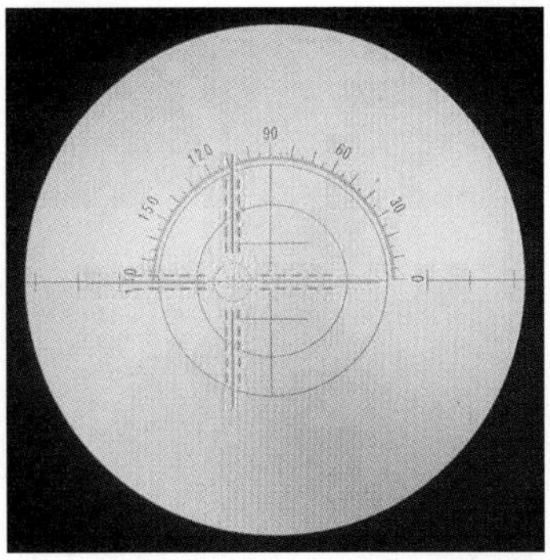

- (−)렌즈인 경우 : 렌즈의 이동방향과 타겟의 이동방향이 반대 → 역행 → 타겟을 중앙으로 이동시키기 위해 렌즈를 180°방향(왼쪽)으로 이동시켜야 함 → 렌즈의 오른쪽에 인점이 찍힘 → Base 0°의 프리즘 영향을 받음
- **(+)렌즈인 경우** : 렌즈의 이동방향과 타겟의 이동방향이 같음 → 동행 → 타겟을 중앙으로 이동시키기 위해 렌즈를 0°방향(오른쪽)으로 이동시켜야 함 → **렌즈의 왼쪽에 인점이 찍힘** → Base 0°의 프리즘 영향을 받음

6-59 ④ 【융착형 이중초점렌즈의 가입도(Add) 측정】

- 렌즈삽입 방향 : 안경렌즈의 (+)면(전면)이 렌즈받침대에 밀착
- 측정굴절력 : (+)면에 해당하는 물측정점굴절력
- 가입도(Add) = 근용부 물측정점굴절력 − 원용부 물측정점굴절력

6-60 ① 【수동식 렌즈미터에는 있으나 자동렌즈미터에는 없는 것】

- 아이캡(Eye Cap), 시도조정환(Visual Adjusting Ring), **측정핸들(Power Wheel)**, 몸체기울기조정레버(Tilt Locking Lever), 크로스라인타겟회전핸들(Axis Wheel)

4차 개념정립 및 익힘문제

6-61 ④ 【망원경식 렌즈미터(Lensmeter)의 광학적 구성】

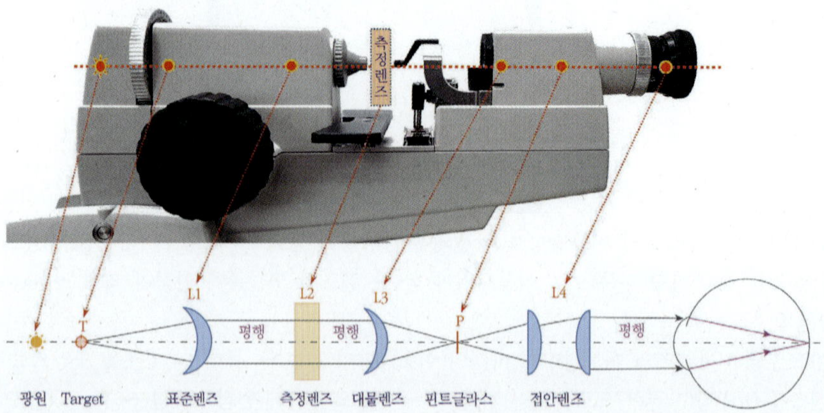

6-62 ④ ① 콜리메이터부(표준렌즈부) : 망원경부에 입사하는 광선속을 평행광선으로 만듦

② 망원경부 : 평행광선속을 핀트글라스에 결상시키고, 입사광선과 출사광선을 평행광선속으로 만듦

③ 타겟(Target) : 표준렌즈의 물측초점에 위치하며, 선명한 타겟상으로부터 경선별 굴절력과 주경선의 방향 및 프리즘 굴절력과 기저방향을 측정하는 역할

④ 접안렌즈부 : 조절력 배제와 시도조절을 통한 선명한 타겟(Target)상을 형성하고, 측정의 정밀도를 높임

⑤ 핀트글라스(내부스크린) : 대물렌즈의 상측초점과 접안렌즈군의 물측초점에 위치 → 실린더축방향눈금, 기준주경선, 프리즘디옵터선이 마킹되어 있음

6-63 ④ **【측정렌즈가 삽입되지 않고 굴절력 표시창의 굴절력이 0.00D일 때 망원경식 렌즈미터의 망원경계에 입사하는 광선속】**

- 망원경계 = 대물렌즈 + 접안렌즈
- **입사광선속 : 평행광**
- **출사광선속 : 평행광**

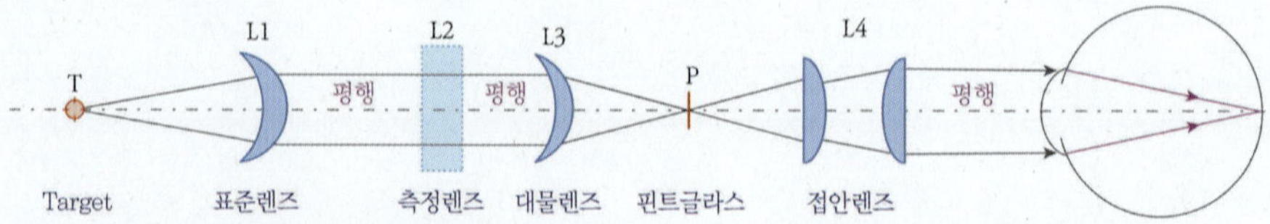

6-64 ① **① 타겟은 표준렌즈쪽인 위쪽으로 이동된다.**

② 측정렌즈에 입사하는 광선속은 발산광선속이 된다.

③ 표준렌즈에 입사하는 광선속은 발산광선속이 된다.

④ 표준렌즈에서 출사하는 광선속은 발산광선속이 된다.

⑤ 측정렌즈에서 출사하는 광선속은 평행광선속이 된다.

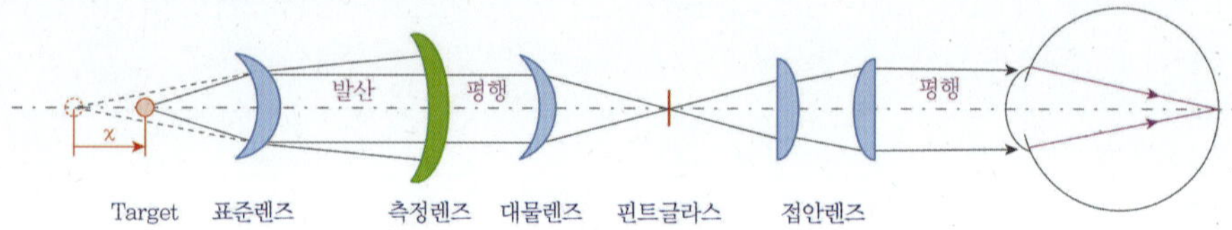

6-65 ② 【망원경식 렌즈미터(Lensmeter)의 외부구조】

• **주경선회전환(Protracing Ring) : 회전 가능한 기준선에 의해 정확한 토릭렌즈의 축(Ax)과 프리즘 기저방향(Base) 측정에 이용**

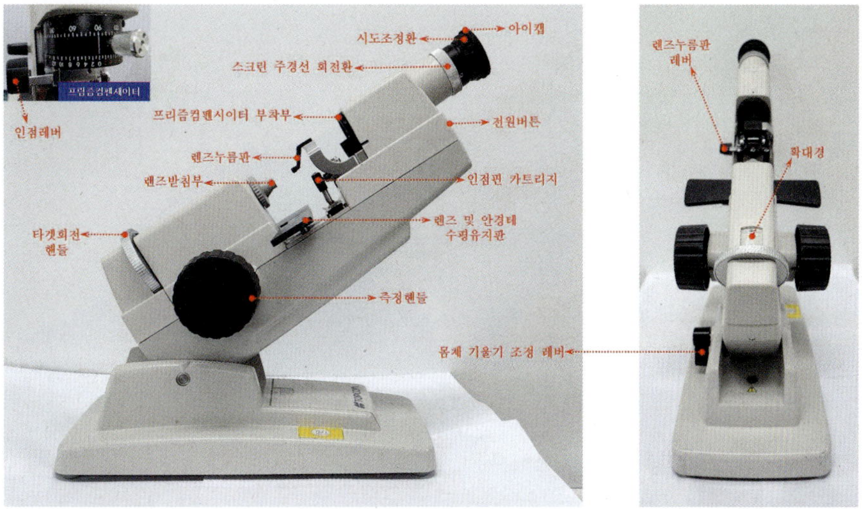

6-66 ① ① **전원스위치가 꺼진 상태(Off)를 유지한다.**

② 시도조정환을 반시계방향으로 돌려 근시상태로 만든다.

③ 측정자의 조절개입에 따른 측정오차를 방지하기 위함이다.

④ 시도조정환을 반시계방향으로 돌리며 접안렌즈는 눈 쪽으로 가까워진다.

⑤ 시도조정환을 시계방향으로 돌리며 눈에 입사하는 광선은 발산광선이 된다.

6-67 ③ 【**렌즈미터를 이용한 안경렌즈 굴절력 측정**】

• 렌즈의 후면인 (−)면을 렌즈받침부에 닿게 함 → (−)면 측정 → 렌즈의 상측정점굴절력(Dv′) 측정

• **렌즈의 전면인 (+)면을 렌즈받침부에 닿게 함 → (+)면 측정 → 렌즈의 물측정점굴절력(Dv) 측정**

• 안경렌즈는 메니스커스 형태로 제작됨 → 상측정점굴절력과 물측정점굴절력의 차이가 발생 → 렌즈세팅 방향이 잘못되면 측정된 굴절력의 차이가 발생

6-68 ① 【토릭렌즈의 표기】

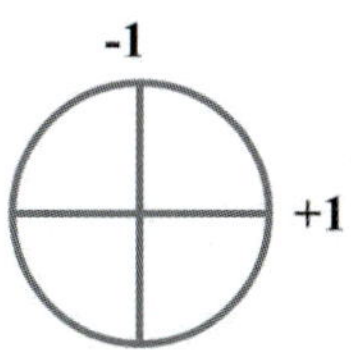

(S−C) $S+1.00D$ ⌒ $C-2.00D, Ax\,180^\circ$

(S+C) $S-1.00D$ ⌒ $C+2.00D, Ax\,90^\circ$

(C•C) ② $C+1.00D, Ax\,90^\circ$ ⌒ $C-1.00D, Ax\,180^\circ$

6-69 ⑤ 【난시의 종류(**근시경향 혼합 직난시**)】

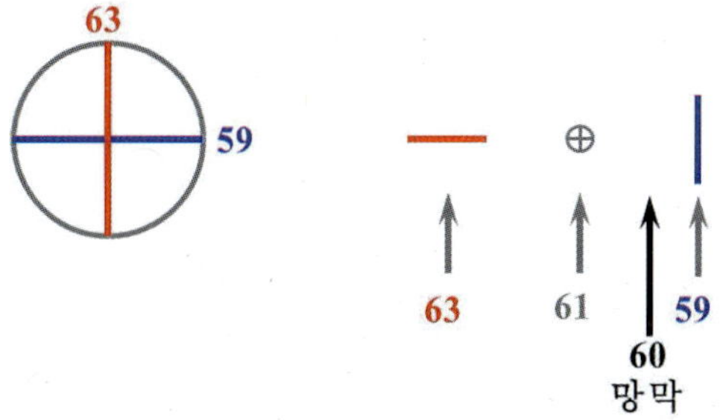

- 강주경선(63D) 수직 → 직난시
- 전초선은 망막 전방, 후초선은 망막 후방 → 혼합난시
- 최소착란원(61D)은 망막(60D) 전방 → 근시성 난시

6-70 ②

①	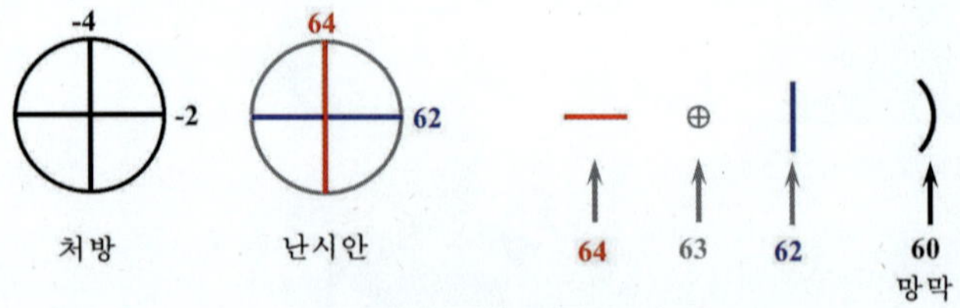 (근시성 복성 직난시)
②	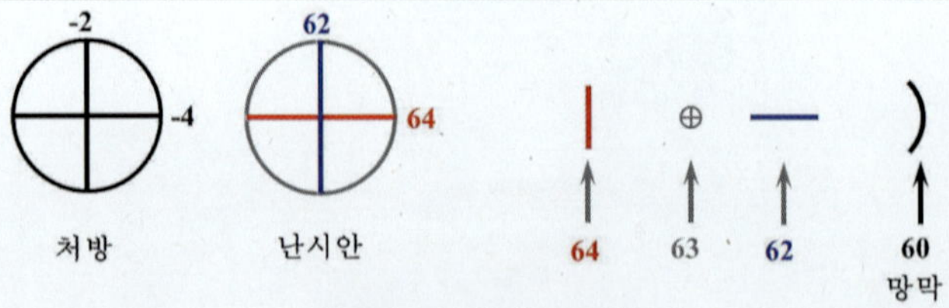 (근시성 복성 도난시)
③	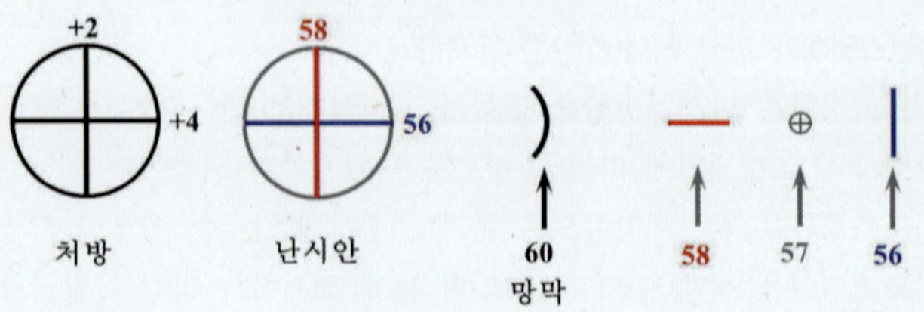 (원시성 복성 직난시)
④	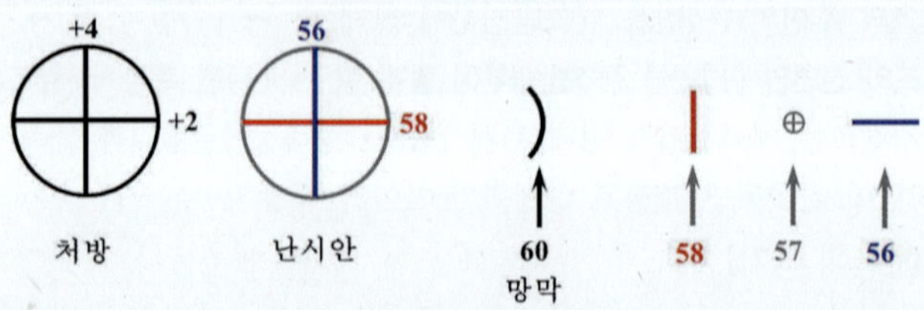 (원시성 복성 도난시)
⑤	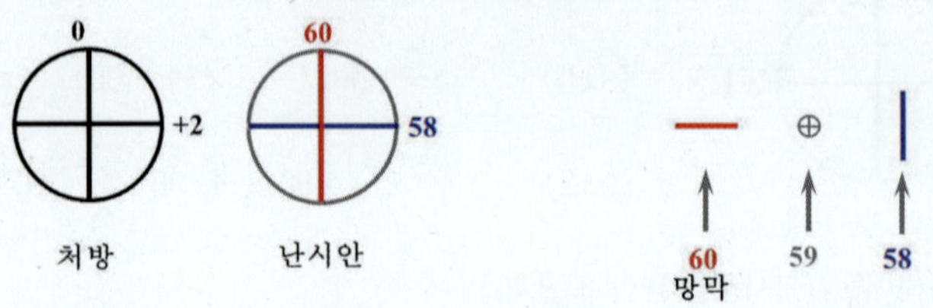 (근시성 단성 직난시)

6-71 ④

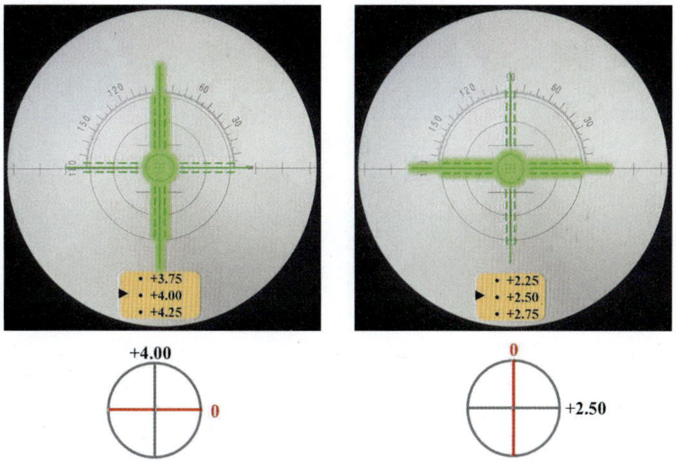

C+4.00D, Ax 180°　　C+2.50D, Ax 90°

- (S−C)표기 : $S+4.00D \bigcirc C-1.50D, Ax90^{\circ}$
- **(S+C)표기 : $S+2.50D \bigcirc C+1.50D, Ax180^{\circ}$**
- (C • C)표기 : $C+4.00D, Ax180^{\circ} \bigcirc C+2.50D, Ax90^{\circ}$

6-72 ① **【중화법을 이용하는 이유와 목적】**

- 이유 : **렌즈미터를 사용할 수 없을 때 시험렌즈 세트를 이용하여 미지의 렌즈에 대한 대략적인 정보를 얻기 위함**
- 굴절력이 아주 약한 렌즈가 (+)렌즈인지 (−)렌즈인지 확인
- 렌즈의 굴절력 확인
- 대략적인 광학중심점의 위치 확인 및 인점
- 토릭렌즈의 양주경선의 위치 확인 및 인점

6-73 ④ 【중화법을 이용한 렌즈의 굴절력 확인】

- S−2.00D인 시험렌즈를 밀착시켜 렌즈를 오른쪽으로 움직였더니 겉보기상은 왼쪽으로 움직임 → 역행 → S+2.00D 보다 굴절력이 큰 렌즈
- **S−2.00D인 시험렌즈를 밀착시켜 렌즈를 오른쪽으로 움직였더니 겉보기상은 오른쪽으로 움직임 → 동행 → S+2.00D 보다 굴절력이 작은 렌즈**
- S−2.00D인 시험렌즈를 밀착시켜 렌즈를 오른쪽으로 움직였더니 겉보기상의 움직임이 없음 → S+2.00D 인 렌즈

6-74 ① 【중화법을 이용한 렌즈의 굴절력 확인】

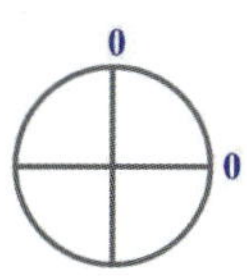

A렌즈(예시)

- 세로선 : 십자선 두께와 같음 → 0.00D
- 가로선 : 십자선 두께와 같음 → 0.00D
- **수직경선과 수평경선의 굴절력은 0.00D → 정시용 렌즈**

6-75 ②

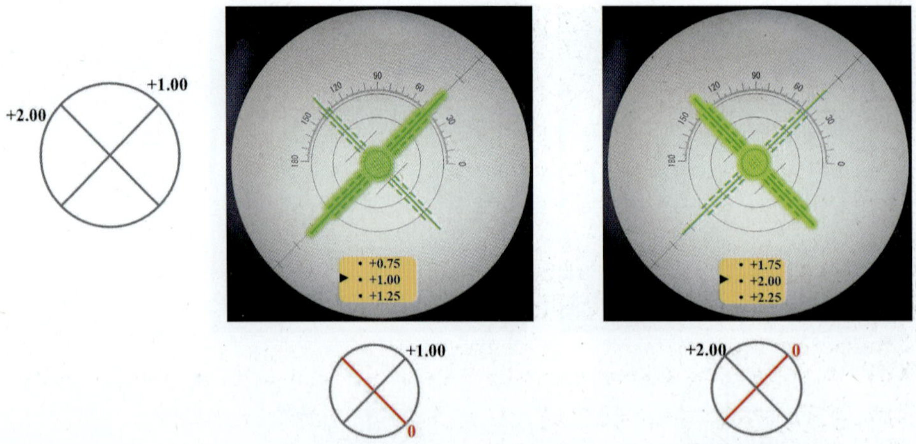

C+1.00D, Ax 135° C+2.00D, Ax 45°

- **(S−C)표기 :** $S+2.00D \bigcirc C-1.00D, Ax135^\circ$
- (S+C)표기 : $S+1.00D \bigcirc C+1.00D, Ax45^\circ$
- (C · C)표기 : $C+1.00D, Ax135^\circ \bigcirc C+2.00D, Ax45^\circ$

6-76 ① **【렌즈미터의 기기오차 보정(Calibration)】**

- **실제 굴절력 = 측정치 − 기기오차 = −3.00 − (+0.50) = −3.50D**

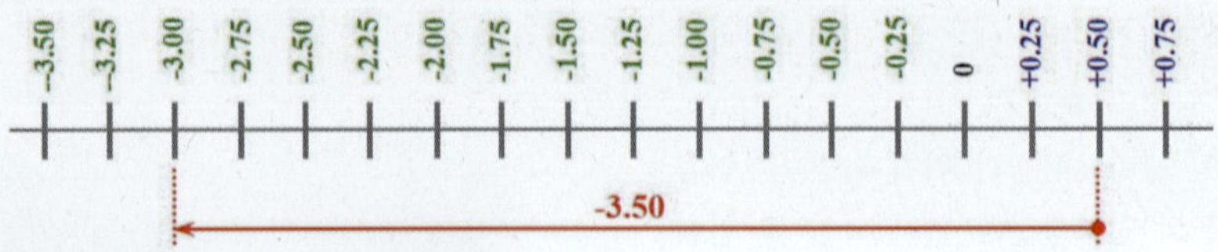

6-77 ②

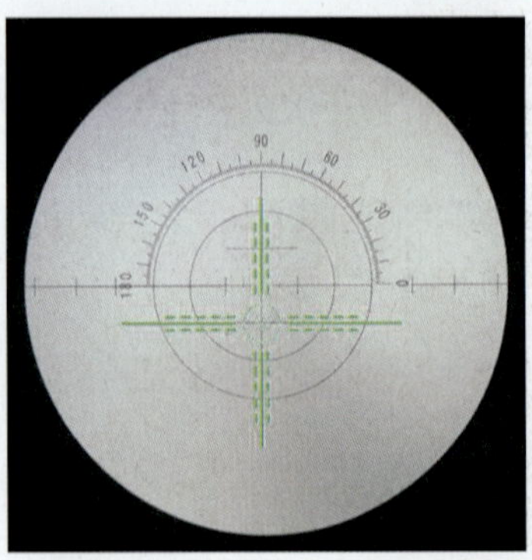

- **(−)렌즈인 경우 :** 렌즈의 이동방향과 타겟의 이동방향이 반대 → 역행 → 타겟을 중앙으로 이동시키기 위해 렌즈를 아래로 내려야 함 → **렌즈의 위쪽에 인점이 찍힘** → B.U. 프리즘 영향을 받음
- (+)렌즈인 경우 : 렌즈의 이동방향과 타겟의 이동방향이 같음 → 동행 → 타겟을 중앙으로 이동시키기 위해 렌즈를 위로 올려야 함 → 렌즈의 아래쪽에 인점이 찍힘 → B.U. 프리즘 영향을 받음

6-78 ② 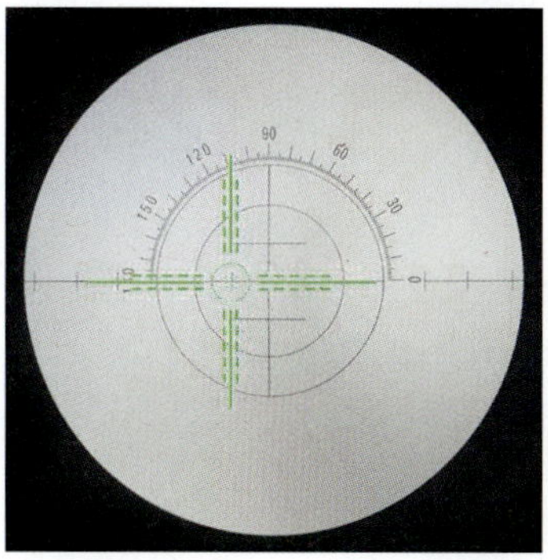

- **(−)렌즈인 경우 :** 렌즈의 이동방향과 타겟의 이동방향이 반대 → 역행 → 타겟을 중앙으로 이동시키기 위해 렌즈를 180°방향(왼쪽)으로 이동시켜야 함 → 렌즈의 오른쪽에 인점이 찍힘 → **Base 0°의 프리즘 영향을 받음**
- (+)렌즈인 경우 : 렌즈의 이동방향과 타겟의 이동방향이 같음 → 동행 → 타겟을 중앙으로 이동시키기 위해 렌즈를 0°방향(오른쪽)으로 이동시켜야 함 → 렌즈의 왼쪽에 인점이 찍힘 → Base 0°의 프리즘 영향을 받음

6-79 ⑤ **【융착형 이중초점렌즈의 가입도(Add) 측정】**

- 렌즈삽입 방향 : 안경렌즈의 (+)면(전면)이 렌즈받침대에 밀착
- 측정굴절력 : (+)면에 해당하는 물측정점굴절력
- **가입도(Add) = 근용부 물측정점굴절력 − 원용부 물측정점굴절력**

5차 개념정립 및 익힘문제

6-80 ④ 【망원경식 렌즈미터(Lensmeter)의 광학적 구성】

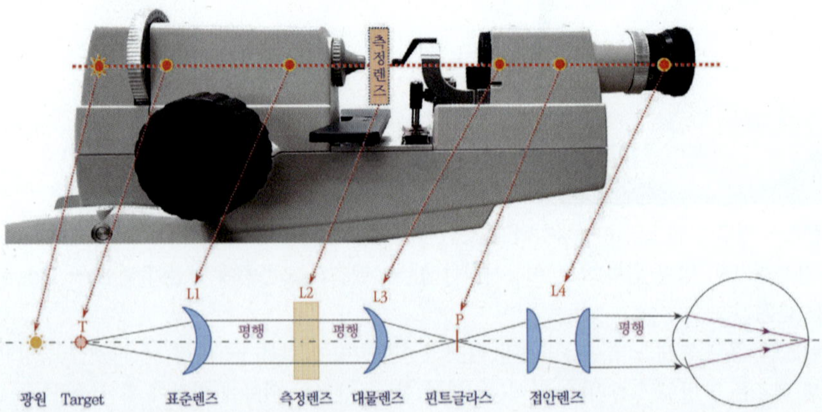

6-81 ③ 【전원이 꺼진 상태에서도 관찰 가능한 것】

- 실린더축방향눈금 : 0° ~ 180° 또는 0° ~ 360°
- 기준주경선 및 프리즘디옵터선 : 0 ~ 6Δ(프리즘컴펜세이터 사용 시 22Δ까지 가능)

【전원이 켜진 상태에서 관찰 가능한 것】

- 디옵터눈금창 및 디옵터눈금(굴절력) : 0 ~ ±25(D)
- **타겟(Target)**
- 프리즘굴절력(Δ) 및 기저방향(Base)
- 원주렌즈 축방향(Ax)

6-82 ①
- 고정인 요소 : 광원, 표준렌즈, 대물렌즈, 핀트글라스
- 전후 이동이 가능한 요소 : 타겟(Target), 접안렌즈
- **전후 이동 및 회전이 가능한 요소 : 접안렌즈**

6-83 ④ **【측정렌즈 굴절력이 (−)일 때 측정렌즈 전후의 광선속】**

- **측정렌즈에 입사하는 광선속 : 수렴광선속**
- **측정렌즈에서 출사되는 광선 : 평행광선속**

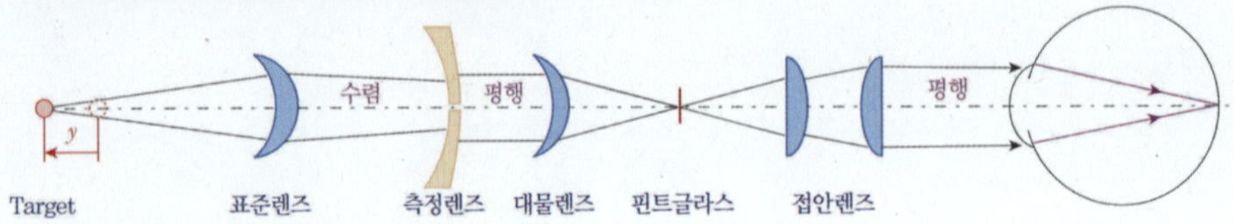

6-84 ⑤ 【망원경식 렌즈미터(Lensmeter)의 외부구조】

- **측정핸들(Power Wheel) : 타겟의 위치를 조정하여 렌즈의 굴절력을 측정하기 위한 원형 핸들**

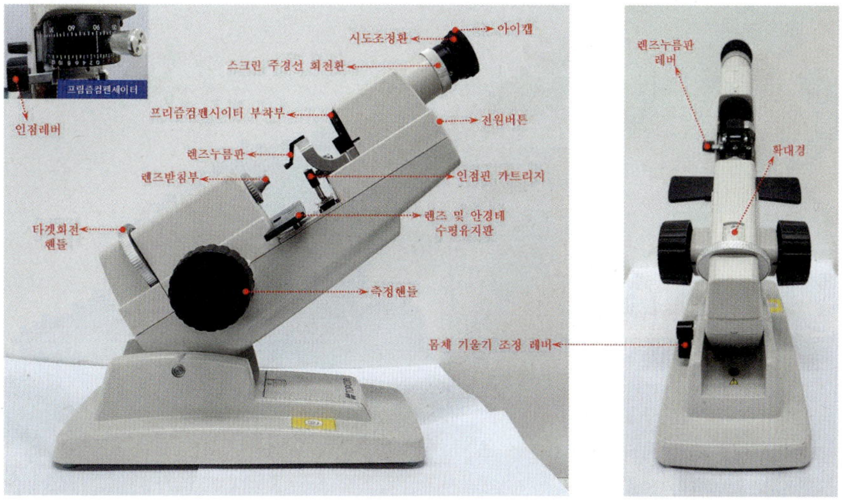

6-85 ⑤ ① 전원스위치가 꺼진 상태(Off)를 유지한다.

② 시도조정환을 반시계방향으로 돌려 근시상태로 만든다.

③ 측정자의 조절개입에 따른 측정오차를 방지하기 위함이다.

④ 시도조정환을 반시계방향으로 돌리며 접안렌즈는 눈 쪽으로 가까워진다.

⑤ **시도조정환을 시계방향으로 돌리며 눈에 입사하는 광선은 발산광선이 된다.**

6-86 ③

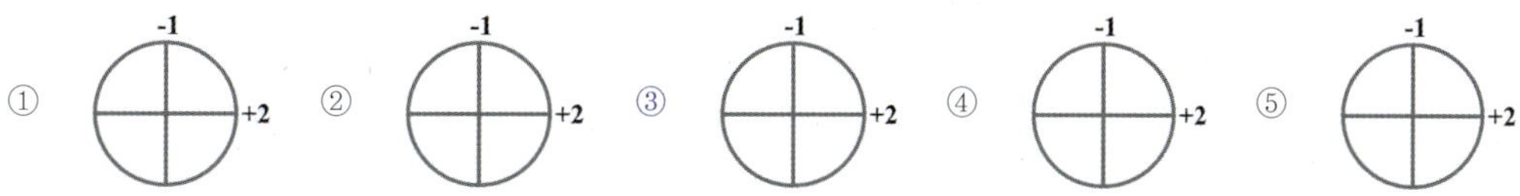

6-87 ④ 【토릭렌즈의 표기】

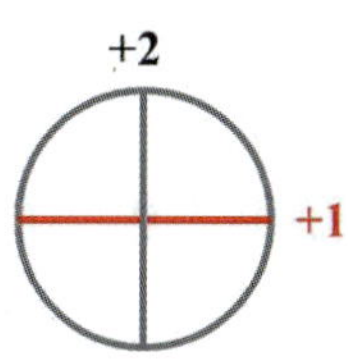

6-88 ⑤ 【난시의 종류(**원시경향 혼합 도난시**)】

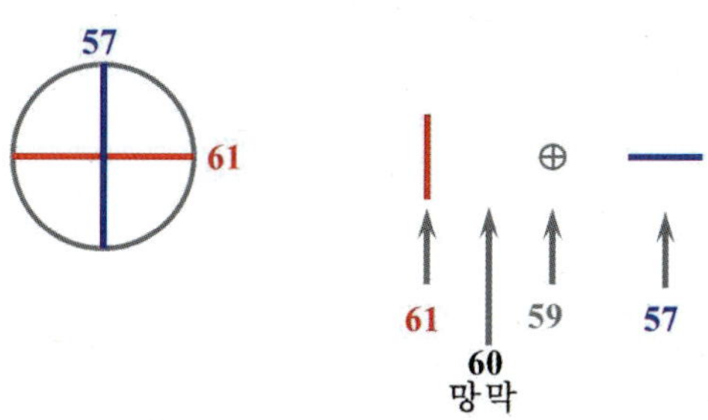

- **강주경선(61D) 수평 → 도난시**
- **전초선은 망막 전방, 후초선은 망막 후방 → 혼합난시**
- **최소착란원(59D)은 망막(60D) 후방 → 원시성 난시**

6-89 ③

①	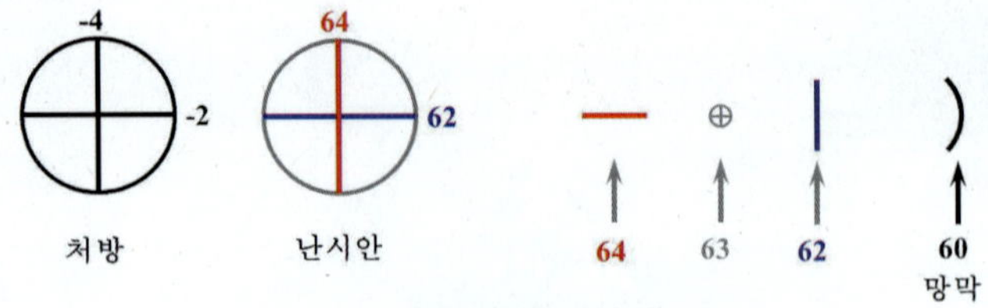 (근시성 복성 직난시)
②	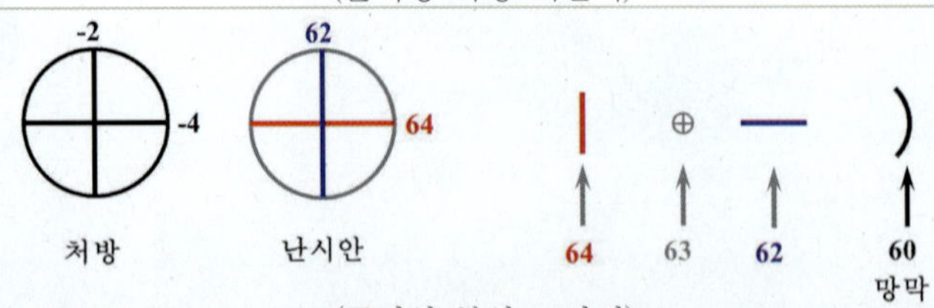 (근시성 복성 도난시)
③	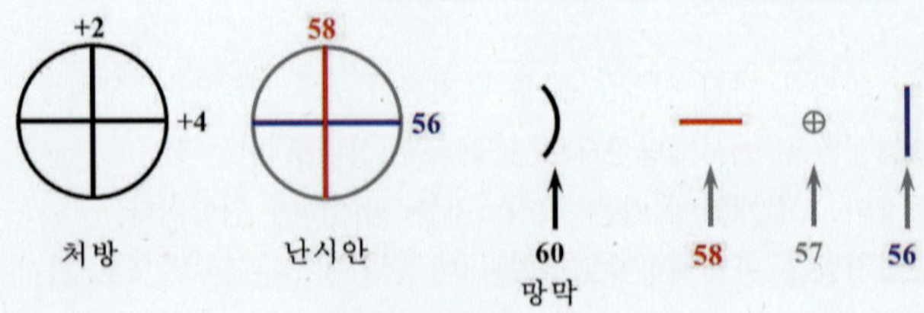 **(원시성 복성 직난시)**
④	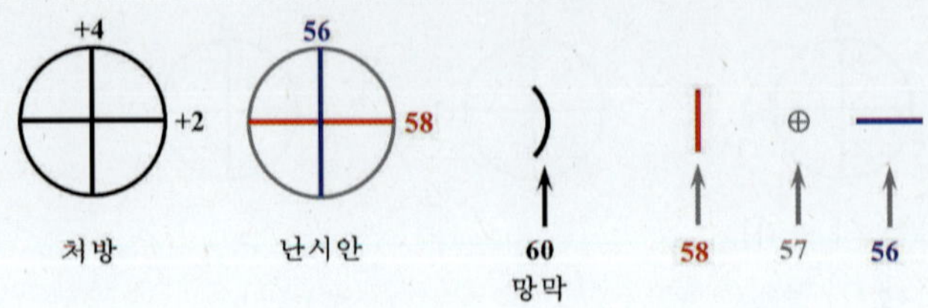 (원시성 복성 도난시)
⑤	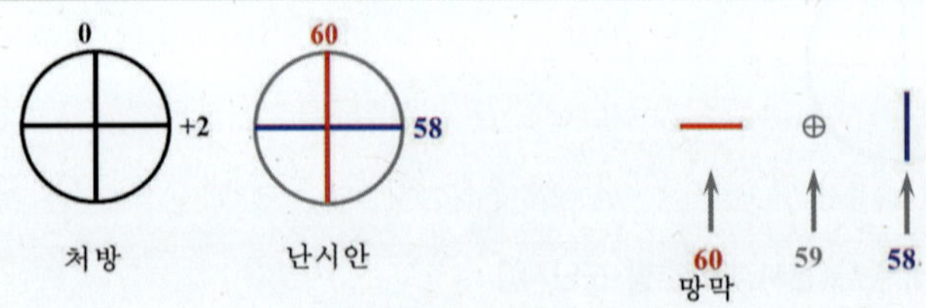 (근시성 단성 직난시)

6-90 ①

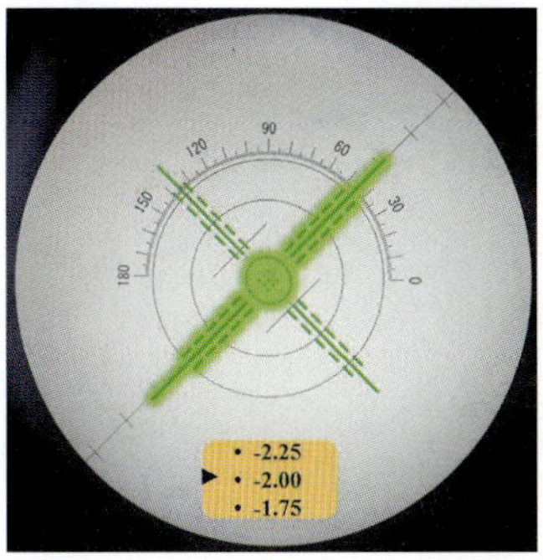

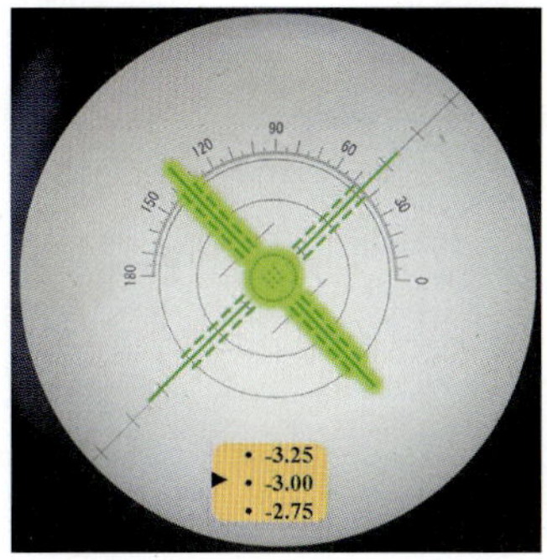

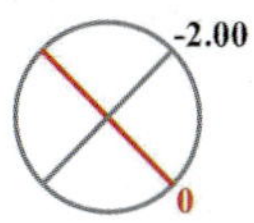

C-2.00D, Ax 135°

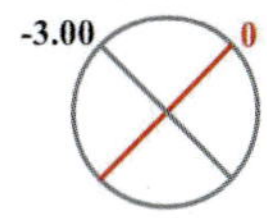

C-3.00D, Ax 45°

- (S−C)표기 : $S-2.00D \bigcirc C-1.00D, Ax45^\circ$
- **(S+C)표기** : $S-3.00D \bigcirc C+1.00D, Ax135^\circ$
- (C • C)표기 : $C-2.00D, Ax135^\circ \bigcirc C-3.00D, Ax45^\circ$

6-91 ⑤ **【중화법을 이용하는 이유와 목적】**

- 이유 : 렌즈미터를 사용할 수 없을 때 **시험렌즈 세트를 이용**하여 미지의 렌즈에 대한 대략적인 정보를 얻기 위함
- 굴절력이 아주 약한 렌즈가 (+)렌즈인지 (−)렌즈인지 확인
- 렌즈의 굴절력 확인
- 대략적인 광학중심점의 위치 확인 및 인점
- 토릭렌즈의 양주경선의 위치 확인 및 인점

6-92 ② 【중화법을 이용한 렌즈의 굴절력 확인】

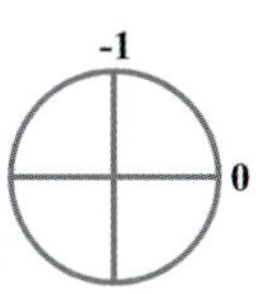

A렌즈

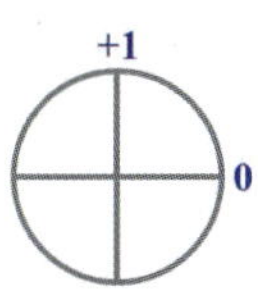

B렌즈(중화렌즈)

- $S+1.00D \bigcirc C-1.00D, Ax90^\circ$
- $S0.00D \bigcirc C+1.00D, Ax180^\circ$

6-93 ⑤ **【프리즘굴절력 측정한계 및 범위】**

- 프리즘 컴펜세이터가 부착되지 않은 렌즈미터의 프리즘굴절력 측정한계 : 5 ~ 6Δ → 측정한계를 벗어나면 타겟이 스크린의 시야에서 벗어나 보이지 않음
- **프리즘 컴펜세이터가 부착 시 렌즈미터의 프리즘굴절력 측정범위 : 0 ~ 22Δ**

6-94 ④

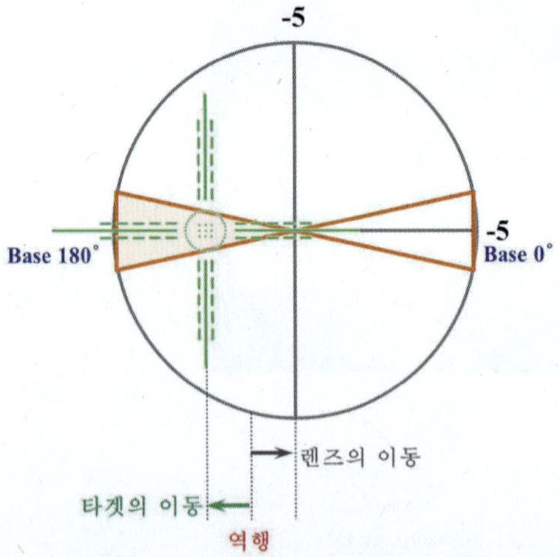

- 렌즈미터에서 (−)렌즈의 이동방향과 타겟의 이동 방향은 반대 → 역행
- 렌즈미터에서 (+)렌즈의 이동방향과 타겟의 이동 방향은 동일 → 동행
- $P = Dh \quad h = \frac{P}{D} = \frac{2}{5} = 0.4(cm) = 4(mm)$
- 타겟이 왼쪽에 위치해야 하므로 (−)렌즈는 오른쪽으로 이동

6-95 ④

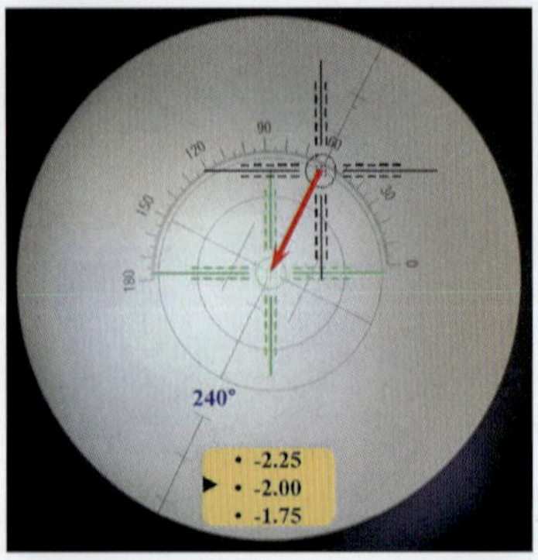

- 240˚ 방향 3눈금

6-96 ③

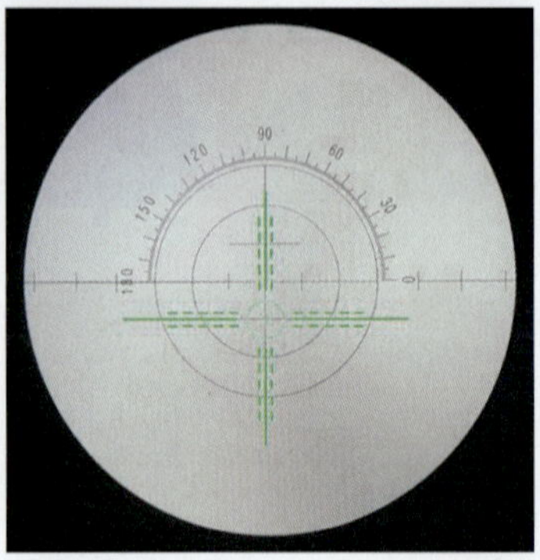

- (−)렌즈인 경우 : 렌즈의 이동방향과 타겟의 이동방향이 반대 → 역행 → 타겟을 중앙으로 이동시키기 위해 렌즈를 아래로 내려야 함 → 렌즈의 위쪽에 인점이 찍힘 → B.U. 프리즘 영향을 받음
- **(+)렌즈인 경우 :** 렌즈의 이동방향과 타겟의 이동방향이 같음 → 동행 → 타겟을 중앙으로 이동시키기 위해 렌즈를 위로 올려야 함 → **렌즈의 아래쪽에 인점이 찍힘** → B.U. 프리즘 영향을 받음

6-97 ④

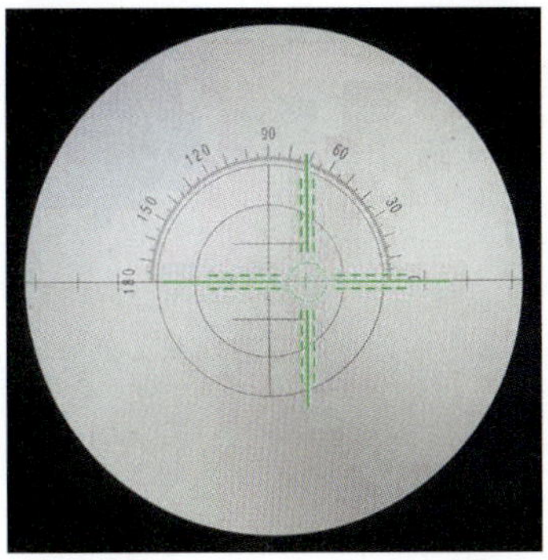

- **(−)렌즈인 경우 :** 렌즈의 이동방향과 타겟의 이동방향이 반대 → 역행 → 타겟을 중앙으로 이동시키기 위해 렌즈를 0°방향(오른쪽)으로 이동시켜야 함 → **렌즈의 왼쪽에 인점이 찍힘** → Base 180°의 프리즘 영향을 받음
- (+)렌즈인 경우 : 렌즈의 이동방향과 타겟의 이동방향이 같음 → 동행 → 타겟을 중앙으로 이동시키기 위해 렌즈를 180°방향(왼쪽)으로 이동시켜야 함 → 렌즈의 오른쪽에 인점이 찍힘 → Base 180°의 프리즘 영향을 받음

6-98 ④ **【누진렌즈 근용부 상측정점굴절력 측정】**

- 렌즈삽입 방향 : 안경렌즈의 (−)면(후면)이 렌즈받침대에 밀착
- 측정굴절력 : (−)면에 해당하는 상측정점굴절력
- **근용부 상측정점굴절력 = 원용부 상측정점굴절력 + 가입도(Add)**

6차 개념정립 및 익힘문제

6-99 ① ① **콜리메이터부(표준렌즈부) : 망원경부에 입사하는 광선속을 평행광선으로 만듦**

② 망원경부 : 평행광선속을 핀트글라스에 결상시키고, 입사광선과 출사광선을 평행광선속으로 만듦

③ 타겟(Target) : 표준렌즈의 물측초점에 위치하며, 선명한 타겟상으로부터 경선별 굴절력과 주경선의 방향 및 프리즘 굴절력과 기저방향을 측정하는 역할

④ 대물렌즈 : 접안렌즈부의 측정렌즈쪽 렌즈, 평행인 입사광선에 대해 핀트글라스에 초점을 형성하는 역할

⑤ 핀트글라스 : 대물렌즈의 상측초점과 접안렌즈군의 물측초점에 위치 → 실린더축방향눈금, 기준주경선, 프리즘디옵터선이 마킹되어 있음

6-100 ④ **【타겟(Target)】**

- **표준렌즈의 물측초점에 위치** : 표준렌즈(D´=+25D)에서 광원쪽(아래쪽) 4cm
- 굴절력 표시창의 굴절력이 0.00D일 때 가장 선명한 타겟상
- 선명한 타겟상으로부터 경선별 굴절력과 주경선의 방향 및 프리즘 굴절력과 기저방향을 측정하는 역할

6-101 ① **【핀트글라스(Pint Glass)】**

- 위치 : 대물렌즈의 상측초점, 접안렌즈군의 물측초점
- 핀트글라스에 입사하는 광선속 : 수렴광선속
- 핀트글라스에서 출사하는 광선속 : 발산광선속
- 핀트글라스에 포함된 선 및 눈금 : 실린더축방향눈금, 기준주경선, 프리즘디옵터선 → **렌즈미터의 0점 조정 및 시도조절의 기준으로 활용됨**

6-102 ① ① **타겟은 광원쪽인 아래쪽으로 이동된다.**

② 측정렌즈에 입사하는 광선속은 수렴광선속이 된다.
③ 표준렌즈에 입사하는 광선속은 발산광선속이 된다.
④ 표준렌즈에서 출사하는 광선속은 수렴광선속이 된다.
⑤ **측정렌즈에서 출사하는 광선속은 평행광선속이 된다.**

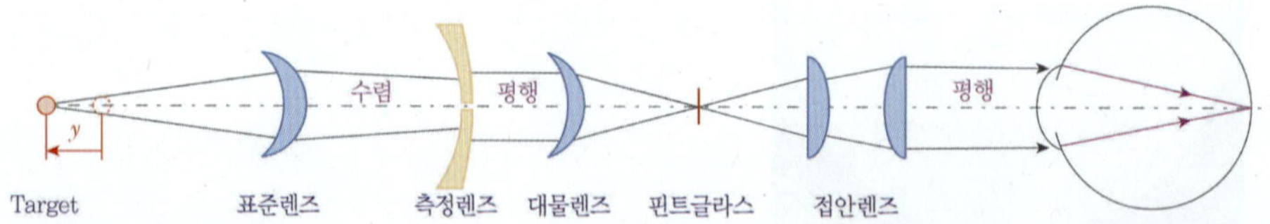

6-103 ⑤ ① 이동이 편리하다.
② 시도조절이 필요하다.
③ 조절력의 영향을 받는다.
④ 측정자 1인만 관찰이 가능하다.
⑤ **광량이 적어도 밝은 타겟상을 관찰할 수 있다.**

6-104 ① ① **측정자의 눈은 원시상태가 된다.**
② 측정자의 눈은 원시상태가 된다.
③ 원시상태만큼의 조절력이 개입된다.
④ 접안렌즈가 측정자 눈의 반대방향으로 내려간다.
⑤ 접안렌즈에서 눈으로 발산광선속이 입사된다.

6-105 ②

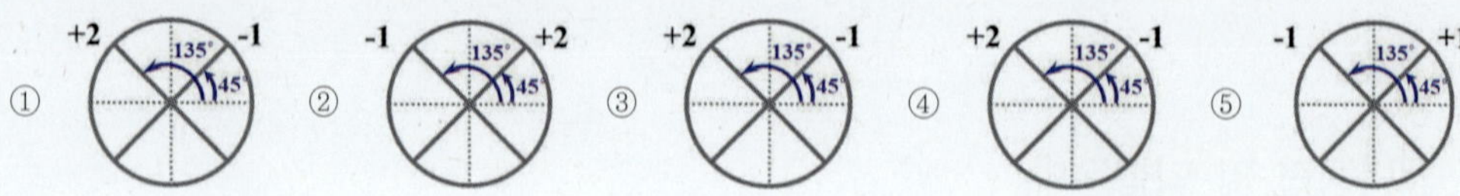

6-106 ⑤ 【토릭렌즈의 표기】

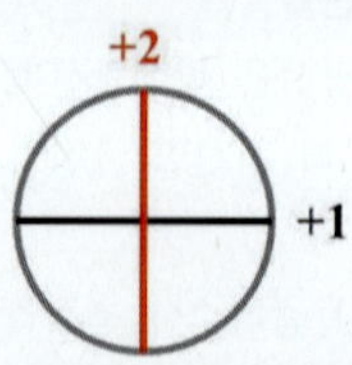

6-107 ② 【난시의 종류(원시성 단성 도난시)】

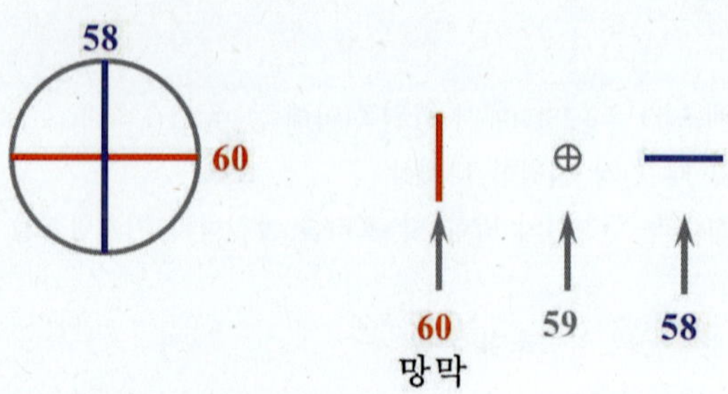

- 강주경선(60D) 수평 → 도난시
- 전초선은 망막, 후초선은 망막 후방 → 원시성 단난시

6-108 ④

①

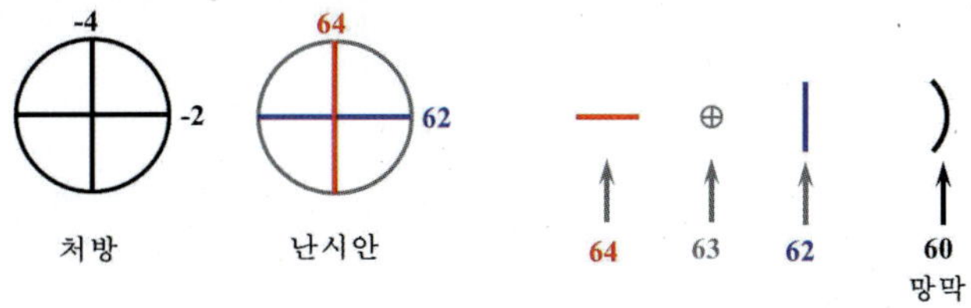

(근시성 복성 직난시)

②

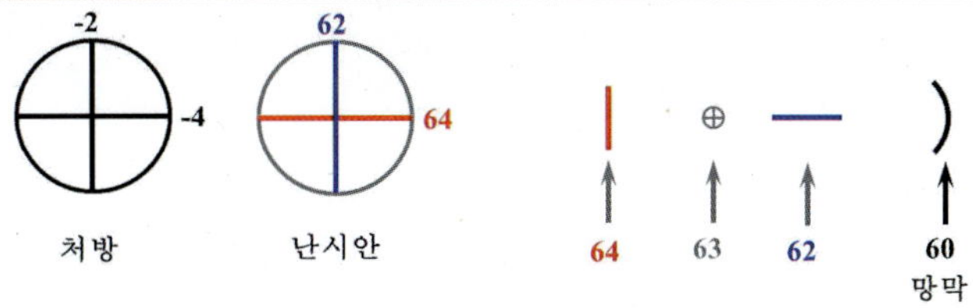

(근시성 복성 도난시)

③

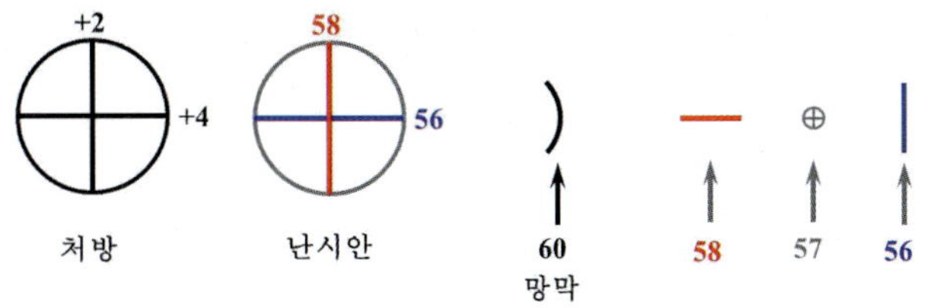

(원시성 복성 직난시)

④

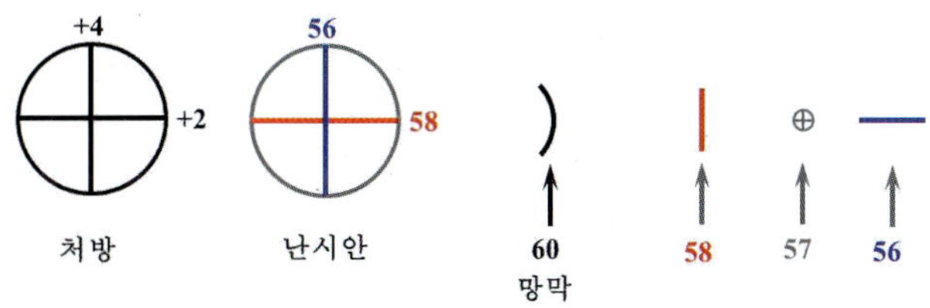

(원시성 복성 도난시)

⑤

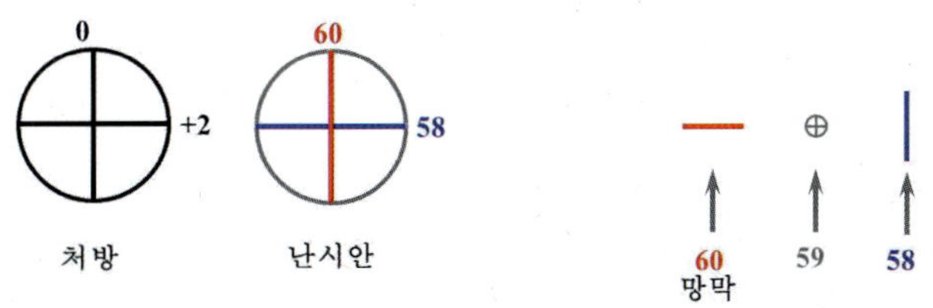

(근시성 단성 직난시)

6-109 ⑤

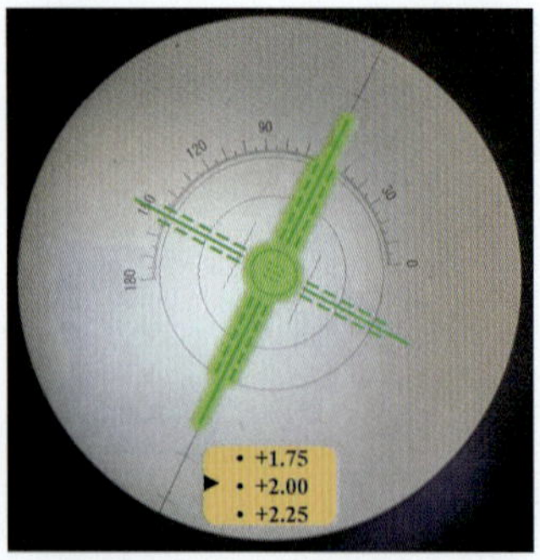

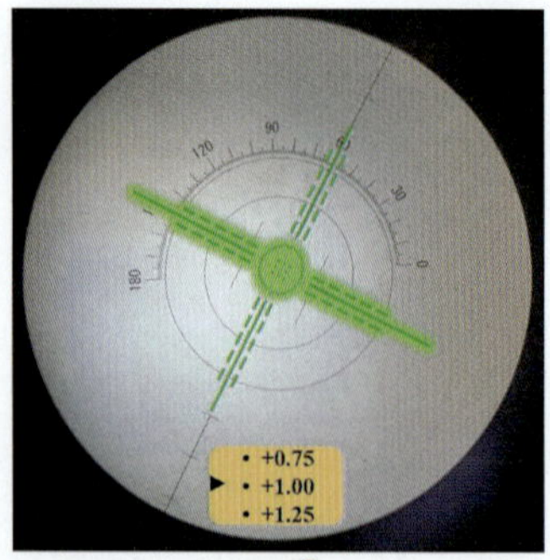

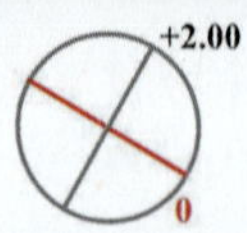

C+2.00D, Ax 150°

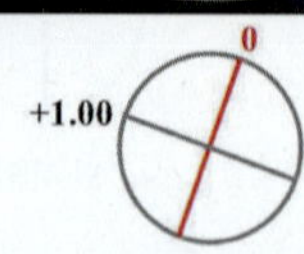

C+1.00D, Ax 60°

- **(S−C)표기** : $S+2.00D \subset C-1.00D, Ax60^\circ$
- (S+C)표기 : $S+1.00D \subset C+1.00D, Ax150^\circ$
- (C • C)표기 : $C+1.00D, Ax60^\circ \subset C+2.00D, Ax150^\circ$

6-110 ⑤ **【중화법을 이용하는 이유와 목적】**

- 이유 : 렌즈미터를 사용할 수 없을 때 시험렌즈 세트를 이용하여 미지의 렌즈에 대한 대략적인 정보를 얻기 위함
- 굴절력이 아주 약한 렌즈가 (+)렌즈인지 (−)렌즈인지 확인
- 렌즈의 굴절력 확인
- **대략적인 광학중심점의 위치 확인** 및 인점
- 토릭렌즈의 양주경선의 위치 확인 및 인점

6-111 ② 【중화법을 이용한 렌즈의 굴절력 확인】

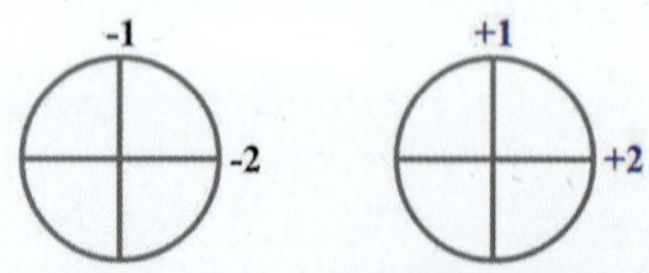

A렌즈 B렌즈(중화렌즈)

- $S+2.00D \subset C-1.00D, Ax180^\circ$
- $S+1.00D \subset C+1.00D, Ax90^\circ$
- $C+1.00D, Ax180^\circ \subset C+2.00D, Ax90^\circ$

6-112 ④ **【망원경식 렌즈미터의 접안렌즈가 대물렌즈 방향으로 이동되었을 때의 변화】**

- 아이피스(Eyepiece) : 시계방향으로 회전된 결과
- 아이캡(Eyecap) : 내려감 → 눈에서 멀어짐
- 눈의 상태 : 원시화 → 조절 개입
- **(−)렌즈 측정 시 : 더 강한 (−)굴절력으로 측정됨**
- **(+)렌즈 측정 시 : 더 약한 (+)굴절력으로 측정됨**

6-113 ①

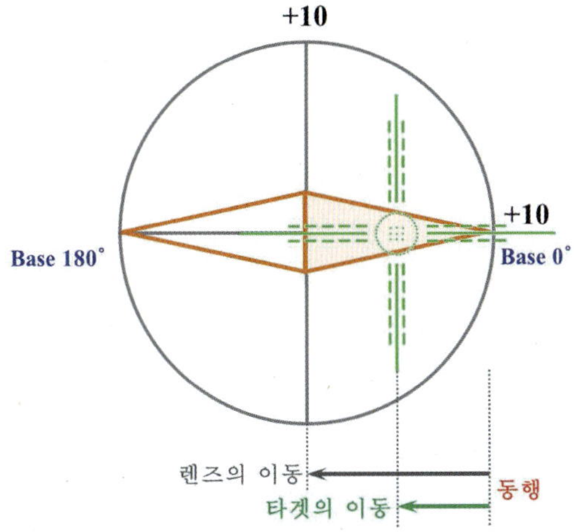

- 렌즈미터에서 (–)렌즈의 이동방향과 타겟의 이동 방향은 반대 → 역행
- 렌즈미터에서 **(+)렌즈의 이동방향과 타겟의 이동 방향은 동일 → 동행**
- $P = Dh \quad h = \frac{P}{D} = \frac{2}{10} = 0.2(cm) = 2(mm)$
- 타겟이 왼쪽에 위치해야 하므로 **(+)렌즈는 왼쪽으로 이동**

6-114 ①

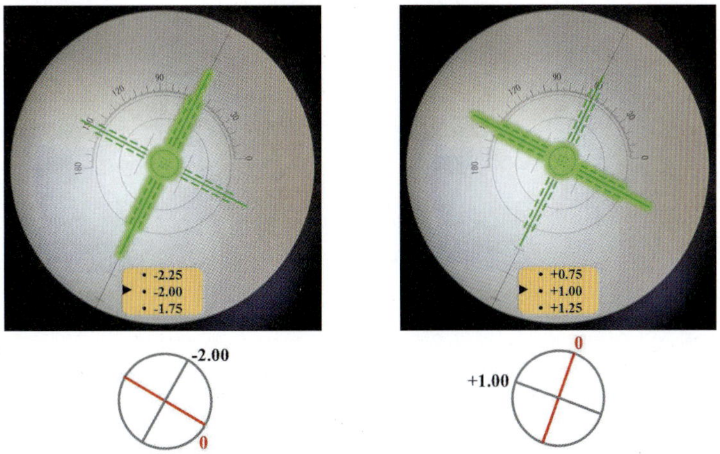

C-2.00D, Ax 150°　　C+1.00D, Ax 60°

- (S–C)표기 : $S + 1.00D \frown C - 3.00D, Ax150^\circ$
- (S+C)표기 : $S - 2.00D \frown C + 3.00D, Ax60^\circ$
- (C • C)표기 : $C + 1.00D, Ax60^\circ \frown C - 2.00D, Ax150^\circ$
- **컴펜세이터의 적색 프리즘 굴절력 수치과 일치할 때의 Base 방향 : 눈금선과 일치한 각도 → 45°**
- 컴펜세이터의 백색 프리즘 굴절력 수치과 일치할 때의 Base 방향 : 눈금선과 일치한 각도 + 180° → 45° + 180° = 225°
- **(S–C)표기 : $S + 1.00D \frown C - 3.00D, Ax150^\circ$, 10Δ,Base45°**
- (S+C)표기 : $S - 2.00D \frown C + 3.00D, Ax60^\circ$, 10Δ,Base45°
- (C • C)표기 : $C + 1.00D, Ax60^\circ \frown C - 2.00D, Ax150^\circ$, 10Δ,Base45°

6-115 ②

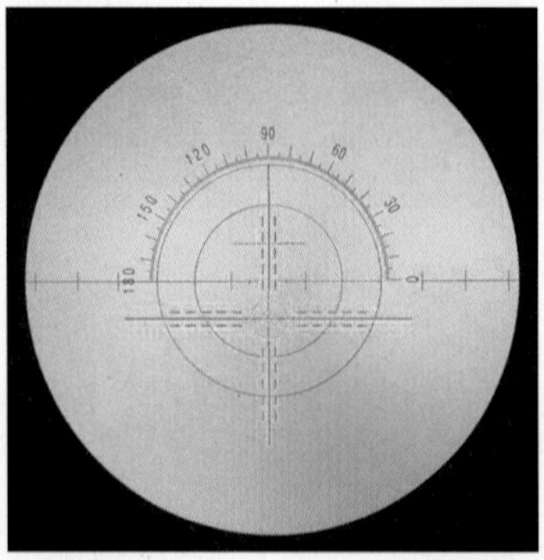

- **(−)렌즈인 경우 :** 렌즈의 이동방향과 타겟의 이동방향이 반대 → 역행 → 타겟을 중앙으로 이동시키기 위해 렌즈를 아래로 내려야 함 → 렌즈의 위쪽에 인점이 찍힘 → **B.U. 프리즘 영향을 받음**
- (+)렌즈인 경우 : 렌즈의 이동방향과 타겟의 이동방향이 같음 → 동행 → 타겟을 중앙으로 이동시키기 위해 렌즈를 위로 올려야 함 → 렌즈의 아래쪽에 인점이 찍힘 → B.U. 프리즘 영향을 받음

6-116 ⑤

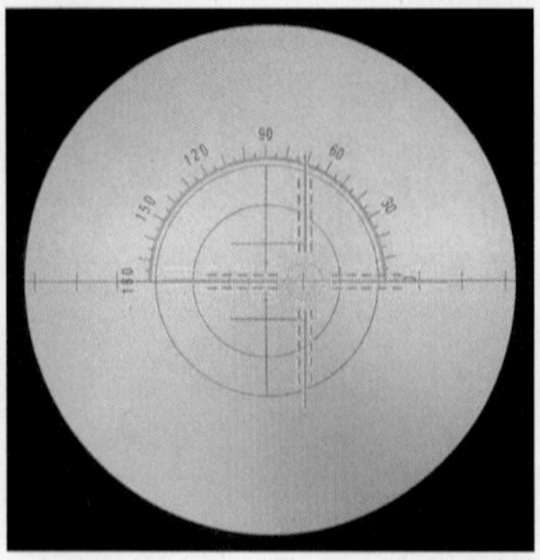

- (−)렌즈인 경우 : 렌즈의 이동방향과 타겟의 이동방향이 반대 → 역행 → 타겟을 중앙으로 이동시키기 위해 렌즈를 0°방향(오른쪽)으로 이동시켜야 함 → 렌즈의 왼쪽에 인점이 찍힘 → Base 180°의 프리즘 영향을 받음
- **(+)렌즈인 경우 :** 렌즈의 이동방향과 타겟의 이동방향이 같음 → 동행 → 타겟을 중앙으로 이동시키기 위해 렌즈를 180°방향(왼쪽)으로 이동시켜야 함 → **렌즈의 오른쪽에 인점이 찍힘** → Base 180°의 프리즘 영향을 받음

6-117 ④ **【누진렌즈 가입도(Add) 측정】**

- **가입도(Add) = 근용부 물측정점굴절력 − 원용부 물측정점굴절력**
  = (+3.89) − (+1.64) = +2.25D

제7장 2중 및 3중 초점렌즈(Bifocal Lens & Trifocal Lens) 문제해설

1차 개념정립 및 익힘문제

7-1 ④ 【이중초점렌즈의 구조】

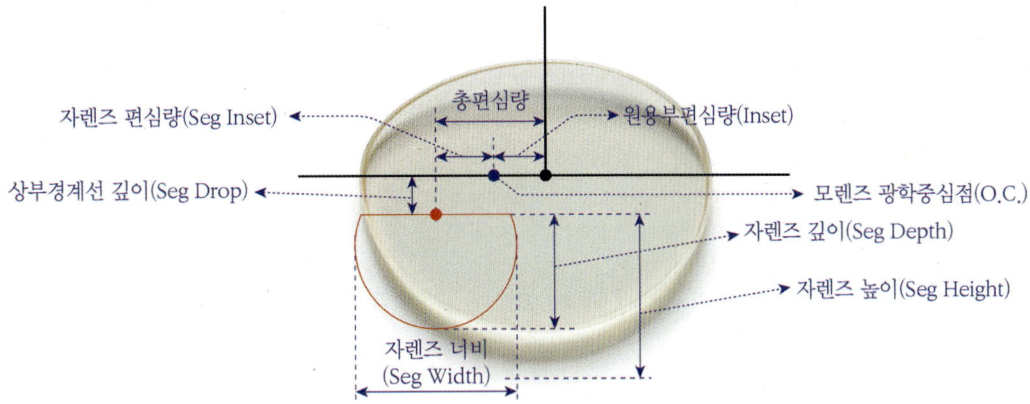

7-2 ⑤ **【EX형(Executive Type)】**

- 근용부 시야가 가장 넓음
- **상의 도약이 없음**
- 색수차 없음
- 광학적으로 가장 안정적임
- 근용부가 넓어 무거움
- 근용부 돌출이 심함

7-3 ⑤ **【2중초점렌즈의 설계점(M.R.P.)】**

- **근용부 세트먼트 상부경계선의 중앙점**

7-4 ① **① 경사각을 작게 조정한다.**

② 코받침지지를 아래로 올린다.

③ 정점간거리를 길게 조정한다.

④ 다리벌림각은 조정하지 않는다.

⑤ 코받침벌림각을 작게 조정한다.

7-5 ④ **【2중초점렌즈와 3중초점렌즈의 슬래브선(Slab Line) 높이】**

- 2중초점렌즈의 슬래브선(Slab Line) 높이 : 근용부 상부경계선까지의 높이인 각막 가장자리 또는 아래눈꺼풀까지의 높이
- **3중초점렌즈의 슬래브선(Slab Line) 높이 : 근용부 상부경계선까지의 높이인 각막 가장자리 또는 아래눈꺼풀까지의 높이**

7-6 ⑤ • 근용부 굴절력 − 가입도 = 원용부 굴절력

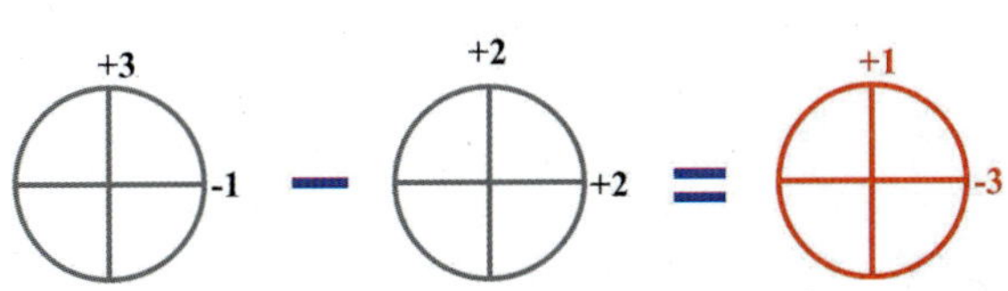

7-7 ④ **【모렌즈가 구면일 때 근용부 합성광학중심점의 위치】**

- 모렌즈의 광학중심점과 자렌즈의 광학중심점 사이 → 원시용 이중초점렌즈
- **자렌즈의 광학중심점에 위치 → 정시용 이중초점렌즈**
- 자렌즈의 광학중심점 아래 → 구면굴절력의 절대값이 가입도보다 작은 근시용 이중초점렌즈
- 존재하지 않는 경우 → 구면굴절력의 절대값과 가입도와 같은 근시용 이중초점렌즈
- 모렌즈 광학중심점 상부 → 구면굴절력의 절대값이 가입도보다 큰 근시용 이중초점렌즈

7-8 ① **【모렌즈가 구면일 때 근용부 합성광학중심점의 위치】**

- **모렌즈의 광학중심점과 자렌즈의 광학중심점 사이 → 원시용 이중초점렌즈**
- 자렌즈의 광학중심점에 위치 → 정시용 이중초점렌즈
- 자렌즈의 광학중심점 아래 → 구면굴절력의 절대값이 가입도보다 작은 근시용 이중초점렌즈
- 존재하지 않는 경우 → 구면굴절력의 절대값과 가입도와 같은 근시용 이중초점렌즈
- 모렌즈 광학중심점 상부 → 구면굴절력의 절대값이 가입도보다 큰 근시용 이중초점렌즈

7-9 ③ **【모렌즈가 구면일 때 근용부 합성광학중심점의 위치】**

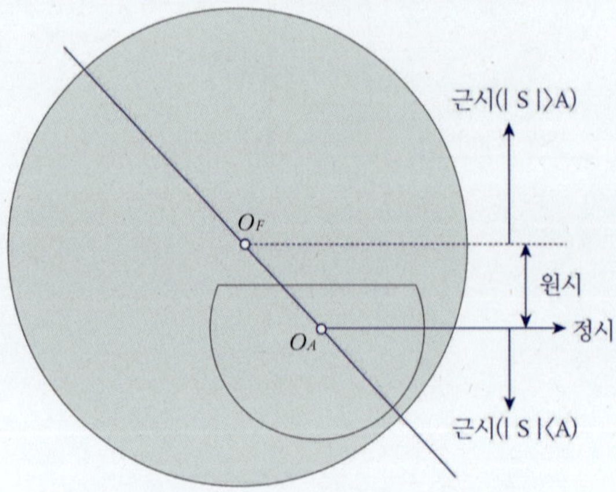

근시(| S |=A): 합성광학중심점은 존재하지 않음

7-10 ③ ① 중간거리부 가입도는 근용부 가입도의 절반으로 한다.

② 삼중초점렌즈에 적합한 안경테는 렌즈삽입부의 상하 길이가 긴 안경테이다.

③ 세그높이(Seg Height)는 하부림(Rim)에서 중간거리부 상부경계선까지의 거리이다.

④ 외관을 고려한 조제가공P.D.를 설계할 때는 근용P.D.를 조제가공P.D.로 제작한다.

⑤ 중간거리부 상부경계선의 수직방향 위치는 동공중심의 아래쪽 동공직경의 절반인 지점이다.

7-11 ③ • (a) 근용부 굴절력 = 원용부 굴절력 + Add = +2

(b) 중간거리부 굴절력 = 원용부 굴절력 + Add/2 = +1

- 위의 2개 식을 연립방정식으로 풀면 : (a) − (b)

Add − Add/2 = (+2) − (+1) Add/2 = +1 Add = +2

- **원용부 굴절력 = 근용부 굴절력 − Add = (+2) − (+2) = 0**

7-12 ② • 가입도(Add) = 근용부 굴절력 − 원용부 굴절력 = +2.00D

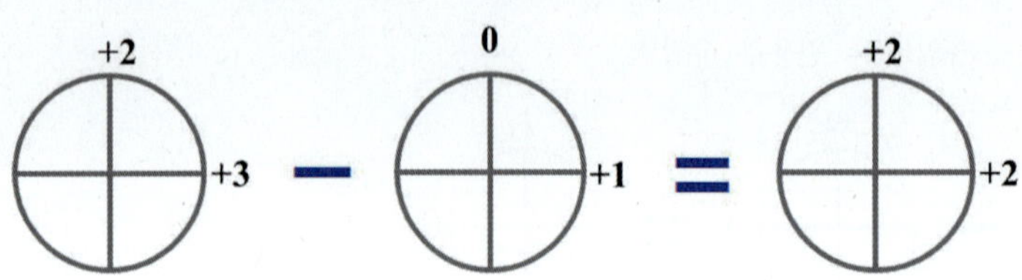

• 중간부 굴절력 = 원용부 굴절력 + $\frac{Add}{2}$

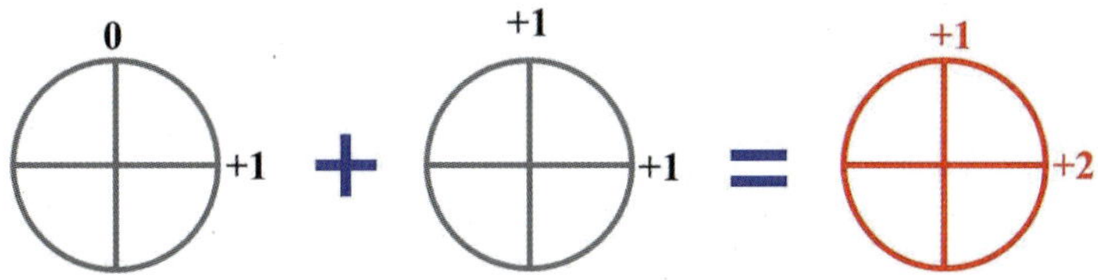

• S+1.00D ⌒ C+1.00D, Ax 90°

S+2.00D ⌒ C−1.00D, Ax 180°

C+1.00D, Ax 180° ⌒ C+2.00D, Ax 90°

7-13 ① **① 가입도가 클수록 도약이 심하다.**

② 근용부 굴절력은 도약과 직접적으로 관계가 없다.

③ 원용부 굴절력 도약과 직접적으로 관계가 없다.

④ 자렌즈 광학중심점에서 근용부 상부 경계선까지의 거리에 비례한다.

⑤ 자렌즈 광학중심점에서 근용부 하부 경계선까지의 거리에 비례한다.

7-14 ② **【이중초점렌즈에서 상의 도약량 (J)】**

• $J = A\,r = 2 \times 0.5 = 1.0\Delta$

7-15 ② **【자렌즈의 편심량에 영향을 주는 요소】**

• 작업거리에 반비례 : 작업거리가 짧을수록 편심량은 커짐

• **정점간거리에 비례 : 정점간거리가 길수록 편심량은 커짐**

• 동일한 작업거리일 경우 원용P.D.에 비례 : 원용P.D.가 클수록 편심량은 커짐

7-16 ④ **【슬래브업(Slab-off)가공】**

• 좌안과 우안이 (−)와 (+) 굴절력인 경우 : (−)굴절력이 큰 좌안에 B.U. 가공

• 우안에서 발생하는 프리즘량 : $P_R = D_R h = 2 \times 1 = 2\Delta, B.U.$

• 좌안에서 발생하는 프리즘량 : $P_L = D_L h = 2 \times 1 = 2\Delta, B.D.$

• **(−)굴절력이 큰 좌안에 $4\Delta, B.U.$ 가공 → 좌우안의 프리즘 차이가 없어짐**

7-17 ③ **【이중초점렌즈에서 삼중초점렌즈로 설계점 이동】**

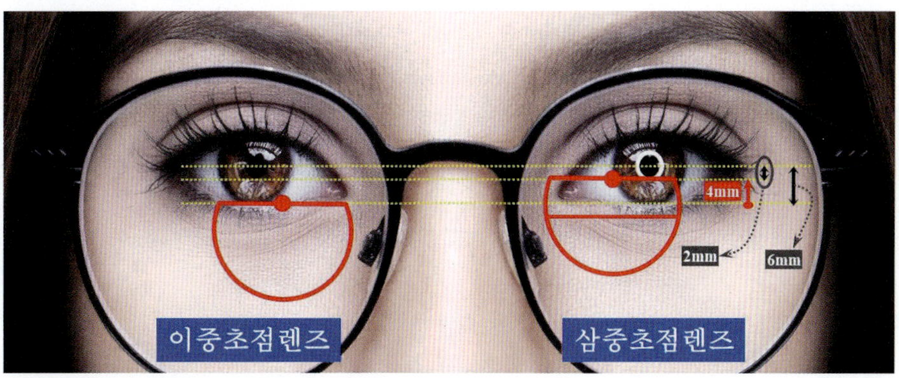

• 이중초점렌즈의 설계점 : 아래 눈꺼풀(각막 가장자리)

• 삼중초점렌즈의 설계점 : 동공 하부 가장자리

• **설계점 이동 : 아래 눈꺼풀(각막 가장자리)에서 동공 하부 가장자리**

→ 위로 4mm

2차 개념정립 및 익힘문제

7-18 ② 【이중초점렌즈의 구조】

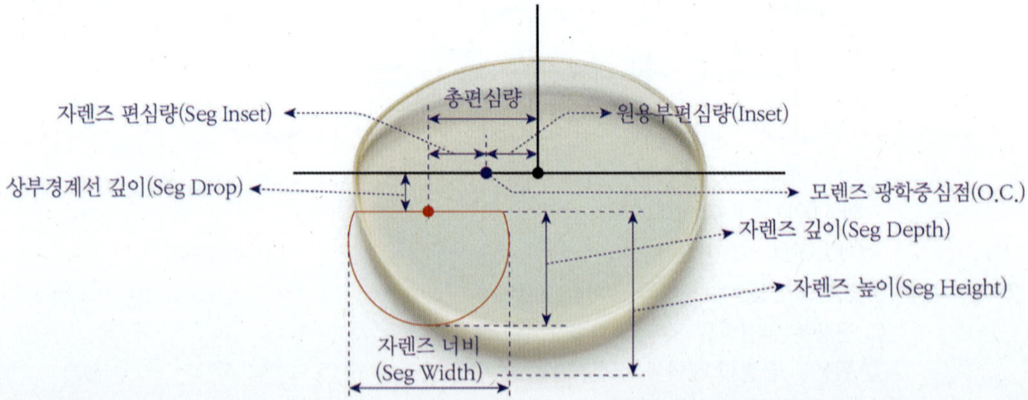

7-19 ③ ① 일체형이 비해 가볍다.
② 렌즈의 아래쪽의 두께가 얇다.
③ 일체형에 비해 색수차 발생이 크다.
④ 원용부와 근용부의 경계선이 단차가 존재하지 않는다.
⑤ 안경렌즈 전면의 곡률변화 없이 굴절률이 큰 자렌즈를 사용함으로 굴절력을 증가시킨 렌즈이다.

7-20 ⑤ **【2중초점렌즈의 세그높이(Seg Hight)의 2가지 측정 방법】**
- **안경테의 가장 낮은 하부 림(Rim)에서 근용부 세트먼트 상부경계선까지의 거리**
- 안경테의 동공중심 직하방 하부 림(Rim)에서 근용부 세트먼트 상부경계선까지의 거리

7-21 ④ **【슬래브업 렌즈(Slab-off Lens)】**
- **슬래브업 렌즈 : 부등시 교정용 이중초점렌즈를 착용하고 근거리를 볼 때 근용부 시점에서 발생되는 좌우 프리즘 굴절력의 차로 인한 수직방향 부등사위를 없애기 위한 렌즈**
- 양안의 수직방향 프리즘 차가 3△ 이상이면 복시와 심한 안정피로 발생
- 근용부 상부경계선을 기준으로 근용부에서 B.U. 효과가 나도록 처방 → 굴절력이 강한 쪽 렌즈의 기저(Base)두께를 감소시킴 → 굴절력이 강한 쪽 렌즈의 B.D.효과를 감소시킴
- 원용부 굴절력이 (−)방향으로 큰 쪽의 (+)면에 슬래브업 가공
- 슬래브업 라인과 이중초점렌즈의 자렌즈 상부경계선을 일치시켜야 함

7-22 ③ • 근용부 굴절력 − 원용부 굴절력 = 가입도

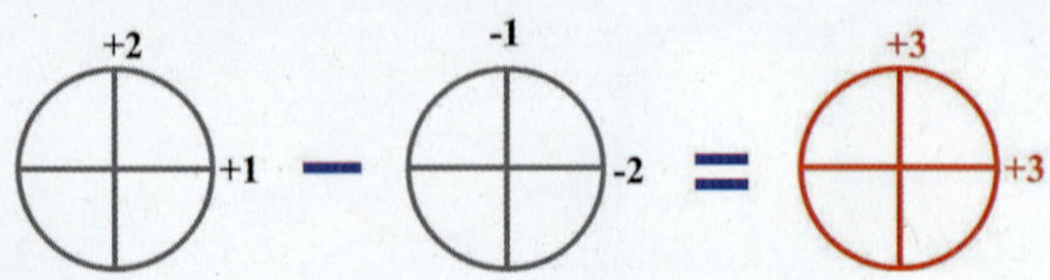

7-23 ② **【모렌즈가 구면일 때 근용부 합성광학 중심점의 위치】**
- 모렌즈의 광학중심점과 자렌즈의 광학중심점 사이 → 원시용 이중초점렌즈
- **자렌즈의 광학중심점에 위치 → 정시용 이중초점렌즈**
- 자렌즈의 광학중심점 아래 → 구면굴절력의 절대값이 가입도보다 작은 근시용 이중초점렌즈
- 존재하지 않는 경우 → 구면굴절력의 절대값과 가입도와 같은 근시용 이중초점렌즈
- 모렌즈 광학중심점 상부 → 구면굴절력의 절대값이 가입도보다 큰 근시용 이중초점렌즈

7-24 ③ **【모렌즈가 구면일 때 근용부 합성광학 중심점의 위치】**

- 모렌즈의 광학중심점과 자렌즈의 광학중심점 사이 → 원시용 이중초점렌즈
- 자렌즈의 광학중심점에 위치 → 정시용 이중초점렌즈
- **자렌즈의 광학중심점 아래 → 구면굴절력의 절대값이 가입도보다 작은 근시용 이중초점렌즈**
- 존재하지 않는 경우 → 구면굴절력의 절대값과 가입도와 같은 근시용 이중초점렌즈
- 모렌즈 광학중심점 상부 → 구면굴절력의 절대값이 가입도보다 큰 근시용 이중초점렌즈

7-25 ② **【모렌즈가 구면일 때 근용부 합성광학 중심점의 위치】**

- 모렌즈의 광학중심점과 자렌즈의 광학중심점 사이 → 원시용 이중초점렌즈
- **자렌즈의 광학중심점에 위치 → 정시용 이중초점렌즈**
- 자렌즈의 광학중심점 아래 → 구면굴절력의 절대값이 가입도보다 작은 근시용 이중초점렌즈
- 존재하지 않는 경우 → 구면굴절력의 절대값과 가입도와 같은 근시용 이중초점렌즈
- 모렌즈 광학중심점 상부 → 구면굴절력의 절대값이 가입도보다 큰 근시용 이중초점렌즈

7-26 ② **【모렌즈가 구면일 때 근용부 합성광학 중심점의 위치】**

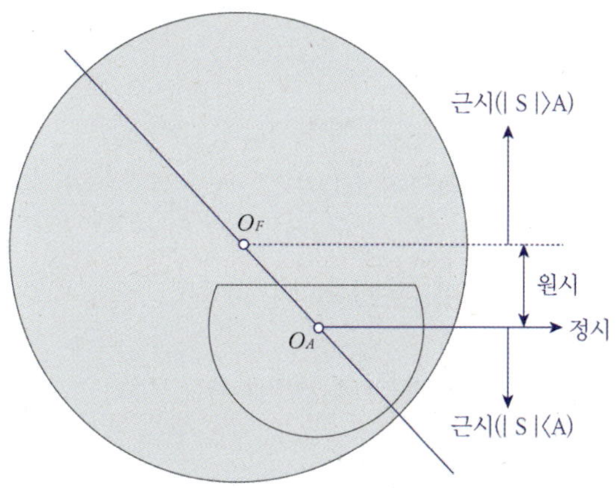

근시(| S |=A): 합성광학중심점은 존재하지 않음

7-27 ⑤ • **중간거리부 굴절력 = 원용부 굴절력 + 가입도/2**
가입도/2 = 중간거리부 굴절력 − 원용부 굴절력 = (−1) − (−2) = +1
가입도 = +2.00D

7-28 ③ • 원용부 굴절력 = 근용부 굴절력 − Add = (+1) − (+2) = −1

• 중간부 굴절력 = 원용부 굴절력 + $\frac{Add}{2} = (-1) + (\frac{2}{2}) = 0.00(D)$

7-29 ④ • O.D. : 중간부 굴절력 = 원용부 굴절력 + $\frac{Add}{2}$

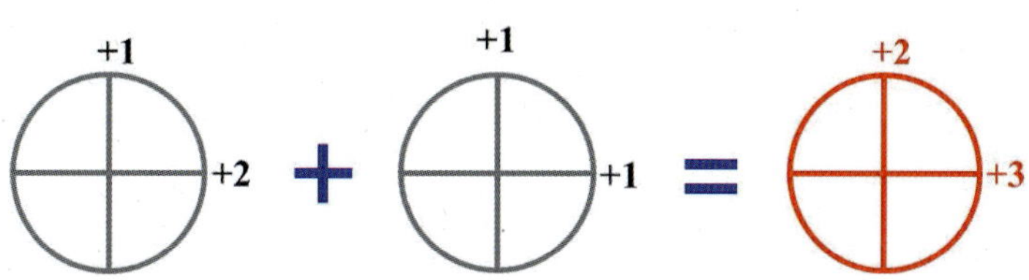

• S+2.00D ⌒ C+1.00D, Ax 90°
S+3.00D ⌒ C−1.00D, Ax 180°
C+2.00D, Ax 180° ⌒ C+3.00D, Ax 90°

7-30　⑤ **【이중초점렌즈에서 상의 도약이 발생되는 원인】**

- 자렌즈의 광학중심에서 자렌즈 상부경계선까지의 거리에 비례
- **모렌즈(원용부) 굴절력과 근용부 굴절력의 차이인 가입도(Add)의 크기에 비례**
- **원용부 굴절력에 관계없이 가입도(Add)가 클수록 도약이 심함**

7-31　③

EX형
(Executive Type)

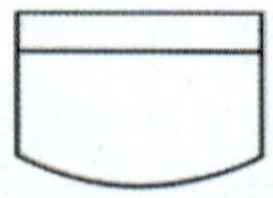

- 근용부 시야가 가장 넓음
- 상의 도약이 없음
- **색수차 없음**
- 광학적으로 가장 안정적임
- 근용부가 넓어 무거움
- 근용부 돌출이 심함

7-32　④ **【이중초점렌즈에서 근용P.D.를 기준으로 설계해야하는 경우】**

- 렌즈의규격이 정확하지 않을 때
- 가입도가 2.00D 이상일 때(원용부와 근용부의 굴절력 차이가 2.00D 이상일 때) → 프리즘 영향이 큼
- **양안시에 미치는 프리즘 영향을 줄이려고 할 때**

7-33　④ **【슬래브업(Slab-off)가공】**

- 좌안과 우안이 (+)와 (+) 굴절력인 경우 : (-)굴절력이 큰 좌안에 B.U. 가공
- 우안에서 발생하는 프리즘량 : $P_R = D_R h = 4 \times 1 = 4\Delta, B.U.$
- 좌안에서 발생하는 프리즘량 : $P_L = D_L h = 2 \times 1 = 2\Delta, B.U.$
- **(-)굴절력이 큰 좌안에 $2\Delta, B.U.$ 가공 → 좌우안의 프리즘 차이가 없어짐**

7-34　④ **【슬래브업(Slab-off)가공】**

- 좌안과 우안이 (+)와 (+) 굴절력인 경우 : (-)굴절력이 큰 좌안에 B.U. 가공

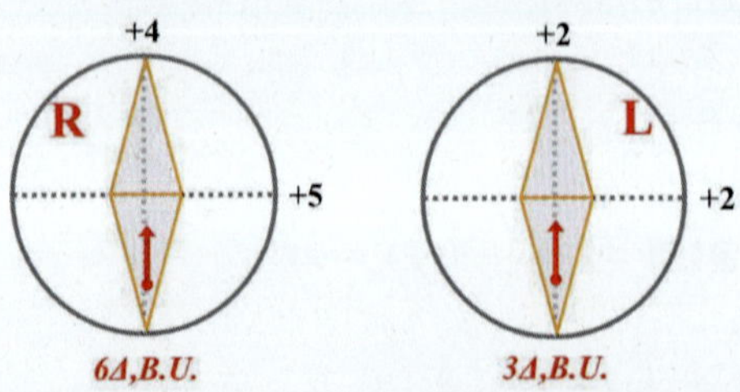

- 우안에서 발생하는 프리즘량 : $P_R = D_R h = 4 \times 1.5 = 6\Delta, B.U.$
- 좌안에서 발생하는 프리즘량 : $P_L = D_L h = 2 \times 1.5 = 3\Delta, B.U.$
- **(-)굴절력이 큰 좌안에 $3\Delta, B.U.$ 가공 → 좌우안의 프리즘 차이가 없어짐**

3차 개념정립 및 익힘문제

7-35 ② 【이중초점렌즈의 구조】

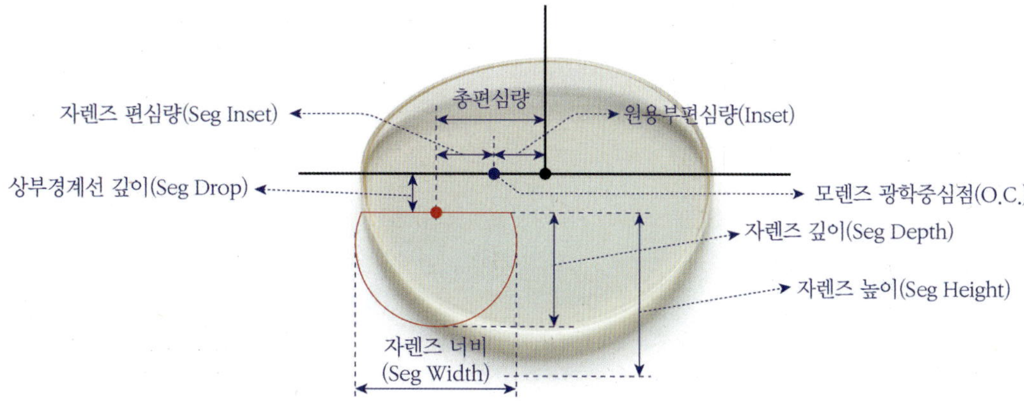

7-36 ① **【EX형(Executive Type) 이중초점렌즈】**

- 근용부 시야가 가장 넓음
- 상의 도약이 없음
- 색수차 없음
- 광학적으로 가장 안정적임
- 근용부가 넓어 무거움
- 근용부 돌출이 심함

7-37 ③ 【수직사위 교정을 위한 **프리즘처방이 있을 때 세그높이(Seg Hight) 결정**】

- **B.U. 프리즘 처방 시** 조준선 방향 : 아래쪽(꼭지방향) → **세그높이 낮춤**
- B.D. 프리즘 처방 시 조준선 방향 : 위쪽(꼭지방향) → 세그높이 높임
- 1Δ 처방에 대한 세그높이 조정량 : 0.25(mm) → **4Δ 처방에 대해 세그높이 1mm 변화**(정점간거리 12mm, 안경렌즈 상측정점에서 안구회전점까지의 거리 13mm일 때)

7-38 ⑤ ① 근용부에서 B.U. 효과가 나도록 처방한다.

② 굴절력이 강한 쪽 렌즈의 기저 두께를 줄인다.

③ 굴절력이 강한 쪽 렌즈의 B.D. 효과를 감소시킨다.

④ 이중초점렌즈의 수직방향 부등사위를 없애기 위한 렌즈이다.

⑤ 원용부의 (−)굴절력이 강한 쪽 렌즈의 (+)면에 슬래브업 가공한다.

7-39 ③ • 근용부 굴절력 − 원용부 굴절력 = 가입도

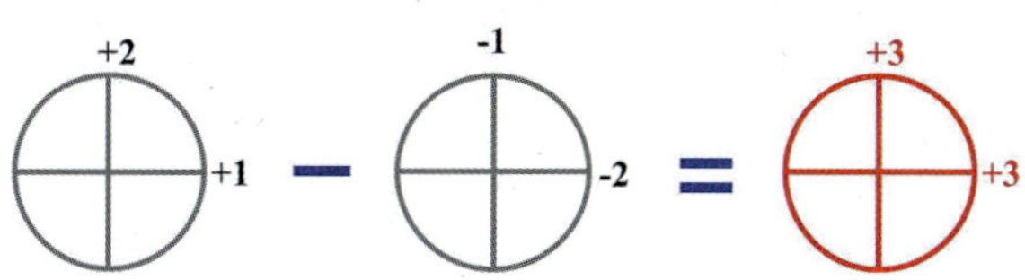

7-40 ⑤ **【모렌즈가 구면일 때 근용부 합성광학 중심점의 위치】**

- 모렌즈의 광학중심점과 자렌즈의 광학중심점 사이 → 원시용 이중초점렌즈
- 자렌즈의 광학중심점에 위치 → 정시용 이중초점렌즈
- 자렌즈의 광학중심점 아래 → 구면굴절력의 절대값이 가입도보다 작은 근시용 이중초점렌즈
- **존재하지 않는 경우 → 구면굴절력의 절대값과 가입도와 같은 근시용 이중초점렌즈**
- 모렌즈 광학중심점 상부 → 구면굴절력의 절대값이 가입도보다 큰 근시용 이중초점렌즈

7-41 ⑤ **【모렌즈가 구면일 때 근용부 합성광학 중심점의 위치】**

- 모렌즈의 광학중심점과 자렌즈의 광학중심점 사이 → 원시용 이중초점렌즈
- 자렌즈의 광학중심점에 위치 → 정시용 이중초점렌즈
- 자렌즈의 광학중심점 아래 → 구면굴절력의 절대값이 가입도보다 작은 근시용 이중초점렌즈
- 존재하지 않는 경우 → 구면굴절력의 절대값과 가입도와 같은 근시용 이중초점렌즈
- **모렌즈 광학중심점 상부 → 구면굴절력의 절대값이 가입도보다 큰 근시용 이중초점렌즈**

7-42 ⑤ **【모렌즈가 구면일 때 근용부 합성광학 중심점의 위치】**

- 모렌즈의 광학중심점과 자렌즈의 광학중심점 사이 → 원시용 이중초점렌즈
- 자렌즈의 광학중심점에 위치 → 정시용 이중초점렌즈
- 자렌즈의 광학중심점 아래 → 구면굴절력의 절대값이 가입도보다 작은 근시용 이중초점렌즈
- 존재하지 않는 경우 → 구면굴절력의 절대값과 가입도와 같은 근시용 이중초점렌즈
- **모렌즈 광학중심점 상부 → 구면굴절력의 절대값이 가입도보다 큰 근시용 이중초점렌즈**

7-43 ④ **【모렌즈가 구면일 때 근용부 합성광학 중심점의 위치】**

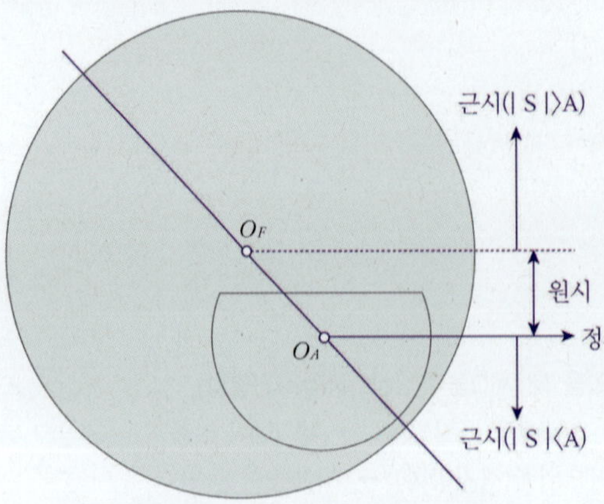

근시(| S |=A): 합성광학중심점은 존재하지 않음

7-44 ③ • **중간거리부 굴절력 = 원용부 굴절력 + 가입도/2**
가입도/2 = 중간거리부 굴절력 − 원용부 굴절력 = (−1) − (−2) = +1
가입도 = +2.00D
• **근용부 굴절력 = 원용부 굴절력 + 가입도 = (−2) + (+2) = 0.00D**

7-45 ④ • **중간부 굴절력 = 원용부 굴절력 +** $\frac{Add}{2}$

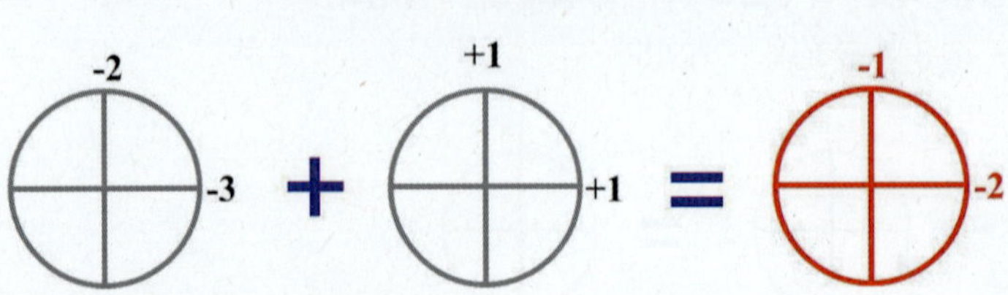

- S−1.00D ⊂ C−1.00D, Ax 90°
  S−2.00D ⊂ C+1.00D, Ax 180°
  C−1.00D, Ax 180° ⊂ C−2.00D, Ax 90°

7-46 ③ • 중간부 굴절력 = 원용부 굴절력 + $\frac{Add}{2}$

중간부 굴절력 − 원용부 굴절력 = $\frac{Add}{2}$

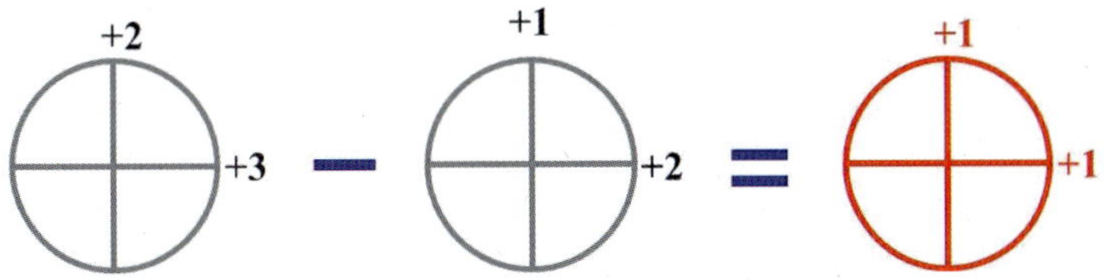

- $\frac{Add}{2}$ = +1 Add = +2.00(D)

7-47 ③ **【이중초점렌즈에서 상의 도약량 (J)】**

- J = Ar (r : 자렌즈의 광학중심점에서 상부경계선까지의 거리)
- 클립토크형 이중초점렌즈의 자렌즈는 원형
- r : 원형인 자렌자의 광학중심점에서 상부경계선까지의 거리는 반지름(r) = 1cm
- $J = Ar = 3 \times 1 = 3\Delta$

7-48 ③ 【동일재질형(EX형) 2중초점렌즈의 조제가공P.D. 결정】

- 일반적인 경우 : 원용P.D.를 기준으로 조제가공
- 근용부와 원용부 굴절력 차이가 2.00D 이상일 때 : 근용P.D.를 기준으로 조제가공
- **근용부와 원용부 굴절력 차이가 2.00D 미만일 때 : 원용P.D.를 기준으로 조제가공**
- 근용부와 원용부 굴절력이 같을 때 : 원용P.D.와 근용P.D.의 평균치로 조제가공

7-49 ① **【체형이나 자세에 따른 세그높이 결정】**

- 머리와 허리를 뒤로 젖혀 걷는 사람 : 근용부 상부경계선이 위로 올라옴 → 세그높이 낮춤
- 배가 많이 나와 머리가 뒤로 젖혀진 사람 : 근용부 상부경계선이 위로 올라옴 → 세그높이 낮춤
- 턱을 앞으로 내미는 사람 : 근용부 상부경계선이 위로 올라옴 → 세그높이 낮춤
- 야외활동이 많은 사람 : 원용부 시야를 넓힘 → 세그높이 낮춤
- 머리를 숙여 내려보는 자세를 가진 사람 : 근용부 상부경계선이 아래로 내려감 → 세그높이 높임
- **허리가 굽은 사람 : 근용부 상부경계선이 아래로 내려감 → 세그높이 높임**

7-50 ④ **【슬래브업(Slab-off)가공】**

- 부등시 교정용 이중초점렌즈를 착용하고 근거리를 볼 때 **근용부 시점에서 발생되는 좌우 프리즘 굴절력의 차로 인한 수직방향 부등사위를 없애기 위함**

7-51 ⑤ **【모렌즈가 구면일 때 모렌즈의 광학중심점 기준 이중초점렌즈의 근용부 합성광학중심점 위치】**

- $\overrightarrow{q_N} = \frac{A}{S+A}\overrightarrow{q_A} = \frac{A}{S+A}\left[\begin{array}{c}\overrightarrow{q_{Ax}}\\ \overrightarrow{q_{Ay}}\end{array}\right] = \frac{2}{-2+2}\left[\begin{array}{c}-0.3\\ -0.6\end{array}\right]$

$$= \frac{2}{0}\left[\begin{array}{c}-0.3\\ -0.6\end{array}\right]$$

- $\frac{2}{0}$ → **수학적으로 불능상태 → 근용부 합성광학중심점은 존재하지 않는다.**
- **(별해) 근용부 굴절력 = 원용부 굴절력 + 가입도 = (−2) + (+2) = 0.00(D) → 무도수(평면)렌즈 → 굴절력이 '0'인 렌즈의 광학중심점은 존재하지 않음**

4차 개념정립 및 익힘문제

7-52 ⑤ 【이중초점렌즈 자렌즈의 모양】

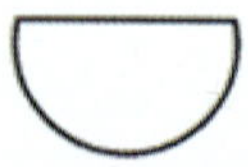	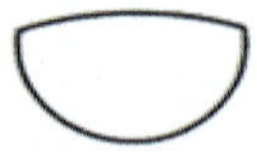	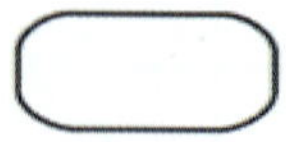	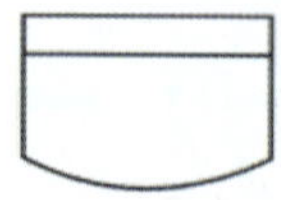	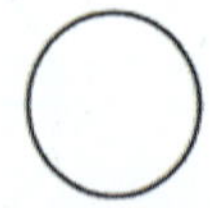
플래이트탑형	커브드탑형	팬옵틱형	EX형	**크립토크형**

7-53 ⑤ ① 일반적인 경우에는 근용P.D.를 기준으로 조제가공한다.
② 근용부 굴절력과 원용부 굴절력이 같을 때는 원용P.D.와 근용P.D.의 평균치로 조제가공한다.
③ 근용부 굴절력과 원용부 굴절력이 같을 때는 원용P.D.와 근용P.D.의 평균치로 조제가공한다.
④ 근용부 굴절력이 원용부 굴절력보다 2.00D 이상일 때는 근용P.D.를 기준으로 조제가공한다.
⑤ 근용부 굴절력이 원용부 굴절력 차이가 2.00D 미만일 때는 원용P.D.를 기준으로 조제가공한다.

7-54 ③ ① 경사각을 크게 조정한다.
② 코받침지지를 위로 올린다.
③ 정점간거리를 짧게 조정한다.
④ 다리벌림각은 조정하지 않는다.
⑤ 코받침벌림각을 크게 조정한다.

7-55 ④ **【2중초점렌즈와 3중초점렌즈의 슬래브선(Slab Line) 높이】**
- **2중초점렌즈의 슬래브선(Slab Line) 높이 : 근용부 상부경계선까지의 높이인 각막 가장자리 또는 아래눈꺼풀까지의 높이**
- 3중초점렌즈의 슬래브선(Slab Line) 높이 : 근용부 상부경계선까지의 높이인 각막 가장자리 또는 아래눈꺼풀까지의 높이

7-56 ② • 원용부 굴절력 + 가입도 = 근용부 굴절력

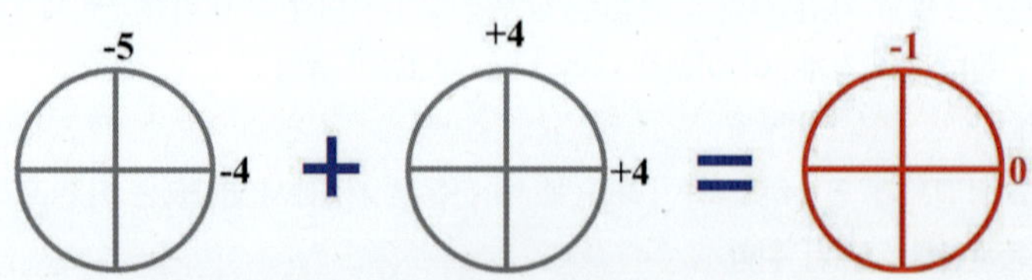

7-57 ③ **【모렌즈가 구면일 때 근용부 합성광학 중심점의 위치】**
- 모렌즈의 광학중심점과 자렌즈의 광학중심점 사이 → 원시용 이중초점렌즈
- 자렌즈의 광학중심점에 위치 → 정시용 이중초점렌즈
- 자렌즈의 광학중심점 아래 → 구면굴절력의 절대값이 가입도보다 작은 근시용 이중초점렌즈
- 존재하지 않는 경우 → 구면굴절력의 절대값과 가입도와 같은 근시용 이중초점렌즈
- **모렌즈 광학중심점 상부 → 구면굴절력의 절대값이 가입도보다 큰 근시용 이중초점렌즈**

7-58 ② **【모렌즈가 구면일 때 근용부 합성광학 중심점의 위치】**
- 모렌즈의 광학중심점과 자렌즈의 광학중심점 사이 → 원시용 이중초점렌즈
- 자렌즈의 광학중심점에 위치 → 정시용 이중초점렌즈
- 자렌즈의 광학중심점 아래 → 구면굴절력의 절대값이 가입도보다 작은 근시용 이중초점렌즈
- **존재하지 않는 경우 → 구면굴절력의 절대값과 가입도와 같은 근시용 이중초점렌즈**
- 모렌즈 광학중심점 상부 → 구면굴절력의 절대값이 가입도보다 큰 근시용 이중초점렌즈

7-59 ④ 【모렌즈가 구면일 때 근용부 합성광학 중심점의 위치】

- 모렌즈의 광학중심점과 자렌즈의 광학중심점 사이 → 원시용 이중초점렌즈
- 자렌즈의 광학중심점에 위치 → 정시용 이중초점렌즈
- **자렌즈의 광학중심점 아래 → 구면굴절력의 절대값이 가입도보다 작은 근시용 이중초점렌즈**
- 존재하지 않는 경우 → 구면굴절력의 절대값과 가입도와 같은 근시용 이중초점렌즈
- 모렌즈 광학중심점 상부 → 구면굴절력의 절대값이 가입도보다 큰 근시용 이중초점렌즈

7-60 ⑤ 【모렌즈가 구면일 때 근용부 합성광학 중심점의 위치】

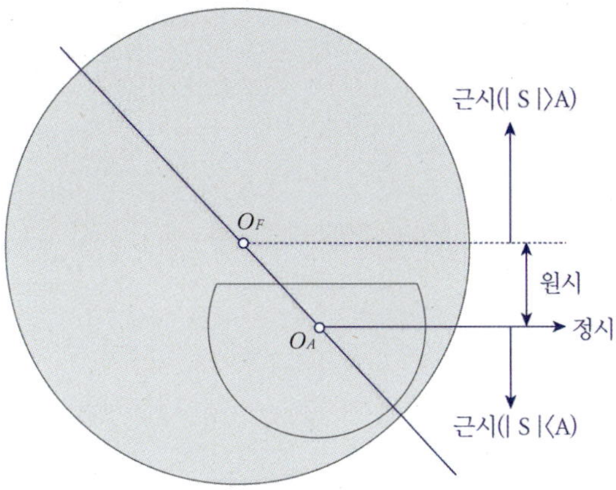

근시(| S |=A): 합성광학중심점은 존재하지 않음

7-61 ② • 가입도 = 근용부 굴절력 − 원용부 굴절력 = (0) − (−2) = +2.00D

- **중간거리부 굴절력 = 원용부 굴절력 + 가입도/2 =** $(-2)+(\frac{2}{2}) = -1.00D$

7-62 ⑤ • 원용부 굴절력 = 중간부 굴절력 − $\frac{Add}{2}$

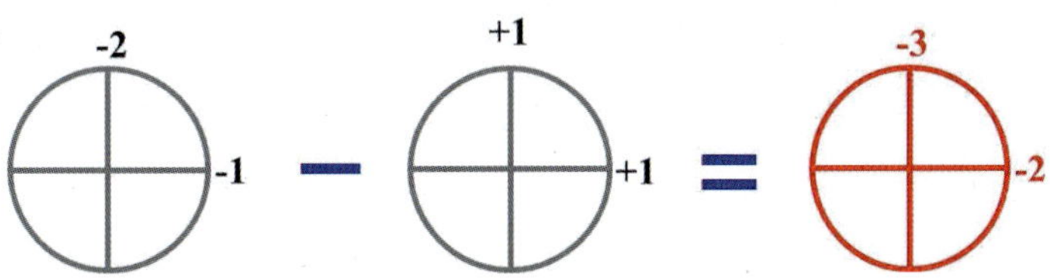

- S−2.00D ⊂ C−1.00D, Ax 180°

S−3.00D ⊂ C+1.00D, Ax 90°

C−3.00D, Ax 180° ⊂ C−2.00D, Ax 90°

7-63 ③ • 근용부 굴절력 = 원용부 굴절력 + Add

근용부 굴절력 − Add = 원용부 굴절력

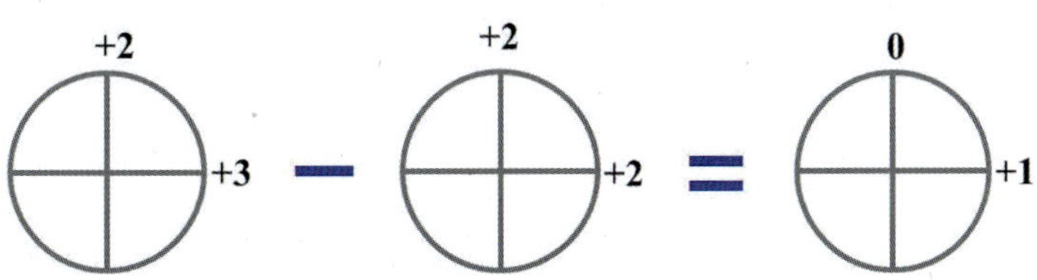

- 원용부 굴절력 + $\frac{Add}{2}$ = 중간부 굴절력

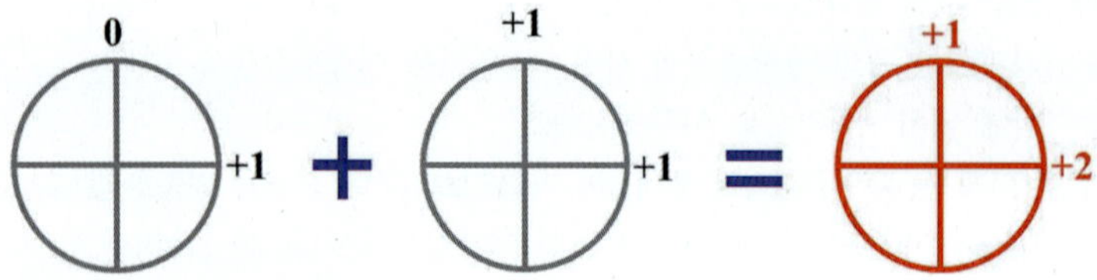

- S+1.00D ◯ C+1.00D, Ax 90°

  S+2.00D ◯ C−1.00D, Ax 180°

  C+1.00D, Ax180° ◯ C+2.00D, Ax 90°

7-64 ④ 【이중초점렌즈에서 상의 도약량(J)】
- J = Ar (r : 자렌즈의 광학중심점에서 상부경계선까지의 거리)
- 클립토크형 이중초점렌즈의 자렌즈는 원형
- $J = A\,r \qquad r = \frac{J}{A} = \frac{2}{2} = 1(cm) = 10(mm)$ → 자렌즈의 반지름
- 자렌즈의 지름 = 20mm

7-65 ⑤
- 근용부를 렌즈미터에 세팅 → 근용부 측정
- 타겟이 스크린 중앙에 위치 → 0Δ → 광학중심점

7-66 ③ 【슬래브업(Slab-off)가공】
- 좌안과 우안이 (−)와 (−) 굴절력인 경우 : (−)굴절력이 큰 우안에 B.U. 가공
- 우안에서 발생하는 프리즘량 : $P_R = D_R h = 4 \times 1 = 4\Delta, B.D.$
- 좌안에서 발생하는 프리즘량 : $P_L = D_L h = 2 \times 1 = 2\Delta, B.D.$
- (−)굴절력이 큰 우안에 $2\Delta, B.U.$ 가공 → 좌우안의 프리즘 차이가 없어짐

7-67 ③ 【슬래브업(Slab-off) 렌즈】
- 부등시 교정용 이중초점렌즈를 착용하고 근거리를 볼 때 근용부 시점에서 발생되는 좌우 프리즘굴절력의 차로 인한 수직방향 부등사위를 없애기 위한 렌즈

7-68 ① 【자렌즈의 가상 광학중심점을 근용P.D.에 맞추었을 때의 장점】
- 자렌즈의 좌우 대칭성 확보 → 외관상 보기 좋음
- 자렌즈 상부경계선의 일직선 정렬 → 외관상 보기 좋음

제8장 누진굴절력렌즈(Progressive Addition Lens) 문제해설

1차 개념정립 및 익힘문제

8-1 ⑤ ① 상의 도약현상이 발생하지 않는다.
② 원거리에서 근거리까지의 전영역에서 불명시역의 갭(Gap)이 없다.
③ 원용부에서 근용부로 갈수록 곡률이 증가한다.
④ 원용부에서 근용부로 갈수록 (+)굴절력이 증가한다.
⑤ 원용부에서 근용부로 갈수록 렌즈의 두께가 감소한다.

8-2 ④ 【누진굴절력렌즈의 숨김마크와 표기사항】

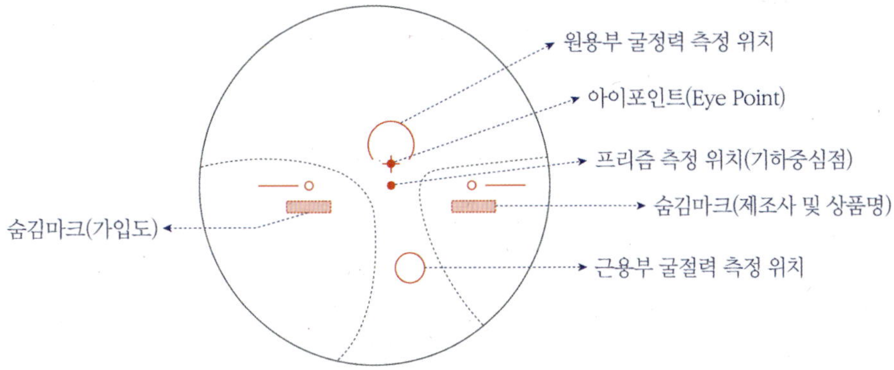

8-3 ① **【누진굴절력렌즈의 숨김마크와 표기사항】**
- **숨김마크(일반적으로 귀방향) : 가입도(Add)가 각인되어 있음**
- 숨김마크(일반적으로 코방향) : 제조사 및 상품명이 각인되어 있음
- 원용부 굴절력 측정 위치 : 원용부 굴절력을 측정하기 위해 렌즈미터의 렌즈받침대가 위치하는 지점
- 아이포인트(Eye Point, Fitting Cross) : 누진굴절력렌즈의 조제가공P.D.와 Oh을 일치시키기 위한 설계점
- 기하중심점/프리즘측정위치 : 누진굴절력렌즈의 기하학적 중심으로 프리즘을 측정하기 위한 기준점
- 수평기준선 : 조제가공 시 좌우 렌즈의 수평을 맞추기 위한 기준선
- 근용부 굴절력 측정 위치 : 근용부 굴절력을 측정하기 위해 렌즈미터의 렌즈받침대가 위치하는 지점
- 누진대 : 원용부 아이포인트(Eye Point)에서 근용부 굴절력 측정 위치의 상부경계선 또는 중심부(제조사에 따라 다름)까지의 영역

8-4 ⑤ ① 원용부 및 근용부 시야가 좁다.
② 비점수차나 왜곡수차가 발생한다.
③ 원용부와 근용부 사이에 단락이 없다.
④ 폭주부족인 사람에게 적용시키기 어렵다.
⑤ 근거리 주시에 따른 눈의 회선량이 커진다.

8-5 ⑤ **【누진렌즈의 설계방법 중 멀티설계(Multidesign)】**
- **가입도가 큰 사람에게 적합**
- 가입도가 증가할 때 상의 흔들림이 커짐
- 가입도가 증가할 때 상의 누진대가 좁아짐
- **가입도가 적을 때와 근용부 넓이의 차이가 없음**

8-6 ② 【원용부 두께줄임(박형화가공, Prism Thinning) 가공】

- 누진렌즈의 구조 : 위쪽보다 아래쪽의 곡률이 더 큼 → 렌즈의 위쪽의 두께가 더 두꺼움 → 외관상 좋지 않으며, 전체적인 렌즈 무게도 무거움
- 가입도가 클수록 원용부 두께가 두꺼워지고 무거워짐
- (−)면의 곡률은 동일하게 하고 누진렌즈 원용부의 위쪽 가장자리를 얇게 가공 → 원용부 두께 감소 → 렌즈 무게 감소 → **원용부에서 기저하방(B.D.) 효과** → 원용부에서 물체가 위쪽으로 떠 보임 → 처음 누진렌즈 착용자인 경우 적응이 필요함
- 절삭된 부분의 형태 : 기저상방(B.U.)
- 가입(덧댐) 프리즘도 = 근용 가입도의 2/3(75%) → 양쪽 렌즈 모두 가공
- 좌우안의 가입도가 다르면서 한쪽 렌즈만 교환할 때는 주의가 필요
- 좌우 렌즈의 프리즘량이 같아야 함 → 프리즘 측정 위치에서 좌우 프리즘량 확인 필요

8-7 ① 【가입도가 1.00D 이하인 **초기 노안인 사람이 누진렌즈 적응력이 좋은 이유**】

- 가입도가 작아 명시역의 범위가 넓음
- 초기 노안은 상대적으로 조절력이 풍부
- 가입도와 수차가 작음 → 상의 흔들림이나 왜곡이 작음
- 장시간 사용에 따른 안정피로가 상대적으로 적음

8-8 ② 【**원용부 교정굴절력이 (−)방향으로 커질 경우(근시의 과교정** 및 원시의 저교정)】

- **원용부 시야 넓어짐**
- **주변주 시야의 흐림이 작아짐**
- **가입도 높아짐 → 누진대와 근용부 시야는 좁아짐**

8-9 ③ 【**원용부 교정굴절력이 (+)방향으로 커질 경우**(근시의 저교정 및 **원시의 과교정)**】

- **원용부 시야 좁아짐**
- **주변주 시야의 흐림이 커짐**
- **가입도 낮아짐 → 누진대와 근용부 시야는 넓어짐**

8-10 ⑤ 【**누진굴절력렌즈에서 경사각이 클 경우**】

- **근용부 정점간거리가 짧아짐**
- 시야가 넓어짐
- 누진대가 짧아짐

8-11 ② 【**미세조정을 위한 거울검사법(좌우 동공중심(조준선)이 귀쪽으로 몰려 있는 경우)**】

- 정점간거리를 길게 조정
- **경사각을 작게 조정**

8-12 ⑤ 【**미세조정을 위한 거울검사법(좌우 동공중심(조준선)이 왼쪽으로 몰려 있는 경우)**】

- 안경의 전면부를 왼쪽으로 수평이동
- **오른쪽 다리벌림각을 넓히고** 왼쪽 다리벌림각을 좁힘

2차 개념정립 및 익힘문제

8-13 ⑤ ① 가입도가 클수록 수차몰림부의 수차량이 증가한다.
② 주변시야에서 시각적인 위화감이 발생한다.
③ 근용부가 넓을수록 수차몰림부의 수차량이 증가한다.

④ 근용부 시점에서 좌우로 갈수록 (+)굴절력이 감소한다.

⑤ 원용부 아이포인트에서 좌우로 갈수록 (+)굴절력이 증가한다.

8-14 ③ 【누진굴절력렌즈의 숨김마크와 표기사항】

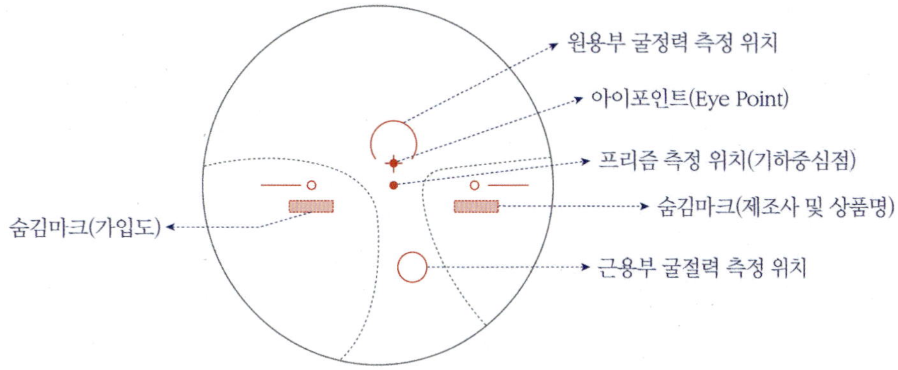

8-15 ② **【누진굴절력렌즈의 숨김마크와 표기사항】**

- 숨김마크(일반적으로 귀방향) : 가입도(Add)가 각인되어 있음
- 숨김마크(일반적으로 코방향) : 제조사 및 상품명이 각인되어 있음
- 원용부 굴절력 측정 위치 : 원용부 굴절력을 측정하기 위해 렌즈미터의 렌즈받침대가 위치하는 지점
- **아이포인트(Eye Point, Fitting Cross) : 누진굴절력렌즈의 조제가공P.D.와 Oh을 일치시키기 위한 설계점**
- 기하중심점/프리즘 측정 위치 : 누진굴절력렌즈의 기하학적 중심으로 프리즘을 측정하기 위한 기준점
- 수평기준선 : 조제가공 시 좌우 렌즈의 수평을 맞추기 위한 기준선
- 근용부 굴절력 측정 위치 : 근용부 굴절력을 측정하기 위해 렌즈미터의 렌즈받침대가 위치하는 지점
- 누진대 : 원용부 아이포인트(Eye Point)에서 근용부 굴절력 측정 위치의 상부경계선 또는 중심부(제조사에 따라 다름)까지의 영역

8-16 ③ **【누진렌즈의 설계방법 중 소프트설계(Soft Design)】**

- **원용부 비구면설계**
- **수차몰림부가 근용부에서 원용부까지 확대됨**
- **수차량이 적고, 분포가 완만함**
- 누진대 길이가 길어짐
- 누진대 폭이 좁음
- 근용부에서 울렁거림이 적음
- 원용부에서 울렁거림이 큼
- 적응기간이 짧음
- **가입도가 작은 사람에게 적합**
- 야외활동이 많은 사람에게 적합

8-17 ④ **【누진렌즈의 설계방법 중 기능공학적설계(Ergonomic Inset Design)】**

- **기능공학적설계 : 원용부 교정굴절력의 부호에 따라 인셋(Inset)량을 달리하는 설계**
- **근시성 난시 :** (−)렌즈 사용으로 인해 근거리를 주시할 때 **B.I.의 영향으로 정시보다 작은 폭주량에 익숙함 → 인셋(Inset)량을 적게**
- 원시성 난시 : (+)렌즈 사용으로 인해 근거리를 주시할 때 **B.O.의 영향으로 정시보다 큰 폭주량에 익숙함 → 인셋(Inset)량을 크게**
- 원용안경에 따른 인셋(Inset)량 : (−)렌즈(근시성) 〈 (+)렌즈(원시성)

8-18 ② ① 누진렌즈의 (+)면을 얇게 가공한다.

② 원용부에서 물체가 위쪽으로 떠 보인다.
③ 원용부 위쪽 가장자리를 얇게 가공한다.
④ 원용부에서 기저하방(B.D.) 효과가 발생한다.
⑤ 원용부의 두께를 얇게 가공하여 무게를 줄인다.

8-19 ① 【누진굴절렌즈용 안경테 선택 기준】
- 렌즈삽입부 상하 길이의 최소조건 : 35mm 이상
  ◦동공중심에서 위쪽 13mm 이상 필요 : 원용부 시야 확보
  ◦동공중심에서 아래쪽 22mm 이상 필요 : 중간거리부와 근거리 시야 확보
- 근용부참조원이 잘려 나가지 않을 크기의 렌즈삽입부 길이를 갖는 안경테
- 아이포인트 위치의 미세조정을 위한 코받침지지(Pad Arm)가 있는 안경테

8-20 ② 【아이포인트가 각막반사상보다 높을 경우 : 근용중심 설계】
- 렌즈가 전체적으로 높아짐 : 시점이 누진대를 지남 → 원거리를 볼 때 상이 흐려짐
- (+)굴절력의 영향으로 원용부 시야가 좁아짐
- 상의 흔들림이 커짐

8-21 ② 【원용부 교정굴절력이 (-)방향으로 커질 경우(근시의 과교정 및 원시의 저교정)】
- 원용부 시야 넓어짐
- 주변주 시야의 흐림이 작아짐
- 가입도 높아짐 → 누진대와 근용부 시야는 좁아짐

8-22 ③ 【가입도(Add)가 클 때 누진렌즈의 변화】
- 누진대 길이에 비례 : 누진대가 길어짐
- 수차에 비례 : 수차몰림부의 수차 증가
- 시야에 반비례 : 시야가 좁아짐
- 중간거리부 폭에 반비례 : 중간거리부 폭이 좁아짐
- 근용부 폭에 반비례 : 근용부 폭이 좁아짐

8-23 ② 【미세조정을 위한 거울검사법(좌우 동공중심(조준선)이 위쪽으로 몰려 있는 경우)】
- 안경을 올림 → 코받침을 내림
- 경사각을 작게 조정

8-24 ④ ① 실외생활을 주로 하는 사람 - 소프트설계
② 이중초점렌즈를 사용한 사람 - 하드설계
③ 실내에서 주로 생활하는 사람 - 하드설계
④ 나이가 많고, 가입도가 높은 사람 - 하드설계
⑤ 누진렌즈를 처음 착용하는 초기 노안인 사람 - 소프트설계

3차 개념정립 및 익힘문제

8-25 ⑤ ① 근용부 시야가 좁다.
② 시각적인 위화감이 발생한다.
③ 측방시에서의 상의 흔들림이 존재한다.
④ 장시간 사용에 따른 안정피로가 발생한다.
⑤ 융착형 이중초점렌즈에 비해 색수차 발생이 적다.

8-26 ② 【누진굴절력렌즈의 숨김마크와 표기사항】

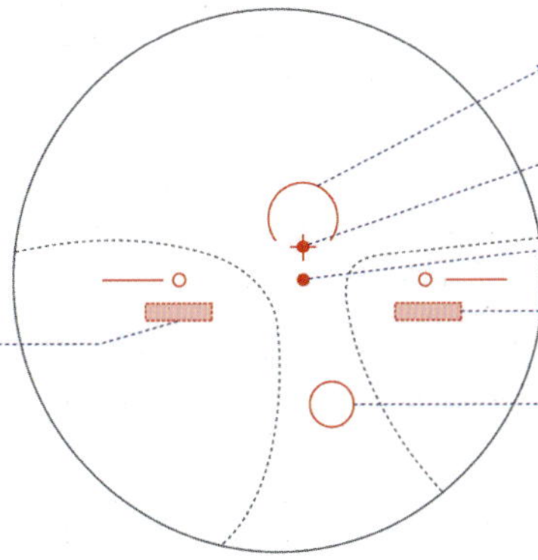

- 아이포인트(Eye Point, Fitting Cross) : 누진굴절력렌즈의 조제가공P.D.와 Oh을 일치시키기 위한 설계점

8-27 ⑤ 【누진렌즈의 종류에 따른 누진대 길이】

- 중근용 〉 원근용 〉 근근용

8-28 ② ① 좌우 렌즈가 구분된다.

② 넓고 쾌적한 양안시를 얻을 수 있다.

③ 좌우 렌즈의 설계가 다르다.

④ 측면을 주시할 때 동일한 굴절력 배치가 가능하다.

⑤ 조제가공 시 렌즈를 수평상태에서 가공한다.

8-29 ③ 【원용부 두께줄임(박형화가공, Prism Thinning) 가공】

- 누진렌즈의 구조 : 위쪽보다 아래쪽의 곡률이 더 큼 ➞ 렌즈의 위쪽의 두께가 더 두꺼움 ➞ 외관상 좋지 않으며, 전체적인 렌즈 무게도 무거움
- 가입도가 클수록 원용부 두께가 두꺼워지고 무거워짐
- (−)면의 곡률은 동일하게 하고 누진렌즈 원용부의 위쪽 가장자리를 얇게 가공 ➞ 원용부 두께 감소 ➞ 렌즈 무게 감소 ➞ 원용부에서 기저하방(B.D.) 효과 ➞ 원용부에서 물체가 위쪽으로 떠 보임 ➞ 처음 누진렌즈 착용자인 경우 적응이 필요함
- 절삭된 부분의 형태 : 기저상방(B.U.)
- 가입(덧댐) 프리즘도 = 근용 가입도의 2/3(75%) ➞ 양쪽 렌즈 모두 가공
- 좌우안의 가입도가 다르면서 한쪽 렌즈만 교환할 때는 주의가 필요
- 좌우 렌즈의 프리즘량이 같아야 함 ➞ 프리즘 측정 위치에서 좌우 프리즘량 확인 필요

8-30 ③ ① 상의 흔들림 현상이 작다.

② 비점수차와 왜곡수차가 크다.

③ 가입도가 작아 명시역의 범위가 넓다.

④ 초기 노안이므로 상대적으로 조절력이 풍부하다.

⑤ 장시간 사용에 따른 안정피로가 상대적으로 작다.

8-31 ③ 【원용부 교정굴절력이 (+)방향으로 커질 경우(근시의 저교정 및 원시의 과교정)】

- 원용부 시야 좁아짐
- 주변주 시야의 흐림이 커짐
- 가입도 낮아짐 ➞ 누진대와 근용부 시야는 넓어짐

8-32 ① 【아이포인트가 각막반사상보다 낮을 경우 : 원용중심 설계】

- 렌즈가 전체적으로 낮아짐 : 누진대와 근용부까지의 거리가 멀어짐
- 근용부까지의 시선이동량(안구회전량) 커짐 ➞ 근거리 작업시간에 증가에 따른 피로 증가

• 근거리 시야 좁아짐

8-33 ② 【누진굴절력렌즈에서 내편심량(Inset)을 크게 조정해야할 경우】

• 원용P.D.가 클 경우

• 정점간거리가 길 경우

• 주시거리가 짧을 경우

• (+)방향 굴절력이 클 경우 → 렌즈의 프리즘 영향으로 (−)렌즈보다 (+)렌즈의 편심량이 더 커야함

8-34 ③ 【미세조정을 위한 거울검사법(좌우 동공중심(조준선)이 코쪽으로 몰려 있는 경우)】

• 정점간거리를 짧게 조정

• 경사각을 크게 조정

8-35 ④ 【미세조정을 위한 거울검사법(좌우 동공중심(조준선)이 오른쪽으로 몰려 있는 경우)】

• 안경의 전면부를 오른쪽으로 수평이동

• 오른쪽 다리벌림각을 좁히고 왼쪽 다리벌림각을 넓힘

8-36 ③ • 누진굴절력렌즈에서 렌즈면에 마킹된 표기를 제거 시기 : 최종 피팅 확인 후

제9장 특수렌즈의 설계 문제해설

1차 개념정립 및 익힘문제

9-1 ① 【프리즘 처방렌즈의 측정Oh와 조제가공Oh】

- 프리즘처방이 없는 경우 : 측정Oh와 조가Oh는 동일함 → 측정Oh = 조가Oh
- **(+)렌즈에 B.U.처방인 경우 : 측정Oh보다 조가Oh는 커짐 → 측정Oh 〈 조가Oh**
- (+)렌즈에 B.D.처방인 경우 : 측정Oh보다 조가Oh는 커짐 → 측정Oh 〉 조가Oh
- (−)렌즈에 B.U.처방인 경우 : 측정Oh보다 조가Oh는 커짐 → 측정Oh 〉 조가Oh
- (−)렌즈에 B.D.처방인 경우 : 측정Oh보다 조가Oh는 커짐 → 측정Oh 〈 조가Oh

9-2 ⑤ 【프리즘 굴절력의 단위】

- 50cm 뒤의 스크린에서 2cm 편위 → 1m 뒤의 스크린에서 4cm 편위 → 4(Δ)

9-3 ① 【프리즘의 합성(반대 기저방향)】

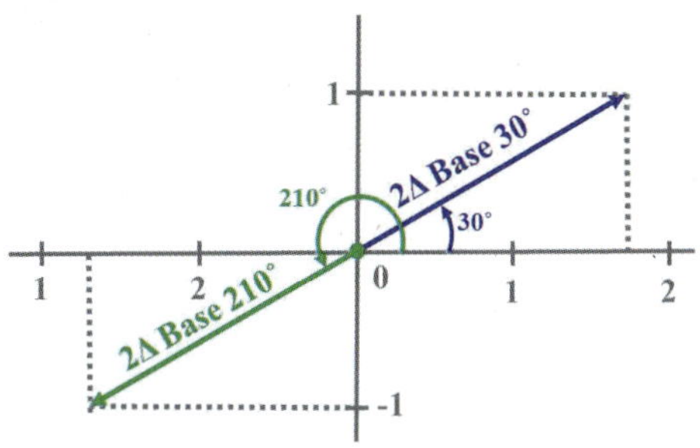

- 합성 프리즘 굴절력 = $(+2\Delta)+(-2\Delta)=0\Delta$
- 2Δ, Base 30° + 2Δ, Base 210° = 2Δ, Base 30° + (−2Δ, Base 30°) = 0Δ

9-4 ③ 【그림에 의한 방법】

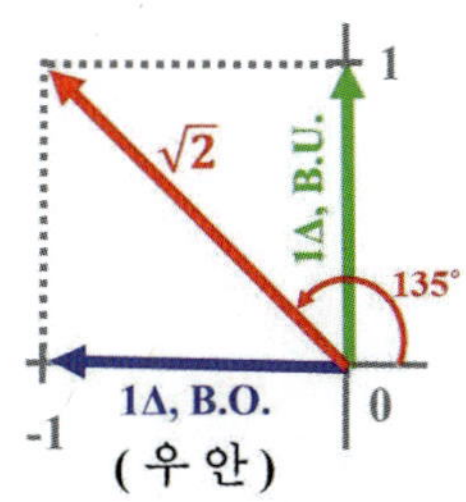

【수식에 의한 방법】

- $P_x = P\cos\theta = \sqrt{2}\times\cos 135^\circ = \sqrt{2}\times(-\frac{1}{\sqrt{2}}) = -1$ → x축방향 (−)는 우안의 B.O.

  → 1Δ, B.O.

- $P_y = P\sin\theta = \sqrt{2}\times\sin 135^\circ = \sqrt{2}\times\frac{1}{\sqrt{2}} = +1$ → y축방향 (+)는 좌우안에 관계없이 B.U.

  → 1Δ, B.U.

9-5 ③

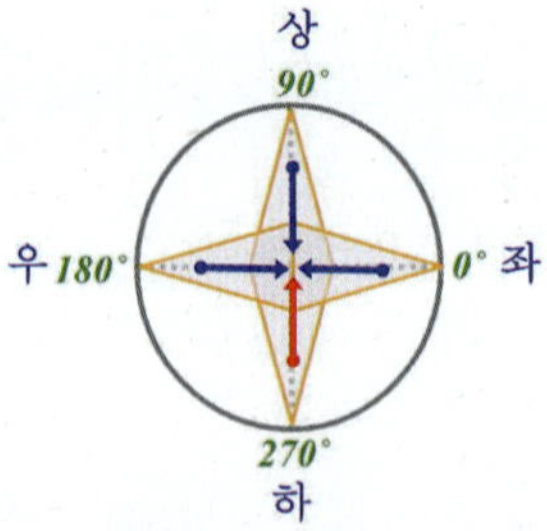

9-6 ②

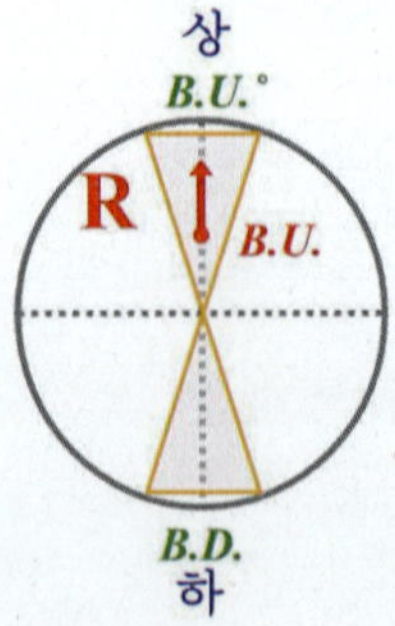

- $P(\Delta) = Dh = 5 \times 0.2 = 1.0(\Delta)$

9-7 ⑤

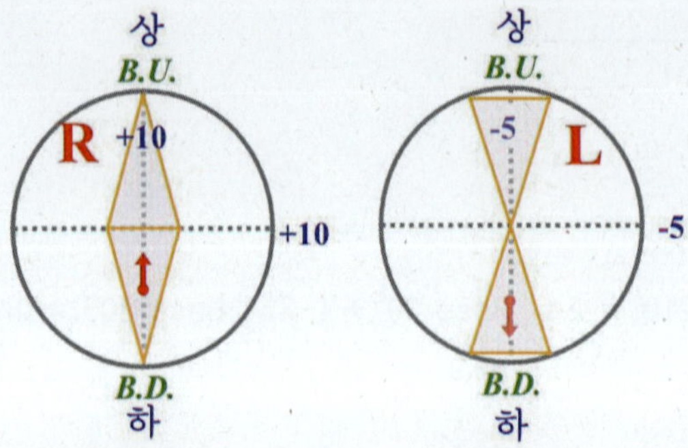

R:2Δ,B.U. L:1Δ,B.D.

- 우안 : $P_R(\Delta) = D_R h_R = 10 \times 0.2 = 2.0(\Delta)$ → 2Δ,B.U.
- 좌안 : $P_L(\Delta) = D_L h_L = 5 \times 0.2 = 1.0(\Delta)$ → 1Δ,B.D.
- 우안기준(우안정위) : $\vec{P} = \overrightarrow{P_L} - \overrightarrow{P_R} = -1-(+2) = -3(\Delta)$ → 3Δ,B.D.
- 좌안기준(좌안정위) : $\vec{P} = \overrightarrow{P_R} - \overrightarrow{P_L} = +2-(-1) = +3(\Delta)$ → 3Δ,B.U.

9-8 ①

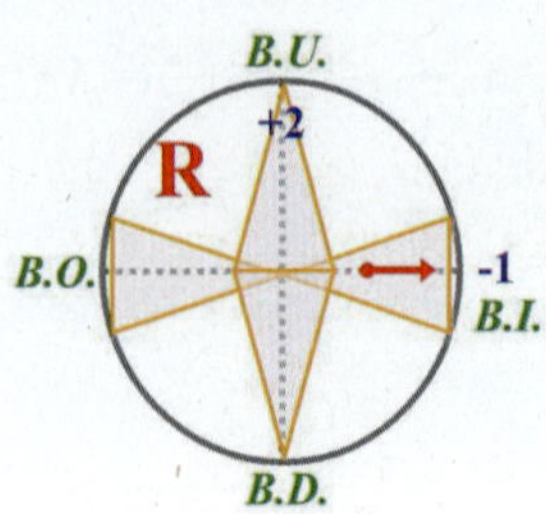

R:0.5Δ,B.I.

- 스칼라형 프렌티스 공식 : $P(\Delta) = Dh = 1 \times 0.5 = 0.5(\Delta)$ → 0.5Δ,B.I.

• 벡터형 프렌티스 공식 : $P(\Delta)=-[D]\vec{r}=-\begin{bmatrix}-1 & 0\\ 0 & 2\end{bmatrix}\begin{bmatrix}0.5\\ 0\end{bmatrix}=\begin{bmatrix}0.5\\ 0\end{bmatrix}$ → 0.5△,B.I.

9-9 ① • 양안 동일 처방의 동향운동 → 양안에 미치는 프리즘 영향은 없다. → 0(△)

9-10 ②

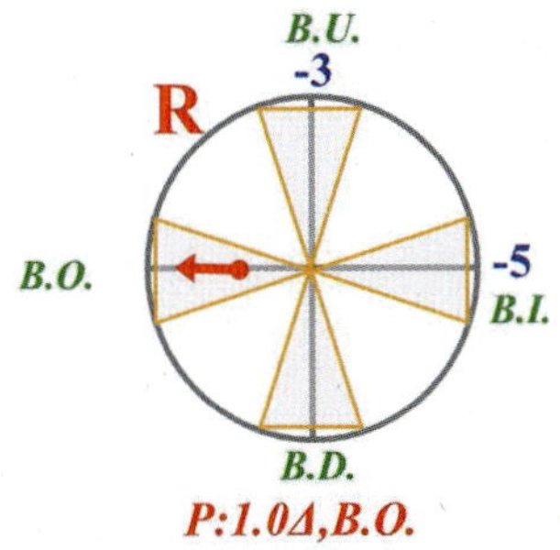

• 스칼라형 프렌티스 공식 : $P(\Delta)=Dh=5\times 0.2=1(\Delta)$ → 1△,B.O.

• 벡터형 프렌티스 공식 : $P(\Delta)=[D]\vec{d}=\begin{bmatrix}-5 & 0\\ 0 & -3\end{bmatrix}\begin{bmatrix}0.2\\ 0\end{bmatrix}=\begin{bmatrix}-1\\ 0\end{bmatrix}$ → 1△,B.O.

9-11 ④

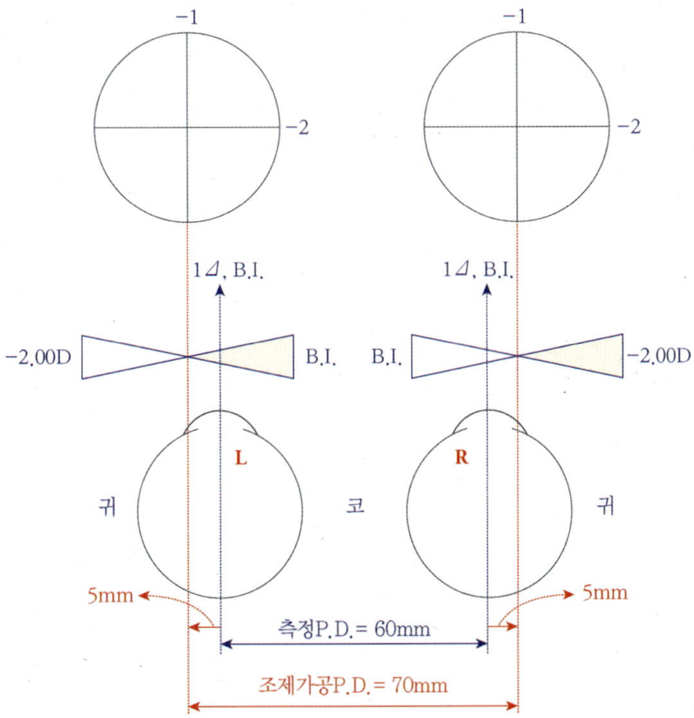

• $P_R=Dh_R \quad h_R=\frac{P_R}{D}=\frac{1}{2}=0.5(cm)=5(mm)$

• $P_L=Dh_L \quad h_L=\frac{P_L}{D}=\frac{1}{2}=0.5(cm)=5(mm)$

• (−)렌즈의 B.I. → P.D.는 커져야 함

• 조제가공P.D. = 측정P.D. ± 편심량 = 60 + (2×5) = 70(mm)

9-12 ①

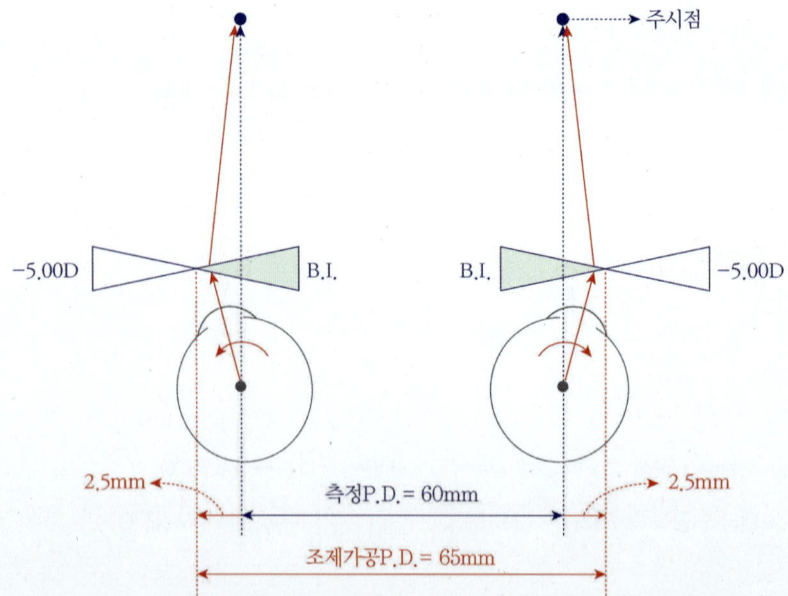

- **T.A.B.O.각 180° 방향 굴절력 −5.00D, P.D.가 길어짐 → B.I. 프리즘 영향 → 좌우안 모두 귀방향 회전 강요 → 눈벌림(개산) 강요**
- 프리즘 영향에 대해 안구는 항상 프리즘의 꼭지방향 회전

9-13 ⑤ **【프리즘 굴절력이 동일할 때 양안시에 미치는 프리즘 영향이 없는 조합】**

- **수평방향** : (R : B.O.) + (L : B.I.), **(R : B.I.) + (L : B.O.)**
- 수직방향 : (R : B.U.) + (L : B.U.), (R : B.D.) + (L : B.D.)

9-14 ③ **【편광축 수평(180°)】**

- **건물벽면, 유리창 등에서 발생되는 강한 수직진동성분을 억제**
- 수직면 반사 → 수직방향 진동성분 증가 → 수직방향 진폭 증가 → 투과광의 세기는 진폭의 제곱에 비례 → 편광축 180° 편광렌즈(안경) → 수직방향 현광(눈부신 빛) 감소
- **조제가공 참조마크 위치 : 편광축과 수직 → 90°**
- 용도 : 건물벽면, 유리창 청소 등 수직면 반사(현광) 감소용

9-15 ⑤ **【(앞렌즈 + 뒷렌즈 = 근용)인 복식알바이트 안경】**

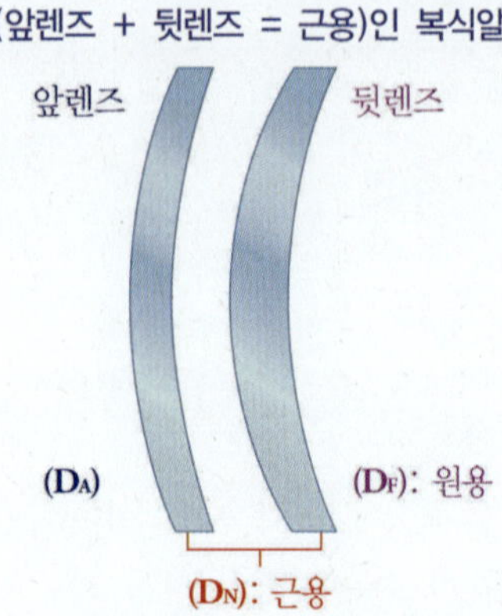

- **앞렌즈[(+)렌즈]** + 뒷렌즈[원용] = 근용안경
- 앞렌즈 제거 → 뒷렌즈만 사용 = 원용안경

9-16 ④ **【(앞렌즈 + 뒷렌즈 = 원용)인 복식알바이트 안경】**

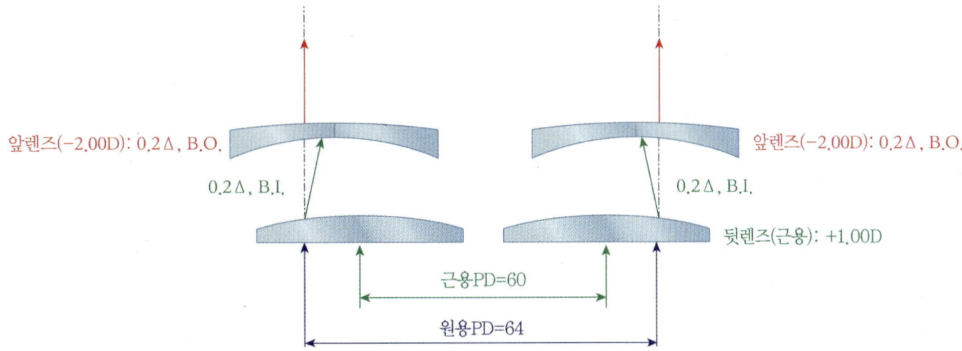

- 앞렌즈 제거 ➞ 뒷렌즈만 사용 = 근용안경 ➞ S+1.00D
- 뒷렌즈에서 발생하는 양안 프리즘 영향
  - ◦(단안기준) $P_R = Dh_R = 1 \times 0.2 = 0.2(\Delta)$, $P_L = Dh_L = 1 \times 0.2 = 0.2(\Delta)$
  - ◦양안 프리즘 영향 = 단안기준 프리즘 영향 × 2 = 0.4(Δ)
  - ◦원용P.D. 〉 근용P.D. ➞ B.I.
  - ◦뒷렌즈에서 발생하는 양안 프리즘 영향 : 0.4(Δ),B.I.
- 뒷렌즈에서 발생하는 프리즘 영향을 상쇄시키기 위해 앞렌즈에서 발생시켜야 할 프리즘 굴절력과 방향 : 0.4(Δ),B.O.
- $P = Dh \quad h = \frac{P}{D} = \frac{0.4}{2} = 0.2(cm) = 2(mm)$
- **앞렌즈는 (−)굴절력이므로 B.O.이 되기 위해서는 원용P.D.보다 짧아져야 함**
  ➞ 앞렌즈의 조제가공P.D. = 원용P.D. − 2 = 64 − 2 = 62(mm)

9-17 ④ **【(앞렌즈 + 뒷렌즈 = 근용)인 복식알바이트 안경】**

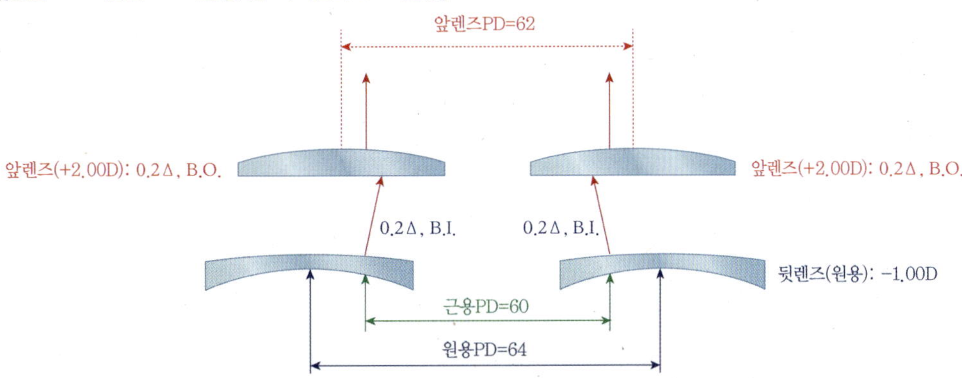

- 앞렌즈 제거 ➞ 뒷렌즈만 사용 = 원용안경 ➞ S−1.00D
- (단안기준) $P_R = Dh_R = 1 \times 0.2 = 0.2(\Delta)$, $P_L = Dh_L = 1 \times 0.2 = 0.2(\Delta)$
  - ◦양안 프리즘 영향 = 단안기준 프리즘 영향 × 2 = 0.4(Δ)
  - ◦원용P.D. 〉 근용P.D. ➞ B.I.
  - ◦뒷렌즈에서 발생하는 양안 프리즘 영향 : 0.4(Δ),B.I.
- 뒷렌즈에서 발생하는 프리즘 영향을 상쇄시키기 위해 앞렌즈에서 발생시켜야 할 프리즘 굴절력과 방향 : 0.4(Δ),B.O.
- $P = Dh \quad h = \frac{P}{D} = \frac{0.4}{2} = 0.2(cm) = 2(mm)$
- **앞렌즈는 (+)굴절력이므로 B.O.이 되기 위해서는 근용P.D.보다 길어져야 함**
  ➞ 앞렌즈의 조제가공P.D. = 근용P.D. + 2 = 60 + 2 = 62(mm)

• 수식 의한 방법(우안을 기준으로 한 양안 계산)

$$\vec{q_A} = \frac{1}{A}\begin{bmatrix} (S+A)+C\sin^2\theta & -C\sin\theta\cos\theta \\ -C\sin\theta\cos\theta & (S+A)+C\cos^2\theta \end{bmatrix}\vec{q_N}$$

$$= \frac{1}{2}\begin{bmatrix} 1 & 0 \\ 0 & 1 \end{bmatrix}\begin{bmatrix} 0.4 \\ 0 \end{bmatrix} = \frac{1}{2}\begin{bmatrix} 0.4 \\ 0 \end{bmatrix} = \begin{bmatrix} 0.2 \\ 0 \end{bmatrix}$$

기준(뒷렌즈=원용P.D. 64mm) → 우안의 (+0.2) = 코방향 → P.D.가 작아지는 방향 → 기준(64mm) + 변화량 = 64 + (−2) = 62(mm)

9-18 ⑤ **【(앞렌즈 + 뒷렌즈 = 근용)인 뒷걸림테 안경】**

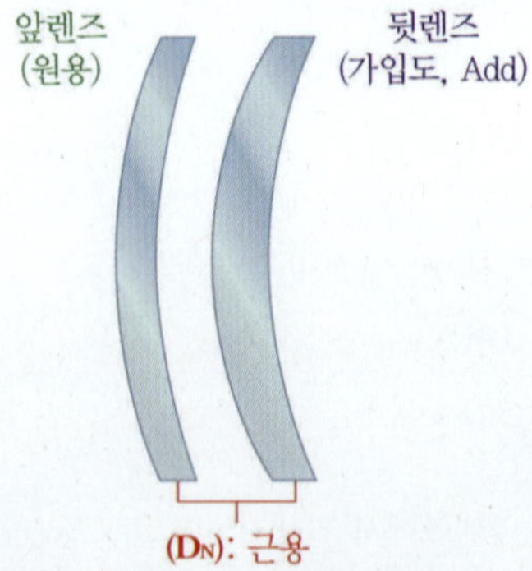

• 앞렌즈(원용) + 뒷렌즈(가입도) = 근용안경 → **뒷렌즈인 가입도 렌즈로 사용 가능한 것은 (+)굴절력**

• 뒷렌즈 제거 → 앞렌즈만 사용 = 원용안경

9-19 ⑤ **【(앞렌즈 + 뒷렌즈 = 근용)인 뒷걸림테 안경】**

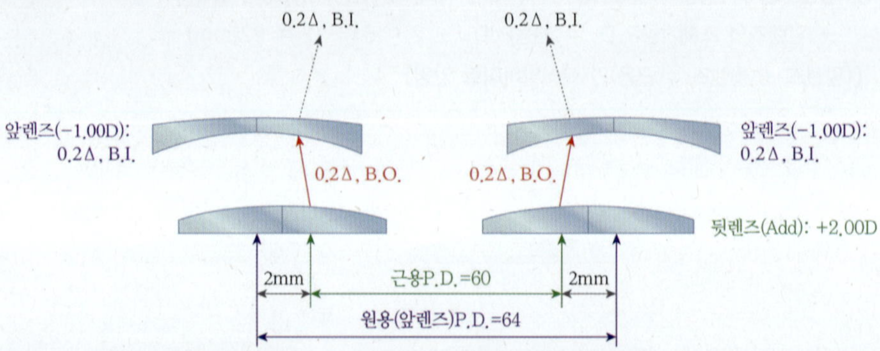

• 앞렌즈(원용) + 뒷렌즈(가입도) = 근용안경

• 앞렌즈 굴절력 = 원용부 굴절력 = S−1.00D

• 앞렌즈(원용)에서 발생하는 프리즘량 : 원용P.D. 64mm보다 4mm 짧은 근용 양안P.D. 60mm에 의한 프리즘량 $P = Dh = 1.00 \times 0.4 = 0.4\Delta$

• 앞렌즈(원용)의 프리즘 방향 : (−)렌즈인 앞렌즈(원용) P.D. 64mm를 근용P.D.인 60mm로 조준선 통과 → B.I.

• 앞렌즈(원용)에서 발생하는 프리즘 효과 : 0.4Δ,B.I.

• **뒷렌즈에서 조정되어야 할 프리즘 굴절력과 방향 → 앞렌즈에서 발생한 프리즘의 크기와 같고 방향이 반대인 프리즘 → 0.4Δ,B.O.**

9-20 ③ **【하프톤렌즈의 특징 및 주의사항】**

• 명칭 : 하프톤렌즈(Half Toned Lens) 또는 그래디언트렌즈(Gradient Lens)

• 목적 : 미용 목적의 패션 안경용

• 하프라인(Half Line) : 착색농도가 가장 낮은 곳과 투명한 곳의 경계선

• **하프라인의 위치 : 설계점(광학중심점) 아래 약 10mm**

• 농도변화 : 위쪽에서 아래 방향으로 착색농도가 점점 옅어짐
• 조제가공 순서 : 하프착색 후 조제가공
• 조제가공 시 주의사항 : 좌우 렌즈의 하프라인의 수평을 유지할 것
• 렌즈의 방향에 따라 하프라인(Half Line)을 맞추어야 하는 렌즈 : 렌즈의 방향성이 있는 토릭렌즈

2차 개념정립 및 익힘문제

9-21 ③ 【프리즘 처방렌즈의 측정Oh와 조제가공Oh】
• 프리즘처방이 없는 경우 : 측정Oh와 조가Oh는 동일함 → 측정Oh = 조가Oh
• (+)렌즈에 B.U.처방인 경우 : 측정Oh보다 조가Oh는 커짐 → 측정Oh 〈 조가Oh
• (+)렌즈에 B.D.처방인 경우 : 측정Oh보다 조가Oh는 커짐 → 측정Oh 〉 조가Oh
• (−)렌즈에 B.U.처방인 경우 : 측정Oh보다 조가Oh는 커짐 → 측정Oh 〉 조가Oh
• (−)렌즈에 B.D.처방인 경우 : 측정Oh보다 조가Oh는 커짐 → 측정Oh 〈 조가Oh

9-22 ① 【프리즘의 합성과 표기】
• 좌우 : 우안의 Base 0° = B.I. → $1\Delta, B.I.$
• 상하 : Base 90° = B.U. → $1\Delta, B.U.$

9-23 ① • 양안 동일 처방(O.U.) + 동향운동 → 프리즘 영향은 없다. → 0(Δ)

9-24 ② 【그림에 의한 방법】

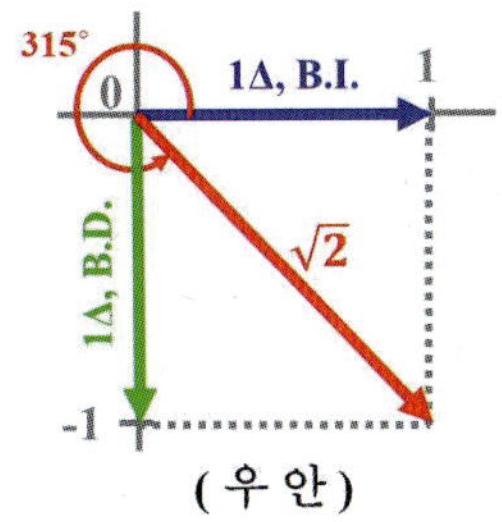

【수식에 의한 방법】

• $P_x = P\cos\theta = \sqrt{2}\times\cos 315^\circ = \sqrt{2}\times(+\frac{1}{\sqrt{2}}) = +1$ → x축방향 (+)는 우안의 B.I.
→ 1Δ, B.I.

• $P_y = P\sin\theta = \sqrt{2}\times\sin 315^\circ = \sqrt{2}\times(-\frac{1}{\sqrt{2}}) = -1$ → y축방향 (−)는 좌우안에 관계없이 B.D.
→ 1Δ, B.D.

9-25 ①

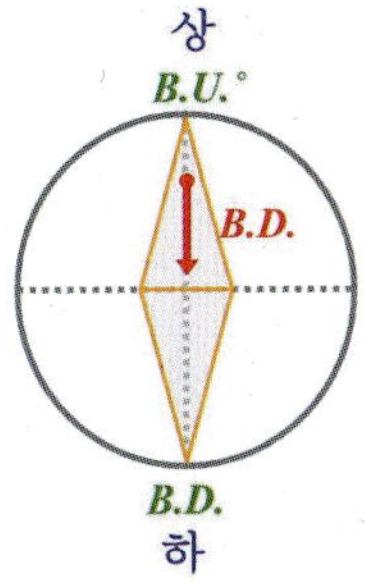

• $P(\Delta) = Dh = 5\times 0.2 = 1.0(\Delta)$

9-26 ①

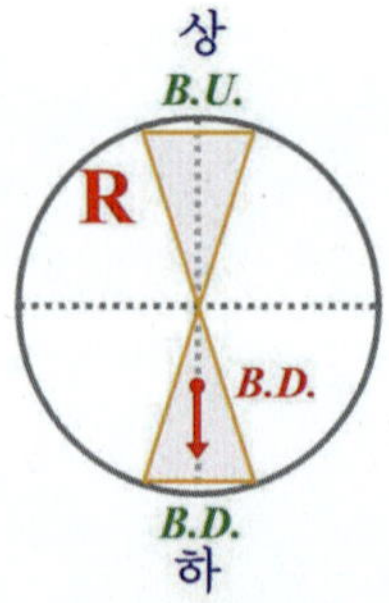

- $P(\Delta) = Dh = 5 \times 0.2 = 1.0(\Delta)$

9-27 ①

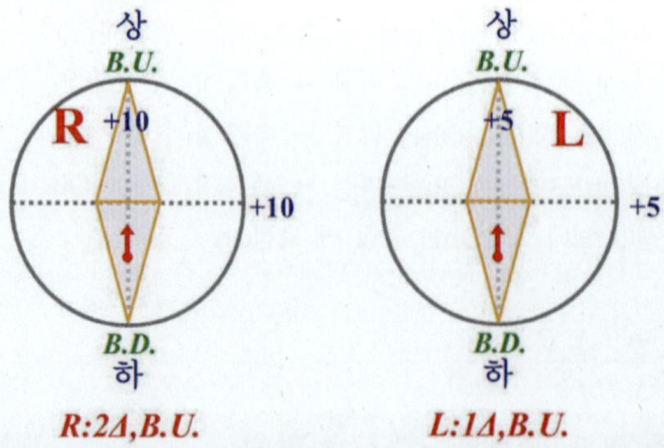

- 우안 : $P_R(\Delta) = D_R h_R = 10 \times 0.2 = 2.0(\Delta)$ → 2Δ,B.U.
- 좌안 : $P_L(\Delta) = D_L h_L = 5 \times 0.2 = 1.0(\Delta)$ → 1Δ,B.U.
- 우안기준(우안정위) : $\vec{P} = \overrightarrow{P_L} - \overrightarrow{P_R} = 1-(+2) = -1(\Delta)$ → 1Δ,B.D.
- 좌안기준(좌안정위) : $\vec{P} = \overrightarrow{P_R} - \overrightarrow{P_L} = +2-(+1) =+1(\Delta)$ → 1Δ,B.U.

9-28 ⑤

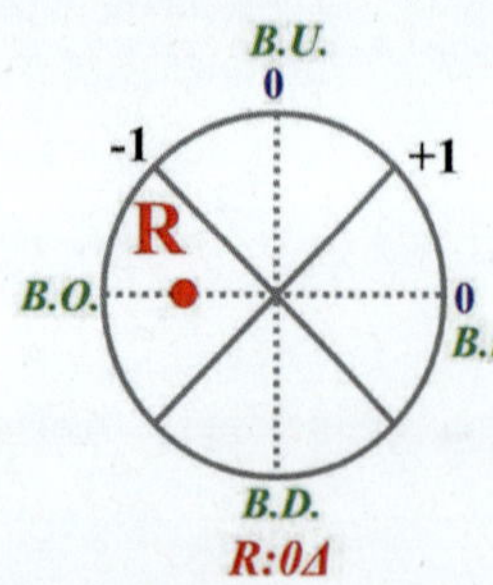

- 스칼라형 프렌티스 공식 : $P(\Delta) = Dh = 0 \times 0.5 = 0(\Delta)$
- 벡터형 프렌티스 공식 : $P(\Delta) =-[D]\vec{r}=-\begin{bmatrix} 0 & 1 \\ 1 & 0 \end{bmatrix}\begin{bmatrix} 0 \\ -0.5 \end{bmatrix}=\begin{bmatrix} 0 \\ 0 \end{bmatrix}$ → 0Δ

9-29 ④

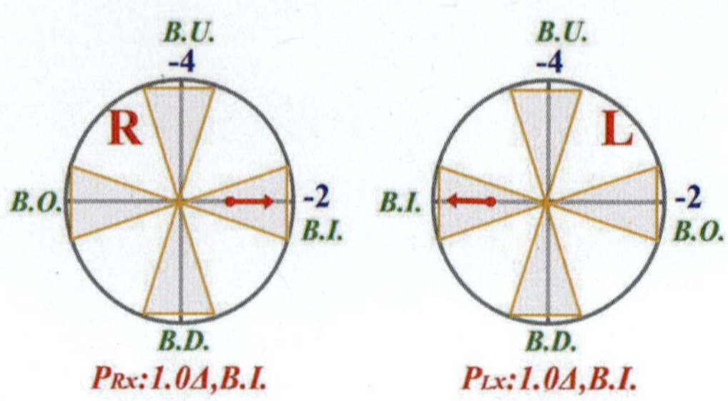

- 스칼라형 프렌티스 공식 : $P_{Rx}(\Delta) = Dh_{Rx} = 2 \times 0.5 = 1.0(\Delta)$ → 1.0Δ,B.I.

$$P_{Lx}(\Delta) = Dh_{Lx} = 2 \times 0.5 = 1.0(\Delta) \rightarrow 1.0\Delta,\text{B.I.}$$

※ 동일 처방, 이향운동일 때 양안에 미치는 프리즘량 = 단안의 2배 → 2.0Δ,B.I.

• 벡터형 프렌티스 공식 : $P_R(\Delta) = -[D]\vec{r} = -\begin{bmatrix} -2 & 0 \\ 0 & -4 \end{bmatrix}\begin{bmatrix} 0.5 \\ 0 \end{bmatrix} = \begin{bmatrix} 1 \\ 0 \end{bmatrix}$

$$P_L(\Delta) = -[D]\vec{r} = -\begin{bmatrix} -2 & 0 \\ 0 & -4 \end{bmatrix}\begin{bmatrix} -0.5 \\ 0 \end{bmatrix} = \begin{bmatrix} -1 \\ 0 \end{bmatrix}$$

우안기준(우안정위) : $P = P_L - P_R = \begin{bmatrix} -1 \\ 0 \end{bmatrix} - \begin{bmatrix} 1 \\ 0 \end{bmatrix} = \begin{bmatrix} -2 \\ 0 \end{bmatrix}$ → O.S. : 2Δ,B.I.

좌안기준(좌안정위) : $P = P_R - P_L = \begin{bmatrix} 1 \\ 0 \end{bmatrix} - \begin{bmatrix} -1 \\ 0 \end{bmatrix} = \begin{bmatrix} 2 \\ 0 \end{bmatrix}$ → O.D. : 2Δ,B.I.

9-30 ④

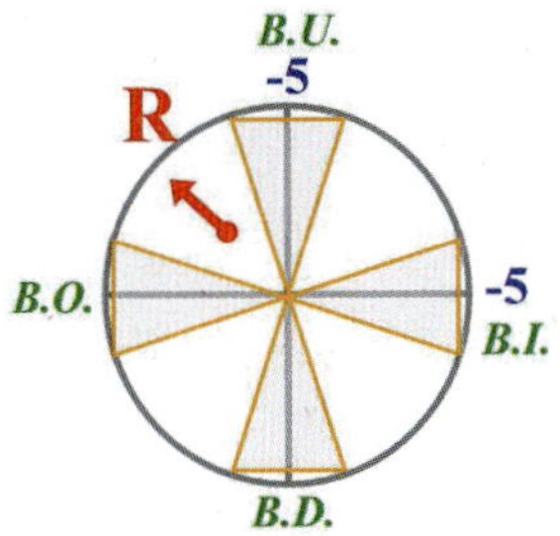

• 스칼라형 프렌티스 공식 : $P_x(\Delta) = Dh_x \qquad h_x = \frac{P_x}{D} = \frac{1}{5} = 0.2(cm) = 2(mm)$

→ 귀방향 2mm

$$P_y(\Delta) = Dh_y \qquad h_y = \frac{P_y}{D} = \frac{2}{5} = 0.4(cm) = 4(mm)$$

→ 위로 4mm

• 벡터형 프렌티스 공식(구면렌즈) : $\vec{d} = \frac{1}{S}\vec{P} = \frac{1}{5}\begin{bmatrix} -1 \\ 2 \end{bmatrix} = \begin{bmatrix} -0.2 \\ +0.4 \end{bmatrix}$

• 벡터형 프렌티스 공식(토릭렌즈) : $\vec{d} = \frac{1}{S(S+C)}\begin{bmatrix} D_{yy} & -D_{xy} \\ -D_{yx} & D_{yy} \end{bmatrix}\vec{P} = \frac{1}{5 \times 5}\begin{bmatrix} 5 & 0 \\ 0 & 5 \end{bmatrix}\begin{bmatrix} -1 \\ 2 \end{bmatrix} = \begin{bmatrix} -0.2 \\ +0.4 \end{bmatrix}$

→ −0.2 : 귀방향 2mm, +0.4 : 위로 4mm

9-31 ①

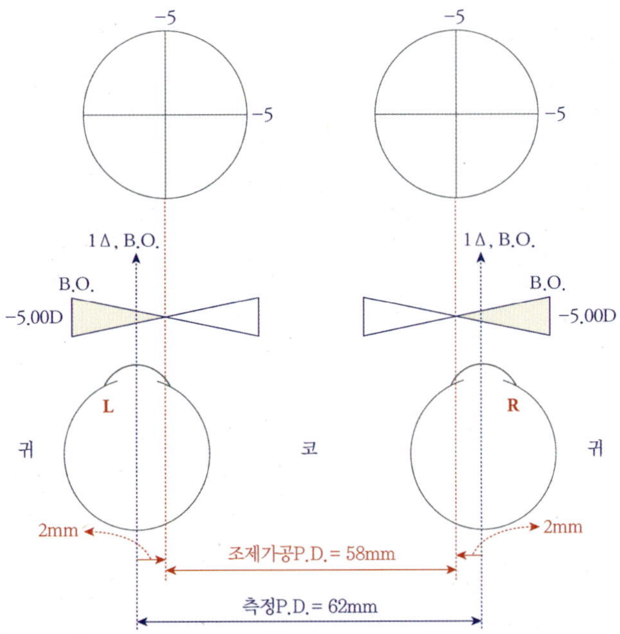

- $P_R = Dh_R \quad h_R = \frac{P_R}{D} = \frac{1}{5} = 0.2(cm) = 2(mm)$
- $P_L = Dh_L \quad h_L = \frac{P_L}{D} = \frac{1}{5} = 0.2(cm) = 2(mm)$
- (-)렌즈의 B.O. → P.D.는 작아져야 함
- 조제가공P.D. = 측정P.D. ± 편심량 = 62 - (2×2) = 58(mm)

9-32 ① **【프리즘 굴절력(2.0Δ)이 동일할 때 양안시에 미치는 프리즘 영향이 없는 조합】**

- 수평방향 : (R : 2.0Δ,B.O.) + (L : 2.0Δ,B.I.), (R : 2.0Δ,B.I.) + (L : 2.0Δ,B.O.)
- 수직방향 : (R : 2.0Δ,B.U.) + (L : 2.0Δ,B.U.), (R : 2.0Δ,B.D.) + (L : 2.0Δ,B.D.)

9-33 ③ **【편광렌즈의 특징】**

- **특정 방향의 눈부심이 강한 광선(현광) 성분만 차단 → 편광축과 수직인 성분만 차단 → 쾌적한 시생활이 가능**
- 멸광률 렌즈와는 달리 배경의 밝기는 유지하면서 특정방향의 강한 빛만 제거
- 특정한 각도에서 영상기기(TV, 모니터, 핸드폰, 네비게이션 등)의 화면이 보이지 않음
- 반무테인 안경테에 편광렌즈를 사용하지 않는 것이 좋음 → 반무테는 역산각으로 가공하기 때문에 2매 렌즈 사이에 편광필름이 삽입되어 있어 사용 중 2매 렌즈가 분리될 수 있음

9-34 ③ ① 편광축을 90°로 조제가공한다.

② 낚시, 서핑, 요트 등의 용도로 사용된다.

③ **수평방향의 눈부신 빛인 현광을 제거해야 한다.**

④ 조제가공 참조마크가 180°에 위치하게 가공한다.

⑤ 수평방향의 강한 진동성분을 억제해야 한다.

9-35 ④ **【(앞렌즈 + 뒷렌즈 = 원용)인 복식알바이트 안경】**

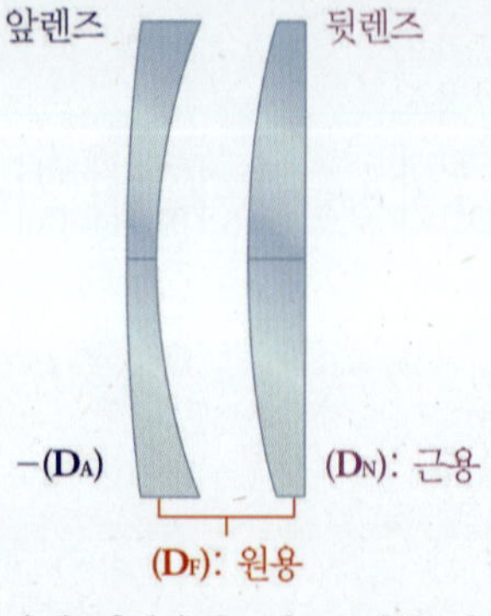

- 앞렌즈[(-)렌즈] + 뒷렌즈[근용] = 원용안경
- **앞렌즈 제거 → 뒷렌즈만 사용 = 근용안경 → S+1.00D**

9-36 ② **【(앞렌즈 + 뒷렌즈 = 근용)인 복식알바이트 안경】**

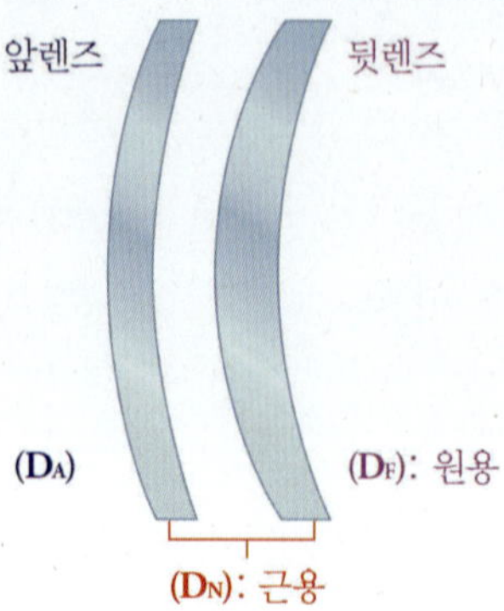

- 앞렌즈[(+)렌즈] + **뒷렌즈[원용]** = 근용안경
- 앞렌즈 → 가입도(Add) 렌즈
- **앞렌즈 제거 → 뒷렌즈만 사용 = 원용안경**

9-37 ⑤ **【(앞렌즈 + 뒷렌즈 = 원용)인 복식알바이트 안경】**

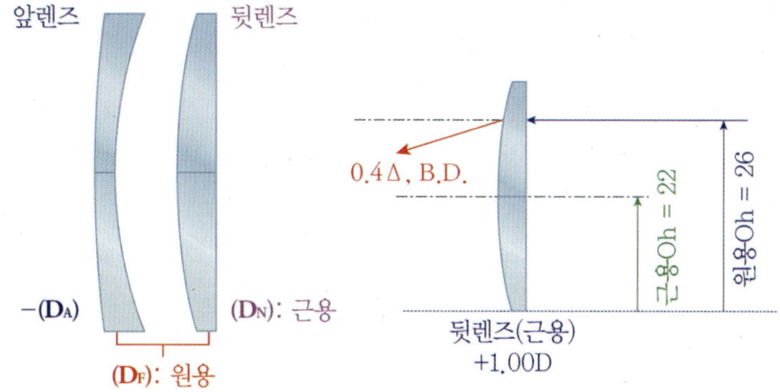

- 앞렌즈 제거 → 뒷렌즈만 사용 = 근용안경 → S+1.00D
- 원용Oh에 의해 뒷렌즈(근용)에서 발생하는 프리즘 영향
- $P = Dh = 1 \times 0.4 = 0.4(\Delta)$
- **뒷렌즈는 (+)굴절력이며 근용(뒷렌즈)Oh보다 4mm 높음 → B.D.**
- **뒷렌즈에서 발생한 프리즘량 : 0.4Δ,B.D.**

9-38 ⑤ **【(앞렌즈 + 뒷렌즈 = 근용)인 뒷걸림테 안경】**

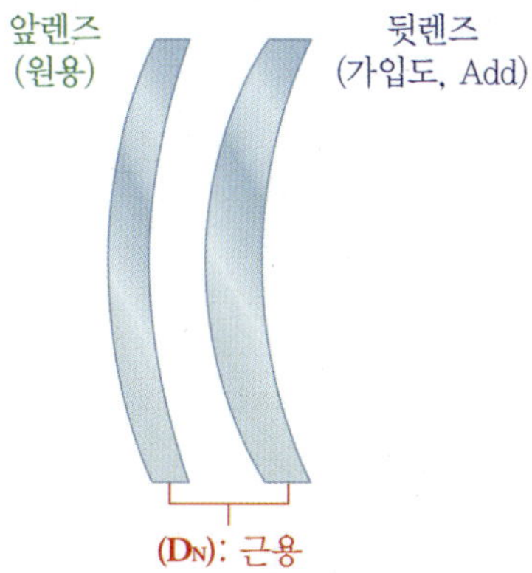

- 앞렌즈(원용) + 뒷렌즈(가입도) = 근용안경
- **가입도 = 근용부 - 원용부 = (+1.00) - (-1.00) = +2.00**

9-39 ④ **【(앞렌즈 + 뒷렌즈 = 근용)인 뒷걸림테 안경】**

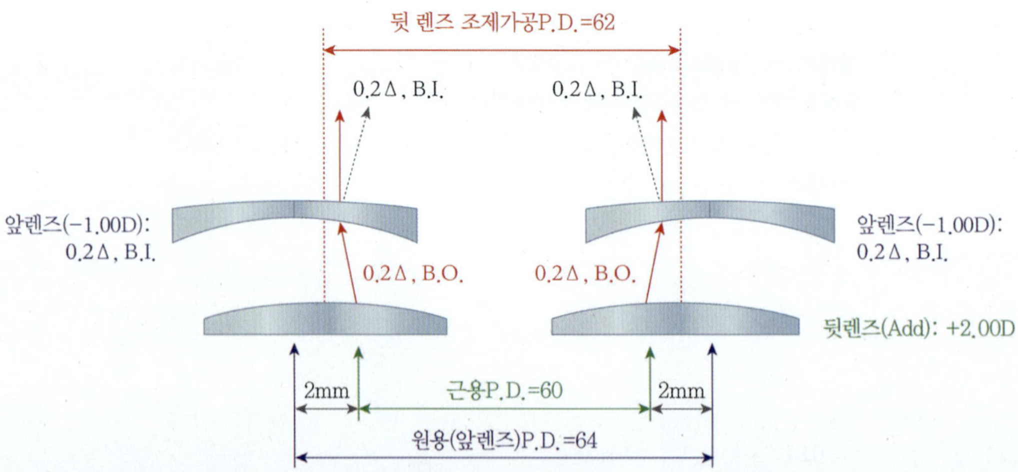

- 앞렌즈(원용) + 뒷렌즈(가입도) = 근용안경
- 앞렌즈 굴절력 = 원용부 굴절력 = S−1.00D
- 앞렌즈(원용)에서 발생하는 프리즘량 : 원용P.D. 64mm보다 4mm 짧은 근용 양안P.D. 60mm에 의한 프리즘량 $P = Dh = 1.00 \times 0.4 = 0.4\Delta$
- 앞렌즈(원용)의 프리즘 방향 : (−)렌즈인 앞렌즈(원용) P.D. 64mm를 근용P.D.인 60mm로 조준선 통과 ➞ B.I.
- 앞렌즈(원용)에서 발생하는 프리즘 효과 : 0.4Δ,B.I.
- 뒷렌즈에서 조정되어야 할 프리즘 굴절력과 방향 ➞ 앞렌즈에서 발생한 프리즘의 크기와 같고 방향이 반대인 프리즘 ➞ 0.4Δ,B.O.
- **양안 편위량 계산 :** $P = Dh \quad h = \frac{P}{D} = \frac{0.4}{2} = 0.2(cm) = 2(mm)$
- 편위시킬 방향 : 뒷렌즈 굴절력 = +2.00D ➞ 뒷렌즈의 굴절력은 (+)이므로 B.O.이 되기 위해서는 근용 P.D. 60mm보다 2mm 커야함 ➞ 60 + 2= 62(mm)

9-40 ④ **【하프톤 렌즈의 특징 및 주의사항】**

- 명칭 : 하프톤 렌즈(Half Toned Lens) 또는 그래디언트 렌즈(Gradient Lens)
- 목적 : 미용 목적의 패션 안경용
- 하프라인(Half Line) : 착색농도가 가장 낮은 곳과 투명한 곳의 경계선
- 하프라인의 위치 : 설계점(광학중심점) 아래 약 10mm
- 농도변화 : 위쪽에서 아래 방향으로 착색농도가 점점 엷어짐
- 조제가공 순서 : 하프착색 후 조제가공
- 조제가공 시 주의사항 : 좌우 렌즈의 하프라인의 수평을 유지할 것
- **렌즈의 방향에 따라 하프라인(Half Line)을 맞추어야 하는 렌즈 : 렌즈의 방향성이 있는 토릭렌즈**

3차 개념정립 및 익힘문제

9-41 ④ ① 프리즘에 의한 상은 꼭지(정각) 쪽에 맺는다.
② 굴절광선은 프리즘의 기저방향으로 굴절한다.
③ 프리즘의 굴절률이 클수록 프리즘 굴절력은 커진다.

④ 프리즘의 정각이 클수록 프리즘의 굴절력은 증가한다.

⑤ 입사점을 기준으로 후방 1m 스크린에서 편위거리를 cm로 나타낸 것이다.

9-42　②　【프리즘의 합성과 표기】

- 좌우 : 좌안의 Base 180° = B.I. → $1\Delta, B.I.$
- 상하 : Base 270° = B.D. → $1\Delta, B.D.$

9-43　①　• 양안 동일 처방(O.U.) + 동향운동 → 프리즘 영향은 없다. → 0(Δ)

9-44　②　• 스칼라형 프렌티스 공식 $P(\Delta) = Dh = 5 \times 0.2 = 1.0(\Delta)$

9-45　②

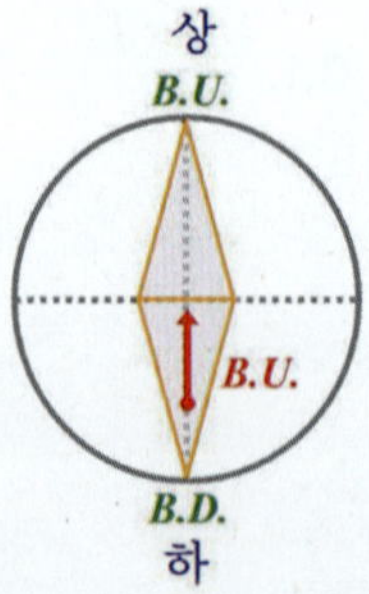

- $P(\Delta) = Dh = 5 \times 0.2 = 1.0(\Delta)$

9-46　④　• $P(\Delta) = Dh = 10 \times 0.2 = 2.0(\Delta)$

9-47　①

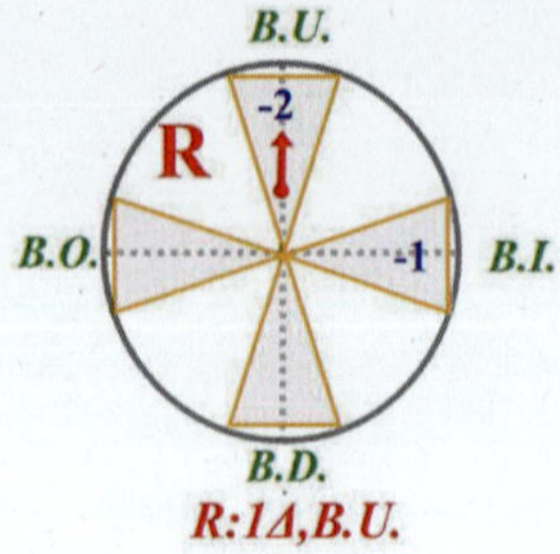

- 스칼라형 프렌티스 공식 : $P(\Delta) = Dh = 2 \times 0.5 = 1.0(\Delta)$ → 1Δ,B.U.
- 벡터형 프렌티스 공식 : $P(\Delta) = -[D]\vec{r} = -\begin{bmatrix} -1 & 0 \\ 0 & -2 \end{bmatrix}\begin{bmatrix} 0 \\ 0.5 \end{bmatrix} = \begin{bmatrix} 0 \\ 1 \end{bmatrix}$ → 1Δ,B.U.

9-48　⑤

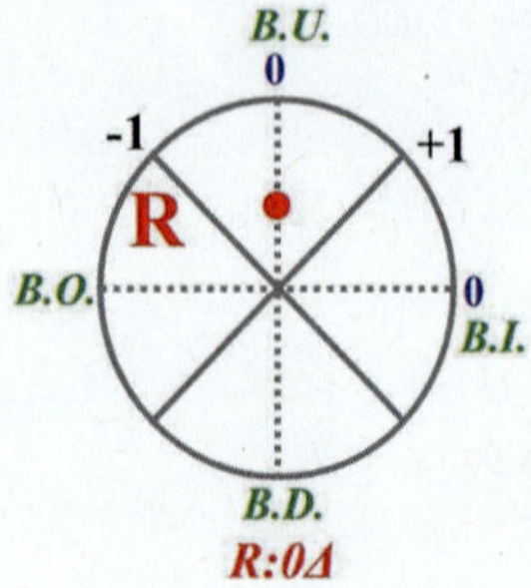

- 스칼라형 프렌티스 공식 : $P(\Delta) = Dh = 0 \times 0.5 = 0(\Delta)$
- 벡터형 프렌티스 공식 : $P(\Delta) = -[D]\vec{r} = -\begin{bmatrix} 0 & 1 \\ 1 & 0 \end{bmatrix}\begin{bmatrix} 0 \\ +0.5 \end{bmatrix} = \begin{bmatrix} 0 \\ 0 \end{bmatrix}$ → 0Δ

9-49 ①

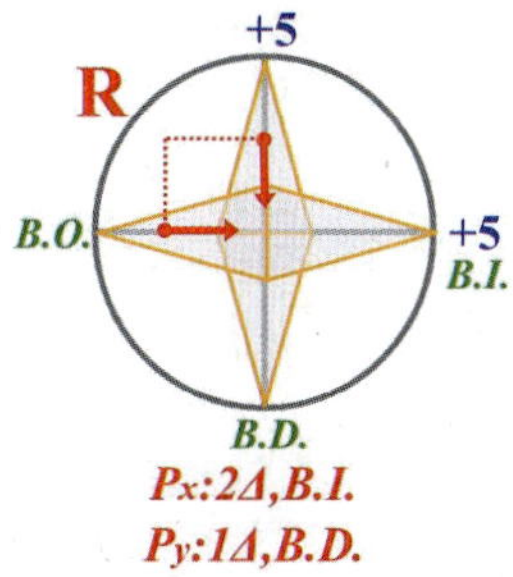

• 스칼라형 프렌티스 공식 : $P_x(\Delta) = Dh_x = 5 \times 0.4 = 2(\Delta)$ → 2Δ,B.I.

$P_y(\Delta) = Dh_y = 5 \times 0.2 = 1(\Delta)$ → 1Δ,B.D.

• 벡터형 프렌티스 공식 : $P(\Delta) = [D]\vec{d} = \begin{bmatrix} 5 & 0 \\ 0 & 5 \end{bmatrix} \begin{bmatrix} 0.4 \\ -0.2 \end{bmatrix} = \begin{bmatrix} +2 \\ -1 \end{bmatrix}$

→ 2Δ,B.I. ⌒ 1Δ,B.D.

9-50 ①

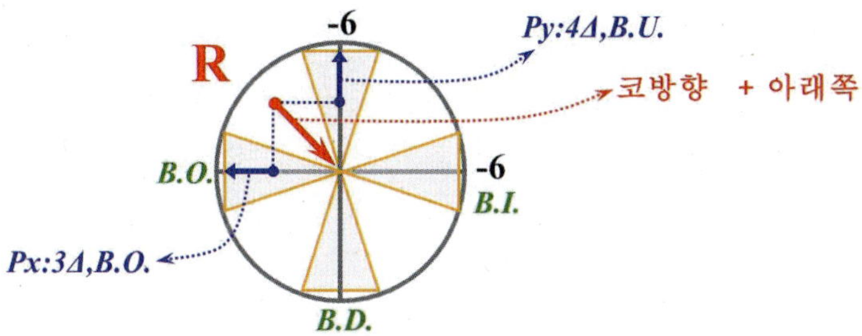

• $P_{Rx} = Dh_{Rx} \quad h_{Rx} = \frac{P_{Rx}}{D} = \frac{3}{6} = 0.5(cm) = 5(mm)$ → 수평방향 굴절력은 (−)이므로 3.0Δ,B.O.이 되기 위해서는 안경렌즈를 코방향로 이동

• $P_{Ry} = Dh_{Ry} \quad h_{Ry} = \frac{P_{Ry}}{D} = \frac{4}{6} = 0.67(cm) = 6.7(mm)$ → 수직방향 굴절력은 (−)이므로 4.0Δ,B.U.이 되기 위해서는 안경렌즈를 아래로 이동

9-51 ①

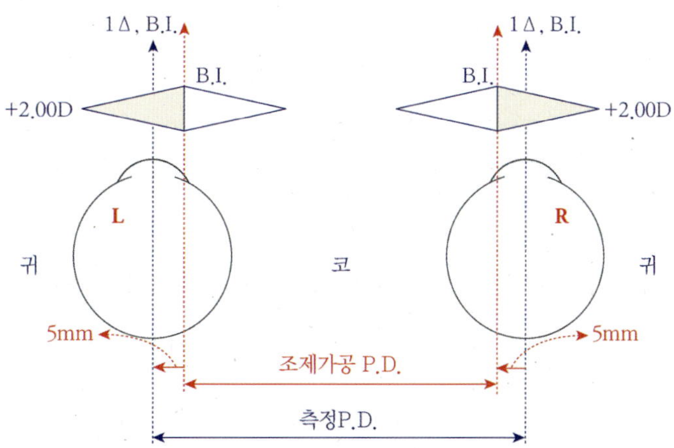

• $P_R = Dh_R \quad h_R = \frac{P_R}{D} = \frac{1}{2} = 0.5(cm) = 5(mm)$

• $P_L = Dh_L \quad h_L = \frac{P_L}{D} = \frac{1}{2} = 0.5(cm) = 5(mm)$

- (+)렌즈의 B.I. → P.D.는 작아져야 함
- 좌우렌즈 각각 코방향 5mm 이동

9-52 ④ 【프리즘 영향에 따른 유발사위】

- 측정R.P.D.=30mm, 조제가공R.P.D.=28mm → 수평방향 (−)굴절력, P.D. 짧아짐 → B.O. 프리즘 영향 → 외사위 유발
- 측정L.P.D.=30mm, 조제가공L.P.D.=28mm → 수평방향 (−)굴절력, P.D. 짧아짐 → B.O. 프리즘 영향 → 외사위 유발
- (단안기준) $P_R = Dh_R = 1 \times 0.2 = 0.2(\Delta)$, $P_L = Dh_L = 1 \times 0.2 = 0.2(\Delta)$
- (양안기준) $P = 0.4(\Delta)$

9-53 ⑤ ① 기온이 낮을수록 농도가 진해진다. → 감광렌즈

② 자외선(UV)의 조사량이 많을수록 농도가 진해진다. → 감광렌즈

③ 낚시용 편광렌즈의 편광축은 90° 로 조제가공한다.

④ 파동의 진동방향과 편광축을 수직으로 조제가공한다.

⑤ 안경렌즈용 편광렌즈의 좌우 편광축 방향은 일치해야 한다.

9-54 ③ ① 편광축을 90°로 조제가공한다.

② 낚시, 서핑, 요트 등의 용도로 사용된다.

③ 수평방향의 눈부신 빛인 현광을 제거해야 한다.

④ 조제가공 참조마크가 180°에 위치하게 가공한다.

⑤ 수평방향의 강한 진동성분을 억제해야 한다.

9-55 ⑤ 【(앞렌즈 + 뒷렌즈 = 원용)인 복식알바이트 안경】

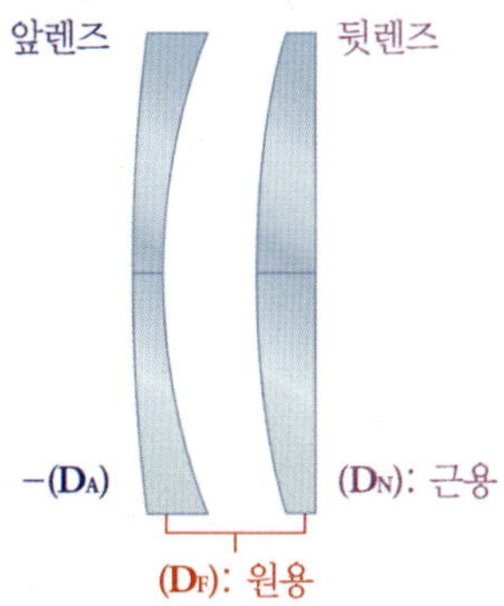

- 가입도 = 근용부 굴절력 − 원용부 굴절력 = (S+1.00D) − (S−1.00D) = S+2.00D

9-56 ⑤ 【(앞렌즈 + 뒷렌즈 = 근용)인 복식알바이트 안경】

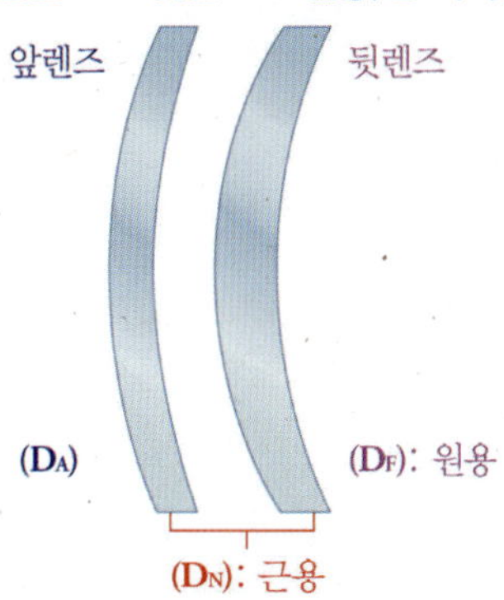

- 앞렌즈[(+)렌즈] + 뒷렌즈[원용] = 근용안경

- **앞렌즈 → 가입도(Add) 렌즈**
- 앞렌즈 제거 → 뒷 렌즈만 사용 = 원용안경
- **가입도 = 근용부 - 원용부 = (+1.00) - (-1.00) = +2.00**

9-57 ④ **【(앞렌즈 + 뒷렌즈 = 원용)인 복식알바이트 안경】**

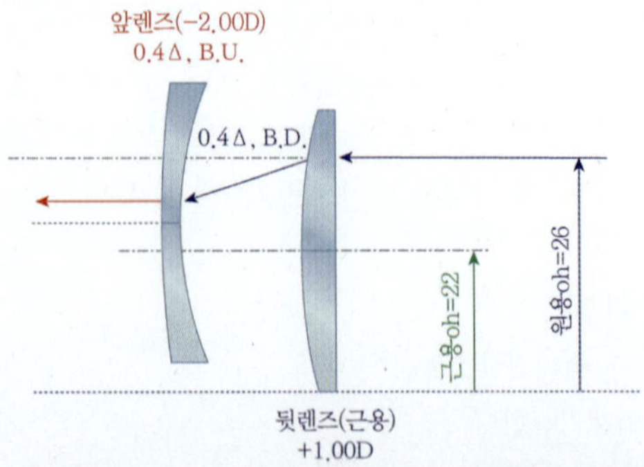

- 앞렌즈 제거 → 뒷렌즈만 사용 = 근용안경 → S+1.00D
- 원용Oh에 의해 뒷렌즈(근용)에서 발생하는 프리즘 영향
- $P = Dh = 1 \times 0.4 = 0.4(\Delta)$
- 뒷렌즈는 (+)굴절력이며 근용(뒷렌즈)Oh보다 4mm 높음 → B.D.
- 뒷렌즈에서 발생한 프리즘량 : 0.4Δ,B.D.
- **앞렌즈에서 상쇄시켜야 할 프라즘량 = 뒷렌즈에서 발생한 프리즘 크기는 같고 방향인 반대인 프리즘량 → 0.4 Δ,B.U.**

9-58 ⑤ **【(앞렌즈 + 뒷렌즈 = 근용)인 뒷걸림테 안경】**

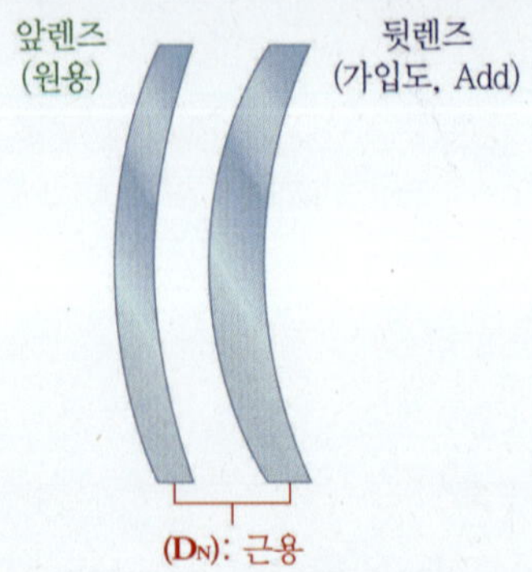

- 앞렌즈(원용) + **뒷렌즈(가입도)** = 근용안경
- **뒷렌즈(가입도) = 근용부 - 원용부 = (+1.00) - (-1.00) = +2.00**

9-59 ⑤ **【(앞렌즈 + 뒷렌즈 = 근용)인 뒷걸림테 안경】**

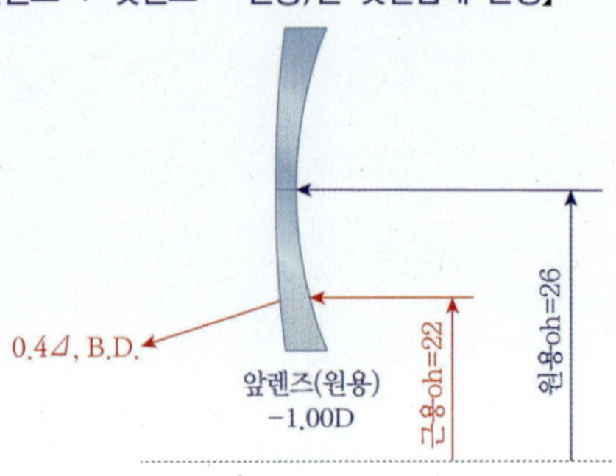

- 앞렌즈(원용) + 뒷렌즈(가입도) = 근용안경

- 앞렌즈 굴절력 = 원용부 굴절력 = S−1.00D
- 앞렌즈(원용)에서 발생하는 프리즘량 : 원용Oh 26mm보다 4mm 낮은 근용 양안Oh 22mm에 의한 프리즘량
  $P = Dh = 1.00 \times 0.4 = 0.4\Delta$
- 앞렌즈(원용)의 프리즘 방향 : (−)렌즈인 앞렌즈(원용) Oh 26mm를 근용Oh인 22mm로 조준선 통과 → B.D.
- 앞렌즈(원용)에서 발생하는 프리즘 효과 : 0.4△,B.D.

4차 개념정립 및 익힘문제

9-60 ③ ① (−)렌즈는 입사점을 기준으로 렌즈 가장자리 방향이 기저이다.
② (−)렌즈는 입사점을 기준으로 렌즈 가장자리 방향으로 굴절한다.
③ **(+)렌즈는 입사점을 기준으로 광학중심점 방향으로 굴절한다.**
④ (+)렌즈는 입사점을 기준으로 광학중심점 방향이 기저이다.
⑤ 입사점이 축경선인 (+)원주렌즈는 굴절하지 않고 직진한다.

9-61 ④ 【동일 프리즘의 기저와 기저를 일치시켜 합성】

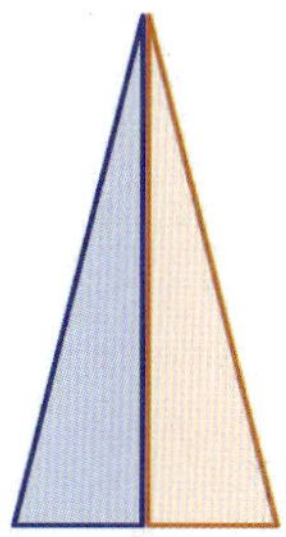

- 합성 프리즘 굴절력 : 1개 프리즘 굴절력의 2배 → $2\Delta \times 2 = 4\Delta$
- 기저방향(Base) : 동일 기저방향

9-62 ③ 【그림에 의한 방법】

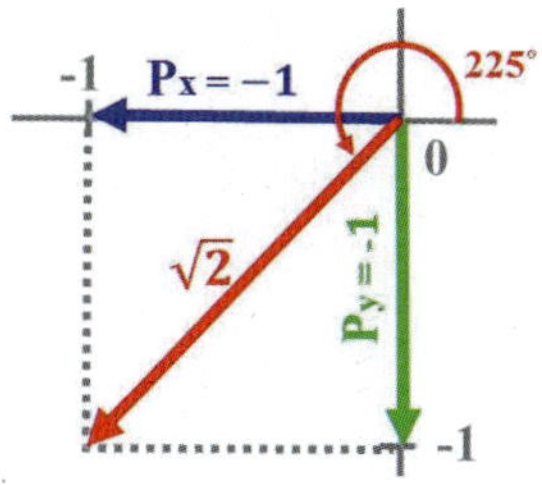

【수식에 의한 방법】

- $\vec{P} = \begin{bmatrix} \overrightarrow{P_x} \\ \overrightarrow{P_y} \end{bmatrix} = \begin{bmatrix} -1 \\ -1 \end{bmatrix}$ $\qquad P = \sqrt{P_x^{\ 2} + P_y^{\ 2}} = \sqrt{(-1)^2 + (-1)^2} = \sqrt{2}$
- $\tan\theta = \dfrac{P_y}{P_x} \qquad \theta = \tan^{-1}\left(\dfrac{P_y}{P_x}\right) = \tan^{-1}\left(\dfrac{-1}{-1}\right) = 45^\circ$
- tan함수의 주기 = 180° → 계산에 의해서는 $\tan^{-1}\left(\dfrac{+1}{+1}\right) = \tan^{-1}\left(\dfrac{-1}{-1}\right) = 45^\circ$

- $\tan^{-1}\left(\frac{+1}{+1}\right)$ → Px = +1, Py = +1 → 1사분면 $\theta = 45°$
- $\tan^{-1}\left(\frac{-1}{-1}\right)$ → Px = −1, Py = −1 → 3사분면 $\theta = 45° + 180° = 225°$

9-63 ② • 스칼라형 프렌티스 공식 $P(\Delta) = Dh = 5 \times 0.2 = 1.0(\Delta)$

9-64 ②

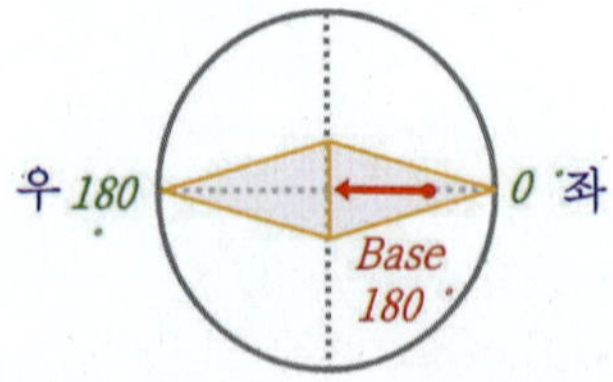

- $P(\Delta) = Dh = 5 \times 0.2 = 1.0(\Delta)$

9-65 ⑤

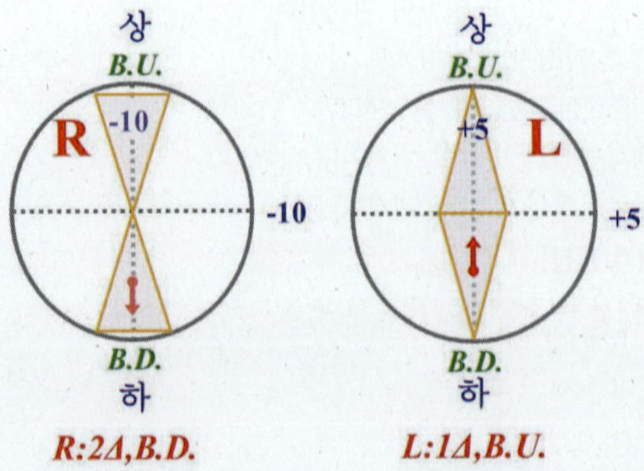

- 우안 : $P_R(\Delta) = D_R h_R = 10 \times 0.2 = 2.0(\Delta)$ → 2Δ,B.D.
- 좌안 : $P_L(\Delta) = D_L h_L = 5 \times 0.2 = 1.0(\Delta)$ → 1Δ,B.U.
- 우안기준(우안정위) : $\vec{P} = \overrightarrow{P_L} - \overrightarrow{P_R} = 1-(-2) = 3(\Delta)$ → 3Δ,B.U.
- 좌안기준(좌안정위) : $\vec{P} = \overrightarrow{P_R} - \overrightarrow{P_L} = -2-(+1) =- 3(\Delta)$ → 3Δ,B.D.

9-66 ②

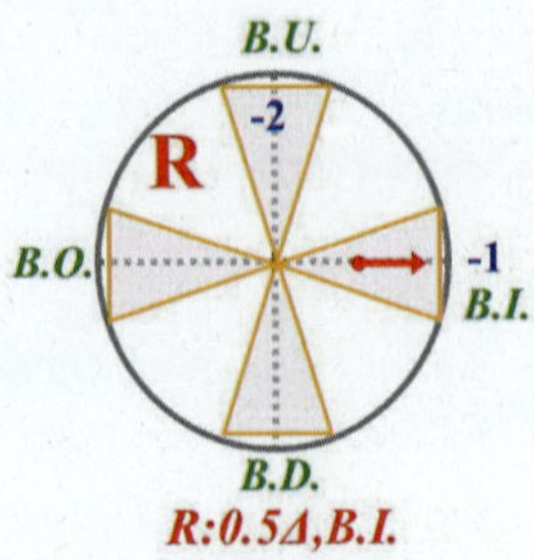

- 스칼라형 프렌티스 공식 : $P(\Delta) = Dh = 1 \times 0.5 = 0.5(\Delta)$ → 0.5Δ,B.I.
- 벡터형 프렌티스 공식 : $P(\Delta) = -[D]\vec{r} =- \begin{bmatrix} -1 & 0 \\ 0 & -2 \end{bmatrix}\begin{bmatrix} 0.5 \\ 0 \end{bmatrix} = \begin{bmatrix} 0.5 \\ 0 \end{bmatrix}$ → 0.5Δ,B.I.

9-67 ④

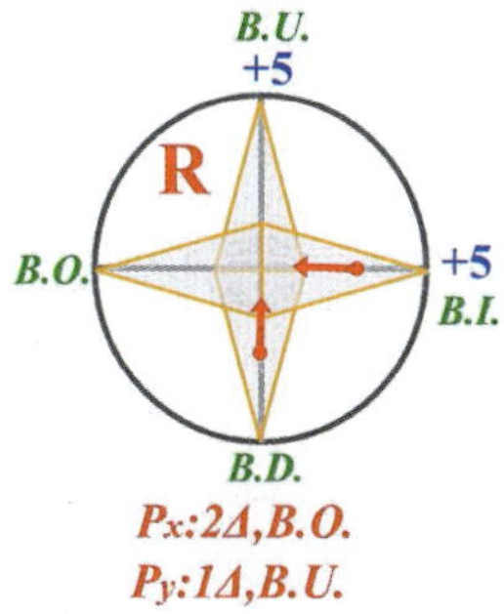

• 스칼라형 프렌티스 공식 : $P_x(\Delta) = Dh_x = 5 \times 0.4 = 2.0(\Delta)$ → 2Δ,B.O.

$P_y(\Delta) = Dh_y = 5 \times 0.2 = 1.0(\Delta)$ → 1Δ,B.U.

• 벡터형 프렌티스 공식 : $P(\Delta) = -[D]\vec{r} = -\begin{bmatrix}5 & 0\\0 & 5\end{bmatrix}\begin{bmatrix}0.4\\-0.2\end{bmatrix} = \begin{bmatrix}-2\\1\end{bmatrix}$

→ 2Δ,B.O. ⌒ 1Δ,B.U.

9-68 ①

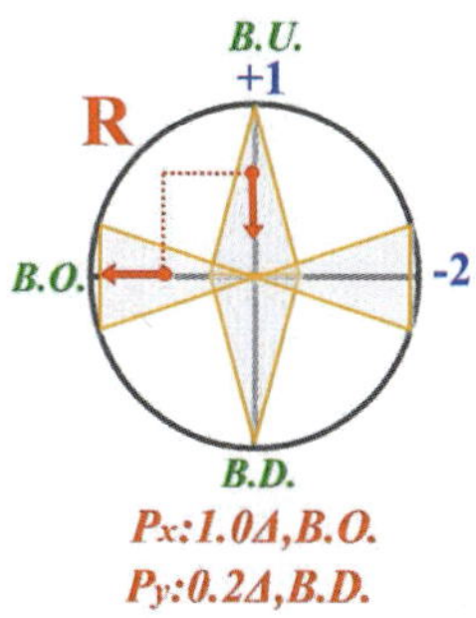

• 스칼라형 프렌티스 공식 : $P_x(\Delta) = Dh_x = 2 \times 0.5 = 1(\Delta)$ → 1.0Δ,B.O.

$P_y(\Delta) = Dh_y = 1 \times 0.2 = 0.2(\Delta)$ → 0.2Δ,B.D.

• 벡터형 프렌티스 공식 : $P(\Delta) = [D]\vec{d} = \begin{bmatrix}-2 & 0\\0 & 1\end{bmatrix}\begin{bmatrix}0.5\\-0.2\end{bmatrix} = \begin{bmatrix}-1.0\\-0.2\end{bmatrix}$

→ 1.0Δ,B.O. ⌒ 0.2Δ,B.D.

9-69 ③ • 광학중심점 높이(Oh)가 잘못되어도 프리즘 영향을 받지 않는 처방 → 수직방향 굴절력이 0(D)인 처방

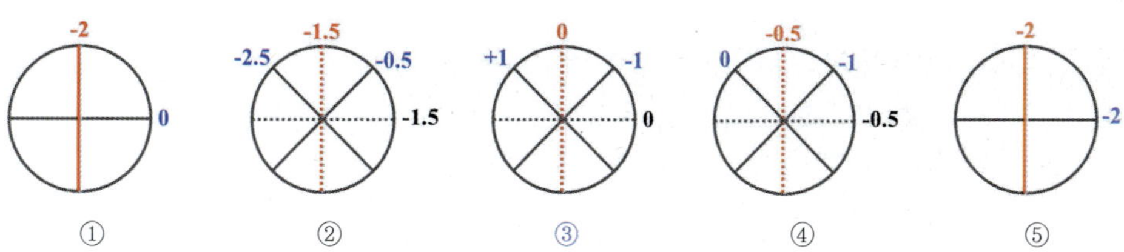

9-70 ⑤

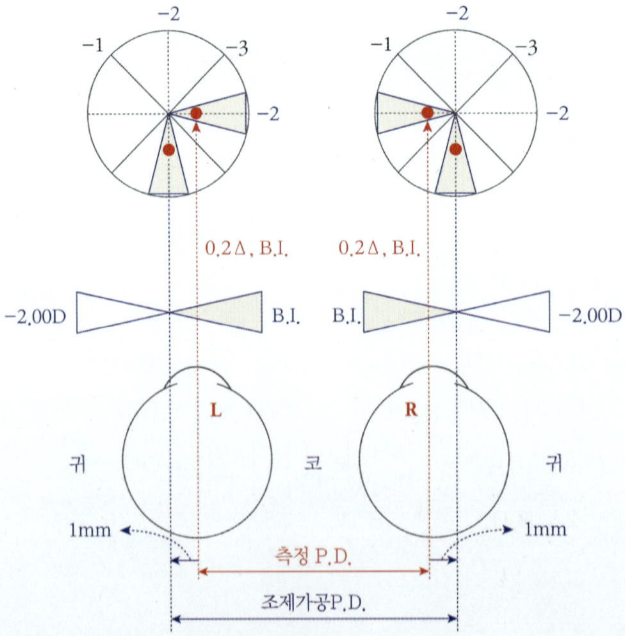

- $P_{Rx} = Dh_{Rx} = 2 \times 0.1 = 0.2$
- $P_{Lx} = Dh_{Lx} = 2 \times 0.1 = 0.2$
- **(−)렌즈의 P.D. 커짐 → B.I. → 좌우안 각각 0.2Δ,B.I. → 양안 : 0.4Δ,B.I.**
- $P_{Ry} = Dh_{Ry} = 2 \times 0.1 = 0.2$
- $P_{Ly} = Dh_{Ly} = 2 \times 0.1 = 0.2$
- **(−)렌즈의 Oh 높아짐 → B.D. → 좌우안 각각 0.2Δ,B.D. → 양안 : 0Δ**

9-71 ③ ① 렌즈의 실제 굴절력은 (−)이다.

② 실제 광학중심점은 존재한다.

③ 렌즈의 중심두께와 가장자리 두께가 같다.

④ 렌즈 전면의 곡률과 후면의 곡률이 같은 렌즈이다.

⑤ 렌즈 전면의 곡률중심과 후면의 곡률중심이 일치한다.

9-72 ④ **【편광축 수직(90°)】**

- **수면, 도로면 등에서 발생되는 강한 수평진동성분을 억제**
- 수평면 반사 → 수평방향 진동성분 증가 → 수평방향 진폭 증가 → 투과광의 세기는 진폭의 제곱에 비례 → **편광축** 90° **편광렌즈(안경)** → 수평방향 현광(눈부신 빛) 감소
- 조제가공 참조마크 위치 : 편광축과 수직 → 180°
- 용도 : 낚시, 서핑, 요트 등 수평면 반사(현광) 감소용

9-73 ⑤ 【용도에 따른 편광안경의 편광축】

수평면 반사		**수직면 반사**		입체영화용		입체시 검사용	
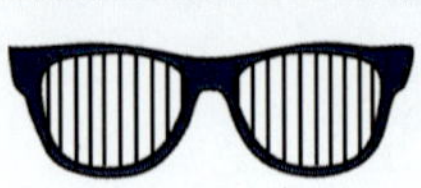		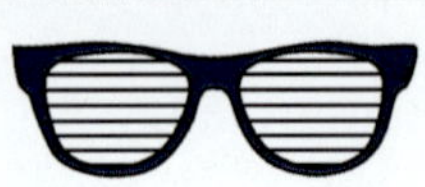		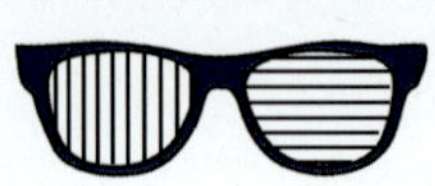		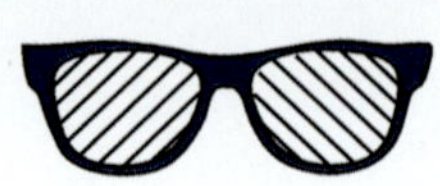	
90°	90°	**180°**	**180°**	90°	180°	135°	45°

9-74 ② 【(앞렌즈 + 뒷렌즈 = 원용)인 복식알바이트 안경】

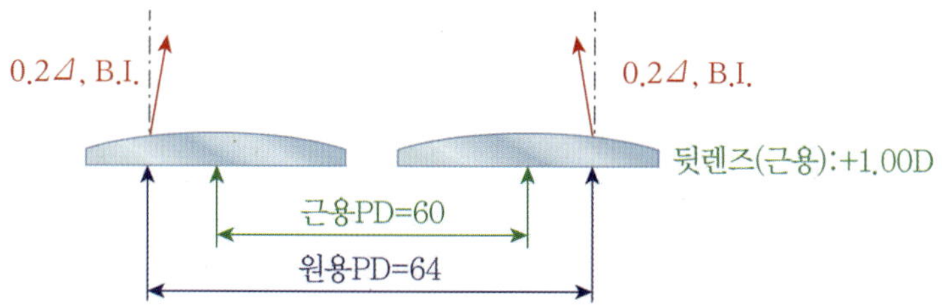

- 앞렌즈 제거 → 뒷렌즈만 사용 = 근용안경 → S+1.00D
- (단안기준) $P_R = Dh_R = 1 \times 0.2 = 0.2(\Delta)$, $P_L = Dh_L = 1 \times 0.2 = 0.2(\Delta)$
  - ◦양안 프리즘 영향 = 단안기준 프리즘 영향 × 2 = 0.4(Δ)
  - ◦원용P.D. 〉 근용P.D. → B.I.
  - **◦뒷 렌즈에서 발생하는 양안 프리즘 영향 : 0.4(Δ),B.I.**
- (양안기준) $P = Dh = 1 \times 0.4 = 0.4(\Delta)$
  - ◦원용P.D. 〉 근용P.D. → B.I.
  - **◦뒷렌즈에서 발생하는 양안 프리즘 영향 : 0.4(Δ),B.I.**

9-75 ⑤ 【(앞렌즈 + 뒷렌즈 = 근용)인 복식알바이트 안경】

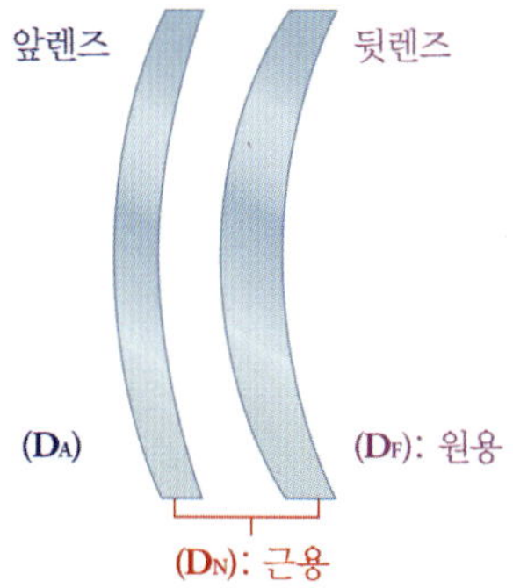

- **앞렌즈[(+)렌즈]** + 뒷렌즈[원용] = 근용안경
- **앞렌즈 → 가입도(Add) 렌즈**
- 앞렌즈 제거 → 뒷렌즈만 사용 = 원용안경
- **가입도 = 근용부 - 원용부 = (+1.00) - (-1.00) = +2.00**

9-76 ③ 【(앞렌즈 + 뒷렌즈 = 원용)인 복식알바이트 안경】

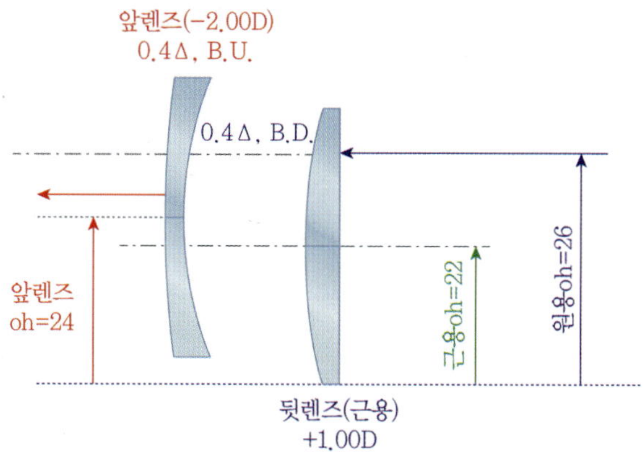

- 앞렌즈 제거 → 뒷렌즈만 사용 = 근용안경 → S+1.00D

- 원용Oh에 의해 뒷렌즈(근용)에서 발생하는 프리즘 영향
- $P = Dh = 1 \times 0.4 = 0.4(\Delta)$
- 뒷렌즈는 (+)굴절력이며 근용(뒷렌즈)Oh보다 4mm 높음 → B.D.
- 뒷렌즈에서 발생한 프리즘량 : 0.4Δ,B.D.
- 앞렌즈에서 상쇄시켜야 할 프라즘량 = 뒷 렌즈에서 발생한 프리즘 크기는 같고 방향인 반대인 프리즘량 → 0.4Δ,B.U.
- $P = Dh \quad h = \frac{P}{D} = \frac{0.4}{2} = 0.2(cm) = 2(mm)$
- **앞렌즈는 (-)굴절력 → B.U. 효과를 주기 위해 → 시점(원용Oh)의 oh에서 2mm 낮게 → 26 - 2 = 24(mm)**
  - 수식 의한 방법

  $\overrightarrow{q_A} = -\frac{1}{A}[D_F]\overrightarrow{q_F} = -\frac{1}{2}\begin{bmatrix}-1 & 0 \\ 0 & -1\end{bmatrix}\begin{bmatrix}0 \\ 0.4\end{bmatrix} = \begin{bmatrix}0 \\ 0.2\end{bmatrix}$

  기준(뒷렌즈=근용oh 22mm) → +0.2 = 위로 2mm → 기준(22mm) + 변화량 = 22 + (+2) = 24(mm)

9-77 ② **【(앞렌즈 + 뒷렌즈 = 근용)인 뒷걸림테 안경】**

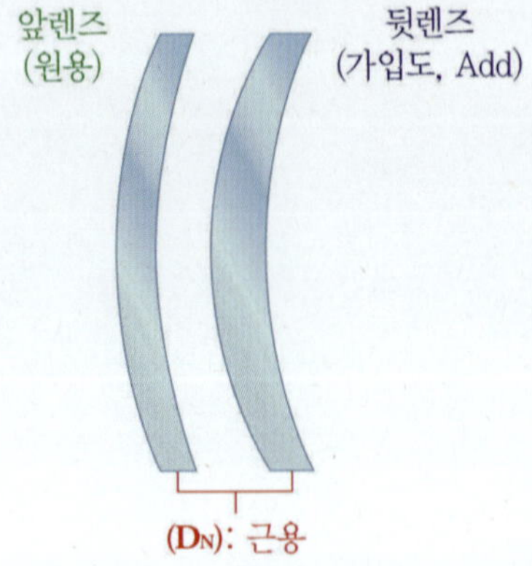

- **앞렌즈(원용) + 뒷렌즈(가입도) = 근용안경**
- **앞렌즈 굴절력 = 원용부 굴절력 = S-1.00D**

9-78 ④ **【(앞렌즈 + 뒷렌즈 = 근용)인 뒷걸림테 안경】**

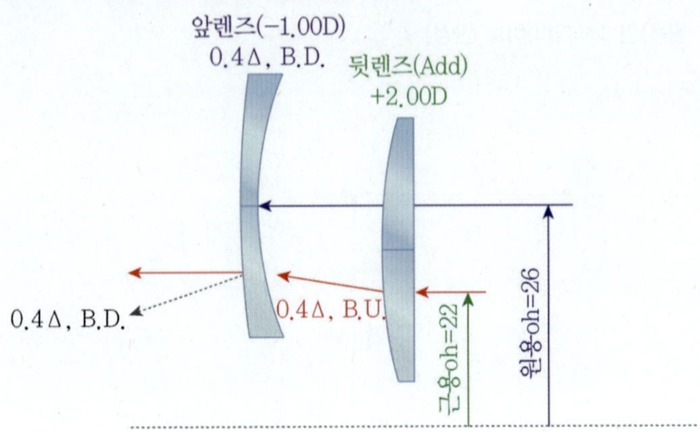

- 앞렌즈(원용) + 뒷렌즈(가입도) = 근용안경
- 앞렌즈 굴절력 = 원용부 굴절력 = S-1.00D

• 앞렌즈(원용)에서 발생하는 프리즘량 : 원용Oh 26mm보다 4mm 낮은 근용 양안Oh 22mm에 의한 프리즘량 $P = Dh = 1.00 \times 0.4 = 0.4\Delta$

• 앞렌즈(원용)의 프리즘 방향 : (−)렌즈인 앞렌즈(원용) Oh 26mm를 근용Oh인 22mm로 조준선 통과 → B.D.

• **앞렌즈(원용)에서 발생하는 프리즘 효과 : 0.4Δ,B.D.**

• **앞렌즈에서 발생하는 프리즘량($0.4\Delta, B.D.$)을 상쇄시킬 뒷렌즈에서의 프리즘량 → $0.4\Delta, B.U.$**

5차 개념정립 및 익힘문제

9-79 ② **【프리즘 굴절력의 단위】**

• **1(Δ) : 1m 뒤의 스크린에서 1cm 편위되었을 때**

9-80 ① **【동일 프리즘의 기저와 기저를 반대방향으로 합성】**

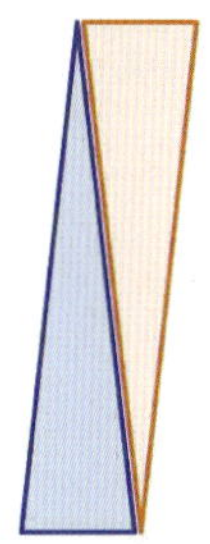

• **합성 프리즘 굴절력 = 0Δ → 굴절되지 않음 → 평행평면판, 무도수렌즈**

9-81 ① 【그림에 의한 방법】

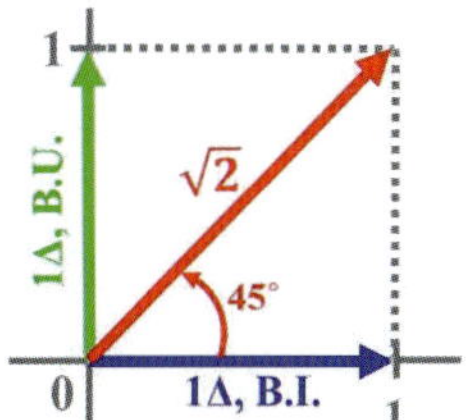

【수식에 의한 방법】

• $P_x = P\cos\theta = \sqrt{2}\times\cos 45^\circ = \sqrt{2}\times\dfrac{1}{\sqrt{2}} = +1$ → x축방향 (+)는 우안의 B.I. → 1Δ, B.I.

• $P_y = P\sin\theta = \sqrt{2}\times\sin 45^\circ = \sqrt{2}\times\dfrac{1}{\sqrt{2}} = +1$ → y축방향 (+)는 좌우안에 관계없이 B.U. → 1Δ, B.U.

9-82 ⑤

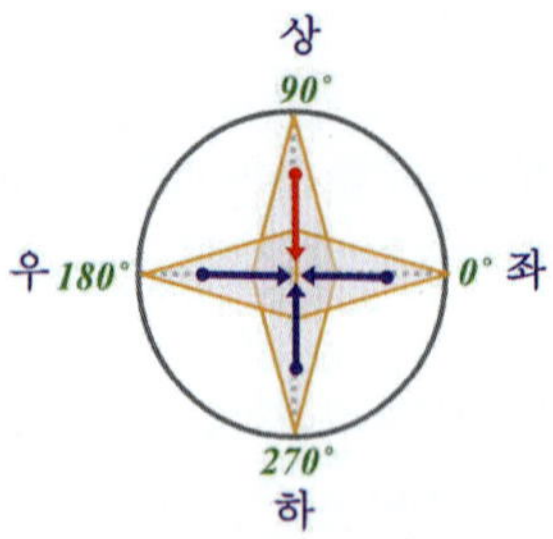

9-83 ②

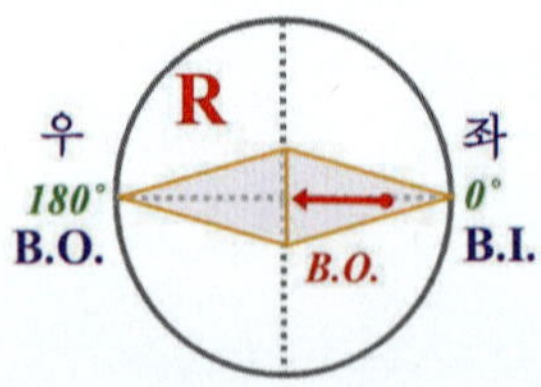

- $P(\Delta) = Dh = 5 \times 0.2 = 1.0(\Delta)$

9-84 ①

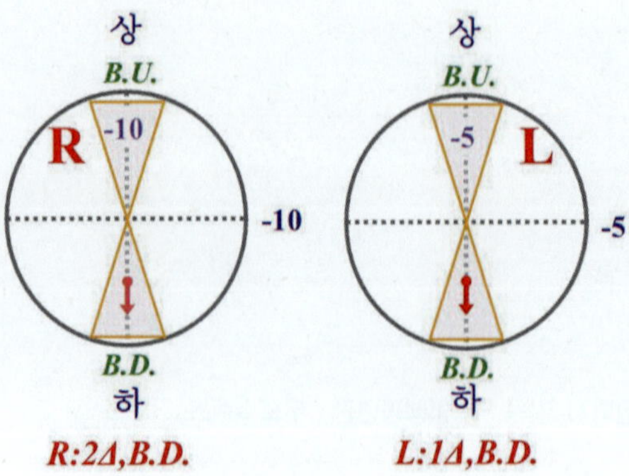

- 우안 : $P_R(\Delta) = D_R h_R = 10 \times 0.2 = 2.0(\Delta)$ → 2Δ,B.D.
- 좌안 : $P_L(\Delta) = D_L h_L = 5 \times 0.2 = 1.0(\Delta)$ → 1Δ,B.D.
- **우안기준(우안정위) :** $\vec{P} = \overrightarrow{P_L} - \overrightarrow{P_R} = -1-(-2) = 1(\Delta)$ → **1Δ,B.U.**
- **좌안기준(좌안정위) :** $\vec{P} = \overrightarrow{P_R} - \overrightarrow{P_L} = -2-(-1) = -1(\Delta)$ → **1Δ,B.D.**

9-85 ①

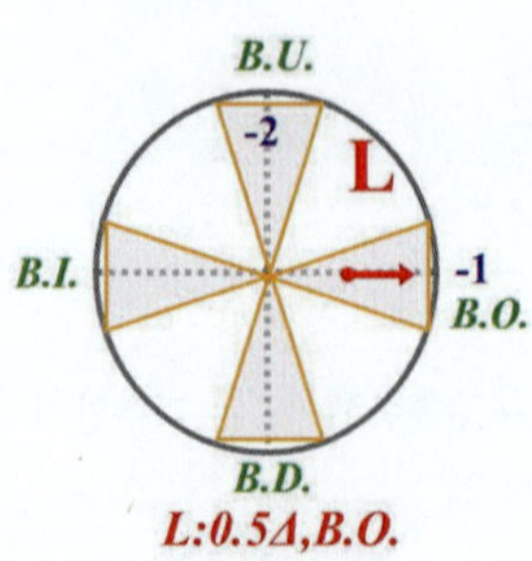

- 스칼라형 프렌티스 공식 : $P(\Delta) = Dh = 1 \times 0.5 = 0.5(\Delta)$ → 0.5Δ,B.O.
- 벡터형 프렌티스 공식 : $P(\Delta) = -[D]\vec{r} = -\begin{bmatrix} -1 & 0 \\ 0 & -2 \end{bmatrix}\begin{bmatrix} 0.5 \\ 0 \end{bmatrix} = \begin{bmatrix} 0.5 \\ 0 \end{bmatrix}$ → 0.5Δ,B.O.

9-86 ① **• 양안 동일 처방의 동향운동 → 양안에 미치는 프리즘 영향은 없다. → 0(Δ)**

9-87 ①

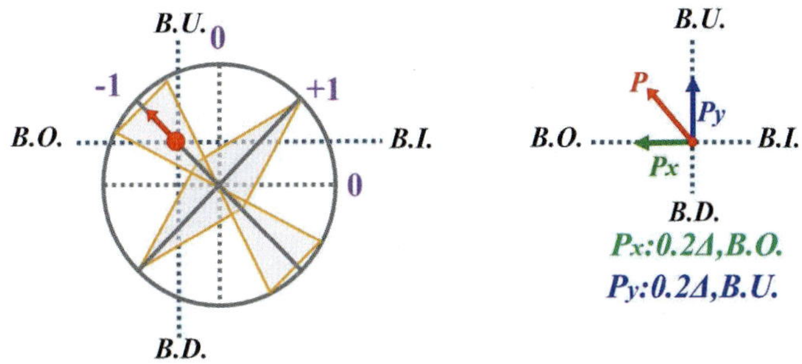

• **스칼라형 프렌티스 공식** : $P_x(\Delta) = Dh_x = 1 \times 0.2 = 0.2(\Delta)$ → 1.0Δ,B.O.

$P_y(\Delta) = Dh_y = 1 \times 0.2 = 0.2(\Delta)$ → 0.2Δ,B.U.

• **벡터형 프렌티스 공식** : $P(\Delta) = [D]\vec{d} = \begin{bmatrix} 0 & 1 \\ 1 & 0 \end{bmatrix} \begin{bmatrix} +0.2 \\ -0.2 \end{bmatrix} = \begin{bmatrix} -0.2 \\ +0.2 \end{bmatrix}$

→ 0.2Δ,B.O. ⌒ 0.2Δ,B.U.

9-88 ③

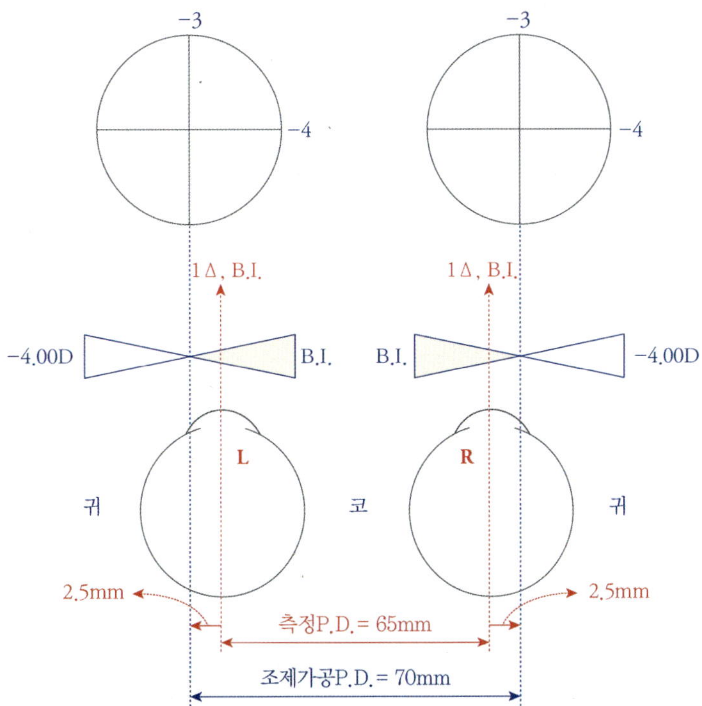

• $P_R = Dh_R = 4 \times 0.25 = 1.0\Delta$ → 1.0Δ,B.I.

• $P_L = Dh_L = 4 \times 0.25 = 1.0\Delta$ → 1.0Δ,B.I.

• **양안에 미치는 프리즘 영향** = (1.0Δ,B.I.) + (1.0Δ,B.I.) = 2.0Δ,B.I.

9-89 ②

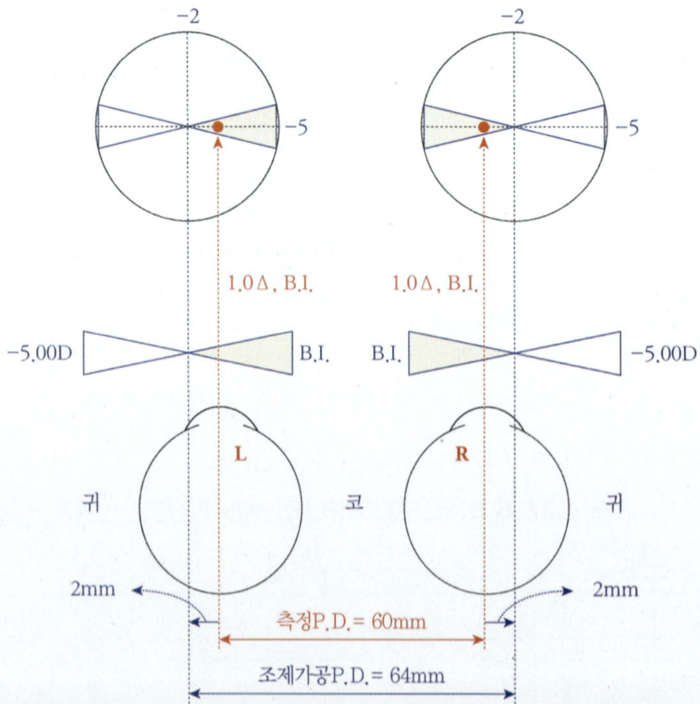

- (단안기준) $P_R = D\,h_R = 5 \times 0.2 = 1.0(\Delta)$, $P_L = D\,h_L = 5 \times 0.2 = 1.0(\Delta)$
  (-)렌즈 P.D. 커짐 → B.I. → 1.0Δ,B.I.
- (양안기준) 단안(1.0Δ,B.I.)의 2배 → 2.0Δ,B.I.
- 양안 동일 처방이므로 양안의 프리즘 영향의 절반을 좌우안에 균등 배분, 또는 단안기준 프리즘 영향을 양안에 동일하게 처방 → 1.0Δ,B.I.

9-90 ① ① 실제 광학중심점은 존재한다.
② 렌즈의 실제 굴절력은 (+)이다. → 동반경형 평면렌즈
③ 렌즈의 중심두께와 가장자리 두께가 같다. → 동심원형 평면렌즈
④ 렌즈 전면의 곡률이 후면의 곡률보다 작은 렌즈이다. → 동심원형 평면렌즈
⑤ 광학중심점 이외의 시점에서 프리즘 효과가 발생한다.

9-91 ⑤ 【편광축 수직(90°)】
- 수면, 도로면 등에서 발생되는 강한 수평진동성분을 억제
- 수평면 반사 → 수평방향 진동성분 증가 → 수평방향 진폭 증가 → 투과광의 세기는 진폭의 제곱에 비례 → 편광축 90° 편광렌즈(안경) → 수평방향 현광(눈부신 빛) 감소
- 조제가공 참조마크 위치 : 편광축과 수직 → 180°
- 용도 : 낚시, 서핑, 요트 등 수평면 반사(현광) 감소용

9-92 ③ ① 시야 내의 콘트라스트는 증가한다.
② 조제가공 참조마크와 편광축은 수직이다.
③ 편광렌즈의 좌우 편광축은 일치해야 한다.
④ 렌즈에 입사하는 전체적인 밝기는 유지되며 특정 방향의 반사광만 차단된다.
⑤ 편광축에 수직인 방향의 눈부신 광을 억제시킨다.

9-93 ⑤ **【(앞렌즈 + 뒷렌즈 = 원용)인 복식알바이트 안경】**

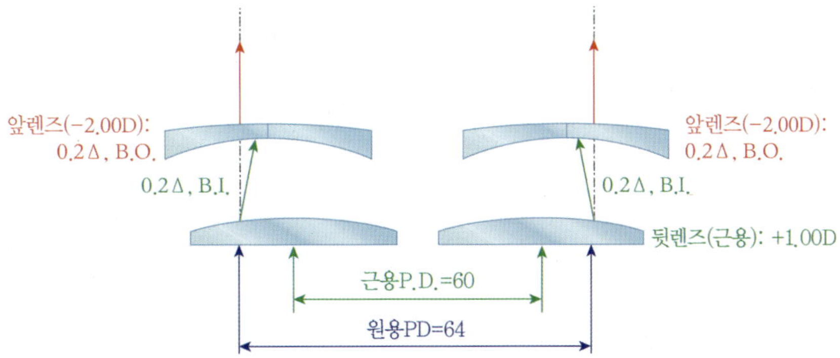

• 앞 렌즈 제거 → 뒷 렌즈만 사용 = 근용안경 → S+1.00D

• (단안기준) $P_R = Dh_R = 1 \times 0.2 = 0.2(\Delta)$, $P_L = Dh_L = 1 \times 0.2 = 0.2(\Delta)$

∘양안 프리즘 영향 = 단안기준 프리즘 영향 × 2 = 0.4(Δ)

∘원용P.D. 〉근용P.D. → B.I.

∘뒷 렌즈에서 발생하는 양안 프리즘 영향 : 0.4(Δ),B.I.

• **뒷 렌즈에서 발생하는 프리즘 영향을 상쇄시키기 위해 앞 렌즈에서 발생시켜야 할 프리즘 굴절력과 방향 : 0.4(Δ),B.O.**

9-94 ② **【(앞렌즈 + 뒷렌즈 = 근용)인 복식알바이트 안경】**

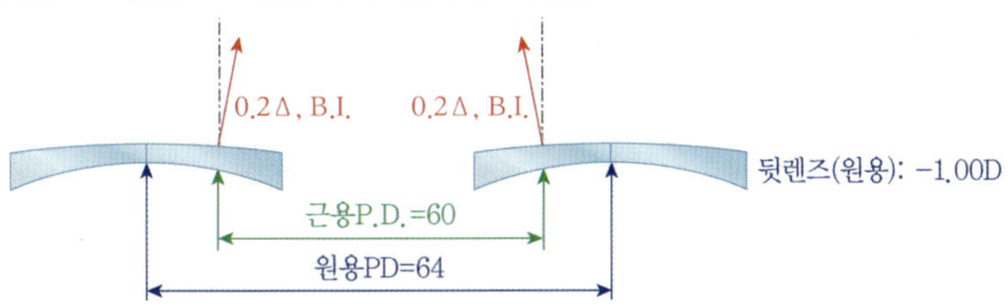

• 앞렌즈 제거 → 뒷렌즈만 사용 = 원용안경 → S−1.00D

• (단안기준) $P_R = Dh_R = 1 \times 0.2 = 0.2(\Delta)$, $P_L = Dh_L = 1 \times 0.2 = 0.2(\Delta)$

∘양안 프리즘 영향 = 단안기준 프리즘 영향 × 2 = 0.4(Δ)

∘원용P.D. 〉 근용P.D. → B.I.

∘뒷렌즈에서 발생하는 양안 프리즘 영향 : 0.4(Δ),B.I.

• (양안기준) $P = Dh = 1 \times 0.4 = 0.4(\Delta)$

∘원용P.D. 〉 근용P.D. → B.I.

∘뒷렌즈에서 발생하는 양안 프리즘 영향 : 0.4(Δ),B.I.

9-95 ⑤ 【(앞렌즈 + 뒷렌즈 = 원용)인 복식알바이트 안경】

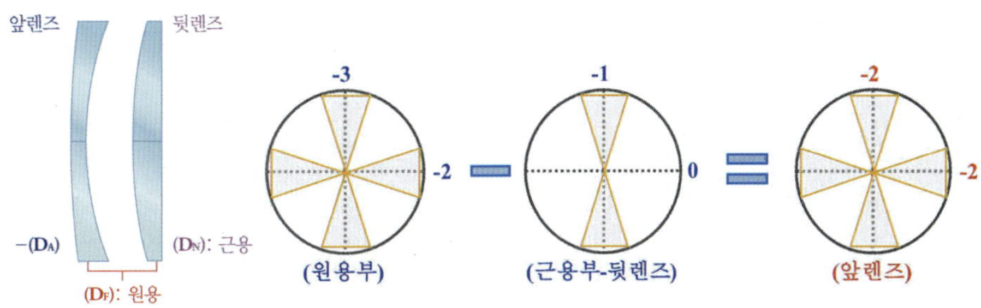

• 앞렌즈[(−)렌즈] + 뒷렌즈[근용] = 원용안경

앞렌즈 + (S+1.00D) = S−1.00D → 앞렌즈 = (S−1.00D) − (S+1.00D) = S−2.00D

- 앞렌즈 제거 → 뒷렌즈만 사용 = 근용안경

9-96 ④ **【(앞렌즈 + 뒷렌즈 = 근용)인 뒷걸림테 안경】**

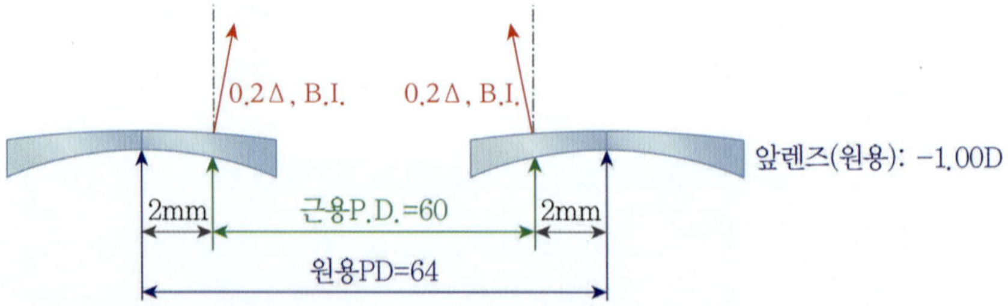

- 앞렌즈(원용) + 뒷렌즈(가입도) = 근용안경
- **앞렌즈 굴절력 = 원용부 굴절력 = S−1.00D**
- **앞렌즈(원용)에서 발생하는 프리즘량 : 원용P.D. 64mm보다 4mm 짧은 근용 양안P.D. 60mm에 의한 프리즘량** $P = Dh = 1.00 \times 0.4 = 0.4\Delta$
- **앞렌즈(원용)의 프리즘 방향 : (−)렌즈인 앞렌즈(원용) P.D. 64mm를 근용P.D.인 60mm로 조준선 통과 → B.I.**
- **앞렌즈(원용)에서 발생하는 프리즘 효과 : 0.4Δ,B.I.**

9-97 ③ **【(앞렌즈 + 뒷렌즈 = 근용)인 뒷걸림테 안경】**

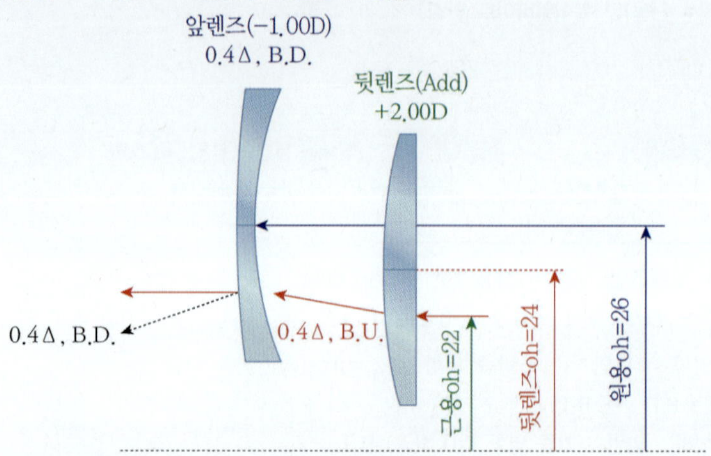

- 앞렌즈(원용) + 뒷렌즈(가입도) = 근용안경
- 앞렌즈 굴절력 = 원용부 굴절력 = S−1.00D
- 앞렌즈(원용)에서 발생하는 프리즘량 : 원용Oh 26mm보다 4mm 낮은 근용 양안Oh 22mm에 의한 프리즘량 $P = Dh = 1.00 \times 0.4 = 0.4\Delta$
- 앞렌즈(원용)의 프리즘 방향 : (−)렌즈인 앞 렌즈(원용) Oh 26mm를 근용Oh인 22mm로 조준선 통과 → B.D.
- 앞렌즈(원용)에서 발생하는 프리즘 효과 : 0.4Δ,B.D.
- **앞렌즈에서 발생하는 프리즘량**($0.4\Delta, B.D.$)**을 상쇄시킬 뒷렌즈에서의 프리즘량 →** $0.4\Delta, B.U.$
- **편위량 계산 :** $P = Dh \quad h = \dfrac{P}{D} = \dfrac{0.4}{2} = 0.2(cm) = 2(mm)$
- **편위시킬 방향 : 뒷렌즈 굴절력 = +2.00D → 뒷렌즈의 굴절력은 (+)이므로 B.U.이 되기 위해서는 근용Oh 22mm보다 높아야함 → 22 + 2 = 24(mm)**

제10장 가장자리갈기 및 산각세우기(Edging & Bebeling) 문제해설

1차 개념정립 및 익힘문제

10-1 ② ① 커터선은 0.5mm 크게 외주선을 긋는다.
② 렌즈의 (−)면에 형판을 대고 외주선을 긋는다.
③ 롤러 커터는 앞쪽으로 밀면서 외주선을 긋는다.
④ 다이아몬드 커터는 연필 쥐는 자세로 몸쪽으로 당기면서 외주선을 긋는다.
⑤ 롤러 커터는 일정 각도로 기울여 주먹 쥐는 자세로 외주선은 긋는다.

10-2 ⑤ ① 렌즈를 수직방향에서 누인 상태에서 다듬는다.
② 렌즈 두께가 두꺼운 좌우 부분을 먼저 다듬는다.
③ (−)면을 먼저 다듬고 (+)면을 나중에 다듬는다.
④ 두께가 얇은 상하 부분은 렌즈를 세워서 다듬는다.
⑤ 렌즈 가장자리의 미세파손을 방지하기 위한 목적이다.

10-3 ② **【중산각(V-Type Bevel)】**
- 산각 크기 : 120°
- **산각줄기 높이 : 0.5 ~ 0.7mm**
- 용도 : 림(Rim)이 굵은 플라스틱테, 렌즈가장자리가 얇은 일반적인 안경테
- 평산각 가공 후 중산각 가공
- (−)면을 60°로 가공한 후 (+)면 가공

10-4 ③ **【고산각(Hide Type Bevel)】**
- 산각 크기 : 105° ~ 110°
- 산각줄기 높이 : 0.5 ~ 0.7mm 이상
- **용도 : 자르기가 끝난 안경렌즈의 가장자리가 림(Rim)보다 두꺼울 경우**
- 목적 : 산각줄기가 안경테 림(Rim) 밖으로 노출되지 않게 함 → 정면에서 볼 때 외관상 보기 좋음
- 평산각 가공 후 고산각 가공
- 절삭면의 V홈에 렌즈가 수직인 상태를 유지하면서 가공

10-5 ⑤ ① 자르기가 끝난 안경렌즈의 가장자리가 림(Rim)보다 두꺼울 경우의 산각이다.
② 산각 크기는 105° ~ 110°이다.
③ 평산각을 가공한 후 고산각을 가공한다.
④ 절삭면의 V홈에 렌즈가 수직인 상태를 유지하면서 (+)면과 (−)면을 동시에 가공한다.
⑤ 절삭면의 V홈에 렌즈가 수직인 상태를 유지하면서 가공한다.

10-6 ② **【렌즈의 (−)면과 평행하게 가공해야하는 경우】**
- **(+)구면렌즈**
- 외면토릭렌즈
- −3.00D 미만인 프리즘 렌즈의 외관을 고려하는 경우
- 프리즘처방인 (−)렌즈에서 광학적 성능을 중시하는 경우
- 프리즘처방인 (+)렌즈에서 외관을 중시하는 경우
- (+), (−)렌즈에 관계없이 근용안경의 기저외방(B.O.) 처방인 경우

10-7 ① 【렌즈의 (-)면과 평행하게 가공해야하는 경우(광학적 성능 중시)】
- (+)구면렌즈
- 외면토릭렌즈
- -3.00D 미만인 프리즘 렌즈의 외관을 고려하는 경우
- 프리즘처방인 (-)렌즈에서 광학적 성능을 중시하는 경우
- 프리즘처방인 (+)렌즈에서 외관을 중시하는 경우
- (+), (-)렌즈에 관계없이 근용안경의 기저외방(B.O.) 처방인 경우

10-8 ② 【연삭 휠(Wheel) 수정용 도구】
- 세라믹 휠(Ceramic Wheel) : 다이아몬드 핀
- 인조다이아몬드 휠 : 금강사 봉

10-9 ① ① (+)렌즈는 (-)렌즈보다 전체적으로 힘을 더 빼고 간다.
② (-)면의 가장자리갈기를 한 후 (+)면 가장자리갈기를 한다.
③ 렌즈의 상하좌우와 모서리부분의 힘의 배분을 달리한다.
④ 같은 기울기를 유지하면서 연삭면에서 렌즈를 떼지 말고 한 번에 간다.
⑤ 렌즈의 모서리부분을 갈때는 상하좌우 갈기보다 힘을 빼고 간다.

10-10 ④ 【자동옥습기에서 오른쪽 렌즈를 가공하려할 때 형판의 세팅방법】
- 오른쪽 렌즈 가공일 경우 : 렌즈의 (-)면이 오른쪽이면 형판 귀방향의 R표기가 안쪽(뒤쪽)에 위치하도록 세팅한다.
- 왼쪽 렌즈 가공일 경우 : 렌즈의 (-)면이 오른쪽이면 형판 귀방향의 R표기가 바깥쪽(앞쪽)에 위치하도록 세팅한다.

10-11 ⑤ 【왜곡의 발생원인】
- 렌즈 크기와 림(Rim) 크기의 불일치 → 림(Rim)의 크기보다 렌즈가 크게 가공될 경우
- 렌즈 커브와 림(Rim) 커브의 불일치
- 렌즈의 산각과 림(Rim) 산각의 불일치
- 렌즈의 모양과 림(Rim) 모양의 불일치

2차 개념정립 및 익힘문제

10-12 ⑤ ① 커터를 몸쪽으로 당기면서 외주선을 긋는다.
② 렌즈의 (-)면에 형판을 대고 외주선을 긋는다.
③ 주먹 쥐는 자세로 기울인 상태로 외주선을 긋는다. → 롤러 커터
④ 커터선은 외주선보다 0.5mm 크게 외주선을 긋는다.
⑤ 선긋기가 끝나는 마지막 부분에서 누르는 힘을 빼고 커터를 들어 올린다.

10-13 ② 【안경렌즈의 다듬기(Trimming)의 목적】
- 산각줄기의 끝선과 렌즈 전후면이 만나는 모서리와 산각줄기 능선의 날카로운 부분을 매끄럽게 처리
- 렌즈 가장자리의 미세파손 방지
- 렌즈의 외관을 보기 좋게 하기 위함

10-14 ④ 【평산각(Flat Bevel)】
- 산각 크기 : 180°
- 용도 : 포인트테(무테)용
- 가공방법 : 평평한 절삭면과 렌즈가 수직인 상태를 유지하면서 가공

10-15 ⑤ 【역산각(Reverse Type Bevel)】

- 산각 깊이 : 0.3 ~ 0.5mm
- 용도 : 하프림테(반무테, 나일론테)용
- 평산각 가공 후 역산각 가공
- 평산각으로 가공한 후 일반적인 산각과 반대로 홈을 파서 가공

10-16 ⑤ ① 산각이 크면 렌즈가 이탈되기 쉽다.

② 산각이 작으면 렌즈 가장자리가 파손되기 쉽다.

③ (−)구면렌즈는 (+)면과 평행하게 산각을 세운다.

④ 렌즈를 절삭면에 세워서 가공하면 산각 크기가 커진다.

⑤ 렌즈를 절삭면에 가깝게 많이 기울여 가공하면 산각줄기의 높이가 높아진다.

10-17 ① 【렌즈의 (+)면과 평행하게 가공해야하는 경우】

- (−)구면렌즈
- 내면토릭렌즈
- −6.00D 이상인 프리즘 렌즈의 외관을 고려하는 경우
- 프리즘처방인 (−)렌즈에서 외관을 중시하는 경우
- 프리즘처방인 (+)렌즈에서 광학적 성능을 중시하는 경우
- (+), (−)렌즈에 관계없이 근용안경의 기저내방(B.I.) 처방인 경우

10-18 ① ① 고산각용 V홈이 없다.

② 역산각 가공이 불가능하다.

③ 고산각 가공이 불가능하다.

④ 휠과 렌즈의 회전방향이 반대이다.

⑤ 절삭면인 휠의 기울기가 없다.

10-19 ① 【연삭 휠(Wheel) 수정용 도구】

- 세라믹 휠(Ceramic Wheel) : 다이아몬드 핀
- 인조다이아몬드 휠 : 금강사 봉

10-20 ⑤ 【안경테의 상하 폭이 취형기의 안내핀 보다 좁은 경우의 문제점】

- 형판의 상부와 하부가 볼록해짐
- 고무흡입반의 상하부가 잘려나갈 수 있음
- 렌즈 상하부의 산각이 일정하지 않음
- 1차연삭(평산각) 후 수동으로 산각세우기를 할 필요가 있음
- 심할 경우 렌즈 고정봉이 갈려나갈 수 있음

10-21 ④ 【자동옥습기(Edging Machine)와 무형판 자동옥습기(Patternless Edger)의 차이점】

구 분	자동옥습기	무형판 자동옥습기
렌즈삽입부 형상읽기	취형기	테형상판독기, 취형기
형판의 필요성	필요	경우에 따라 필요
설계점 설정	형판에 직접 설정	모니터 상에서 수치 입력
안경테P.D.(F.P.D.)	계측시스템에 의한 계측	자동 및 수동 계측 가능
P.D. 및 Oh 보정	보정 불가	보정 가능
안내센서핀 세팅	수동	자동

10-22 ③ 【왜곡검사기(Strainer)의 원리와 목적】
- 원리 : 편광과 산란 → **편광축이 서로 90°를 이루는 2매의 편광렌즈** 사이에 놓인 검사렌즈에서 발생하는 산란된 빛을 검출
- 목적 : 렌즈에 가해진 압력(또는 Strain)의 분포를 기준으로 렌즈의 크기나 산각의 정도 등을 파악

3차 개념정립 및 익힘문제

10-23 ⑤ ① 롤러커터는 앞쪽으로 밀면서 외주선을 긋는다.
② 롤러 커터는 주먹 쥐는 자세로 기울여서 외주선을 긋는다.
③ 유리렌즈는 밖으로 잡아당긴 후 꺾어서 렌즈를 떼어낸다.
④ 다이아몬드 커터는 몸쪽으로 당기면서 외주선을 긋는다.
⑤ 플라스틱 렌즈는 수직으로 꺾은 후 잡아 당겨서 떼어낸다.

10-24 ⑤ 【평산각(Flat Bevel)】
- **산각 크기 : 180°**
- 용도 : 포인트테(무테)용
- 가공방법 : 평평한 절삭면과 렌즈가 수직인 상태를 유지하면서 가공

10-25 ② 【중산각(V-Type Bevel)】
- 산각 크기 : 120°
- 산각줄기 높이 : 0.5 ~ 0.7mm
- **용도 : 림(Rim)이 굵은 플라스틱테, 렌즈가장자리가 얇은 일반적인 안경테**
- 평산각 가공 후 중산각 가공
- (−)면을 60°로 가공한 후 (+)면 가공

10-26 ④ 【평산각(Flat Bevel)】
- 산각 크기 : 180°
- 용도 : 포인트테(무테)용
- **가공방법 : 평평한 절삭면과 렌즈가 수직인 상태를 유지하면서 가공**

10-27 ② 【고산각(Hide Type Bevel)】
- 산각 크기 : 105° ~ 110°
- 산각줄기 높이 : 0.5 ~ 0.7mm 이상
- 용도 : 자르기가 끝난 안경렌즈의 가장자리가 림(Rim)보다 두꺼울 경우
- 목적 : 산각줄기가 안경테 림(Rim) 밖으로 노출되지 않게 함 → 정면에서 볼 때 외관상 보기 좋음
- 평산각 가공 후 고산각 가공
- **절삭면의 V홈에 렌즈가 수직인 상태를 유지하면서 가공**

10-28 ② 【렌즈의 (+)면과 평행하게 가공해야하는 경우(광학적 성능 중시)】
- (−)구면렌즈
- 내면토릭렌즈
- −6.00D 이상인 프리즘 렌즈의 외관을 고려하는 경우
- 프리즘처방인 (−)렌즈에서 외관을 중시하는 경우
- 프리즘처방인 (+)렌즈에서 광학적 성능을 중시하는 경우
- **(+), (−)렌즈에 관계없이 근용안경의 기저내방(B.I.) 처방인 경우**

10-29 ⑤ ① 유리렌즈 및 플라스틱렌즈를 절삭할 때는 인조다이아몬드 휠을 사용한다.
② 유리렌즈 및 플라스틱렌즈를 절삭할 때는 인조다이아몬드 휠을 사용한다.
③ 유리렌즈 및 플라스틱렌즈의 면다듬기를 할 때는 세라믹 휠을 사용한다.
④ 유리렌즈 및 플라스틱렌즈의 면다듬기를 할 때는 세라믹 휠을 사용한다.
⑤ 유리렌즈와 플라스틱렌즈를 절삭할 때는 인조다이아몬드 휠을 사용한다.

10-30 ④ ① 왼손은 렌즈 가공 시 렌즈의 지지대 역할을 한다.
② 오른손은 렌즈의 기울기 각도, 산각의 크기, 연삭시간, 접촉압력 등을 조절하는 역할을 한다.
③ 왼발을 앞으로 내민 자세에서 앞발인 왼발에 중심을 둔다.
④ 렌즈를 파지한 손의 손등을 옥습기의 손받침대에 넓게 밀착시킨다.
⑤ 왼손의 엄지와 집게손가락으로 렌즈의 대략적인 중심부를 잡는다.

10-31 ③ **【자동옥습기에서 오른쪽 렌즈를 가공하려할 때 형판의 세팅방법】**
- **오른쪽 렌즈 가공일 경우 : 렌즈의 (−)면이 오른쪽이면 형판 귀방향의 R표기가 안쪽(뒤쪽)에 위치하도록 세팅한다.**
- 왼쪽 렌즈 가공일 경우 : 렌즈의 (−)면이 오른쪽이면 형판 귀방향의 R표기가 바깥쪽(앞쪽)에 위치하도록 세팅한다.

10-32 ④ **【왜곡검사기(Strainer)의 원리**와 목적**】**
- **원리 : 편광과 산란** → 편광축이 서로 90°를 이루는 2매의 편광렌즈 사이에 놓인 검사렌즈에서 발생하는 산란된 빛을 검출
- 목적 : 렌즈에 가해진 압력(또는 Strain)의 분포를 기준으로 렌즈의 크기나 산각의 정도 등을 파악

제11장 렌즈 끼워넣기 문제해설

개념정립 및 익힘문제

11-1 ④ ① 안경테 전면부 전체를 고르게 가열한다.
② 가열 후 지체 없이 끼워 넣는다.
③ 렌즈의 두께가 얇은 곳을 먼저 끼운다.
④ 각진 안경테일 경우에는 각진 곳부터 끼워 넣는다.
⑤ 옵틸테는 일반 플라스틱 안경테 보다 높은 온도로 충분히 가열한다.

11-2 ⑤ ① 가열 후 지체 없이 끼워 넣는다.
② 렌즈의 두께가 얇은 곳을 먼저 끼운다.
③ 렌즈는 조제가공 시 1mm 정도 크게 가공된다.
④ 각진 안경테일 경우에는 각진 곳부터 끼워 넣는다.
⑤ 옵틸테는 일반 플라스틱 안경테 보다 높은 온도로 가열한다.

11-3 ⑤ ① 메탈테는 플라스틱테에 비해 신축성이 낮다.
② 드라이버는 나사 홈에 수직인 상태를 유지한다.
③ 렌즈의 크기와 형태가 정확해야 한다.
④ 렌즈의 산각 커브와 안경테의 림 커브를 일치시킨다.
⑤ 엔드피스를 모서리에 고정한 상태에서 나사를 풀거나 조인다.

11-4 ③ ① 역산각 홈의 깊이는 나일론실 두께의 $\frac{1}{2}$ 또는 $\frac{2}{3}$(약 0.3mm) 정도가 적당하다.→ 외부 충격에 의한 렌즈 가장자리 파손 방지
② 하프림테용 안경렌즈는 평산각 가공 후 역산각으로 가공한다.
③ 굴절력이 약한 렌즈는 렌즈 가장자리의 중앙부에 홈파기를 한다.
④ 나일론실 고정부에서 렌즈 아래부분의 좌우 중앙부까지 팽팽한 상태인 길이로 조정한다.
⑤ 렌즈의 가장자리 두께가 두꺼울 경우에는 코받침지지에 렌즈의 가장자리가 접촉되지 않도록 면다듬기의 양을 크게 한다.

11-5 ④ **【하프림테(반무테, Half Rim Frame)의 적합한 나일론실의 길이】**

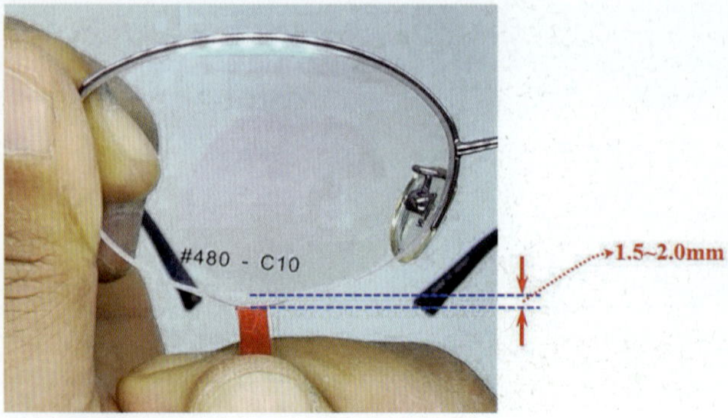

- 나일론실의 최적인 고정상태 : 렌즈의 아래쪽과 나일론실 사이에 비닐끈을 넣고 아래로 당겼을 때 1.5~2.0mm 정도 틈이 생기는 상태

11-6 ④ ① 굴절력이 큰 (+)렌즈는 렌즈의 후면 커브와 평행하게 홈파기 한다.

② 굴절력이 큰 (-)렌즈는 렌즈의 전면 커브와 평행하게 홈파기 한다.
③ 굴절력이 큰 (-)렌즈는 렌즈의 전면인 (+)면 커브와 평행하게 홈파기 한다.
④ 굴절력이 약한 렌즈는 렌즈 가장자리 전체의 중앙부에 홈파기 한다.
⑤ 굴절력이 약한 렌즈는 렌즈의 가장자리 중 가장 얇은 곳에서 홈파기를 시작한다.

11-7 ⑤ ① 중굴절률인 안경렌즈는 강도가 낮아 파손되기 쉽다.
② 렌즈의 구멍부는 렌즈의 (-)면에 수직이 되게 뚫는다.
③ 렌즈의 가장자리 측면과 측엽부 전체가 고르게 밀착되어야 한다.
④ 나사를 조일 때에는 완전히 조인 상태에서 반대방향으로 반바퀴 정도 풀어준다.
⑤ 렌즈의 고정상태 견고한 순서는 (쓰리포인트테 → 원포인트테 → 투포인트테) 순이다.

11-8 ② 【포인트테(무테, Point Frame)에서 렌즈의 고정상태가 강한 순서】
• 쓰리포인트테 → 원포인트테 → 투포인트테 : (3 → 1 → 2)

11-9 ③ 【하프림테(반무테, Half Rim Frame)의 앞수평면휨각 조정】
• 연결부(Bridge)나 지엽의 미세조정

11-10 ⑤ ① 무게가 가볍다.
② 수축되기 쉽다.
③ 사용 중에 잘 변형되지 않는다.
④ 탄력성이 없어 렌즈를 끼우기 어렵다.
⑤ 습기가 적은 환경에서 내부균열이 발생하기 쉽다.

11-11 ⑤ 【거북등테(귀갑테)의 렌즈 끼워넣기】
• 좌우의 다리를 분리시킴 → 끼워넣기 작업 시 다리의 손상 방지
• 수분을 공급하면서 가열 → 내부 균열을 방지
• 가열 후 천천히 냉각(서냉) → 급냉에 따른 손상 방지
• 끼워 넣을 때는 단번에 신속하게 끼워 넣기 → 균열 등의 손상 방지
• 끼워넣기 순서 : 코방향 → 귀방향 → 위쪽 → 아래쪽(코-귀-상-하)
• 가열에 의한 광택이 옅어짐 → 광택처리 필요

11-12 ⑤ 【거북등테(귀갑테)에 렌즈 끼워넣는 순서】
• 코방향 → 귀방향 → 위쪽 → 아래쪽(코-귀-상-하)

제12장 최종점검 및 수정(Final Checking & Adjusting) 문제해설

개념정립 및 익힘문제

12-1 ⑤ 【광학적 요소의 점검사항】
- 렌즈의 굴절력
- 조제가공P.D.
- **조제가공Oh(광학중심점 높이)**
- 기준경선의 방향(Ax)
- 프리즘 굴절력(Δ)과 기저방향(Base)

12-2 ⑤ 【외관검사(안경렌즈)】
- 렌즈 표면의 손상 여부
- 코팅렌즈일 경우 코팅막의 손상 여부
- 산각의 각도, 산각줄기 및 평행도
- 안경렌즈와 안경테 림(Rim)의 크기 및 일치 여부
- 형판과 안경렌즈 모양의 일치 여부
- **좌우 안경렌즈의 대칭성**

【외관검사(안경테)】
- 렌즈 커브와 림(Rim) 커브의 일치 여부
- 안경테 표면의 흠, 광택, 도금 및 도장 상태
- 나사의 조임상태
- 안경테의 전체적인 균형과 대칭성
- 포인트테일 경우 고정금대에 의한 렌즈 지지 및 고정 상태
- 하프림테일 경우 고정용 나일론줄에 의한 고정 상태

12-3 ④ 【외관검사(안경테)】
- 렌즈 커브와 림(Rim) 커브의 일치 여부
- 안경테 표면의 흠, 광택, 도금 및 도장 상태
- **나사의 조임상태**
- 안경테의 전체적인 균형과 대칭성
- 포인트테일 경우 고정금대에 의한 렌즈 지지 및 고정 상태
- 하프림테일 경우 고정용 나일론줄에 의한 고정 상태

12-4 ⑤ 【독일 'RAL-RG 915 규정'】
- **안경의 조제 및 가공에 관한 규정(기준)**

12-5 ⑤ ① 안경의 조제 및 가공에 관한 규정이다.
② 렌즈의 굴절력이 클수록 허용오차는 증가한다.
③ 원용안경일 경우 B.I.처방을 하지 않도록 규정하고 있다.
④ 근용안경일 경우 폭주를 강요하는 안경처방을 하지 않도록 규정하고 있다.
⑤ 동일한 굴절력인 렌즈에서 조제가공P.D.의 허용오차가 조제가공Oh의 허용오차보다 크다.

12-6 ⑤ ① 근거리를 주시할 때 P.D.는 짧아진다.
② 근거리를 주시할 때 정시보다 폭주각이 작아진다.

③ 근거리를 주시하면 B.I. 프리즘의 영향을 받는다.
④ 원용안경을 착용하고 근거리를 주시할 때 작은 폭주각에 익숙한 상태이다.
⑤ **근용P.D.를 원용P.D.와 같게 처방하면 작은 폭주각에 익숙한 근용안경이 된다.**

> 원용인 (−)렌즈를 착용하고 근거리 주시 → P.D.가 짧아짐 → B.I. 프리즘 영향으로 정시보다 작은 폭주각에 익숙함 → 작은 폭주각에 익숙한 근용안경이 편안함 → 근용P.D.를 원용P.D.와 같게 처방

12-7 ⑤ ① 근거리를 주시할 때 P.D.는 짧아진다.
② 근거리를 주시하면 B.O. 프리즘의 영향을 받는다.
③ 근거리를 주시할 때 정시보다 폭주각이 커진다.
④ 원용안경을 착용하고 근거리를 주시할 때 큰 폭주각에 익숙한 상태이다.
⑤ **측정된 근용P.D.보다 조제가공P.D.를 크게 처방하면 큰 폭주각에 익숙한 근용안경이 된다.**

> 원용인 (+)렌즈를 착용하고 근거리 주시 → P.D.가 짧아짐 → B.O. 프리즘 영향으로 정시보다 큰 폭주각에 익숙함 → 큰 폭주각에 익숙한 근용안경이 편안함 → 측정된 근용P.D.보다 조제가공P.D.를 크게 처방

12-8 ③

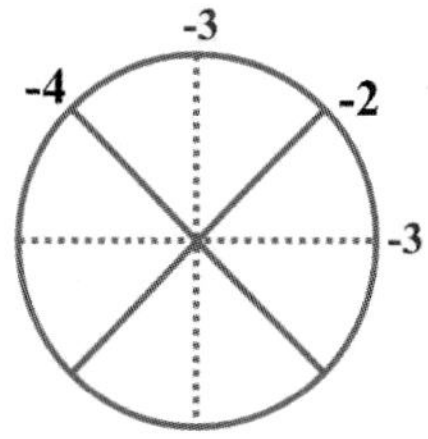

① $P = Dh = 3 \times 0.7 = 2.1(\Delta)$ → (−)경선의 P.D.가 작아짐 → B.O. → 원용안경의 B.O.은 허용오차가 큰 방향 → 허용오차(1.0Δ)보다 큼 → 불합격
② $P = Dh = 3 \times 0.4 = 1.2(\Delta)$ → (−)경선의 P.D.가 작아짐 → B.O. → 원용안경의 B.O.은 허용오차가 큰 방향 → 허용오차(0.1Δ)보다 큼 → 불합격
③ **$P = Dh = 3 \times 0.2 = 0.6(\Delta)$ → (−)렌즈의 P.D.가 작아짐 → B.O. → 원용안경의 B.O.은 허용오차가 큰 방향 → 허용오차(0.1Δ)보다 작음 → 만족**
④ $P = Dh = 3 \times 0.2 = 0.6(\Delta)$ → (−)렌즈의 P.D.가 커짐 → B.I. → 원용안경의 B.I.은 허용오차가 작은 방향 → 허용오차(0.5Δ)보다 큼 → 불합격
⑤ $P = Dh = 3 \times 0.3 = 0.9(\Delta)$ → (−)렌즈의 P.D.가 커짐 → B.I. → 원용안경의 B.I.은 허용오차가 작은 방향 → 허용오차(0.5Δ)보다 큼 → 불합격

12-9 ① ① **$P = Dh = 3 \times 0.2 = 0.6(\Delta)$ → (−)경선의 P.D.가 작아짐 → B.O. → 원용안경의 B.O.은 허용오차가 큰 방향 → 허용오차(1.0Δ)보다 작음 → 만족**
② $P = Dh = 4 \times 0.3 = 1.2(\Delta)$ → (+)경선의 P.D.가 작아짐 → B.I. → 근용안경의 B.I.은 허용오차가 큰 방향 → 허용오차(0.1Δ)보다 큼 → 불합격
③ $P = Dh = 6 \times 0.3 = 1.8(\Delta)$ → (−)경선의 P.D.가 작아짐 → B.O. → 원용안경의 B.O.은 허용오차가 큰 방향 → 허용오차(0.1Δ)보다 큼 → 불합격
④ $P = Dh = 1 \times 0.6 = 0.6(\Delta)$ → (−)경선의 P.D.가 커짐 → B.I. → 원용안경의 B.I.은 허용오차가 작은 방향 → 허용오차(0.5Δ)보다 큼 → 불합격

⑤ $P = Dh = 3 \times 0.4 = 1.2(\Delta)$ → (−)경선의 P.D.가 작아짐 → B.O. → 근용안경의 B.O.은 허용오차가 작은 방향 → 허용오차(0.5Δ)보다 큼 → 불합격

12-10 ④ ① $P = Dh = 1 \times 0.6 = 0.6(\Delta)$ → (−)렌즈의 P.D.가 작아짐 → B.O. → 원용안경의 B.O.은 허용오차가 큰 방향 → S−1.00D의 허용오차(0.5Δ)보다 큼 → 불합격

② $P = Dh = 1 \times 0.6 = 0.6(\Delta)$ → (−)렌즈의 P.D.가 작아짐 → B.O. → 근용안경의 B.O.은 허용오차가 작은 방향 → S−1.00D의 허용오차(0.25Δ)보다 큼 → 불합격

③ $P = Dh = 1.5 \times 0.4 = 0.6(\Delta)$ → (+)렌즈의 P.D.가 작아짐 → B.I. → 원용안경의 B.I.은 허용오차가 작은 방향 → S+1.50D의 허용오차(0.5Δ)보다 큼 → 불합격

④ $P = Dh = 1.5 \times 0.4 = 0.6(\Delta)$ → (+)렌즈의 P.D.가 작아짐 → B.I. → 근용안경의 B.I.은 허용오차가 큰 방향 → S+1.50D의 허용오차(1.0Δ)보다 작음 → 만족

⑤ $P = Dh = 3 \times 0.4 = 1.2(\Delta)$ → (−)렌즈의 P.D.가 작아짐 → B.O. → 원용안경의 B.O.은 허용오차가 큰 방향 → S−3.000D의 허용오차(1.0Δ)보다 큼 → 불합격

12-11 ④

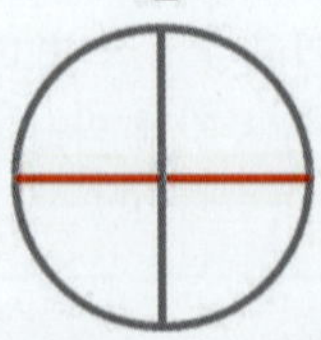

① $P = Dh = 1 \times 1.5 = 1.5(\Delta)$ → (+)경선의 P.D.가 작아짐 → B.I. → 개산강요 → 원용안경에서 개산을 강요하는 안경은 불편함

② $P = Dh = 1 \times 1.0 = 1.0(\Delta)$ → (+)경선의 P.D.가 작아짐 → B.I. → 개산강요 → 원용안경에서 개산을 강요하는 안경은 불편함

③ $P = Dh = 1 \times 0.5 = 0.5(\Delta)$ → (+)경선의 P.D.가 작아짐 → B.I. → 개산강요 → 원용안경에서 개산을 강요하는 안경은 불편함

④ $P = Dh = 1 \times 0.5 = 0.5(\Delta)$ → (+)경선의 P.D.가 커짐 → B.O. → 폭주강요 → 원용안경에서 개산을 강요하는 안경보다 폭주를 강요하는 것이 더 편안함

⑤ $P = Dh = 1 \times 1.0 = 1.0(\Delta)$ → (+)경선의 P.D.가 커짐 → B.O. → 폭주강요 → 원용안경에서 개산을 강요하는 안경보다 폭주를 강요하는 것이 더 편안함

- **원용 안경에서 B.O. 프리즘 영향에 의해 폭주를 강요하는 ④와 ⑤ 중에서 프리즘량이 더 작은 ④가 더 편안한 안경이 됨**

12-12 ④

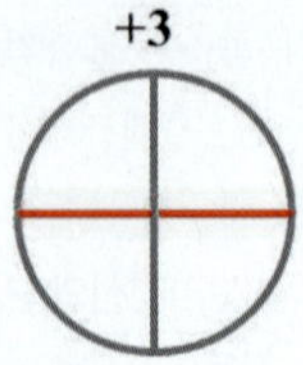

- $P_R = Dh_R = 2 \times 0.2 = 0.4(\Delta)$ → (+)경선의 P.D.가 2mm 작아짐 → B.I.
- $P_L = Dh_L = 2 \times 0.2 = 0.4(\Delta)$ → (+)경선의 P.D.가 2mm 작아짐 → B.I.
- **양안에 미치는 프리즘량 : 0.8Δ, B.I.**
- **원용안경의 B.I.은 허용오차가 작은 방향 → S+2.00D의 허용오차(0.5Δ)보다 큼 → 불합격**

12-13 ①

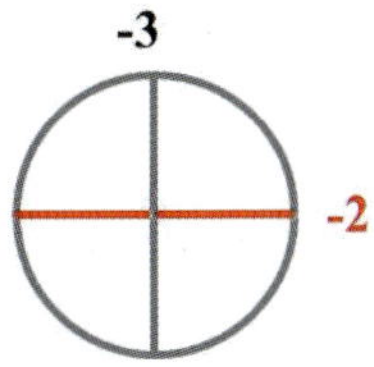

- $P_R = Dh_R = 2 \times 0.3 = 0.6(\Delta)$ → (−)경선의 P.D.가 3mm 커짐 → B.I.
- $P_L = Dh_L = 2 \times 0.1 = 0.2(\Delta)$ → (−)경선의 P.D.가 1mm 커짐 → B.I.
- **양안에 미치는 프리즘량 : 0.8Δ, B.I.**
- **근용안경의 B.I.은 허용오차가 큰 방향 → S−2.00D의 허용오차(1.0Δ)보다 작음 → 합격**

12-14 ③

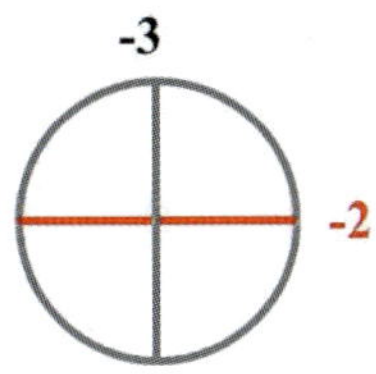

- $P_R = Dh_R = 2 \times 0.2 = 0.4(\Delta)$ → (−)경선의 P.D.가 2mm 작아짐 → B.O.
- $P_L = Dh_L = 2 \times 0.2 = 0.4(\Delta)$ → (−)경선의 P.D.가 2mm 커짐 → B.I.
- **양안에 미치는 프리즘량 : 0Δ → 합격**

  ※ 양안 동일처방 + 동향운동 → 양안에 미치는 프리즘 영향은 없음

12-15 ⑤ • 원용부 굴절력 = −5.00D, 근용부 굴절력 = −2.00D

① 조제가공P.D.가 63mm인 경우

◦원용 : $P = Dh = 5 \times 0.2 = 1.0(\Delta)$ → (−)렌즈의 P.D.가 2mm 작아짐 → B.O. → 원용안경의 B.O.은 허용오차가 큰 방향 → 큰 방향 허용오차(1.0Δ)과 같음 → 합격

◦근용 : $P = Dh = 2 \times 0.3 = 0.6(\Delta)$ → (−)렌즈의 P.D.가 3mm 커짐 → B.I. → 근용안경의 B.I.은 허용오차가 큰 방향 → 큰 방향 허용오차(1.0Δ)보다 작음 → 합격

② 조제가공P.D.가 63.5mm인 경우

◦원용 : $P = Dh = 5 \times 0.15 = 0.75(\Delta)$ → (−)렌즈의 P.D.가 1.5mm 작아짐 → B.O. → 원용안경의 B.O.은 허용오차가 큰 방향 → 큰 방향 허용오차(1.0Δ)보다 작음 → 합격

◦근용 : $P = Dh = 2 \times 0.35 = 0.7(\Delta)$ → (−)렌즈의 P.D.가 3.5mm 커짐 → B.I. → 근용안경의 B.I.은 허용오차가 큰 방향 → 큰 방향 허용오차(1.0Δ)보다 작음 → 합격

③ 조제가공P.D.가 64mm인 경우

◦원용 : $P = Dh = 5 \times 0.1 = 0.5(\Delta)$ → (−)렌즈의 P.D.가 1mm 작아짐 → B.O. → 원용안경의 B.O.은 허용오차가 큰 방향 → 큰 방향 허용오차(1.0Δ)보다 작음 → 합격

◦근용 : $P = Dh = 2 \times 0.4 = 0.8(\Delta)$ → (−)렌즈의 P.D.가 4mm 커짐 → B.I. → 근용안경의 B.I.은 허용오차가 큰 방향 → 큰 방향 허용오차(1.0Δ)보다 작음 → 합격

④ 조제가공P.D.가 66mm인 경우

◦원용 : $P = Dh = 5 \times 0.1 = 0.5(\Delta)$ → (−)렌즈의 P.D.가 1mm 커짐 → B.I. → 원용안경의 B.I.은 허용오차가 작은 방향 → 작은 방향 허용오차(0.5Δ)와 같음 → 합격

◦근용 : $P = Dh = 2 \times 0.6 = 1.2(\Delta)$ → (−)렌즈의 P.D.가 6mm 커짐 → B.I. → 근용안경의 B.I.은 허용오차가 큰 방향 → 큰 방향 허용오차(1.0Δ)보다 큼 → 불합격

⑤ 조제가공P.D.가 67mm인 경우

◦원용 : $P=Dh=5\times0.2=1.0(\varDelta)$ → (−)렌즈의 P.D.가 2mm 커짐 → B.I. → 원용안경의 B.I.은 허용오차가 작은 방향 → 작은 방향 허용오차(0.5△)보다 큼 → 불합격

◦근용 : $P=Dh=2\times0.7=1.4(\varDelta)$ → (−)렌즈의 P.D.가 7mm 커짐 → B.I. → 근용안경의 B.I.은 허용오차가 큰 방향 → 큰 방향 허용오차(1.0△)보다 큼 → 불합격

실전 핵심 모의고사

문제해설

실/전/핵/심/모/의/고/사 문제해설 1회

1-1 ③ 【광학적 요소】

- 조제가공 P.D.(Pupillary Distance) : 조제가공될(또는 조제가공된) 좌우 안경렌즈의 광학중심점 사이의 직선거리
- 조제가공 Oh(Optical Height) : 안경테의 하부림에서 조제가공될(또는 조제가공된) 안경렌즈 광학중점까지의 수직거리(높이)
- 경사각(Pantoscopic Angle : PA) : 안경테를 측면에서 관측할 때 안경테 삽입부 테두리 선이 수직선과 이루는 각
- 정점간거리(Vertex Distance : V.D.) : 각막의 정점에서 안경렌즈 상측정점까지의 거리
- 안면각 또는 앞수평면휨각(Face Form Angle : F.F.A.) : 안경테의 상부에서 관측 시 좌우 안경테의 렌즈 삽입부 상부 림 돌출부의 접선이 이루는 각
- 굴절률(Refractive Index) : 진공이 아닌 매질에서의 빛의 속도에 대한 진공에서 빛의 속도에 대한 비율로써 매질에 따른 빛의 소요시간의 변화를 거리로 나타낸 것
- 렌즈 삽입부 크기(Eye Size) : 안경테 계측시스템에 따라 측정된 안경렌즈 삽입부(안경테 림(Rim)부)의 크기
- 기본 커브(Base Curve) : 안경테를 수직 상방에서 볼 때 안경렌즈의 곡률과 안경테 림의 곡률 일치 정도

1-2 ⑤ 【안경처방서 명기사항】

- 상측정점굴절력, 토릭렌즈 양주경선 굴절력, 프리즘굴절력, 가입도, 토릭렌즈 양주경선 방향, 프리즘의 기저방향, 용도(원용, 중간거리용, 근용), 동공간 거리, 정점간 거리

1-3 ④ ① 굴절력 표기의 최소단위는 ±0.250D 이다.

② S-2.00D에서 S는 구면렌즈를 의미한다.

③ 실린더렌즈 축(Ax) 표기의 최소단위는 1° 이다.

④ 실린더렌즈 축(Ax)의 표기범위는 0° ~ 180° 이다.

⑤ 실린더렌즈 축(Ax) 표기에서 Hor. 는 Ax180° 을 의미한다.

1-4 ②

수평/수직	타보방향각	우안(O.D.)	좌안(O.S.)	부 호
수평	0°	B.I.(N.d.)	B.O.(T.d)	(+)
	180°	B.O.(T.d.)	B.I.(N.d.)	(−)
수직	90°	B.U.	B.U.	(+)
	270°	B.D.	B.D.	(−)

1-5 ③ ① 좌안의 0°는 B.I.이다.

② 우안의 180°는 B.O.이다.

③ 좌우안의 0°는 B.I.이다.

④ 우안의 180°는 귀방향이다.

⑤ 좌안의 180°는 귀방향이다.

1-6 ③ ① 좌우안의 Eye Point 사이의 수평거리 → 누진렌즈의 원용양안P.D.

② 좌우안의 각막반사상 사이의 수평거리 → 원용안경, 2중초점렌즈 및 3중초점렌즈의 원용양안P.D.

③ 좌우안의 근용부 참조원 중앙점 사이의 수평거리 → 누진렌즈의 근용양안P.D.

④ 좌우안의 자렌즈 상부경계선 중앙점 사이의 수평거리 → 2중초점렌즈의 근용양안P.D.
⑤ 좌우안의 중간부 상부경계선 중앙점 사이의 수평거리 → 3중초점렌즈의 근용양안P.D.

1-7 ④
① 렌즈의 두께가 얇다.
② 렌즈의 무게가 가볍다.
③ 렌즈의 가격이 비싸다.
④ **삽입부가 큰 안경테를 선택할 수 있다.**
⑤ 렌즈의 기하중심점과 광학중심점이 일치하지 않는다.

1-8 ①
• F.P.D. = E.S. + B.S. = 56 + 18 = 74(mm)

• $좌안(L)의\ 필요렌즈\ 최소직경 = \left(\frac{F.P.D.}{2} - 조가R.P.D.\right) + E.S.$

$$= \left(\frac{74}{2} - 38\right) + 56 = 55(mm)$$

1-9 ⑤

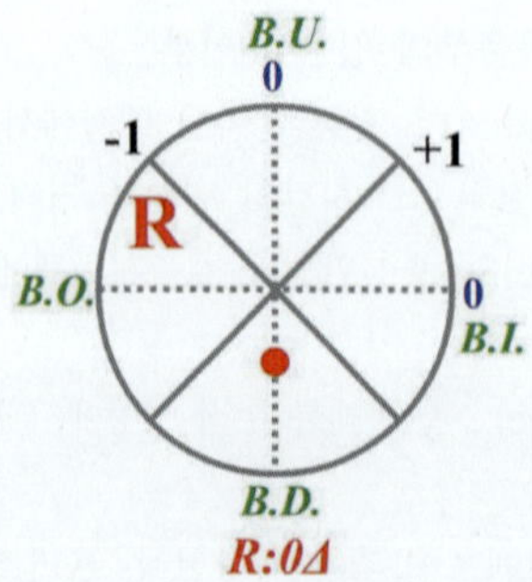

• 스칼라형 프렌티스 공식 : $P(\Delta) = Dh = 0 \times 0.5 = 0(\Delta)$

• 벡터형 프렌티스 공식 : $P(\Delta) = -[D]\vec{r} = -\begin{bmatrix} 0 & 1 \\ 1 & 0 \end{bmatrix}\begin{bmatrix} 0 \\ -0.5 \end{bmatrix} = \begin{bmatrix} 0 \\ 0 \end{bmatrix}$ → 0Δ

1-10 ⑤

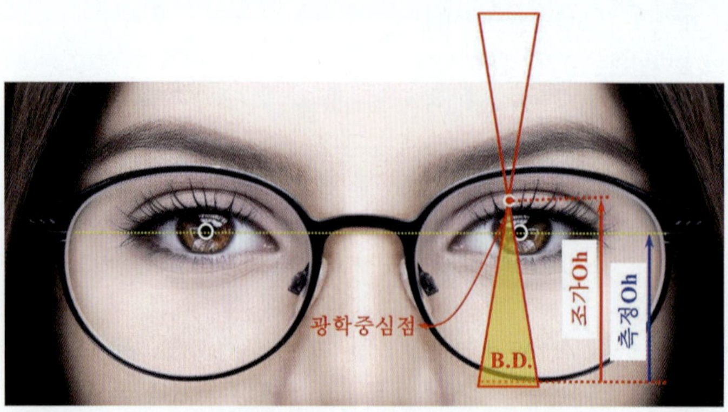

• $P = Dh \qquad h = \frac{P}{D} = \frac{1}{2} = 0.5(cm) = 5(mm)$

• 경사각 0°자세에서 측정한 광학중심점 높이(Oh)이므로 경사각 보정 필요 없음

• **1Δ, B.D.이므로 안경렌즈를 5mm 위로 올림**

• **조제가공 Oh = 25 + 5 = 30(mm)**

1-11 ③
• 동공간거리(P.D.) 조정 → 설계점의 수평방향 위치 조정
• 광학중심점 높이(Oh) 조정 → 설계점의 수직방향 위치 조정
• **경사각(P.A.) 조정 → 회전점조건을 만족시켜 비점수차 최소화**

• 정점간거리(V.D.) 조정 → 안경렌즈의 교정굴절력, 시야 및 상배율 변동 최소화
• 다리벌림각 조정 → 얼굴의 측면 압박감, 안경이 앞쪽으로 돌출되는 현상, 귀받침부가 귀바퀴를 앞쪽으로 당김 등이 발생하지 않게 함

1-12 ① ① **저교정 상태이다.**
② 원시화된 상태이다.
③ (+)렌즈를 추가해야 한다.
④ 더 강한 굴절력의 (+)렌즈가 필요하다.
⑤ 콘텍트렌즈 보다 굴절력이 더 작은 안경렌즈가 필요하다.

1-13 ③ ① 연결부(Bridge) → 안경테 중심에 위치하여 좌우 렌즈삽입부(Rim)를 연결
② 코받침(Nose Pad) → 코받침지지(Pad Arm)와 코부분 피팅포인트를 연결, 얼굴 전면부에서 안경테와 직접 접촉
③ **경첩(Hinge) → 렌즈삽입부(Rim)와 안경다리(Temple)의 연결하고, 안경다리가 접힐수 있게 함**
④ 귀부분(Endpiece) → 렌즈삽입부(Rim)와 안경다리(Temple)의 연결하기 위해 렌즈삽입부의 귀방향 끝단에 위치
⑤ 다리몸대(Shaft) → 안경다리부의 귀바퀴받침을 제외한 실질적인 안경다리

1-14 ② **【포인트테(Point Frame)의 구조】**
• 측엽(Shoe) : 렌즈의 절삭된 부분인 측면 가장자리에 밀착되는 부분
• **지엽(Ear, Tongue) : 측엽에서 렌즈의 나사구멍까지 연결된 부분**
• 고정금대(Strap) : 측엽(Shoe)과 지엽(Ear, Tongue)을 포함한 금속 안경테의 귀부분(Endpiece)에 해당하는 부분

1-15 ② **금속 안경테의 경사각(Pantoscope Angle) 조정용 플라이어** : 집게부에 각진 홈이 파인 플라스틱을 덧붙여 제작한 경사각을 조정하기 위한 양쪽면에 패드가 부착된 플라이어

1-16 ① **【데이텀라인 시스템(Datum Line System)의 안경테 크기 표기】**
'52 × 18 140 = (A × B C)' 또는 '52 / 18 140 = (A / B C)'
• A : 삽입부 크기(E.S., Eye Size) = 52mm
• B : 연결부 크기(B.S., Bridge Size) = 18mm
• C : 다리(Temple)의 길이 = 140mm

1-17 ④ 【코 부위의 각】
• 코능각(Splay, Tranvers Angle) : 코를 위 또는 아래에서 봤을 때 코의 중심부 축선(가장 돌출부에서 얼굴면까지를 잇는 선)이 코의 능선과 이루는 각
• 콧등돌출각(Crest Angle) : 코를 옆에서 봤을 때 얼굴면과 일치하는 연직선이 코의 능선과 이루는 각
• 코옆퍼짐각(Frontal Angle) : 코를 정면에서 봤을 때 양미간의 중앙점에서 세운 연직선과 양미간의 중앙점에서 한쪽 코날개의 아래쪽 끝을 연결한 직선가 이루는 각

【코부분의 기울기에 대응하는 코받침(Nose Pad) 부분의 기울기】
• 코받침능각(Splay, Tranvers Angle of Pad) : 코능각(Splay, Tranvers Angle)에 대응하는 코받침(Nose Pad)의 각
• **코받침경사각(Vertical Angle of Pad) : 콧등돌출각(Crest Angle)에 대응하는 코받침(Nose Pad)의 각**
• 코받침옆퍼짐각(Front Angle of Pad) : 코옆퍼짐각(Frontal Angle)에 대응하는 코받침(Nose Pad)의 각

1-18 ⑤ ① 오른쪽의 정점간거리(V.D.) 짧아진다.
② 왼쪽의 렌즈삽입부가 앞으로 돌출된다.
③ 오른쪽의 코받침부가 코능선을 강하게 압박한다.

④ 왼쪽의 다리부가 귀받침부가 위쪽으로 떠오른다.

⑤ **왼쪽의 다리가 앞으로 쏠려 귀받침부을 앞으로 당긴다.**

1-19 ⑤ **【조준선P.D.(생리학적P.D.)】**

- 좌우 시선이 정중전면 주시 시 **좌우안의 주시선이 지나는 각막반사상(눈의 조준선)까지의 거리**

1-20 ① **【일상적인 자세(상용시선) 기준 조제가공Oh】**

- 경사각 보정거리 $d = 0.44\theta = 10 \times 0.44 = 4.4(mm)$
- **조제가공Oh = 일상자세기준Oh - 보정거리 = 24 - 4.4 = 19.6(mm)**

1-21 ④ ① 큰 원형구멍의 위쪽과 좌우에 축핀을 끼울 수 있는 작은 구멍이 뚫려 있다.

② 자동옥습기를 이용하여 렌즈를 가공하기 위한 형판이다.

③ 고정핀을 끼울 수 있는 큰 구멍의 위치는 동공중심과 일치하면 인점할 수 없으므로 귀방향 아래쪽에 편심되어 있다.

④ **수평기준선과 수직기준선의 교차점의 중심에 큰 구멍이 뚫려 있다.**

⑤ 큰 원형구멍의 위쪽과 좌우에 축핀을 끼울 수 있는 작은 구멍이 뚫려 있다.

1-22 ② 【망원경식 렌즈미터(Lensmeter)의 광학적 구성】

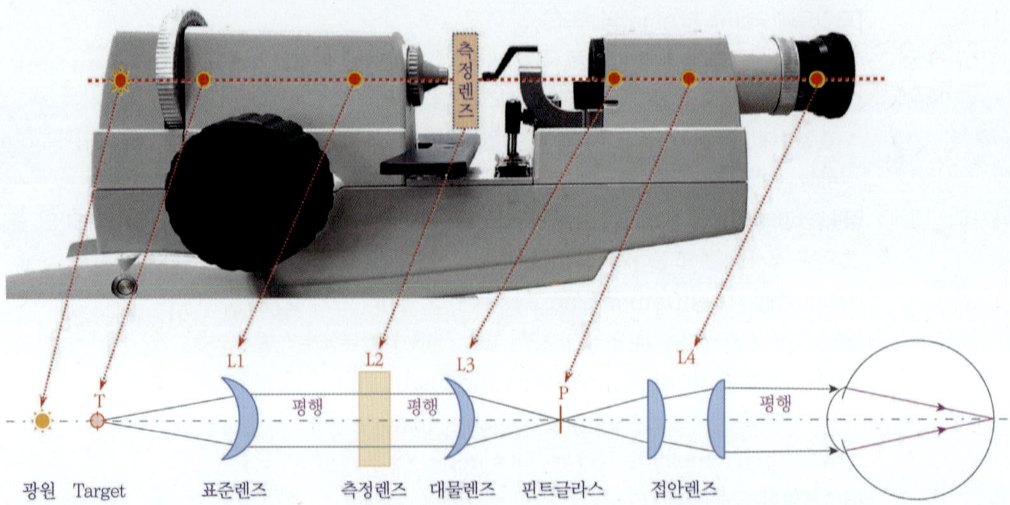

1-23 ⑤ • 고정인 요소 : 광원, 표준렌즈, 대물렌즈, 핀트글라스

- **전후 이동이 가능한 요소** : 타겟(Target), **접안렌즈**
- **전후 이동 및 회전이 가능한 요소 : 접안렌즈**

1-24 ③ 【망원경식 렌즈미터(Lensmeter)의 외부구조】

- **프리즘 컴펜세이터(Prism Compensator)** : 렌즈미터의 프리즘 측정한계인 5 ~ 6Δ(기본옵션) 이상의 프리즘량을 이용할 필요가 있을 때 부가적으로 부착할 수 있는 보완 프리즘

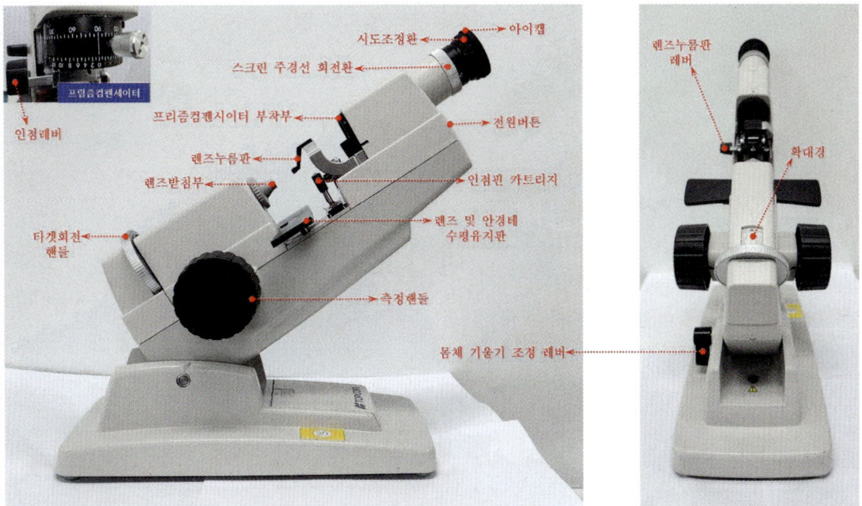

1-25　②　【렌즈미터 인점핀의 편위도 확인】

- 편위도가 정상일 때 : 토릭렌즈의 축방향으로 맞추어 인점한 후 렌즈를 180° 회전시켜 인점하였을 때 3개의 점이 동일한 위치에 중첩되어 찍힘
- 수평편위가 있을 때 : 토릭렌즈의 축방향으로 맞추어 인점한 후 렌즈를 180° 회전시켜 인점하였을 때 6개의 점이 동일한 수평선 위에 찍힘
- 수직편위가 있을 때 : 토릭렌즈의 축방향으로 맞추어 인점한 후 렌즈를 180° 회전시켜 인점하였을 때 3개의 점이 각각 수평을 유지한 상태에서 상하로 찍힘
- 회전편위가 있을 때 : 토릭렌즈의 축방향으로 맞추어 인점한 후 렌즈를 180° 회전시켜 인점하였을 때 중앙인점은 중첩되어 하나로 찍히나 나머지 2개의점이 각각 상하로 기울어져 5개의 점으로 나타남

1-26　⑤　【Ax 180°인 크로스실린더렌즈】

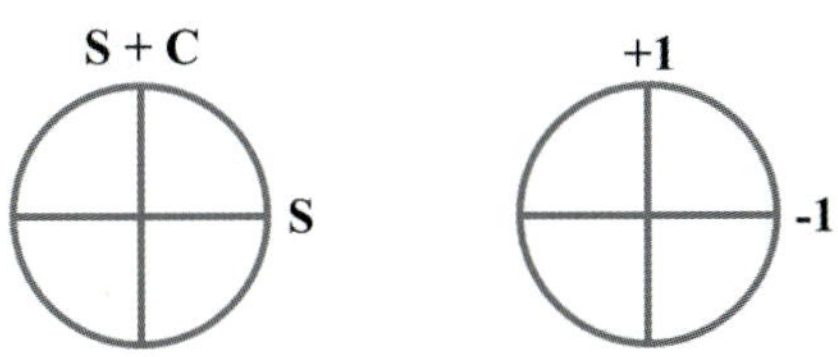

1-27　③　【난시의 종류(근시성 단성 직난시)】

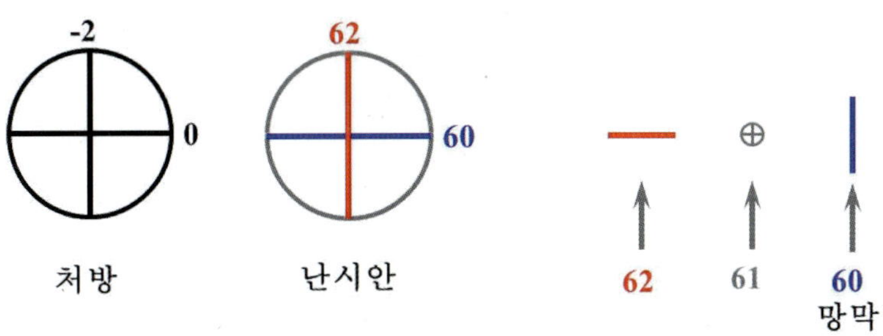

- 강주경선(62D) 수직 → 직난시
- 전초선은 망막 전방, 후초선은 망막 → 근시성 단난시

1-28 ③ 【프리즘 컴펜세이터 부착 시 **눈금의 백색숫자에서 일치할 때**】

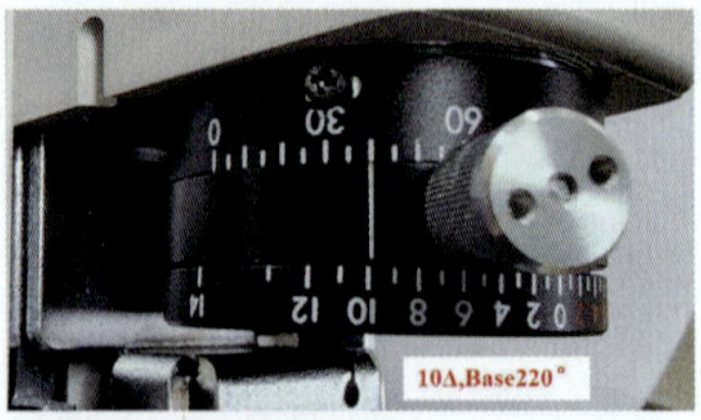

- **프리즘굴절력(Δ) : 아래쪽 백색의 수치 → 10Δ**
- **프리즘기저방향(Base) : 위쪽 눈금에 새겨진 수치 + 180° → 40° + 180° = 220°**

1-29 ③ 【중화법을 이용한 렌즈의 굴절력 확인】

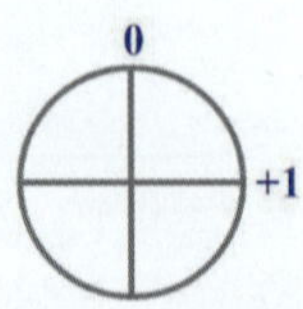

A렌즈(예시)

- 세로선 : 십자선 두께와 같음 → 0.00D
- 가로선 : 십자선보다 두꺼움(확대) → (+)굴절력
- **수직경선의 굴절력은 0.00D이고, 수평경선은 (+)굴절력 → 원시성 단난시 교정용 렌즈**

1-30 ② **【인점핀의 평행 확인】**

- 상하가 평행인 유리판(또는 안경자)를 렌즈 및 테 수평유지판에 밀착시킴
- 유리판에 인접한 세 개의 점이 수평선과 평행인지 확인
- **세 개의 인점 중 수평에서 벗어난 점이 있으면 인점핀은 평행하지 않음 → 난시축의 오차 발생**
- 세 개의 인점이 일정한 방향으로 기울어져 있으면 렌즈 및 테의 수평유지판 기울기가 맞지 않음

1-31 ③ 【이중초점렌즈의 구조】

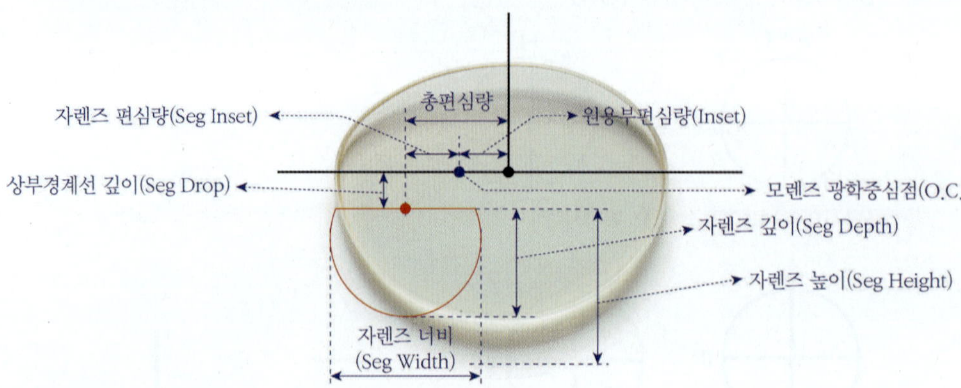

1-32 ④ **【2중초점렌즈와 3중초점렌즈의 슬래브선(Slab Line) 높이】**

- **2중초점렌즈의 슬래브선(Slab Line) 높이 : 근용부 상부경계선**까지의 높이인 각막 가장자리 또는 아래눈꺼풀까지의 높이
- 3중초점렌즈의 슬래브선(Slab Line) 높이 : 근용부 상부경계선까지의 높이인 각막 가장자리 또는 아래눈꺼풀까지의 높이

1-33 ③ **【모렌즈가 구면일 때 근용부 합성광학 중심점의 위치】**

- 모렌즈의 광학중심점과 자렌즈의 광학중심점 사이 → 원시용 이중초점렌즈
- 자렌즈의 광학중심점에 위치 → 정시용 이중초점렌즈

- 자렌즈의 광학중심점 아래 → 구면굴절력의 절대값이 가입도보다 작은 근시용 이중초점렌즈
- 존재하지 않는 경우 → 구면굴절력의 절대값과 가입도와 같은 근시용 이중초점렌즈
- 모렌즈 광학중심점 상부 → 구면굴절력의 절대값이 가입도보다 큰 근시용 이중초점렌즈

1-34 ⑤
- 중간부 굴절력 = 원용부 굴절력 + $\frac{Add}{2}$

  중간부 굴절력 − 원용부 굴절력 = $\frac{Add}{2}$

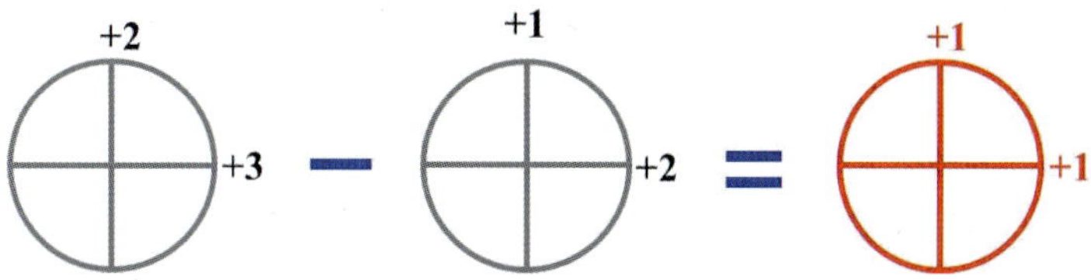

- $\frac{Add}{2}$ = +1　　　Add = +2.00(D)
- 원용부 굴절력 + 가입도 = 근용부 굴절력

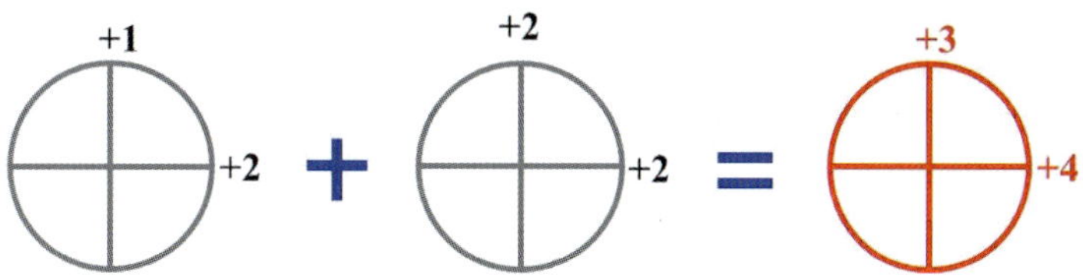

- S+3.00D ⌒ C+1.00D, Ax 90°

  S+4.00D ⌒ C−1.00D, Ax 180°

  C+3.00D, Ax180° ⌒ C+4.00D, Ax 90°

1-35 ⑤
- ①, ② : 양안동일처방이므로 양안의 프리즘 차가 없음 → 슬래브업(Slab−off)가공이 필요 없음
- ③, ④ : 원용안경 → 슬래브업(Slab−off)가공은 이중초점렌즈를 착용하고 근거리를 볼 때 근용부 시점에서 발생되는 좌우 프리즘굴절력의 차로 인한 수직방향 부등사위를 없애기 위함

1-36 ⑤
① 원용부에 비해 누진대의 시야가 좁아진다.
② 수차몰림부에서 집중적으로 비점수차가 증가한다.
③ 원거리에서 근거리까지의 전영역에서 불명시역의 갭(Gap)이 존재하지 않는다.
④ 굴절력의 단락이 없어 전영역에서 상의 도약 현상이 발생하지 않는다.
⑤ 원용부에서 근용부로 갈수록 렌즈의 두께가 감소한다.

1-37 ① 【누진렌즈의 설계방법 중 수평대칭설계】
- 좌우 렌즈의 구분이 필요 없음
- 좌우 렌즈 동일한 설계
- 근용부를 코쪽 10° ~ 15° 회전시켜 가공
- 측면을 주시할 때 동일한 굴절력 배치가 어려움
- 측방시에서 수차의 영향을 받음

1-38 ⑤
① 근용부 가입도 증가
② 원용부 주변 수차 감소
③ 근용부 주변 수차 증가
④ 근용부 선명시역 좁아짐
⑤ 원용부 선명시역의 범위가 넓어짐

1-39　③　【원용부 교정굴절력이 (+)방향으로 커질 경우(근시의 저교정 및 원시의 과교정)】

- 원용부 시야 좁아짐
- 주변주 시야의 흐림이 커짐
- 가입도 낮아짐 → 누진대와 근용부 시야는 넓어짐

1-40　②　【프리즘 처방렌즈의 측정Oh와 조제가공Oh】

- 프리즘처방이 없는 경우 : 측정Oh와 조가Oh는 동일함 → 측정Oh = 조가Oh
- (+)렌즈에 B.U.처방인 경우 : 측정Oh보다 조가Oh는 커짐 → 측정Oh 〈 조가Oh
- (+)렌즈에 B.D.처방인 경우 : 측정Oh보다 조가Oh는 커짐 → 측정Oh 〉 조가Oh
- (−)렌즈에 B.U.처방인 경우 : 측정Oh보다 조가Oh는 커짐 → 측정Oh 〉 조가Oh
- (−)렌즈에 B.D.처방인 경우 : 측정Oh보다 조가Oh는 커짐 → 측정Oh 〈 조가Oh

1-41　①　【그림에 의한 방법】

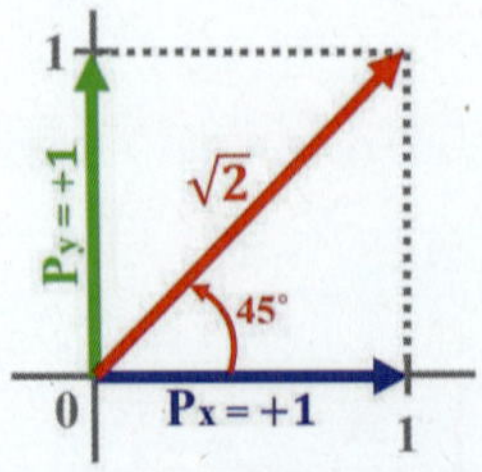

【수식에 의한 방법】

- $\vec{P} = \begin{bmatrix} \vec{P_x} \\ \vec{P_y} \end{bmatrix} = \begin{bmatrix} +1 \\ +1 \end{bmatrix}$　　$P = \sqrt{P_x{}^2 + P_y{}^2} = \sqrt{1^2 + 1^2} = \sqrt{2}$
- $\tan\theta = \dfrac{P_y}{P_x}$　$\theta = \tan^{-1}\left(\dfrac{P_y}{P_x}\right) = \tan^{-1}\left(\dfrac{+1}{+1}\right) = 45^\circ$

1-42　①

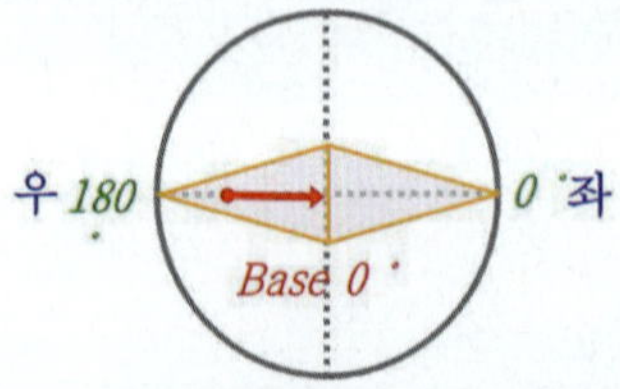

- $P(\Delta) = Dh = 5 \times 0.2 = 1.0(\Delta)$

1-43　④

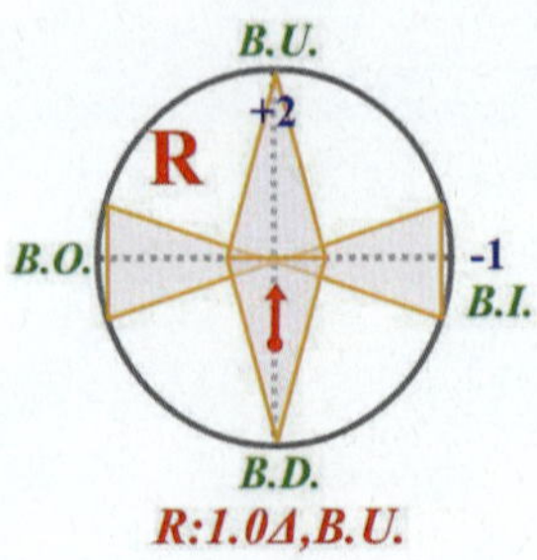

- 스칼라형 프렌티스 공식 : $P(\Delta) = Dh = 2 \times 0.5 = 1.0(\Delta)$　→ 1.0Δ,B.U.
- 벡터형 프렌티스 공식 : $P(\Delta) = -[D]\vec{r} = -\begin{bmatrix} -1 & 0 \\ 0 & 2 \end{bmatrix}\begin{bmatrix} 0 \\ -0.5 \end{bmatrix} = \begin{bmatrix} 0 \\ 1 \end{bmatrix}$ → 1.0Δ,B.U.

1-44　①

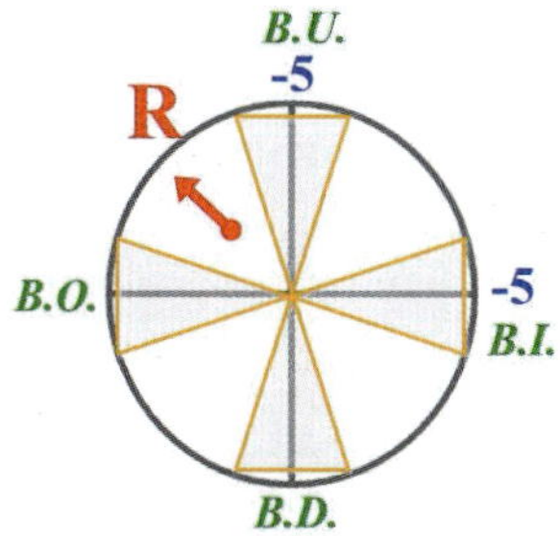

• **스칼라형 프렌티스 공식 :** $P_x(\Delta) = Dh_x$　　$h_x = \frac{P_x}{D} = \frac{1}{5} = 0.2(cm) = 2(mm)$

→ **코방향 2mm**

$P_y(\Delta) = Dh_y$　　$h_y = \frac{P_y}{D} = \frac{2}{5} = 0.4(cm) = 4(mm)$

→ **아래로 4mm**

• **벡터형 프렌티스 공식(구면렌즈) :** $\vec{d} = \frac{1}{S}\vec{P} = \frac{1}{-5}\begin{bmatrix} -1 \\ 2 \end{bmatrix} = \begin{bmatrix} 0.2 \\ -0.4 \end{bmatrix}$

• **벡터형 프렌티스 공식(토릭렌즈) :**

$$\vec{d} = \frac{1}{S(S+C)}\begin{bmatrix} D_{yy} & -D_{xy} \\ -D_{yx} & D_{yy} \end{bmatrix}\vec{P} = \frac{1}{-5\times(-5)}\begin{bmatrix} -5 & 0 \\ 0 & -5 \end{bmatrix}\begin{bmatrix} -1 \\ 2 \end{bmatrix} = \begin{bmatrix} 0.2 \\ -0.4 \end{bmatrix}$$

→ **+0.2 : 코방향 2mm, −0.4 : 아래로 4mm**

1-45　③　**【프리즘 영향에 따른 유발사위】**

• 측정R.P.D.=30mm, 조제가공R.P.D.=28mm → 수평방향 (+)굴절력, P.D. 짧아짐 → **B.I. 프리즘 영향**
→ **내사위 유발**

• 측정L.P.D.=30mm, 조제가공L.P.D.=28mm → 수평방향 (+)굴절력, P.D. 짧아짐 → **B.I. 프리즘 영향**
→ **내사위 유발**

• (단안기준) $P_R = Dh_R = 1 \times 0.2 = 0.2(\Delta)$, $P_L = Dh_L = 1 \times 0.2 = 0.2(\Delta)$

• **(양안기준)** $P = 0.4(\Delta)$

1-46　⑤　【용도에 따른 편광안경의 편광축】

수평면 반사		수직면 반사		입체영화용		입체시 검사용	
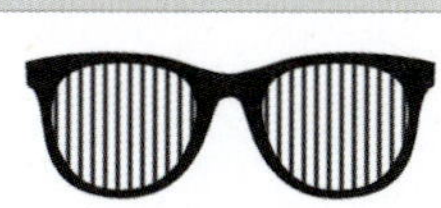		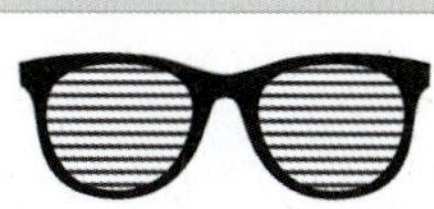		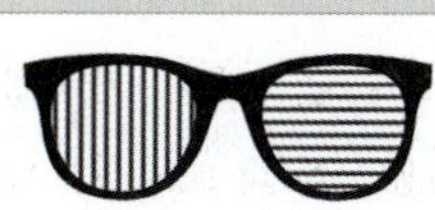		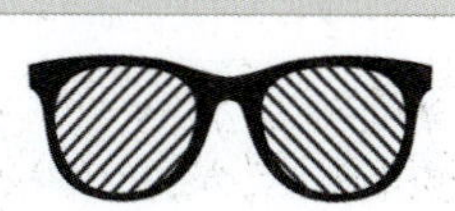	
90°	**90°**	180°	180°	90°	180°	135°	45°

1-47 ⑤ 【(앞렌즈 + 뒷렌즈 = 근용)인 복식알바이트 안경】

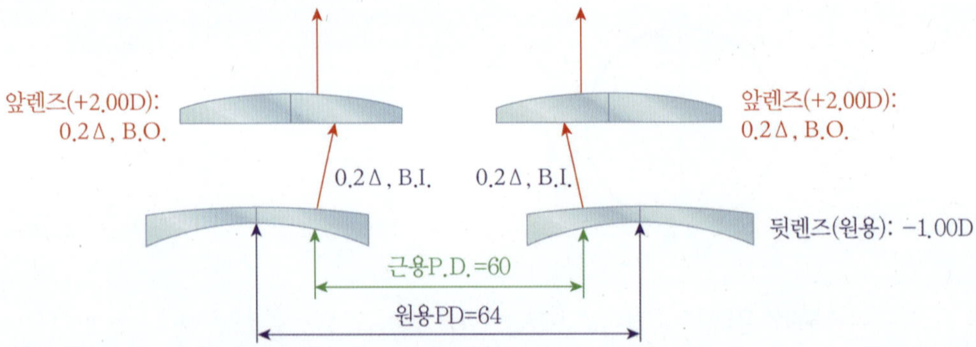

- 앞렌즈 제거 → 뒷렌즈만 사용 = 원용안경 → S-1.00D
- (단안기준) $P_R = Dh_R = 1 \times 0.2 = 0.2(\Delta)$, $P_L = Dh_L = 1 \times 0.2 = 0.2(\Delta)$
  - ◦양안 프리즘 영향 = 단안기준 프리즘 영향 × 2 = 0.4(Δ)
  - ◦원용P.D. 〉 근용P.D. → B.I.
  - ◦뒷렌즈에서 발생하는 양안 프리즘 영향 : 0.4(Δ),B.I.
- 뒷렌즈에서 발생하는 프리즘 영향을 상쇄시키기 위해 앞 렌즈에서 발생시켜야 할 프리즘 굴절력과 방향 : 0.4(Δ),B.O.

1-48 ② ① 주먹 쥐는 자세로 외주선을 긋는다.
② 커터를 앞쪽으로 밀면서 외주선을 긋는다.
③ 렌즈의 (-)면에 형판을 대고 외주선을 긋는다.
④ 커터선은 외주선보다 0.5mm 크게 외주선을 긋는다.
⑤ 커터를 10° ~ 20° 정도 기울인 상태로 외주선을 긋는다.

1-49 ⑤ 【폴리카보네이트(PC, Polycarbonate)렌즈 가공 시 주의사항】
- 급수밸브를 닫고 절삭수가 나오지 않는 상태에서 가공한다. → 건식가공
- 고무흡착반(Suction Cup) 대신 테이프부착반(Tape Cup)에 양면테이프를 붙여 렌즈에 부착한다.
- 경면가공(Polishing Bevel) 가공할 경우에는 0.1 ~ 0.2mm 정도 크게 하여 건식가공하고, 경면처리 할 때만 급수밸브를 열어 습식으로 가공한다.

1-50 ⑤ 【외관검사(안경렌즈)】
- 렌즈 표면의 손상 여부
- 코팅렌즈일 경우 코팅막의 손상 여부
- 산각의 각도, 산각줄기 및 평행도
- 안경렌즈와 안경테 림(Rim)의 크기 및 일치 여부
- 형판과 안경렌즈 모양의 일치 여부
- 좌우 안경렌즈의 대칭성

실/전/핵/심/모/의/고/사 문제해설 2회

2-1 ④ **【안경처방서 부차적 명기사항】**

- 응대내용, **우위안(우세안)**, 착용안경 Data, 시력, 가림검사(C.T.)결과, 폭주근점(N.P.C.), 타각적 굴절검사 값, 양안/단안 개방검사값, 조절검사 후 값, 적응검사 후 최종값, 원거리/근거리 안위검사 결과, 융합력검사 결과, 조절래그/최대조절력/상대조절력

2-2 ① **【프리즘(Prism)의 방향 표기법, 표기범위 및 최소단위】**

방 향	표기범위	표 기 법			최소단위
기저방향	0° ~ 360°	상방향	기저상방	B.U.(Base Up)	1°
		하방향	기저하방	B.D.(Base Down)	
		코방향	**기저내방**	**B.I.(Base In)**	
		귀방향	기저외방	B.O.(Base Out)	

2-3 ②

수평/수직	타보방향각	우안(O.D.)	좌안(O.S.)	부 호
수평	0°	B.I.(N.d.)	**B.O.(T.d.)**	(+)
	180°	B.O.(T.d.)	B.I.(N.d.)	(−)
수직	90°	B.U.	B.U.	(+)
	270°	B.D.	B.D.	(−)

2-4 ④ ① 조준선P.D.(생리학적P.D.) : 좌우 시선이 정중전면 주시 시 좌우안의 주시선이 지나는 각막반사상(눈의 조준선)까지의 거리

② 프레임P.D. : 안경테 좌우 렌즈삽입부의 기하학적 중심점을 잇는 수평 길이

③ 조준선P.D.(생리학적P.D.) : 좌우 시선이 정중전면 주시 시 좌우안의 주시선이 지나는 각막반사상(눈의 조준선)까지의 거리

④ **단안기준P.D.** : 좌우 동공중심선을 잇는 수평선이 만나는 **코부위 정중앙을 측정 기준점으로 한 좌우 동공중심까지의 수평길이**

⑤ 양안기준P.D. : 두 눈의 동공중심점 사이의 수평 길이

2-5 ①

$$\text{단안 주시거리}P.D. = \text{단안 기준}P.D. \times \frac{(d-12)}{(d+13)} \quad (\text{단위 : mm})$$

$$\textbf{단안 주시거리}P.D. = 30 \times \frac{500-12}{500+13} = 28.53(\text{mm})$$

2-6 ③

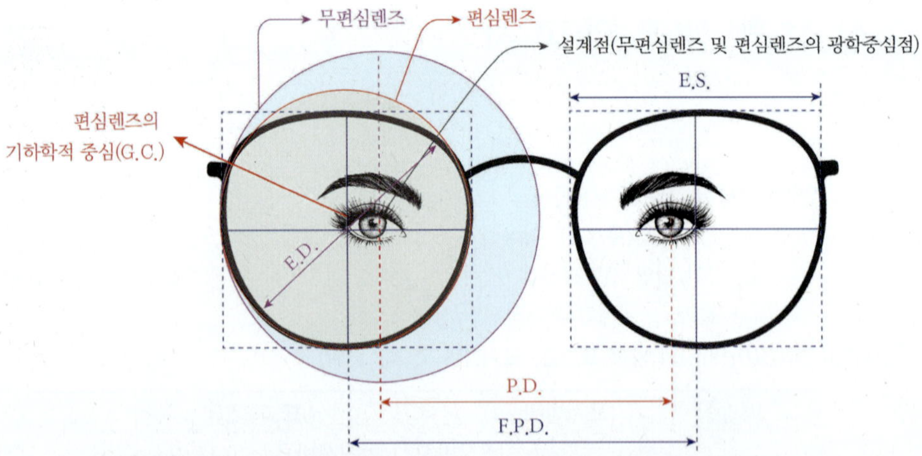

$$\text{최소편심량} = \frac{\text{무편심렌즈 직경} - \text{편심렌즈 직경}}{2} = \frac{70-62}{2} = 4(\text{mm})$$

2-7 ①

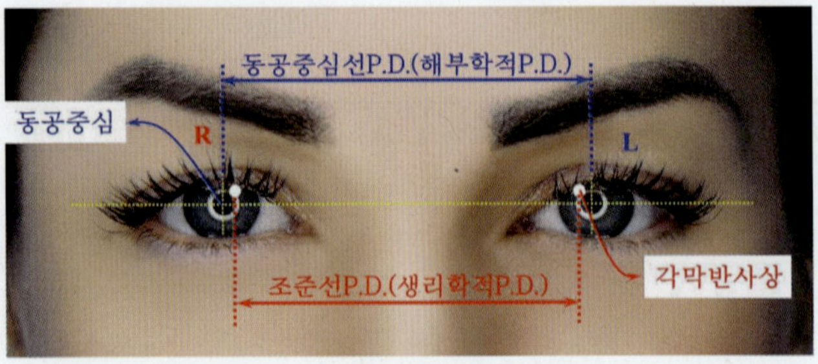

2-8 ①

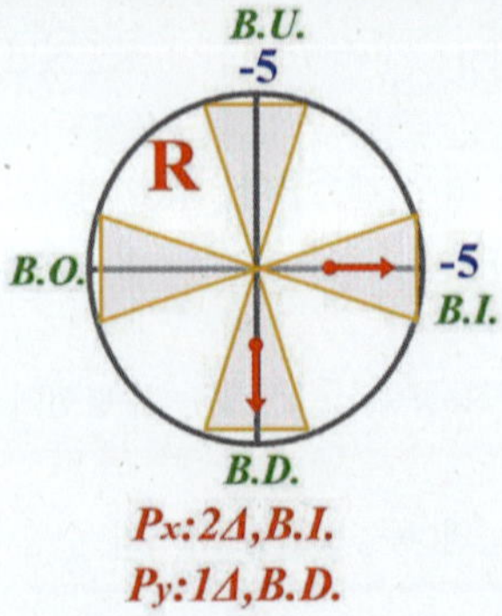

• 스칼라형 프렌티스 공식 : $P_x(\Delta) = Dh_x = 5 \times 0.4 = 2.0(\Delta)$ → 2Δ,B.I.

$P_y(\Delta) = Dh_y = 5 \times 0.2 = 1.0(\Delta)$ → 1Δ,B.D.

• 벡터형 프렌티스 공식 : $P(\Delta) = -[D]\vec{r} = -\begin{bmatrix} -5 & 0 \\ 0 & -5 \end{bmatrix}\begin{bmatrix} 0.4 \\ -0.2 \end{bmatrix} = \begin{bmatrix} 2 \\ -1 \end{bmatrix}$

→ 2Δ,B.I. ⌒ 1Δ,B.D.

2-9 ①

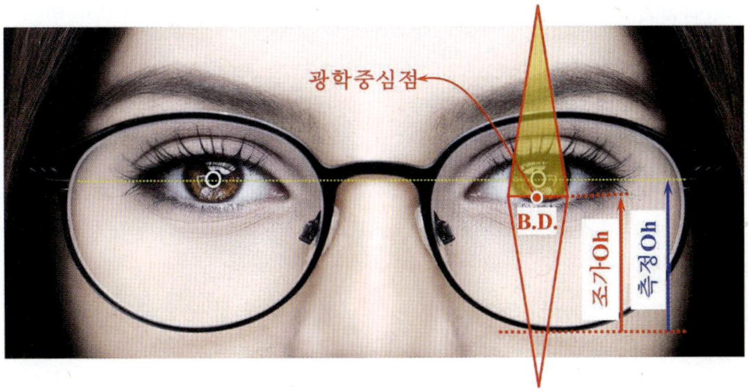

• $P = Dh$ $\quad h = \frac{P}{D} = \frac{1}{2} = 0.5(cm) = 5(mm)$

• 경사각 0°자세에서 측정한 광학중심점 높이(Oh)이므로 경사각 보정 필요 없음

• 1Δ,B.D.이므로 안경렌즈를 5mm 아래로 내림

• **조제가공Oh = 25 − 5 = 20(mm)**

2-10 ②

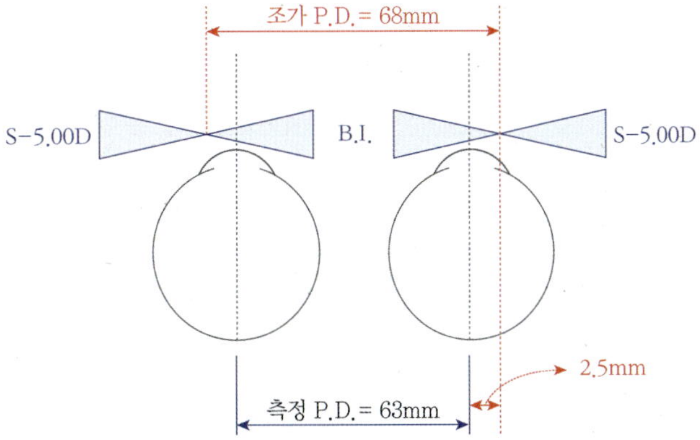

• 양안의 편위량 : 조제가공P.D. − 측정P.D. = 68 − 63 = 5(mm)

• 우안의 편위량 : 2.5(mm)

• 우안 프리즘량 : $P = Dh = 5 \times 0.25 = 1.25(\Delta)$

• 기저(Base) 방향 : (−)렌즈에서 측정P.D.보다 조제가공P.D.가 더 큼 → B.I.

• 우안에 1.25Δ,B.I. 처방함

2-11 ① • 동공간거리(P.D.) → 수평방향 안위에 영향

• 광학중심점 높이(Oh) → 수직방향 안위에 영향

• 경사각(P.A.) → 비점수차에 영향

• 정점간거리(V.D.) → 교정굴절력, 시야 및 상배율에 영향

• 다리벌림각 조정 → 다리벌림각에 따른 좌우 정점간거리 변화에 의한 교정굴절력, 시야 및 상배율에 영향

2-12 ⑤ $D' = \frac{D_0{}'}{1-(l-l_0)D_0{}'} = \frac{-10}{1-\{(0)-(-0.01)\}\times(-10)} = -9.09(D) \fallingdotseq -9.00(D)$

2-13 ① ① 안장형(Saddle Type) : 코받침이 없어 렌즈삽입부(Rim)가 얼굴에 직접 접촉, 가장 오래된 형태

② 반안장형(Semisaddle Type) : 코받침이 렌즈삽입부(Rim)에 고정형으로 부착, 가장 많이 사용되는 형태반안장형(Semisaddle Type) : 코받침이 렌즈삽입부(Rim)에 고정형으로 부착, 가장 많이 사용되는 형태

③ 열쇠구멍형(Keyhole Type) : 연결부(Bridge)와 렌즈삽입부(Rim)의 연결부가 열쇠구멍 모양인 형태

④ 코받침지지 부착형(Clings Type) : 금속테와 같이 코받침지지가 있는 형태
⑤ 금속안경테의 높은 돌출형(High Crest Bridge) : 'ㄷ'자 형태로 앞쪽 방향으로 돌출이 심한 형태

2-14 ② 【포인트테(Point Frame)의 구조】
- 측엽(Shoe) : 렌즈의 절삭된 부분인 측면 가장자리에 밀착되는 부분
- 지엽(Ear, Tongue) : 측엽에서 렌즈의 나사구멍까지 연결된 부분
- 고정금대(Strap) : 측엽(Shoe)과 지엽(Ear, Tongue)을 포함한 금속안경테의 귀부분(Endpiece)에 해당하는 부분

2-15 ③ 코받침지지(Pad Arm) 조정용 플라이어(삼바리) : 코집게나 코나사집게를 사용하여 피팅할 경우 코받침지지의 용접부에 강한 힘이 작용하여 파손될 우려가 있으므로 코받침지지의 접촉부에만 힘이 전달되어 조정하기 위한 플라이어

2-16 ⑤ 【박싱시스템(Boxing System)의 안경테 크기 표기】
'52 □ 18 140 = (A □ B C)'
- A : 삽입부 크기(E.S., Eye Size) = 52mm
- B : 연결부 크기(B.S., Bridge Size) = 18mm
- C : 다리(Temple)의 길이 = 140mm

2-17 ③ 【코부분의 기울기에 대응하는 코받침(Nose Pad) 부분의 기울기】

	코 부분	코받침 부분	기울기
a	코능각 (Splay, Tranvers Angle)	코받침능각 (Splay, Tranvers Angle of Pad)	25° ~ 30°
b	**콧등돌출각 (Crest Angle)**	**코받침경사각 (Vertical Angle of Pad)**	**10° ~ 15°**
c	코옆퍼짐각 (Frontal Angle)	코받침옆퍼짐각 (Front Angle of Pad)	평균 20°

2-18 ⑤ ① 좌우 경사각(P.A.)이 작게 조정된 경우 경우
② 귀부분(Endpiece)의 위치가 측면 림(Rim)의 아래쪽에 위치할 경우
③ 정면 관측 시 오른쪽 렌즈삽입부 높이가 높을 경우 오른쪽 다리경사각
④ 왼쪽의 다리경사각이 오른쪽의 다리경사각보다 작을 경우 왼쪽 다리경사각
⑤ 렌즈삽입부의 상부 림(Rim)과 다리본대를 평평한 면에 놓고 좌우 다리부를 눌렀을 때 다리본대가 지면에서 뜨는 쪽의 다리경사각

2-19 ② ① 마비사시인 경우 안구가 고정되어 있으므로 정상안을 가리지 않는다.
② 피검사자의 좌안을 가리고 우안의 P.D.를 측정한다.
③ P.D.미터를 이용할 경우 가리개를 이용하여 좌안이나 우안을 가리고 측정한다.
④ 좌안의 외안각에서 우안의 내안각 사이의 거리를 측정한다.
⑤ 좌안의 내안각에서 우안의 외안각 사이의 거리를 측정한다.

2-20 ④ ① 렌즈삽입부 홈깊이를 고려하여 테두리선보다 0.5mm 크게 형판을 절단한다.
② 형판 위에 안경테의 전면부가 형판을 향하도록 올려놓는다.
③ 귀부분과 코부분이 지면에 닿는 상태에서 테두리선을 그린다.
④ 송곳이나 펜을 안경테 림(Rim)의 안쪽으로 밀착시켜 형판면에 테두리선을 그린다.
⑤ 형판의 중심점을 기준으로 수직선과 수평선을 그어 교차점을 기준점으로 설정한다.

2-21 ③ ① 콜리메이터부(표준렌즈부) : 망원경부에 입사하는 광선속을 평행광선으로 만듦

② 망원경부 : 평행광선속을 핀트글라스에 결상시키고, 입사광선과 출사광선을 평행광선속으로 만듦
③ 타겟(Target) : 표준렌즈의 물측초점에 위치하며, 선명한 타겟상으로부터 경선별 굴절력과 주경선의 방향 및 프리즘 굴절력과 기저방향을 측정하는 역할
④ 대물렌즈 : 접안렌즈부의 측정렌즈쪽 렌즈, 평행인 입사광선에 대해 핀트글라스에 초점을 형성하는 역할
⑤ 핀트글라스 : 대물렌즈의 상측초점과 접안렌즈군의 물측초점에 위치 → 실린더축방향눈금, 기준주경선, 프리즘디옵터선이 마킹되어 있음

2-22 ⑤ 【접안렌즈(Ocular Lens)군】

- 기능 : 상의 확대, 관찰범위 결정 및 시도조절
- 위치 : 렌즈미터의 가장 위쪽(눈쪽)에 위치한 렌즈
- 접안렌즈군에 입사하는 광선속 : 발산광선속
- 접안렌즈군에서 출사하는 광선속 : 평행광선속
- 렌즈미터를 구성하는 렌즈 중 유일하게 회전과 전후 이동이 가능

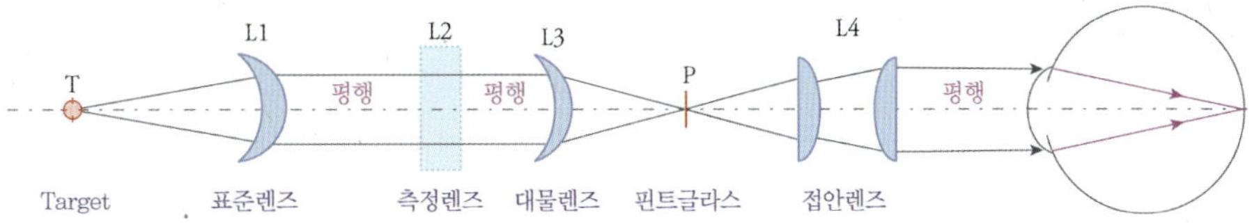

2-23 ⑤ ① 타겟의 방향성이 있다.
② 축 맞춤의 정확도가 높다.
③ 타겟의 회전조작이 번거롭다.
④ 타겟의 형태는 주경선이 직교하는 십자선 모양이다.
⑤ 굴절력이 약한 토릭렌즈에 대한 측정 정밀도 높다.

2-24 ③ 【Ax 90°인 (−)원주렌즈】

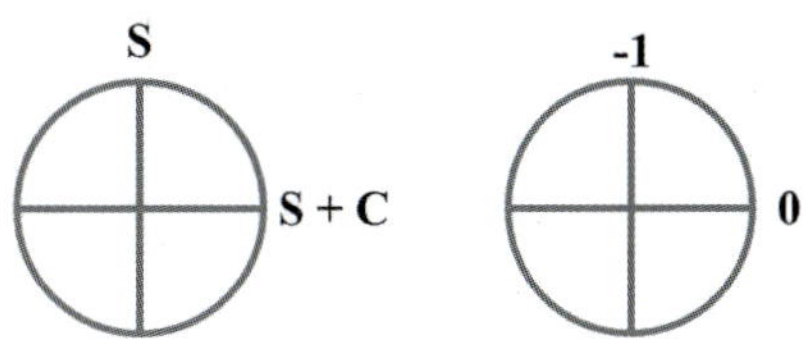

2-25 ① 【난시의 종류(근시성 복성 직난시)】

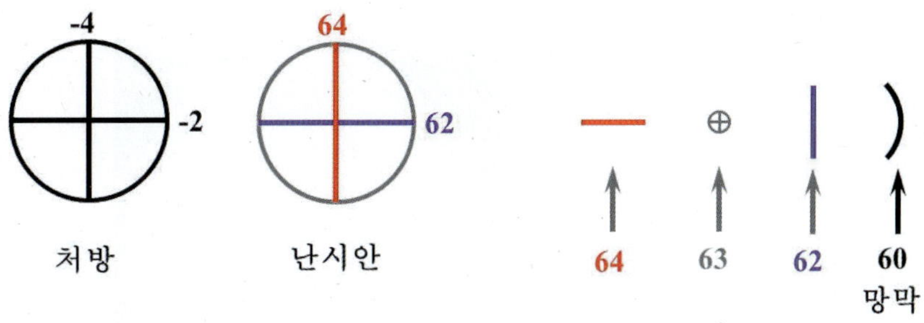

- 강주경선(59D) 수직 → 직난시
- 전초선 및 후초선은 망막 전방 → 근시성 복난시

2-26 ③

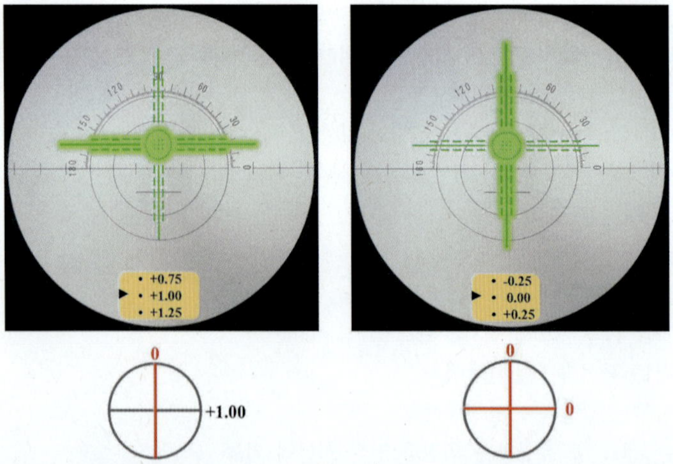

C+1.00D, Ax 90°   0.00D

- (S−C)표기 : $S+1.00D \frown C-1.00D, Ax180^\circ, 1\Delta, B.U.$
- (S+C)표기 : $S0.00D \frown C+1.00D, Ax90^\circ, 1\Delta, B.U.$

2-27 ④ 【중화법을 이용한 렌즈의 굴절력 확인】

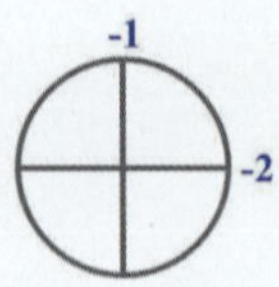

A렌즈(예시)

- 세로선 : 십자선보다 얇음(축소) → (−)굴절력
- 가로선 : 십자선보다 얇음(축소) → (−)굴절력
- 가로선보다 세로선이 더 두꺼움 → 수평경선의 굴절력이 더 큼
- 수평경선과 수직경선이 모두 (−)굴절력이고, 굴절력은 서로 다름 → 근시성 복난시 교정용 렌즈

2-28 ⑤ 【렌즈미터의 기기오차 보정(Calibration)】

- 실제 굴절력 = 측정치 − 기기오차 = −3.00 − (−0.50) = −2.50D

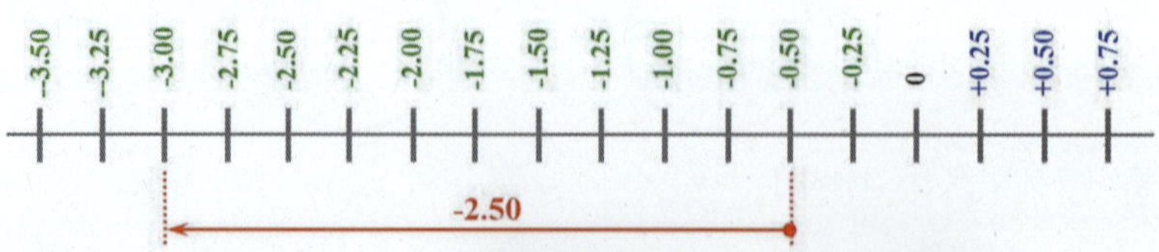

2-29 ②

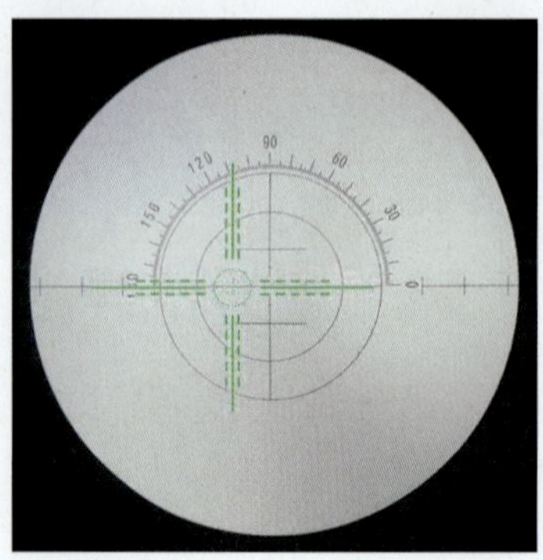

- (−)렌즈인 경우 : 렌즈의 이동방향과 타겟의 이동방향이 반대 → 역행 → 타겟을 중앙으로 이동시키기 위해 렌즈를 180°방향(왼쪽)으로 이동시켜야 함 → 렌즈의 오른쪽에 인점이 찍힘 → Base 0°의 프리즘 영향을 받음

- **(+)렌즈인 경우** : 렌즈의 이동방향과 타겟의 이동방향이 같음 → 동행 → 타겟을 중앙으로 이동시키기 위해 렌즈를 0°방향(오른쪽)으로 이동시켜야 함 → 렌즈의 왼쪽에 인점이 찍힘 → **Base 0°의 프리즘 영향을 받음**

2-30 ① 【이중초점렌즈 자렌즈의 모양】

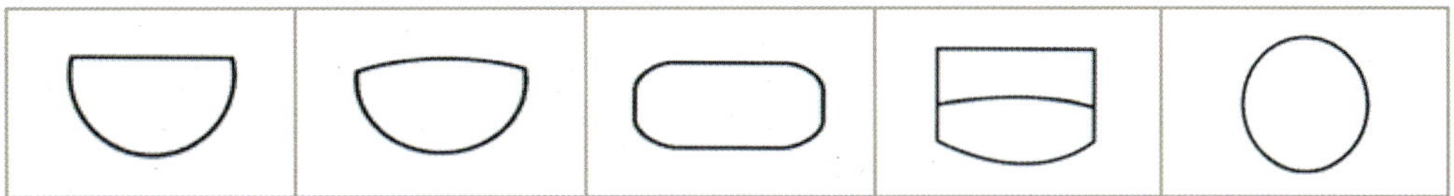

프라이트탑형	커브드탑형	팬옵틱형	ER형	크립토크형

2-31 ① • 원용부 굴절력 + 가입도 = 근용부 굴절력

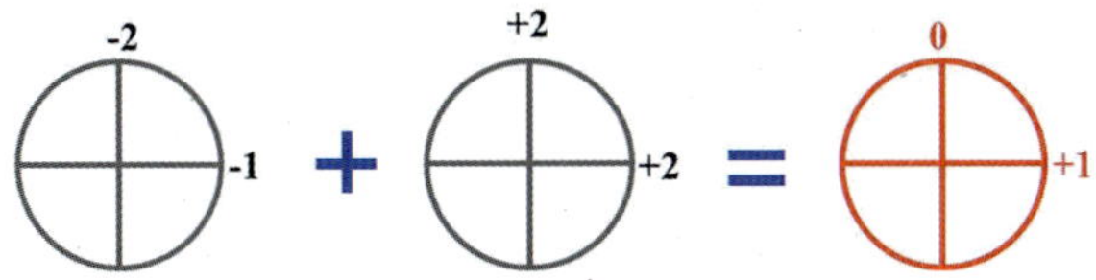

2-32 ① **【모렌즈가 구면일 때 근용부 합성광학 중심점의 위치】**

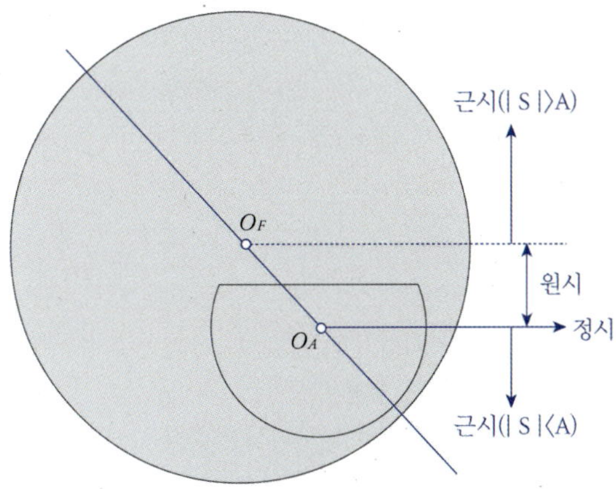

근시(| S |=A): 합성광학중심점은 존재하지 않음

2-33 ④ **【이중초점렌즈에서 상의 도약이 발생되는 원인】**

- 자렌즈의 광학중심에서 자렌즈 상부경계선까지의 거리에 비례
- **모렌즈(원용부) 굴절력과 근용부 굴절력의 차이인 가입도(Add)의 크기에 비례**

2-34 ④ ① 부등사위 교정용 렌즈이다.

② 근용부에서 B.U.효과을 얻기 위한 렌즈이다.

③ 굴절력이 강한 쪽 렌즈의 기저 두께를 감소시킨다.

④ 이중초점렌즈 원용부의 (-)굴절력이 강한 쪽 렌즈의 (+)면을 가공한다.

⑤ 이중초점렌즈의 근용부에서 수직방향 부등사위를 교정하기 위한 렌즈이다.

2-35 ⑤ 【모렌즈가 구면일 때 모렌즈의 광학중심점 기준 이중초점렌즈의 근용부 합성광학중심점 위치】

- $\overrightarrow{q_N} = \dfrac{A}{S+A}\overrightarrow{q_A} = \dfrac{A}{S+A}\begin{bmatrix}\overrightarrow{q_{Ax}} \\ \overrightarrow{q_{Ay}}\end{bmatrix} = \dfrac{3}{-2+3}\begin{bmatrix}+0.3 \\ -0.6\end{bmatrix}$

$$= 3\begin{bmatrix}+0.3 \\ -0.6\end{bmatrix} = \begin{bmatrix}+0.9 \\ -1.8\end{bmatrix}$$

- x축 방향 근용부 합성광학중심점 위치 $\overleftrightarrow{q_{Nx}} = +0.9$ → 우안의 (+)는 코방향 → 코방향 0.9(cm) → 코

방향 9(mm)

• y축 방향 근용부 합성광학중심점 위치 $\overleftrightarrow{q_{Ny}} = -1.8$ → 좌우안에 관계없이 (−)는 아래방향 → 아래쪽 1.8(cm) → 아래쪽 18(mm)

2-36 ③ 【누진굴절력렌즈의 숨김마크와 표기사항】

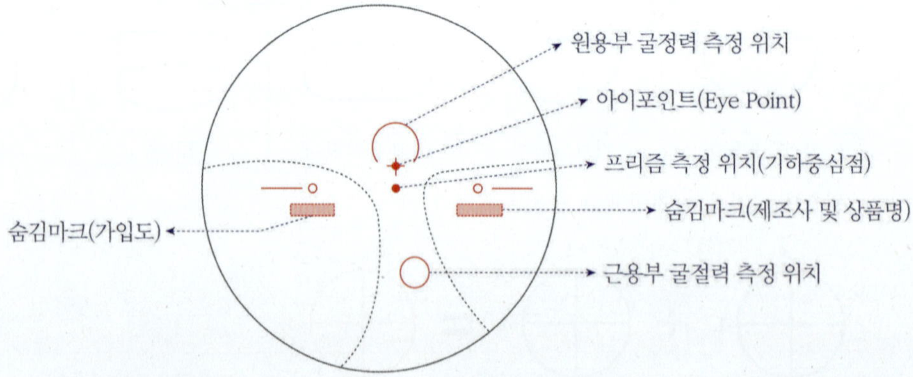

2-37 ① ① **누진대의 폭이 넓다.**
② 누진대의 길이가 짧다.
③ 가입도가 큰 사람에게 적합하다.
④ 수차량의 많고, 렌즈의 아래쪽에 집중된다.
⑤ 수차몰림부가 근용부에만 존재한다.

2-38 ⑤ **【누진렌즈에 적응하기 어려운 사람】**

• 가입도가 높은 누진렌즈를 처음 착용하는 사람
• 신경질적이고 참을성이 없는 성격인 사람
• 멀미나 이명 등의 원인으로 균형감각에 예민한 사람
• 단초점 근용안경이나 **이중초점렌즈를 장기간 사용한 사람**
• 용부로 시선을 옮기기 어려운 사람 → 아래쪽 방향으로 안구회선량이 작은 사람, 목이 짧거나 목운동의 범위가 좁은 사람
• 부등시인 사람 : 수직방향 프리즘 차에 의한 수직방향 융합 부담이 커짐
• 양안시가 원활하지 않은 사람

2-39 ② 【**원용부 교정굴절력이 (−)방향으로 커질 경우**(근시의 과교정 및 **원시의 저교정**)】

• **원용부 시야 넓어짐**
• **주변주 시야의 흐림이 작아짐**
• **가입도 높아짐 → 누진대와 근용부 시야는 좁아짐**

2-40 ② 【가입도가 1.00D 이하인 **초기 노안인 사람이 누진렌즈 적응력이 좋은 이유**】

• 가입도가 작아 명시역의 범위가 넓음
• 초기 노안은 상대적으로 조절력이 풍부
• 가입도와 수차가 작음 → 상의 흔들림이나 왜곡이 작음
• 장시간 사용에 따른 안정피로가 상대적으로 적음

2-41 ② **【프리즘 굴절력의 단위】**

• $1(\Delta) = 1(ctrad) = 0.01(rad) \fallingdotseq 0.573^\circ$

2-42 ① 【그림에 의한 방법】

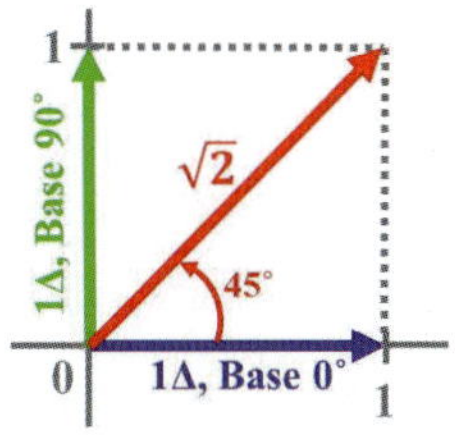

【수식에 의한 방법】

- $P_x = P\cos\theta = \sqrt{2} \times \cos 45^\circ = \sqrt{2} \times \dfrac{1}{\sqrt{2}} = +1$ → x축방향 (+)는 0°

  → 1Δ, Base 0°

- $P_y = P\sin\theta = \sqrt{2} \times \sin 45^\circ = \sqrt{2} \times \dfrac{1}{\sqrt{2}} = +1$ → y축방향 (+)는 90°

  → 1Δ, Base 90°

2-43 ①

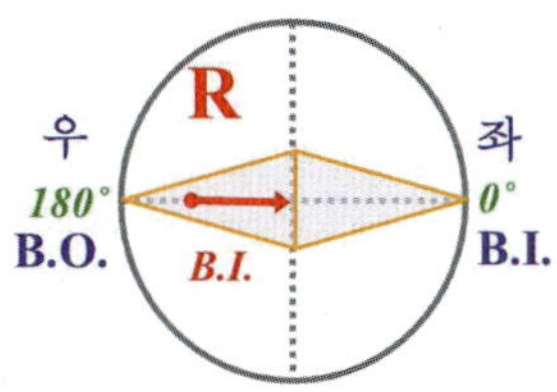

- $P(\Delta) = Dh = 5 \times 0.2 = 1.0(\Delta)$

2-44 ②

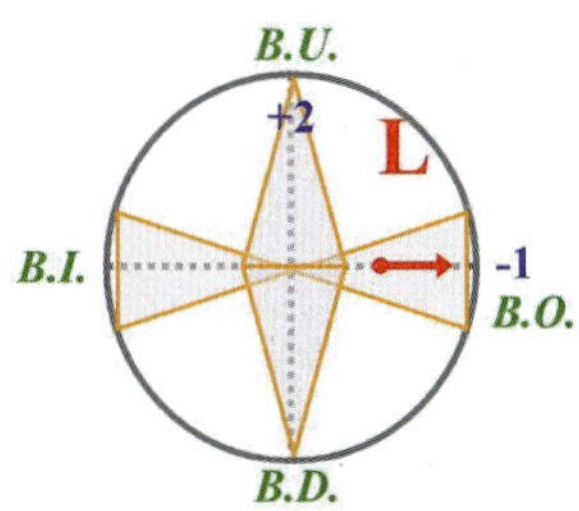

R:0.5Δ,B.O.

- **스칼라형 프렌티스 공식** : $P(\Delta) = Dh = 1 \times 0.5 = 0.5(\Delta)$ → 0.5Δ,B.O.
- **벡터형 프렌티스 공식** : $P(\Delta) = -[D]\vec{r} = -\begin{bmatrix} -1 & 0 \\ 0 & 2 \end{bmatrix}\begin{bmatrix} 0.5 \\ 0 \end{bmatrix} = \begin{bmatrix} 0.5 \\ 0 \end{bmatrix}$ → 0.5Δ,B.O.

2-45 ①

- 원용 기준 R.P.D = 원용 양안기준P.D. ÷ 2 = 65 ÷ 2 = 32.5mm
- $P_R = Dh_R = 2 \times 0.25 = 0.5\Delta$ → (−)렌즈의 P.D.가 짧아짐 → B.O.
- $P_L = Dh_L = 2 \times 0.15 = 0.3\Delta$ → (−)렌즈의 P.D.가 짧아짐 → B.O.
- **양안에서 처방해야 할 프리즘양 → 0.8Δ,B.O.**
- 좌우안에 각각 처방해야할 프리즘양 = 양안에서 처방해야 할 프리즘양 ÷ 2

  = 0.8Δ,B.O. ÷ 2 = 0.4Δ,B.O. → **양안 균등배분**
- R : S-2.00D ⌓ 0.4Δ,B.O., L : S-2.00D ⌓ 0.4Δ,B.O.

  → O.U. : S-2.00D ⌓ 0.4Δ,B.O.

2-46 ① ① **렌즈의 실제 굴절력은 (+)이다.**

② 실제 광학중심점은 존재한다.

③ 렌즈의 중심두께가 가장자리 두께보다 두껍다.

④ 렌즈 전면의 곡률과 후면의 곡률이 같은 렌즈이다.

⑤ 렌즈 전면의 곡률중심과 후면의 곡률중심이 일치하지 않는다.

2-47 ③ 【용도에 따른 편광안경의 편광축】

수평면 반사		수직면 반사		입체영화용		입체시 검사용	
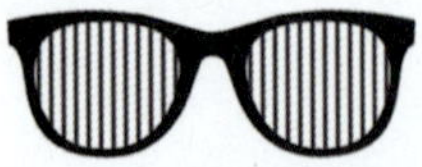		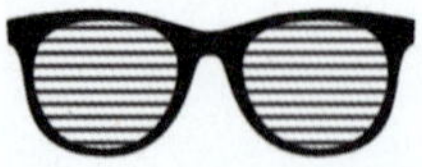		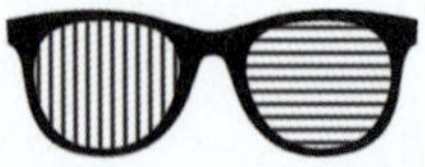		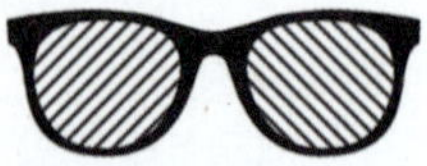	
90°	90°	180°	180°	90°	180°	135°	45°

2-48 ④ **【중산각(V-Type Bevel)】**

- **산각 크기 : 120°**
- 산각줄기 높이 : 0.5 ~ 0.7mm
- 용도 : 림(Rim)이 굵은 플라스틱테, 렌즈가장자리가 얇은 일반적인 안경테
- 평산각 가공 후 중산각 가공
- (−)면을 60°로 가공한 후 (+)면 가공

2-49 ④ **【하프림테(반무테, Half Rim Frame)의 적합한 나일론실의 길이】**

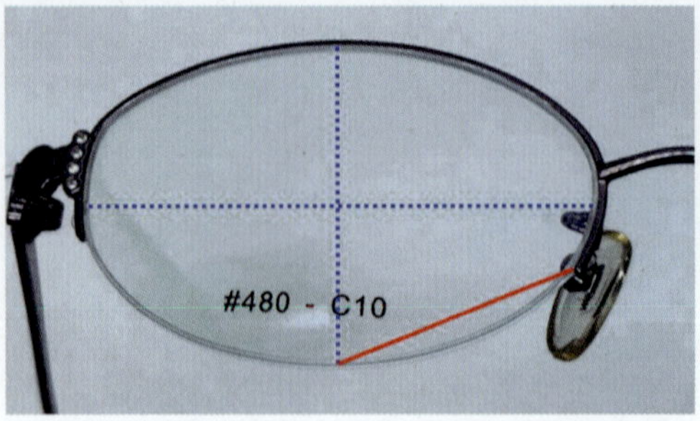

- 나일론실의 길이 조정 : 렌즈가 위쪽 림에 완전히 밀착된 상태에서 역산각 홈에 끼워지지 않는 나일론실이 **나일론실 고정부에서 렌즈 아래부분의 좌우 중앙부까지 팽팽한 상태인 길이**

2-50 ④ ① 좌안의 조제가공Oh가 23mm, 우안의 조제가공Oh가 28mm, O.U. : S−1.00D

◦좌안 : $P = Dh = 1 \times 0.1 = 0.1(\Delta)$ → (−)렌즈의 Oh가 1mm 높아짐 → B.D.

◦우안 : $P = Dh = 1 \times 0.6 = 0.6(\Delta)$ → (−)렌즈의 Oh가 6mm 높아짐 → B.D.

※ 양안에 미치는 프리즘량(0.5Δ)은 허용오차량(1.0Δ)보다 작음 → 합격

② 좌안의 조제가공Oh가 28mm, 우안의 조제가공Oh가 22mm, O.U. : S+1.00D

◦좌안 : $P = Dh = 1 \times 0.6 = 0.6(\Delta)$ → (+)렌즈의 Oh가 6mm 높아짐 → B.U.

◦우안 : $P = Dh = 1 \times 0 = 0(\Delta)$ → Oh가 같음 → 프리즘영향 없음

※ 양안에 미치는 프리즘량(0.6Δ)은 허용오차량(1.0Δ)보다 작음 → 합격

③ 좌안의 조제가공Oh가 22mm, 우안의 조제가공Oh가 27mm, O.U. : S−2.00D

◦좌안 : $P = Dh = 1 \times 0 = 0(\Delta)$ → Oh가 같음 → 프리즘영향 없음

◦우안 : $P = Dh = 2 \times 0.5 = 1.0(\Delta)$ → (−)렌즈의 Oh가 5mm 높아짐 → B.D.

※ 양안에 미치는 프리즘량(1.0Δ)은 허용오차량(1.0Δ)과 같음 → 합격

④ 좌안의 조제가공Oh가 20mm, 우안의 조제가공Oh가 26mm, O.U. : S+2.00D

◦좌안 : $P = Dh = 2 \times 0.2 = 0.4(\Delta)$ → (+)렌즈의 Oh가 1mm 낮아짐 → B.D.

◦우안 : $P = Dh = 2 \times 0.4 = 0.8(\Delta)$ → (+)렌즈의 Oh가 4mm 높아짐 → B.U.

※ 양안에 미치는 프리즘량(1.2Δ)은 허용오차량(1.0Δ)보다 큼 → 불합격

⑤ 좌안의 조제가공Oh가 22mm, 우안의 조제가공Oh가 25mm, O.U. : S−3.00D

∘좌안 : $P = Dh = 1 \times 0 = 0(\Delta)$ → Oh가 같음 → 프리즘영향 없음

∘우안 : $P = Dh = 3 \times 0.3 = 0.9(\Delta)$ → (−)렌즈의 Oh가 3mm 높아짐 → B.D.

※ 양안에 미치는 프리즘량(0.9Δ)은 허용오차량(1.0Δ)보다 작음 → 합격

실/전/핵/심/모/의/고/사 문제해설 3회

3-1　①　**【광학적 요소】**

- **조제가공 P.D.(Pupillary Distance)**
- 조제가공 Oh(Optical Height)
- 경사각(Pantoscopic Angle : PA)
- 정점간거리(Vertex Distance : V.D.)
- 안면각 또는 앞수평면휨각(Face Form Angle : F.F.A.)
- 굴절률(Refractive Index)
- 렌즈 삽입부 크기(Eye Size)
- 기본 커브(Base Curve)

3-2　②　**【안경처방서 약호】**

내　용	약 호
구면렌즈 굴절력	S, Sph
실린더(원주)렌즈 굴절력	C, Cyl
교정 실린더렌즈 축경선	Ax, Axis
동공간거리	P.D.
프리즘 굴절력	Δ
평면렌즈	**P, PL, Plano, Plane**
차폐렌즈	Occ(Occuluder)
프리즘 기저방향	Base
근용 가입도	Add, ADD

3-3　②　【오른쪽 눈과 왼쪽 눈의 표기】

	내 용	약 호	영 문 내 용
안경처방서 사용 표기	우 안	**O.D., R, RE**	Oculus Dexter
	좌 안	O.S., L, LE	Oculus Sinister
	양 안	O.U.	Oculus Uterque

3-4　③　① 시계방향은 (–)이다.

② 좌안의 코방향은 (–)이다.

③ 우안의 코방향은 (+)이다.

④ 좌우안의 코방향은 각각 (–), (+)이다.

⑤ 좌우안의 코방향은 각각 (–), (+)이다.

3-5　①　① 조준선P.D.**(생리학적P.D.) : 좌우 시선이 정중전면 주시 시 좌우안의 주시선이 지나는 각막반사상(눈의 조준선)까지의 거리**

② 프레임P.D. : 안경테 좌우 렌즈삽입부의 기하학적 중심점을 잇는 수평 길이

③ 동공중심간P.D.(해부학적P.D.) : 좌우 시선이 정중전면 주시 시 좌우안의 동공중심을 측정점으로 한 동공간거리(안구회전점 사이의 거리)

④ 단안기준P.D. : 좌우 동공중심선을 잇는 수평선이 만나는 코부위 정중앙을 측정 기준점으로 한 좌우 동공중심까지의 수평길이

⑤ 양안기준P.D. : 두 눈의 동공중심점 사이의 수평 길이

3-6 ① ① 안경처방의 약속사항이다.

② 안경테 아래 가장자리에서 설계점까지의 수직거리이다.

③ 안경테 하부림의 가장 낮은 홈에서 각막반사상까지의 수직거리이다.

④ 수직방향 안경테 아래 가장자리에서 광학중심점까지의 수직거리이다. → 광학중심점 높이(Oh)

⑤ 안경테 하부림의 동공중심 아래 홈에서 각막반사상까지의 수직거리이다.

3-7 ①

• 최소편심량 = $\frac{\text{무편심렌즈 직경} - \text{편심렌즈 직경}}{2}$

무편심렌즈 직경 - 편심렌즈 직경 = 2 X 최소편심량

편심렌즈 직경 = 무편심렌즈 직경 - 2 X 최소편심량 = 64 - 2 X 2= 60(mm)

3-8 ②

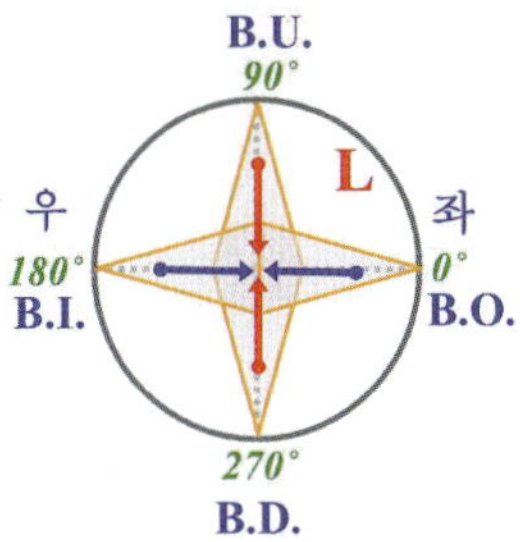

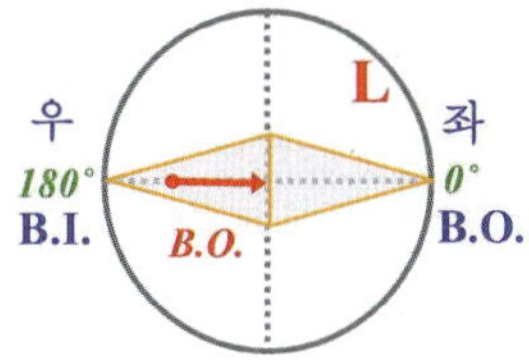

$P(\Delta) = Dh = 5 \times 0.2 = 1.0\Delta, B.O.$

3-9 ① • 양안 동일 처방의 동향운동 → 양안에 미치는 프리즘 영향은 없다. → 0(Δ)

3-10 ⑤ • 근용부 굴절력 = 원용부 굴절력 + 가입도(Add)

• 가입도(Add) = 근용부 굴절력 - 원용부 굴절력 = (+1) - (-2) = +3.00(D)

3-11 ⑤

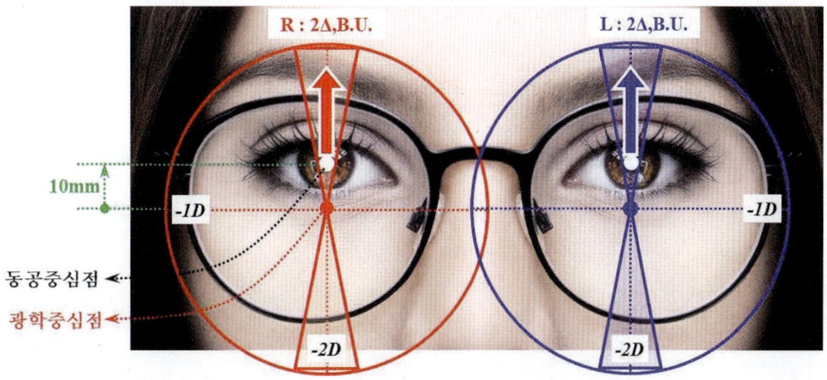

• 양안 동일처방(O.U.)에 동향운동 → 양안시에 미치는 프리즘 영향 없음 → 0Δ

• (계산에 의한 방법)

$P_R = D_R h = 2 \times 1 = 2\Delta$ → 주시점 기준 B.U. → $P_R = 2\Delta, B.U.$

$P_L = D_L h = 2 \times 1 = 2\Delta$ → 주시점 기준 B.U. → $P_L = 2\Delta, B.U.$

좌안 기준(좌안 정위) 양안시에 미치는 프리즘 영향

$P = P_R - P_L = 2 - 2 = 0(\Delta)$

우안 기준(우안 정위) 양안시에 미치는 프리즘 영향

$P = P_L - P_R = 2 - 2 = 0(\Delta)$

3-12 ③ 【코받침(Nose Pad)의 피팅포인트】
- 눈살근(비근근)과 코근(비익근) 사이의 근육이 없는 부위

3-13 ④ 【정점간거리가 길어질 때 완전교정 굴절력의 변화】
- 근시 : 저교정, 원시 : 과교정
- 근시 : 근시화, 원시 : 근시화
- 근시 : (−)렌즈 추가, 원시 : (−)렌즈 추가
- 근시 : 더 강한 (−)렌즈 필요 → 굴절력 증가
- 원시 : 더 약한 (+)렌즈 필요 → 굴절력 감소
- 근시 : ㅣ안경렌즈 굴절력ㅣ 〉ㅣ콘텍트렌즈 굴절력ㅣ
- 원시 : 안경렌즈 굴절력 〈 콘텍트렌즈 굴절력

3-14 ② ① 안장형(Saddle Type) : 코받침이 없어 렌즈삽입부(Rim)가 얼굴에 직접 접촉, 가장 오래된 형태
② 반안장형(Semisaddle Type) : 코받침이 렌즈삽입부(Rim)에 고정형으로 부착, 가장 많이 사용되는 형태
③ 열쇠구멍형(Keyhole Type) : 연결부(Bridge)와 렌즈삽입부(Rim)의 연결부가 열쇠구멍 모양인 형태
④ 코받침지지 부착형(Clings Type) : 금속테와 같이 코받침지지가 있는 형태
⑤ 금속안경테의 높은 돌출형(High Crest Bridge) : 'ㄷ'자 형태로 앞쪽 방향으로 돌출이 심한 형태

3-15 ② 【포인트테(Point Frame)의 종류】
- 원포인트테(One Point Frame) : 한쪽 렌즈를 기준으로 코방향에 1개의 구멍을 뚫어 렌즈를 고정시키는 형태
- 투포인트테(Two Point Frame) : 한쪽 렌즈를 기준으로 코방향과 귀방향에 각각 1개의 구멍을 뚫어 렌즈를 고정시키는 형태
- 쓰리포인트테(Three Point Frame) : 일반적으로는 한쪽 렌즈를 기준으로 코방향에 1개, 귀방향에 2개의 구멍을 뚫어 렌즈를 고정시키는 형태

3-16 ⑤ 림 커브(Rim Curve) 조정 플라이어(커브-B) : 상하의 패드가 동일한 곡률인 볼록면과 볼록면의 조합으로 구성되어 점접촉에 의한 림커브 세부조정용 플라이어

3-17 ③ 【상공련시스템의 안경테 크기 표기】
'52 − 18 140 = (A − B C)'
- A : 삽입부 크기(E.S., Eye Size) = 52mm
- B : 연결부 크기(B.S., Bridge Size) = 18mm
- C : 다리(Temple)의 길이 = 140mm

3-18 ③ ① 코능각이 가장 큰 곳에 코받침이 접촉되어야 한다.
② 코받침의 접촉부 중 기울기가 가장 완만한 곳이 피팅포인트이다.
③ 코받침면의 전체가 코의 능선부에 균일하게 접촉되어야 한다.
④ 코받침 고정나사의 이상적인 위치는 코받침 전체길이의 위쪽 1/3 또는 1/4 지점이다.
⑤ 코받침 고정나사가 코받침 중앙에 위치하면 코받침에 작용하는 압력이 하부에 집중적으로 분포된다

3-19 ③ 【안경테의 각 부분에 따른 피팅(Fitting) 순서】

연결부(Bridge) → 렌즈삽입부(Rim) → 귀부분(Endpiece) → 다리부(Temple)

- 안경테 전면 중앙부에서 시작하여 다리부에서 끝남

3-20 ⑤ ① A : PD/VD 전환버튼
② B : P.D.측정 손잡이 → 좌우안 P.D.를 측정하기 위해 내부의 수직지표선을 이동시키기 위한 외부의 슬라이딩 손잡이

③ C : 주시거리조정 다이얼 → 목적거리별 P.D.측정을 위해 목적거리를 설정하는 다이얼

④ D : 코받침 → 이마받침대와 함께 피검사자의 코를 밀착시켜 눈의 위치를 일정하게 고정하고 고정된 상태를 유지하기 위한 부분

⑤ **E : 가리개전환레버 → 사위나 사시의 P.D.측정 시 좌안가림, 우안가림 및 양안개방을 선택**할 수 있도록 P.D.미터 하부에 배치된 전환 레버

3-21 ③
- 경사각 보정거리 $d = 0.44\theta = 0.44 \times 10 = 4.4(mm)$
- 프리즘 처방(1.0Δ,B.D.)을 고려하지 않을 때

조제가공Oh(A) =일 상자세기준 측정Oh − 경사각 보정거리 = 27 − 4.4 = 22.6(mm)

- 프리즘 처방(1.0Δ,B.D.)을 고려하면

1.0Δ,B.D. → $P = Dh \quad h = \dfrac{P}{D} = \dfrac{1}{2} = 0.5(cm) = 5(mm)$ **→ 수직방향 굴절력은 (−2D)이므로 B.D이 되기 위해서는 렌즈를 위로 5mm 올림**

→ 22.6 + 5 = 27.6(mm)

3-22 ⑤ **【양안 설계점 이동량(편위량)】**
- F.P.D. = E.S. + B.S. = 54 + 20 = 74(mm)
- **양안 설계점 이동량(편위량) = F.P.D. − 양안P.D. = 74 − 68 = 6(mm)**

3-23 ⑤ **【전원이 꺼진 상태에서도 관찰 가능한 것】**
- 실린더축방향눈금 : 0° ~ 180° 또는 0° ~ 360°
- **기준주경선** 및 프리즘디옵터선 : 0 ~ 6Δ(프리즘컴펜세이터 사용 시 22Δ까지 가능)

【전원이 켜진 상태에서만 관찰 가능한 것】
- 디옵터눈금창 및 디옵터눈금(굴절력) : 0 ~ ±25(D)
- 타겟(Target)
- 프리즘굴절력(Δ) 및 기저방향(Base)
- 원주렌즈 축방향(Ax)

3-24 ⑤ **【측정렌즈 굴절력이 (−)일 때 표준렌즈(Standard Lens) 전후의 광선속】**
- **표준렌즈에 입사하는 광선속 : 발산광선속**
- **표준렌즈에서 출사되는 광선 : 수렴광선속**
- 역할 : 입사하는 발산(구면파)광선속을 표준렌즈와 (−)인 측정렌즈에 의해 평행(평면파)광선속으로 만들어 대물렌즈에 평행광이 입사되도록 함 → 시준기(Collimator) 기능

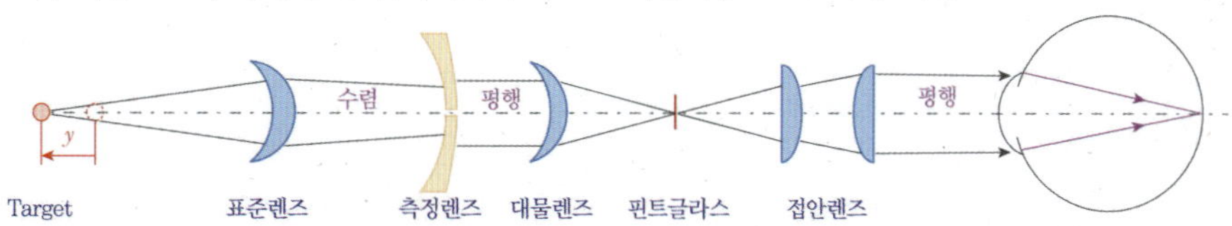

3-25 ④ **【렌즈미터 인점핀의 편위도 확인】**
- 편위도가 정상일 때 : 토릭렌즈의 축방향으로 맞추어 인점한 후 렌즈를 180° 회전시켜 인점하였을 때 3개의 점이 동일한 위치에 중첩되어 찍힘
- 수평편위가 있을 때 : 토릭렌즈의 축방향으로 맞추어 인점한 후 렌즈를 180° 회전시켜 인점하였을 때 6개의 점이 동일한 수평선 위에 찍힘
- 수직편위가 있을 때 : 토릭렌즈의 축방향으로 맞추어 인점한 후 렌즈를 180° 회전시켜 인점하였을 때 3개의 점이 각각 수평을 유지한 상태에서 상하로 찍힘
- **회전편위가 있을 때 : 토릭렌즈의 축방향으로 맞추어 인점한 후 렌즈를 180° 회전시켜 인점하였을 때 중앙인점은 중첩되어 하나로 찍히나 나머지 2개의점이 각각 상하로 기울어져 5개의 점으로 나타남**

3-26 ② 【토릭렌즈의 표기】

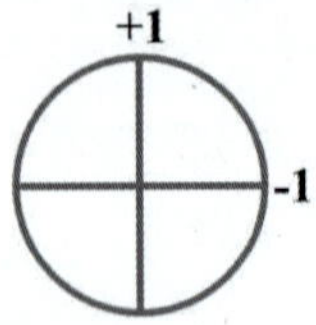

(S−C) $S+2.00D$ ⊂ $C-3.00D, Ax\,180^\circ$

(S+C) $S-1.00D$ ⊂ $C+3.00D, Ax\,90^\circ$

(C•C) ② $C+2.00D, Ax\,90^\circ$ ⊂ $C-1.00D, Ax\,180^\circ$

3-27 ①

①	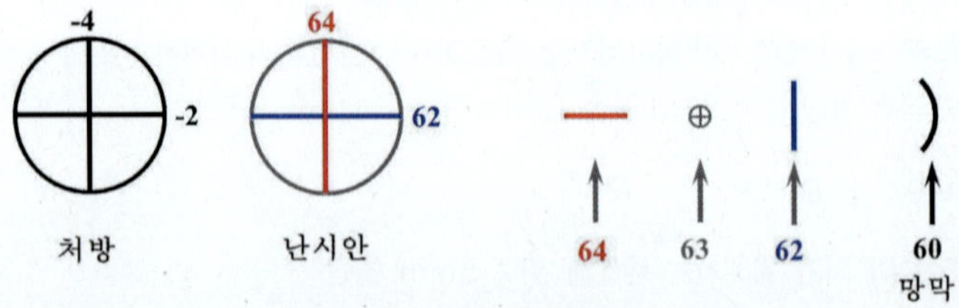(근시성 복성 직난시)
②	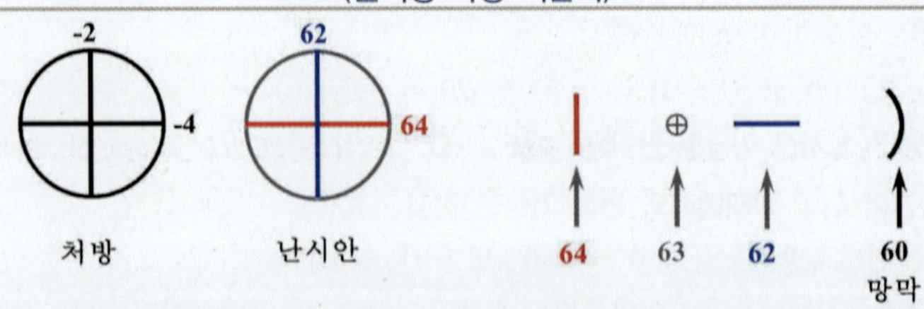(근시성 복성 도난시)
③	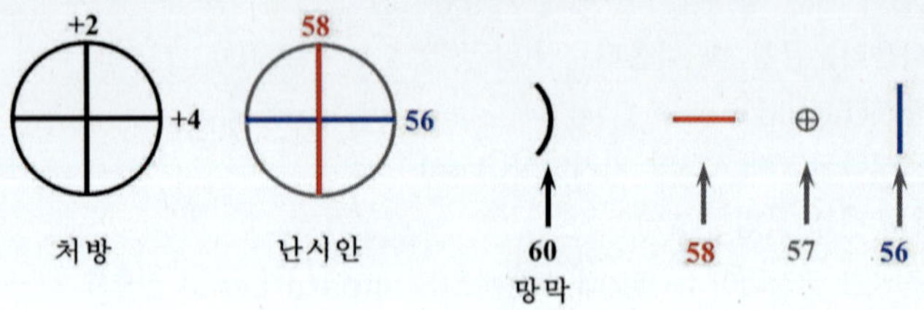(원시성 복성 직난시)
④	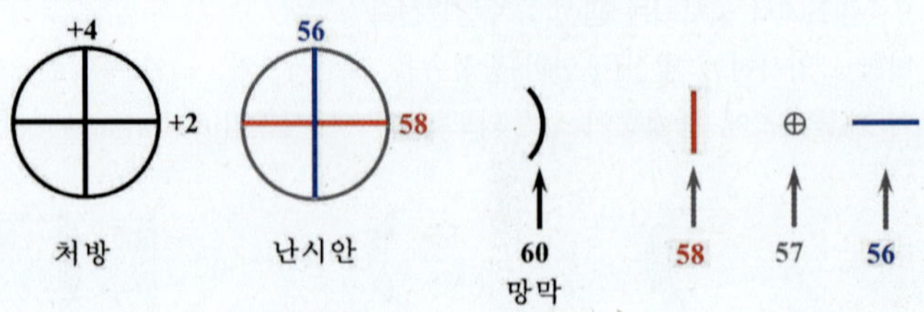(원시성 복성 도난시)
⑤	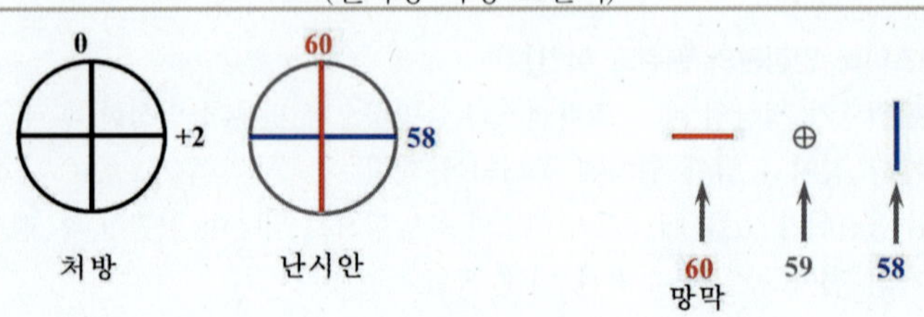(근시성 단성 직난시)

3-28 ⑤ ① 굴절력만 측정할 수 있다.

② 모든 콘택트렌즈에는 인점할 수 없다.

③ 렌즈에 수분을 완전히 제거한 상태에서 측정한다.

④ 렌즈의 (+)면이 렌즈받침대에 닿도록 올려놓고 측정한다.

⑤ 렌즈받침부가 지면과 평행을 유지한 상태에서 측정한다.

3-29　⑤　**【타겟상의 위치 확인(Positioning of Target)】**

- **프리즘 컴펜세이터가 부착된 렌즈미터일 경우 : 프리즘 눈금이 0°와 일치하는지 확인**
- 스크린의 십자선의 중심과 타겟의 중앙이 일치하는지 확인 → 프리즘 눈금이 0°와 불일치한 만큼 타겟이 스크린의 중앙에서 편위됨

3-30　①

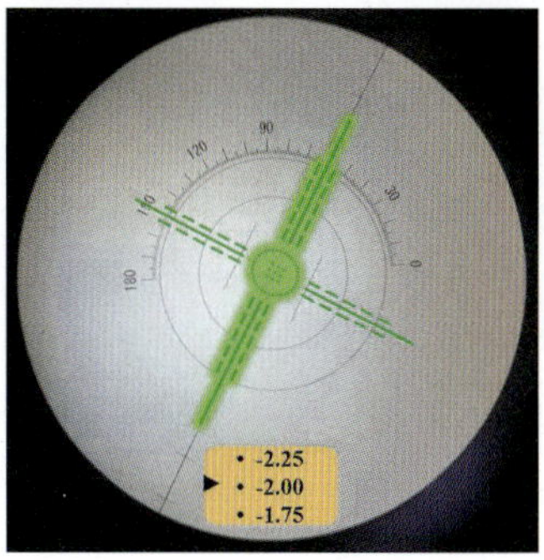

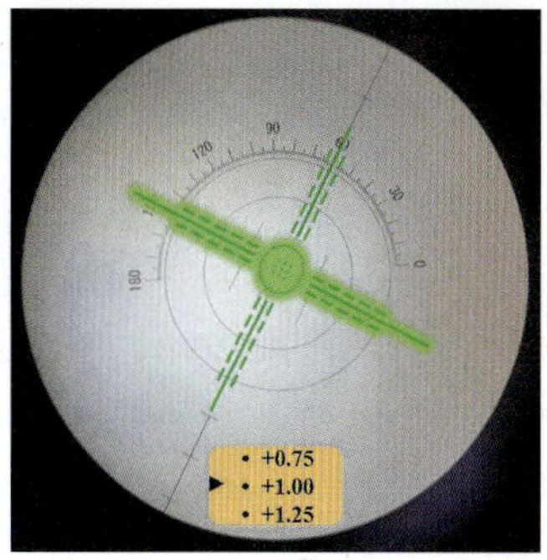

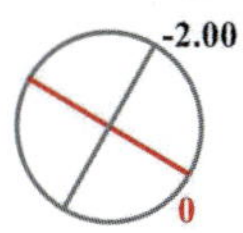

C-2.00D, Ax 150°

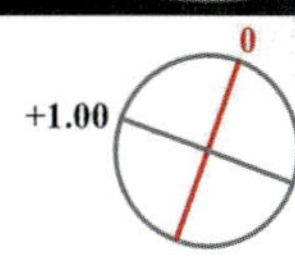

C+1.00D, Ax 60°

- (S−C)표기 : $S+1.00D \bigcirc C-3.00D, Ax150^{\circ}$
- (S+C)표기 : $S-2.00D \bigcirc C+3.00D, Ax60^{\circ}$
- (C・C)표기 : $C+1.00D, Ax60^{\circ} \bigcirc C-2.00D, Ax150^{\circ}$

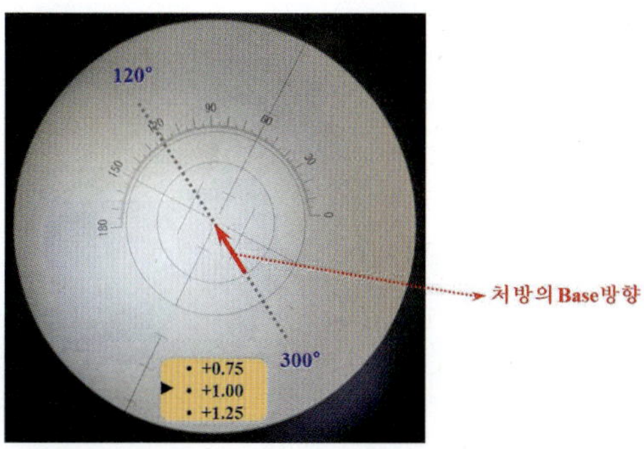

- **(S−C)표기 : $S+1.00D \bigcirc C-3.00D, Ax150^{\circ}$, 2△,Base120°**
- (S+C)표기 : $S-2.00D \bigcirc C+3.00D, Ax60^{\circ}$, 2△,Base120°
- (C・C)표기 : $C+1.00D, Ax60^{\circ} \bigcirc C-2.00D, Ax150^{\circ}$, 2△,Base120°

3-31 ④

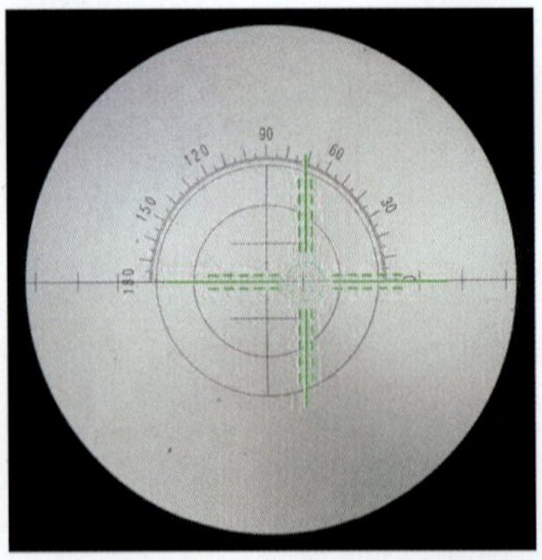

- (−)렌즈인 경우 : 렌즈의 이동방향과 타겟의 이동방향이 반대 → 역행 → 타겟을 중앙으로 이동시키기 위해 렌즈를 0°방향(오른쪽)으로 이동시켜야 함 → 렌즈의 왼쪽에 인점이 찍힘 → Base 180°의 프리즘 영향을 받음
- **(+)렌즈인 경우 :** 렌즈의 이동방향과 타겟의 이동방향이 같음 → 동행 → 타겟을 중앙으로 이동시키기 위해 렌즈를 180°방향(왼쪽)으로 이동시켜야 함 → 렌즈의 오른쪽에 인점이 찍힘 → **Base 180°의 프리즘 영향을 받음**

3-32 ③ ① 융착형에 비해 아베수가 높다.
② 자렌즈 부착용 접착제가 필요하지 않다.
③ 모렌즈의 곡률보다 자렌즈의 곡률이 더 크다.
④ 원용부에 비해 근용부의 렌즈두께가 더 두껍다.
⑤ 원용부와 근용부의 경계선이 단차가 존재한다.

3-33 ① **【모렌즈가 구면일 때 근용부 합성광학 중심점의 위치】**
- **모렌즈의 광학중심점과 자렌즈의 광학중심점 사이 → 원시용 이중초점렌즈**
- 자렌즈의 광학중심점에 위치 → 정시용 이중초점렌즈
- 자렌즈의 광학중심점 아래 → 구면굴절력의 절대값이 가입도보다 작은 근시용 이중초점렌즈
- 존재하지 않는 경우 → 구면굴절력의 절대값과 가입도와 같은 근시용 이중초점렌즈
- 모렌즈 광학중심점 상부 → 구면굴절력의 절대값이 가입도보다 큰 근시용 이중초점렌즈

3-34 ③
- **근용부 임의의 시점에서 프리즘 굴절력이 0인 처방 → 근용부 굴절력이 0.00(D)인 처방**
- **근용부 굴절력 = 원용부 굴절력(S) + 가입도(Add) = (−1) + (+1) = 0(D) → ③**

3-35 ② **【이중초점렌즈에서 상의 도약량(J)】**
- J = Ar (r : 자렌즈의 광학중심점에서 상부경계선까지의 거리)
- 크립토크형 이중초점렌즈의 자렌즈는 원형
- $J = Ar \qquad r = \frac{J}{A} = \frac{2}{2} = 1(cm) = 10(mm)$

3-36 ③ **【모렌즈가 구면일 때 모렌즈의 광학중심점 기준 이중초점렌즈의 근용부 합성광학중심점 위치】**
- $\overrightarrow{q_N} = \frac{A}{S+A}\overrightarrow{q_A} = \frac{A}{S+A}\begin{bmatrix}\overrightarrow{q_{Ax}}\\ \overrightarrow{q_{Ay}}\end{bmatrix} = \frac{2.5}{2.5+2.5}\begin{bmatrix}+0.25\\ -1.00\end{bmatrix}$

$$= \frac{1}{2}\begin{bmatrix}+0.25\\ -1.00\end{bmatrix} = \begin{bmatrix}+0.125\\ -0.50\end{bmatrix}$$

- **x축 방향 근용부 합성광학중심점 위치 $\overleftrightarrow{q_{Nx}} = +0.125$ → 우안의 (+)는 코방향 → 코방향 0.125(cm) → 코방향 1.25(mm)**
- **y축 방향 근용부 합성광학중심점 위치 $\overleftrightarrow{q_{Ny}} = -0.50$ → 좌우안에 관계없이 (−)는 아래방향 → 아래쪽**

0.5(cm) → 아래쪽 5(mm)

3-37 ① 【누진굴절력렌즈의 숨김마크와 표기사항】

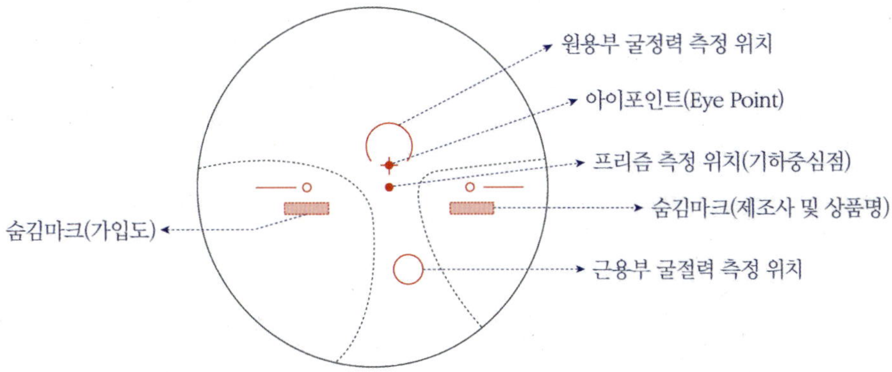

3-38 ③ **【누진렌즈의 설계방법 중 전영역투과설계】**

- **원용부와 근용부를 비구면으로 설계**
- 렌즈 두께가 얇고 가벼워짐
- **수차가 감소되고, 시야가 확대됨**
- **자연시에 가까운 시야 확보**

3-39 ③ ① 렌즈삽입부 상하 길이는 최소 35mm 이상이 되어야 한다.

② 아이포인트 위치의 미세조정을 위한 코받침지지(Pad Arm)가 있는 안경테가 좋다.

③ 렌즈삽입부 길이는 근용부참조원이 잘려 나가지 않을 크기가 필요하다.

④ 원용부 시야 확보를 위해 동공중심에서 위쪽으로 13mm 이상이 필요하다.

⑤ 중간거리부 및 근용부 시야 확보를 위해 동공중심에서 아래쪽으로 22mm 이상이 필요하다.

3-40 ② **【누진굴절력렌즈에서 정점간거리가 길 경우】**

- **근용부 시야가 좁아짐**
- 내편심량(Inset)이 커짐
- 원용부에서 근용부로의 시선 이동량(안구회전각)이 작아짐

3-41 ⑤ ① 경사각을 크게 조정한다.

② 정점간거리를 짧게 조정한다.

③ 하드설계인 렌즈로 교체한다.

④ 수평비대칭설계인 렌즈로 교체한다.

⑤ 가입도를 확인하여 가입도를 낮춘다.

3-42 ② **【프리즘 굴절력의 단위】**

- **2m 뒤의 스크린에서 2cm 편위 → 1m 뒤의 스크린에서 1cm 편위 → 1(Δ)**

3-43 ④ 【그림에 의한 방법】

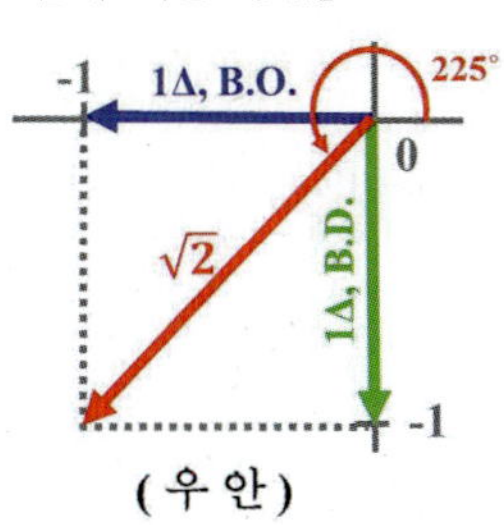

【수식에 의한 방법】

- $P_x = P\cos\theta = \sqrt{2}\times\cos 225^\circ = \sqrt{2}\times(-\frac{1}{\sqrt{2}}) = -1$ → x축방향 (-)는 우안의 B.O. → 1Δ, B.O.

- $P_y = P\sin\theta = \sqrt{2}\times\sin 225^\circ = \sqrt{2}\times(-\frac{1}{\sqrt{2}}) = -1$ → y축방향 (-)는 좌우안에 관계없이 B.D. → 1Δ, B.D.

3-44 ①

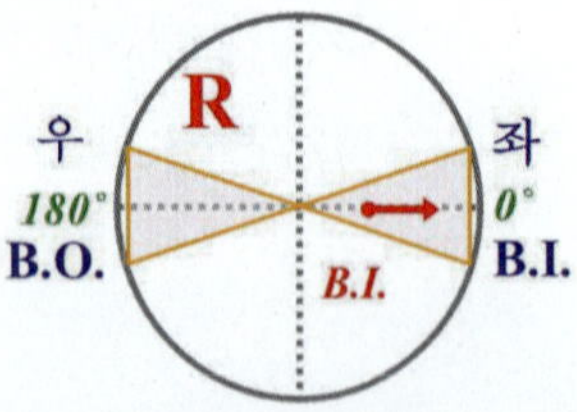

- $P(\Delta) = Dh = 5\times 0.2 = 1.0(\Delta)$

3-45 ①

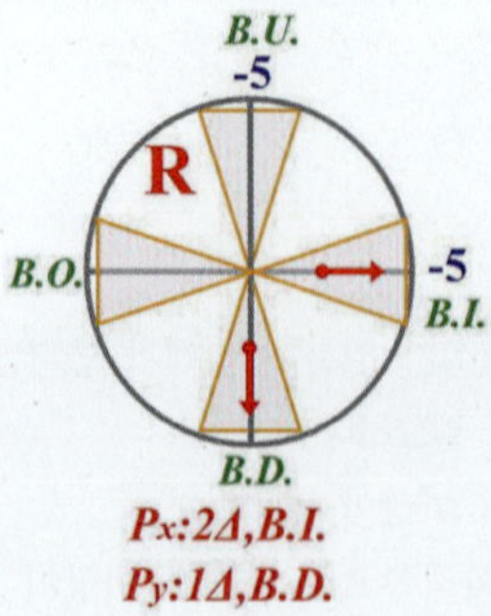

- **스칼라형 프렌티스 공식** : $P_x(\Delta) = Dh_x = 5\times 0.4 = 2.0(\Delta)$ → 2Δ,B.I.
  $P_y(\Delta) = Dh_y = 5\times 0.2 = 1.0(\Delta)$ → 1Δ,B.D.

- **벡터형 프렌티스 공식** : $P(\Delta) = -[D]\vec{r} = -\begin{bmatrix}-5 & 0\\ 0 & -5\end{bmatrix}\begin{bmatrix}0.4\\ -0.2\end{bmatrix} = \begin{bmatrix}2\\ -1\end{bmatrix}$
  → 2Δ,B.I. ⌒ 1Δ,B.D.

3-46 ① • (4.0Δ,B.U.) + (3.0Δ,B.D.) = 1.0Δ,B.U. → (+4) + (−3) = (+1)

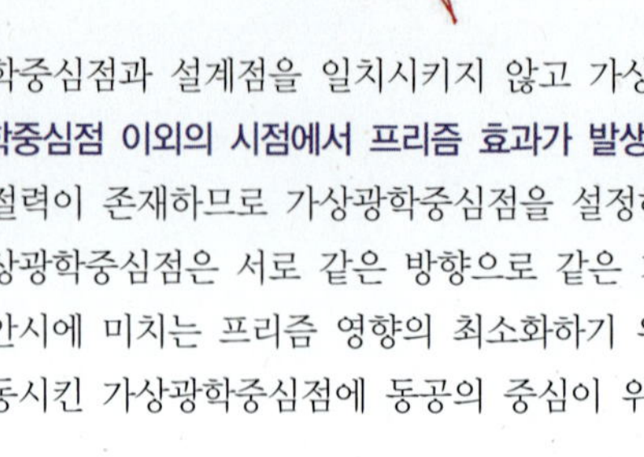

3-47 ② ① 광학중심점과 설계점을 일치시키지 않고 가상광학중심점을 설정하여 조제가공한다.
② **광학중심점 이외의 시점에서 프리즘 효과가 발생한다.**
③ 굴절력이 존재하므로 가상광학중심점을 설정하여 가공한다.
④ 가상광학중심점은 서로 같은 방향으로 같은 거리만큼 이동시켜 가공한다.
⑤ 양안시에 미치는 프리즘 영향의 최소화하기 위해 실제의 광학중심점에서 같은 방향 및 같은 거리만큼 이동시킨 가상광학중심점에 동공의 중심이 위치하도록 설정하여 가공한다.

3-48 ⑤ 【(앞렌즈 + 뒷렌즈 = 원용)인 복식알바이트 안경】

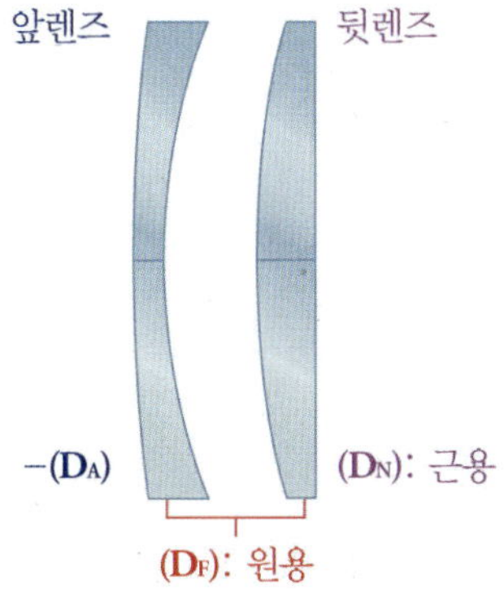

- **앞렌즈[(−)렌즈]** + 뒷렌즈[근용] = 원용안경
- 앞렌즈 제거 → 뒷렌즈만 사용 = 근용안경

3-49 ④ ① 렌즈가장자리가 얇은 일반적인 안경테용 산각이다.
② 산각 크기는 약 120°이다.
③ 평산각을 가공한 후 중산각을 가공한다.
④ (−)면을 먼저 가공한 후 (+)면을 가공한다.
⑤ 산각줄기 높이는 0.5 ~ 0.7mm이다.

3-50 ① ① **$P = Dh = 1 \times 1 = 1.0(\Delta)$ → (−)렌즈의 P.D.가 작아짐 → B.O. → 원용안경의 B.O.은 허용오차가 큰 방향 → 허용오차(1.0Δ)와 동일 → 만족**
② $P = Dh = 1 \times 1 = 1.0(\Delta)$ → (+)렌즈의 P.D.가 작아짐 → B.I. → 원용안경의 B.I.은 허용오차가 작은 방향 → 허용오차(0.5Δ)보다 큼 → 불합격
③ $P = Dh = 3 \times 0.5 = 1.5(\Delta)$ → (+)렌즈의 P.D.가 커짐 → B.O. → 근용안경의 B.O.은 허용오차가 작은 방향 → 허용오차(0.5Δ)보다 큼 → 불합격
④ $P = Dh = 4 \times 0.3 = 1.2(\Delta)$ → (+)렌즈의 P.D.가 커짐 → B.O. → 근용안경의 B.O.은 허용오차가 작은 방향 → 허용오차(0.5Δ)보다 큼 → 불합격
⑤ $P = Dh = 5 \times 0.3 = 1.5(\Delta)$ → (+)렌즈의 P.D.가 커짐 → B.O. → 근용안경의 B.O.은 허용오차가 작은 방향 → 허용오차(0.5Δ)보다 큼 → 불합격

실전핵심모의고사 문제해설 4회

4-1 ③ 【조제가공의 흐름】

1. 예비과정-기본(Main)피팅 후 설계점 결정(Preliminary Step)
↓
2. 렌즈 인점찍기(Centering)
↓
3. 테의 형판 만들기(Pattern Making)
↓
4. 형판에 설계점 만들기(Lay Out)
↓
5. 자르기와 다듬기(Cutting & Trimming)
↓
6. 가장자리 갈기와 산각 세우기(Edging & Beveling, Mounting)
↓
7. 렌즈끼우기(Insertation)
↓
8. 확인검사와 수정하기(Verifing & Correction)
↓
9. 가공 후 피팅(After Fitting)
↓
10. 사용법 설명(Usage)

4-2 ① 【검사표기와 약호】

내 용	약 호	영 문 내 용
교대가림검사	A.C.T.	Alternate Cover Test
폭주근점	N.P.C.	Near Point of Convergence
우세안(우위안)	D.E.	Dominate Eye
시력	V, V.A.	Visual Acuity
단안 P.D.	M.P.D.	Monocular P.D.

4-3 ⑤ ① 가입도는 원용부 굴절력과 근용부 굴절력의 합이다.
② 이중초점렌즈의 근용부 굴절력은 원용부 굴절력과 가입도의 차이다.
③ 삼중초점렌즈의 근용부 굴절력은 원용부 굴절력과 가입도의 차이다.
④ 삼중초점렌즈의 중간부 굴절력은 원용부 굴절력과 근용부 굴절력의 합이다.
⑤ **근용부 굴절력을 결정하기 위해 원용부 굴절력에 추가해야 할 구면 굴절력이다.**

4-4 ⑤ ① 우안의 귀방향은 180°이다.
② 좌안의 코방향은 180°이다.
③ 우안의 B.O.은 180°이다.
④ 좌안의 B.I.은 180°이다.
⑤ **좌우안의 0°는 (+)이다.**

4-5 ③ ① 조준선P.D.(생리학적P.D.) : 좌우 시선이 정중전면 주시 시 좌우안의 주시선이 지나는 각막반사상(눈의 조준선)까지의 거리

② 프레임P.D. : 안경테 좌우 렌즈삽입부의 기하학적 중심점을 잇는 수평 길이

③ 동공중심간P.D.(해부학적P.D.) : 좌우 시선이 정중전면 주시 시 좌우안의 동공중심을 측정점으로 한 동공간 거리(안구회전점 사이의 거리)

④ 단안기준P.D. : 좌우 동공중심선을 잇는 수평선이 만나는 코부위 정중앙을 측정 기준점으로 한 좌우 동공중심까지의 수평길이

⑤ 양안기준P.D. : 두 눈의 동공중심점 사이의 수평 길이

4-6 ⑤ ① (+)렌즈의 B.U. 처방인 경우 → 측정Oh〈 조가Oh

② (+)렌즈의 B.D. 처방인 경우 → 측정Oh 〉조가Oh

③ (−)렌즈의 B.U. 처방인 경우 → 측정Oh 〉조가Oh

④ (−)렌즈의 B.D. 처방인 경우 → 측정Oh〈 조가Oh

⑤ 프리즘처방이 없을 때 → 측정Oh = 조가Oh

4-7 ④ • 박싱시스템의 안경테 표기방법 : 'E.S.□B.S. 다리길이'

• F.P.D. = E.S. + B.S. = 58 + 18 = 76(mm)

4-8 ②

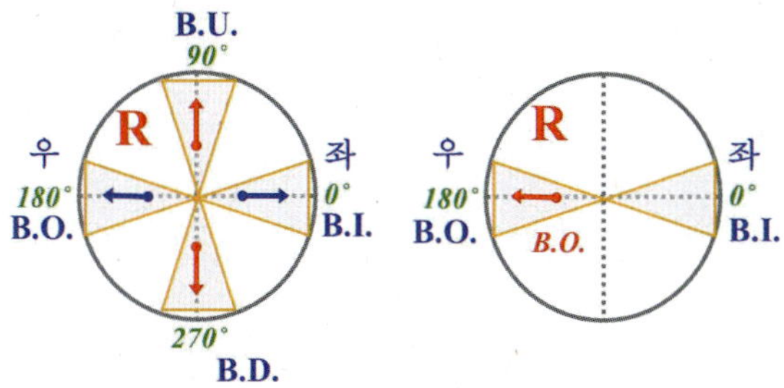

$P(\Delta) = Dh = 5 \times 0.2 = 1.0\Delta, B.O.$

4-9 ④

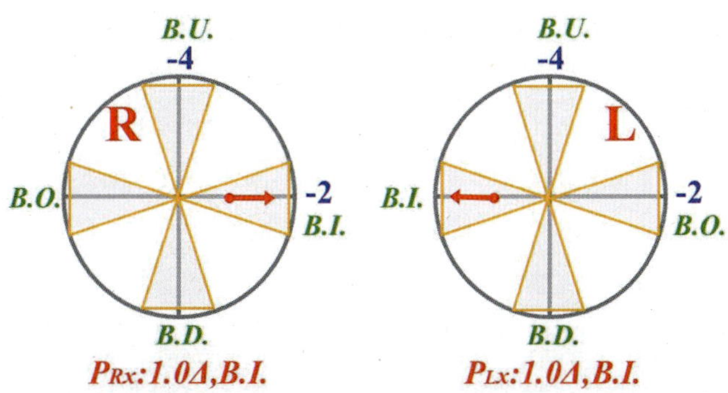

• 스칼라형 프렌티스 공식 : $P_{Rx}(\Delta) = Dh_{Rx} = 2 \times 0.5 = 1.0(\Delta)$ → 1.0Δ,B.I.

$P_{Lx}(\Delta) = Dh_{Lx} = 2 \times 0.5 = 1.0(\Delta)$ → 1.0Δ,B.I.

※ 동일 처방, 이향운동일 때 양안에 미치는 프리즘량 = 단안의 2배 → 2.0Δ,B.I.

• 벡터형 프렌티스 공식 : $P_R(\Delta) = -[D]\vec{r} = -\begin{bmatrix} -2 & 0 \\ 0 & -4 \end{bmatrix}\begin{bmatrix} 0.5 \\ 0 \end{bmatrix} = \begin{bmatrix} 1 \\ 0 \end{bmatrix}$

$P_L(\Delta) = -[D]\vec{r} = -\begin{bmatrix} -2 & 0 \\ 0 & -4 \end{bmatrix}\begin{bmatrix} -0.5 \\ 0 \end{bmatrix} = \begin{bmatrix} -1 \\ 0 \end{bmatrix}$

우안기준(우안정위) : $P = P_L - P_R = \begin{bmatrix} -1 \\ 0 \end{bmatrix} - \begin{bmatrix} 1 \\ 0 \end{bmatrix} = \begin{bmatrix} -2 \\ 0 \end{bmatrix}$ → O.S.:2Δ,B.I.

좌안기준(좌안정위) : $P = P_R - P_L = \begin{bmatrix} 1 \\ 0 \end{bmatrix} - \begin{bmatrix} -1 \\ 0 \end{bmatrix} = \begin{bmatrix} 2 \\ 0 \end{bmatrix}$ → O.D.:2Δ,B.I.

4-10 ⑤ • 근용부 굴절력 = 원용부 굴절력 + 가입도(Add)

• **가입도(Add) = 근용부 굴절력 - 원용부 굴절력 = (+1) - (-2) = +3.00(D)**

4-11 ①

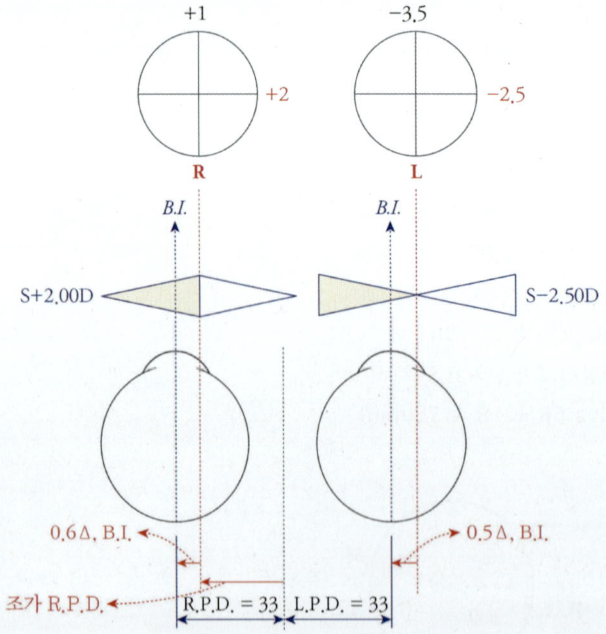

• $P = Dh \qquad h = \frac{P}{D} = \frac{0.6}{2} = 0.3(cm) = 3(mm)$

조가 $R.P.D.$ = 기준 $R.P.D. - 3 = 33 - 3 = 30(mm)$

4-12 ③ ① 경사각(P.A.) 조정 → 안경테 림(Rim)과 귀부분(Endpiece)이 이루는 각도 조정

② 귀바퀴부분의 꺾임위치 조정 → 귀바퀴받침(Temple Tip)의 꺾임위치 조정

③ 다리벌림각 조정 → 귀부분(Endpiece)의 꺾임각 또는 안경테다리(Temple)의 수평곡률 조정

④ 전면 수평상태 조정 → 정면에서 볼 때 귀부분(Endpiece) 또는 안경테다리(Temple)의 상하방향 높이 조정

⑤ 정점간거리(V.D.) 조정 → 코받침지지(Pad Arm)의 휨 상태 또는 좌우 다리벌림각 균형상태 조정

4-13 ③ ① 전피팅 또는 예비피팅이라고도 한다. → 기본피팅

② 설계점 설정을 위한 가장 중요한 피팅 단계이다. → 기본피팅

③ 입고된 안경테를 진열장에 진열하기 위한 초기의 피팅이다.

④ 안경테의 각 요소를 조정하여 안경을 착용한 고객의 얼굴에 맞게 조정하는 피팅이다. → 기본피팅

⑤ 완성된 안경의 착용상태에서 고객의 자각증상의 불편함을 해소시키기 위한 피팅이다. → 자각피팅

4-14 ① **① 높은 돌출형(High Crest Bridge)** : 'ㄷ'자 형태로 앞쪽 방향으로 돌출이 심한 형태

② 낮은 돌출형(Low Crest Bridge) : 앞쪽 방향으로 돌출의 정도가 심하지 않은 형태, 가장 일반적인 형태

③ 윗빗장형(Bar Type 또는 Two Bridge Type) : 렌즈삽입부(Rim) 위쪽에 연결부가 추가되어 연결부가 2개인 형태

④ 직선형(Flush Type) : 앞쪽 방향으로 돌출이 전혀 없이 평면인 형태

⑤ 플라스틱 안경테의 반안장형(Semisaddle Type) : 코받침이 렌즈삽입부(Rim)에 고정형으로 부착, 가장 많이 사용되는 형태

4-15 ② ① 귀부분(Endpiece) 고정용 플라이어(힌지잡이) : 귀부분의 꺾임상태나 다리벌림각 조정을 위한 귀부분을 고정하기 위해 양쪽면에 홈이 있는 플라이어

② 렌즈크기 맞춤용 플라이어(가시미) : 금속안경테에 안경렌즈를 끼워넣은 후 상하로 분리된 귀부분

(Endpiece)의 나사홈을 눌러 렌즈삽입부(Rim)와 렌즈의 크기가 맞는지 확인하기 위해 사용하는 플라이어 → 귀부분(Endpiece)의 나사가 제거된 상태에서 사용

③ 금속테용 경사각(Pantoscope Angle) 조정용 플라이어 : 집게부에 각진 홈이 파인 플라스틱을 덧붙여 제작한 경사각을 조정하기 위한 양쪽면에 패드가 부착된 플라이어

④ 플라스틱테용 경사각(Pantoscope Angle) 조정용 플라이어 : 집게부에 곡면 홈이 파인 경사각을 조정하기 위한 플라이어

⑤ 코받침(Nose Pad) 조정용 플라이어(코집게) : 코받침과 코받침박스를 동시에 잡고 코받침을 조정하기 위한 플라이어 → 실리콘(Silicon)이나 에어(Air)코받침인 경우 코받침이 손상될 수 있으므로 코나사집게를 사용하여 피팅

4-16 ④ **포인트테(Point Frame) 전용 플라이어(무테나사 절단기)** : 안경테에 사용되는 소형 나사를 절단할 때 사용하는 절단용 공구

4-17 ② **【안경테 P.D.(D.B.C., F.P.D.)】**

- **박싱시스템으로 측정한 좌우 렌즈 삽입부 중심 사이의 수평거리**
- F.P.D.(D.B.C.) 크기 : 데이텀라인시스템 〉상공련시스템 〉박싱시스템

4-18 ① **① 꺽임부가 귀바퀴 보다 앞쪽일 때 정점간거리가 짧아진다.**

② 안경다리가 관자놀이를 압박할 경우 정점간거리가 길어진다.

③ 안경다리가 관자놀이를 압박할 경우 안경테가 하부로 흘러내린다.

④ 안경다리가 관자놀이를 압박할 경우 귀부분이 앞쪽으로 밀린다.

⑤ 꺽임부가 귀바퀴 보다 앞쪽일 때 안경테가 뒤쪽으로 당겨진다.

4-19 ④ ① 왼쪽의 정점간거리(V.D.)가 길어진다.

② 왼쪽의 귀부분(Endpiece)이 앞쪽으로 밀린다.

③ 귀바퀴받침부가 왼쪽 귀바퀴를 앞으로 당긴다.

④ 왼쪽의 안경다리(Temple)가 관자놀이를 압박한다.

⑤ 오른쪽 코받침(Nose Pad)이 코의 능선부를 강하게 압박한다.

4-20 ② ① 실제 사용하는 조준선과 Oh가 일치하기 때문에 Oh의 보정이 필요 없다.

② 실제 사용하는 조준선과 Oh가 일치한다.

③ 주시거리가 가까울수록 경사각은 커진다.

④ 수평방향에서 전방 5 ~ 6m 아래쪽를 주시하는 자세이다. → 일상적인 머리자세기준

⑤ 경사각이 1° 변하면 경사각 보정거리를 0.44mm 아래로 내려야 한다.

4-21 ② **【단안 설계점 이동량(편위량)】**

- F.P.D. = E.S. + B.S. = 54 + 18 = 72(mm)
- **단안 설계점 이동량(편위량) =** $\frac{F.P.D.}{2} - \text{단안}L.P.D. = \frac{72}{2} - 38 = -2(mm)$
- **설계점이 귀방향일 때 : (−)값**
- **좌안 편위량이 −2mm이므로 왼쪽 안경렌즈를 귀방향 2mm 편위시킴**

4-22 ⑤ **【측정렌즈가 삽입되지 않고 굴절력 표시창의 굴절력이 0.00D일 때 망원경식 렌즈미터의 접안렌즈군】**

- 기능 : 상의 확대, 관찰범위 결정 및 시도조절
- 위치 : 렌즈미터의 가장 위쪽(눈쪽)에 위치한 렌즈
- **접안렌즈군에 입사하는 광선속 : 발산광선속**
- **접안렌즈군에서 출사하는 광선속 : 평행광선속**
- 렌즈미터를 구성하는 렌즈 중 유일하게 회전과 전후 이동이 가능

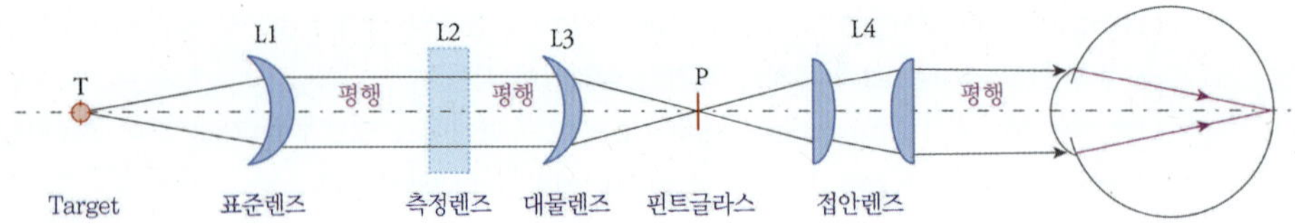

4-23 ⑤ **【측정렌즈의 굴절력에 관계없이 항상 수렴광선속을 유지해야하는 것】**

- 대물렌즈에서 출사하는 광선속

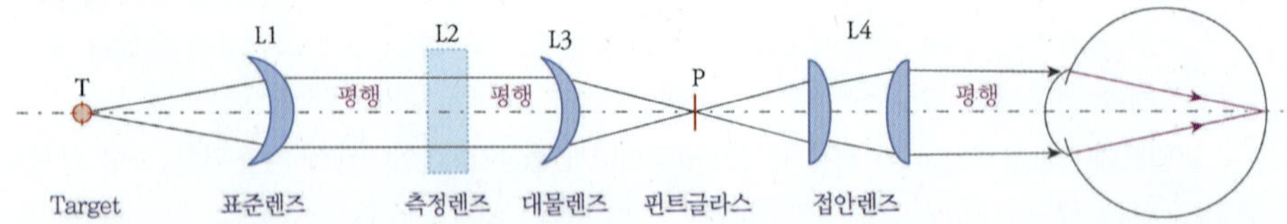

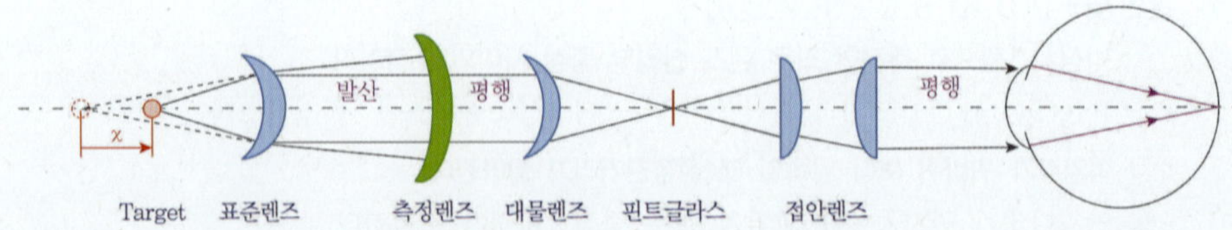

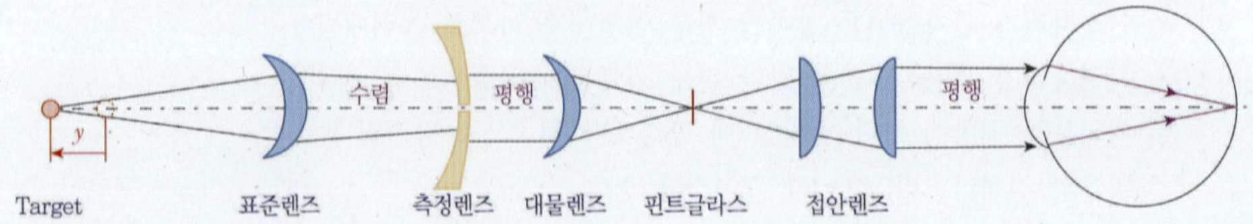

4-24 ⑤ ① 내부눈금이 선명하게 보이는 상태이다.

② 측정자의 눈은 정시상태가 된다.

③ 시조조정에 의해 난시가 교정되지 않는다.

④ 측정자의 눈은 정시상태가 되어 운무되지 않는다.

⑤ 접안렌즈에서 눈으로 평행광선속이 입사된다.

4-25 ② **【난시의 종류(근시성복성도난시)】**

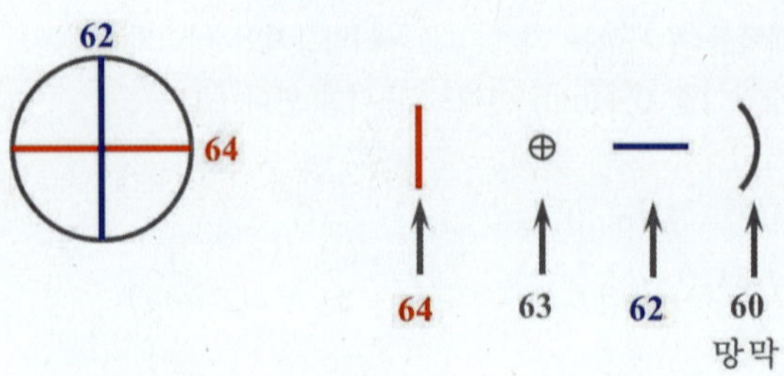

- **강주경선(64D) 수평 → 도난시**
- **양주경선 굴절력 〉 60D → 전초선과 후초선 망막 전방 → 근시성 복난시**

4-26 ④

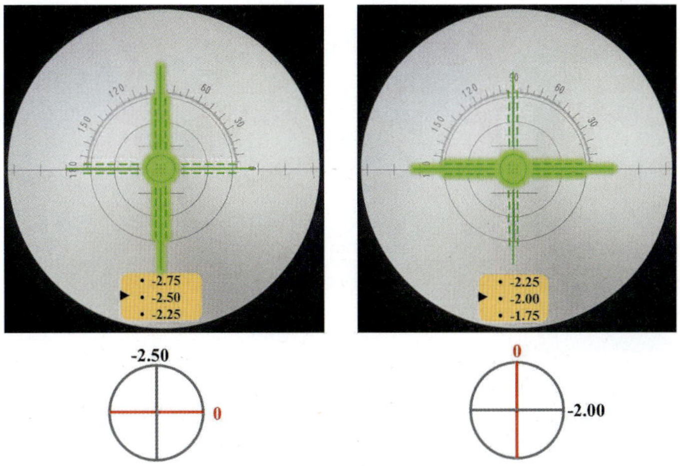

C-2.50D, Ax 180°　　　　C-2.00D, Ax 90°

- **(S−C)표기 :** $S-2.00D \bigcirc C-0.50D, Ax180^{\circ}$
- (S+C)표기 : $S-2.50D \bigcirc C+0.50D, Ax90^{\circ}$
- (C • C)표기 : $C-2.50D, Ax180^{\circ} \bigcirc C-2.00D, Ax90^{\circ}$

4-27 ⑤ ① (+)렌즈와 (−)렌즈를 구분할 수 있다.

② 렌즈미터를 사용할 수 없을 때 시험렌즈 세트를 이용하여 렌즈의 정보를 알기 위한 방법이다.

③ 렌즈의 이동방향과 상의 이동방향이 동일하면 (−)렌즈이다.

④ (−)렌즈는 렌즈의 이동방향과 상이 움직이는 방향은 동일하며, (−)렌즈는 렌즈의 이동방향과 상이 움직이는 방향이 반대이다.

⑤ (+)렌즈와 (−)렌즈를 일착시켰을 때 렌즈와 상의 이동방향이 반대이면 (+)렌즈의 굴절력이 더 크다.

4-28 ③

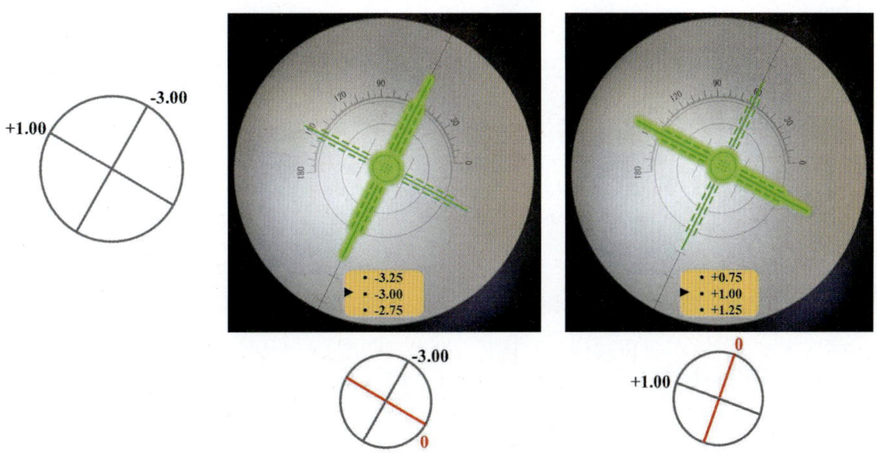

C-3.00D, Ax 150°　　　　C+1.00D, Ax 60°

- **(S−C)표기 :** $S+1.00D \bigcirc C-4.00D, Ax150^{\circ}$
- (S+C)표기 : $S-3.00D \bigcirc C+4.00D, Ax60^{\circ}$
- (C • C)표기 : $C+1.00D, Ax60^{\circ} \bigcirc C-3.00D, Ax150^{\circ}$

4-29 ③

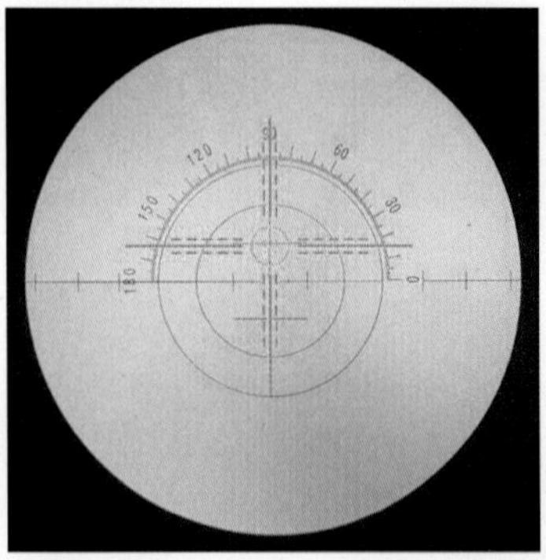

- (−)렌즈인 경우 : 렌즈의 이동방향과 타겟의 이동방향이 반대 → 역행 → 타겟을 중앙으로 이동시키기 위해 렌즈를 위로 올려야 함 → 렌즈의 아래쪽에 인점이 찍힘 → B.D 프리즘 영향을 받음
- **(+)렌즈인 경우** : 렌즈의 이동방향과 타겟의 이동방향이 같음 → 동행 → 타겟을 중앙으로 이동시키기 위해 렌즈를 아래로 내려야 함 → 렌즈의 위쪽에 인점이 찍힘 → **B.D 프리즘 영향을 받음**

4-30 ② ① 굴절력이 큰 근용P.D.를 우선하여 조제가공P.D.를 결정한다.
② 좌우안의 단안P.D.가 다를 때는 굴절력이 큰 쪽의 P.D.로 통일한다.
③ 원용부 굴절력이 근용부 굴절력보다 클 경우에는 원용부P.D.에 맞춘다.
④ 모렌즈 광학중심점의 위치는 근용부 상부 경계선에서 위쪽 귀방향이다.
⑤ 근용P.D.를 기준으로 렌즈를 가공하면 모렌즈가 자렌즈에 미치는 프리즘 영향이 감소한다.

4-31 ④ **【모렌즈가 구면일 때 근용부 합성광학중심점의 위치】**
- 모렌즈의 광학중심점과 자렌즈의 광학중심점 사이 → 원시용 이중초점렌즈
- 자렌즈의 광학중심점에 위치 → 정시용 이중초점렌즈
- **자렌즈의 광학중심점 아래 → 구면굴절력의 절대값이 가입도보다 작은 근시용 이중초점렌즈**
- 존재하지 않는 경우 → 구면굴절력의 절대값과 가입도와 같은 근시용 이중초점렌즈
- 모렌즈 광학중심점 상부 → 구면굴절력의 절대값이 가입도보다 큰 근시용 이중초점렌즈

4-32 ③
- **중간거리부 굴절력 = 원용부 굴절력 + 가입도/2 =** $(-1)+\frac{2}{2}=0.00(D)$

4-33 ⑤ **【이중초점렌즈에서 상의 도약량 (J)】**
- 가입도 = 근용부 굴절력 − 원용부 굴절력 = (+3.75) − (+1.75) = 2.00D
- $J = Ar = 2\times 1 = 2\Delta$

4-34 ② **【모렌즈가 구면일 때 모렌즈의 광학중심점 기준 이중초점렌즈의 근용부 합성광학중심점 위치】**
- $\overrightarrow{q_N}=\frac{A}{S+A}\overrightarrow{q_A}=\frac{A}{S+A}\left[\frac{\overrightarrow{q_{Ax}}}{\overrightarrow{q_{Ay}}}\right]=\frac{2}{-4+2}\left[\frac{-0.3}{-0.6}\right]$

$$=-1\left[\frac{-0.3}{-0.6}\right]=\left[\frac{+0.3}{+0.6}\right]$$

- **x축 방향 근용부 합성광학중심점 위치** $\overleftrightarrow{q_{Nx}}=+0.3$ **→ 좌안의 (+)는 귀방향 → 귀방향 0.3(cm) → 귀방향 3(mm)**
- **y축 방향 근용부 합성광학중심점 위치** $\overleftrightarrow{q_{Ny}}=+0.6$ **→ 좌우안에 관계없이 (+)는 위쪽방향 → 위쪽 0.6(cm) → 위쪽 6(mm)**

4-35 ③ **【모렌즈가 구면일 때 모렌즈의 광학중심점 기준 이중초점렌즈의 근용부 합성광학중심점 위치】**

- $\overrightarrow{q_N} = \frac{A}{S+A}\overrightarrow{q_A} = \frac{A}{S+A}\begin{bmatrix}\overrightarrow{q_{Ax}} \\ \overrightarrow{q_{Ay}}\end{bmatrix} = \frac{2}{0+2}\begin{bmatrix}-0.3 \\ -0.6\end{bmatrix}$

  $= \begin{bmatrix}-0.3 \\ -0.6\end{bmatrix}$

- **x축 방향 근용부 합성광학중심점 위치 $\overleftrightarrow{q_{Nx}} = -0.3$ → 좌안의 (-)는 코방향 → 코방향 0.3(cm) → 코방향 3(mm)**
- **y축 방향 근용부 합성광학중심점 위치 $\overleftrightarrow{q_{Ny}} = -0.6$ → 좌우안에 관계없이 (-)는 아래쪽방향 → 아래쪽 0.6(cm) → 아래쪽 6(mm)**
- **(별해) 근용부 굴절력 = 원용부 굴절력 + 가입도 = 0 + (+2) = 2.00(D)**
  → 근용부 굴절력 = 가입도 → 근용부는 자렌즈만 있는 것과 같음
  → 자렌즈 광학중심점 = 근용부 합성광학중심점

4-36 ① **【누진굴절력렌즈의 숨김마크와 표기사항】**
- 숨김마크(일반적으로 귀방향) : 가입도(Add)가 각인되어 있음
- **숨김마크(일반적으로 코방향) : 제조사 및 상품명이 각인되어 있음**
- 원용부 굴절력 측정 위치 : 원용부 굴절력을 측정하기 위해 렌즈미터의 렌즈받침대가 위치하는 지점
- 아이포인트(Eye Point, Fitting Cross) : 누진굴절력렌즈의 조제가공P.D.와 Oh을 일치시키기 위한 설계점
- 기하중심점/프리즘측정위치 : 누진굴절력렌즈의 기하학적 중심으로 프리즘을 측정하기 위한 기준점
- 수평기준선 : 조제가공 시 좌우 렌즈의 수평을 맞추기 위한 기준선
- 근용부 굴절력 측정 위치 : 근용부 굴절력을 측정하기 위해 렌즈미터의 렌즈받침대가 위치하는 지점
- 누진대 : 원용부 아이포인트(Eye Point)에서 근용부 굴절력 측정 위치의 상부경계선 또는 중심부(제조사에 따라 다름)까지의 영역

4-37 ① **【원용부 두께줄임(박형화가공, Prism Thinning) 가공】**
- 누진렌즈의 구조 : 위쪽보다 아래쪽의 곡률이 더 큼 → 렌즈의 위쪽의 두께가 더 두꺼움 → 외관상 좋지 않으며, 전체적인 렌즈 무게도 무거움
- 가입도가 클수록 원용부 두께가 두꺼워지고 무거워짐
- (-)면의 곡률은 동일하게 하고 **누진렌즈 원용부의 위쪽 가장자리를 얇게 가공 → 원용부 두께 감소 → 렌즈 무게 감소 → 원용부에서 기저하방(B.D.) 효과** → 원용부에서 물체가 위쪽으로 떠 보임 → 처음 누진렌즈 착용자인 경우 적응이 필요함
- 절삭된 부분의 형태 : 기저상방(B.U.)
- 가입(덧댐) 프리즘도 = 근용 가입도의 2/3(75%) → 양쪽 렌즈 모두 가공
- 좌우안의 가입도가 다르면서 한쪽 렌즈만 교환할 때는 주의가 필요
- 좌우 렌즈의 프리즘량이 같아야 함 → 프리즘 측정 위치에서 좌우 프리즘량 확인 필요

4-38 ③ **【원용부 교정굴절력이 (+)방향으로 커질 경우**(근시의 저교정 및 **원시의 과교정**)**】**
- **원용부 시야 좁아짐**
- **주변주 시야의 흐림이 커짐**
- **가입도 낮아짐 → 누진대와 근용부 시야는 넓어짐**

4-39 ② **【누진굴절력렌즈에서 난시 미교정(잔류난시)의 영향】**
- 원용시야가 좁아짐 → 원용부가 아닌 수차몰림부의 역할이 됨
- 근용부가 좁아짐 → 근용부가 아닌 수차몰림부의 역할이 됨

• 원용부, 근용부 및 누진대를 포함한 전체 영역에서 상이 흐려짐 → 시력 저하

• 근시성 도난시, 원시성 직난시 및 사난시 미교정의 영향 : 수평방향 프리즘효과 커짐 → 비점수차의 영향이 커짐 → 누진대와 근용부 선명시야가 좁아짐

• **가입도 증가** → 시야가 좁아지고 수차가 커짐

4-40 ④ 【**기하중심점**/프리즘측정위치】

• 누진굴절력렌즈의 기하학적 중심으로 **프리즘을 측정하기 위한 기준점**

4-41 ① 【**프리즘 굴절력의 단위**】

• **2m 뒤의 스크린에서 1cm 편위 → 1m 뒤의 스크린에서 0.5cm 편위 → 0.5(Δ)**

4-42 ④ • O.D. : 1Δ, Base 0° → $O.D.: 1\Delta, B.I.$

• O.S. : 1Δ, Base 90° → $O.S.: 1\Delta, B.U.$

【그림에 의한 방법】

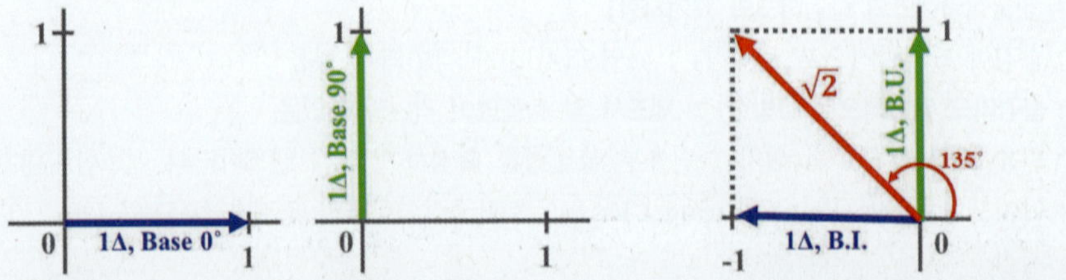

(우 안) (좌 안) (우안기준=우안정위)

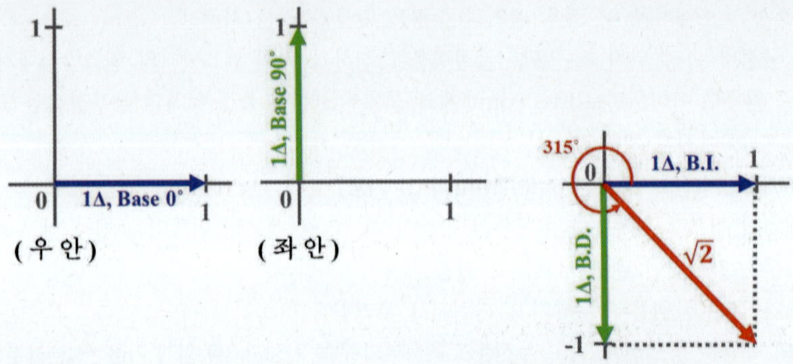

(우 안) (좌 안) (좌안기준=좌안정위)

【수식에 의한 방법】

• 우안기준(우안 정위) $\overrightarrow{P} = \overrightarrow{P_L} - \overrightarrow{P_R} = \begin{bmatrix} 0 \\ 1 \end{bmatrix} - \begin{bmatrix} 1 \\ 0 \end{bmatrix} = \begin{bmatrix} -1 \\ 1 \end{bmatrix}$

→ $O.D.: 0\Delta$, $O.S.: 1\Delta, B.I. \frown 1\Delta, B.U.$

• 좌안기준(좌안 정위) $\overrightarrow{P} = \overrightarrow{P_R} - \overrightarrow{P_L} = \begin{bmatrix} 1 \\ 0 \end{bmatrix} - \begin{bmatrix} 0 \\ 1 \end{bmatrix} = \begin{bmatrix} 1 \\ -1 \end{bmatrix}$

→ $O.D.: 1\Delta, B.I. \frown 1\Delta, B.D.$, $O.S.: 0\Delta$

4-43 ③ • $P(\Delta) = Dh$ $h = \frac{P}{D} = \frac{2}{10} = 0.2(cm) = 2(mm)$

4-44 ①

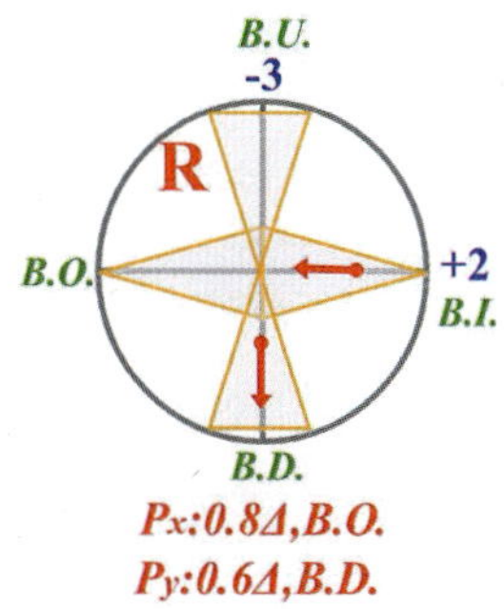

• 스칼라형 프렌티스 공식 : $P_x(\Delta) = Dh_x = 2\times 0.4 = 0.8(\Delta)$ → 0.8Δ,B.O.

$P_y(\Delta) = Dh_y = 3\times 0.2 = 0.6(\Delta)$ → 0.6Δ,B.D.

• 벡터형 프렌티스 공식 : $P(\Delta) = -[D]\vec{r} = -\begin{bmatrix}2 & 0\\0 & -3\end{bmatrix}\begin{bmatrix}0.4\\-0.2\end{bmatrix} = \begin{bmatrix}-0.8\\-0.6\end{bmatrix}$

→ 0.8Δ,B.O. ⌒ 0.6Δ,B.D.

4-45 ①

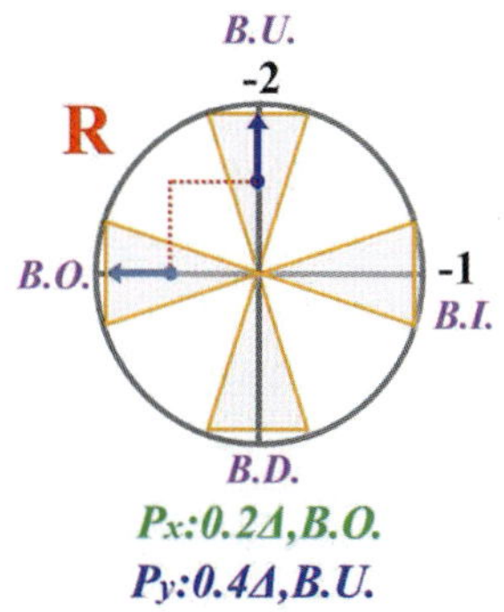

• $P_{Rx} = Dh_{Rx} = 1\times 0.2 = 0.2\Delta$ → 0.2Δ,B.O.

• $P_{Ry} = Dh_{Ry} = 2\times 0.2 = 0.4\Delta$ → 0.4Δ,B.U.

4-46 ① ① R : 0.30Δ,B.O., L : 0.25Δ,B.I. → 0.05Δ,B.O. → 폭주(눈모음)강요

② R : 0.30Δ,B.I., L : 0.25Δ,B.O. → 0.05Δ,B.I. → 개산(눈벌림)강요 → 원용안경에서 개산을 강요하는 안경은 좋지 못한 안경

③ R : 0.30Δ,B.U., L : 0.25Δ,B.D. → 반대방향 → 가장 나쁜 형태

④ R : 0.30Δ,B.D., L : 0.25Δ,B.U. → 반대방향 → 가장 나쁜 형태

⑤ R : 0.30Δ,B.I., L : 0.25Δ,B.I. → 반대방향 → 가장 나쁜 형태

4-47 ① **【(앞렌즈 + 뒷렌즈 = 원용)인 복식알바이트 안경】**

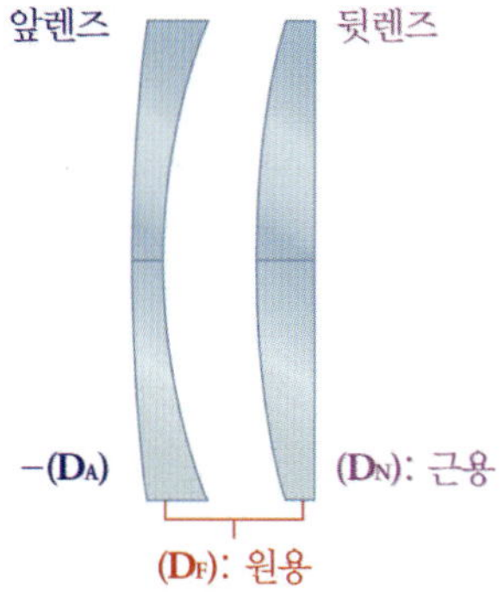

• 앞렌즈[(−)렌즈] + 뒷렌즈[근용] = 원용안경

앞렌즈 + (S+1.00D) = S−1.00D → 앞렌즈 = (S−1.00D) − (S+1.00D) = S−2.00D

• 앞렌즈 제거 → 뒷렌즈만 사용 = 근용안경

4-48 ⑤ **【(앞렌즈 + 뒷렌즈 = 원용)인 복식알바이트 안경】**

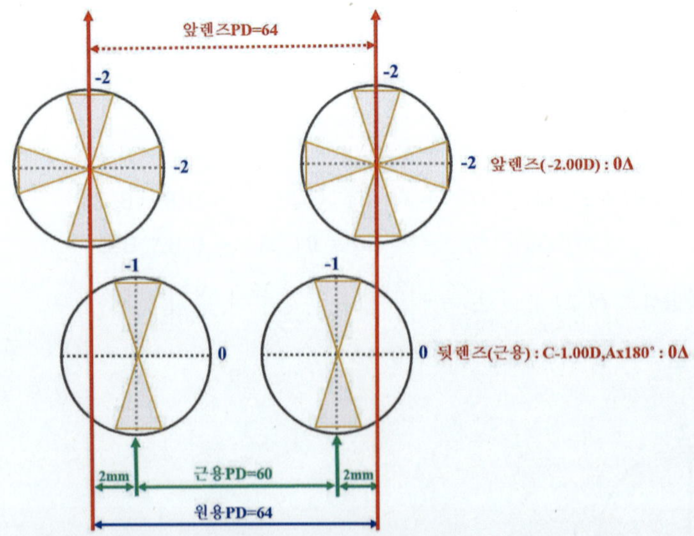

• 앞렌즈[(−)렌즈] + 뒷렌즈[근용] = 원용안경

• **뒷렌즈의 수평방향 굴절력 = 0D → 뒷렌즈에서 프리즘 영향은 없음 → 앞렌즈에서 프리즘 영향이 없어야 함 → 앞렌즈의 광학중심점을 통과해야 함 → 앞렌즈P.D. = 원용P.D. = 64mm**

4-49 ④ ① 고산각용 V홈이 있다.

② 역산각 가공이 가능하다.

③ 고산각 가공이 가능하다.

④ **휠과 렌즈의 회전방향이 같다.**

⑤ 절삭면인 휠의 기울기가 없다.

4-50 ③ **【하프림테(반무테, Half Rim Frame)의 구멍뚫기】**

• 렌즈의 구멍부는 렌즈의 **(−)면에 수직**이 되게 할 것

실/전/핵/심/모/의/고/사 문제해설 5회

5-1 ⑤ 【검사표기와 약호】

내 용	약 호	영 문 내 용
교대가림검사	A.C.T.	Alternate Cover Test
폭주근점	N.P.C.	Near Point of Convergence
우세안(우위안)	D.E.	Dominate Eye
시력	V, V.A.	Visual Acuity
폭주근점	**N.P.C.**	**Near Point of Convergence**

5-2 ② **【이중초점렌즈와 삼중초점렌즈의 근용부 및 중간부 굴절력】**

2중 초점렌즈 및 3중초점렌즈의 근용부 굴절력	근용부 굴절력 = 원용부 굴절력 + 가입도
3중초점렌즈의 중간부 굴절력	중간부 굴절력 $= 원용부\ 굴절력 + \frac{가입도}{2}$ $= 근용부\ 굴절력 - \frac{가입도}{2}$ $= \frac{원용부\ 굴절력 + 근용부\ 굴절력}{2}$

5-3 ① **① 좌우안의 귀방향은 B.O.이다.**
② 좌우안의 하방향은 B.D.이다.
③ 좌우안의 상방향은 B.U.이다.
④ 방향각의 기준점은 좌안의 귀방향과 우안의 코방향이다.
⑤ T.A.B.O. 방향각의 범위는 0° ~ 360°이다.

5-4 ② ① 조준선P.D.(생리학적P.D.) : 좌우 시선이 정중전면 주시 시 좌우안의 주시선이 지나는 각막반사상(눈의 조준선)까지의 거리
② 프레임P.D. : 안경테 좌우 렌즈삽입부의 기하학적 중심점을 잇는 수평 길이
③ 동공중심간P.D.(해부학적P.D.) : 좌우 시선이 정중전면 주시 시 좌우안의 동공중심을 측정점으로 한 동공간거리(안구회전점 사이의 거리)
④ 단안기준P.D. : 좌우 동공중심선을 잇는 수평선이 만나는 코부위 정중앙을 측정 기준점으로 한 좌우 동공중심까지의 수평길이
⑤ 양안기준P.D. : 두 눈의 동공중심점 사이의 수평 길이

5-5 ④ ① (+)렌즈의 B.D. 처방인 경우 → 측정Oh 〉 조가Oh
② (+)렌즈의 B.O. 처방인 경우 → Oh와 관련없음
③ (−)렌즈의 B.I. 처방인 경우 → Oh와 관련없음
④ (−)렌즈의 B.D. 처방인 경우 → 측정Oh 〈 조가Oh
⑤ 프리즘처방이 없을 때 → 측정Oh = 조가Oh

5-6 ② **• F.P.D. = E.S. + B.S. = 56 + 18 = 74(mm)**
• 무편심렌즈 최소직경 = (F.P.D. − P.D.) + E.D.
= (74 − 64) + 56 = 66(mm)

• Xmm 편심한 렌즈의 직경 = 무편심렌즈 최소직경 − 2 × X

• 1mm 편심한 렌즈의 직경 = 66 − 2 × 1 = 64(mm)

5-7 ③ $P(\Delta) = Dh \qquad h = \frac{P}{D} = \frac{2}{10} = 0.2(cm) = 2(mm)$

5-8 ④

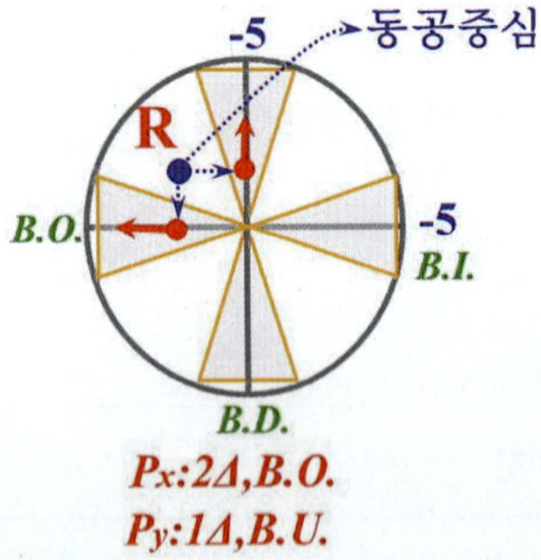

• 스칼라형 프렌티스 공식 : $P_x(\Delta) = Dh_x = 5 \times 0.4 = 2(\Delta)$ → 2Δ,B.O.

$P_y(\Delta) = Dh_y = 5 \times 0.2 = 1(\Delta)$ → 1Δ,B.U.

• 벡터형 프렌티스 공식 : $P(\Delta) = [D]\vec{d} = \begin{bmatrix} -5 & 0 \\ 0 & -5 \end{bmatrix} \begin{bmatrix} 0.4 \\ -0.2 \end{bmatrix} = \begin{bmatrix} -2 \\ +1 \end{bmatrix}$

→ 2Δ,B.O. ⊂ 1Δ,B.U.

5-9 ① • 근용부 굴절력 = 원용부 굴절력 + 가입도(Add)

• 원용부 굴절력 = 근용부 굴절력 − 가입도(Add) = (−1) − (+2) = −3.00(D)

5-10 ②

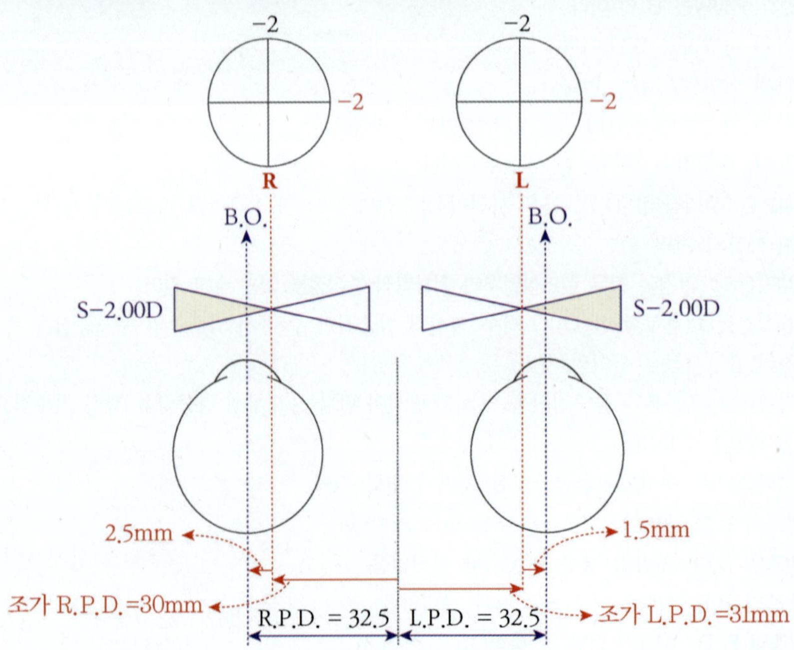

• 우안 및 좌안기준P.D.(R.P.D., L.P.D.) $= \frac{\text{양안 기준P.D.}}{2} = \frac{65}{2} = 32.5(mm)$

• $P_R = D_R h_R = 2 \times 0.25 = 0.5\Delta, B.O.$

$P_L = D_L hL = 2 \times 0.15 = 0.3\Delta, B.O.$

양안에 미치는 프리즘량 = $0.5 + 0.3 = 0.8\Delta, B.O.$

양안에 균등배분 : $\dfrac{0.8\Delta, B.O.}{2} = 0.4\Delta, B.O.$

5-11 ⑤ ① 저교정 상태이다.
② 근시화된 상태이다.
③ (−)렌즈를 추가해야 한다.
④ 더 강한 굴절력의 (−)렌즈가 필요하다.
⑤ **콘텍트렌즈 보다 굴절력의 절대값이 더 큰 안경렌즈가 필요하다.**

5-12 ② ① 연결부(Bridge) → 안경테 중심에 위치하여 좌우 렌즈삽입부(Rim)를 연결
② **코받침(Nose Pad)** → 코받침지지(Pad Arm)와 코부분 피팅포인트를 연결, **얼굴 전면부에서 안경테와 직접 접촉**
③ 렌즈삽입부(Rim) → 안경렌즈를 파지하고, 파지한 상태를 유지
④ 귀부분(Endpiece) → 렌즈삽입부(Rim)와 안경다리(Temple)의 연결하기 위해 렌즈삽입부의 귀방향 끝단에 위치
⑤ 다리몸대(Shaft) → 안경다리부의 귀바퀴받침을 제외한 실질적인 안경다리

5-13 ② **【안경다리(Temple)의 형태에 따른 분류】**
• 반걸개식(Skull Temple) : 꺾임부에서 귀바퀴 뒤쪽 두개골의 능선을 따라 절반 정도가 접촉되는 형태, 가장 일반적인 형태
• **케이블식(Cable Temple) : 꺾임부에서 귀바퀴 뒤쪽 두개골의 능선을 따라 귀바퀴 전체가 접촉되는 형태, 소아용이나 운동선수용에 주로 적용**
• 곧은다리식(Straight-Back Temple) : 꺾임부가 없이 안경자리 전체가 직선형인 형태, 안경다리에 의한 측면 압력에 의해 고정, 선글라스나 고글 등에 주로 적용
• 변형 곧은다리식(Convertable Temple) : 꺾임부를 펴서 곧은다리식으로 사용할 수도 있고, 꺾임부를 구부려 반걸개식으로도 사용할 수 있는 곧은다리식과 반걸개식의 절충형

5-14 ④ ① 귀부분(Endpiece) 고정용 플라이어(힌지잡이) : 귀부분의 꺾임상태나 다리벌림각 조정을 위한 귀부분을 고정하기 위해 양쪽면에 홈이 있는 플라이어
② 림 커브(Rim Curve) 조정 플라이어(커브-A) : 상하의 패드가 동일한 곡률인 오목면과 볼록면의 조합으로 구성된 림커브 조정용 플라이어
③ 림 커브(Rim Curve) 조정 플라이어(커브-B) : 상하의 패드가 동일한 곡률인 볼록면과 볼록면의 조합으로 구성되어 점접촉에 의한 림커브 세부조정용 플라이어
④ **연결부(Bridge) 휨 조정 플라이어(브리지-A) : 패드 상하면의 곡률 차이가 큰 투패드형 브리지 휨 조정 플라이어 → 꺾임각이 급격히 변하기 때문에 주의를 요함**
⑤ 코받침(Nose Pad) 조정용 플라이어(코집게) : 코받침과 코받침박스를 동시에 잡고 코받침을 조정하기 위한 플라이어 → 실리콘(Silicon)이나 에어(Air)코받침인 경우 코받침이 손상될 수 있으므로 코나사집게를 사용하여 피팅

5-15 ⑤ ① 좌우 렌즈 삽입부 홈 사이의 최단 거리 → 박싱시스템의 연결부 크기(B.S.)
② 수평접선의 2등분선과 렌즈 가장자리 좌우 교점 중 코방향 교점 사이의 거리 → 데이텀라인 시스템의 연결부 크기(B.S.)
③ 렌즈 삽입부의 상하좌우 최고 돌출부에서 수평 및 수직방향 접선에 의해 만들어진 사각형의 가로 길이

→ 박싱시스템의 삽입부 크기(E.S.)

④ 렌즈 삽입부의 상하 최고 돌출부에서 수평 접선을 긋고, 상하의 수평 접선 높이의 2등분선과 안경테 림(Rim)과의 좌우 교점간 거리 → 데이텀라인 시스템의 삽입부 크기(E.S.)

⑤ **다리(Temple)를 일직선으로 곧게 폈을 때 다리 경첩(Hinge)나사 구멍의 중심에서 귀받침부(Temple Tip) 끝까지의 거리**

5-16 ② **【코 부위의 각】**

- 코능각(Splay, Tranvers Angle) : 코를 위 또는 아래에서 봤을 때 코의 중심부 축선(가장 돌출부에서 얼굴면까지를 잇는 선)이 코의 능선과 이루는 각
- **콧등돌출각(Crest Angle) : 코를 옆에서 봤을 때 얼굴면과 일치하는 연직선이 코의 능선과 이루는 각**
- 코옆퍼짐각(Frontal Angle) : 코를 정면에서 봤을 때 양미간의 중앙점에서 세운 연직선과 양미간의 중앙점에서 한쪽 코날개의 아래쪽 끝을 연결한 직선가 이루는 각

【코부분의 기울기에 대응하는 코받침(Nose Pad) 부분의 기울기】

- 코받침능각(Splay, Tranvers Angle of Pad) : 코능각(Splay, Tranvers Angle)에 대응하는 코받침(Nose Pad)의 각
- 코받침경사각(Vertical Angle of Pad) : 콧등돌출각(Crest Angle)에 대응하는 코받침(Nose Pad)의 각
- 코받침옆퍼짐각(Front Angle of Pad) : 코옆퍼짐각(Frontal Angle)에 대응하는 코받침(Nose Pad)의 각

5-17 ⑤ ① 경사각(P.A.)이 변한다.

② 오른쪽과 왼쪽의 정점간거리가 일치하지 않는다.

③ 안경테의 직상방에서 관찰하여 연결부의 뒤틀림상태를 점검한다.

④ 연결부를 조정하지 않고 정점간거리만 조정하면 한쪽 코받침은 접촉되지 않고, 반대쪽 코받침이 접촉부를 강하게 압박한다.

⑤ **연결부와 렌즈삽입부 모두가 뒤틀렸을 경우에는 연결부를 조정 후 림(Rim)을 조정한다.**

5-18 ⑤ **【다리벌림각의 이상적인 피팅상태】**

- 관자놀이에서 귀바퀴 윗부분까지의 **안경다리 안쪽에 얇은 종이가 통과할 수 있는 간격을 유지한 상태**
- 귀받침이 귀바퀴에 가볍게 접촉하는 상태

5-19 ① **【경사각이 클 때 물체의 형태(정사각형 기준) 변화】**

- 근시용 (−)렌즈 : 좌우로 긴 직사각형
- **원시용 (+)렌즈 : 상하로 긴 직사각형**

5-20 ①

- $R.F.P.D. = \frac{F.P.D}{2} = \frac{E.S. + B.S.}{2} = \frac{54+18}{2} = 36(mm)$
- **수평 설계점이동량 = $R.F.P.D.$ = $R.P.D.$ = 36 − 35 = +1(mm)**
- **수평 설계점이동량 : +1mm → (+)방향 → 코방향**

5-21 ①

- 고정인 요소 : 광원, 표준렌즈, 대물렌즈, 핀트글라스
- 전후 이동이 가능한 요소 : 타겟(Target), 접안렌즈
- **전후 이동 및 회전이 가능한 요소 : 접안렌즈**

5-22 ④ 【망원경식 렌즈미터(Lensmeter)의 외부구조】

- **크로스라인타겟회전핸들(Axis Wheel) : 조제가공을 위한 토릭렌즈의 축을 조정하여 인점하거나, 조제가공된 토릭렌즈의 축을 측정하기 위해 타겟을 회전시키기 위한 핸들**

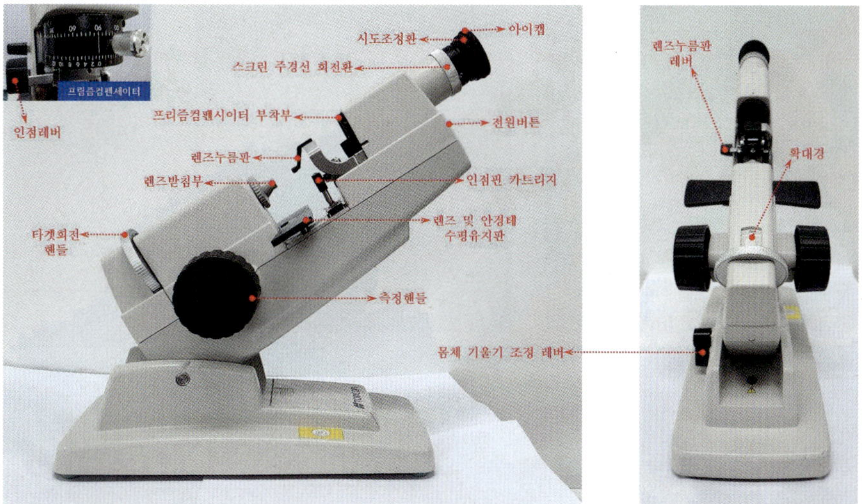

5-23 ① ① **대물렌즈에는 발산광선속이 입사된다.**
② 접안렌즈에서 출사하는 광선속은 발산광선속이 된다.
③ 접안렌즈에 입사하는 광선속의 (–)버전스가 증가한다.
④ 망막중심와에 맺힌 초점이 망막 후방으로 이동하여 타겟이 흐려진다.
⑤ 대물렌즈에서 출사되는 광선의 초점이 핀트글라스 후방으로 이동한다.

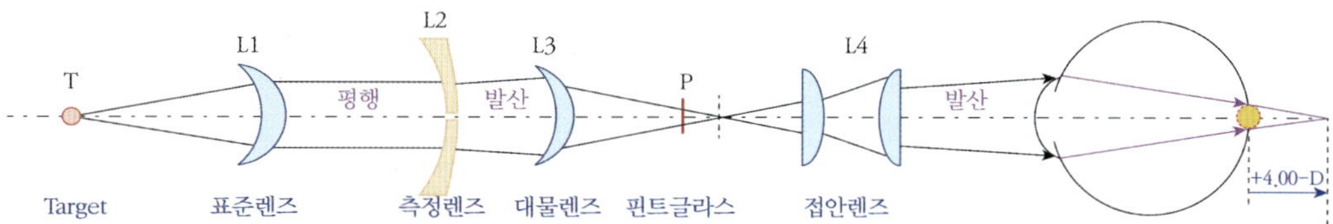

5-24 ⑤ 【난시의 종류(**주경선균형상태 혼합 직난시**)】

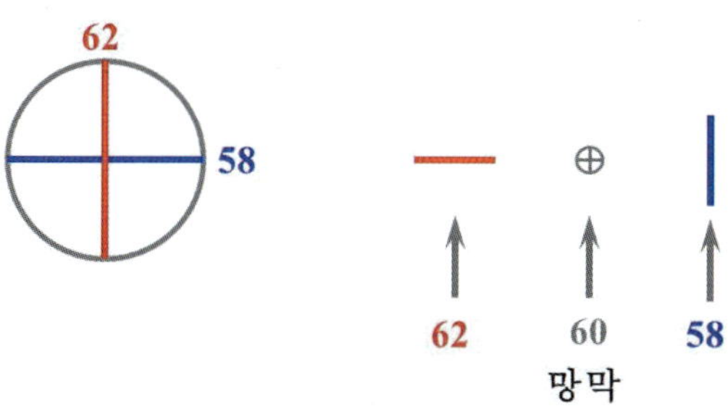

- **강주경선(62D) 수직 → 직난시**
- **전초선은 망막 전방, 후초선은 망막 후방 → 혼합난시**
- **최소착란원(60D)은 망막(60D)에 위치 → 주경선균형상태 혼합난시**

5-25 ④

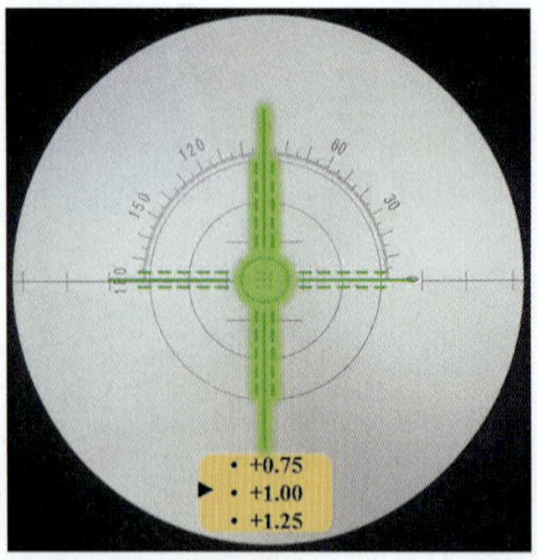

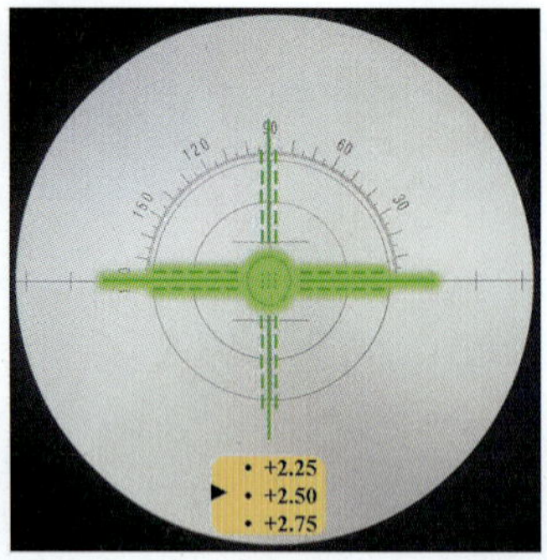

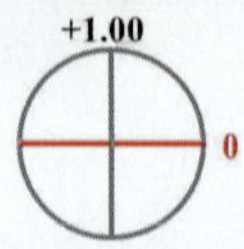

C+1.00D, Ax 180°

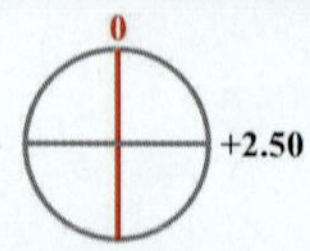

C+2.50D, Ax 90°

- (S−C)표기 : $S+2.50D \frown C-1.50D, Ax180^{\circ}$
- **(S+C)표기 : $S+1.00D \frown C+1.50D, Ax90^{\circ}$**
- (C・C)표기 : $C+1.00D, Ax180^{\circ} \frown C+2.50D, Ax90^{\circ}$

5-26 ⑤ 【중화법을 이용한 렌즈의 굴절력 확인】

- S−2.00D인 시험렌즈를 밀착시켜 렌즈를 오른쪽으로 움직였더니 겉보기상은 왼쪽으로 움직임 → 역행 → S+2.00D 보다 굴절력이 큰 렌즈
- S−2.00D인 시험렌즈를 밀착시켜 렌즈를 오른쪽으로 움직였더니 겉보기상은 오른쪽으로 움직임 → 동행 → S+2.00D 보다 굴절력이 작은 렌즈
- **S−2.00D인 시험렌즈를 밀착시켜 렌즈를 오른쪽으로 움직였더니 겉보기상의 움직임이 없음 → S+2.00D인 렌즈**

5-27 ③

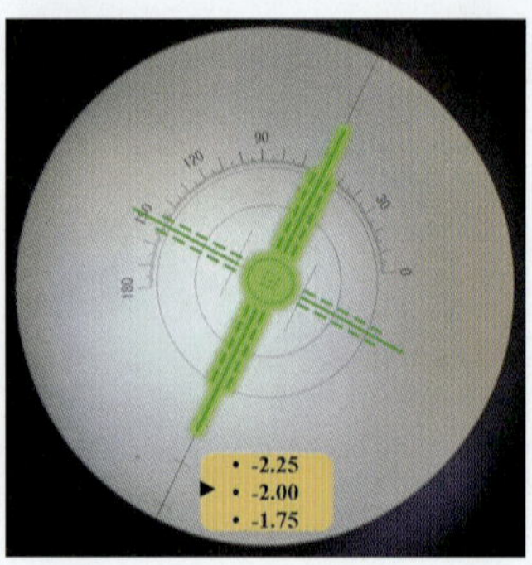

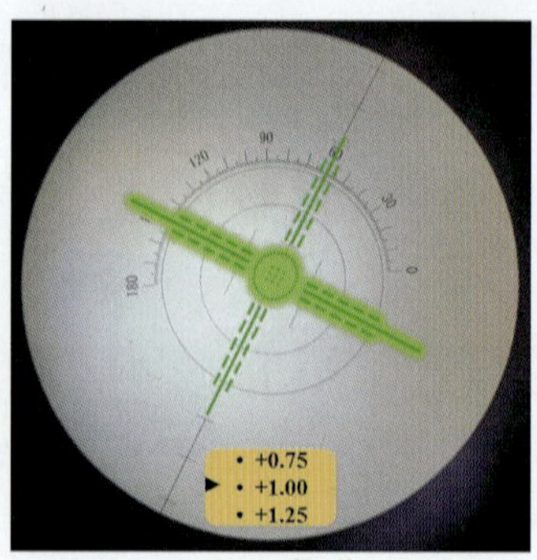

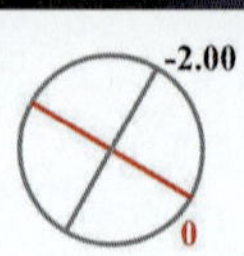

C-2.00D, Ax 150°

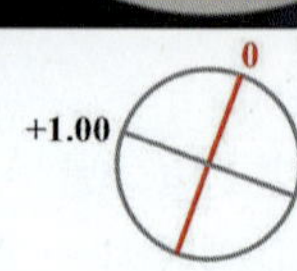

C+1.00D, Ax 60°

- (S−C)표기 : $S+1.00D \frown C-3.00D, Ax150^{\circ}$
- (S+C)표기 : $S-2.00D \frown C+3.00D, Ax60^{\circ}$
- (C・C)표기 : $C+1.00D, Ax60^{\circ} \frown C-2.00D, Ax150^{\circ}$
- 컴펜세이터의 적색프리즘굴절력 수치과 일치할 때의 Base 방향 : 눈금선과 일치한 각도 → 45°
- **컴펜세이터의 백색프리즘굴절력 수치과 일치할 때의 Base 방향 : 눈금선과 일치한 각도 + 180° → 45° + 180° = 225°**

- (S−C)표기 : $S+1.00D$ ◯ $C-3.00D, Ax150°$, 10Δ, Base225°
- (S+C)표기 : $S-2.00D$ ◯ $C+3.00D, Ax60°$, 10Δ, Base225°
- (C・C)표기 : $C+1.00D, Ax60°$ ◯ $C-2.00D, Ax150°$, 10Δ, Base225°

5-28 ⑤ 【누진렌즈 가입도(Add) 측정】
- 렌즈삽입 방향 : 안경렌즈의 (+)면(전면)이 렌즈받침대에 밀착
- 측정굴절력 : (+)면에 해당하는 물측정점굴절력
- 가입도(Add) = 근용부 물측정점굴절력 − 원용부 물측정점굴절력

5-29 ④ 【자동렌즈미터에는 있으나 수동식 렌즈미터에는 없는 것】
- LCD스크린(LCD Screen), 모드버튼(Mode Button), 밝기조정버튼(Bright Control Button), 데이터 저장버튼(Memory Button), UV 측정부

5-30 ② ① 4Δ 처방에 대해 세그높이는 1mm 변한다.
② B.D. 프리즘 처방일 경우 세그높이를 높인다.
③ 머리와 허리를 뒤로 젖혀 걷는 사람인 경우 세그높이를 낮춘다.
④ 머리를 숙여 내려보는 자세를 가진 사람인 경우 세그높이를 높인다.
⑤ 배가 많이 나와 머리가 뒤로 젖혀진 사람인 경우 세그높이를 낮춘다.

5-31 ① 【모렌즈가 구면일 때 근용부 합성광학 중심점의 위치】
- 모렌즈의 광학중심점과 자렌즈의 광학중심점 사이 → 원시용 이중초점렌즈
- 자렌즈의 광학중심점에 위치 → 정시용 이중초점렌즈
- 자렌즈의 광학중심점 아래 → 구면굴절력의 절대값이 가입도보다 작은 근시용 이중초점렌즈
- 존재하지 않는 경우 → 구면굴절력의 절대값과 가입도와 같은 근시용 이중초점렌즈
- 모렌즈 광학중심점 상부 → 구면굴절력의 절대값이 가입도보다 큰 근시용 이중초점렌즈

5-32 ⑤
- (a) 근용부 굴절력 = 원용부 굴절력 + Add = +2
  (b) 중간거리부 굴절력 = 원용부 굴절력 + Add/2 = +1
- 위의 2개 식을 연립방정식으로 풀면 : (a) − (b)
  Add − Add/2 = (+2) − (+1) Add/2 = +1 Add = +2

5-33 ④ 【이중초점렌즈에서 상의 도약에 관계되는 요소】
- 원용부 굴절력과 관계 없음
- 근용부 굴절력과 관계 없음
- 가입도의 크기에 비례
- 자렌즈 광학중심점에서 자렌즈 상부경계인 시점까지의 위치벡터에 비례

5-34 ① 【이중초점렌즈의 설계점 설정】
- 일반적인 대부분의 이중초점렌즈 : 근용P.D.를 우선하여 설계점 설정
- EX형 이중초점렌즈 : 원용P.D.를 우선하여 설계점 설정

5-35 ⑤ 【누진굴절력렌즈의 숨김마크와 표기사항】
- 숨김마크(일반적으로 귀방향) : 가입도(Add)가 각인되어 있음
- 숨김마크(일반적으로 코방향) : 제조사 및 상품명이 각인되어 있음
- 원용부 굴절력 측정 위치 : 원용부 굴절력을 측정하기 위해 렌즈미터의 렌즈받침대가 위치하는 지점
- 아이포인트(Eye Point, Fitting Cross) : 누진굴절력렌즈의 조제가공P.D.와 Oh을 일치시키기 위한 설계점
- 기하중심점/프리즘측정위치 : 누진굴절력렌즈의 기하학적 중심으로 프리즘을 측정하기 위한 기준점
- 수평기준선 : 조제가공 시 좌우 렌즈의 수평을 맞추기 위한 기준선

• 근용부 굴절력 측정 위치 : 근용부 굴절력을 측정하기 위해 렌즈미터의 렌즈받침대가 위치하는 지점
• 누진대 : 원용부 아이포인트(Eye Point)에서 근용부 굴절력 측정 위치의 상부경계선 또는 중심부(제조사에 따라 다름)까지의 영역

5-36 ① **【원용부 두께줄임(박형화가공, Prism Thinning) 가공】**

• 누진렌즈의 구조 : 위쪽보다 아래쪽의 곡률이 더 큼 → 렌즈의 위쪽의 두께가 더 두꺼움 → 외관상 좋지 않으며, 전체적인 렌즈 무게도 무거움
• 가입도가 클수록 원용부 두께가 두꺼워지고 무거워짐
• (−)면의 곡률은 동일하게 하고 **누진렌즈 원용부의 위쪽 가장자리를 얇게 가공** → 원용부 두께 감소 → 렌즈 무게 감소 → 원용부에서 기저하방(B.D.) 효과 → 원용부에서 물체가 위쪽으로 떠 보임 → 처음 누진렌즈 착용자인 경우 적응이 필요함
• 절삭된 부분의 형태 : 기저상방(B.U.)
• 가입(덧댐) 프리즘도 = 근용 가입도의 2/3(75%) → 양쪽 렌즈 모두 가공
• 좌우안의 가입도가 다르면서 한쪽 렌즈만 교환할 때는 주의가 필요
• 좌우 렌즈의 프리즘량이 같아야 함 → 프리즘 측정 위치에서 좌우 프리즘량 확인 필요

5-37 ② **【원용부 교정굴절력이 (−)방향으로 커질 경우(근시의 과교정 및 원시의 저교정)】**

• **원용부 시야 넓어짐**
• **주변주 시야의 흐림이 작아짐**
• **가입도 높아짐 → 누진대와 근용부 시야는 좁아짐**

5-38 ② **【누진렌즈의 근용부 시야를 넓히는 방법】**

• 정점간거리를 짧게 조정
• **경사각을 크게 조정**
• 가입도를 낮춤
• 수평비대칭설계
• 하드설계(Hard Design)

5-39 ① **【거울검사법】**

• **아이포인트게이지(Eye Point Gage) : 양안의 조준선을 검사하기 위해 형판의 설계점에 일치시켜 누진렌즈에 부착하는 원형의 게이지**
• 조제가공 전 : 근용부를 우선으로 설계할 때 양안의 조준선이 근용부참조원의 근용부 설계점과 일치하는지 검사
• 조제가공 후 : 근거리를 주시할 때 양안의 조준선이 근용부참조원의 중심을 통과하는를 검사
• 미세조정을 위한 안경테 요소 : 정점간거리, 경사각, 코받침, 다리벌림각 등

5-40 ④ **【프리즘의 합성(동일 기저방향)】**

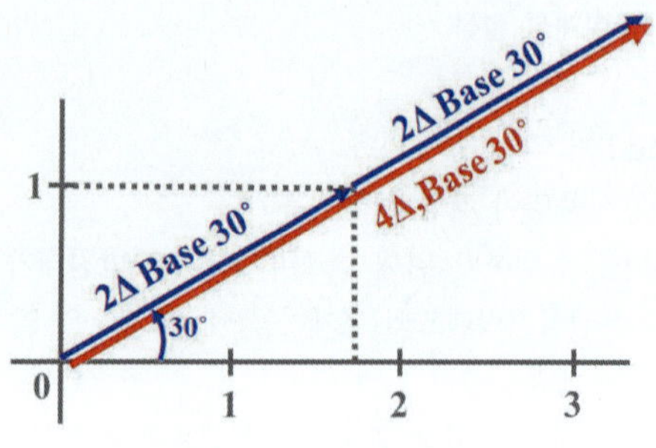

• **합성 프리즘 굴절력 : 1개 프리즘 굴절력의 2배** → $2\Delta \times 2 = 4\Delta$

• 기저방향(Base) : 동일 기저방향

• 2Δ, Base 30˚ + 2Δ, Base 30˚ = 4Δ, Base 30˚

5-41 ④

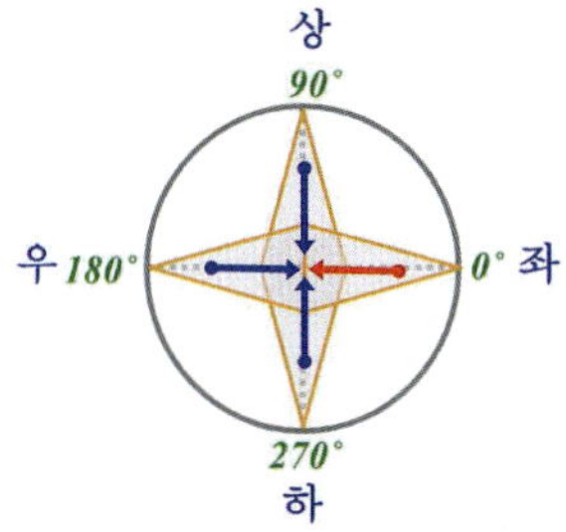

5-42 ③

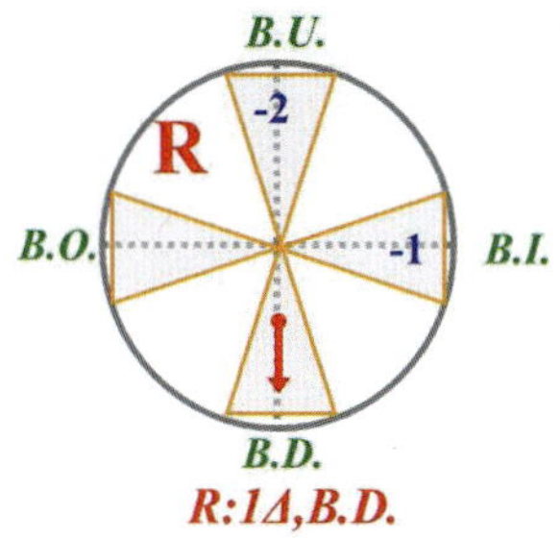

• 스칼라형 프렌티스 공식 : $P(\Delta) = Dh = 2\times 0.5 = 1.0(\Delta)$ → 1Δ,B.D.

• 벡터형 프렌티스 공식 : $P(\Delta) = -[D]\vec{r} = -\begin{bmatrix} -1 & 0 \\ 0 & -2 \end{bmatrix}\begin{bmatrix} 0 \\ -0.5 \end{bmatrix} = \begin{bmatrix} 0 \\ -1 \end{bmatrix}$

→ 1Δ,B.D.

5-43 ④

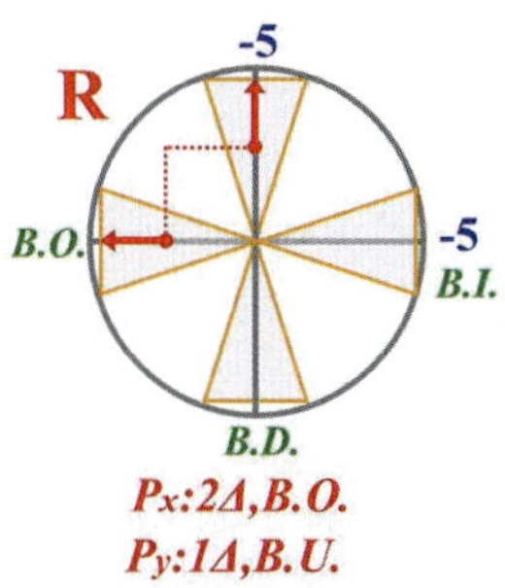

• 스칼라형 프렌티스 공식 : $P_x(\Delta) = Dh_x = 5\times 0.4 = 2(\Delta)$ → 2Δ,B.O.

$P_y(\Delta) = Dh_y = 5\times 0.2 = 1(\Delta)$ → 1Δ,B.U.

• 벡터형 프렌티스 공식 : $P(\Delta) = [D]\vec{d} = -\begin{bmatrix} -5 & 0 \\ 0 & -5 \end{bmatrix}\begin{bmatrix} 0.4 \\ -0.2 \end{bmatrix} = \begin{bmatrix} -2 \\ +1 \end{bmatrix}$

→ 2Δ,B.O. ⌒ 1Δ,B.U.

5-44 ③

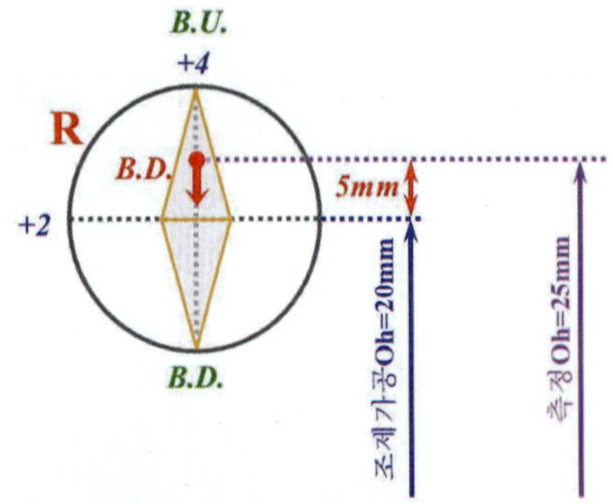

- $P = Dh = 4 \times 0.5 = 2.0(\Delta)$
- (+)렌즈 Oh 낮아짐 → 안경렌즈가 아래로 내려옴 → B.D.

5-45 ⑤ 【편광축 수평(180°)】

- 건물벽면, 유리창 등에서 발생되는 강한 수직진동성분을 억제
- 수직면 반사 → 수직방향 진동성분 증가 → 수직방향 진폭 증가 → 투과광의 세기는 진폭의 제곱에 비례 → 편광축 180° 편광렌즈(안경) → 수직방향 현광(눈부신 빛) 감소
- 조제가공 참조마크 위치 : 편광축과 수직 → 90°
- 용도 : 건물벽면, 유리창 청소 등 수직면 반사(현광) 감소용

5-46 ③ 【(앞렌즈 + 뒷렌즈 = 원용)인 복식알바이트 안경】

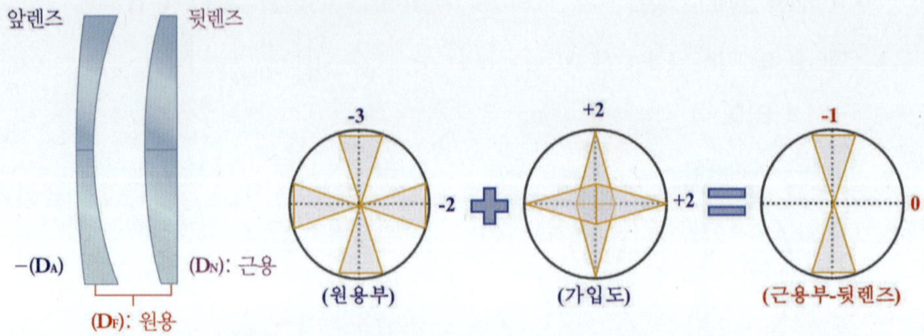

- 앞렌즈[(−)렌즈] + 뒷렌즈[근용] = 원용안경
  뒷렌즈(근용) = 앞렌즈 − 원용 또는 뒷렌즈(근용) = 원용 + 가입도
  ◦S−1.00D ⊂ C+1.00D,Ax 90°
  ◦S 0.00D ⊂ C−1.00D,Ax 180°

5-47 ② ① 미용 목적의 패션 안경용 렌즈이다.
② 렌즈를 착색한 후 조제가공한다.
③ 하프라인은 렌즈의 설계점(광학중심점) 아래 약 10mm에 맞춘다.
④ 렌즈의 아래쪽으로 갈수록 멸광률이 낮은 렌즈이다.
⑤ 위쪽에서 아래 방향으로 착색농도가 점점 옅어진다.

5-48 ⑤ 【축출기(Lay-Outer)에서 고무흡착반(Suction Cup)의 부착 방법】

- 형판을 축출기의 형판고정핀을 이용하여 고정
- 고무흡착반 고정봉에 고무흡착반을 끼움
- 가공할 렌즈의 (−)면이 아래로 향하도록 축출기에 올려 놓음
- 형판의 설계점과 렌즈의 중앙인점(편위형판일 경우 렌즈의 광학중심점)이 일치하도록 렌즈의 위치를 조정
- 토릭렌즈나 프리즘처방 렌즈일 경우 축출기의 수평기준선과 렌즈의 수평인점이 수평이 되도록 렌즈의

위치를 조정

- 고무흡착반 고정봉 손잡이를 돌려서 아래로 눌러 렌즈의 설계점에 **고무흡착반 부착 → 고무흡착반 고정금구의 적색점이 위쪽에 위치하는지 확인**

5-49 ⑤ ① 근시용 원용안경인 경우에는 B.I. 처방 보다는 B.O. 처방이 더 유리하다.
② 원시용 원용안경인 경우에는 B.I. 처방 보다는 B.O. 처방이 더 유리하다.
③ 근시용 근용안경인 경우에는 B.O. 처방 보다는 B.I. 처방이 더 유리하다.
④ 원시용 근용안경인 경우에는 B.O. 처방 보다는 B.I. 처방이 더 유리하다.
⑤ 근시용 원용안경인 경우에는 조제가공P.D.가 길어진 안경 보다는 짧은 안경이 더 유리하다.

5-50 ⑤

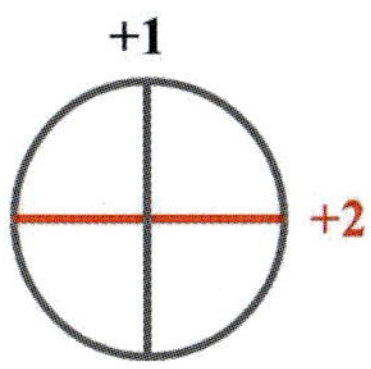

- $P_R = Dh_R = 2 \times 0.3 = 0.6(\Delta)$ → (+)경선의 P.D.가 3mm 커짐 → B.O.
- $P_L = Dh_L = 2 \times 0.1 = 0.2(\Delta)$ → (+)경선의 P.D.가 1mm 커짐 → B.O.
- **양안에 미치는 프리즘량 : 0.8Δ,B.O.**
- **근용안경의 B.O.은 허용오차가 작은 방향 → S+2.00D의 허용오차(0.5Δ)보다 큼 → 불합격**

참고자료

- 성풍주(2018), 안경조제 및 가공, 대학서림
- 양승필(2020), 안경사 국가고시지침서 시리즈 안경광학, 대학서림
- 양승필(2019), 안경사 국가고시지침서 시리즈 기하광학, 대학서림
- 양승필(2022), 안경사 국가고시지침서 시리즈 물리광학, 대학서림
- 양승필(2022), 안경사 국가고시지침서 시리즈 안경재료학 · 상품지식, 대학서림
- 최성숙 외(2019), 안경사를 위한 물리광학, 대학서림
- 성풍주(2022), 안경광학, 대학서림
- 성풍주 외(2022), 안경재료학, 대학서림
- 강성수 외(2019), 안경재료학, 해진미디어
- 강현식(2015), 안경재료학, 신광출판사
- 박정식 외(2019), 안경재료학, 신광출판사
- 성풍주(2016), 안경사 기하광학, 대학서림
- 이혜정 외(2003), 안경조제 및 가공 실기·실습, 대학서림
- 안경광학 교재편찬위원회(2000), 안광학기기, 대학서림
- 김대현(2011), 안경학개론, 현문사
- 강현식(2011), 안경학개론, 신광출판사
- 안경광학과교수협의회(2020), 안경학개론, 대학서림
- 양승필(2010), 기초안광학실습, 대학서림
- 안경광학과교수협의회(2014), 안경광학과 학습목표집, 대학서림
- 안경광학과교수협의회(2009), 안경광학과 학습목표집, 대학서림
- 안경광학과교수협의회(1994), 안광학용어사전, 대학서림
- 마기중 외(2010), 옵토메트리 용어사전, 엘스비어코리아

안경사 국가고시 지침서 시리즈

안경조제 및 가공

2023년 8월 10일 초판 발행

저 자 성덕용, 양승필

발행인 윤진영

발행소 도서출판 대학서림

주 소 (03076) 서울시 종로구 혜화로 2길 8

전 화 02) 744-2811, 763-1220

팩 스 02) 744-1210

등록번호 제1-88호

이 책 내용이 일부 또는 전부를 무단(복사기 등 여하한 방법을 포함)복사, 복제하면 저작권 및 출판권을 침해한 것이므로 의법처단 됩니다.

ISBN 978-89-6940-312-4 93510

가 격 42,000원

저자와의 협의에 의해 인지를 생략합니다.